双眼视觉的临床处理
Clinical Management of Binocular Vision

隐斜、调节功能异常和眼球运动障碍
Heterophoric, Accommodative, and Eye Movement Disorders

第 5 版

原　著　Mitchell Scheiman　Bruce Wick

主　译　李丽华　江洋琳

副主译　邓振媛

秘　书　张玉倩　闫怡静

译　者（按汉语拼音排序）

陈　鑫	天津市眼科医院视光中心	南　莉	天津市眼科医院
陈丽萍	天津职业大学	孙春华	天津市眼科医院
陈晓琴	天津市眼科医院	孙铁晶	天津市眼科医院视光中心
邓振媛	天津市眼科医院视光中心	王　睿	天津市眼科医院视光中心
丁冬冬	天津市眼科医院视光中心	闫怡静	天津市眼科医院视光中心
巩朝雁	天津职业大学	杨晓艳	天津市眼科医院
郭雅图	天津市眼科医院	苑书怡	天津市眼科医院
郝　瑞	天津市眼科医院	张腾月	天津市眼科医院
江洋琳	天津市眼科医院	张玉倩	天津市眼科医院视光中心
李丽华	天津市眼科医院	周子璇	天津市眼科医院视光中心
穆佳琪	天津市眼科医院视光中心		

人民卫生出版社
·北　京·

Clinical Management of Binocular Vision：heterophoric，accommodative，and eye movement disorders，5th ed，ISBN：9781496318299

© 2020 by Lippincott Williams and Wilkins，a Wolters Kluwer business. All rights reserved.

This is a Simplified Chinese translation published by arrangement with Lippincott Williams & Wilkins/Wolters Kluwer Health，Inc. ，USA.

Not for resale outside People's Republic of China（including not for resale in the Special Administrative Region of Hong Kong and Macau，and Taiwan. ）

本书限在中华人民共和国境内（不包括中国香港特别行政区、中国澳门特别行政区及中国台湾地区）销售。

图书在版编目（CIP）数据

双眼视觉的临床处理/（美）米切尔·沙伊曼
（Mitchell Scheiman）原著；李丽华，江洋琳主译. —
北京：人民卫生出版社，2022. 8（2023.11重印）
ISBN 978−7−117−33006−0

Ⅰ. ①双… Ⅱ. ①米…②李…③江… Ⅲ. ①双眼视觉−眼科学 Ⅳ. ①R77

中国版本图书馆 CIP 数据核字（2022）第 049854 号

| 人卫智网 | www. ipmph. com | 医学教育、学术、考试、健康，购书智慧智能综合服务平台 |
| 人卫官网 | www. pmph. com | 人卫官方资讯发布平台 |

图字：01-2020-2142 号

双眼视觉的临床处理
Shuangyan Shijue de Linchuang Chuli

主　　译：李丽华　　江洋琳
出版发行：人民卫生出版社（中继线 010-59780011）
地　　址：北京市朝阳区潘家园南里 19 号
邮　　编：100021
E - mail：pmph @ pmph. com
购书热线：010-59787592　　010-59787584　　010-65264830
印　　刷：天津市银博印刷集团有限公司
经　　销：新华书店
开　　本：889×1194　1/16　　印张：30　　插页：4
字　　数：1224 千字
版　　次：2022 年 8 月第 1 版
印　　次：2023 年 11 月第 5 次印刷
标准书号：ISBN 978-7-117-33006-0
定　　价：228. 00 元

序

任何专业书籍,最有价值的莫过于专业内容丰富、经典,已然出版 5 次的美国视光教育的经典著作 *Clinical Management of Binocular Vision* 充分体现了这一内涵。

当我收到沉甸甸的翻译书稿时,已经感受到了译者的用心与付出。十几位译者在天津市眼科医院从事双眼视觉临床与教学工作数十年,积累了丰富的临床及教学经验。其中几位译者曾多次到美国太平洋大学视光学院进修、学习,将美国视光的双眼视觉处理理论及经验带回国内。此次将该书翻译成中文版《双眼视觉的临床处理》,初心是希望通过翻译,学习原文、原著,系统梳理双眼视觉临床处理的规范检查、诊断、治疗的流程,促进临床工作更好地服务于患者。当然,也希望能有更多的视光人受益,为更多的视光临床工作者提供尽可能接近原汁原味的工具书和参考书,以期推动中国的视光教育和视光临床服务。

说到视光,最早的视光学历史可以追溯到 13 世纪,Roger Bacon(英国哲学家)在 1263 年发现镜片可帮助人们改善视觉状态。新英格兰视光学院的创立者 Klein 将视光学的概念引入美洲大陆,并于 1894 年建立最老的 Klein 视光学院(Klein School of Optics)。1922 年美国视光学会(American Academy of Optometry,AAO)建立。1970 年美国视光师视觉发展协会(College of Optometrists in Vision Development,COVD)建立,奠定了视光整体的发展。

在美国的教科书中,视光学是指包括检查眼睛及其相关的视觉系统,以发现缺陷或异常,并使用框架眼镜或角膜接触镜矫正屈光不正,以及管理和治疗眼疾的医疗专业学科。而视光师或视光医生是指那些专门在诊断治疗与视觉相关问题的专业人士,他们可以为特殊的眼病提供矫正或治疗。

该书是由美国视光学著名教授 Mitchell Scheiman 与 Bruce Wick 共同编写的关于双眼视觉临床处理的著作,是美国视光学院双眼视觉教育的经典教科书。Mitchell Scheiman 教授是美国萨鲁斯大学·宾夕法尼亚视光学学院研究所所长,长期从事双眼视觉教学及临床工作,积累了丰富的临床经验。该书出版后一直是美国视光学院双眼视觉方面权威、经典教材,现在已经更新到第 5 版了。Scheiman 教授不仅有丰富的教学和临床经验,而且带领团队获得美国国立眼科研究协会(National Eye Institute,NEI)资助"集合不足治疗多中心随机临床对照研究",该研究证实了视觉训练在集合不足治疗中的作用。目前研究致力于集合不足的大脑机制研究。由于在视光研究工作上的杰出贡献,Scheiman 教授于 2017 年获得美国视光协会基金 Fry 奖(奖励视光领域杰出的科学家及临床科学家),他是美国视光行业集科研、教学及临床经验于一身的著名教授,值得我们学习和追随。

《双眼视觉的临床处理》详细讲述了双眼视觉的检查、诊断及一般治疗原则,并系统描述了临床最常见的双眼视觉异常分类、相关检查、诊断分析及具体的治疗方法,特别是在第三部分重点分析了与双眼视觉密切相关的临床问题:比较全面地阐述了眼球震颤、脑外伤、学习困难、屈光不正等,包括在使用计算机后、屈光手术前后等与双眼视觉及调节相关的症状、表现及临床处理。此外,本书还包括了目前大家关注的涉及青少年近视的屈光不正发展和延缓及可能的防治手段,是一本非常实用、有学术价值的临床指导参考书。

在中国,虽然我们的视光起步较晚,但随着眼科、视光的发展,随着人们用眼需求的变化,更多的视光专家、学者专注于这一领域的临床、科研和教学,许多前辈也作出了卓有成就的贡献,本书的出版也将贡献于中国视光的发展和未来。

最后,在出版之际,感谢主译及各位译者付出的辛勤劳动,并希望在将来有更多的译著或我们自己的学术著作出版。

王 雁
天津市眼科医院
2022 年 3 月

Clinical Management of Binocular Vision 一书是由美国 Scheiman 教授与 Wick 教授共同撰写的一本经典著作,书中翔实地描述了关于隐斜、调节功能异常及眼球运动障碍的诊断和临床处理,在美国的视光领域非常有影响力,至今已经是第 5 版。新一版更是补充了最新的基础研究及临床实践,是视光服务中关于双眼视觉临床处理的经典教科书。

在学习隐斜、调节功能异常相关知识及临床处理时,阅读过该书的第 2 版,那是第一次接触这个领域,在国内几乎找不到太多的中文学习资料,也没有临床经验可借鉴。于是边学习、边应用,逐步了解了双眼视觉异常、调节功能异常的诊疗。在多年的临床工作及不断研修过程中,我们发现很多同行和我们有同感,没有更多的关于"隐斜、调节功能异常及眼球运动障碍"诊疗的中文参考书籍,所以,我们觉得有必要翻译这本很有临床指导意义的经典著作,让国内和我们一样的同行们可以有更丰富的中文版学习资料。

该书主要分为五大部分,第一部分为隐斜、调节功能异常及眼球运动障碍的检查、评估方法,诊断及分析,以及一般的治疗原则。第二部分详细介绍了隐斜、调节功能异常及眼球运动障碍处理最常用到的方法——视觉训练,分别详细地阐述了双眼视觉、调节功能及眼球运动功能训练常用的设备及具体方法。第三部分则针对不同类型的双眼视觉异常、调节功能异常、眼球运动障碍的临床症状、体征、诊断及鉴别诊断,治疗的原则、思路进行了详尽的描述,非常实用,很有临床指导意义。第四部分深度描述了调节与集合的相互作用机制,以及如何处理各种与隐斜及调节功能密切相关的视觉问题,如眼球震颤、计算机过度使用、脑外伤、学习困难、屈光手术、屈光不正的发育等,无论对初次学习的学生还是资深从业者都有实践指导价值。第五部分内容涉及患者及诊所管理经验分享。从内容的安排可以看出,本书从检查、诊断、一般治疗到具体的处理思路、训练方法都做了详尽的描述,是一部非常有实用价值的临床指南。

目前关于隐斜、调节功能异常及眼球运动障碍的临床处理并没有很多的经验,很多工作还在摸索中。希望通过理论与实践不断地相结合,能推动该领域的临床发展。这次参与翻译工作的眼科医生和视光师都拥有非常丰富的教学经验,很多中青年医生、视光师都是美国视光学院的访问学者,接受过系统的美式视光教育;同时,又都在视光临床一线服务,他们优秀的教育背景,结合我们视光中心的临床经验,能够真实地理解原著,并能将原著原汁原味地翻译出来。我们的目标是将国际先进的、规范的、系统的双眼视觉处理思路、训练方法、丰富的临床经验呈现出来,使众多从事视觉健康的同行们从中受益。

感谢所有参与并帮助完成此书的人。感谢参与文稿审校工作的同事王婷、任洪鑫、黄少存、王艺璇、董常青、程诗语、李珠林、尹双、顾巾微、付星、张梦姐、张雅琪、吕鹏媛、高旗月、杨清杰、赵帅、赵风如、李颖、耿智慧、纪执艳、韩一瑾、陈婧瑶、徐月鹤、王传浩的辛苦付出,在此以真诚的谢意,谢谢你们为行业所做的一切!

视光的发展日新月异,我们的专业知识尚不十分全面,不当之处还请各位专家同行批评指正,不吝赐教。

李丽华　江洋琳
2022 年 3 月

原著前言

在过去的 24 年中，我们收到了来自美国和世界许多其他国家的同事和学生们对本书前 4 版非常积极的反馈。他们纷纷表示本书通俗易懂，为双眼视觉的诊断和治疗提供了非常宝贵的信息。我们也不断收到出色的建设性的批评和建议，像过去一样，我们将在最新的第 5 版中努力对这些建议做出回应。

在此版本中，我们没有再增加任何新的章节。这个新版本的目的是用支持评估和治疗方案的最新研究和证据来更新这本书。在过去的 5 年中，出现了与本文所涉及主题相关的新的研究和其他新的文献。我们已经仔细审阅了这些新文献，并在适当的时候纳入了这些研究信息。最全面

的修订是对第 23 章的修订。在治疗屈光不正（尤其是近视）方面，已经有了大量新的基础和临床研究。在本次修订中，我们对这些文献进行了全面的回顾，并对异常屈光状态的预防性临床治疗的技术提出了详细的建议。

我们预计更新后的材料可以使第 5 版比以前的版本更加实用。对教师设计课程、初次学习这些主题的学生、资深从业者进行屈光不正及眼球运动障碍等的临床诊疗均具有更强的实践指导价值。

Mitchell Scheiman, O. D. , Ph. D.
Bruce Wick, O. D. , Ph. D.

作者之一（M. S.）对每一位在他的专业发展以及双眼视觉和视觉训练领域产生了重大影响的人致谢：

在我职业生涯的初期阶段，Jerome Rosner 博士在教我如何教学方面发挥了重要作用，并给了我参与教学的动力；Nathan Flax、Irwin Suchoff、Jack Richman、Martin Birnbaum 和 Arnold Sherman 博士，他们启发了我，并激励我投身于视觉训练、小儿眼科和双眼视觉领域；以及每一位参与集合不足的临床试验的研究者，他们帮助我完成了第一次大规模的集合不足的视觉训练治疗方法的随机临床试验。

由衷感谢抽出宝贵时间对本次修订初稿进行修改的同事们：Ronald Gall、Molly Lin、Madeline Nguyen、Julie Ryan、Megan Stubinski。

感谢 Michael Gallaway 博士在过去的 30 年里，一直提供的个人和专业支持；感谢 Barbara Steinman 博士在设计本书第 2、3 和 4 版的插图方面所做的杰出工作；感谢我的家人们，感谢他们的支持以及在我写作的数月内对我的耐心关怀。

我（B. W.）谨感谢我父亲 Ralph Wick 博士始终给予我的支持和帮助。此外，诚挚感谢 Monroe Hirsch、Merideth Morgan 和 Mert Flom 博士，他们强烈影响了我在双眼视觉和视觉训练领域的发展。最重要的是，感谢我的妻子 Susan 所做的一切。

目录

第一部分

诊断及治疗方法

第 1 章

诊断及检查

在进行详细的病史采集和屈光不正检查之后，处理调节、眼球运动和非显斜性双眼视觉功能异常的首要步骤便是进行常规的诊断性检查。在这一章里，我们将讨论评估调节、双眼视觉和眼球运动功能的检查步骤。本章阐述的重点是各种测量方法的关键步骤、注意事项和正常值。这些检查的准备工作和实施流程会在本章的附件 1.0 中进行概述。

屈光不正检查

双眼眼位和调节的所有检查需要在准确的双眼平衡后获得的屈光不正全矫的基础上进行。这里有必要介绍一下如何获得双眼最佳视力最大正镜化的检查方法。完成这样的检查需要一个初始的客观屈光不正度数，这个度数可以通过静态检影、电脑验光或是患者原来的眼镜矫正处方获得。为获得一个准确的双眼屈光处方，我们建议按以下步骤进行：

1. 使用 20/30 行的视标（或最佳视力上两行视标）。
2. 遮盖左眼。在客观结果基础上增加正球镜（每次 0.25D），直到右眼勉强看清 20/30 一行的视标。如果加了过多的正球镜，接下来的一步就会变得困难，所以你可以稍微退回一些球镜（一般最多加-0.25D）。
3. 进行 Jackson 交叉柱镜（Jackson cross-cylinder，JCC）检查。上一步中增加正镜会使患者对 JCC 检查反应更准确。
4. 遮盖右眼，同样方法检查左眼。
5. 双眼前添加棱镜（右眼前加 3^{Δ}BU，左眼前加 3^{Δ}BD），并在双眼前同时增加+0.75D 的球镜。
6. 观察分离的视标，并在较清晰的眼前增加正球镜，直到两只眼达到相同的模糊程度。
7. 移开分离棱镜，并逐渐增加负球镜，直到患者刚好能看清 20/20 行视标。千万不要随意地增加过量的负球镜。
8. 在综合验光仪上放置偏振滤光镜，在投影仪上投放立体光学偏振滤力卡，左眼看到其中一部分字母视标，右眼看到另外一部分字母视标，询问两边视标是否同样清晰。如果不一样清晰，在较清晰一边增加+0.25D。这是双眼平衡——但不是真正的双眼屈光不正度——在这种情况下还需要进行 JCC 检查；一般来讲这里不需要进行 JCC 检查，除非患者有较大的散光度数（>1.00DC）或可能有旋转隐斜。
9. 进行分离性隐斜和立体视检查。
10. 返回到标准视力表视标来检查视力。如果患者不能看到 20/15，在双眼前各增加-0.25D 检查视力是否提高。几乎没有必要在双眼前增加-0.50D。千万不要随意地增加过量的负球镜。

当两眼的视力相差很大（例如弱视）时，可以不进行最

大正镜化屈光矫正。在这些病例中没有什么好的验光方法奏效，一般是在较好眼获得最佳视力最大正镜化之后用检影决定平衡结果（使两眼的检影反射光达到相同的效果）。

随着基于计算机的视敏度测试图的引用，未来大多数视光师将会使用这些系统，而不再使用传统的投影仪。因此，M&S Smart System® 2 中的一些用于双眼屈光的偏振视标可以替代 Stereo Optical 向量视力卡（Stereo Optical Vectographic Projector Slide）。

非显斜性双眼视觉异常的评估

一般考虑

双眼视觉的评估有几个特殊的步骤（表 1.1）。第一阶段的检查包括远距离和近距离的隐斜性质、隐斜量和调节性集合与调节的比值（accommodative convergence to accommodation，AC/A）的检查。这些检查通常采用遮盖试验、von Graefe 法和改良的 Thorington 法进行。近来，注视视差的检查成为一种新的评估双眼视觉问题的检查方法，它为评估双眼视觉状态提供了一些必要的附加信息。注视视差测量的主要优势在于该测量是在双眼相联的条件下进行，而非像其他测量一样是在分离的条件下进行的。

表 1.1　评估双眼视觉的重要检查

测量隐斜	遮盖试验
AC/A 和 CA/C	von Graefe 法
	改良的 Thorington 法
	注视视差
评估正负融像性集合	
直接测量	平滑性聚散幅度
	阶梯性聚散幅度
	聚散灵敏度测量
间接测量	负相对调节
	正相对调节
	融合性交叉柱镜
	双眼调节灵敏度
	动态检影
集合幅度	集合近点
知觉状态	Worth 四点灯
	立体视

第二步是采用直接测量和间接测量来评估正、负融像性集合。直接测量是指平滑性和阶梯性聚散的测量，其目的是评估融像性集合。间接测量是指例如负相对调节（negative relative accommodation，NRA）、正相对调节（positive relative accommodation，PRA）、融像性交叉柱镜（fused cross-cylinder，FCC）、双眼调节灵敏度（binocular accommodative facility，BAF）以及通常被认为是调节功能检查项目的动态检影等。由于这些检查都是在双眼条件下进行的，因此也能间接地评估双眼视觉功能。这些检查结果可以用来肯定或否定双眼视觉异常的特殊临床假设。第 2 章对这些措施进行了详细的分析。

传统的融像性集合的评估只是在综合验光仪上用旋转棱镜测量平滑性聚散幅度或测量聚散幅度。近年来，也建议采用其他方法来评估融像性集合。一种方法便是阶梯性聚散的测量，这项检查不在综合验光仪上进行，而是用棱镜串镜[1,2]进行测量。另外一种评估融像性集合的传统方法是聚散灵敏度的检查[3-8]。这项检查也在综合验光仪之外进行，使用特殊设计的棱镜块检查（图 1.1）。在一段特定的时间内，通过这种方法可以评估患者在融像性集合发生快速以及较大变化的能力。

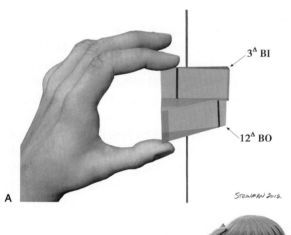

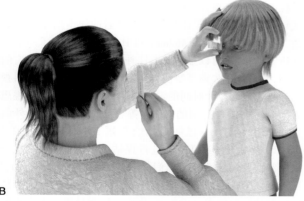

■ 图 1.1　A：聚散灵敏度棱镜（3△BI/12△BO）。B：聚散灵敏度临床检测程序。BO，正融像范围；BI，负融像范围

这些评估融像性集合的不同方法中一个重要的区别便是聚散幅度和聚散灵敏度。平滑性和阶梯性聚散的测量用来评估聚散幅度，而聚散灵敏度测量用来评估动态集合能力。Grisham[5]在他研究的课题中发现了受试者动态集合

能力和症状之间的关系。他的研究表明集合发生的潜在时间和集合速度是双眼视觉诊断中的要素。一个患者可能拥有正常的聚散幅度，而聚散灵敏度或者动态集合能力却存在问题。如果仅仅用传统的平滑性聚散幅度的评估途径将不能发现这一问题。在近来的研究中，Gall[6]等发现用 3△BI ~ 12△BO 的棱镜测量聚散灵敏度能够鉴别有症状的患者和无症状的人群。

测量聚散幅度或聚散灵敏度时要考虑的另一个问题是随着测量时间的延长导致的结果变化[3]。潜在的问题是患者经过长时间的测量能否仍对测量棱镜具有相应大小的补偿。传统上融像性集合范围只测量一次。但近来研究表明这样做并不充分[5,6]。这些测量需要重复几次，才能详细说明其反映的灵敏程度和能力，并且这些随着测试时间延长所得到的结果应该作为评估时需要考虑的条件。

第三步要评估集合的幅度。主要是指集合近点（near point of convergence，NPC），其检查对于诊断双眼视觉异常中最常见的一种类型——集合不足特别重要。测量时采用视标的类型和次数都非常关键[9,10]。

双眼视觉评估的最后一方面是知觉状态。对抑制和立体视的检测是测试中的基本内容。有关知觉状态的结果也能从之前讨论的一些其他检测中获得。在其中几项检查中能够察觉抑制的存在。Worth 四点灯检查是用来评估是否存在抑制的一项特定检查。一般来说，在非显性双眼视觉异常的临床检测中，立体视检测不会受到影响或是受到的影响很小。然而间歇性的轻度抑制是比较常见的。

完整的双眼视觉评估应该包括上述四个部分。建议检查数据至少包括：集合近点、远/近距离的遮盖试验、远/近距离的阶梯性聚散幅度和立体视。如果患者有症状且最少的检测数据不能得出结论性的信息，还应采用双眼视觉功能的间接检查，以及聚散灵敏度和注视视差测量。

隐斜性质、隐斜量和注视视差的检查

遮盖试验（非斜视患者）

1. **目的**　遮盖试验是用于检查是否存在隐斜、判断隐斜的方向以及隐斜量大小的一种客观检查方法。

2. **要点**

（a）**控制调节**：遮盖试验或其他双眼视觉检查最重要的一点就是要控制调节。Howarth 和 Heron[11]近来的研究重申了在隐斜的临床检查中调节系统是潜在多变的。过少的调节会导致外隐斜测量偏高或是内隐斜偏低，而过多的调节则会导致相反的结果。在遮盖试验过程中有两项技术可以最大限度地控制调节。对基本步骤的细化可以增加检查中被检者的注意力。检查者可以用多种注视视标以保持患者对这项检查的注意力和调节。用两面都有 20/30 大小视标的 Gulden 注视视标可以很轻松地达到这一目的（图 1.2）。注视尺上的视标可以定期更换。在遮盖试验过程中要求患者辨别视标。

另外一项有效的做法是在遮盖板的两次移动之间，轻微地左右移动视标（移动 1 ~ 2cm）。检查者观察未遮眼轻微的追随运动。当视标从左向右移动时有追随运动发生，

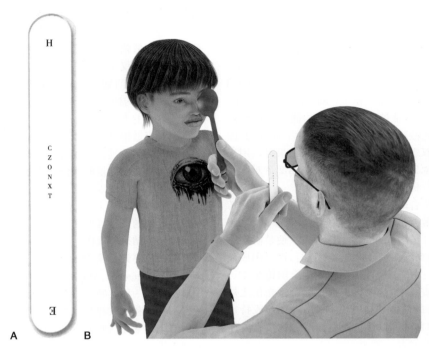

■ **图 1.2** A:Gulden 注视视标。B:用 Gulden 注视视标上的小视标作为注视目标

说明患者在注意视标,注意视标容易动用调节。

(b) **客观性**:因为遮盖试验是一项客观检查技术,所以遮盖试验是评估双眼运动特征最有用的方法之一。尤其对青少年的检查特别有用。

(c) **重复性**:Johns[12] 等发现在交替遮盖试验中配合棱镜中和所检测的结果具有较高的可重复性。

表 1.2 修正的纽卡斯尔控制分数

家庭控制	
外斜或闭上一只眼的频率	
0	从不
1	远距外斜或闭一眼时间<50%
2	远距外斜或闭一眼时间>50%
3	远距 + 近距外斜或闭一眼时间 50%
临床控制	
近距	
0	打破融合后眼位立刻回正
1	借助眨眼或再注视重新回正
2	打破融合或延长注视后仍然显斜
3	自发显斜
远距	
0	打破融合后立刻回正
1	借助眨眼或再注视重新回正
2	打破融合或延长注视后仍然显斜
3	自发显斜

纽卡斯尔量表总分:家庭+近距+远距。

(d) **评估斜视发生的频率和控制力**:当通过遮盖试验检测到间歇性斜视,必须对眼睛偏斜的时间比例或偏斜的频率进行额外的评估。这也可以称为对偏斜的控制。人们普遍认为间歇性外斜视的控制恶化是需要视觉训练或手术干预的一个迹象。问题是,直到最近这还没有精确的标准。

Haggerty 等[13] 描述了他们开发的作为评估间歇性外斜视偏斜控制力的工具的纽卡斯尔控制评分标准。该量表将控制的客观(诊室评估)和主观衡量(家长进行的家庭评估)纳入一个评分系统中,在间歇性外斜视中区分和量化不同量级的严重程度。该量表是一种可靠的评定严重程度的方法,可在临床实践中使用。然而 Hatt 等[14],对父母观察的可靠性提出质疑。修订后的纽卡斯尔控制分数[15] 如表 1.2 所示。Mohney 和 Holmes[16] 开发了一个基于诊室的量表,可以描述间歇性外斜视患者控制力更广的范围,并避免了先前系统的许多不足。它提供了对外斜视的严重程度和持续时间的定量测量,对于间歇性外斜视患者的纵向评估是有用的。Hatt 等[17] 对 12 例间歇性外斜患儿使用该量表,并以每天 4 次(间隔 2 小时)的频率在 2 天内(每名儿童 8 次)对其进行评估。每次检查都进行 3 次控制评分系统评分。他们发现,在临床检查中,进行 3 次控制评分标准的平均值比单一的衡量标准更能代表整体的眼位控制能力。近年来,该诊室控制量表作为主要的诊断指标用于一些随机临床试验[18-20]。这一量化表见表 1.3。

3. **正常值** 虽然对遮盖试验的正常值没有进行特别的相关研究,但我们仍然希望该值近似于隐斜的正常值。远距离的正常值为 1^{Δ}exo,标准差:$\pm1^{\Delta}$。近距离的正常值是 3^{Δ}exo,标准差$\pm3^{\Delta\,[21]}$。

表 1.3	间歇性外斜视控制量表

控制分数	控制分数描述
5	遮盖前观察 30 秒表现为持续的外斜视
4	遮盖前观察 30 秒表现为持续的外斜视时间超过 50%
3	遮盖前观察 30 秒表现为持续的外斜视时间少于 50%
2	没有外斜视,遮盖 10 秒后在 5 秒恢复
1	没有外斜视,遮盖 10 秒后在 1~5 秒内恢复
0	单纯外隐斜,遮盖后 10 秒后 1 秒恢复

von Graefe 法测量隐斜

1. **目的**　von Graefe 法检查是用于检查是否存在隐斜、隐斜的方向以及隐斜量大小的一种主观检查方法。

2. **要点**

（a）**控制调节**：用 von Graefe 法测量隐斜控制调节也是很重要的。在介绍检查过程时对患者强调这点至关重要。通常临床医生仅仅会让患者注视一个视标,并当另外一个视标刚好在上方或下方对齐时报告。为了确保准确的调节,临床医生应该向患者讲明：

我要你看清下面的视标,记住始终保持视标清楚很重要。在你保持视标清楚的过程中,告诉我上面的视标什么时候在垂直向与下面的视标刚好对齐。

如果在测量隐斜时没有告诉患者要保持视标清晰,患者会因为缺乏注意而导致调节的多变和不可靠。

另外一个要考虑到的因素是,患者(尤其是年幼的孩子)是否能够明白他们所要做的事情。临床医生通常用下面的方法尽量说明测试的目的：

看着下面的一行视标,当上面的一行移到下面一行的正上方时告诉我,就像是衬衫上的扣子一样排列的时候。

尽管这种说法对年龄稍大些的孩子或成年人有用,但我们发现对 7 岁或更小的孩子并不是特别管用。为了加强更小的孩子的理解,建议用一个真正简单的方法进行,在综合验光仪以外,用手指来说明。让孩子看着医生用手指模拟出的一个在另一个的正上方。按以下的说明进行：

盯住下面的手指看,并告诉我什么时候上面的手指刚好在下面手指的正上方(可以示范超过之后再移回到正上方)。然后开始测试,告诉我们什么时候对齐就停止。用这种方法可以让检查者清楚孩子是否明白他们所要做的事情。

尽管 von Graefe 法常用于临床检查,但是根据 Rainey 等[22]近来的研究表明,这种方法在各种用于检查隐斜的方法中可重复性最差。

（b）**可靠性**：Rouse 等[23]研究认为使用 von Graefe 方法评估 10~11 岁儿童的隐斜,对同一检查者有着很高可靠性,无论是在同一个训练疗程中还是在两个疗程之间。

3. **正常值**　对于孩子和年轻人的远距离的正常值为 1^Δ exo,标准差 $\pm 1^\Delta$(表 1.4)。近距离的正常值是 3^Δ exo,标准差 $\pm 3^{\Delta[21]}$;老视人群远距离的正常值是 1^Δ eso,标准差 $\pm 1^\Delta$。近距离的正常值是 8^Δ exo,标准差 $\pm 3^\Delta$。

表 1.4	双眼视觉检查的正常值		

检查		平均值	标准差
遮盖试验			
远距离		1^Δ exo	$\pm 2^\Delta$
近距离		3^Δ exo	$\pm 3^\Delta$
远水平隐斜		1^Δ exo	$\pm 2^\Delta$
近水平隐斜		3^Δ exo	$\pm 3^\Delta$
AC/A		4:1	$\pm 2^\Delta$
平滑性聚散幅度			
远距离 BO	模糊点:	9	± 4
	破裂点:	19	± 8
	恢复点:	10	± 4
远距离 BI	破裂点:	7	± 3
	恢复点:	4	± 2
近距离 BO	模糊点:	17	± 5
	破裂点:	21	± 6
	恢复点:	11	± 7
近距离 BI	模糊点:	13	± 4
	破裂点:	21	± 4
	恢复点:	13	± 5
阶梯性聚散幅度			
7~12 岁的孩子			
近距离 BO	破裂点:	23	± 8
	恢复点:	16	± 6
近距离 BI	破裂点:	12	± 5
	恢复点:	7	± 4
成年人			
远距离 BO	破裂点:	11	± 7
	恢复点:	7	± 2
远距离 BI	破裂点:	7	± 3
	恢复点:	4	± 2
近距离 BO	破裂点:	19	± 9
	恢复点:	14	± 7
近距离 BI	破裂点:	13	± 6
	恢复点:	10	± 5
近距离聚散灵敏度(12BO/3BI)		15.0cpm	± 3
远距离聚散灵敏度(12BO/3BI)		15.0cpm	± 3
集合近点			
调节视标	破裂点:	2.5cm	± 2.5
	恢复点:	4.5cm	± 3.0
笔灯/红绿玻璃片	破裂点:	2.5cm	± 4.0
	恢复点:	4.5cm	± 5.0

BO,正融像范围;BI,负融像范围。

改良的 Thorington 法测量隐斜

1. **目的**　检查是否存在隐斜、隐斜的方向以及隐斜量大小的一种主观检查方法。

2. **要点**

（a）**控制调节**：临床医生用改良的 Thorington 法测量隐斜过程中，向患者强调保持视标卡上的视标始终清晰非常重要。Rainey 等[22] 曾做过相关研究来对比 7 种不同的测量隐斜的方法，以得出可重复性最高的临床测量方法。作者对比了遮盖法、用棱镜中和的客观遮盖法、用棱镜中和的主观遮盖法、持续的 von Graefe 法、闪断的 von Graefe 法、Thorington 法以及改良的 Thorington 法这 7 种方法，发现改良的 Thorington 法是可重复性最高的方法，而 von Graefe 法是可重复性最差的方法。

（b）**非综合验光仪检查**：这项检查的一个重要优点是可用于那些不便于在综合验光仪上检查的患者。正因为此，改良的 Thorington 法适用于七八岁以下的孩子检查。和上面所说的一样，这种方法是隐斜测量中最具可重复性的方法。

3. **正常值**　远距离的正常值为 1^Δexo，标准差为 $\pm 1^\Delta$（表 1.4）。近距离的正常值是 3^Δexo，标准差 $\pm 3^\Delta$[21]。

注视视差的测量

1. **目的**　注视视差的测量是用于评估在相联情况下的双眼视觉力。这项检查有别于需要遮盖一只眼的遮盖试验和两眼在分离状态下的 von Graefe 法和改良的 Thorington 法检查。

2. **要点**

（a）**注视视差测量是在双眼条件下进行**：典型的隐斜测量方法的主要不足就是测量是在双眼分离条件下进行的。Wick[24] 提到："双眼状态下的集合误差和单眼状态下是不同的。"因此，在一些情况下，患者可能是有症状的，但常规的隐斜和集合的结果分析并不能清楚地说明患者发生症状的原因。尽管一些临床医生建议将注视视差的测量作为一项常规检查项目，但我们发现对于大多数病例来讲，隐斜和集合的测量足以得出初步的诊断和处理方案。在那些不能得出明确诊断结果或是需要考虑棱镜处方的情况下，注视视差的测量是很有用的辅助检查。

（b）**相联性隐斜和被动性集合注视视差的检查**：各种不同的设备都可以用来评估注视视差。一些老式的仪器比如 Mallett 单位、立体光学矢量图、Borish 卡、Bernell 灯、Wesson 卡、Sheedy 注视视差测量仪（详见第 15 章）都用于检查相联性隐斜。其中一些设备不再销售（Sheedy 注视视差测量仪）或者不再使用（立体光学矢量图——需要一个投影卡片）。相联性隐斜是用于中和两眼视线偏离时所需棱镜的必需量。

然而近年来的研究表明，被动性集合注视视差的检查结果对于有症状的患者可能更有意义[25,26]。Wesson 卡是目前唯一可用于真实地测量注视视差的设备。基于目前的信息，在进行水平向斜视检测时应使用被动性集合注视视差的检查。对于垂直斜视，相联性隐斜的测试就足够了。

（c）**确定棱镜矫正量**：目前在双眼视觉异常患者确定棱镜处方量时，常会考虑注视视差检查。其他方法确定的棱镜量往往比注视视差方法更大。

3. **正常值**　见第 15 章。

AC/A

1. **目的**　确定当给予一定量的调节刺激后，患者动用或放松调节时引发的调节性集合的变化量。

2. **要点**

（a）**对诊断和治疗的意义**：确定 AC/A 在视光数据分析中有着重要的作用。AC/A 的大小是最终确诊的一项重要指标。也是随后确定合适的处理方案最重要的参数之一。例如，近距离内隐斜合并高 AC/A 加正镜附加反应比较好。如果内隐斜量不变而 AC/A 正常或偏低，则建议采用棱镜矫正或是视觉训练，或两者一起进行。

（b）**计算性 AC/A 与梯度性 AC/A**：有两种方法确定患者的 AC/A。首先介绍计算性 AC/A，它是用公式求得：

$$AC/A = IPD(cm) + NFD(m)(Hn - Hf)$$

IPD = 远距离的瞳距（以 cm 为单位）

NFD = 近处的注视距离（以 m 为单位）

Hn = 近距离隐斜（内隐斜记为 +值，外隐斜记为 -值）

Hf = 远距离隐斜（内隐斜记为 +值，外隐斜记为 -值）

例如：患者 IPD = 60mm，远距离隐斜 2^Δexo，近距离隐斜 10^Δexo（40cm）。

$$AC/A = 6 + 0.4(-10 + 2)$$
$$= 6 + 0.4(-8) = 6 + (-3.2)$$
$$= 2.8$$

使用这个公式进行计算时要记住对于内隐斜和外隐斜要使用正确的符号。根据经验法，高 AC/A 会导致近距离内隐斜增大或外隐斜减小，低 AC/A 会导致近距离内隐斜减小或外隐斜增大。

第二种方法被称为梯度性 AC/A，是在测量一次隐斜之后，再添加 -1.00D 或 -2.00D 的镜片后再测一次隐斜来确定的。附加的负镜片而引起的隐斜量的改变即为 AC/A。例如，主观检查近距离隐斜如果为 2^Δeso，加 -1.00D 镜片后隐斜变为 7^Δeso，则 AC/A 为 5:1。

这两种方法测得的 AC/A 会有明显的不同。例如，散开过度和集合过度的患者都具有高的计算性 AC/A，但这类患者中会有大部分人却具有接近正常的梯度性 AC/A[22]。同样的现象可能发生在集合不足的患者中。计算性 AC/A 低，而梯度性 AC/A 正常[24]。造成这些差别的原因是受近感性集合和调节滞后的影响。计算性 AC/A 通常比梯度性 AC/A 大，因为近感性集合会影响到近距离隐斜的测量。由于梯度性 AC/A 测量的是两次近距离的隐斜，这个距离是固定的，近感性集合保持不变，理论上不会改变最终的结果。调节滞后也可以解释计算性 AC/A 和梯度性 AC/A 不同的原因。尽管近距离的调节刺激是 2.5D，但调节反应通常是少于调节刺激量的。调节刺激与调节反应之间的差别称作调节滞后。调节滞后一般在 +0.25D 到 +0.75D 之间。由于患者总是会产生比调节刺激更低的调节量，所以梯度性 AC/A 会趋向低于计算性 AC/A。

（c）**控制调节**：AC/A 测量时出现误差的原因就是不能很好地控制调节。临床医生在做说明时应该强调保持视标清晰是非常重要的。这就很容易理解为何从一种测量方法变为另一种测量方法时所引起的不同调节反应变化将会对结果产生影响。梯度性 AC/A 需要测量两次近距离的隐斜，第一次在主观验光基础上测量，然后在主观验光基础上添加-1.00D 球镜后再测一次隐斜。如果患者第一次测量隐斜时能够准确地动用调节，而第二次存在较大的调节滞后，AC/A 的测量结果将会低于其真正的 AC/A。因此让患者保持视标清晰是至关重要的，并且建议让患者持续地读出视标。

（d）**反应性 AC/A 与刺激性 AC/A**：当评估调节或双眼视觉系统时，通常将刺激距离设在 40cm。这就造成调节需求为 2.5D。这被称为调节刺激量。尽管调节刺激为 2.5D，但我们知道调节反应量大概要比刺激量低 10% 左右[27]。例如，用动态检影法检查调节反应时，会发现调节滞后大约为+0.25D 到+0.50D。了解调节反应和调节刺激之间的差异非常重要，这样便能理解为什么大多数患者真正用的调节都会偏低 10% 左右。通过下面的例子我们来对比计算性 AC/A 和梯度性 AC/A 之间的差异，为什么梯度性 AC/A 总是偏低。举个例子，测得近距离隐斜为 10^Δexo，加-1.00D 镜片后再次测得隐斜为 6^Δexo。基于这些信息可知梯度性 AC/A 为 4:1。然而如果我们假设患者所用的调节会偏低 10%，那么此时隐斜的改变是 4^Δ，而调节力的改变是 0.75D，则 AC/A 的真实值为 4.45:1。

3. **正常值**　AC/A 的正常值是 4:1，标准差为±2。

CA/C

1. **目的**　确定当患者集合或散开一定量时引发的调节的变化量。

2. **要点**

（a）**对诊断和治疗的意义**：临床上 CA/C 还不是常规的检查项目。确定 CA/C 对分析视光检查数据很重要。CA/C 的结果有时是最终确诊的一项重要指标。有时对确定适合的处理方案也起着重要的作用。例如，散开过度和其他远距离有高度外隐斜的病例附加负镜片时很有用。CA/C 的分析可以在一些处方决定时起到作用。

（b）**临床确定 CA/C**：临床上为了测定 CA/C，会用无模糊的视标或小孔片来消除模糊作为刺激。到目前为止，测量 CA/C 还没有被普遍认可的方法。一种最常用的方法是用 Wesson "DOG"（gaussian 差异）卡进行动态检影检查[28]。用这种方法进行检影时，要让患者观察四个不同距离的视标。这样就可以知道用不同的集合水平时调节量的变化。

（c）**刺激性 CA/C 与反应性 CA/C**：与调节系统的刺激性调节与反应性调节之间的明显差别有所不同，刺激性集合与反应性集合大体相同。因此，刺激性集合与反应性集合之间的差别可以不必考虑[29]。

3. **正常值**　青年人的 CA/C 值为 0.50D 每米角。根据研究，一米角相当的棱镜量是患者远用瞳距（毫米作为单位）的 10%，比如，远用瞳距为 50mm 的患者，一米角相当于 5^Δ；远用瞳距为 69mm 的患者，一米角相当于 6.9^Δ。考虑到临床应用，可以认为一米角大约相当于 6^Δ。因为刺激性集合与反应性集合相差甚微，所以刺激性 CA/C 和反应性 CA/C 之间也相差很小。CA/C 与年龄呈负相关。

评估正负融像性集合的直接测量法

平滑性聚散的测量

1. **目的**　平滑性聚散的测量是评估远/近距离融像性集合幅度和恢复的能力。这项检查被认为是对融像性集合的直接测量。

2. **要点**

（a）**幅度与灵敏度**：平滑性聚散的测量是用来评估正负融像性集合幅度最常用的方法。模糊点表示能保持稳定的调节时融像性集合变化的大小，破裂点表明融像性集合和调节性集合的大小，恢复点表现了患者从发生复视后再次获得双眼单视的能力。尽管平滑性聚散测量为双眼融像性集合幅度提供了重要的信息，但研究[6]表明有些患者拥有正常的融像性集合范围却仍有集合功能障碍问题。必须配合聚散灵敏度的检测。

（b）**可靠性**：Rouse 等[23]报告在 10 至 11 岁儿童中使用 von Graefe 法测量平滑性聚散范围在同一测试者的可靠性较高，无论是在同一个训练疗程中还是在两个疗程之间。但他们的研究结果表明，即使在没有干预的情况下，定期复查时也会出现多达 12^Δ 的差异。因此，在评价视觉训练等治疗效果时，需要改变大于 12^Δ，才能确信这种变化是真实的，而不是测量结果的不稳定造成的。

（c）**平滑性聚散与阶梯性聚散**：平滑性聚散与阶梯性聚散都是用来评估聚散幅度的。阶梯性聚散测量的优点是在综合验光仪之外进行的。这对检查年幼的孩子具有明显的优势。八九岁以下的孩子检查时很快就会厌倦，会四处移动，这使得用综合验光仪检查变得困难。因为不能看得到综合验光仪后孩子的眼睛，所以临床医生不能确定患者是否做出适合的反应。近来的研究[1,2]表明平滑性聚散和阶梯性聚散的正常值之间有差异。两项研究还比较了旋转棱镜（平滑）和棱镜串镜测量的阶梯性融像性集合范围[30,31]。Antona 等[30]对西班牙 61 名视光专业学生使用综合验光仪旋转棱镜和综合验光仪棱镜串镜测量的融像性集合范围进行了比较。结果表明，这两种试验是不能相互替代的。Goss 和 Becker[31]做了一项类似的研究，也得出结论认为，在对患者随访复查或是与正常人进行比较时，用棱镜串镜确定的聚散范围不能与使用综合验光仪旋转棱镜确定的范围互换使用。因此，临床医生应该在最初的检查中使用一种或另一种方法进行检查，当复查患者的进展时，使用同样的方法进行评估。

3. **正常值**　表 1.4 列出了用平滑性聚散测量法测出的正/负融像性集合的模糊点、破裂点和恢复点的正常值。

阶梯性聚散的测量

1. **目的**　阶梯性聚散是在综合验光仪之外评估融像

性集合幅度的一种方法。

2. **要点**   在综合验光仪之外进行测量,如果被测的患者是个好动或是反应不可靠的孩子,阶梯性聚散的测量是很好的替代方法。因为此法是用棱镜串镜进行测量,所以能够看清孩子的眼睛,这使测量结果变得更为客观。与依赖于患者的反应不同,使用这种方法测量时,孩子一旦失去双眼视觉测量者可以观察得到。

3. **正常值**   成年人和孩子的正常值有所不同[1,2]。表1.4列出了孩子和成年人的正/负融像性集合的破裂点和恢复点正常值。

聚散灵敏度

1. **目的**   聚散灵敏度检查是用于评估融像性集合系统的动态情况以及在一段时间内的反应能力。这种在一段长时间内进行快速聚散变化的能力在临床中也可以认为是对耐力的衡量。另外我们可以通过聚散灵敏度的检测来间接检查集合的持久性。持久性是患者能够维持在特定水平聚散上一段时间的能力,而不仅仅是快速达到这个水平的能力。

2. **要点**

(a) **聚散幅度和聚散灵敏度**:Melville 和 Firth[32] 研究了正融像性集合范围与聚散灵敏度之间的关系。他们没有发现这些值之间的相关性,并认为这两项测试评估了集合系统的不同方面。McDaniel 和 Fogt[33] 最近的一项研究也发现这两项测试结果之间缺乏相关性,并得出结论:由视觉相关引发视疲劳症状的患者,有正常的融像性集合幅度,应对其进行聚散灵敏度检查。因为可能具有正常的融像性集合幅度却伴随聚散灵敏度问题,因此对于有症状的患者这两个方面都要进行评估。当患者有双眼视觉异常的症状,而其他检查不能揭露任何问题存在时,我们建议采用聚散灵敏度检查。这样的患者可能有正常的融像性集合幅度,而聚散灵敏度有所减弱。

(b) **所用棱镜的度数和采用的视标**:直到最近,还没有系统地收集到规范性数据,我们也没有在文献中就应用于这一检测的棱镜度达成共识。Buzzelli[4] 建议用 16^{Δ}BO 和 4^{Δ}BI。还有人建议[3]用 8^{Δ}BO 和 8^{Δ}BI。Gall 等[6] 首次对聚散灵敏度进行系统的研究并发现应选择的棱镜大小是 12^{Δ}BO 和 3^{Δ}BI。这个棱镜组合所测结果在有症状和无症状组中差异显著。他们还发现用这个棱镜组测量近距离的聚散灵敏度时具有较好的可重复性(R=0.85)。

在另一项研究中,Gall 等[7] 对比了用 3 种不同的垂直方向视标测量聚散灵敏度。这 3 组视标分别为 20/30 的单列视标、亮背景的红绿视标和 Wirt 圆形垂直向视标。研究的目的是确定在测量聚散灵敏度时,选择有抑制控制的视标对聚散灵敏度的检测是否重要。他们发现测量聚散灵敏度时与视标没有相关性,20/30 的单列视标最合适。

(c) **测试距离**:最近的研究发现,对于集合不足的患者,远距离聚散灵敏度检查比近距离聚散灵敏度检查更敏感。Trieu 等对 28 名年龄在 9~30 岁的集合不足的受试者,进行了远近距离的聚散灵敏度检查[34]。他们发现在有症状的集合不足患者中,远距离聚散灵敏度均值和标准差是

每分钟 5.40(±4.28)周期,而近距离是 8.97(±4.71)周期。远距离聚散灵敏度明显更低($p<0.001$)。一个有趣的现象是其中的四分之一的受试者通过了近距离的聚散灵敏度的检查,但是远距离没有完成一个周期,因为他们不能融合 12^{Δ}BO。

乍一看,人们可能期望集合不足的患者近距离的聚散灵敏度的检查比远距离更难,因为在近距离有更大的外隐斜和更小的正融像性集合范围。然而用 12^{Δ}BO/3^{Δ}BI 测量的聚散灵敏度所需要的聚散需求与传统的用平滑性或者阶梯性聚散检查确定最大聚散幅度的集合需求有明显的不同。首先,传统的检查使用的聚散刺激要么是平滑性刺激(平滑性聚散使用旋转棱镜),要么是小幅度阶梯性刺激(2^{Δ} 或 5^{Δ} 为梯度的棱镜串镜)。相反,聚散灵敏度测试的聚散需求是更大的 12^{Δ} 的阶梯性刺激。在近距离为了完成大幅度的阶梯性聚散需求,患者要用四个集合成分去代偿:张力性集合,调节性集合,近感性集合,融像性集合。然而远距离调节性和近感性集合不能使用,张力性集合在短期内不会变化,因此剩下的融像性集合是融合刺激的主要机制。其次,远距离与近距离检查聚散灵敏度主要的不同是患者必须自主进行集合。相反,平滑性或者阶梯性聚散检查要求从一个单一的融合视标开始并且聚散需求也是缓慢增加,聚散灵敏度的检查要求从一个复视视标开始并且患者要快速的进行散开和集合的交替。对于集合不足的人,进行融像性集合的能力通常会受到损坏,远距离的聚散灵敏度检查会特别敏感。Tannen 等[35] 提出远距离聚散灵敏度结果的提高可能是确定视觉训练的有进展的一种有价值的方法。

基于这些数据,我们建议临床医生怀疑患者有集合不足时应进行远距离聚散灵敏度的检查。

3. **正常值**   基于 Gall[6] 等的研究,用 3^{Δ}BI 和 12^{Δ}BO 的棱镜测量聚散灵敏度时,近距离和远距离的正常值都是 15cpm(表 1.4)。

评估正/负融像性集合的间接检查

集合近点(NPC)

1. **目的**   集合近点的检查目的是用于评估集合幅度。集合近点的远移是视光师们诊断集合不足最常用的重要准则[36]。

2. **要点**

(a) **采用的视标**:集合近点检查时可以采用不同的视标。推荐很多,包括调节视标,笔灯、笔灯加一眼前加红色滤光片以及笔灯加红绿眼镜。一些人建议用不同的视标进行检查看结果是否会因视标不同而存在差异。我们建议重复测量集合近点 2 次,第一次用调节视标检查,然后再用笔灯加红绿眼镜检查。

(b) **重复测量集合近点能否产生更多有用的临床数据**? 传统的集合近点测量方法通常是将一调节视标缓慢地移向患者的眼睛,直到患者报告出现复视或是检查者发现双眼融像已经破坏[37]。记录这个数据作为破裂点值。然后将视标缓慢地远离患者眼睛,直到患者报告视标为单个

或是检查者发现患者双眼重新恢复融像。

有人建议对这种传统的检查方法进行改进,从而提高这项检查的灵敏度。Wick[24]、Mohindra 和 Molinari[38] 建议集合近点检查应该要重复 4~5 次。他们的建议是基于 Davis[39] 的观察结果。Davis 观察没有症状的患者重复测量时,集合近点值变化很小,而有症状的患者重复测量时集合明显减弱。因此,此建议旨在提高集合近点检查中的破裂点的诊断灵敏度。Scheiman 等[10] 发现正常人和集合不足的患者在重复测量后集合近点都会后退。然而,有正常双眼视觉的群体后退的量很少,不到 1cm。而集合不足的群体中,在重复测量 5 次时集合近点会后退 1.5cm,在重复 10 次测量后会后退 4cm[10]。因此建议测量集合近点时应该重复测量大约 10 次才能得出有用临床数据。Maple 和 Hoenes[40] 也说明了在重复测量后集合近点出现变化,并发现在多次重复测量后集合近点的破裂点和恢复点的变化并没有大到可以察觉。

(c) **用红色滤光片或是红绿眼镜检查集合近点对临床数据有用吗?** 另一个用于评估集合能力的标准是用移近法测量集合近点时的恢复点或者在患者重新获得融像能力的点。Capobianco[41] 报告破裂点和恢复点有明显差别说明很有可能存在较大的集合问题。她建议在一眼前加红色滤光片后再次进行检查。她认为加红色滤光片检查后集合近点有明显的后退更能说明存在集合问题。几位笔者[24,38,42,43] 都建议这个方法应该作为评估集合幅度的标准评估项目。

Scheiman 等[10] 发现检查集合不足患者的破裂点/恢复点时,用调节视标测量和用笔灯加红绿眼镜测量的差值有统计学意义。在集合不足的群体中,用调节视标测量时破裂点为 9.3cm,用笔灯加红绿眼镜测量时破裂点为 14.8cm。用调节视标测量恢复点为 12.2cm,用笔灯加红绿眼镜测量时为 17.6cm。因此,对破裂点和恢复点来说,使用调节视标和笔灯加红绿眼镜相差大约 5.5cm。在比较调节视标和笔灯,或笔灯和笔灯加红绿眼镜时没有明显的统计学差异。

在具有正常双眼视觉的受试者中,以上提到的所有方法之间均没有明显的差异。破裂点的平均值为 2.4~2.9cm,恢复点平均值为 4.2~5cm。

(d) **跳跃性集合方法评估集合能力的意义:** Pickwell 和 Stephens[44] 设计了另一种方法来评估集合能力,他们称为"跳跃性集合"。测量过程中,患者首先要注视 6cm 处的视标,然后再注视 15cm 处的视标。Pickwell 和 Stephens[44] 报告这种跳跃性集合测量在确诊集合问题时比集合近点的测量具有更重要的临床意义,并且更敏感。在最初的研究中,作者对比了 74 位集合不足人群的标准集合近点(追随性集合)检查和跳跃性集合检查的有效性。74 人中有 50 人显示有正常的追随性集合,但跳跃性集合减退。只有 5 人能通过跳跃性集合,而不能完成追随性集合。作者得出结论"这清楚地证明了跳跃性集合比集合近点检查更有可能诊断出集合不足"。Pickwell 和 Hampshire[9] 进行了第二项研究,在 110 位集合不足的人群组中,降低的跳跃性集合与集合不足的相关性比远移的集合近点更高。跳跃性集合测量存在的问题是没有标准的正常值。在他们 2003 年的研究中,Scheiman 等[10] 发现,正常双眼视觉的人群组为

30cpm(标准差=10),集合不足的人群组为 23cpm(标准差=11)[10]。

3. **正常值** 虽然这项测量常用于诊断集合不足,但直到最近才有孩子和成年人的正常值。Hayes 等[45] 研究了 297 例在校学生,推荐临床上破裂点的值为 6cm。Maples 和 Hoenes[40] 报道了相近的结果为 5cm。Scheiman 等[10] 研究成人组,建议用调节视标测量的破裂点值为 5cm,恢复点值为 7cm。用笔灯加红绿眼镜测量的破裂点值为 7cm,恢复点值为 10cm。

负相对调节(NRA)和正相对调节(PRA)

1. **目的** NRA 和 PRA 检查被用于评估近距离调节和双眼视觉功能。这项检查最常用于确定患者近距离作业时是否需要下加光。对于尚未老视的患者,NRA 和 PRA 几乎平衡(NRA=+2.50,PRA=-2.50)。NRA 高于 PRA 说明患者可以通过下加光度获得更好的效果(第 10 章)。这项测量还被用于确定老视人群的下加光度是否合适和确定最终的下加光度。NRA 还可用于确定患者远距离主观近视矫正是否存在过矫。在主观验光处方基础上测 NRA 可以排除远距离存在的调节。因为检查距离是 40cm,患者看清视标应该用大约 2.5D 调节。因此,能放松的最大调节为 2.5D。所以,NRA 大于+2.50D 说明患者远距离近视过矫。

在这一节,我们将强调 NRA/PRA 检查的另一项应用。这项检查可以间接地分析患者的调节和集合功能。这些将在第二章中详细讲述。

2. **要点**

(a) **说明:** 在测量过程中,让患者保持视标清晰且是单个很重要。通常会这么和患者说:"当我在你眼前加镜片时,要尽可能保持视标清楚。当字母变模糊时请告诉我。"我们认为让患者报告复视也很重要,因为这项检查也能间接地反映出通过正/负融像性集合来保持融像的能力。

(b) **NRA 值高:** 发现 NRA 值高说明患者主观验光近视过矫了。

(c) **PRA 在什么水平就不再继续测量了?** NRA 期望的最大值为+2.50D,原因如前面所述。然而,PRA 并没有一致的终点。PRA 的终点会因患者的调节幅度、AC/A 和负融像性集合不同而不同。表 1.5 举例说明 PRA 终点的变化情况。

表 1.5 影响 PRA 终点的决定因素

测试	患者 1	患者 2	患者 3	患者 4
调节幅度	12D	12D	12D	2D
AC/A	2:1	4:1	8:1	2:1
BI 值(近)	12/20/12	10/20/10	8/12/8	12/20/12
PRA 预期值	-6.00	-2.50	-1.00	-2.00

AC/A,调节性集合与调节的比值;PRA,正相对性调节。

我们预计第一个患者能够保持视标单个且清晰直到加至-6.00D。当我们在双眼前增加负镜片时,患者必须动用调节以保持视标清晰。因为患者的调节幅度是 12D 所以产

生调节不是问题。同时患者还必须要保持双眼单视。当患者动用调节时，AC/A 会产生调节性集合，此时必须用负融像性集合来抵消调节性集合。患者每使用 1D 调节，就要用 2^Δ 负融像性集合来散开。因为患者 1 有 12D 的调节幅度和 12^Δ 的负融像性集合，所以当加至 −6.00D 时患者仍能够保持视标清晰且单一。同样的道理，PRA 的终点会因 AC/A 的增加而降低。上述患者 2 和患者 3 可以证明，他们都有较高的 AC/A 和较低的负融像性集合范围。患者 4 的表现与患者 1 相同，只是调节的幅度只有 2D。尽管该患者 AC/A 较低，负融像性集合正常，但由于调节幅度低，在 −2.00 时出现模糊。

与 NRA 的最大值是 +2.50D 相比，PRA 的最大值会因多种因素而变化。由于 NRA 和 PRA 检查的基本目的是看两者是否平衡，因此当测得 PRA 到 −2.50D 时就可以停止了。

3. 正常值　NRA 的正常值为 +2.00D±0.50D；PRA 的正常值为 −2.37D±1.00D。

评估知觉状态

一般考虑

知觉性融合异常在斜视的情况下非常明显，但在非显斜性双眼视觉异常的情况下，相对不明显。绝大多数非显斜性双眼视觉异常的患者都拥有正常立体视或仅有轻微的立体视减弱。间歇性轻度的抑制在隐斜患者中很常见，但抑制的强度和范围会比斜视患者小得多。

尽管知觉状态在隐斜患者中并不十分明显，但抑制的存在和立体视的消失仍然对确定预后和后期治疗顺序很重要。部分病例可以通过上述检查发现患者是否存在抑制。在测量集合近点、近距离隐斜、融像性集合时，患者在视线不能维持正位时却不能感知复视说明存在抑制。

抑制的检查

Worth 四点灯检查

1. 目的　Worth 四点灯检查是一项来评估抑制存在以及范围的主观测量方法。它被认为是检查抑制的最准确的方法之一[46]。

2. 要点

（a）**确定抑制点的范围**：通过将手持 Worth 四点灯远离患者可以查出抑制的范围。因为灯远离患者，视标的弧角会缩小。例如，在 33cm 处，视标的弧角接近 4.5 度。而在 1m 处，弧角接近 1.5 度。当进行 Worth 四点灯检查时，首先在 33cm 处检查。患者戴红绿眼镜，让患者报告所看到灯的个数。如果患者报告了 4 个点，临床医生应该慢慢地将手电筒从 33cm 移动到大约 1cm。如果患者报告在 33cm 处有 4 个点，但在 1m 处有 2 个或 3 个点，就会出现一个小的抑制性暗点。如果在 33cm 处就看到 3 个或 2 个点，就说明有较大的抑制暗点。由于抑制暗点的大小与立体视的水平成反比关系，抑制暗点变大，则立体视下降，因此，确定抑制暗点的大小非常重要。

（b）**确定抑制的强度或深度**：评估抑制暗点的程度是很重要的，可能有一个小的抑制性暗点，但抑制更深，因此其治疗难度比抑制范围更大但抑制程度较轻的更难。为了评估抑制的程度，临床医生可以在正常照明和暗室的情况下分别进行 Worth 四点测试。正常照明模拟患者的正常视觉状态，更有可能产生抑制反应。暗室则是非自然的状态，患者更难以维持这种抑制。因此，在暗室的情况下如仍存在抑制则说明其抑制的程度更深。

3. 正常值　分别在 33cm 和 1m 处都能看到 4 个点。

其他检查抑制的方法

有其他一些检查可用于检查抑制，包括主观的和客观的检查。通常采用的主观检查有美国光学（AO）矢量卡、Mallett 近用单位、线状镜和立体镜手描。4^ΔBO 三棱镜检查法是评估抑制的客观方法。我们建议用 Worth 四点灯来检查，因为这样检查抑制方便、耗费低、易管理且准确。详细的说明和临床检查过程在其他书中会涉及[47,48]。

立体视检查

随机点立体视

1. 目的　随机点立体视检查是一种主观测试，是用整体和局部立体视标来检查是否存在立体视和立体视锐度。

2. 要点

（a）**整体视标与局部视标**：立体视的评价通常采用两种方法。第一个被称为局部立体视觉，使用两个类似的目标来左右交错放置。Titmus 立体苍蝇图中，Wirt 环和动物（图 1.3）就是这种类型目标的例子。这种立体视视标的一个缺点是，没有立体视的患者可以用单眼提示猜出"正确答案"。Cooper 和 Warshowsky[49] 发现，前四个 Wirt 环的正确答案可以通过单眼寻找圆圈位置的差异来确定。临床上，当医生正给孩子做检查时，孩子可能就会利用这种方法来

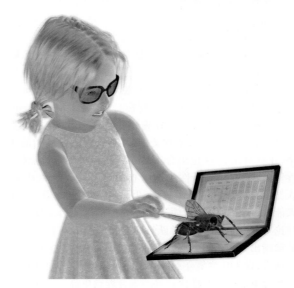

■ **图 1.3**　Titmus 立体苍蝇图。孩子伸手去拿似乎漂浮在页面前的"苍蝇"

试图给出"正确答案"。当然，如果患者在没有欺骗测试人员情况下给出了准确的答案说明这次测试很有效。

第二种立体视技术，称为整体视标，就消除了这个问题。整体视标由随机点立体视标组成，没有单眼提示。因此，对于整体立体视觉来说，局部立体视觉中可能出现的猜测问题并不会出现。

整体和局部视标的另一个重要区别是它在检查恒定性斜视中的价值。Cooper 和 Feldman[50]研究了立体视检查在斜视检查中的应用，发现没有一个恒定性斜视的患者可以通过 660 弧秒的随机点立体图。因此，即使是粗略的随机点立体视视标，也能有效地检测出恒定性斜视的存在。在局部立体视下，一个恒定性斜视的患者仍然看到高达 70 弧秒的立体图[46]。随机点立体视视标可以用来排除恒定性斜视的存在，而局部立体视视标可以用来确定是否存在周边立体视。周边立体视被认为是任何大于 60 弧秒的值。因此，两种类型的立体视视标都各有价值，在临床的立体视评估中应两者均进行测试。可以使用一个测试来完成，例如随机点立体视（图 1.4A），或者使用两个测试，例如 Synthetic Optics[a] 圆圈、方形和 E 视标（图 1.4B）或蝴蝶（图 1.4C）和 Titmus 立体图或 Synthetic Optics 的动物和圆圈[*]。

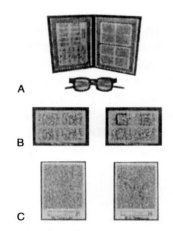

■ 图 1.4　随机点立体视的示例。A：随机点立体视。B：Synthetic Optics 圆圈，正方形。C：Synthetic Optics 蝴蝶视标

（b）**偏振和红绿立体视视标**：传统的立体视评估包括了通过偏振视标和偏振眼镜来刺激视网膜视差来进行评估。还开发了不需要使用任何眼镜的视标，并表明这些视标的立体视测量结果与需要偏光眼镜的视标测量的结果有很好的相关性[51]。另一种测量立体视的方法是使用红/绿相互抵消来使得右眼和左眼接受完全不同的图像。因此，红色/绿色测试通常被称为红绿测试。这些视标已经被开发，因此其他的视标特性，如视差、形状和尺寸，都与偏振相似。Yamada 等[52]发现红/绿法的结果与偏振法相当，特别是用于检测患者是否存在随机点或整体立体视。红/绿版本的随机点蝴蝶/蝴蝶立体视觉测试和随机点字母"E"/RDE 测试（Synthetic Optics[a]）为临床医生在排除恒定性斜视时提供了一种成本更低的替代方案。在测量局部立体视水平时，它们的数据表明红/绿法与偏振法的一致性较低。因

此，如果目标是量化治疗后的局部立体视改善效果，偏振测试可能更有用。

（c）**近距离立体视和远距离立体视测试**：临床医生通常使用 33cm 或 40cm 的近立体视标来评估立体视。这在多数情况下已经够用，若患者在 40cm 处存在立体视觉，远距离也应存在，但视远存在间歇性或恒定性斜视为例外。在这种情况下，临床医生也应该考虑在远距离测试立体视。目前远距离立体视测试有非计算机测试和计算机测试。M&S[®]技术视觉测试系统是计算机测试的一种，通过使用 LCD 眼镜来测量远距离立体视觉。其他计算机化系统也可能包含远距离立体视觉测试。远距随机点立体视测试（Stereo Optical）是一种新型非计算机的远距离立体视评估方法。Wang 等[53]报道，正常人在远距离随机点分数的变异性低，重测可信度高。他们的结论是，远距离随机点立体视测试是一种对双眼感觉状态很敏感的测试方法，可用于监测斜视的进展或斜视术后的恢复。

3. **正常值**　双眼视觉功能正常的患者应能在局部立体视具有 20 弧秒的立体视，并能通过整体的随机点视标来识别立体视。

调节异常的评估

一般考虑

传统的调节功能评估（表 1.6）包括使用 Donder 的推进法或负片法（OEP）来测量调节幅度，但也各有其缺点。近年来，许多作者报道了检查调节反应、调节灵敏度和调节幅度[24,54-59]的临床意义，发现即使调节幅度正常[56-58]，患者仍有可能出现视疲劳症状伴随调节功能异常。因此，一些研究探讨了调节灵敏度与症状之间的关系。Hennessey 等[58]和 Levine 等[59]均报道，有症状的受试者单眼调节灵敏度（monocular accommodative facility，MAF）和双眼调节灵敏度（BAF）测试结果都明显低于无症状者。

表 1.6　调节测试的各个重要方面	
调节幅度	移近试验
	负镜片试验
调节灵敏度	调节灵敏度
	±2.00 镜片测试
调节反应	动态检影

Liu 等[56]，Cooper 和 Feldman[50]客观地测量视觉训练前后调节灵敏度的潜伏期和速度的变化，发现视觉训练后动态调节发生了显著的变化。这种变化表明调节灵敏度的检查结果与症状相关，具有评估价值。因此，应将其作为调节功能常规评估的一部分。

研究人员从第 3 个方面——调节反应也进行了探讨[60-63]。已有研究表明，调节反应和调节刺激并不相等。由于大多数验光依赖于刺激措施，并且假设刺激和反应相等，临床医生在诊断与处理双眼视觉或调节异常时可能会被误导。因此实际去测量调节反应是很重要的。动态检影

被广泛应用于评估调节反应。Rouse 等[62,63]证明了动态检影的有效性,并确定了正常值。

另一种评估调节反应的临床方法是 Nott 检影[64,65]。与用镜片中和反射光线的动态检影不同,在 Nott 检影中,检查者将检影镜移向或远离患者,直到观察到中和。Goss 等[66]研究了 50 例青年人动态检影和 Nott 检影的可靠性。他们的研究结果表明,动态检影和 Nott 检影的平均值是一致的。目前动态检影比 Nott 检影的使用范围更广。

Wick 和 Hall[67]研究了调节 3 个方面(幅度、灵敏度和反应)之间的关系。他们筛查了 200 名儿童,排除有斜视或严重的未矫正屈光不正的儿童后,发现仅有 4%的儿童在调节的这 3 个方面功能均有缺陷。他们的结果表明,不可能根据一个测试的结果来预测另一个测试的结果。因此,当怀疑调节功能障碍时,必须考虑调节幅度、灵敏度和调节反应的各个方面。

对调节的全面评估应包括刚才所述的所有 3 个组成部分。建议考虑的最低限度数据应包括调节幅度、调节灵敏度和动态检影。表 1.7 列出了下文所述所有调节测试的预期结果。

表 1.7　正常值:调节测试

检查	正常值	标准差
调节幅度		
推进试验	18-1/3 年龄	±2D
负镜片试验	2D<推进	
单眼调节灵敏度		
儿童		
(±2.00 翻转拍,读出调节测试卡上的数字或字母)		
6 岁	5.5cpm	±2.5cpm
7 岁	6.5cpm	±2.0cpm
8~12 岁	7.0cpm	±2.5cpm
成年人		
(±2.00 翻转拍,当清楚时报告)		
13~30 岁	11.0cpm	±5.0cpm
30~40 岁	无	
双眼调节灵敏度		
儿童		
(±2.00 翻转拍,读出调节测试卡上的数字或字母)		
6 岁	3.0cpm	±2.5cpm
7 岁	3.5cpm	±2.5cpm
8~12 岁	5.0cpm	±2.5cpm
成年人(镜片光度根据调节幅度量化,参照表 1.8)		
	10.0cpm	±5.0cpm
动态检影	+0.50D	±0.25D
融合性交叉柱镜	+0.50D	±0.50D
负相对调节	+2.00D	±0.50D
正相对调节	-2.37D	±1.00D

调节幅度评估

移近法调节幅度

1. **目的**　在单眼条件下进行主观的调节幅度测量。

2. **要点**

(a) **仔细测量距离**:准确地测量患者报告模糊的距离是至关重要的。即使是测量中的小误差也会导致结果上的巨大差异。例如,终点位于 5cm(2 英寸),意味着 20D 的幅度,而在 6cm(2.5 英寸)出现的模糊,意味着幅度为 16D。为了减少这一误差,可以通过-4.00D 透镜测量调节幅度。这种方法可以使调节近点移远,使得对终点进行更精确的测量。

(b) **监测患者的反应**:当患者是孩子时,要求孩子阅读出字母,确保没有出现模糊。这一方法可以通过将视标放在眼前逐渐移远来改进。这时不再询问什么时候出现模糊,而是询问什么时候他/她能第一次清晰地读出这些字母。有研究比较了传统方法评估调节幅度与移远法的结果,发现测量结果没有显著差异[68]。

(c) **相对距离放大**:移近法的主要问题是,由于相对距离的变化,字母不再是 20/30 字母所对应的视角。40cm 处的 20/30 字母相当于 20cm 处的 20/60 字母和 10cm 处的 20/120 字母。因此,移近法所测量的调节幅度偏高。Hamasaki 等[69]发现移近法的结果约偏高 2D。这一问题可以通过在 20cm 和 10cm 处分别改变字母的大小解决。

3. **正常值**　单眼调节幅度的正常值为范围值。Duane 和 Donders 编制的表格提供了按一般年龄分列的预期调查结果[37]。基于 Duane 数值[70]的 Hofstetter 公式更广泛使用。任何年龄的平均幅度都可以用这个公式来计算:18.5-1/3×年龄。给定年龄的最小幅度可用 15-1/4×年龄来计算。

负镜法调节幅度

1. **目的**　单眼条件下主观测量调节幅度。

2. **要点**

(a) **避免移近法产生的调节幅度结果的相对放大**:关于移近法测量的调节幅度可能存在结果偏高的问题——因为目标在移近的过程中会出现相对的目标的放大。在负镜法中,测试距离保持稳定,因为负透镜是以 0.25D 为间隔递增的。

(b) **对缩小率的考虑**:在移近法中由于目标的放大会导致结果的偏高,而负镜法则会由于目标的缩小而使测量结果偏低。由于负透镜的过多使用会导致患者所注视的视标变小。为了解决这个问题,视标距离放置在 33cm,但工作距离仍使用 2.5D 来补偿。

3. **正常值**　负镜法的调节幅度的正常值比移近法[47]的正常值小约 2D。

调节灵敏度评估

调节灵敏度测试

1. **目的**　评估调节反馈的耐力和动态。本试验的目的类似于在融像性聚散灵敏度中讨论的内容。

2. 要点

（a）年龄：这些测试的标准最初是用年轻受试者来制定的。有人质疑将这些准则应用于其他年轻人群的有效性，例如学龄儿童和 30~40 岁的成人。由于测试是主观的，所以对儿童的测试结果可能并不总是可靠的。Scheiman 等的研究[54]指出对 8 岁以下儿童进行调节灵敏度测试的价值值得怀疑。这一研究还表明，对学龄儿童的调节灵敏度测试的正常值是不同的。

最近，Siderov 和 DiGuglielmo[71]对 30~42 岁成年人的调节灵敏度测试进行了研究。他们发现，这一年龄组的预期数值比年轻人的预期值大幅度下降。Yothers 等[72]认为学龄儿童与成人的反应差异与随年龄增长调节幅度的降低有关。他们指出，标准调节灵敏度检测对于双眼调节幅度为 12D 的 10 岁患者［40cm 的测试距离为双眼调节幅度的 16%（2.5/12），而 ±2.00D 的透镜为调节幅度的 33%（4/12）］和 30 岁双眼调节幅度为 5D［40cm 的测试距离为双眼调节幅度的 50%（2.5/5），±2.00D 透镜占幅度的 80%（4/5）］是不同的。考虑到这些问题，他们建议双眼测试要根据移近法的调节幅度测量结果来进行调整，也就是以调节幅度来量化灵敏度（表 1.8）。在他们的调查中，Yothers 等[72]发现用调节幅度来量化的调节灵敏度测试比传统的在 40cm 使用 ±2.00D 的透镜在儿童和成人中能更好地区分症状人群与非症状人群。

（b）说明：在测试成年人时，临床医生可以很简单地要求患者在目标清晰时报告。对于小学生来说，这可能不是一个可靠的方法[54]。相反，对于年幼的孩子，应该使用类似于视力卡的视标（图 1.5）。使用这一视标，临床医生可以要求孩子在每次翻转镜片后说出数字、图片或字母。如果孩子能准确地说出数字，说明调节是准确的。当使用这个设置时，必须使用不同的正常值。

（c）单眼调节灵敏度和双眼调节灵敏度测试：是否应该进行单眼和双眼的测试？这将需要重复 3 次测试，在测试中很费时间。双眼测试是对调节和集合之间的相互作用的评估，而不是单纯对调节灵敏度的测量。检测双眼调节灵敏度时，例如加负透镜，将需要患者刺激调节以保持清晰度。当患者调节时，调节性集合也会被刺激，如果没有集合补偿反应，很难维持双眼单视。为了防止双眼单视的丧失，患者必须使用负融像性集合来补偿调节性集合。因此，随着增加负透镜，刺激调节和负融像性集合的能力都得到了评估。调节刺激能力和负融像功能异常都可能影响双眼调节灵敏度检查结果。

我们建议使用双眼调节灵敏度（binocular accommodation facility，BAF）测试。BAF 测试的正常反应表明这两个方面的功能均正常。如果患者在双眼检查中遇到困难，则可以进行单眼调节灵敏度（monocular accommodation facility，MAF）检查。在这种情况下，单眼检测可进行诊断。如果患者加负透镜双眼和单眼均不能看清，就属于调节问题。然而，如果患者双眼没有通过但单眼通过，就更有可能是双眼视觉问题。

表 1.8　调节幅度量化灵敏度

测试距离 = 幅度的 45%[a]

镜片光度范围 = 幅度的 30%[b]

幅度	离鼻子的距离/cm	测试距离/cm	翻转拍度数[c]
22.25	4.5	10.0	±3.25
20.00	5.0	11.0	±3.00
18.25	5.5	12.0	±2.75
16.75	6.0	13.5	±2.50
15.50	6.5	14.5	±2.25
14.25	7.0	15.5	±2.25
13.25	7.5	16.5	±2.00
12.50	8.0	18.0	±2.00
11.75	8.5	19.0	±1.75
11.00	9.0	20.0	±1.75
10.50	9.5	21.0	±1.50
10.00	10.0	22.0	±1.50
9.50	10.5	23.5	±1.50
9.00	11.0	24.5	±1.50
8.75	11.5	25.5	±1.25
8.25	12.0	26.5	±1.25
8.00	12.5	28.0	±1.25
7.75	13.0	29.0	±1.25
7.50	13.5	30.0	±1.00
7.25	14.0	31.0	±1.00
7.00	14.5	32.0	±1.00
6.75	15.0	33.5	±1.00
6.50	15.5	34.0	±1.00
6.25	16.0	35.5	±1.00
6.00	16.5	37.0	±1.00
5.75	17.5	38.5	±1.00
5.50	18.0	40.5	±0.75
5.25	19.0	42.5	±0.75
5.00	20.0	44.5	±0.75
4.75	21.0	47.0	±0.75
4.50	22.0	49.5	±0.75

评分标准：评分低于 10cpm 的患者可能会出现症状。

[a] 四舍五入到最接近的 0.5cm。

[b] 四舍五入到最接近的 0.25D。

[c] 范围除以 2。

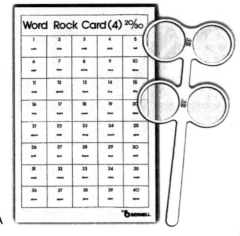

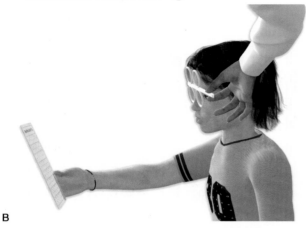

■ 图 1.5　A：视力卡。B：使用视力卡测量调节灵敏度

（d）**双眼检查视标**：文献中强调了在进行 BAF 测试时使用抑制控制的重要性[54,57-59]。通常使用的视标是 Bernell 9 号矢量图。这是一个偏振视标（图 1.6），它是右眼看到一条线，左眼看到一条线，两只眼同时看时也是一条线。这一目标也被用于制定成人正常值的研究。因此 9 号矢量图是可选择的视标之一。其他带有抑制控制的双眼视标也可以使用，但重要的是要记住，这项测试的正常值是针对使用 9 号矢量图的。

　　3. **正常值**　表 1.7 列出了学龄儿童的正常值。对于成

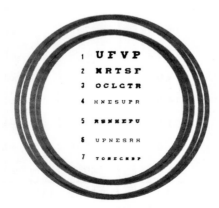

■ 图 1.6　用于测量双眼调节灵敏度的 Bernell 9 号矢量图

年人，我们建议使用幅度量化测试和表 1.8。在本文的其余部分，我们使用 40cm 处用±2.00 镜片的结果进行诊断。

调节反应评估

动态检影

　　1. **目的**　评价调节反应的准确性的客观检查方法。

　　2. **要点**

　　（a）**测试必须以主观的方式进行**：动态检影是一种近点检影的方法。动态检影卡片（图 1.7）可用于 Welch Allyn 视网膜检影镜，并通过磁力固定到检影镜的顶端。成人的工作距离应为 40cm，儿童的工作距离应为 Harmon 距离（从患者肘部到指中关节的距离）。选择适合患者年龄和级别的动态检影卡片。当患者阅读卡片上的文字时，沿水平方向检影，并根据观察到的视网膜反射光来估计所需的正负片的度数，直到影动中和。在对眼睛进行评估之前，可以快速放置透镜以确认数值。然而重要的是，检影时间不能过长，否则会改变调节反应。

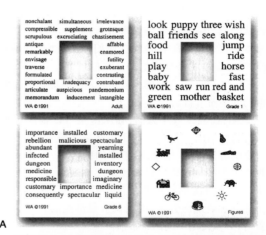

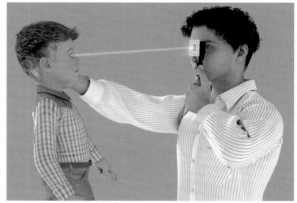

■ 图 1.7　A：动态检影的卡片。B：动态检影的临床检测过程

　　对动态检影测试结果是这样假设的，即远距的调节刺激已经减少到零。如果患者没有配戴全矫眼镜，或被过度矫正或矫正过低，动态检影结果将受到影响。例如，+1.25D 的动态检影是调节滞后的。然而，如果患者是远视，而且没有戴眼镜，那么动态检影在这种情况下的发现可

能仅会反映出远视欠矫的情况。同样,对于没有矫正的近视也可能在动态检影中出现比预期更少的正镜反应。

（b）**动态检影结果既反映调节功能,又反映双眼视觉功能**:任何在双眼条件下进行的检查都会受到调节和双眼视觉功能的影响。动态检影被认为是调节功能的测试,也可用于双眼视觉评估。例如,结果比预期值少了正镜可能继发于调节过度或者是高度外隐斜和正融像性集合偏低导致的过度使用调节。

高度外隐斜、正融合性集合不足的患者可采用调节性集合来补充集合功能不足。这将使患者能够保持双眼单视,虽然它可能由于过度的调节而继发导致了模糊的视力。

同样的道理也适用于在动态检影中发现的正镜高于预期值。这可能提示继发于调节不足或高度内斜视和负融像集合偏低导致调节使用减少。

（c）**照明**:在进行动态检影时,使用正常的房间照明是很重要的。调节受到光照(例如暗点)的影响,昏暗的光照会改变调节效果。因此,应在患者习惯使用的照明下测试调节能力。

3. **正常值**　动态检影的正常值为+0.25~+0.50D,标准差+0.25D,因此当结果低于0或高于+0.75D应该引起怀疑。

FCC 调节反应测试

1. **目的**　评价调节反应的准确性的主观测量方法。

2. **要点**　因为FCC测试是一种主观的方法,很难用于8~9岁以下的儿童。一般情况下,动态检影更容易,速度更快。这项测试的可重复性也不像动态检影那样好。

3. **正常值**　FCC试验的正常值为+0.50D,标准差为±0.50D[21]。

眼球运动功能评估

眼球运动检查包括3个不同的步骤:注视的稳定性、扫视功能和追随功能(表1.9)。眼球运动障碍可以反映中枢神经系统疾病、功能或发育严重不足。重要的是,在考虑注视稳定性、扫视功能和追随功能的异常时,需要神经病学咨询。第13章详细讨论了这一点(表1.9)。

表1.9　眼动测试重要方面

注视能力	注视观察10秒
扫视运动	发育性眼动（DEM）
	Readalyzer
	NSUCO 眼动测试
追随运动	NSUCO 眼动测试

NSUCO,美国东北州立大学视光学院。

临床上评估眼球运动功能的主要原因是阅读是由一系列的扫视和注视组成的。研究表明,功能不足的患者阅读速度更慢,需要反复阅读。虽然需要更多的研究来确定眼动和阅读之间的因果关系,但事实上,功能不全的读者确实

存在问题。这一事实已经使得医生更为注重这些方面技能的评估(第13章)。

注视稳定性评估

本测试评估患者注视物体时的注视稳定性。要记住的最重要的问题是在常规检查中,注视的评估常常被忽略。在最初的外部评估或遮盖试验时,要求患者注视一个目标就足以评估注视状态。不同的注视异常可能出现并可能意味着存在病理性或功能性异常(表1.10)。

表1.10　与眼动异常相关的病理疾病

注视障碍	
外周眼球震颤	先天性眼球震颤
眼球扑振（ocular flutter）	隐性眼球震颤
眼球阵挛（opsoclonus）	获得性眼球震颤
方波痉挛（square wave jerks）	点头痉挛
眼肌阵挛（ocular myoclonus）	上斜肌肌纤维颤搐
眼球浮动（ocular bobbing）	
扫视运动疾病	
先天性眼球运动障碍	进行性核上麻痹
获得性眼球运动障碍	辨距不良
舞蹈病	非共轭扫视（核间性眼肌麻痹）
追随运动疾病	
单侧追随麻痹	进行性核上麻痹
齿轮样追随（cogwheeling）	

所有患者,除去年幼、焦虑、过度活跃或注意力不集中的患者,都应该能够保持稳定的注视,眼睛没有明显的移动,持续10秒[73,74]。

扫视

扫视功能测试的目的是评价扫视功能的质量和准确性。

测试

有多种方法可以用来评估扫视。测试可能涉及临床医生的直接观察,涉及视觉-语言形式的定时/标准化测试,以及用眼电图仪器记录眼球运动。然而,所有这3种方法都有其优点和缺点。红外角膜缘感应程序,如 Readalyzer 和 Visagraph Ⅱ很昂贵并且可能难以用于小学生。随着评分标准的发展,主观观察患者眼球运动的技术已经发展起来。这些评分表是主观的,缺乏经验的临床医生可能很难学会并有效地使用它们。这种方法的另一个问题是,使用这种方法观察到的眼动可能与阅读时的眼动不太一致。尽管过去曾有人对主观评定量表的可靠性和重复性提出过一些问题,但 Maples[75]的一项研究表明,美国东北州立大学视光

学院(Northeastern State University College of Optometry,NSU-CO)所使用的评分标准可靠,重复性好。

直接观察测试

我们推荐的这类试验是 NSUCO 眼动试验,这是第一个发展起来的标准化的直接观察试验。这个测试包括一个标准化的教学集、对适当目标的说明、关于目标放置的说明、标准化的评分系统和规范化的数据。直接观察测试要求受试者从一个目标注视到另外一个目标。同时,临床医生观察患者的扫视。

对于 NSUCO 眼动测试中的扫视测试部分,要求患者直接站在检查者的面前。使用两个目标并保持在 Harmon 距离(从患者肘部到指中关节的距离)或不超过离患者 40cm。检查者握住目标,使每个目标距离患者的中线大约 10cm,并要求患者在命令下从一个目标注视另一个目标。反复这个动作,直到患者从一个目标到另一个目标进行 5 次往返或从一个目标到另一个目标注视了 10 次。不要告知患者是否需要移动他或她的头。

检查者观察眼球的扫视运动,并对 4 类表现进行评分:头部运动、身体运动、能力和准确性(表 1.11)。尽管已经开发了多种评分标准表以在观察中提供更好的一致性[3,76,77],但只有 NSUCO 眼动测试被证明是可靠的和可重复的[77]。表 1.12 显示了这项测试的正常值。

直接观察测试是评价扫视的一个有意义的开始。Maples[75]建议,如果患者不能通过这项测试,临床医生可以确定眼球运动功能障碍。然而,如果患者通过测试,这并不排除眼球运动功能障碍。如果病史显示有眼动障碍,则应进行其他测试,如视觉-语言测试或客观眼动记录。

视觉-语言格式

另一种选择是使用视觉语言形式的测试。这种测试成本低,操作简单,并能在模拟阅读环境中进行眼动定量评估[78]。该方法以看到、识别并准确读出一系列数字的速度为基础评估眼动功能。Richman 等[78]对这种评估技术的有效性提出了质疑,因为它们没有考虑到数字命名的自动性。

他们设计了一种名为发育性眼动(developmental eye movement,DEM)的新测试,该测试考虑了这个变量[79]。

表 1.11 NSUCO 评分标准:扫视的直接观察测试

要点	观察
能力	
1	完成不到 2 次循环
2	完成 2 次循环
3	完成 3 次循环
4	完成 4 次循环
5	完成 5 次循环
准确性(患者不需要明显的矫正能准确和持续性注视吗?)	
1	记录下严重调整过度或不足 1 次或更多次
2	记录下中度调整过度或不足 1 次或更多次
3	记录下持续性微小的调整过度或不足超过 50% 的时间
4	记录下间歇性微小的调整过度或不足小于 50% 的时间
5	没有调整过度或不足的记录
头部和身体的运动(患者能在不移动头部的情况下完成扫视吗?)	
1	记录在任何时候很大幅度的头部或身体移动
2	记录在任何时候中等幅度的头部或身体移动
3	记录头部或身体的轻微移动(>50%的时间)
4	记录头部或身体的轻微移动(<50%的时间)
5	没有头或身体的移动

表 1.12 NSUCO 扫视测试在年龄和性别前提下的最低数值(比均数>1 个标准差)

年龄/岁	能力		准确性		头部运动		身体运动	
	男	女	男	女	男	女	男	女
5	5	5	3	3	2	2	3	4
6	5	5	3	3	2	3	3	4
7	5	5	3	3	3	3	3	4
8	5	5	3	3	3	3	4	4
9	5	5	3	3	3	3	4	4
10	5	5	3	3	3	4	4	4
11	5	5	3	3	3	4	4	5
12	5	5	3	3	3	4	4	5
13	5	5	3	3	3	4	5	5
14 及以上	5	5	4	3	3	4	5	5

第二种方法是使用定时和标准化测试。有几种可用的方法,包括皮尔斯扫视,King-Devick 和 DEM 测试。所有这 3 个测试都是根据相同的原则设计的。患者被要求尽快读出一系列数字,而且不使用手指或引导棒作为向导。然后将反应时间和错误数与正常值表进行比较。

这些测试的一个潜在问题是,小孩子可能会很慢地读出数字,仅仅是因为他们在认数字方面有困难。皮尔斯和 King-Devick 测试都无法区分扫视问题和数字命名困难(字母命名的自动性)。DEM 测试是首选,因为它确实考虑了这个问题(图 1.8)。

与使用视觉-语言格式的测试相关的另一个问题是可靠性。这个问题很重要,因为 DEM 通常用于评估视觉训练过程中的进展。特别令人关注的是学习效应带来的变化和改进问题。Oride 等[80] 报告了皮尔斯扫视和 King-Devick 测试与学习效应的显著影响。尽管 Garzia 等[79] 报告 DEM 是一种可靠和可重复的测试,Rouse 等[81] 却报告了相反的结果。Rouse 等使用 DEM 对 30 名三年级学生进行了检查,并在两周后对他们进行了重新测试。他们发现 DEM 比值评分的相关性很低,这是诊断的一个重要发现。Orlansky 等对 181 名年龄在 6 岁至 11 岁 11 个月之间的儿童进行两次单独的测试,每次进行连续 3 次的 DEM 测试来进行 DEM 重复性的测试。垂直校对时间和水平校对时间的重复性为好到非常好,但比率(H/V)的重复性则是差到好,错误个数的重复性是差到一般。两组间的组内相关系数在垂直校对时间和水平校对时间得分都相当好,但比率和错误个数的组内相关系数却很差。此外,还比较了测试和重测中每个受试者的诊断分类的可重复性。在重复 DEM 测试时,垂直校对时间和水平校对时间得分中,71%～100% 的受试者在重复测量后仍然保持在同一分类。比率和错误得分这两项显示 47%～100% 的儿童仍然保持在同一分类,变异更大。这些发现表明,在这个年龄范围内的儿童可以在没有任何干预的情况下,在第二次测量时所有 4 个测试项目得分都改善了。所以作者得出结论认为,临床医生应该谨慎使用 DEM 测试,特别是在对眼动异常进行诊断或监测扫视功能障碍治疗的有效性时。最近,Tassinari 和 Deland[82] 在接受视觉训练的患者中研究了 DEM 测试重复性测量的可靠性。他们的结果发现在同一个患者 DEM 重复性较好。这项研究是很重要的,因为这是第一次用视觉训练来评估 DEM 的可靠性的研究。很明显,DEM 的比率和错误个数的可重复性存在问题。水平校对时间具有最好的重复性,似乎是用来跟踪治疗过程进展的最合适的方法。作为临床指导,Orlansky 等[83] 认为在监测治疗效果时,水平校对时间的差异 6 岁儿童的变化必须超过 64 秒,7 岁儿童超过 39 秒,8 岁儿童超过 24 秒,9～11 岁儿童超过 19 秒。

一些研究对成年人使用 DEM 的情况进行了调查[84,85]。Sampedro 等[85] 开发了一种名为"成人发育性眼动测试"(Adult Developmental Eye Movement test, A-DEM)的成人版本。这个版本是根据 14～68 岁西班牙人制定的正常值。A-DEM 与 DEM 相似,但有两个例外:第一,A-DEM 使用两位数作为测试刺激量,而不是像在 DEM 上使用个位数字;第二,用于水平组的数字与垂直组中的数字与 DEM 上的数字不一样。目前尚不清楚为西班牙语人群制定的正常值是否适用于讲英语的患者。鉴于成人[86-89] 外伤性脑损伤后眼动问题的高发病率,为这一人群进一步发展成人版 DEM 是有价值的。

客观眼动记录

第三种评估扫视的方法是客观的眼动记录。用于这一目的的临床设备是 Readalyzer 2K。这些系统包括红外监控眼镜和记录单元(图 1.9),两者都连接在 PC 兼容的计算机上。

客观眼动记录与前面直接观察测试和定时和标准化测

TEST A

```
3                          4
7                          5
5                          2
9                          1
8                          7
2                          5
5                          3
7                          7
4                          4
6                          8
1                          7
4                          4
7                          6
6                          5
3                          2
7                          9
9                          2
3                          3
9                          6
2                          4
```

TEST C

```
3       7 5          9          8
2 5          7      4          6
1          4    7      6      3
7       9      3    9          2
4 5           2          1 7
5            3    7   4         8
7 4      6 5             2
9       2        3      6      4
6 3 2       9             1
7            4    6 5         2
5     3 7          4         8
4     5       2        1 7
7 9 5       9             
1          4    7      6      3
2     5     7        4      6
3 7       5        9          8
```

■ 图 1.8 发育性眼运动测试

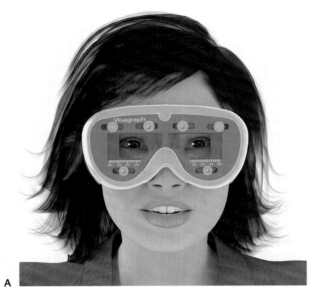

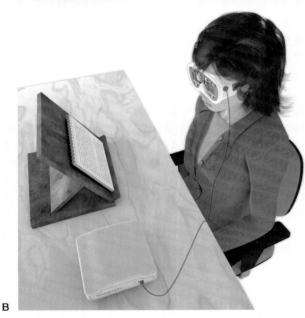

■ 图 1.9　A：Readalyzer 2K 设备、眼镜和阅读选择；B：Readalyzer 2K 用来测量眼动

试相比有几个优点。这是一种客观的程序，它不依赖于检查者的技能。Readalyzer 2K 提供了评估的永久记录。从客观记录中获得的信息也更加精确。它提供了关于注视的次数、回看、注视的持续时间、阅读速率、相对效率和表现相对应的年级等信息。从小学生到成人都可以将这些检查结果与已知的正常值进行对比。

Readalyzer 2K 的缺点是仪器的费用。另外，这项测试也很难用于那些注意力不集中、过度活跃或注视不良的患者。测试程序和结果的解释将在其他地方进行详细讨论[90]。虽然这些仪器常用于日常验光中，但直到最近才有普遍都接受的标准。Colby 等[91]证明 Visagraph Ⅱ 对 50 名一年级的视光学院学生的测试结果非常有效，产生的数据是反应阅读技能的可靠指标；他们建议在实际读取基线测量之前，至少进行一次练习。最近的一项研究[92]报告说，

在使用 Visgraph Ⅱ 测量成人的基线值之前至少进行 3 段文字的练习，才能够确保所得基线数值是可靠、稳定的。Ciuffreda 等[92]还建议制定一套明确的程序准则，以获得可靠、有效和稳定的基线读数水平。他们强调测试眼镜和文字材料的正确设置，以及完整、清晰和一致的说明。Dixon 等[93]比较了在使用 Readalyzer 时分别使用有 100 字的与 800 字的阅读材料。他们发现，有症状的和无症状的受试者在阅读较长文章上都有困难。他们认为使用较长的阅读文章是一种评估阅读时眼球运动更敏感的方法。

在唯一的一项评价 Visagraph Ⅱ 对儿童的可重复性研究中，Borsting 等[94]从 3 ~ 8 年级招募 22 名儿童（平均 5.1级）。在第一次访问中进行了 4 次 Visagraph 测试（第一次是练习），大约 1 周后又进行了 1 次。他们报告了数据的可重复性，这些数据可以帮助临床医生确定在视觉训练期间阅读眼球运动的变化是真实的还是由结果的可变性造成的。他们建议观察结果变化时，使用绝对值（即注视、回归值、阅读时的注视时间、识别时间、比率）而不是表现对应的年级来决定治疗后的 Visagraph 结果的变化。

建议

我们建议在初级保健的临床医生可以将直接观察，表 1.11 和表 1.12 中的评分表，规范数据以及 DEM 测试结合起来使用。这应该可以为诊断和治疗决定提供足够的信息。对于那些打算重点关注眼动异常治疗的临床医生来说，应该考虑使用 Readalyzer 2K，因为它能够客观地记录治疗过程中的进展情况。

正常值

关于 NSUCO 眼动试验的预期结果，请参阅表 1.12。对于 DEM，任何低于 15% 百分比则被认为是显著的变化。

追随

追随测试的目的是评估追随功能的质量和准确性。

测试

关于追随的测试并不像扫视的测试那么多。直接观察患者跟随目标运动是最常用的临床技术。对直接观察追随运动已经制定了几个评分表。基于上述原因，我们推荐使用 NSUCO 眼动测试。

在 NSUCO 眼动试验的追随部分，要求患者直接站在检查者的面前。使用单个目标并且将距离保持在距患者 Harmon 距离（从患者肘部到指中关节的距离）或不超过 40cm。检查人员将目标放在患者身体的中线，并将其在一个直径不超过 20cm 的圆圈范围内移动。患者被告知要追随移动的目标。顺时针和逆时针旋转各两圈。从顺时针到逆时针交换时需要水平扫视过身体的中线。对患者头部的移动没有要求。检查者观察眼球的运动，并将其分为 4 类评分项：头部运动、身体运动、能力和准确性（表 1.13）。

虽然已经制定了几个评分表，以便在观测方面取得更好的一致性[3,76,77]，但只有 NSUCO 眼动试验既可靠又可重复[75,77]。表 1.14 显示了这项测试的规范性数据。

表 1.13　NSUCO 评分标准：追随的直接观察测试

要点	观察
能力	
1	无法以顺时针或逆时针方向完成半圈旋转
2	在任一个方向上完成半圈旋转
3	在任一个方向上完成一次旋转，但不完成两次旋转
4	在一个方向完成两次旋转，但在另一个方向上完成不到两次旋转
5	在每个方向完成两次旋转
准确性（患者能否准确、一致地注视，在追随时不需要明显的复位？）	
1	不尝试跟踪目标或需要超过 10 个重定位
2	复位 5~10 次
3	复位 3~4 次
4	复位 2 次或更少
5	无复位
头部和身体移动（患者能在不移动头部的情况下完成追随吗？）	
1	记录在任何时候很大幅度的头部或身体移动
2	记录在任何时候中等幅度的头部或身体移动
3	记录头部或身体的轻微移动（>50%的时间）
4	记录头部或身体的轻微移动（<50%的时间）
5	没有头部或身体的移动

表 1.14　NSUCO 追随测试在年龄和性别前提下的最低数值（比均数>1 个标准差）

年龄	能力 男	能力 女	准确性 男	准确性 女	头部运动 男	头部运动 女	身体运动 男	身体运动 女
5	4	5	2	3	2	3	3	4
6	4	5	2	3	2	3	3	4
7	5	5	3	3	3	3	3	4
8	5	5	3	3	3	3	4	4
9	5	5	3	4	3	3	4	4
10	5	5	4	4	4	4	4	5
11	5	5	4	4	4	4	4	5
12	5	5	4	4	4	4	5	5
13	5	5	4	4	4	4	5	5
14 及以上	5	5	5	4	4	4	5	5

直接观察追随的评估与直接观察扫视有同样的缺点。虽然很容易将这项检查教给一个缺乏经验的临床医生，但严谨的观察过程却相对难教授。

另一种已经提供了一段时间的测试形式是 Groffman 追随[95]。不幸的是，还没有研究证明这一测试的有效性或可靠性。

正常值

预期结果见表 1.14。

小结

本章强调了在评估调节、眼球运动和双眼视觉功能时必须考虑的重要性问题。我们还提供了对所有 3 个领域进行测试的建议顺序以及预期的结果。利用非常简单的设备，可以在短时间内完成对这些方面的全面评估。鉴于调节、眼球运动和双眼视觉功能障碍在普通人群中的发病率很高，对于临床医生来说，重要的是要有一组能够充分评估这些方面的测试。

学习问题

1. 遮盖试验和 von Graefe 相比优点是什么？

2. 列举可以提高遮盖试验的有效性和可靠性的方法。

3. 与使用综合验光仪测量的聚散相比，阶梯性聚散有哪些优点？

4. 如何提高集合测试的可靠性和重复性？

5. 解释聚散灵敏度的重要性。聚散灵敏度的检测与阶梯性或平滑性聚散的检测有哪些不同？

6. 为什么说单独的平滑性聚散或阶梯性聚散检测是不完整的融像性的集合的评估？

7. 描述两种可以使集合近点测试更敏感的改进方法。

8. 为什么单独进行调节幅度是对调节能力的不完全评估？

9. 评估调节的 3 个方面是什么？

10. 如何提高对儿童调节幅度测试的准确度和有效性？

11. 对于文中讨论的各种双眼视觉和调节测试，合适的测试距离和注视视标是什么？

12. 在 NRA 测试期间，可以加到光度的最大值是什么？并说明原因。

13. PRA 加到哪个光度就可以停止？并说明原因。

设备来源

a. Synthetic Optics: 747 Butternut Drive, Franklin Lakes, NJ 07417.

参考文献

1. Wesson MD. Normalization of prism bar vergences. *Am J Optom Physiol Opt.* 1982;59:628-633.
2. Scheiman M, Herzberg H, Frantz K, Margolies M. A normative study of step vergence in elementary schoolchildren. *J Am Optom Assoc.* 1989;60:276-280.
3. Griffin JR, Grisham JD. *Binocular Anomalies: Diagnosis and Vision Therapy.* 4th ed. Boston, MA: Butterworth-Heinemann; 2003.
4. Buzzelli A. Vergence facility: developmental trends in a school age population. *Am J Optom Physiol Opt.* 1986;63:351-355.
5. Grisham D. The dynamics of fusional vergence eye movements in binocular dysfunction. *Am J Optom Physiol Opt.* 1980;57:645-655.
6. Gall R, Wick B, Bedell H. Vergence facility: establishing clinical utility. *Optom Vis Sci.* 1998;75:731-742.
7. Gall R, Wick B, Bedell H. Vergence facility and target type. *Optom Vis Sci.* 1998;75:727-730.
8. Scheiman M, Wick B, Golebiewski A, et al. Vergence facility: establishment of clinical norms in a pediatric population. *Opt Vis Sci.* 1996;(suppl):135.
9. Pickwell LD, Hampshire R. The significance of inadequate convergence. *Ophthal Physiol Opt.* 1981;1:13-18.
10. Scheiman M, Gallaway M, Frantz KA, et al. Near point of convergence: test procedure, target selection and expected findings. *Optom Vis Sci.* 2003;80:214-225.
11. Howarth PA, Heron G. Repeated measures of horizontal heterophoria. *Optom Vis Sci.* 2000;77:616-619.
12. Johns HA, Manny RE, Fern K, Hu YS. The intraexaminer and interexaminer repeatability of the alternate cover test using different prism neutralization endpoints. *Optom Vis Sci.* 2004;81:939-946.
13. Haggerty H, Richardson S, Hrisos S, et al. The Newcastle Control Score: a new method of grading the severity of intermittent distance exotropia. *Br J Ophthalmol.* 2004;88:233-235.
14. Hatt SR, Mohney BG, Leske DA, Holmes JM. Variability of control in intermittent exotropia. *Ophthalmology.* 2008;115:371.e2-376.e2.
15. Buck D, Clarke MP, Haggerty H, et al. Grading the severity of intermittent distance exotropia: the revised Newcastle Control Score. *Br J Ophthalmol.* 2008;92:577.
16. Mohney BG, Holmes JM. An office-based scale for assessing control in intermittent exotropia. *Strabismus.* 2006;14:147-150.
17. Hatt SR, Liebermann L, Leske DA, Mohney BG, Holmes JM. Improved assessment of control in intermittent exotropia using multiple measures. *Am J Ophthalmol.* 2011;152:872-876.
18. Pediatric Eye Disease Investigator Group; Chen AM, Holmes JM, Chandler DL, et al. A randomized trial evaluating short-term effectiveness of overminus lenses in children 3 to 6 years of age with intermittent exotropia. *Ophthalmology.* 2016;123:2127-2136.
19. Pediatric Eye Disease Investigator Group; Mohney BG, Cotter SA, Chandler DL, et al. A randomized trial comparing part-time patching with observation for intermittent exotropia in children 12 to 35 months of age. *Ophthalmology.* 2015;122:1718-1725.
20. Pediatric Eye Disease Investigator Group; Cotter SA, Mohney BG, Chandler DL, et al. A randomized trial comparing part-time patching with observation for children 3 to 10 years of age with intermittent exotropia. *Ophthalmology.* 2014;121:2299-2310.
21. Morgan M. The clinical aspects of accommodation and convergence. *Am J Optom Arch Am Acad Optom.* 1944;21:301-313.
22. Rainey BB, Schroeder TL, Goss DA, Grosvenor TP. Interexaminer repeatability of heterophoria test. *Optom Vis Sci.* 1998;75:719-726.
23. Rouse MW, Hyman L, Hussein M. Reliability of binocular vision measurements used in the classification of convergence insufficiency. *Optom Vis Sci.* 2002;79:254-264.
24. Wick B. Horizontal deviations. In: Amos JF, ed. *Diagnosis and Management in Vision Care.* Boston, MA: Butterworths; 1987:473.
25. Sheedy JE, Saladin JJ. Fixation disparity analysis of oculomotor imbalance. *Am J Optom Physiol Opt.* 1980;57:632-639.
26. Sheedy JE, Saladin JJ. Phoria, vergence and fixation disparity in oculomotor problems. *Am J Optom Physiol Opt.* 1977;54:474-478.
27. Alpern M, Kincaid WM, Lubeck MJ. Vergence and accommodation: III. Proposed definitions of the Ac/a ratios. *Am J Ophthalmol.* 1959;48:141-148.
28. Wesson MD, Koenig R. A new clinical method for direct measurement of fixation disparity. *South J Optom.* 1983;1:48-52.
29. Ciuffreda KJ. Components of clinical near-vergence testing. *J Beh Optom.* 1992;3:313.
30. Antona B, Barrio A, Barra F, Gonzalez E, Sanchez I. Repeatability and agreement in the measurement of horizontal fusional vergences. *Ophthalmic Physiol Opt.* 2008;28:475-491.
31. Goss DA, Becker E. Comparison of near fusional vergence ranges with rotary prisms and with prism bars. *Optometry.* 2011;82:104-107.
32. Melville A, Firth AY. Is there a relationship between prism fusion range and vergence facility? *Br Orthopt J.* 2002;59:38-44.
33. McDaniel C, Fogt N. Vergence adaptation in clinical vergence testing. *Optometry.* 2010;81:469-475.

34. Trieu L, Das S, Myung J, Hatch S, Scheiman M. Value of vergence facility testing for the diagnosis of CI. Paper presented at: American Academy of Optometry Annual Meeting; 2016; Anaheim, CA.

35. Tannen B, Rogers J, Ciuffreda KJ, et al. Distance horizontal fusional facility (Dff): a proposed new diagnostic test for concussion patients. *Vision Dev Rehab.* 2016;2:170-175.

36. Rouse MW, Hyman L, CIRS Study Group. How do you make the diagnosis of convergence insufficiency? Survey results. *J Optom Vis Dev.* 1997;28:91-97.

37. Benjamin WJ, Borish IM. *Borish's Clinical Refraction.* St. Louis, MO: WB Saunders Co; 1998.

38. Mohindra I, Molinari J. Convergence insufficiency: its diagnosis and management part I. *Optometric Monthly.* 1980;71(3):38-43.

39. Davies CE. Orthoptics treatment in convergence insufficiency. *J Can Med Assoc.* 1946;55:47-49.

40. Maples WC, Hoenes R. Near point of convergence norms measured in elementary school children. *Optom Vis Sci.* 2007;84:224-228.

41. Capobianco M. The subjective measurement of the near point of convergence and its significance in the diagnosis of convergence insufficiency. *Am Orthopt J.* 1952;2:40-42.

42. Rosner J. *Pediatric Optometry.* Boston, MA: Butterworth; 1982.

43. von Noorden GK, Brown DJ, Parks M. Associated convergence and accommodative insufficiency. *Doc Ophthalmol.* 1973;34:393-403.

44. Pickwell LD, Stephens LC. Inadequate convergence. *Br J Physiol Opt.* 1975;30:34-37.

45. Hayes GJ, Cohen BE, Rouse MW, De Land PN. Normative values for the nearpoint of convergence of elementary schoolchildren. *Optom Vis Sci.* 1998;75:506-512.

46. Parks MM. *Ocular Motility and Strabismus.* Hagerstown, MD: Harper & Row; 1975.

47. Carlson NB, Kurtz D, Heath DA, Hines C. *Clinical Procedures for Ocular Examination.* Norwalk, CT: Appleton and Lange; 1996.

48. Wick B. Suppression. In: Eskridge JB, Amos JF, Bartlett JD, eds. *Clinical Procedures in Optometry.* Philadelphia, PA: Lippincott Williams & Wilkins; 1991:698-707.

49. Cooper J, Warshowsky J. Lateral displacement as a response cue in the Titmus Stereo test. *Am J Optom Physiol Opt.* 1977;54:537-541.

50. Cooper J, Feldman J. Random dot stereogram performance by strabismic, amblyopic, and ocular pathology patients in an operant discrimination task. *Am J Optom Physiol Opt.* 1978;55:599-609.

51. Hatch SW, Richman JE. Stereopsis testing without polarized glasses: a comparison study on five new stereoacuity tests. *J Am Optom Assoc.* 1994;65:637-641.

52. Yamada T, Scheiman M, Mitchell GL. A comparison of stereopsis testing between red/green targets and polarized targets in patients with normal binocular vision. *Optometry.* 2008;79:138-142.

53. Wang J, Hatt SR, O'Connor AR, et al. Final version of the Distance Randot Stereotest: normative data, reliability, and validity. *J AAPOS.* 2010;14:142-146.

54. Scheiman M, Herzberg H, Frantz K, Margolies M. Normative study of accommodative facility in elementary schoolchildren. *Am J Optom Physiol Opt.* 1988;65:127-134.

55. Pierce JR, Greenspan SB. Accommodative rock procedures in VT a clinical guide. *Optom Weekly.* 1971;62(33):776-780.

56. Liu JS, Lee M, Jang J, et al. Objective assessment of accommodative orthoptics: I. Dynamic insufficiency. *Am J Optom Physiol Opt.* 1979;56:285-294.

57. Zellers JA, Alpert TL, Rouse MW. A review of the literature and a normative study of accommodative facility. *J Am Optom Assoc.* 1984;55:31-37.

58. Hennessey D, Iosue RA, Rouse MW. Relation of symptoms to accommodative infacility of school-aged children. *Am J Optom Physiol Opt.* 1984;61:177-183.

59. Levine S, Ciuffreda KJ, Selenow A, Flax N. Clinical assessment of accommodative facility in symptomatic and asymptomatic individuals. *Am Optom Assoc.* 1985;56:286-290.

60. Haynes HM. Clinical observations with dynamic retinoscopy. *Optom Weekly.* 1960;51:2243-2246, 306-309.

61. Bieber JC. Why nearpoint retinoscopy with children? *Optom Weekly.* 1974;65:54-57.

62. Rouse MW, London R, Allen DC. An evaluation of the monocular estimation method of dynamic retinoscopy. *Am J Optom Physiol Opt.* 1982;59:234-239.

63. Rouse MW, Hutter RF, Shiftlett R. A normative study of the accommodative lag in elementary schoolchildren. *Am J Optom Physiol Opt.* 1984;61:693-697.

64. Nott IS. Dynamic skiametry, accommodation and convergence. *Am J Physiol Opt.* 1925;6:490-503.

65. Nott IS. Dynamic skiametry. Accommodative convergence and fusion convergence. *Am J Physiol Opt.* 1926;7:366-374.

66. Goss DA, Groppel P, Dominguez L. Comparison of MEM retinoscopy and NOTT retinoscopy and their interexaminer repeatabilities. *J Behav Optom.* 2005;16:149-155.

67. Wick B, Hall P. Relation among accommodative facility, lag, and amplitude in elementary school children. *Am J Optom Physiol Opt.* 1987;64:593-598.

68. Woehrle MB, Peters R, Frantz KA. Accommodative amplitude determination: can we substitute the pull away for the push-up method? *J Optom Vis Dev.* 1997;28:246-249.

69. Hamasaki D, Onj J, Marg E. The amplitude of accommodation in presbyopia. *Am J Optom Arch Am Acad Optom.* 1956;33:3-14.

70. Hofstetter HW. Useful age-amplitude formula. *Opt World.* 1950;38:42-45.

71. Siderov J, DiGuglielmo L. Binocular accommodative facility in prepresbyopic adults and its relation to symptoms. *Optom Vis Sci.* 1991;68:49-53.

72. Yothers TL, Wick B, Morse SE. Clinical testing of accommodative facility: part II. Development of an amplitude-scaled test. *J Am Optom Assoc.* 2002;73:91-102.

73. Higgins JD. Oculomotor system. In: Barresi B, ed. *Ocular Assessment.* Boston, MA: Butterworth; 1984.

74. Grisham D, Simons H. Perspectives on reading disabilities. In: Rosenbloom A, Morgan M, eds. *Pediatric Optometry.* Philadelphia, PA: Lippincott Williams & Wilkins; 1990:518-559.

75. Maples WC. *NSUCO Oculomotor Test.* Santa Ana, CA: Optometric Extension Program; 1995.

76. Rouse MW, Ryan J. Clinical examination in children. In: Morgan RA, ed. *Pediatric Optometry.* Philadelphia, PA: Lippincott Williams & Wilkins; 1990.

77. Maples WC, Ficklin TW. Interrater and test retest reliability of pursuits and saccades. *J Am Optom Assoc.* 1988;59:549-552.

78. Richman JE, Walker AJ, Garzia RP. The impact of automatic digit naming ability on a clinical test of eye movement functioning. *J Am Optom Assoc.* 1983;54:617-622.

79. Garzia RP, Richman JE, Nicholson SB, Gaines CS. A new visual verbal saccade test: the developmental eye movement test (DEM). *J Am Optom Assoc.* 1990;61:124-135.

80. Oride M, Marutani JK, Rouse MW, Deland P. Reliability study of the Pierce and King-Devick tests. *J Am Optom Assoc.* 1986;63:419-424.

81. Rouse MW, Nestor EM, Parot CJ, DeLand P. A reevaluation of the developmental eye movement (DEM) test's reliability. *Optom Vis Sci.* 2004;81:934-938.

82. Tassinari JT, DeLand PN. Developmental eye movement test: reliability and symptomatology. *Optometry.* 2005;

76:387-399.

83. Orlansky G, Hopkins KB, Mitchell GL, et al. Reliability of the developmental eye movement test. *Optom Vis Sci.* 2011;88:1507-1519.

84. Powell JM, Fan MY, Kiltz PJ, et al. A comparison of the Developmental Eye Movement test (DEM) and a modified version of the Adult Developmental Eye Movement test (A-DEM) with older adults. *J Behav Optom.* 2006;17:59-64.

85. Sampedro AG, Richman JE, Pardo MS. The adult developmental eye movement test (A-DEM): a tool for saccadic evaluation in adults. *J Behav Optom.* 2003;14:101-105.

86. Ciuffreda KJ, Kapoor N, Rutner D, Suchoff IB, Han ME, Craig S. Occurrence of oculomotor dysfunctions in acquired brain injury: a retrospective analysis. *Optometry.* 2007;78:155-161.

87. Brahm KD, Wilgenburg HM, Kirby J, Ingalla S, Chang CY, Goodrich GL. Visual impairment and dysfunction in combat-injured service members with traumatic brain injury. *Optom Vis Sci.* 2009;86:817-825.

88. Goodrich GL, Kirby J, Cockerham G, Ingalla SP, Lew HL. Visual function in patients of a polytrauma rehabilitation center: a descriptive study. *J Rehabil Res Dev.* 2007;44:929-936.

89. Stelmack JA, Frith T, Van Koevering D, et al. Visual function in patients followed at a Veterans Affairs polytrauma network site: an electronic medical record review. *Optometry.* 2009;80:419-424.

90. Press LJ. *Computers and Vision Therapy Programs.* Optometric Extension Program Curriculum II, Series I. 1988;60:1-12.

91. Colby D, Laukhanen HR, Yolton RL. Use of the Taylor Visagraph II system to evaluate eye movements made during reading. *J Am Optom Assoc.* 1998;69:22-32.

92. Ciuffreda MA, Ciuffreda KJ, Santos D. Visagraph baseline analysis and procedural guidelines. *J Behav Optom.* 2003;14:60-64.

93. Dixon D, Taub MB, Hoenes R, Maples WC. A comparison of short and long reading passages in symptomatic and asymptomatic subjects. *Optometry.* 2012;83:101-106.

94. Borsting E, Rouse M, Shin S, et al. Repeatability of the Visagraph II in the analysis of children's eye movements during reading. *Optom Vis Dev.* 2007;38:67-73.

95. Groffman S. Visual tracing. *J Am Optom Assoc.* 1966;37:139-141.

双眼视觉和调节检查的准备和步骤

遮盖试验

所需设备

- Gulden 注视视标
- 远距离 20/30 视标（或如果视力不是 20/30 则用最佳视力上两行视标）
- 遮盖片

准备

1. 如果患者戴镜进行近距离工作，需要戴上眼镜。
2. 如果是远距离检查，用远距离视标的 20/30 的单个视标。
3. 如果是近距离检查，将 Gulden 注视视标置于距离患者 40cm 处，嘱患者注视 20/30 大小的单个视标。

步骤：单侧和交替遮盖试验

1. 测量过程中要告知患者注视视标并始终保持视标清晰。
2. 遮盖右眼（right eye，RE）时观察左眼（left eye，LE）。
3. 遮盖左眼时观察右眼的动向。
4. 让患者有足够的时间来重新获得注视。
5. 按照下列步骤进行交替遮盖（alternate cover test，ACT）中和：
   （a）选择与眼睛移动量接近的棱镜块。
   （b）用遮盖板遮盖一眼，将棱镜块放在遮盖板后面。（未遮眼为注视眼。）
   （c）移走遮盖片，观察棱镜后眼睛的运动情况。（交替遮盖时只观察棱镜后的眼睛。）
   （d）用不同棱镜度的棱镜进行中和。
   （e）记录所加棱镜的棱镜度和基底方向。
   （f）在 40cm 处重复以上的步骤进行检查，视标采用 Gulden 注视视标上 20/30 的单个视标。
   如果出现间歇性斜视，请使用间歇性外斜视量表（表 1.3），并遵循以下说明：
   a. 控制力量表中的距离为远距离（3m）和近距离（0.33m）的注视。
   b. 注视物体选择可调节和适合年龄的，如幼儿选择贴纸和动画，稍大的儿童和成年人选择字母。
   c. 第 5 级至第 3 级是在 30 秒的观察期内评估的，如果观察到外斜应停止测试，在该距离控制分数记录为 5、4 或 3。

d. 如果在 30 秒的观察期间没有观察到外斜视，测试将继续进行。
   e. 2 级到 0 级是根据连续 3 次 10 秒遮盖中表现最差的那次来进行评估和分级的。遮盖板放置在右眼前 10 秒，一旦移开遮盖板，需要注意重新获得融合的时长。
   f. 左眼重复这个过程，然后在需要最长的时间来重新融合的眼睛上进行第三次遮盖试验。
   g. 记录这三次 10 秒试验中表现最差的一次，在这个距离上记录控制分数为 2、1 或 0。

要点

1. 控制调节
   （a）20/30 的视标
   （b）间断的移动视标
2. 遮盖试验是客观的，可用于检查小孩。
3. 如果怀疑存在垂直向隐斜，观察小量的水平向运动和小量的上睑睫毛的运动。通过实践，临床医生通过遮盖试验能够查出 1^Δ 以内的垂直眼位。

von Graefe 法测量水平隐斜

所需设备

- 综合验光仪
- 20/30 单个视标

准备

1. 让患者舒适地坐在综合验光仪后，置入患者远屈光不正矫正度数。
2. 使用远视力表上 20/30 单个视标。
3. 在双眼前放置旋转棱镜，右眼放置 6^ΔBU，左眼放置 $10\sim12^\Delta$BI 的三棱镜。

操作步骤

1. 让患者睁开双眼并询问他/她看到几个视标。
2. 让患者盯住较低的视标看（此为右眼所看见的视标）并始终保持视标清晰。
3. 告诉患者：我会让上方的视标从一边移向另一边，直到移至下方视标的正上方。注视下方的视标，保持视标清晰，当上方视标和下方视标在垂直向对齐时告诉我。
4. 以约 2^Δ/秒的速度移动三棱镜。
5. 当患者报告上下两个视标在一条垂直线上时，记录此时棱镜的量和底向。

6. 重复上面的步骤,用近距离 20/30 的单个视标或单列视标测量 40cm 处的隐斜。

要点

1. 通过保持视标清晰来控制调节很重要。
2. 这项测量在各种眼位检查中可重复性最差。

von Graefe 法测量垂直隐斜

所需设备

- 综合验光仪
- 20/30 单个视标

准备

1. 让患者舒适地坐在综合验光仪后,置入患者远屈光不正矫正度数。
2. 用远视力表上 20/30 单个视标。
3. 在双眼前放置旋转棱镜,右眼放置 6^ΔBU,左眼放置 $10\sim12^\Delta$BI 的三棱镜。

操作步骤

1. 让患者睁开双眼并询问患者看到几个视标,此时应该能看见两个视标。
2. 让患者盯住较高的视标(此为左眼所看见的视标)并始终保持视标清晰。
3. 告诉患者:我会让下方的视标向上方移动,直到移至与上方视标在同一条水平线上。注视上方的视标,保持视标清晰,当下方视标移到和上方视标在同一水平线上时告诉我。
4. 以约 2^Δ/秒的速度移动三棱镜。
5. 当患者报告上下两个视标在一条水平线上时,记录此时棱镜的量和底向。
6. 重复上面的步骤,用近距离 20/30 的单个视标或单行视标测量 40cm 处的隐斜。

要点

如果患者不能理解你所说的,可以用你的手指或绘画来演示对齐方式。

改良的 Thorington 法测量近距离水平和垂直隐斜

所需设备

- 笔灯
- 马氏杆
- Thorington 卡

准备

1. 患者戴远屈光不正矫正眼镜。
2. 在患者右眼前加水平向马氏杆(患者看到一条红色垂直光带)。

3. 手持 Thorington 卡于 40cm 处,并将笔灯放在卡片后方中央的窥孔处。

步骤

1. 告诉患者注视卡片的正中央。
2. 患者应该看见一条红色竖直光带。
3. 让患者报告光带穿过的数字以及其在 0 位的左方还是右方。
4. 如果测量垂直隐斜,垂直放置马氏杆(患者看到的是水平向的光带)。
5. 询问患者光带穿过哪个数字以及在 0 位的上方还是下方。

要点

1. 通过提醒患者始终要保持卡片上的视标清晰来控制调节。
2. 在各种主观测量眼位的方法中,这种方法是最具可重复性的。
3. 这种方法对那些不能使用综合验光仪测量的患者来说很有用。

Von Graefe 法测量 AC/A

所需设备

- 综合验光仪
- 20/30 单个视标

准备

1. 让患者舒适地坐在综合验光仪后,并在综合验光仪中置入患者远屈光不正矫正度数。
2. 用 20/30 单个或单列视标,检查距离为 40cm。
3. 将旋转棱镜置于双眼视觉孔前,右眼加 6^ΔBU 三棱镜,左眼前加 $10\sim12^\Delta$BI 三棱镜。

步骤

1. 让患者睁开双眼,并询问患者看到几个视标。
2. 让患者注视下方的视标(此为右眼所见的视标)并始终保持视标清晰。
3. 告知患者:我会将上方的视标从一边移到另一边,直到上方视标刚好移到下方视标的正上方。注视下方视标并保持视标清晰,当上方视标刚好移到下方视标的正上方时告诉我。
4. 大约以 2^Δ/秒的速度移动旋转棱镜。
5. 当患者报告两个视标垂直向对齐时,记录此时三棱镜的量和底向。
6. 在双眼前各增加 -1.00D 的球镜片后,再重复上面的步骤进行检查。

要点

两次测量要通过强调始终保持视标的清晰来更好地控制调节。

改良的 Thorington 法测量 AC/A

所需设备

- 笔灯
- 马氏杆
- Thorington 卡

准备工作

1. 患者戴远屈光不正矫正眼镜。
2. 患者手持马氏杆放在右眼前,并使马氏杆水平向放置(此时患者看到的是红色垂直向的光带)。
3. 手持 Thorington 卡于 40cm 处,并将笔灯放在卡片后方中央的窥孔处。

步骤

1. 告诉患者注视卡片的正中央。
2. 患者应该看见一条红色的竖直光带。
3. 让患者报告光带穿过的数字以及其在 0 位的左方还是右方。
4. 在双眼远屈光不正矫正度数的基础上,双眼前各增加 -1.00D 的球镜片后,再重复上面的步骤进行检查。

要点

两次测量要通过强调始终保持视标的清晰来更好地控制调节。

水平向平滑性聚散的检查

所需设备

- 综合验光仪
- 近视标卡 20/30 单列视标

准备工作

1. 让患者舒适地坐在综合验光仪后,并在综合验光仪中置入患者远屈光不正矫正度数。
2. 将近视标卡放在距离患者 40cm 的位置上,照明良好。
3. 将双眼的旋转棱镜归零后移到双眼的视孔前。两眼旋转棱镜的零位均置于垂直方向,这样可以得到水平向的三棱镜。

步骤

1. 告诉患者睁开双眼,并问患者能够看到几个视标。患者应该能看到一列视标。如果患者报告复视,增加底向内或底向外的三棱镜直到发生融像。这就是测量的起始点。
2. 让患者注视这列视标并保持视标是一列清晰的视标。
3. 告知患者:我将改变你眼前的镜片,要努力保持视标是一列并且是清晰的。当视标变得模糊或是分开的时候

告诉我。
4. 以 2$^\triangle$/秒的速度加入基底向内的三棱镜。
5. 当患者报告模糊(模糊点)时,记录此时两眼前的棱镜量和底向。
6. 继续增加基底向内的三棱镜,直到患者报告视标分开(破裂点)。
7. 往相同方向继续增加 2~4$^\triangle$ 越过破裂点,再向相反方向减少 BI 的三棱镜直到患者报告视标变为单个(恢复点)。
8. 重复 4~7 步,进行 BO 三棱镜的检查。
9. 如果患者远距离有相关的双眼视觉异常,可以重复以上步骤进行检查。在 6m 处用 20/30 单个视标重复 1~8 步进行检查。

要点

1. 通过强调保持视标清晰来控制调节。
2. 强调尽可能保持视标清晰且是单个的重要性。

垂直向平滑性聚散的检查

所需设备

- 综合验光仪
- 近视标卡 20/30 单行视标

准备工作

1. 让患者舒适地坐在综合验光仪后,并在综合验光仪中置入患者远屈光不正矫正度数。
2. 近视标卡放在距离患者 40cm 的位置上,照明良好。
3. 将双眼的旋转棱镜归零后移到双眼的视孔前。两眼旋转棱镜的零位均置于水平方向,这样可以得到垂直向的三棱镜。

步骤

1. 告诉患者睁开双眼,并问患者能够看到几个视标。此时患者应该能看到一行视标。如果患者报告复视,增加底向内或底向外的三棱镜直到发生融像。这就是测量的起始点。
2. 让患者注视这行视标并保持视标是清晰的单行视标。
3. 告知患者:我会改变你眼前的镜片,要努力保持视标是一行并且是清晰的。当视标垂直向分开的时候告诉我。
4. 只在右眼前加入 BU(右眼向下聚散)的三棱镜,速度为 2$^\triangle$/秒。
5. 当患者报告分开的时候(破裂点),记录此时三棱镜的量和底向。
6. 向同一方向继续增加 1~2$^\triangle$ 三棱镜越过破裂点,然后往相反方向减少 BU 的三棱镜,直到患者报告视标又变为一排(恢复点)。
7. 重复 4~7 步,进行 BD(右眼向上聚散)三棱镜的检查。

8. 如果患者远距离有相关的双眼视觉异常,可以重复以上步骤进行检查。在 6m 处用 20/30 单个视标重复 1~8 步进行检查。

要点

强调尽可能长时间保持视标清晰且是单个的重要性。

阶梯性聚散的检查

所需设备

- 棱镜串镜
- Gulden 注视视标(20/30 视标)

准备

1. 如果患者近距离工作时戴镜,需要戴上眼镜进行检查。
2. Gulden 注视视标置于患者眼前 40cm 处。

步骤

1. 应这样告知患者:"你要注视这个尺上的字母。当我把这个测量工具放在你眼前时,你可能会看到视标变模糊或是变成两个。继续盯着这个字母看,尝试将其保持单一且清晰。但当字母发生模糊或是变成两个时要告诉我。

2. 在右眼前加 BI 三棱镜。以大约 $2^\triangle$/秒的速度增加右眼前的三棱镜,当视标水平移位或是破裂为两个时停止。

3. 始终让棱镜串镜在眼上方开始并缓慢地向下移动棱镜串,增加 BI 或 BO 的棱镜量。当患者报告模糊时,内心里记住此时的棱镜数值。

4. 继续增加棱镜直到患者报告视标变为两个时,记住此时的棱镜数值。

5. 继续增加 $5^\triangle$ 左右的 BI 三棱镜,然后再以 $2^\triangle$/秒速度减少 BI 的三棱镜,直到患者又重新恢复到双眼单视(此时并不需要是清晰的)。记住此时棱镜的数值。

6. 记录模糊点、破裂点和恢复点的数值。例如:6/12/8。这表示患者报告 $6^\triangle$ 时发生模糊、$12^\triangle$ 时发生复视、$8^\triangle$ 时恢复为一个视标。

7. 这时重复以上步骤进行 BO 三棱镜的检查。

要点

1. 通过强调保持视标清晰来控制调节。
2. 强调尽可能保持视标清晰且是单个的重要性。

聚散灵敏度的检查

所需设备

- Gulden 聚散灵敏度棱镜($3^\triangle$BI 和 $12^\triangle$BO 的组合棱镜)
- Gulden 注视视标(20/30 的视标)

准备工作

1. 如果患者近距离工作时戴镜,需要戴上眼镜进行检查。

2. Gulden 注视视标置于患者眼前 40cm 处。

步骤

1. 这样告诉患者:"你要注视这个尺上的字母。"当我把这个测试工具放在你眼前时,你可能会看到视标变成两个。尝试尽快将目标看清并保持一个,字母一旦变为一个且清晰的时候告诉我。

2. 以 BI 或者 BO 一侧的三棱镜开始,计算一分钟内患者能够完成多少次循环(成功通过 BI 和 BO 为一次循环)。

3. 记录所能通过的循环次数。

4. 如果患者不能通过 BI 或者 BO 时,记录为 0cpm,并记录 BI 不能通过还是 BO 不能通过。

5. 如果患者 BI 和 BO 都不能通过,记录为 0cpm,BI、BO 均不能通过。

举例

1. 若患者一分钟能完成 18 次,就等于 9cpm。

2. 如果患者不能看到清晰的单个视标,记录为 0cpm,BI 和 BO 均不能通过。

3. 如果用 BI 棱镜时患者不能获得单个、清晰的视标,记录为 0cpm,BI 不能通过。

4. 如果用 BO 棱镜时患者不能获得单个、清晰的视标,记录为 0cpm,BO 不能通过。

要点

1. 通过强调保持视标清晰来控制调节。
2. 强调尽快恢复视标清晰且是单个的重要性。

正负相对调节(PRA/NRA)检查

所需设备

- 综合验光仪
- 近视标卡 20/30 单列视标

准备

1. 让患者舒适地坐在综合验光仪后,并在综合验光仪中置入患者远屈光不正矫正度数。

2. 将近视标卡放在距离患者 40cm 处,照明良好。

步骤

1. 让患者注视视标并保持视标清晰且是单个。

2. 告知患者:"我会改变你眼前的镜片,你要尽量保持视标清晰且是单个。当视标变得模糊或是变成两个时请告诉我。"

3. 逐渐在患者双眼前增加+0.25D 的镜片,直到患者报告视标首次出现持续性模糊或复视。

4. 记录在远屈光处方的基础上所增加的正镜片量,即为 NRA。

5. 移去所增加的正镜片,回到患者远屈光处方的度数。

6. 逐渐在患者双眼前增加-0.25D 的镜片,直到患者报告视标首次出现持续性模糊或复视。

7. 记录在远屈光处方的基础上所增加的负镜片量,即为 PRA。

8. 如果在远屈光处方的基础上又增加的负镜片达到 -2.50D 时,则停止 PRA 的检查。

要点

1. 强调报告模糊或者复视的重要性。

2. PRA 到 -2.50D 时就不再继续增加负镜片进行检查了。

集合近点(NPC)检查

所需设备

- 笔灯
- Gulden 注视视标
- 红/绿眼镜

准备

1. 如果患者戴镜进行近距离作业,需要戴上眼镜检查。

2. 手持 Gulden 注视视标,置于 40cm 处。

3. 让患者注视 Gulden 注视视标上 20/50 单个视标。

步骤

1. 将注视尺从患者两眼的正前方逐渐移向患者的眼睛。

2. 让患者尽可能长时间保持视标是单一的。

3. 当视标变为两个时,让患者报告。

4. 一旦发生复视时,将注视视标再移近 2.5~5cm,然后再逐渐将视标移远。

5. 让患者努力再把视标看成一个。

6. 测量时要仔细观察患者两眼是否停止一起工作(通常有一眼会跑开)。

7. 记录患者报告出现复视和恢复成单一视时的距离。

8. 如果测量过程中怀疑分离导致了集合近点的后退,可以用笔灯和红绿眼镜再重复上面的步骤进行检查。

要点

1. 如果结果不能确定,重复测量几次。

2. 测量时看着患者的眼睛,并客观地观察出什么时候出现破裂点和恢复点。

立体视检查

所需设备

- 随机点立体图
- 偏振眼镜

准备

1. 患者戴上合适处方的眼镜,并在矫正眼镜外面戴上偏振眼镜。

2. 应充分照明,无眩光且直立以确保正确的偏振轴。不要让患者做任何倾斜或转头。

步骤

1. 40cm 处,按顺序进行检查。

2. 应充分照明,无眩光,以确保正确的偏振轴。不要让患者做任何倾斜或转头。

3. 展示测试图 1(随机点立体视标)并说:"你在这些盒子里看到任何图片吗? 告诉我你看到了什么。"

4. 检验者可以要求患者识别测试图 1 中有没有图形在盒子里,也可以要求幼儿指出提示卡上数字。

5. 展示测试图 2(类似 Titmus 的动物)说:"有兔子,猫,松鼠,猴子和鸡(指向 A 行)。这些动物中的一只是否比其他动物更靠近你,或者凸出来?"

6. 对 B 行和 C 行重复以上步骤。

7. 展示测试图 3:类似于 Wirt 的圆圈,说:"看看第一个盒子。盒子里有 3 个圆圈。是否有圆圈从纸上朝你走来(或浮出),或者它们看起来像是就在纸上? 哪一个? 左,中,右?"可以鼓励这样孩子们:"按下弹出的魔法按钮或门铃。"

8. 如果患者没有感觉到立体感,指出正确的答案和旁边的一个进行比较。问一问是否有一个"浮出"。

9. 对这 10 个盒子中的每一个都进行同样的步骤。

10. 当患者不能连续识别(或不正确地识别)一行里的两个时就可以停止。如果患者错了一个,但可以继续做出正确的识别,则重新检查错误的那一个。

11. 通过倒置测试手册可以检查可靠性。"浮出"形式将被看为"凹陷"。

要点

1. 把目标物放在 40cm 处。

2. 检测图应充分照明,无眩光且直立以确保正确的偏振轴。

3. 不要让患者做任何倾斜或转头。

Worth 四点灯检查

所需设备

- Worth 四点灯
- 红绿眼镜

准备

1. 患者戴上远屈光不正矫正眼镜并戴上红绿眼镜。

2. 手持 Worth 四点灯于 33cm 处。

步骤

1. 遮住患者左眼,询问患者:"你能看到几个灯?"

2. 然后遮住患者右眼,问患者:"你能看到几个灯?"

3. 然后打开患者的双眼,询问患者:"现在你能看到几个灯?"

4. 在 1m 处重复第 3 步。

要点

1. 没有必要询问患者所看到灯光的颜色,简单地问右眼看到几个灯,左眼看到几个灯和双眼看到几个灯就可以。

2. 在 33cm 和 1m 的位置都要测量。

移远法测量调节幅度

所需设备

- Gulden 注视视标
- 遮盖板

准备

1. 能提供良好的照明的光线。
2. 用 Gulden 注视视标上 20/30 单个视标。
3. 测量前检查者要将视标置于离被测眼很近的位置。
4. 如果患者戴矫正眼镜,需要戴上眼镜检查。
5. 遮住患者的左眼。

步骤

1. 检查时,以大约 1~2cm/s 的速度缓慢将视标移远。
2. 视标逐渐远离患者,直到患者报告字母变得清晰,此为测量终点。
3. 测量此时注视视标距患者眼睛的距离。
4. 调节幅度即为所测量近点距离的倒数。

要点

强调尽可能让视标变清晰的重要性。

负镜片法测量调节幅度

所需设备

- 综合验光仪
- 远用屈光矫正眼镜处方
- 近视标卡(简化的 Snellen)

准备

1. 患者舒适地坐在综合验光仪后,并在综合验光仪中置入患者远屈光不正矫正度数。
2. 近视标置于 40cm 处,照明良好(视标采用患者最佳视力上一行的视标)。
3. 单眼进行测量。

步骤

1. 告诉患者:"我将改变你眼前的镜片,每次镜片发生改变时,努力保持视标清晰。当发现视标(检查者要交代清楚所要看的视标)稍微变得模糊但可读,且通过努力仍不能看清晰时请告诉我。"
2. 逐渐增加-0.25D 的镜片,当患者报告"首次持续性模糊"时,计算眼前所增加的负镜片度数。

3. 调节幅度等于工作距离所需付出的调节力 2.50D+所增加的负镜片度数。

举例

首次出现持续性模糊所增加的负镜片量为:6.00D
工作距离(40cm)所需付出的调节力为:2.50D
调节幅度为:8.50D

要点

强调努力保持视标清晰的重要性。

调节灵敏度检查

所需设备

- Gulden 注视视标
- +2.00/-2.00D 翻转拍

准备

1. 如果患者戴镜进行近距离工作,需戴上眼镜进行检查。
2. Gulden 注视视标置于离患者 40cm 处,并将翻转拍+2.00D 一侧置于患者双眼前。
3. 这项检查首先检查双眼。

步骤:对于孩子和年轻的成年人

1. 让患者尽可能快速地使视标变得清晰且是单个。
2. 告诉患者一旦视标变得清晰时就报告"清楚"。
3. 当患者报告"清楚"时立刻快速地将翻转拍翻到-2.00D 的一侧镜片,接着让患者读出视标并报告"清楚"或者"不清楚"。
4. 继续翻转镜片 1 分钟,计算每分种翻转的循环次数(通过正片和负片为一次循环)。
5. 如果患者双眼测量时不能通过,重复上述步骤进行单眼灵敏度测量。单眼灵敏度测量时只需要患者报告什么时候视标变清楚了(不会出现复视)。
6. 记录每分钟循环的次数。如果翻转拍的一侧镜片(+或-)通过更困难或者两侧镜片通过都困难时进行记录。

步骤:对于 30 岁及以上的患者

1. 对于这一年龄组的人,工作距离和翻转镜片度数有所不同。
2. 我们建议用本章节前面讨论的调节幅度量化灵敏度的方法进行检查(表 1.8)。
3. 当用这种方法测量时,要根据患者的调节幅度来确定工作距离和翻转镜的度数。
4. 举个例子:如果你要检查的是 32 岁调节幅度为 7D 的患者,你应该用±1.00D 的翻转拍在距离患者眼睛 32cm 的位置进行检查。

举例

1. 患者 1 分钟能完成 18 次,相当于 9cpm/min。

2. 如果加 -2.00D 时患者不能看清，记录 0cpm，fail-。

3. 如果加 +2.00D 时患者不能看清，记录 0cpm，fail+。

4. 如果患者报告复视，记录为 0cpm，+2.00D 出现复视或 -2.00D 出现复视。

要点

强调努力保持视标是清晰和单个的重要性。

动态检影

所需设备

- 合适的处方（习惯的或建议的近距离眼镜处方）
- 检影镜
- 能粘附固定在检影镜上的适当年龄的动态检影卡片（适用于学龄前儿童和成年人）
- 镜片（+0.50、+0.75、+1.00、+1.25 等）

准备

1. 患者戴上处方矫正眼镜，在综合验光仪以外进行检查。

2. 检查者面对患者而坐，视标高度与患者眼睛高度一致，在患者习惯工作距离（询问患者）或 Harmon 距离检查。

3. 照明应能够让患者轻松阅读动态检影卡片上的单词或图形。

4. 选择适合的动态检影卡片上相应大小的视标或是接近患者阅读水平的视标。视标卡可选择低需求（大视标）或是高需求（小视标）。

步骤

1. 告知患者：“请睁开双眼，大声地读出卡片上的单词（或是说出图形的名字）。”

2. 摆动检影镜，估计各条子午线顺动和逆动的量。根据需要重复摆动检影镜。重复以上步骤检查另一只眼睛。

3. 为了确认估计量，在检影镜光带穿过眼睛时，将中和试验镜片快速地放在一只眼前。如果影动为顺动，加入正镜片进行中和；如果影动为逆动，加入负镜片进行中和。调节超前或滞后的量即为中和时所加的镜片量。

要点

1. 试着预估需要的中和镜片度数。

2. 用镜片评估时，尽量快速地在眼前加镜片。

NSUCO 眼球运动检查-扫视运动

所需设备

两个 Gulden 注视视标（在一个尺上贴一个绿色的圆形粘贴，另一个尺上贴一个红色的圆形粘贴）。

准备

1. 让患者笔直地站在检查者前方。

2. 不告诉患者他们是否能够移动头部。

3. 将两个改良的 Gulden 注视视标置于离患者 Harmon 距离（从患者肘部到指中关节的距离）或不超过 40cm 的位置。

4. 检查者手持两个视标置于离患者中线分别约 10cm 处。

步骤

1. 告诉患者：“当我说‘红’，就看红点；当我说‘绿’，就看绿点。记住我没说时不要看。”

2. 检查者开始说红、绿并重复，使患者进行 10 次扫视（5 次红和 5 次绿）。

3. 检查者观察患者眼睛的扫视运动，并将其分为四类评分项：头部运动、身体运动、能力和准确性（表 1.11）。

要点

1. 关于头部和身体是否可以运动不作任何说明。

2. 在检查过程中让患者保持站立的姿势。

3. 保持两个视标分别在离患者中线 10cm 左右。

NSUCO 眼球运动检查-追随运动

所需设备

Gulden 注视视标（放一个红色的圆形粘贴在注视尺上）

准备

1. 让患者笔直地站在检查者前方。

2. 不告诉患者他们是否能够移动头部。

3. 使用改良的 Gulden 注视视标置于距离患者 Harmon 距离或不超过 40cm 的位置。

步骤

1. 告诉患者：“当红色小球移动的时候盯住小球看。不要让视线离开这个小球。”

2. 检查者将小球在患者的正前方沿着不超过 20cm 的直径画圆来移动小球。

3. 检查者观察患者眼睛的追随运动，并将其分为四类评分项：头部运动、身体运动、能力和准确性（表 1.13）。

要点

1. 关于头部和身体是否运动不作任何说明。

2. 在检查过程中让患者保持站立的姿势。

3. 在患者的正前方沿着不超过 20cm 的直径画圆移动视标。

（蒋孝庆　王睿　译）

第 2 章

病例分析及分类

在视光相关文献中提出的几种分析方法,每一方法都有其特点、优势和不足。每一种分析方法都有一些明显的不足之处,以致其无法被广泛应用。然而,在早期实践中,视光师们往往会根据个人所学的各种方法的综合,总结出属于自己的一套病例分析方法。

文献中讨论最多的 4 种方法分别为图形分析法、视光学扩展项目分析法(Optometric Extension Program,OEP)、摩根规范分析体系以及注视视差分析。本章节简要描述了以上 4 种病例分析方法,并通过讨论对本文中所使用的病例分析方法进行了详细介绍。

回顾现有的分析方法

图形分析法

图形分析法是一种绘制临床调节和双眼视觉检查结果的方法,以此判断患者是否具有清晰、单一和舒适的双眼视觉[1]。绘制内容包括:分离性隐斜;负融像范围的模糊点、破裂点、恢复点;正融像范围的模糊点、破裂点、恢复点;负相对调节(negative relative accommodation,NRA);正相对调节(positive relative accommodation,PRA);调节幅度和集合

近点(图 2.1)。

优势

图形分析法可以把多种屈光数据之间的关系形象化,因此是一个很好的病例分析系统。双眼单一明视区域的大小,隐斜与融像性集合之间的关系,调节性集合与调节的比值(AC/A),NRA 和 PRA 与融像性集合或调节的关系都能够在图表上清晰地描绘出来。对于初次学习调节和双眼视觉的学生来说,学会使用这样的图表是非常有帮助的。近年来,图形分析法已成为很多视光课程中一种基本的教学方法。

图形分析法也能够鉴别出错误的检查结果。将数据绘制在图形上,可以清楚地看到一个典型的图形走向趋势。如果个别数据偏离该趋势,则表明此数据错误或不可靠。

尽管图形分析法的主要目的,是将调节与双眼视觉数据简化并用图形直观地表示出来[2],但是分析这些数据的各种规则是在逐步发展完善的,其中 Sheard 准则应用最为广泛。Sheard[3,4]假设,一个人若想舒适地运用双眼,那么融像性储备至少应为需求量(隐斜)的两倍。例如,10△ 外隐斜,若想满足 Sheard 准则,那么正融像性集合至少应为

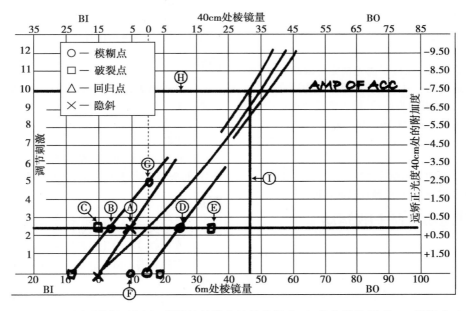

■ 图 2.1 图形分析法图表,所描绘的检查结果数据有:A,分离性隐斜;B,BI 模糊点;C,BI 破裂点;D,BO 模糊点;E,BO 破裂点;F,NRA;G,PRA;H,调节幅度;I,集合近点。BO,正融像范围;BI,负融像范围

20^Δ。这一准则也可用于确定舒适用眼所需附加的棱镜量处方,以及确定度数或视觉训练是否有效。

缺点

然而,这个方法也存在短板,很多时候图形分析法都被局限于课堂理论层面。

- 图形分析系统无法识别某些双眼视觉、调节和眼球运动异常问题。在使用图形分析法时,如调节灵敏度、聚散灵敏度、注视视差、动态检影等许多重要的数据无法体现。因此在后述章节所讨论的 15 种常见的调节、眼动及双眼视觉异常中,有 5 种无法通过图形分析法鉴别,分别为调节过度、调节灵敏度不良、调节不能持久、融像性集合功能异常以及眼球运动功能障碍。例如,某患者调节灵敏度不良,但调节幅度、NRA 和 PRA 均可能表现为正常。若根据已建立的图形分析法绘制数据并根据 Sheard 准则进行分析,结果可能显示图表正常,并未发现问题。但调节灵敏度不良只有在进行灵敏度检查并分析后方可被诊断。然而,图形分析系统中并不包含该类型的信息。因此,通过传统的图形分析法并不能诊断某些异常问题,如调节灵敏度不良。

- 图形分析主要依据诸如 Sheard 准则[3,4] 和 Percival 法则[5] 等,来判断是否存在异常。但这些法则只能作为参考。尽管 Sheard 准则自应用以来一直得到视光行业的认可,但直到目前为止,仅有很少的研究证据可以支持其有效性。Dalziel[6] 的研究发现,视觉训练方案通过改善融像性集合符合 Sheard 准则,能有效缓解症状。Sheedy 和 Saladin[7,8] 研究了视疲劳与眼动平衡的各种临床分析指标之间的关系,目的则是为了确定哪些方法最能够区分有症状和无症状患者。Sheard 准则被认为适用于所有人群以及外隐斜患者;而对于内隐斜患者,注视视差曲线的斜率才是最佳参考标准。Worrell 等人[9] 评估了患者对基于 Sheard 准则给予的棱镜处方的接受程度。他们给每位受试者开具了两副眼镜处方,其中一副含有基于 Sheard 准则的棱镜处方,其他参数均相同。该项研究结果表明:内隐斜患者更容易接受棱镜眼镜,而外隐斜患者则更容易接受普通眼镜。尽管这些研究在一定程度上支持了 Sheard 准则,但也有建议认为,在某些情况下,它无法识别出有症状的患者,对于确定治疗方案也不是最有效的方法。

- 图形分析法的另一缺点是,出于临床目的,该方法可能过于绝对化,而且使用起来很麻烦。尽管大多数视光学的学生都是通过图表分析来开始他们的病例分析研究,但由于绘制数据的过程烦琐且耗时,很少有人会在工作生涯中坚持去绘制数据。而一个经验丰富的临床医生也很少需要实际地绘制验光数据来做出诊断和开具处方。

分析法

第二种病例分析方法被称为分析法系统。该方法由 OEP 开发,内含几项严格的要求和步骤[10]:

- 使用精确的设备进行 21 项检查

- 检查(将数据与正常值相比较)
- 链接(分组数据)
- 病例归类(识别条件)

在分析法中,必须进行 OEP 所描述的特定 21 项检查,并且严格遵循指导性说明。任何不符合以上条件的偏差都会使结果和整个分析法失败。

检查结果必须与 OEP 所设定的正常值(表 2.1)进行比较。之后进行链接的过程,即数据分组。简单说来,链接就是将较高的数据置于水平线以上,而较低的数据则在水平线以下。数据也根据特定规则进行分组整合。以下为链接示例:

$$\frac{7(5)14-16A-19}{(9-11-16B)15A\ 17A-20}$$

将所有高低数据链接或分组的结果进行分析,该过程即为病例归类。在 OEP 系统中存在两种基本类型或分类:即 B 型(调节类型)和 C 型(集合类型)。B 型病例又进一步划分为 7 种亚型。

表2.1　OEP 正常值

远距离隐斜量	正位-0.5^Δ 外隐斜
近距离隐斜量	6^Δ 外隐斜
远距离 BO	模糊值:7
	破裂值:19
	恢复值:10
远距离 BI	破裂值:9
	恢复值:5
近距离 BO	模糊值:15
	破裂值:21
	恢复值:15
近距离 BI	模糊值:14
	破裂值:22
	恢复值:18
NRA	+2.00
PRA	-2.25
FCC	+0.50

NRA,负相对调节;PRA,正相对调节;BO,正融像范围;BI,负融像范围;FCC,融像性交叉柱镜。

优势

分析法将几个独特的理念融入其中,而这些理念源自 OEP 的基本视觉学说。以下为两个示例。

- **理念 1:视觉状态随时间推移而逐渐恶化。** OEP 认为,视觉问题随时间推移而发展,其恶化是对压力性条件(如过多地阅读或近距离工作)进行适应的结果[11]。分析法可以评估现阶段的视力问题或恶化情况,并根据评估结果确定处方。如果没有进行配镜矫正或视觉训练,持续的阅读可能会导致视觉系统发生适应性变化,常表现为融像性集合功能及调节异常,屈光不正以及斜视。然而,传统观念上认为视觉异常是由于随机变异或发育不全[12]造成的,这一理念与传统观念大不相同。

- **理念2:视觉问题可以预防。** OEP 视觉学说假定视觉问题会随着对近距离需求的适应而发展[11]。由于数据分析可以显示现阶段视觉问题的发展情况,因此可以尽早发现细微的变化。根据 OEP 视觉学说的理念,通过镜片、棱镜和视觉训练进行早期干预,许多视觉问题是可以预防的。

缺点

　　分析法主要由 OEP 成员使用,由于以下几个原因它并没有得到广泛的应用。

- 该系统的主要问题是学生或使用者必须熟悉特定的 OEP 测试流程。除非严格遵循这些流程,否则无法使用 OEP 系统。然而大多数的视光专业学校并不教授这种测试方法,因此,学生一般都不熟悉。
- 理解和接受 OEP 系统视觉学说是基本要求。OEP 主要针对研究生教育,很多学校和视光学院都只有 OEP 的基础入门信息。因此,不难理解为什么很少有学生熟悉这种方法。
- OEP 文献使用基本语言编写,与视光学院教授的经典视光学语言差异极大。如调节、集合、模糊点、破裂点、恢复点及隐斜等专业术语的基本定义也都明显不同。例如,Manas[13]定义外隐斜为"一种视觉行为模式的发展关系,在该模式的各领域间保持活跃性,以保持集合的完整性。"如果视光师想要使用这种分析方法,需要花时间来学习新的语言形式。对于刚刚花费了几年时间学习一种视光术语的学生或使用者来说,在使用 OEP 分析方法之前,必须要付出更多的努力来学习 OEP 系统的新语言。

摩根临床分析系统(规范分析)

　　摩根系统源自摩根本人在 1944 年的研究,在该研究中,他提出了数据分组分析的重要性[14]。在摩根的研究方法中,任何一个单项检查的数据异常都几乎没有意义。他发现,根据测试的变化趋势可以将所有的数据进行分组。使用摩根方法分析验光数据时,首先必须将检查结果与摩根的正常值表格(表 2.2)进行比较,然后再寻找 A 组和 B 组数据结果(表 2.3)的变化趋势。摩根系统有一个很重要的理念,即任何单一数据本身都不具有意义,但是,当一组数据整体沿一个既定方向变化时,那么就具有重要的临床意义。如果 A 组数据高,B 组数据低,那么就会出现集合问题。相反,如果 B 组数据高,而 A 组数据低,则为调节疲劳问题[15]。C 组数据用于确定是否需要镜片、棱镜或视觉训练进行治疗。

　　因此,摩根分析法是在试图不偏离所涉及数据的准确性和重要性的前提下,提出的一种易于应用的分析系统[15]。

优势

- 该分析法的主要优点在于强调了数据分组的重要性,而非单个数据。摩根[15]强调,如果某一项检查数据不在"正常范围"内,并不表示该患者存在异常;并指出"统计数据适用于大数据群体,不一定适用于个人"。

表 2.2　摩根的正常值

测试	正常值	标准误差
远距离隐斜量	1^Δ 外隐斜	$\pm 2^\Delta$
近距离隐斜量	3^Δ 外隐斜	$\pm 3^\Delta$
AC/A	4:1	$\pm 2^\Delta$
远距离 BO	模糊值:9	$\pm 4^\Delta$
	破裂值:19	$\pm 8^\Delta$
	恢复值:10	$\pm 4^\Delta$
远距离 BI	破裂值:7	$\pm 3^\Delta$
	恢复值:4	$\pm 2^\Delta$
近距离 BO	模糊值:17	$\pm 5^\Delta$
	破裂值:21	$\pm 6^\Delta$
	恢复值:11	$\pm 7^\Delta$
近距离 BI	模糊值:13	$\pm 4^\Delta$
	破裂值:21	$\pm 4^\Delta$
	恢复值:13	$\pm 5^\Delta$
调节幅度		
推进法	$18 - 1/3 \times$年龄	$\pm 2.00D$
FCC	+0.50	$\pm 0.50D$
NRA	+2.00	$\pm 0.50D$
PRA	-2.37	$\pm 1.00D$

　　AC/A,调节性集合与调节的比值;BO,正融像范围;BI,负融像范围;FCC,融像性交叉柱镜;NRA,负相对调节;PRA,正相对调节。

表 2.3　摩根的 3 组数据

A 组数据
远距离负融像性集合-破裂点
近距离负融像性集合-模糊点
近距离负融像性集合-破裂点
正相对调节(PRA)
调节幅度
B 组数据
远距离正融像性集合-模糊点和破裂点
近距离正融像性集合-模糊点和破裂点
双眼交叉柱镜
单眼交叉柱镜
近距离检影法
负相对调节(NRA)
C 组数据
隐斜
AC/A

　　AC/A,调节性集合与调节的比值。

- 该系统的另一个优点是：与图形分析法的复杂性和严格性相比，它更灵活更简便。

缺点

摩根分析法的主要局限性在于，该研究的数据源于 20 世纪 40 年代，并未及时更新。而近年来越来越多的测试被证明是很重要的临床发现，如调节灵敏度、聚散灵敏度、注视视差、动态检影和眼球运动等重要数据，并不包含于摩根系统中。因此，它无法鉴别部分双眼视觉异常、调节异常和眼球运动问题。

注视视差分析

注视视差是双眼产生单一视时发生的微小视差[16]。双眼注视视差精确度非常高，只有几弧分。目前已发现几种临床方法可以用来评估近距的注视视差，包括 Mallett 单位、Bernell 矢量图、Wesson 卡和 Borish 卡。而对于远距离的注视视差的测量，多年来主要依据的是 Mallett 单位（远用单位）和美国光学矢量图。现在，许多基于计算机的视力检查设备都包含了远距离注视视差视标[17]。根据 Mallett 单位、美国光学矢量图、Bernell 矢量图、Borish 卡片和基于计算机的视力检查设备，可以确定相联性隐斜及中和注视视差所需附加的三棱镜量。Wesson 卡可以对注视视差进行更全面的分析。通过使用 Wesson 卡生成注视视差曲线图，并进一步分析出该曲线的 4 个特征：分别是类型、斜率、x 轴截距和 y 轴截距。在第 15 章节对注视视差进行了深入探讨。

注视视差数据被认为是分析和诊断眼动系统[16-19]异常的一种有效方法。它的主要优点是：在双眼同时视下进行测试，更接近于自然注视状态。有研究表明，利用注视视差法分析双眼视觉，有助于鉴别患者[18]。一些作者[16-19]提出，对于存在双眼视觉功能异常的患者，注视视差分析法可能是确定棱镜处方最有效的方法。

优势

- 注视视差分析法的主要优点是：在双眼同时视下采集测试数据。其他分析系统依赖于双眼分视下的隐斜和集合的测试结果，可能无法真实地反映在双眼同时视时的测试结果。例如，约三分之一的患者会出现矛盾性注视视差[19]，此类注视视差与隐斜的方向相反。
- 研究表明，对于存在某些双眼视觉异常的患者，注视视差分析法是决定所需附加棱镜量的最有效方法[7,8]。

缺点

- 注视视差测试主要用来评估双眼视觉，并不提供关于调节和眼球运动异常的直接信息。

以上所述的几种分析方法由于其局限性都未能获得业界的广泛认可。本章节将在下文中主要介绍本文所使用的综合分析方法。这一方法借鉴了上述 4 种分析方法的主要优势，同时也尽力避开了它们的大部分缺点。视光师在使用这种综合分析方法时，并不需要严格遵循一些规则，因此，与上述几种方法相比，综合分析方法更灵活。

综合分析方法

综合分析方法集合了上述几种分析方法的优点，同时又避开了它们的缺点。

步骤分为以下 3 步：

1. 将患者的测试结果与正常值进行比较。
2. 将偏离正常值的数据进行分组。
3. 根据步骤 1 和 2 的结果来鉴别症状。

这种方法采用了 OEP 分析系统的理念：检查、链接和分类。同时，它又避开了 OEP 分析系统的主要缺点，即烦琐的 21 项测试，以及 OEP 的语言表达问题。综合分析法也借鉴了其他几个系统的以下重要特点：

- 利用了 OEP 系统的一些独特理念，包括：
  - 视觉状态随时间推移而逐渐恶化。
  - 视觉问题可以预防。
- 摩根分析法指出，数据分组比单个数据更重要，这一理念也是综合分析法的关键。
- 注视视差数据是在双眼同时视下采集的。
- 综合分析方法涉及眼动、调节灵敏度、聚散灵敏度、动态检影和注视视差数据。其他分析系统均未采集这些数据。

详情

为了更好地使用综合分析系统，视光师必须熟知以下情况：

- 每项视光检查的正常值。
- 各项检查间的关系，以及如何对已收集的数据进行分组。
- 分类系统，对最常见的视力问题或综合征进行分类。

视光检查结果的正常值

表 1.4、表 1.7、表 1.12 和表 1.14 列出了各种常用的视功能检查方法和正常值。这些表格汇集了摩根正常值表格及一些新数据，包括调节灵敏度、眼动、聚散灵敏度、阶梯性聚散、动态检影和注视视差测试。在最近的一项关于集合和调节临床测量标准值的大规模研究中（$n = 1\ 056$），Wa-juihian[20]确定了 13~18 岁非洲黑人儿童的临床测量标准。他发现，近隐斜、融像性集合、调节反应及相对调节的数据与第一章中所列出的标准值非常相近。

视光检查数据分组

"寻找数据趋势的重要性"这一理念源自 OEP 分析法和 Morgan 分析法。综合分析方法只是简单地将这一理念延伸，并将视光检查数据划分为 6 组，而不是摩根提出的 3 组（表 2.3）。一般将直接或间接评估同一功能的测试和数据放置在同一组中。

评估正融像性集合的测试

- 正融像性集合（positive fusional vergence, PFV）-平滑性聚散测试
- PFV-阶梯性聚散测试

- PFV-聚散灵敏度测试
- NRA
- 双眼调节灵敏度（binocular accommodative facility，BAF）中的正镜片测试
- 集合近点
- 动态检影和融像性交叉柱镜

评估负融像性集合的测试

- 负融像性集合（negative fusional vergence，NFV）-平滑性聚散测试
- NFV-阶梯性聚散测试
- NFV-聚散灵敏度测试
- PRA
- 双眼调节灵敏度中的负镜片测试
- 动态检影和融像性交叉柱镜

评估调节功能的测试

- 单眼调节幅度
- 单眼调节灵敏度的正负镜片测试
- 动态检影
- 融像性交叉柱镜
- NRA/PRA
- 双眼调节灵敏度
- 双眼调节幅度

评估垂直方向融像性集合的测试

- 加 BU 和 BD 所测得的垂直方向融像范围
- 注视视差

评估眼球运动系统的测试

- 注视能力
- 使用量表评分对扫视功能进行主观评定
- 发育性眼球运动（developmental eye movement，DEM）测试
- Visagraph 系统
- 使用量表评分对追随功能主观评定

双眼眼位与双眼协调功能测试

- 远距离遮盖试验
- 近距离遮盖试验
- 远距离隐斜
- 近距离隐斜
- 注视视差
- AC/A
- CA/C

常见的调节和非显斜性双眼视觉异常的分类

一旦对测试结果进行分组并确定数据变化趋势，就可以从本章节所阐述的 15 种常见的调节、眼动及双眼视觉异

常类型中选择出与其相应的特定症状。这一分类是由 Wick 对著名的 Duane-White 分类[20] 修改而来的。本章节将在以下对此分类进行详细说明。

非显斜性双眼视觉异常分类

低 AC/A 型隐斜

- 远距离正位，近距离外隐斜——集合不足
- 远、近距离均为外隐斜，且近距离隐斜量远大于远距离——集合不足
- 远距离内隐斜，近距离正位——散开不足

正常 AC/A 型隐斜

- 远、近距离均正位——融像性集合功能异常
- 远、近距离内隐斜量基本相等——基本型内隐斜
- 远、近距离外隐斜量基本相等——基本型外隐斜

高 AC/A 型隐斜

- 远距离正位，近距离内隐斜——集合过度
- 远、近距离均为内隐斜，且近距离隐斜量远大于远距离——集合过度
- 远、近距离均为外隐斜，且近距离隐斜量远小于远距离——散开过度

垂直隐斜

- 右上隐斜或左上隐斜

调节功能异常分类

- 调节不足
- 调节不能持久
- 调节过度
- 调节灵敏度不良

眼球运动问题

- 眼球运动功能异常

分析特定群体

正融像性集合（PFV）分组数据

本组数据包含了所有直接或间接评估远近距离 PFV 水平的视功能检查数据。

正融像性集合：平滑性聚散测试

在患者眼前增加 BO 棱镜，要求患者尽可能保持双眼物像单一且目标清晰，若目标模糊或变为两个时需要告知检查者。这一过程需要患者动用集合来维持双眼同时视，且调节量维持在给定的水平（无论远、近距离）。同时，随着棱镜量的增加，患者在集合时，调节反应会随着集合性调节的增加逐渐增加。集合性调节的刺激量取决于集合性调节与集合的比值（CA/C）（CA/C 将在第 16 章进行深入探

讨）。为了维持物像清晰单一，患者必须放松调节来抵消逐渐增长的集合性调节。当调节不能再放松时，物像就会变模糊。随着不断增加的 BO 棱镜超过了模糊的极限时，双眼无法融像，发生复视。

在该测试中，棱镜的附加必须是缓慢、匀速进行的。由于该项检查要求患者将调节功能维持在给定水平，因此调节性集合不能用来辅助双眼进行集合，患者必须使用正融像性集合。如果患者试图动用调节性集合，眼前物像将会变模糊。

正融像性集合：阶梯性聚散测试

阶梯性聚散与上述的平滑性聚散测试方法类似，不同之处在于阶梯性聚散测试不使用综合验光仪，而是用棱镜串镜进行测量的。由于棱镜串镜代替了旋转棱镜，实际的棱镜需求是以阶梯式的方式被给予的。这与使用旋转棱镜测得的平滑性聚散形成对比。研究表明，在儿童中阶梯性聚散测试的正常值与平滑性聚散测试不同[20,22,23]。

正融像性集合：聚散灵敏度测试

要求患者盯住 20/30 的单列视标，当在患者眼前突然放置 BO 棱镜时（12△BO 和 3△BI），需要患者保持该列视标的单一和清晰。在这一过程中，患者必须保持 2.50D 的调节，需要使用 12△ 正融像性集合来维持双眼单一注视。由于调节滞后，实际的调节反应通常小于 2.50D。对于 2.50D 的调节刺激，一般患者实际产生的调节反应约为 1.75 ~ 2.00D。如果患者的融像性集合范围足够，将可以维持单一、清晰的物像。若出现复视，则表明患者的融像性集合不足以保持双眼单视。另外，也可能出现单一但模糊的物像，表明患者动用了调节性集合来补偿不足的融像性集合，以此来维持双眼单视。

聚散灵敏度测试与正融像性集合标准测试的重要区别在于，棱镜是以大增量、长时间的方式附加于眼前。患者被迫迅速调节融像性集合来适应这些变化。具有足够平滑性聚散范围的患者，在做聚散灵敏度测试时可能会感觉到困难。

负相对调节（NRA）

NRA 可以间接评估 PFV。NRA 测试方法与平滑性聚散范围的评估相似，镜片均是以缓慢、渐增的方式附加。然而，在 NRA 测试中，患者需要在调节反应改变时仍维持一定量的集合。在患者眼前以 +0.25D 的增量逐渐增加正镜片时，始终要求患者保持目标单一且清晰。在这一过程中，患者需要放松调节。但调节的放松都伴随着调节性集合的减少，而调节性集合的变化量取决于 AC/A。

如果患者的双眼在调节放松的同时发生了散开，那么将出现复视。为了抵消调节性集合的减少，患者必须动用适量的 PFV。因此，NRA 的测试结果取决于 PFV 的水平。同时，由于附加正镜片引起的调节放松能力，也会影响 NRA 的测试结果。

若想确定究竟是哪一种因素造成了模糊，是调节还是 PFV，可以测量患者的单眼调节水平。如果患者的单眼调节能力可以达到 +2.50D 但双眼只能达到 +1.50D，则病因是 PFV。另一种简单的方法是，在 NRA 测试中患者报告模糊时，遮盖其中一只眼睛。如果单眼注视时视标清晰，则为 PFV 异常。

双眼调节灵敏度的正镜片测试

此项测试与 NRA 测试类似，要求患者在调节反应改变时维持一定量的集合。在双眼前放置 +2.00D 镜片，要求患者保持物像单一清晰。在这一过程中，患者需要放松约 2.00D 的调节以保持目标清晰（实际的调节反应会比调节刺激量少 10% 左右）。然而，放松 2.00D 的调节，会引起调节性集合减少。散开量的大小与 AC/A 值直接相关。假设 AC/A 值为 5:1，患者放松 2.00D 的调节，将产生 10△ 的散开。如果出现这种情况，患者将产生复视。

由于该项检查要求患者保持单一清晰视觉，因此患者需要动用 10△ 的 PFV 来补偿调节性集合的减少。此测试的终点可能与以下两个因素相关：患者的 PFV 不足，或者调节不能放松。通过遮盖其中一眼即可区分是哪一因素造成。若单眼注视视标清晰，限制因素则为 PFV。

集合近点（near point of convergence，NPC）测试

将目标朝着鼻尖移动，同时要求患者保持双眼单一视觉。在这一过程中，患者可以使用多种类型的集合，包括调节性集合、融像性集合和近感性集合。如果 PFV 不足，可能会使 NPC 无法达到正常值。因此，NPC 测试可以间接测量 PFV。

动态检影和融像性交叉柱镜（fused cross-cylinder，FCC）

动态检影和 FCC 是评估调节反应的两种方式，均在双眼同时视下进行。动态检影的正常值为 +0.25 ~ +0.50D，而 FCC 的正常值为 +0.50 ~ +0.75D。但是，如果患者存在外隐斜，且 PFV 值较低，那么动态检影和 FCC 的结果通常显示正镜低于正常值。

如果动态检影和 FCC 的测试结果低于正常值，则认为是对特定刺激的过度调节，即调节超前。在外隐斜和 PFV 不足的患者中，由于使用调节性集合来代偿 PFV 的不足，因此常发生调节超前。同时，由于调节超前引起的额外的调节性集合，也可用来克服外隐斜。

总结

这 7 个测试组成了 PFV 组数据。在外隐斜和有相应症状的病例中，PFV 组的数据通常会低于正常值，动态检影和 FCC 结果往往显示为调节超前（正镜低于正常值）。这组结果提供的信息都是关于患者的 PFV 系统和对外隐斜的补偿能力。偶尔会出现灵敏度结果较低但是幅度的检查结果正常。这一情况在使用图形分析法时往往被忽略。

负融像性集合（NFV）分组数据

本组数据包含了所有直接或间接评估远近距离 NFV 水平的视功能检查数据。

负融像性集合：平滑性聚散测试

在患者眼前逐渐增加 BI 棱镜，并要求患者尽可能地保持目标单一清晰，若目标模糊或变为两个时需要告知检查者。这一过程要求患者眼睛散开来保持双眼黄斑中心凹注视和一定的调节。同时，随着棱镜量的增加，眼球在散开时，调节反应会随着集合性调节的减少而减少。集合性调节的减少量取决于 CA/C。为了维持物像清晰单一，患者必须刺激调节来抵消逐渐减少的集合性调节。当调节刺激量到达极限时，物像就会变模糊。为了保持目标清晰，患者被迫动用 NFV 来补偿 BI 棱镜。

在该测试中，棱镜的附加必须是缓慢、匀速进行的。

负融像性集合：阶梯性聚散测试

虽然对于棱镜需求的引入方式不同于平滑性聚散测试，但测试方法和对测试需求的说明与平滑性聚散测试类似。

负融像性集合：聚散灵敏度测试

要求患者注视 20/30 的单列视标，当在患者眼前突然放置 12^ΔBO 和 3^ΔBI 时，需要患者保持该列视标的单一和清晰。在这一过程中，患者必须保持 2.50D 的调节，同时使用 3^Δ 负融像性集合来维持双眼单一注视。如果患者的融像性集合储备足够，将可以维持单一、清晰的物像。若出现复视，则表明患者的 NFV 不足以维持双眼单视。若物像单一但模糊，则表明患者减少了调节性集合来补偿不足的 NFV，以此来维持双眼单视。

由于这一过程重复多次，且棱镜增量变化较大，因此是一种评估患者是否有持久力和能力来应对大量快速的、重复的融像性集合变化的极好的测试方法。

正相对调节

正相对调节可以间接评估 NFV。PRA 测试与平滑性聚散测试类似，以 -0.25D 的增量在患者眼前逐渐增加负镜片。然而，在 PRA 测试中，患者需要在调节反应改变时仍维持一定量的集合。随着负透镜的增加，始终要求患者保持物像单一且清晰。在这一过程中，患者需要刺激调节。而调节的刺激都伴随着调节性集合的增加，调节性集合的量取决于 AC/A。

患者面临一个很矛盾的情况：他/她必须动用调节来保持物像清晰，但是调节会自发引起额外的调节性集合。由于目标固定在 40cm 处，因此额外的集合量将导致复视。为了防止复视，患者必须使用 NFV 来抵消额外的调节性集合。所需的 NFV 量同样也与 AC/A 相关。

因此，PRA 测试不仅体现了患者刺激调节的能力，也反映了 NFV 水平。PRA 测试的终点与调节刺激量的极限或者 NFV 的范围相关。PRA 测试结束后，可以通过遮挡一只眼睛来区分这两种因素。如果单眼目标清晰，则表明诱因是 NFV 降低。

双眼调节灵敏度的负镜片测试

此项测试与 PRA 测试类似，要求患者在调节反应改变

时维持一定量的集合。在患者双眼前放置 -2.00D 镜片，要求患者保持物像单一、清晰。因此，为保持物像清晰，患者必须动用 2.00D 的调节。然而，2.00D 的调节刺激会导致调节性集合的增加，调节性集合的增加量又与 AC/A 比值直接相关。假设 AC/A 为 5:1，2.00D 的调节刺激会产生 10^Δ 的集合。如果出现这一情况，患者将产生复视。由于该检查要求患者始终保持单一清晰视觉，因此患者必须使用 10^Δ 的 NFV 来抵消调节性集合的增加。

此测试的终点与患者调节刺激量的极限或者 NFV 的范围相关。通过遮盖其中一眼可鉴别诱导因素。若遮盖一眼后，目标仍模糊不清，诱因在于调节；若遮盖后目标变清晰了，那么诱因是 NFV。

动态检影和 FCC

当 NFV 较低时，动态检影和 FCC 往往会显示结果高于正常值。该结果表明患者试图尽可能减少调节以维持双眼视觉。通过减少调节反应，NFV 的需求降低。

总结

对于看近视疲劳合并内隐斜的患者，NFV 组的检查结果往往低于正常值，同时 FCC 和动态检影结果显示调节反应滞后（需要比正常值多更多的正镜光度）。偶尔也会出现只有灵敏度的结果偏低，而幅度的检查结果正常。

该组所有检查结果提示的信息都是关于患者的 NFV 水平以及对内隐斜的代偿能力。

调节系统组的数据

评估调节时必须牢记两个因素。首先，我们最好评估单眼的调节功能，以此排除双眼视觉异常对检查结果造成的干扰。PFV 和 NFV 组中包含的部分检查是在双眼同时视下进行的，其中的几项检查也能够提供调节的信息。然而，只有在双眼视觉系统不受影响时，它们才反应调节水平。上述检查包括 NRA、PRA、双眼调节灵敏度、动态检影和 FCC。

例如，PRA 结果偏低表明调节不足，或者是内隐斜合并 NFV 较低。只有在其他检查结果显示 NFV 足够时，PRA 偏低才表明是调节不足。如前文所述，PRA 检查的终点与调节刺激量或 NFV 不足相关。

第二个重要的因素是，对调节的放松和刺激都应进行评估，并分别对结果进行分析说明。

单眼调节幅度

该测试可与平滑性融像性集合测试相对比，旨在测试调节总量。标准流程要求对每只眼睛的调节幅度进行测量。测量过程中，我们无法确定患者是否在有效地使用调节幅度，或者能否在合理时间内维持调节。为了使该测试结果更具有诊断意义，一般需要重复测量 3~4 次，或在检查结束时再次进行测试。测试过程中的这些变化都能提供患者维持调节能力的信息。

对于早老视患者，调节幅度的测量结果低于正常值，表明存在调节不足。在这种情况下，所有需要刺激患者调节

的检查结果均低于正常值,包括单眼调节灵敏度的负镜片测试、双眼调节灵敏度的负镜片测试以及 PRA 检查。

调节幅度正常并不能排除调节异常的可能性。调节灵敏度异常、调节不能持久或调节不能放松,都可能表现为调节幅度正常。因此,还需要进行其他检查。

翻转拍测量单眼调节灵敏度

这一测试要求患者对大量调节做出快速反应。调节刺激从 +2.00D 变到 -2.00D 为一个周期。

近距离症状明显的患者,该测试应持续 1 分钟。再将 1 分钟内完成的周期数目与正常值表格进行比较。此项检查能够评估患者对大量调节做出快速反应的能力,以及这一能力可否维持很长时间。

可能会出现 4 种结果:

- 正、负镜片都能顺利通过。
- 正、负镜片都不能通过。该结果表明调节灵敏度不良。其他表现还有双眼调节灵敏度测试中正负镜结果均低于正常值,以及 PRA 和 NRA 较低。
- 负镜片通过容易,正镜片困难。该结果表明患者调节超前、调节痉挛或者调节过度。这一问题可能是单纯的调节异常。然而,双眼视觉异常往往是根本原因。
- 例如,高度外隐斜、集合近点远移、PFV 降低的患者,通常表现为调节超前,通过额外的调节性集合补偿 PFV 的不足,同时也可以代偿较高的外隐斜。持续的调节超前可能导致调节痉挛和继发性近视。
- 正镜片通过容易,负镜片困难。对于此类患者,调节难以刺激,且调节幅度通常较低,常表现为调节不足或调节不能持久。另外,其他检查也可证实该诊断,包括 PRA 值较低,动态检影及 FCC 值偏高。

动态检影

该检查是对患者调节反应的客观评估。其他用于评估调节和双眼视觉的视光检查方法,并不能检测实际的调节反应。

通常将视标置于 40cm 处,代表 2.50D 的调节刺激。在该刺激量下,动态检影的正常值为 +0.25 ~ +0.50D。测试结果可用于确定是否存在调节异常或双眼视觉异常,或两者都有。高于正常值的正镜结果,往往倾向于调节不足的诊断。其他相关数据包括 PRA 值较低,FCC 值偏高,调节灵敏度检查负镜片通过困难。

动态检影或 FCC 显示正镜低于正常值时,表明调节痉挛或者调节过度。其他相关的数据包括 NRA 值较低,单眼调节灵敏度检查正镜片通过困难。

FCC

检查结果显示正镜高于正常值,表明患者由于调节不足引起了调节滞后。而低于正常值通常被认为是调节超前、调节痉挛或者调节过度。

双眼调节灵敏度

如果患者的双眼视觉检查结果(隐斜、PFV、NFV)正常,那么 NRA、PRA、双眼调节灵敏度的测试结果将有助于确认患者是否存在调节异常或调节与集合间的相互作用异常。

例如,若患者眼位正常,NFV 范围足够大,则 PRA 检查的终点通常取决于患者刺激调节的能力。将患者此时的检查结果,其他调节测试的结果综合,就可以确定患者调节异常的性质。

总结

在评估调节功能时,单眼的检查至关重要。然而,如果患者有足够的 PFV 和 NFV,就可以利用其他的检查数据来评估调节。

评估患者快速、大幅度改变调节以及调节持久力的测试对于调节异常的确定最为灵敏。它们为临床医生提供了更接近正常使用调节时的测试条件,并可能与近距离视疲劳的报告有更好的相关性。

垂直融像性集合数据

这一类别中包含了可用于确定患者垂直融像性集合(vertical fusional vergence,VFV)的视光学数据。不同于之前的数据组均包含直接和间接评估功能的测试,垂直融像性集合只有直接测试方法。

垂直隐斜

右眼向下的垂直融像性集合可以代偿右上隐斜,而右眼向上的垂直融像性集合可以代偿右下隐斜(左上)隐斜。在患者右眼前加 BD 棱镜,进行右眼向上的垂直融像性集合测试,并要求患者尽量保持目标单一,当目标分离成两个时告诉检查者。该测试评估随着眼前 BD 棱镜的逐渐增加,患者维持双眼黄斑中心凹对称注视的能力。记录出现复视时的数据为破裂点,然后逐渐减少棱镜,直到恢复点出现。右眼向下的垂直融像性集合测试则是在右眼前加 BU 棱镜。

垂直注视视差测试

与水平注视视差测试相反,被动融像(垂直注视视差)测试并不是必需的。相反,在患者眼前增加棱镜至相联性隐斜降至为零,被认为是最准确和最容易接受的用棱镜矫正垂直隐斜的方法[24]。

眼球运动数据

该类别包括可用于确定患者眼球运动功能状态的视光数据。不同于先前那些直接或间接评估视觉功能的测试,这一类别仅包括注视、扫视和追随功能的直接测试。

注视能力

该测试很简单,要求患者双眼保持固视至少 10 秒。临床医生在这 10 秒内主观评估患者注视能力的稳定性。

扫视能力

评估扫视能力最常用的方法是使用第 1 章(表 1.11)

中描述的 NSUCO(Northeastern State University College of Optometry)眼动测试。当从该测试或之前的测试结果中怀疑存在异常时,最好进行 DEM 测试。该测试提供量化的扫视能力分析,以及不同年龄和级别的正常值。最近发布了 DEM 测试的成人版本 A-DEM,适用于 18 岁及以上的患者。

追随能力

最常用的评估追随能力的方法是使用第一章(表1.13)所述的 NSUCO 眼动测试。

眼位和调节性集合的协调测试

评估隐斜性质和大小的测试

诸如遮盖测试及各种隐斜测试方法之类的测试是很重要的,因为它们提示病例分析最初的切入点——即分析方法。通过这些测试对远近眼位进行测量,包括马氏杆、改进的 Thorington 测试、von Graefe 法,以及远、近距离的遮盖测试。

从该类测试中可以获得两个重要信息,即远、近距离隐斜的性质,以及隐斜量的大小。本文中使用的分类系统很大程度上取决于远、近距离隐斜的数据。本书中探讨的最常见的双眼视觉异常,都是由远近眼位的关系部分定义的。远距离隐斜是张力性集合的反映,是在患者打破融合、调节放松、屈光全矫状态下注视远处物体时的测量结果。张力性集合是由眼外肌张力维持的解剖学静息眼位导致的不定量散开而引发的集合反应。近距离隐斜是基于 AC/A 比值的。

另一个必须考虑的重点是隐斜与融像性集合的关系。双眼偏离黄斑中心凹注视的倾向(隐斜)受融像性集合的控制。外隐斜需要用 PFV 代偿,内隐斜需要用 NFV 代偿。对于右上隐斜,则需要左眼向下的垂直融像储备代偿。

对于隐斜的患者,不仅要考虑直接测量数据,还要考虑间接的检查数据。直接和间接测量方法构成上述两组数据。因此,对于表现为外隐斜和视疲劳症状的患者,预计 PFV 组的所有或大部分数据低于正常值。

若遮盖测试结果显示较大的外隐斜,应直接关注 PFV 组数据;显示较大内隐斜则提示要仔细检查 NFV 组数据。若在远处或近处均无明显隐斜,视光师应直接关注调节组的数据。

注视视差

注视视差分析的主要优点是测试在双眼同时视下进行,因此,更接近于自然用眼条件。隐斜和集合测试是在双眼分视下进行,可能无法真实反映双眼同时视时的情况。研究表明,利用注视视差分析双眼视觉有助于确定有症状患者[7]。

针对患者的主诉,在其他测试结果无法提供帮助时,注视视差分析可以帮助解释患者的问题(第 15 章),因而意义重大。

AC/A 比值

远近距离眼位的关系是病例分析的重要内容。由于

AC/A 比值是远近眼位关系的关键决定因素,因此它是病例分析的重要部分。AC/A 比值也是决定隐斜患者治疗流程的主要因素,这一部分将在后面章节中详细讨论。

视觉异常的分类及并发症状的鉴别

作为视光师,我们在临床工作中面对的是有限数量的调节、眼球运动和非显斜性双眼视觉异常数据,有许多分类系统可以帮助我们对这些异常进行分类。最常见的可能是 Duane 分类[21]:

- 集合不足
- 集合过度
- 散开不足
- 散开过度

这一分类最初由 Duane 开始用于斜视,后来被 Tait 扩展到非显斜性双眼视觉异常[25]。

这是一种描述性分类,并不一定意味着病因。根据在远、近距离测量的隐斜类型来描述双眼视觉问题。同时,Duane 分类具有一定的局限性。如上述列表所示,只有 4 种可能的分类。然而,在临床上,我们发现存在许多其他可能的组合并不符合 Duane 分类。例如 Wick[18] 所述的,远近距离外隐斜或内隐斜的量基本相等,Duane 并未对这一情况进行分类。另外,Duane 分类中还未包括融像性集合功能异常[26]。在这一分类中,远近距均无明显隐斜,但水平方向的正负融像范围均减小。

考虑到上述这些以及其他限制,Wick[18] 描述了一种双眼视觉异常的替代分类系统,它是 Duane 分类的扩展,基于远距离隐斜(张力性集合)和 AC/A 值进行分类。这一分类考虑了所有可能出现的情况,本文中也使用此系统进行双眼视觉异常分析。在这一系统中提出了九种可能的诊断,而非 Duane 提出的 4 种。

根据 AC/A 比值,九种可能的诊断可分为 3 类主要的双眼视觉问题,分别为低 AC/A、正常 AC/A 和高 AC/A。3 个类别中的任意一个,都有 3 种可能的组合:远距离外隐斜、眼位正位或内隐斜(表 2.4)。集合过度和不足以及散开过度和不足也都包含于分类中,但主要区别在于该分类有两种类型的集合过度和集合不足。此外,融像性集合功能异常、基本型内隐斜和基本型外隐斜的诊断都包括在其中。由于每一类别的治疗方法均不相同,因此在进行双眼视觉和调节异常分类时越明确越好。

表 2.4 中描述的 9 种双眼视觉异常均为水平方向的隐斜问题。垂直方向的隐斜也会发生,可分为右上隐斜和左上隐斜。

本文所使用的调节分类系统源于 Donders[27],由 Duke-Elder 和 Abrams[28] 扩展,在视光师中应用广泛[29-31]。调节分类主要包括调节不足、调节不能持久、调节过度和调节灵敏度不良(表 2.4)。

对于眼球运动异常只有一个诊断分类,即眼球运动功能异常。该诊断是指在注视、扫视和追随方面存在问题。

通过了解该分类系统和可能出现的不同症状,视光师对验光数据进行分析时就会更加全面。

表2.4　双眼视觉、调节、眼球运动异常的分类
双眼视觉异常
低 AC/A
1. 远距离正位-集合不足
2. 远距离外隐斜-集合不足
3. 远距离内隐斜-散开不足
正常的 AC/A
1. 远距离正位-融像性集合功能异常
2. 远距离外隐斜-基本型外隐斜
3. 远距离内隐斜-基本型内隐斜
高 AC/A
1. 远距离正位-集合过度
2. 远距离内隐斜-集合过度
3. 远距离外隐斜-散开过度
垂直方向异常
1. 右或左上隐斜
调节异常
1. 调节不足
2. 调节不能持久
3. 调节过度
4. 调节灵敏度不良
眼球运动异常
1. 眼球运动功能障碍

AC/A,调节性集合与调节的比值。

以下各小节将简要描述 15 种双眼视觉、眼球运动及调节异常的特点。此外,第 9 章至第 13 章详细讨论了这些异常的特征、鉴别诊断以及每种情况的视光治疗方案。

双眼视觉异常分类

第一类:低 AC/A 型双眼视觉异常

远距离正位:集合不足

此类患者远距离眼位正位(正常的张力性集合),AC/A 低,近距离中至高度外隐斜。

特点

症状

以下症状均与阅读或其他近距离工作相关:
- 视疲劳和头痛
- 间歇性模糊
- 间歇性复视
- 一天结束后症状逐渐加重
- 烧灼感和流泪
- 无法维持并集中精力
- 文字在页面上移动
- 阅读时犯困
- 随着时间的推移,阅读理解能力下降
- 阅读速度慢

体征
- 看近中高度外隐斜或间歇性外斜视
- 近距离 PFV 减少
- 近距离聚散灵敏度的 BO 方向降低
- 近距离间歇性抑制
- 集合近点远移
- AC/A 比值降低
- 调节灵敏度测试+2.00D 镜片通过困难
- 动态检影和 FCC 值较低
- NRA 降低
- 外注视视差

远距离外隐斜:集合不足

此类患者远距离外隐斜(张力性集合低),AC/A 低,近距离隐斜量远大于远距离,与上述远距离正位的类型不同。

特征

症状

以下症状均与阅读或其他近距离工作相关:
- 视疲劳和头痛
- 间歇性模糊
- 间歇复视
- 一天结束后症状逐渐加重
- 烧灼感和流泪
- 无法维持并集中精力
- 文字在纸上移动
- 阅读时犯困
- 随着时间的推移,阅读理解能力下降
- 阅读速度慢
- 如果远距离外隐斜很大,以上的许多症状在看远时也可能出现

体征
- 视近外隐斜远大于视远
- 远、近距离的 PFV 均降低
- 近距离聚散灵敏度的 BO 方向降低,远距离也可能出现 BO 方向降低
- 近距离间歇性抑制
- 如果抑制严重,立体视将会变差
- 集合近点远移
- AC/A 较低
- 调节灵敏度测试+2.00D 镜片通过困难
- 动态检影和 FCC 值较低
- NRA 降低
- 远近距离均表现为外注视视差

远距离内隐斜:散开不足

此类患者远距离内隐斜,AC/A 较低,且远距离斜位量远大于近距离。

特征

症状

- 视远时出现视疲劳
- 视远时出现间歇性模糊
- 视远时出现间歇性复视
- 一天结束后症状会加重
- 与急性症状相反,这些症状通常是长期存在的

体征

- 远距离内隐斜远大于近距离
- 远距离 NFV 降低
- 远距离聚散灵敏度的 BI 降低
- 远距离内注视视差

第二类:正常 AC/A 型双眼视觉异常

远距离正位:融像性集合功能异常

融像性集合功能异常的患者常表现为,远近距离眼位皆正位或较小的内隐斜或外隐斜。此类患者的重要特征并非眼位异常,而是融像性集合范围在 BI 和 BO 方向均降低。当患者出现症状时,即使隐斜量较小,也需要考虑一些其他情况,包括物像不等、旋转性隐斜、隐性远视、上隐斜。

特征

症状

以下症状均与阅读或其他近距离工作相关:

- 视疲劳和头痛
- 间歇性模糊
- 一天结束后症状会加重
- 烧灼感和流泪
- 无法维持并集中精力
- 阅读时犯困
- 随着时间的推移,阅读理解能力下降
- 阅读速度慢

体征

- 远、近距离正位或较小的内隐斜或外隐斜
- 远、近距离 PFV 和 NFV 均降低
- 近距离聚散灵敏度的 BI 和 BO 均降低,远距离也可出现同样的表现
- PRA 和 NRA 降低
- 双眼调节灵敏度测试正、负镜片均通过困难
- 单眼调节灵敏度正常

远距离外隐斜:基本型外隐斜

此类患者表现为远距离外隐斜(张力性集合较低),

AC/A 值正常,近距离眼位与远距离基本相同。

特征

症状

- 远、近距离均可出现视疲劳
- 远、近距离均可出现间歇性模糊
- 远、近距离均可出现间歇性复视
- 一天结束后症状会加重

体征

- 远近距离外隐斜基本相等
- 远、近距离 PFV 均降低
- 远、近距离双眼聚散灵敏度的 BO 降低
- NRA 降低
- 双眼调节灵敏度测试正镜片通过困难
- 动态检影和 FCC 值较低
- 远、近距离均表现为外注视视差
- Ⅲ型注视视差曲线

远距离内隐斜:基本型内隐斜

此类患者表现为远距离内隐斜(张力性集合较高),AC/A 值正常,近距离眼位与远距离基本相同。

特征

症状

- 远、近距离均可出现视疲劳
- 远、近距离均可出现间歇性模糊
- 远、近距离均可出现间歇性复视
- 一天结束后症状逐渐加重

体征

- 远近距离内隐斜基本相等
- 远、近距离 NFV 均降低
- 远、近距离双眼聚散灵敏度的 BI 降低
- PRA 降低
- 双眼调节灵敏度测试负镜片通过困难
- 动态检影和 FCC 值较高
- 远、近距离均表现为内注视视差
- Ⅱ型注视视差曲线

第三类:高 AC/A 型双眼视觉异常

远距离正位:集合过度

此类患者表现为远距离正位(张力性集合正常),AC/A 高,近距离内隐斜明显。

特征

症状

以下症状均与阅读或其他近距离工作相关:

- 视疲劳和头痛
- 间歇性模糊

- 一天结束后症状逐渐加重
- 烧灼感和流泪
- 无法维持并集中精力
- 字在纸上移动
- 阅读时犯困
- 随着时间推移,阅读理解能力下降
- 阅读速度慢

体征

- 近距离内隐斜明显
- 近距离 NFV 下降
- 近距离聚散灵敏度 BI 降低
- PRA 降低
- 双眼调节灵敏度负镜片不能通过
- 动态检影和 FCC 值较高
- 近距离内注视视差

远距离内隐斜:集合过度

此类患者表现为远距离低至中度的内隐斜(张力性集合较高),AC/A 较高,近距离内隐斜明显大于远距离。

特征

症状

以下所有内容均与阅读或其他近距离工作相关:

- 视疲劳和头痛
- 间歇性模糊
- 间歇性复视
- 一天结束后症状逐渐加重
- 灼痛感和流泪
- 无法维持并集中精力
- 文字在纸上移动
- 阅读时犯困
- 随着时间的推移,阅读理解能力下降
- 阅读速度慢
- 如果远距离内隐斜足够大,看远时同样会出现间歇性复视,模糊和视疲劳的症状

体征

- 远近距离均表现为较大的内隐斜
- 远近距离的 NFV 下降
- 远近距离聚散灵敏度 BI 降低
- PRA 降低
- 双眼调节灵敏度负镜片通过困难
- 动态检影和 FCC 值较高
- 远近距离内注视视差

远距离外隐斜:散开过度

此类患者表现为远距离低至中度外隐斜(张力性集合较低),AC/A 值较高,且近距离外隐斜量明显小于远距离。

特征

症状

- 家长主诉患者眼睛外转
- 偶尔近视疲劳
- 孩子在强光下会闭住一只眼

体征

- 远距离比近距离表现为更大的外隐斜或间歇性外斜视
- 计算性 AC/A 较高
- 远距离抑制
- 集合近点正常
- NFV 不足,PFV 足够
- 一级和二级融像困难
- 一般近距离立体视正常

第四类:垂直眼位异常

垂直隐斜可以描述为高低眼位。如果垂直偏差表现为隐斜,右上隐斜和左下隐斜是一样的。根据规定,一般描述为右上隐斜或者左上隐斜。

特征

症状

- 视力模糊
- 头痛
- 视疲劳
- 复视
- 晕车
- 在持续近距离阅读中无法集中注意力
- 困倦感
- 阅读时丢行、串行

体征

- 异常头位
- 上隐斜
- 水平融像范围下降(PFV 和 NFV 均降低)
- 远近距离聚散灵敏度的 BI 和 BO 均下降
- 垂直融像(VFV)可能下降或者异常增大,取决于垂直方向眼位的存在时间

调节异常的分类

调节不足

特征

症状

- 症状类似于老视眼
- 近视力模糊

- 近距离工作出现不适感和牵拉感
- 近距离工作出现视疲劳
- 阅读时难以集中注意力

体征

- 调节幅度低
- PRA 降低
- 单眼/双眼调节灵敏度测试负镜片通过困难
- 近距离内隐斜
- 动态检影和 FCC 值较高

调节不能持久

特征

症状

- 症状类似于调节不足
- 近视力模糊
- 近距离工作出现不适感和牵拉感
- 近距离工作出现视疲劳
- 阅读时无法集中注意力

体征

- 调节幅度若测量一次则结果正常,重复测 5~10 次结果下降
- PRA 降低
- 单眼/双眼调节灵敏度负镜片通过困难;多次测量结果会下降
- 近距离内隐斜
- 动态检影和 FCC 值较高

调节过度

特征

症状

- 近距离工作出现视疲劳和头痛
- 远视力出现间歇性模糊

体征

- 视力不稳定
- 静态和主观视力不稳定
- 低度逆规散光
- 动态检影和 FCC 值较低
- NRA 较低
- 近距离内隐斜,远距离可能内隐斜

- 单眼/双眼调节灵敏度正镜片通过困难

调节灵敏度不良(调节迟钝)

特征

症状

- 从远到近或从近到远时聚焦困难
- 与近距离工作相关的视疲劳
- 阅读时难以集中注意力
- 与近距离工作相关的间歇性模糊

体征

- 单眼/双眼调节灵敏度正/负镜片均通过困难
- PRA 和 NRA 较低

眼球运动异常分级

　　一些临床医生将眼球运动问题分为扫视和追随功能异常。根据以往的经验,很难发现它们单一存在。一般来说,眼动问题包括注视、扫视和追随 3 个方面。本文中的眼球运动异常是指所有关于这 3 个方面异常的情况。

特征

症状

　　这些症状通常与阅读用眼相关:
- 过多的头部运动
- 频繁丢字
- 漏字
- 串行
- 阅读速度慢
- 理解能力差
- 注意力不持久
- 黑板抄写困难
- 数字排序困难
- 很难使用计算机扫描表进行标准化的心理或教育测试
- 运动能力差

体征

- Visagraph 测试结果低于正常
- DEM 测试得分低于 15 分
- NSUCO 眼球运动测验得分低于 15 分
　　表 2.5 提供了上述调节及双眼视觉异常的诊断结果摘要。

表 2.5 常见的调节性和非斜视双眼视觉障碍：诊断结果摘要

异常	遮盖试验	AC/A	NPC	集合幅度	聚散灵敏度	立体视	调节幅度	双眼调节灵敏度	单眼调节灵敏度	NRA 和 PRA	动态检影
调节不足	不可预知模式	正常	正常	近距离 BO 模糊点降低	正常	正常	低	F(−)	F(−)	低 PRA	高
调节不能持久	不可预知模式	正常	正常	近距离 BO 模糊点降低	正常	正常	正常	F(−)	F(−)	低 PRA	高
调节过度	不可预知模式	正常	正常	近距离 BI 模糊点降低	正常	正常	正常	F(+)	F(+)	低 NRA	低
调节灵敏度不良	不可预知模式	正常	正常	近距离 BO 和 BI 模糊点降低	正常	正常	正常	F(+/−)	F(+/−)	低 PRA 和 NRA	正常
集合不足	视近外隐斜大于视远	低	远移	BO 降低	BO 降低	正常	正常	F(+)	正常	低 NRA	低
集合过度	视近内隐斜大于视远	高	正常	BI 降低	BI 降低	正常	正常	F(−)	正常	低 PRA	高
融像性集合功能异常	低外隐斜或低内隐斜	正常	正常	BO 和 BI 降低	BO 和 BI 降低	正常	正常	F(+/−)	正常	低 PRA 和 NRA	正常
散开不足	视远内隐斜大于视近	低	正常	远距离 BI 降低	远距离 BI 降低	正常	正常	正常	正常	正常	正常
散开过度	视远外隐斜大于视近	高	正常	远距离 BO 降低，近距离 BI 降低	远距离 BO 降低，近距离 BI 降低	正常	正常	正常	正常	正常	正常
基本型外隐斜	远近外隐斜相同	正常	正常	远近距离 BO 降低	远近距离 BO 降低	正常	正常	F(+)	正常	低 NRA	低
基本型内隐斜	远近内隐斜相同	正常	正常	远近距离 BI 降低	远近距离 BI 降低	正常	正常	F(−)	正常	低 PRA	高

NPC，集合近点；NRA，负相对调节；PRA，正相对调节；BO，正融像范围；BI，负融像范围。

病例分析：系统的使用

图 2.2 中所示的分支诊断决策树状图说明了病例分析方法的使用情况。以下将讨论该流程图的每一部分。

初始测试：病史和排除非功能性病因的测试

调节、眼球运动和双眼视觉异常通常与一系列症状和体征相联系。典型症状和体征如下：

- 频繁眨眼
- 与阅读或近距离工作相关的视疲劳
- 烧灼感和流泪
- 与近距离工作密切相关的头痛
- 无法维持近距离工作
- 注意力不集中
- 间歇性复视
- 向左或向右看时症状更严重
- 向上下看时症状更明显
- 文字在纸上移动
- 对光敏感
- 视远或视近模糊
- 从近向远看或从远向近看时模糊
- 工作距离较近
- 闭上或遮上一只眼睛

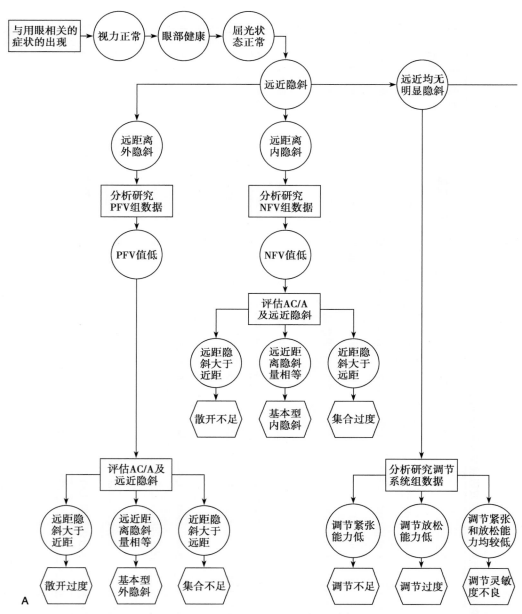

■ **图 2.2   A 和 B：**流程图阐明了病例分析中起决定作用的过程。AC/A，调节性集合与调节的比值；AFB，双眼调节灵敏度；BI，负融像范围；BO，正融像范围；NFV，负融像性集合；NRA，负相对调节；PFV，正融像性集合；PRA，正相对调节

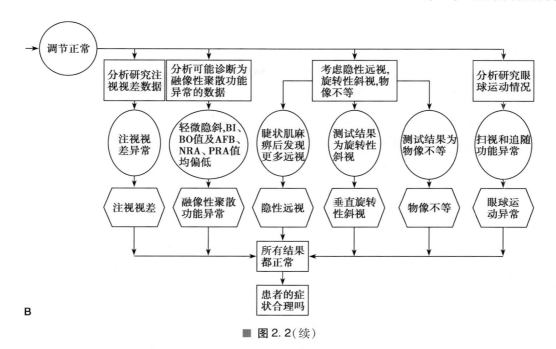

B

■ 图 2.2（续）

- 漏字
- 串行
- 阅读速度慢
- 理解力差
- 头部倾斜或脸部转向

　　症状和用眼之间是否存在某种模式或关系是关键因素。临床医生应试着确定在患者疲倦或长时间用眼状态下,是否会在一天结束时症状加重。若这种模式不能成立,应考虑其他病因,包括非功能性病因及装病。

　　调节、眼球运动和双眼视觉异常也有许多非功能性病因。这一类的病因许多可以通过适当的病史进行调查和排除。

　　即使最有可能的假设是调节或双眼视觉异常,其他条件也应该通过详细的病例和最小数据库来考虑。第 9~13 章详细讨论了这些非功能性障碍。框 2.1 列出了推荐的病史问题。为排除非功能性调节、眼球运动和双眼视觉异常的病因而设计的最小数据库如下所示:

- 眼表检查
- 瞳孔检查
- 对光反射试验
- 色觉
- 检眼镜检查
- 双眼同向眼球运动
- 远、近距离遮盖试验
- 主要注视位置的遮盖试验
- 面对面视野检查

　　该流程图反映了这些情况,并建议明确诊断的过程应该等到加重症状的病因消除之后再进行。视力检查(VA)、瞳孔检查、共同性测试、内外部眼健康检查及屈光检查都是鉴别诊断的关键方面。许多优秀的文献也对诊断过程进行了更详细地讨论[32-34]。

框 2.1　为排除非功能性病因所设计的样本病史问题

您的症状从什么时候开始的?

您最近有生病吗?

您吃过什么药吗?

饮食方面有什么变化吗?

您的睡眠习惯有什么变化吗?

您最近体重有明显增加或减轻了吗?

您咀嚼或吞咽有问题吗?

您的症状一般是在早上还是晚上更糟?

您头晕吗?

您头痛吗?

头痛什么时候发生?

头痛有多严重?

头痛会使您在夜间醒来吗?

最近有外伤吗?

您在平衡方面有困难吗?

您有过晕厥发作吗?

您有过肌肉无力吗?

您有过麻木或刺痛的感觉吗?

远、近距离表现出明显隐斜

　　一旦临床医师确定病史提示有调节、眼球运动或双眼视觉异常,并排除非功能性病因或屈光不正,即可将注意力全部集中于病例分析以及对调节或双眼视觉异常的识别。

　　图 2.3 说明了这一过程的下一步。病例分析的主要切入点是远近隐斜与 AC/A。第一步是确定远近隐斜。在此基础上,可以建立数据分析的起点。

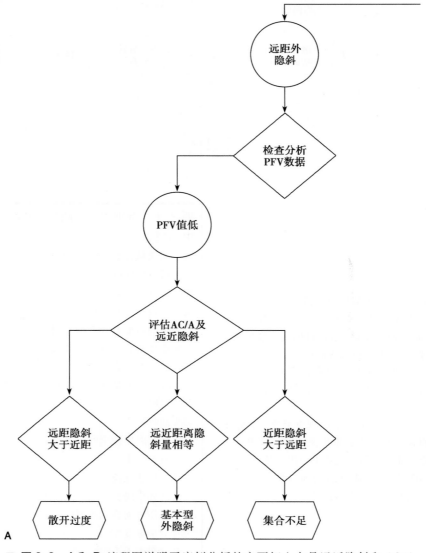

■ 图2.3　A和B:流程图说明了病例分析的主要切入点是远近隐斜和 AC/A。
NFV,负融像性集合;PFV,正融像性集合

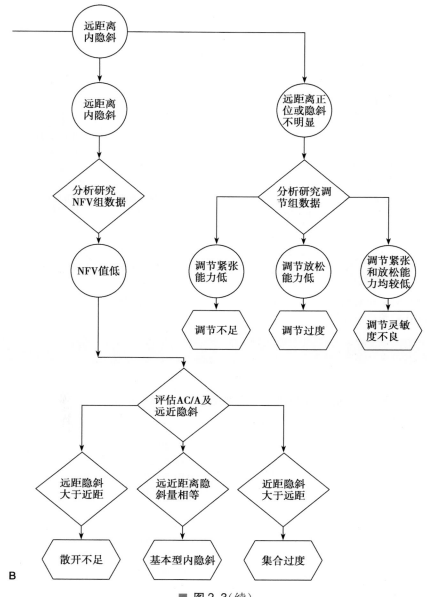

B

■ 图 2.3(续)

　　分析过程的下一步是确定隐斜的程度,并将其与标准值进行比较。该结果可以指导视光师调查和分析测试组,以查找支持特定诊断的数据趋势。需要注意的是,隐斜或任何单一数据异常的发现并没有意义。相反,如果患者为内隐斜,视光师则应关注 NFV 组数据。这一临床假设为,患者的症状可能继发于内隐斜合并低 NFV 问题。3 种主要的可能性是集合过度,散开不足,或基本型内隐斜。要确定为 3 种中的哪一种,必须分析 AC/A 比值,以及远近隐斜间的关系。在此基础上,研究了 NFV 在特定距离上的直接和间接测量方法。

　　例如,如果患者表现为近距离 12$^\Delta$ 内隐斜,远距离 2$^\Delta$ 内隐斜,视光师最可能考虑集合过度,并通过查看近距离 NFV 组数据以确认该假设是否成立(图 2.4)。

　　若 NFV 组的研究结果低于正常值,这将证实这一假设,并诊断为集合过度。然而,了解其他可能性的存在也很重要。在流程图中可以看出,近距离内隐斜并不一定表明

患者存在内隐斜伴低 NFV 型问题。在许多情况下,内隐斜是由于调节问题而发生的(图 2.5)。

　　因此,如果患者存在内隐斜,首先研究 NFV 组数据。若 NFV 数据在正常值内,则应注意调节组数据。病例 2.1～病例 2.3 说明了这一问题。

　　病例 2.1～病例 2.3 说明了寻找数据趋势和评估数据组的重要性,而不是根据一两个数据就得出诊断结果。在这 3 个病例中,患者都表现出与阅读相关的近距离用眼的症状史,且均排除了非功能性的病因。首先,在所有病例中,由于近距离内隐斜量远大于远距离,最可能出现的临床假设为集合过度。然而,在病例 2.1 和病例 2.2 中,实际的诊断则为调节功能异常,病例 2.3 为集合过度。此外,这些病例也表明,内隐斜常与调节异常相关。在调节不足的状态下,内隐斜可能是在阅读过程中为保持清晰视觉而对调节的过度神经支配的结果。在调节过度的状态下,可以用过度调节引起额外的调节性集合来解释相关内隐斜的病因。

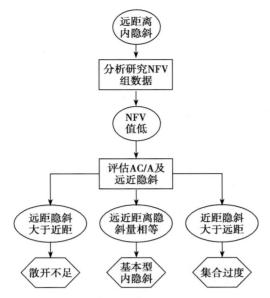

■ **图 2.4**   流程图:NFV 组数据。AC/A,调节性集合与调节的比值;NFV,负融像性集合

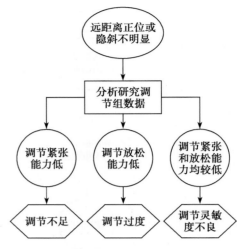

■ **图 2.5**   流程图:调节组数据

病例 2.1

病史

　　男孩,12 岁,曾在阅读 5~10 分钟后出现视力模糊,并完成过一份视疲劳相关报告。初始病史和非功能性病因检查结果均为阴性。

检查结果

视力(远,未矫正):	OD 20/20
	OS 20/20
视力(近,未矫正):	OD 20/20
	OS 20/20
集合近点	
调节目标:	2.5~5cm
笔灯:	2.5~5cm
遮盖试验(远):	正位
遮盖试验(近):	4^{Δ}eso
主观验光:	OD:平光
	OS:平光
远水平隐斜:	正位
负融像范围(BI)(远):	X/7/4
正融像范围(BO)(远):	9/18/12
近水平隐斜:	4^{Δ}BO
−1.00 梯度:	8^{Δ}BO
BI(近):	10/19/11
BO(近):	12/22/10
聚散灵敏度(近):	12cpm
NRA:	+1.50D
PRA:	−2.50D
调节幅度(移近):	OD:13D
	OS:13D
单眼调节灵敏度:	OD:0cpm;正镜片通过困难
	OS:0cpm;正镜片通过困难
双眼调节灵敏度:	0cpm;正镜片通过困难
动态检影:	OU 平光

　　瞳孔正常,内外眼均无器质性病变,共同性斜视,色觉无异常。

病例 2.1(续)

病例分析

　　上述病例中,由双眼视觉检查结果得出,患者远距离正位,近距离 4^Δ 内隐斜。图 2.4 中的流程图表明:在视近内隐斜的情况下,若原发性问题在 NFV 分组中则为集合过度。然而,在该病例中近距离负融像范围为 10/19/11,聚散灵敏度为 12cpm,PRA 为 -2.50D,NRA 为 +1.50D,且双眼调节灵敏度显示负镜片易通过,但 +2.00D 正镜片无法通过。单眼调节灵敏度也显示负镜片可通过,但 +2.00D 正镜片难以通过。

　　NFV 组数据清楚地表明,NFV 值完全在正常值之内。因此,集合过度的假说并不成立,而最有可能是某种调节异常。将这一步反映在流程图中,该流程图将数据采集引向调节组数据(图 2.5)。此时发现所有检测患者放松调节能力的结果(动态检影、单眼/双眼调节灵敏度的正镜片测试、NRA)都很低。因此,可以诊断为调节过度。

病例 2.2

病史

　　大学生,20 岁,主诉在阅读 15 分钟后出现视力模糊和眼部不适。

检查结果

视力(远,未矫正):	OD 20/20
	OS 20/20
视力(近,未矫正):	OD 20/20
	OS 20/20
集合近点	
调节目标:	5~7.5cm
笔灯:	5~7.5cm
遮盖试验(远):	正位
遮盖试验(近):	4^Δ eso
主观验光:	OD:平光
	OS:平光
远水平隐斜:	正位
BI(远):	X/8/3
BO(远):	X/20/12
聚散灵敏度(近):	13cpm
近水平隐斜:	4^Δ eso
-1.00 梯度:	8^Δ eso
BI(近):	10/18/10
BO(近):	12/23/11
NRA:	+2.50D
PRA:	-1.00D
调节幅度(移近):	OD:5D
	OS:5D
单眼调节灵敏度:	OD:0cpm;负镜片通过困难
	OS:0cpm;负镜片通过困难
双眼调节灵敏度:	0cpm;负镜片通过困难
动态检影:	OU+1.25D

　　瞳孔正常,内外眼均无器质性病变,共同性斜视,色觉无异常。

病例分析

　　最初检查显示远距离正位,近距离 4^Δ 内隐斜,最可能假设为集合过度。NFV 数据组的直接测试分析显示 NFV 值正常。NRA 为 +2.50D,PRA 降至 -1.00D。另外,双眼调节灵敏度结果显示 +2.00D 可以通过,但 -2.00D 难以通过。单眼调节灵敏度结果同样显示 +2.00D 可以通过,但 -2.00D 难以通过。NFV 组数据无明显的趋势,反而部分检查结果(PRA、双眼调节灵敏度)显示低 NFV,而部分检查(用 BI 测试平滑性聚散及聚散灵敏度)显示 NFV 在预期范围内。在该病例中,NFV 的直接测量表明正常,而间接测量则表明异常。在 NFV 组无明显的趋势时,流程图指示视光师查看调节组数据。

　　根据流程图进行调节组数据测试将发现,在此病例中,所有评估患者刺激调节能力的数据(PRA,动态检影,单眼/双眼调节灵敏度 -2.00D)均很低,且存在明显趋势,因此可以诊断为调节不足。在本例中,PRA 和双眼调节灵敏度的降低,仅仅反映了患者无法刺激调节。

病例 2.3

病史

女生,18 岁,主诉无法舒适阅读超过 10 分钟。10 分钟后,眼睛出现烧灼感,视力模糊,如果继续阅读会出现重影。

检查结果

视力(远,未矫正):	OD 20/20
	OS 20/20
视力(近,未矫正):	OD 20/20
	OS 20/20
集合近点	
调节目标:	2.5~5cm
笔灯:	2.5~5cm
遮盖试验(远):	正位
遮盖试验(近):	6^Δ eso
主观验光:	OD:平光
	OS:平光
远水平隐斜:	正位
BI(远):	X/6/4
BO(远):	12/18/10
近水平隐斜:	6^Δ eso
−1.00 梯度:	13^Δ eso
BI(近):	4/6/−2
BO(近):	18/28/16
聚散灵敏度(近):	0cpm,BI 复视
NRA:	+2.50D
PRA:	−0.50D
调节幅度(移近):	OD:13D
	OS:13D
单眼调节灵敏度:	OD:12cpm
	OS:12cpm
双眼调节灵敏度:	0cpm −2.00 复视
动态检影:	OU+1.50D

瞳孔正常,内外眼均无器质性病变,共同性斜视,色觉无异常。

病例分析

病例 2.3 患者表现为远距离正位,近距离有 6^Δ 内隐斜;同样,最可能的初始假设为集合过度。在本例中,对 NFV 组数据的分析,在直接测量和间接测量两方面均显示低 NFV。因此,在本病例中,可以得出集合过度的诊断。

与正常值相比,若患者存在明显的外隐斜,该流程图引导视光师关注 PFV 组数据(图 2.6)。如果远距离外隐斜大于近距离,则初始假设为散开过度。如果近距离外隐斜量比较大,则假设为集合不足。如果远近距离隐斜量基本相等,则为基本型外隐斜。

无明显隐斜

在综合分析法中,远距离隐斜和 AC/A 是分析的切入点。然而,无明显隐斜也可指导数据分析(病例 2.4),如图 2.7 所示。该流程图提示了几种可能的病因:调节异常、眼球运动功能异常、融像性集合功能异常、注视视差、隐性远视、垂直旋转隐斜或物像不等。最可能的病因是调节异常。如果根据对调节组数据的分析,调节表现正常,则应继续对眼球动功能或融像性集合功能进行分析。如果该结果也显示正常,则可进行注视差异测试。最后,应考虑隐性远视、垂直旋转斜视和物像不等等情况。

在其他情况下,确定初始假设的关键是病史。这一特征在眼球运动功能异常中尤为明显。病例 2.5 中就说明了一个特征病史。

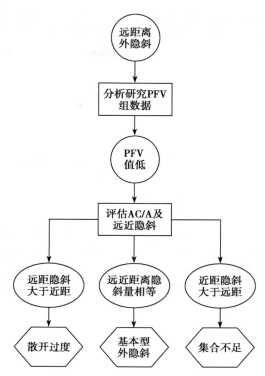

■ **图 2.6** 流程图:正融像性集合组数据。AC/A,调节性集合与调节的比值;PFV,正融像性集合

病例 2.4

病史

十年级学生,15 岁,出现了与短时间阅读相关的视疲劳症状。

检查结果

视力(远,未矫正):	OD 20/20
	OS 20/20
视力(近,未矫正):	OD 20/20
	OS 20/20
集合近点	
调节目标:	2.5~5cm
笔灯:	5~7.5cm
遮盖试验(远):	正位
遮盖试验(近):	2^Δeso
主观验光:	OD:平光
	OS:平光
远水平隐斜:	正位
BI(远):	X/5/2
BO(远):	6/10/6
近水平隐斜:	2^ΔBI
-1.00 梯度:	2^ΔBO
BI(近):	6/10/4
BO(近):	4/8/6
聚散灵敏度(近):	4cpm,BI 和 BO 均降低

病例 2.4（续）

NRA：   +1.50D

PRA：   −1.25D

调节幅度（移近）：   OD：13D

                                          OS：13D

单眼调节灵敏度：   OD：12cpm

                                          OS：12cpm

双眼调节灵敏度：   2cpm +/−2.00D 均通过困难

动态检影：   OU+0.25D

瞳孔正常，内外眼均无器质性病变，共同性斜视，色觉无异常。

病例分析

在该病例中，无明显隐斜的存在。此外，调节组数据的分析显示了刺激和放松调节能力的正常。在这种情况下，最有可能的假设是融像性集合功能异常，如图 2.7 所示。要确定是否存在这种情况，视光师必须分析患者的 PFV 和 NFV 组数据，以寻找 BI 和 BO 方向聚散度的减少。在融合性集合功能异常中，直接和间接 PFV 和 NFV 结果均低于期望值。如果这些数据正常，下一步就应进行注视视差测试和分析。然而，在本例中，数据支持诊断为融像性集合功能异常。

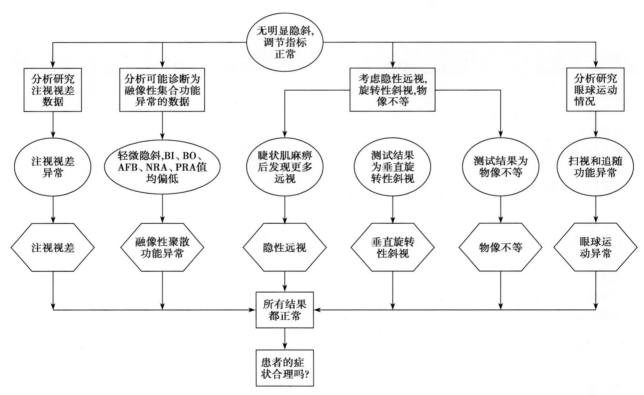

■ 图2.7   若患者无明显的斜视，那么流程图写出了几个可能的病因：调节异常，眼球运动障碍，融像性聚散功能异常，注视视差，隐性远视，垂直旋转斜视，或者物像不等。AFB，双眼调节灵敏度；BI，负融像范围；BO，正融像范围；NRA，负相对调节；PRA，正相对调节

病例 2.5

病史

　　阅读老师发现吉米阅读时经常出现丢字、串行、无法坚持,且理解力较差的问题,她很担心,并给他进行了视觉评估。她希望排查一下是否是由于视力问题可能导致了这些行为。尽管吉米之前通过了所有的学校检查,但他并没有进行过一次全面的视力检查。他没有报告过任何眼疲劳、模糊或复视的症状。但他在学业上遇到了困难,从一年级开始,主要是在阅读方面,而且这些问题今年更严重了。即使他的视觉词汇和语音技巧都高于平均水平,但他在理解测试上的得分一直很低。此外,他的阅读速度明显低于预期值。由于这些问题,他的父母开始和阅读老师一起工作,在和吉米相处了几周后,根据上面所描述的观察结果,他的老师建议对其进行视力评估。最近的一次医学评估显示他的健康状况良好,没有服用任何药物。

　　在本例中,对于吉米在阅读时表现为丢字、串行以及理解力差的问题,强烈提示他很可能存在垂直旋转性隐斜或眼球运动异常。这种情况下,最好的方法是分析垂直融像和眼球运动相关的数据。

　　如果所有的调查途径都得到了否定的结果,那么就需要重新评估患者的症状是否与用眼相关。视光师应再次询问患者,并考虑以下问题:

- 患者在装病吗?
- 患者对验光检查的反应准确可靠吗?
- 患者的症状是否为非功能性的?
- 如果换一个时间检查,结果会有所不同吗?

　　通过附加的病史问题,重复地测试,并另择时间重新检查,这些问题一般可以得到解决,进而进行诊断。

总结

　　综合分析法是一种分析系统,通过结合其他病例分析方法中的优点,同时避免其他方法中出现的问题。它需要3 个不同的步骤:

1. 将单个测试与正常值表格进行比较。
2. 将偏离正常值的数据进行分组。
3. 条件分类。

　　在后面的章节中,详细描述了表 2.4 中的每一分类,包括病因学、发病率、特征、鉴别诊断及治疗方法。

问题

　　1. 列出所有间接评估 PFV 和 NFV 的测试。

　　2. 列出所有直接或间接评估调节的测试。

　　3. 解释为什么 NRA 是评估 PFV 的间接方法。

　　4. 解释为什么双眼调节灵敏度(BAF)的负镜片测试是评估 NFV 的间接方法。

　　5. 解释动态检影如何成为评估 PFV 的间接方法。如果患者 PFV 异常,动态检影结果如何?

　　6. 如果患者发现症状,但视力、屈光系统和眼健康均正常,且无明显隐斜,你将进行哪些检查?

　　7. 若患者表现为:NPC 远移,远距离眼位正位,近距离眼位为 10^{Δ} 外隐斜。预测以下参数将如何变化:阶梯性聚散功能,聚散灵敏度,NRA,PRA,动态检影,单眼和双眼调节灵敏度。

　　8. 若患者表现为:NPC 正常,远距离眼位正位,近距离眼位为 10^{Δ} 内隐斜。预测以下参数将如何变化:阶梯性聚散功能,聚散灵敏度,NRA,PRA,动态检影,单眼和双眼调节灵敏度。

　　9. 若患者表现为:远距离眼位正位,近距离眼位为 6^{Δ} 内隐斜,且 AC/A 比值为 8∶1。以下哪一结果与本病例不符? NRA,+2. 50;PRA,-2. 50;BO,X/35/25;BI,X/8/2。

　　10. 若患者双眼调节灵敏度检查结果为 15cpm,但 PRA 结果仅为-1. 50D。该数据是否相符? 为什么?

（盛夏　李子萌　译）

参考文献

1. Goss DA. Ocular Accommodation, Convergence, and Fixation Disparity: A Manual of Clinical Analysis. 2nd ed. Boston, MA: Butterworth-Heinemann; 1995.
2. Hofstetter HW. Graphical analysis. In: Schor CM, Ciuffreda KJ, eds. Vergence Eye Movements: Basic and Clinical Aspects. Boston, MA: Butterworth; 1983:439-464.
3. Sheard C. Zones of ocular comfort. Am J Optom. 1930;7:9-25.
4. Sheard C. Zones of ocular comfort. Trans Am Acad Optom. 1928;3:113-129.
5. Percival A. The Prescribing of Spectacles. 3rd ed. Bristol, England: John Wright & Sons; 1928.
6. Dalziel CC. Effect of vision training on patients who fail Sheard's criterion. Am J Optom Physiol Opt. 1981;58:21-23.
7. Sheedy JE, Saladin JJ. Association of symptoms with measures of oculomotor deficiencies. Am J Optom Physiol Opt. 1978;55(10):670-676.
8. Sheedy JE, Saladin JJ. Phoria, vergence and fixation disparity in oculomotor problems. Am J Optom Physiol Opt. 1977;54:474-478.
9. Worrell BE, Hirsch MJ, Morgan MW. An evaluation of prism prescribed by Sheard's criterion. Am J Optom Arch Am Acad Optom. 1971;48:373-376.
10. Skeffington AM. Practical Applied Optics. Santa Ana, CA: Optometric Extension Program; 1991.
11. Skeffington AM, Lesser SK, Barstow R. Near Point Optometry. Santa Ana, CA: Optometric Extension Program Foundation; 1947-1950.
12. Birnbaum M. Symposium on nearpoint visual stress: introduction. Am J Optom Physiol Opt. 1985;62:361-364.
13. Manas L. Visual Analysis. 3rd ed. Chicago, IL: Professional Press; 1968.
14. Morgan M. The clinical aspects of accommodation and convergence. Am J Optom Arch Am Acad Optom. 1944;21:301-313.
15. Morgan MW. Analysis of clinical data. Am J Optom Arch Am Acad Optom. 1944;21:477-491.
16. Sheedy JE, Saladin JJ. Fixation disparity analysis of oculomotor imbalance. Am J Optom Physiol Opt. 1980;57:632-639.
17. Sheedy JE, Saladin JJ. Validity of diagnostic criteria and case

analysis in binocular vision disorders. In: Schor C, Ciuffreda KJ, eds. *Vergence Eye Movements: Basic and Clinical Aspects.* Boston, MA: Butterworth-Heinemann; 1983:517-540.

18. Wick B. Horizontal deviations. In: Amos J, ed. *Diagnosis and Management in Vision Care.* Boston, MA: Butterworths; 1987:473.

19. London R. Fixation disparity and heterophoria. In: Barresi B, ed. *Ocular Assessment.* Boston, MA: Butterworth-Heineman; 1984.

20. Wajuihian SO. Normative values for clinical measures used to classify accommodative and vergence anomalies in a sample of high school children in South Africa. *J Optom.* 2018. doi:10.1016/j.optom.2018.03.005.

21. Duane A. A new classification of the motor anomalies of the eye based upon physiological principles. *Ann Ophthalmol Otolaryngol.* 1897:247-260.

22. Wesson MD. Normalization of prism bar vergences. *Am J Optom Physiol Opt.* 1982;59:628-633.

23. Scheiman M, Herzberg H, Frantz K, Margolies M. A normative study of step vergence in elementary schoolchildren. *J Am Optom Assoc.* 1989;60:276-280.

24. Rutstein R, Eskridge JB. Studies in vertical fixation disparity. *Am J Optom Physiol Opt.* 1986;63:639-644.

25. Tait E. Accommodative convergence. *Am J Ophthalmol.* 1951;34:1093-1107.

26. Grisham JD. The dynamics of fusional vergence eye movements in binocular dysfunction. *Am J Optom Physiol Opt.* 1980;57:645-655.

27. Donders FC. On the anomalies of accommodation and refraction of the eye. English Translation by Moore WD, ed. London, England: New Sydenham Society; 1864.

28. Duke-Elder S, Abrams D. *Anomalies of Accommodation. Systems of Ophthalmology, Vol 5: Ophthalmic Optics and Refraction.* St. Louis, MO: Mosby; 1970:451-486.

29. Cooper J. Accommodative dysfunction. In: Amos JF, ed. *Diagnosis and Management in Vision Care.* Boston, MA: Butterworth-Heineman; 1987:431-454.

30. Zellers JA, Alpert TL, Rouse MW. A review of the literature and a normative study of accommodative facility. *J Am Optom Assoc.* 1984;55:31-37.

31. London R. Accommodation. In: Barresi BJ, ed. *Ocular Assessment: The Manual of Diagnosis for Office Practice.* Boston, MA: Butterworth-Heineman; 1984:123-130.

32. London R. Vergence. In: Barresi BJ, ed. *Ocular Assessment.* Boston, MA: Butterworths; 1984:136-137.

33. Burde RM, Savino PJ, Trobe JD. *Clinical Decisions in Neuro-Ophthalmology.* 2nd ed. St. Louis, MO: Mosby-Year Book; 1992.

34. Stelmack TR. Headache. In: Amos J, ed. *Diagnosis and Management in Vision Care.* Boston, MA: Butterworth-Heineman; 1987:9-42.

第 3 章

常规治疗方式、指导原则及预后

本 章概述了调节、眼球运动和非显斜性双眼视觉异常的常规处理方法。第 9 章至第 13 章对不同类型的调节异常、眼球运动异常和双眼视觉异常进行了详细的描述。

我们所提出的治疗模型是基于第 1 章和第 2 章提出的有关诊断、分析和分类的相关信息而制定的。在将本章内容作为治疗特定双眼视觉功能异常的一般原则时，首先需要在临床评估中确定远距离眼位为外隐斜、正位还是内隐斜（偏低、正常或偏高的远距离张力性集合），以及确定其是否与调节性集合与调节的比值（accommodative conver-gence to accommodation，AC/A）的低、正常或高相关。此外，成组的数据是否提示出某些特定方向的异常也是很重要的。对于调节异常来说，重要的是要确定是调节紧张困难还是调节放松困难，或者两者兼而有之。只要明确了这些问题，你就能够使用本章提出的常规治疗模型。

我们提出模型的主要目标，就是为了强调在我们遇到每个调节异常、眼球运动异常和双眼视觉异常患者时考虑所有治疗方案的重要性。对于存在此类问题的患者来说，治疗方案的选择是有限的。当治疗这些患者时，最好养成能考虑到每一种方案，然后再根据患者情况个性化选择或摒弃某种治疗方案的习惯。这种方法确保了没有任何的治疗方案被忽视，同时可以更频繁更迅速地获得成功。例如，下面讨论的几种治疗方案（例如遮盖，弱视和异常视网膜对应的视觉训练，以及手术）在处理调节性和非显斜性双眼视觉问题时我们很少会去选择。然而，在屈光参差导致的隐斜病例中，常常需要进行遮盖和弱视治疗。在极少数情况下，当需要处理异常大的隐斜时，很有必要考虑手术治疗。因此，针对所有的病例我们都要慎重考虑所有相关的治疗方案。

我们强调，为了能更有效更成功地处理特定类型的调节异常、眼球运动异常和双眼视觉异常的病例，还应考虑不同的治疗流程。基于每种异常的特性，我们还应考虑方案的治疗顺序。第 9 章至第 13 章详细介绍了第 2 章中描述的每个分类的具体方案的治疗顺序。

"治疗成功" 的判定

对于调节性和非显斜性障碍来讲，患者最主要的关注点是能克服症状或某些视觉缺陷，例如阅读时不能保持清晰视觉。视光师的目标是通过一些可测量的方式改善某些视功能。因此，视光师定义这些病例中视功能改善的标准包括症状的减轻和可测得的视功能体征的改善。治疗后，

患者应感觉到他或她自己的原有症状已消除或有明显改善。此外，调节和双眼功能检查结果的参数也应该与第一章我们讨论的预期结果一致。研究人员开发了用于研究目的的症状和生活质量问卷，现在可用于临床实践，临床医生在治疗前后能够可靠地测量症状是否改善。

症状与生活质量问卷

Garcia-Munoz[1] 等对 1988—2012 年间发表的文献进行综述，分析有关调节性与非显斜性双眼视觉功能障碍的症状学的各个方面。他们在文献中发现有关调节性和双眼视觉异常的症状有很大差别，其中大部分与近视力相关。只有两份问卷——集合不足症状调查问卷［Convergence Insuf-ficiency（CI）Symptom Survey，CISS］和 Conlon 问卷——得到验证。他们无法证实有关其他异常类型的具体的调查问卷。他们检索发现最常用于研究的问卷是 CISS，其次是由 19 个问题组成的视觉发育视光师学会生存质量量表（Col-lege of Optometrists in Vision Development Quality of Life，COVD-QOL）和 Conlon 问卷。然而，作者未能检索到使用视觉品质量表[2]（Vision Quality Scale，VQS）的课题研究。此症状量表已经得到验证。

集合不足症状调查问卷

集合不足治疗试验（Convergence Insufficiency Treatment Trial，CITT）研究组进行了一系列研究，开发了一份症状调查问卷，作为 CITT 研究结果的主要衡量标准。这个调查问卷，即 CISS，是首个被证明对用于测量集合不足患者[3-7]治疗前后的症状类型和频率有效的和可靠的标准化工具。它可用于临床实践中比较集合不足患者和其他双眼视觉和调节障碍患者在视光干预前后的症状。

CISS 对症状进行双因素分析：第一，是否存在症状；第二，症状发生的频率。问卷由 15 个题目组成（图 3.1）。患者可选择 5 种答案中的一种（从来没有，很少，有时，经常，频繁）。每个答案分别对应 0 分到 4 分，其中 4 分代表症状发生的最高频率（即，频繁）。将 15 个题目得分相加即为 CISS 评分，最低可能评分为 0（完全无症状），最高可能评分为 60（症状最多）。对于 9~17 岁的青少年，CISS 症状分数是否大于等于 16 分是区分测试者为正常双眼视觉还是存在有症状的集合不足患者的分界线。对于成人（18 岁及以上），症状评分为 21 分或更高分则代表测试者存在明显的症状。使用该调查研究表明，儿童低于 16 分，成人低于 21 分，或分数变化大于等于 10 分，在临床上是有显著意义的。

CISS 已被用于多个随机临床试验，用以研究集合/调

姓名：＿＿＿＿＿＿＿＿＿＿＿＿＿　　　　　　　日期：＿＿＿＿＿＿

		从不	极少	有时	经常	频繁
1.	阅读或近距离工作时你是否觉得眼部疲劳？					
2.	阅读或近距离工作时你是否觉得眼部不适？					
3.	阅读或近距离工作时你是否有头痛？					
4.	阅读或近距离工作时你是否觉得易困乏？					
5.	阅读或近距离工作时，你的注意力是否不集中？					
6.	你是否感到很难记住读过的东西？					
7.	阅读或近距离工作时是否会出现重影？					
8.	阅读或近距离工作时你是否觉得文字移动，跳动，游动或在纸面上漂浮？					
9.	你是否觉得你的阅读速度慢？					
10.	阅读或近距离工作时你是否觉得眼睛疼痛？					
11.	阅读或近距离工作时你是否觉得眼睛酸痛？					
12.	阅读或近距离工作时你是否有眼球牵拉感？					
13.	阅读或近距离工作时你是否会出现视物模糊？					
14.	阅读或近距离工作时是否会出现漏读？					
15.	阅读或近距离工作时你是否会出现"重复读同一行"？					

■ 图 3.1　集合不足症状调查问卷（CISS）

节训练方法（vergence/accommodative therapy，VAT）对存在症状的集合不足的儿童和年轻人[8-12]在症状上的改善是否有效。在一些病例中，治疗组和对照组的 CISS 得分变化情况有显著性差异，这说明视觉训练在改善症状方面是有效的[8,12]。在另一些研究中，尽管治疗组和对照组的临床测量体征有显著差别[10,13]，但是 CISS 问卷得分并没有发现显著性差异。例如，在集合不足训练试验中——注意力和阅读试验（Convergence Insufficiency Treatment Trial—Attention and Reading Trial，CITT-ART）对集合近点和正融像性集合（positive fusional vergence，PFV）两方面都有改善。尽管在 VAT 组中 CISS 平均分值减少 11.2 分被认为具有统计学意义和临床意义，但它仍然低于前两组 CITT 研究中的 22.6 分和 14.8 分的改善效果。与大量 CITT 相比较，在 VAT 组中平均分值降低 3.7 分（分别为 14.8 和 11.1），在安慰治疗组中增加 2.5 分（分别为 7.8 和 10.3），导致治疗组差异较小且不显著（1.5 分）。

这个发现是否仅仅是偶然的，或者是否还有其他解释尚不确定。使用 CISS 作为儿童视觉相关的测量结果的主观问卷，引起了一些研究者的关注。有人指出，儿童在做 CISS 问卷时，"阅读或近距离工作"时是否会出现症状取决于被询问时想到的近距离活动类型[14]（例如做作业、玩电子游戏或是使用智能设备）以及阅读是为了娱乐还是为了学习[14]。自 CISS 问卷发展以来，随着电子设备使用频率

的日益增加，其有效性已经受到影响。另一个潜在问题是一些眼部疾病（如干眼、过敏），甚至非眼部疾病也可能会导致 CISS 呈阳性反应[15,16]，这也解释了为什么我们团队[17]或其他团队[18-20]的报告中体征的严重程度与症状之间缺乏相联性。所以有必要重新考虑现阶段 CISS 的组成形式作为集合不足研究的测量结果的有效性，并且我们也建议要谨慎地将 CISS 作为评估视觉训练有效性研究的主要测量结果。

视觉发育视光师协会生存质量量表

视觉发育视光师协会生存质量量表（COVD-QOL）是一种临床调查工具，也可以用来评估治疗前后症状的变化（图 3.2）。它最初是由 30 个题目[21,22]组成的，但现在已经开发出了一个 19 个题目的版本，以使调查更高效[23,24]。COVD-QOL 的原始版本和简单版本都已被证明是对儿童和成人相当可靠的评估工具[21,23,24]。简单版评估表包括 19 个题目。对于每个题目，患者从以下五个可能的选项中进行选择：从不，偶尔，有时，经常，或频繁。选项的分值从从不的 0 分到频繁的 4 分。因此，最高得分（症状最多）为 76 分，最低得分为 0 分。先前的研究表明，20 分及以上的分数提示患者症状明显。一些文献报告了使用 COVD-QOL 简表来评估视力治疗前后症状[25-27]的改变，并发现该评估是一个有价值的临床工具。

患者姓名：_____ 日期：_____

检查每一列的内容，选出最能代表自己症状的选项

	从不	很少	有时	经常	频繁
1. 近距离工作时头痛					
2. 阅读时字在跳动					
3. 烧灼感、痒、眼睛流泪					
4. 跳过/重复行阅读					
5. 阅读时头部倾斜/闭上一只眼睛					
6. 很难复制黑板上的内容					
7. 回避近距离工作/阅读					
8. 阅读时会忽略小的字					
9. 写字时边写边往上移，或往下移					
10. 列算式时对不齐数字					
11. 阅读理解能力下降					
12. 阅读时距离太近					
13. 阅读时集中注意力困难					
14. 很难按时完成作业					
15. 在尝试之前总是说"做不到"					
16. 动作笨拙，经常打翻东西					
17. 不能很好地利用时间					
18. 丢三落四					
19. 健忘/记忆力差					

■ 图 3.2　视觉训练视光学会生活质量量表（COVD-QOL）

Conlon 调查问卷[17]

Conlon 调查问卷用于分析不同类型视觉异常症状，包括调节性和双眼视觉异常，并且它已经被证明在评估成人视觉舒适度方面是可靠和有效的。此调查问卷使用了 Likert 量表，有 4 个反应选项。每项得分在 0~3 分之间。总得分在 0~69 分之间，划分为 3 个组别：低度不适，0~24 分；中度不适，25~48 分；高度视觉不适，49~69 分。

视觉品质量表

McKeon 等开发的问卷被称为视觉品质量表（VQS），它通过 9 项视觉质量相关问题确定是否存在症状。这个问卷的一部分是由国立眼科研究所拨款研发的，目的是分析间歇性外斜视患者的症状，并通过与已建立的生活质量调查问卷表进行比较得到验证。它已经被用于多项研究中[28-32]。视觉症状包括头痛、眼牵拉感、眼干、视物模糊、阅读困难和视疲劳。这些症状在临床上多与调节异常和集合异常有关，例如集合不足或集合过度，散开不足或散开过度，调节不足或调节过度，或者调节灵敏度异常。它已经作为标准参考测试在一些课题研究中被应用于几千个测试者

中。根据研究结果验证，当患者评分超过 84 分一般认为没有症状，但评分小于 71 分（低于平均值 1 个标准差）则认为是有症状的。这项调查问卷对间歇性外斜视作用明显。

我们建议临床医生选择这 4 种评估工具之一，以评估患者在治疗前后调节、双眼视觉和眼球运动问题方面的症状。

调节性和非显斜性双眼视觉异常的常规治疗顺序

在这个治疗隐斜的系统中，AC/A 的大小（低、正常或高）决定了具体的治疗顺序。远距离隐斜的方向和对分组数据的分析决定了治疗的某些细节，例如应该开具底向内的棱镜处方还是底向外的棱镜处方，以及建议进行何种性质的视觉训练。

处理方案的顺序

1. 光学矫正屈光不正
2. 给予下加光

3. 棱镜
4. 遮盖
5. 视觉训练
（a）弱视
（b）压抑疗法
（c）异常视网膜对应
（d）知觉运动功能
6. 手术

光学矫正屈光不正

对所有患有调节、眼球运动和非显斜性双眼视觉异常等问题的患者首先要考虑的是屈光不正的光学矫正。对屈光不正进行镜片矫正通常不作为处理调节和双眼视觉问题的方案，因为我们经常开具镜片矫正的处方。然而，这些处方在治疗这些异常时往往是必不可少的，把矫正屈光不正作为首要考虑问题是非常明智的治疗思路。

显著度数的屈光不正

一般来说，对于任何明显的屈光不正都应首先考虑屈光矫正。基于 Orinda 研究[33]，表 3.1 列出了显著屈光不正光度的标准。重要的一点是，这些标准仅可作为指导建议。对于任何特定的患者，必须考虑多种因素。几个基本假设情况构成了需要首先考虑矫正屈光不正的处理方法基础。

表 3.1 **显著屈光不正的指导原则**

屈光状态的类型	度数
远视	+1.50D 或更大
近视	-1.00D 或更大
散光	-1.00D 或更大
屈光参差	球镜或柱镜中差值为 1.00D

存在未矫正的屈光不正时可能会：
- 导致调节不足或调节过度，造成调节功能异常。
- 导致高度的隐斜以及负融像性集合（negative fusional vergence，NFV）和 PFV 的异常需求。
- 造成两个眼睛之间的不平衡，导致知觉融合障碍。
- 由于视网膜像模糊，造成融合能力降低。

因此，首先矫正明显屈光不正的策略是基于屈光不正与调节异常和双眼视觉异常之间可能存在一定因果关系的假设。Dwyer 和 Wick[34] 报告了 143 名有屈光不正且存在集合功能异常或调节功能异常或两者皆有的非斜视者在初次配戴矫正眼镜后 1 个月或更长时间内双眼功能的改善情况。大多数矫正的度数为低度至中度，基本上遵循表 3.1 中的准则。集合及调节功能的正常恢复根据屈光不正的类型、散光轴的方向、年龄及集合异常类型而有所不同。此结果肯定了对患有明显屈光不正患者应该首先进行屈光矫正这一策略。

屈光不正在内斜视与外斜视患者间是有区别的。内斜患者往往伴随较高度数的远视，而外斜视大都与近视相关。

通过屈光不正的矫正，我们试图尽量减少潜在的病因。

在确定屈光不正处方时，考虑并理解 AC/A 会通过屈光矫正而影响眼位这一点十分重要。因此，我们通常会对内斜视患者开具最高度数正镜处方和对外斜视患者开具最低度数正镜处方。光学矫正也可能会对双眼视觉产生负面影响。例如一个外隐斜患者伴随 2.00 度（D）远视未矫正，随着屈光不正的矫正，他或她可能会出现视疲劳和复视。另一个常见的例子是伴随着 4.00D 的远视未矫正的内隐斜患者，经矫正该患者可能会变为外斜视。这些患者的处理更为复杂，需要使用下面描述的附加步骤。

如果存在明显的屈光不正，患者一般被要求戴镜矫正 4~6 周，期间进行复查以重新评估调节和双眼视觉功能的状态。在某些情况下，先前发现的问题会得到解决，无需额外的治疗。如果戴镜矫正后调节性、眼球运动或双眼视觉异常等问题仍然存在，则必须考虑选择其他治疗方法。

一个典型的例子是，一患者伴有近距离工作相关的视疲劳病史。评估显示双眼有 +2.00D 的远视未矫正，并伴随着调节不足。适当的处理是配戴远视眼镜，并在 4~6 周内重新评估调节功能。如果患者一直感到不舒服，并且调节问题仍然存在，那么需采取额外的治疗。然而，一般来说，矫正明显的屈光不正可以解决继发性调节问题或双眼视觉异常的问题。

睫状肌麻痹验光

静态视网膜检影和小瞳主观验光足以确定大多数情况下的屈光不正。当存在内隐斜或怀疑存在潜在的远视时，睫状肌麻痹散瞳验光可能会有所帮助。对于 3 岁以下的婴幼儿，建议的浓度和用量为每克 0.5% 环戊通在 5 分钟内重复滴用。对于 3 岁及以上的儿童，剂量与婴幼儿相同，但建议浓度为 1.0%。等待约 40 分钟后，进行视网膜检影。为了确定最终的屈光矫正处方，必须考虑以下问题：

- **睫状肌张力**：如果睫状肌完全麻痹，那么睫状肌的正常张力也会得到放松。因此，相比于未完全麻痹时的度数将会暴露出更多的正度数来。如果我们知道已经达到完全的睫状肌麻痹，那么应该从全部度数中减去大约 0.75D。
- **屈光不正类型**：在近视患者中，通常不需要减去正 0.75D，而远视则是必要的。
- **双眼状态**：如果存在内隐斜或间歇性内斜视，则应考虑最大正镜。

低度屈光不正

关于低度屈光不正的治疗很少达成一致意见。这类屈光不正度数小于表 3.1 中列出的值。例如一名患者，伴有阅读有关的视疲劳病史，屈光度如下：

OD：+0.25-0.50×90

OS：+0.25-0.50×90

临床医生必须考虑的问题是，这种程度的屈光不正是否是引起患者不舒适的原因。所得结论应该基于更多的检查以及调节和双眼视觉数据的分析。

通常会出现两种情况。首先,患者也可能存在明显的调节和双眼视觉问题。假设此患者集合近点为 15cm/30cm,远处正位,看近 12 个棱镜度外隐斜,PFV 组数据明显提示 PFV 降低。在此种情况下,即使是低度的屈光不正也会变得至关重要,只有通过屈光矫正使视网膜清晰成像,才能改善融像才对治疗有帮助。

另一种可能的情况是患者具有上面列出的低度数屈光不正并且所有调节和双眼视觉检查结果均在正常值之内。在这种情况下,临床医生可能没有其他依据来解释患者的不适,而需要作出矫正低度屈光不正的决定。在这种情况下,明智的做法是询问更多有关症状性质的问题,以明确用眼和不适之间是否真的存在联系。如果基于这些问题发现屈光不正与症状之间可能有联系,那么矫正低度屈光不正有时可能会起作用,特别是对小度数的逆规散光或斜轴散光的矫正。然而,在我们的经验中,除了低度的屈光不正外,患者还常常伴有调节、眼球运动或双眼视觉障碍等问题。对于仅存在低度屈光不正而无其他异常时,出现严重症状的情况是非常罕见的。

其他作者已经提出过低度屈光不正的矫正问题[35-38]。Blume[38] 报道低度屈光不正引起的症状包括轻微的视力模糊、头痛和与阅读及其他近距离工作有关的眼部不适。有病例报告[35-38]表明了低度屈光不正处方的积极作用。然而,对这些病例报告的批判性分析表明,在大多数病例中,未进行或未报告对调节和双眼视觉功能的评估。由于缺乏关于调节和双眼功能的数据,使得这些报告很难解释。

非显斜性双眼视觉障碍中的屈光参差和物像不等

屈光参差被定义为一只眼睛的屈光状态与另一只眼睛的屈光状态不相同。在球镜或柱镜中 1D 及以上的差异被认为是具有临床意义的。在决定矫正屈光参差时,最重要的基本概念是清晰的视网膜像有助于融合。因此,通常的原则是完全矫正屈光参差。如果患者弱视,而弱视的根本原因是未矫正的屈光不正,除非屈光不正已矫正,否则很难期望视力、调节反应和双眼视觉功能能够得到最大程度的提高。还有一个可能的例外是患者通过屈光矫正后症状变得严重了,例如在老年患者的单眼前需要加高度数的散光时,那么对于此类患者,我们应该考虑减少柱镜处方。在其他病例中,屈光参差需要被完全矫正。

在矫正屈光参差时,还需要考虑两个问题。第一个问题是可能诱发物像不等。物像不等被定义为双眼物像大小或形状不等或两者情况皆存在。配镜矫正后引起的视网膜物像大小不等,可能会引起不适症状并影响知觉性融合。本内容在第 19 章中进行了深入的讨论。尽管物像不等在临床实践中时有发生,但是它只影响一小部分屈光参差患者。我们还需要决定的是选择验配框架眼镜还是角膜接触镜。Knapp 定律提供了指导方针,并建议给轴性屈光参差导致的双眼物像不等的患者验配框架眼镜,给曲率性屈光参差的患者验配角膜接触镜。由于大多数屈光参差是由于眼轴长度的差异导致的,所以根据 Knapp 定律框架眼镜应

为主要的矫正方式。

然而,在临床上,我们发现情况并非如此。其原因是与屈光参差矫正相关的第二个问题。在患者(他或她)视线从一个注视位置转移到另一个注视位置时,矫正后的屈光参差会引起棱镜差异。屈光参差度数越大,棱镜差异就越大。这就产生了一个运动融合问题,对水平和垂直融像能力都有一定的需求。虽然屈光参差只发生在一小部分患者中,但这种运动问题却影响所有用框架眼镜矫正的屈光参差患者。因此,在屈光参差的情况下,角膜接触镜应该作为治疗矫正屈光参差的主要选择。

附加透镜(负镜和正镜)

镜片在调节和双眼视觉异常治疗中的另一个主要用途是改变对调节或双眼视觉的需求。在表 3.2 和表 3.3 中列出了确定这种方法是否有效的重要临床数据。视光病例分析应以数据组为基础(第 2 章),这也可用于确定附加透镜方案是否有效。表 3.2 列出了在决定是否需要附加正镜时应考虑的八项检查结果,表 3.3 列出了在决定是否需要附加负镜片时应考虑的检查结果。

表 3.2　附加正透镜处方注意事项

检查	考虑使用正附加透镜的情况	不建议使用正附加透镜
AC/A 比率	高	低
屈光不正	远视	近视
近眼位	内隐斜	外隐斜
NRA/PRA	PRA 低	NRA 低
近正融像范围	正常或高	低
动态检影	高	低
调节幅度	低	正常
调节灵敏度测试	负片不通过	正片不通过

AC/A,调节性集合与调节的比值;NRA,负相对调节;PRA,正相对调节。

表 3.3　附加负透镜处方的注意事项

检查	考虑使用附加负透镜的情况	不建议使用附加负透镜
AC/A 比率	高	低
CA/C 比率	高	低
眼位	外隐斜	内隐斜
近负融像范围	正常或高	低
调节幅度	正常	低
调节灵敏度	正片不通过	负片不通过
年龄	6 岁以下	9 岁以上

AC/A,调节性集合与调节的比值;CA/C,集合性调节与集合的比值。

有助于确定附加透镜有效性的主要检查结果是 AC/A 的大小。如果 AC/A 高于正常值，那么使用附加透镜通常是一种有效的方法。高的 AC/A 表明，少量的附加透镜片就会使眼位发生很大的变化。低的 AC/A 预示着使用附加透镜不会得到令人满意的效果。当 AC/A 比在 3∶1 至 7∶1 的正常范围时，则在确定下加光处方之前，必须考虑到表 3.2 和表 3.3 中所列出的其他数据。了解正负透镜对所有检查结果的影响也是非常重要的。表 3.4 和表 3.5 提供这些影响的实例。如果你记住了一个附加透镜的正负处方对所有不同的诊断测试的影响，那么为一些特定的患者选择合适的治疗方案就更加容易了。

表 3.4　附加正透镜对检查结果影响的实例

给定 AC/A=8∶1，假如给予下加+1.00D 的处方，预计将导致下列变化：

检查	下加+1.00D 后可能的改变
近眼位	大约减少 8$^\Delta$ 内隐斜
负相对调节	大约减少 1.00D
正相对调节	大约增加 1.00D
近距离正融像范围	减少约 8$^\Delta$
近距离负融像范围	增加约 8$^\Delta$
动态检影	降低正透镜度数
调节幅度	增加约 1.00D
调节灵敏度测试	-2.00 更易通过

表 3.5　附加负透镜对检查结果影响的实例

给定 AC/A=8∶1，假如给予下加-1.00D 的处方，预计将导致下列变化：

检查	下加-1.00D 后可能的改变
近眼位	大约减少 8$^\Delta$ 外隐斜
负相对调节	大约增加 1.00D
正相对调节	大约减少 1.00D
近距离正融像范围	增加约 8$^\Delta$
近距离负融像范围	减少约 8$^\Delta$
动态检影	增加正透镜度数
调节幅度	下降约 1.00D
调节灵敏度测试	+2.00 更易通过

在没有屈光不正的情况下使用附加透镜最常见的情况是集合过度。在这种病例中，患者远距离一般没有明显的眼位，在近处有中度至高度的内斜视。NFV 组检查数值较低，表明 NFV 降低，AC/A 通常较高。这些发现表明，通过给予近处下加正透镜处方，在近距离内隐斜的数值就会发生显著的变化。例如，如果患者在近处有 12$^\Delta$ 的内隐斜，其

中在近处 BI 为 4/6/2，AC/A 比为 10∶1，则附加+1.00D 透镜将会产生非常有益的影响。在这个病例中，使用下加光后近处眼位变为约 2$^\Delta$ 内隐斜，并且附加下加透镜后测量的 BI 范围也有一定增加。然而，如果临床数据稍有不同，患者有中度内斜，并且伴有低 AC/A 比，那么附加透镜片的使用可能不足以解决患者的症状。

在没有屈光不正的情况下使用附加透镜无效的典型病例是集合不足。在这种情况下，远距离眼位不显著，而近处可能存在中度或高度外隐斜，同时伴有 AC/A 低、集合近点远移和 PFV 组数据低于正常值。在这种情况下，为了达到理想的近处眼位的变化，使用透镜帮助不大。例如，有些人可能考虑在这种情况下使用附加负透镜。如果患者在近处有 12$^\Delta$ 外隐斜，AC/A 比为 2∶1，近处 BO 范围是 2/4/-2，那么使用-1.00D 甚至是-2.00D 的近处加透镜对外隐斜或 BO 范围的影响也是微乎其微的。因此，由于 AC/A 比率低，在这种情况下使用附加透镜不是一种有效的策略。

对于表 3.6 所列出的情况，附加正或负的透镜非常适用。给予正附加透镜处方的指导原则基于表 3.2 中的信息。这张表列出了视光检查的所有结果，这些检查结果有助于最终决定是否开具正附加透镜处方。在第 2 章中强调的概念是，应该分析一组数据，而不是单个孤立的结果，这也适用于给予附加透镜的问题。虽然所有的数据点不一定都必须一致，但是通常有一种趋势表明应该附加一定量的下加光。第 10 章中的病例 10.1~病例 10.3 提供了具体的例子，用于确定下加光处方的量。

表 3.6　附加透镜有利的情况

附加正透镜	附加负透镜
集合过度	高度外隐斜
基本内隐斜	散开过度
调节不足	
调节不能持久	

当给予正附加透镜处方时，通常优先选择双焦眼镜。对于 10 岁以下的儿童，我们建议将下加光镜片的高度设置为瞳孔下缘，以确保儿童通过下加光部分进行阅读。平顶 28mm 大小适合儿童。对于年龄较大的儿童和成人，下加光镜片高度可以设置在下睑边缘。

在某些情况下也应考虑附加负透镜。负附加透镜通常用于幼儿间歇性外斜的治疗中。在一个随机临床试验中，美国小儿眼科疾病研究组（Pediatric Eye Disease Investigator Group，PEDIG）发现，在 3~7 岁的间歇性外斜患者中[39]，近视过矫处方能够在 8 周内改善远眼位的控制。在这种情况下，透镜通过调节性集合来帮助融像性集合，而起到减小斜视角度的作用。开具这种处方作为训练眼镜，一般应用于主观视觉训练或偶尔配戴。当作为训练设备使用时，可以给予大度数的附加负镜。对于恒定性外斜视，给予 6D 或 7D 的附加负镜并不罕见。临床医生会找到有助于患者融像的最小负镜度数，从而确定处方。随着患者治疗的进展

和融像能力的改善,负镜度数会逐渐减少。

负镜附加处方也可用于长期配戴。这样做可以减少间歇性外斜视发生的时间比率,或者能在高度外隐斜患者中提供更舒适的融合能力。当以此为目的开具处方时,可以使用较小的负镜附加(即 1~2D)。在这种情况下,AC/A 比率不是确定附加负镜处方的关键因素。负镜附加是为了刺激集合。一旦做到这一点,患者就能够使用融像性集合保持融合。

棱镜

在任何双眼视觉异常的病例中都需要考虑棱镜是否适用。一般来说,在以下 5 种情况中使用棱镜是有帮助的:

- 水平缓解棱镜
- 垂直缓解棱镜
- 视觉训练辅助棱镜
- 当视觉训练不合适或不实用时使用棱镜
- 在视觉训练结束时使用棱镜

水平缓解棱镜

如果存在较大的外隐斜或间歇性斜视,则使用棱镜有助于减少对融像性集合的需求。在张力性集合过度或远距离内隐斜伴随低或正常 AC/A 的情况下,棱镜常常是有效的。直到视觉训练结束前,开具棱镜处方可以作为临时治疗方法使用或者对没有进行视觉训练的患者用以消除症状。

尽管许多研究者[40-49]推荐使用棱镜治疗较大隐斜,但支持其有效性的研究却出奇的有限。Worrell 等的[47]研究基于 Sheard 准则的棱镜的有效性。他们发现只有远距离斜视的患者才会选择棱镜。对于近距离内隐斜和外隐斜,作者没有发现他们对棱镜眼镜有任何偏好。Payne 等[48]也做了类似的研究,基于注视视差检查来确定棱镜处方。他们配备了两副所有参数都是完全相同的眼镜,一个加了棱镜,另一个没有。每副眼镜分别配戴 2 周后,让受试者选择他们喜欢的眼镜。10 名受试者全部选择了带有棱镜的眼镜。在一项针对 BI 棱镜处方对于集合不足患者的治疗效果的研究中,Stavis 等发现,配戴两周后,患者主诉他们的疲劳症状和头痛自觉得到了改善。然而,作者没有设置对照组。因此,没有办法知道症状的改善是否是由于安慰剂效应。

直到最近,所有已发表的关于 BI 棱镜治疗集合不足有效性的研究均存在基本设计缺陷,如样本量小、缺乏对照组、无随机化、检查非盲等。Scheiman 等[9]完成了关于一个 BI 棱镜阅读眼镜(基于 Sheard 准则)治疗儿童症状性集合不足的随机的、双盲、安慰剂对照临床试验。他们发现 BI 棱镜眼镜并没有比安慰剂对照组阅读眼镜更有效。两个治疗组的集合近点或近距离正融像性集合均未显示出显著的临床变化,尽管被分配到两个治疗组的儿童中有近一半报告有统计学意义上的症状减轻(然而两组患者的症状都没有降低到临床无症状水平)。作者将这些症状的改善归因于安慰剂效应。

Teitelbaum、Pang 和 Krall[50]研究了年龄在 45~68 岁之间的 29 个有症状的集合不足患者。所有受试者 CISS V-15 的评分均大于等于 16 分。每个受试者被随机分配两副由同一家制造商生产的渐进眼镜,一副带有 BI 棱镜,一副具有相同的镜片度数但没有棱镜(安慰剂)。受试者配戴每副眼镜 3 周,并在第三周结束时完成 CISS。症状水平以 CISS 测量结果为主。

作者发现在基线时,CISS 的评分平均值(标准差)为 30.21(9.30),配戴 BI 棱镜的眼镜组下降至 13.38(9.44),而在相对的安慰剂眼镜组为 23.62(10.76)。基线调查评分与 BI 棱镜组评分有显著性差异($P<0.0001$)、安慰剂组评分与 BI 棱镜组评分($P=0.001$)有显著性差异。他们的结论是渐进眼镜添加 BI 棱镜可以有效地缓解老视者集合不足的症状。

在另一个与安慰剂对照的随机临床试验中,O'Leary 和 Evans[51]研究了棱镜(基于相关的眼位)对于隐斜患者改善阅读速度和症状的有效性。在 58 个外斜患者中,如果棱镜处方介于 $0.5^\Delta \sim 2^\Delta$ 之间,则症状没有显著的改善。对于那些需要 $2.5^\Delta \sim 3^\Delta$ 的外斜患者组别中,当戴上棱镜眼镜后阅读速度在统计学意义上有显著增加(快了 3.2%)。然而,这种变化是否具有临床相关性值得怀疑。例如,配戴棱镜时的平均阅读速率是每分钟 150.4 个字,在安慰剂眼镜组中是每分钟 145.7 个字。两组患者的症状均无明显变化。对于患有内隐斜的患者,与安慰剂组相比,棱镜组的阅读速度和症状没有改善。

重要的一点是,尽管棱镜是顺序治疗序列中的一部分,但是目前支持其使用的证据并不充分。需要更多的研究来了解棱镜在双眼视觉异常中的最合适的应用。

最常见的确定棱镜处方的方法是注视视差分析、Sheard 准则和 Percival 准则。

注视视差分析

注视视差通常是确定水平缓解棱镜处方最理想的方法。棱镜量的选择可以基于 3 个标准之一:相联性隐斜、对称中心或曲线的平坦度。所使用的标准取决于被动性集合注视视差曲线的性质。如果注视视差曲线陡峭,那么相联性隐斜为正常。当曲线上有一个适中的平坦部分时,对称中心则是十分有意义的。当曲线具有较大的平坦部分时,此时可以给予足够的棱镜处方以将曲线的平坦部分移动到 Y 轴。这些内容将在第 15 章中详细讨论。

Sheard 准则

Sheard 准则[52]提出,如果患者想要保证用眼舒适,融像性集合应该可以代偿两倍的隐斜量。对于外隐斜,代偿性集合为 BO 棱镜或 PFV,而对于内隐斜来说,代偿性集合为 BI 棱镜或 NFV。Sheard 准则建议,如果不满足这个标准,则需要使用棱镜。虽然这个标准可以应用于任何类型的隐斜,但研究表明 Sheard 准则最适合于外隐斜[53]。在临床上,可以使用以下公式确定棱镜的量以满足 Sheard 准则:

$$棱镜需求(P)= 2/3 隐斜量-1/3 融像储备$$

例如,如果患者的外斜视有 10^Δ,而 BO 方向模糊点的值是 10^Δ,则需要的棱镜量是

$$P = 2/3(10) - 1/3(10)$$
$$P = 6.67 - 3.33$$
$$P = 3.34^\Delta$$

在这种情况下,根据 Sheard 准则,我们必须给予的棱镜处方是约 3^ΔBI。因为是外隐斜,所以在这个例子中给予 BI 方向缓解棱镜。

Percival 准则

与 Sheard 准则一样,Percival 制定了棱镜处方原则[54]。虽然有研究表明 Percival 准则对内斜视最有效[51],但是支持这个标准的临床研究较少。

根据 Percival 准则,患者工作中的融像状态应该在融像范围的中间三分之一处。该准则不必考虑隐斜情况,可以用下面的公式来描述:

$$P = 1/3G - 2/3L$$

式中
P=所需棱镜处方量值
G=水平融像范围宽度较大一侧(BI 或 BO)
L=水平融像范围宽度较小一侧(BI 或 BO)

如果 P 为正值,则表示要给予棱镜量。如果为零或负值,则不需要缓解棱镜。

例 3.1

眼位:12^Δ 外隐斜
BO 融像范围:6/9/6
BI 融像范围:18/24/21

$$P = 1/3G - 2/3L$$
$$P = 1/3(18) - 2/3(6)$$
$$P = 6 - 4$$
$$P = 2$$

因为此病例为外隐斜,在这种情况下需要 2^ΔBI 的缓解棱镜。

例 3.2

眼位:4^Δ 外隐斜
BO 融像范围:21/24/18
BI 融像范围:18/24/21

$$P = 1/3G - 2/3L$$
$$P = 1/3(21) - 2/3(18)$$
$$P = 7 - 12$$
$$P = -5$$

在此病例中,因为结果为负值,所以不必要开具棱镜处方。

在第 2 章讨论的 10 种非显斜性双眼视觉异常中,棱镜处方对于散开不足、基本型内隐斜和垂直性隐斜最有效,而对于集合不足和基本型外隐斜,则效果要小得多。4 种水平双眼视觉条件共有的一个重要特征是 AC/A 低至正常。在高 AC/A 比条件下,如散开过度和集合过度,棱镜往往不如附加透镜有效。

鉴于视觉训练对大多数非显斜性双眼视觉异常问题的治疗成功率较高[8,10,12,13,55-58],以及由于对棱镜治疗有效性的相关研究有限,当在远距离有较高张力性集合(内隐斜)或在其他情况中视觉训练不能取得良好效果时,应首先考虑使用缓解棱镜。表 3.7 中列出了在何种情况下使用棱镜更加有效。我们一般会保留使用缓解棱镜的方法来治疗那些对视觉训练效果不佳,或是由于经济或其他原因而不接受视觉训练的患者。

表 3.7 根据诊断而推荐的治疗方法

诊断	首选方法	次选方法
眼球运动异常	视觉训练	附加正镜
调节不足	附加正镜	视觉训练
调节不能持久	附加正镜	视觉训练
调节过度	视觉训练	附加正镜
调节灵敏度异常	视觉训练	
低 AC/A		
集合不足	视觉训练	棱镜
散开不足	棱镜	视觉训练
高 AC/A		
集合过度	附加透镜	视觉训练
散开过度	视觉训练	附加透镜
正常 AC/A		
基本型内隐斜	棱镜	视觉训练和附加正镜
基本型外隐斜	视觉训练	附加透镜 棱镜
融像性聚散功能异常	视觉训练	
垂直斜视		
垂直隐斜	棱镜	视觉训练

AC/A,调节性集合与调节的比值。

垂直缓解棱镜

London 和 Wick[59]已经报道了垂直注视视差的矫正可能对水平性偏差的矫正产生有益的影响。基于这个发现,他们建议当垂直和水平偏差都存在时,临床医生应该首先考虑对垂直性偏差进行矫正。然而 Wick[41]不认为在所有情况下都需要给予垂直棱镜处方。他认为当垂直棱镜可以改善患者视觉表现时,例如减少抑制或增加融像范围,则可给予垂直棱镜处方。当水平隐斜的治疗进展不佳时,重新检查是否可能存在最初未检测到的小的垂直隐斜量是很有

价值的。即使小到 0.5△ 的垂直棱镜的矫正都可能有利于融合。

确定垂直棱镜处方量的公认标准是相联性隐斜的测量[41,42]。该测量利用了注视视差的测量设备，如第 15 章所述。在垂直隐斜中，棱镜处方应将注视视差降低到零。另一确定棱镜处方的方法是 Sheard 准则。给予足够的垂直棱镜量以确保垂直融像是垂直隐斜量的两倍。然而，文献中有足够的证据表明相联性隐斜量的测量比 Sheard 准则更好[52]。

棱镜作为视觉训练的起始辅助

对于高度的隐斜或间歇性斜视，有时棱镜的使用在视觉训练的初始阶段是很有帮助的。在这种情况下使用棱镜来减少双眼视觉功能的总体需求。例如，使用 BO 棱镜可以减少 NFV 的需求。这使得临床医生能够更容易地找到视觉训练的起点。当以此为目的配镜时，棱镜眼镜通常主要用于训练室或家庭训练中。

当视觉训练不适用或不实用时使用棱镜

尽管视觉训练针对特定患者有效且实用，但有些因素可能限制视觉训练的预后。这些因素包括依从性、动机、患者的年龄、日程安排问题和财务状况。如低龄儿童不能进行交流合作，如老年患者不能或不愿意进行视觉训练，或者仅仅缺乏时间或金钱进行视觉训练，那么棱镜就成为一种较好的选择。

视觉训练结束后使用棱镜

如果患者的症状在视觉训练结束后仍持续存在，则应该考虑使用棱镜。在这种情况下，开具缓解棱镜处方以减少融像功能需求。处方标准与所述的水平和垂直缓解棱镜相同。

遮盖

遮盖是显斜及其相关问题（弱视、偏心注视、抑制和异常视网膜对应）治疗中常用的治疗手段。在治疗隐斜患者时，也有必要考虑进行遮盖治疗，在治疗非显斜性双眼视觉异常时，必须将其纳入治疗顺序考虑的一部分。

当隐斜与屈光参差性弱视共同出现时，应使用遮盖。在屈光参差性弱视中，遮盖时长是很重要的。基于随机研究，目前我们的建议是，对于中度弱视（20/30~20/80）每天进行 2 小时的遮盖和 1 小时的近距离训练较为有效，对于重度弱视（20/100 或更差）每天进行 6 小时遮盖和 1 小时的近距离训练较为有效[60-64]。这些应作为最初的建议。如果在随访中没有改善，则可以增加遮盖时间。此内容将在第 17 章进行深入讨论。

遮盖也是一种以非手术方式治疗儿童间歇性外斜的方法。在视觉训练可行前或手术推迟之前，非全天性遮盖有时也会用于儿童患者[65]。遮盖方法潜在的益处包括维持双眼视觉，并且降低外斜的频率和/或幅度[66-71]。在最近的一项 PEDIG 的研究中，作者指出，在先前未经治疗的年龄

在 12~35 个月的间歇性外斜视的儿童患者中，在 6 个月时间内间歇性外斜视回退是不常见的。随机试验 6 个月后，遮盖组的回退率为 2.2%，观察组回退率为 4.6%，病例中符合退化标准的为 2.3%，这些数据无法证明对于间歇性外斜儿童来说，非全天性遮盖可以在短期内带来明显的改善[72]。在另一项针对年龄较大且患有间歇性外斜的儿童的 PEDIG 研究中，将每天遮盖 3 小时的遮盖组与观察组相比较，评估遮盖对于先前未经治疗的年龄在 3~11 岁的儿童中间歇性外斜回退风险降低的有效性[39]。在 6 个月的随机试验后，两组回退率均很低——遮盖组仅为 0.6%，观察组为 6.1%。因此，在先前未经治疗的间歇性外斜儿童中，无论是否经过遮盖治疗，在 6 个月内间歇性外斜的回退都不常见。

在隐斜中应该考虑的另一种遮盖方法是镜片的局部遮盖。此方法经常用于当在某一个注视距离或一个注视方向时存在显斜视，而在其他注视距离或注视方向时为隐斜的情况中。举个例子，一个患者在远距离有 25△ 右眼恒定性外斜视和近距离 5△ 的外隐斜，一个适当的治疗方案是遮盖右眼镜片上半部分，镜片下半部分透明。这种设置加强了近距离的双眼视觉，同时防止在远距离出现抑制和其他适应。

视觉训练

大多数双眼视觉功能异常和调节异常的患者不能完全用镜片或棱镜或两者兼顾治疗。在第 2 章讨论的 15 种不同的有关调节、眼位和双眼功能异常中，例如，只有调节不足、散开不足，集合过度，基本型内隐斜，垂直隐斜可以很容易用眼镜或棱镜单独治疗。通常针对散开不足使用棱镜是最有效的（表 3.7）。对其他情况的数据分析表明，光学矫正和棱镜的使用不会完全有效。然而，在许多情况下，使用镜片或棱镜处方的目的是最大限度地提高双眼光学性能。这可以通过视觉训练来加强。

视觉训练是集合不足、散开过度、融像性功能异常、基本型外隐斜、调节过度、调节灵敏度异常、眼球运动功能障碍的首选治疗方法。它既可以单独使用也可以与镜片或棱镜联合使用，以成功地治疗调节不足、集合过度、基本内隐斜和垂直性斜视。

视觉训练对双眼视觉、调节和眼球运动障碍治疗有效性的研究证据

循证实践已成为所有卫生保健行业的一个重要概念，包括视光行业[73,74]。循证实践被定义为"将最佳研究证据与临床专业知识和患者价值相结合"[75]。最好的证据通常是在临床相关的研究中发现的，这些研究使用了可靠的方法。

临床研究可以根据使用的方法进行分类，有时被称为"可信度水平"，并被描述为证据金字塔（图 3.3）。临床医生不一定总能找到最好的证据来回答临床问题。金字塔的底部是最薄弱的证据，通常也是最常见的研究类型。随着金字塔的上升，可用文献的数量会减少，但与临床环境的相

关性增加。在缺乏最佳证据的情况下,临床医生需要考虑将金字塔向下移动到其他类型的研究中。

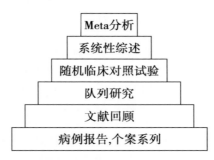

■ 图3.3 证据金字塔

- Meta 分析 是将有关某一个课题的众多研究结果结合起来并使用公认的统计方法进行分析,就好像他们来自一个大型的研究。
- 系统性综述 关注某一临床主题并回答某一特定问题。进行了广泛的文献检索,以确定所有研究都采用了合理的方法。回顾研究、评估,并根据评审问题的预定标准总结结果。
- 随机临床对照试验 是详细规划的项目,对真正患者治疗效果的研究。它们包括减少偏倚的可能性的方法(随机化和盲法),并且允许在干预组和对照组(没有干预)之间进行比较。
- 队列研究 是选取大量人群,跟踪患有特定疾病或长期接受特定治疗的患者,并将他们与另一组正在研究的未受疾病或治疗影响的患者进行比较。队列研究是观察性的,并且不像随机对照研究那样可靠,因为除了正在研究的变量,两组在研究方式上可能不同。
- 病例报告和个案系列 包括关于个别患者治疗的报告汇编或关于单个患者的报告。因为他们是病例报告,没有使用对照组来比较结果,他们没有统计有效性。

已经有研究对不同医学专业期刊论文的方法学质量进行了分析。根据评估研究文章的方法学严谨性和临床相关性的标准,McKibbon 等[76]发现在普通内科学前 20 名的临床期刊上发表的论文中,只有 7% 通过预先确定的标准,即具有较高的方法学质量和临床相关性。物理治疗中的类似研究发现只有 11% 符合预定标准[77]。Lai 等[78]完成了一项类似设计的眼科文献的研究,发现只有 14.7% 涉及治疗的文章通过方法学评估。

虽然尚未对视觉训练的视光文献进行类似的研究,但研究结果可能与其他专业相当。许多关于视觉训练有效性的文献是基于病例报告、个案系列、队列研究和文献回顾[79-113]的基础之上。过去有一些小规模的安慰剂对照研究[114-117],一些已经被发表的随机临床对照试验[8,10,12,13,118],还有一个可靠的系统性综述[119]。大量的证据支持使用视觉训练治疗大多数非显斜性双眼视觉异常、调节和眼球运动异常问题。像所有卫生保健行业一样,视光行业必须努力规划并实施更多具有严格设计的研究,以调查常用治疗方法的有效性。与此同时,临床医生有责任进行循证实践视光学。

视觉训练已经被证明在治疗调节、眼球运动和非显斜性双眼视觉异常中是有效的[8,10,12,79-120]:

- 减少症状
- 增加调节幅度
- 增加调节灵敏度
- 消除调节痉挛
- 移近集合近点
- 增加融像范围
- 提高聚散灵敏度
- 消除抑制
- 改善立体视觉
- 提高扫视和追随的准确性
- 提高固视能力

确定进行视觉训练的必要性

推荐视觉训练时应该是基于对以下因素的仔细分析:

- 患者的年龄和智力
- 检查数据分析
- 确定特殊患者及具体问题的预后
- 财务问题
- 动机
- 主要视觉主诉与视光检查结果之间的关系
- 治疗的时间进程

患者的年龄和智力

视觉训练会涉及到一个学习过程,因此需要患者具有一定的成熟度和智力能力。虽然视觉训练对于婴幼儿和很小的儿童是一种可行的选择[95],但这种训练往往只用于治疗这个年龄段的斜视和弱视患者。这必然是相当被动的,它包括尽可能短的疗程和尽可能少的交流。正如本文中所描述的,针对隐斜患者的视觉训练包括需要具有良好的注意力和在相当长的时间内集中注意力的能力。视觉训练较为成功的患者普遍具有的特征包括能够沟通交流感受,能够按照指令进行训练和可以独立进行训练。

年龄是影响视觉训练成功的因素之一。一般说来,6 岁以前的隐斜患者很少使用视觉训练方案。不成熟或智力有限的孩子即便在年龄较大的时候也可能不是视觉训练的较好人选。然而,当问题为斜视或弱视时,即便 3 或 4 岁的儿童通常也会准备接受视觉训练。在这种情况下,与治疗隐斜相比更为被动。因此,推荐视觉训练时需要对孩子的年龄、成熟度、智力和临床诊断有一定的经验和临床判断。

虽然对低龄和成熟程度有限制,但其实没有真正的上限。只要患者积极治疗,并可以跟训练师沟通和互动,视觉训练就可以成功。研究表明,视觉训练针对于老视者的双眼视觉功能异常的治愈率是很高的[85,99,100]。许多从事视觉训练的临床医生实际上更喜欢成人患者,因为由于成人患者的积极性和理解能力,训练通常会进展得很顺利。当然,一些年纪较大的患者可能无法或不愿意参与视觉训练疗程。缺乏意愿,不能集中注意力,以及经济和交通问题也可能成为干扰视觉训练的因素。

检查数据分析

根据第 2 章所描述的各组数据分析，可能存在一种或多种治疗方案。表 3.7 列出了通过诊断后可供选择的治疗方案。重要的一点是要明白，尽管视觉训练可应用于常见的 15 种调节和双眼视觉异常的病例中，但有时附加透镜和棱镜是某些诊断的唯一选择。棱镜对散开不足和垂直偏斜非常有用，对基本型内隐斜有一定作用，在集合不足和基本型外隐斜中也偶尔有帮助。对 12 种诊断中的以下 4 种来说，使用附加透镜片是可行的选择，它们分别为：调节不足、集合过度、基本型内隐斜和散开过度。为了决定是否需要开具附加透镜处方，可以参考表 3.2 和表 3.3，这两个表中列出了开具附加透镜处方后是否有效的标准。表 3.6 列出了对开具正负透镜处方后反应良好的双眼视觉和调节的条件。

特定患者及特殊病例的预后确定

对于每一位患者，必须预判视觉训练的预后情况。除了散开不足外，所有有关调节性和非显斜性双眼视觉功能异常都有较好的预后[8,10,12,79-120]。

关于视觉训练治疗调节性功能障碍的临床效果的调查研究显示，10 例中约有 9 例可以获得很好的疗效[80-82,87,88,90,93,94,97,115,118]。Daum[94] 在对 96 名患者的回顾性研究中发现，96% 的受试者客观和主观的问题都有部分或完全的缓解。Hoffman 等[80] 发现在 80 例调节异常患者中视觉训练的成功率为 87.5%。

其他研究中当使用客观的评估方法后，研究发现在进行视觉训练后，可以看到明确的生理变化。Liu[87]、Bobier 和 Sivak[90] 等发现视觉训练后调节反应的动态变化显著。Liu 等发现调节反应滞后量减少，反应速度加快。Bobier 和 Sivak 提出症状的减轻伴随着动态调节的客观变化。

在唯一一个调节训练随机临床对照试验，Scheiman 等在 CITT 中发现有症状的集合不足和调节功能异常的儿童中，比较了以训练室为基础的集合/调节训练（office-based vergence/accommodative therapy，OBVAT）、以家庭为基础的计算机集合/调节训练（home-based computer VAT，HBVAT）、以家庭为基础的笔尖训练（home-based pencil push-ups，HB-PP）与以训练室为基础的安慰剂训练在改善调节幅度和调节灵敏度方面的有效性。虽然本研究的主要目的是比较积极治疗对有症状的集合不足患者的有效性，但调节功能是在初查和所有后续研究来访时都要进行测量的，而且每个有效的训练方案里都包括调节训练。这使得作者能够评估动态调节功能的变化以及 3 种训练方式在改善调节幅度和灵敏度方面的有效性。在调节幅度降低的患者中，3 种疗法中的视觉训练/视轴矫正治疗在改善调节幅度方面均显著优于安慰剂疗法，而只有 OBVAT 在改善调节灵敏度方面显著优于安慰剂疗法。此外，在 12 周治疗期结束时，与安慰剂组相比，在积极治疗组中，调节幅度或调节灵敏度异常的患者显著减少。最后，大多数患者（87%）在 1 年后仍旧保持着 12 周时的训练效果。

许多研究者已经证明，视觉训练可以改善非显斜性双眼视觉功能障碍患者的融像范围。大多数研究调查了视觉训练在治疗集合不足和与外隐斜相关的非显斜性双眼视觉功能障碍中的疗效。

在由 CITT 研究小组完成的 3 个安慰剂对照、随机临床试验中，发现训练室训练对存在症状的集合不足患者有非常好的效果，无论症状还是体征均有改善[8,10,12,13]。这些研究还发现以家庭为基础的笔尖训练 HBPP 对集合不足的治疗无效。其他研究[114,116,117] 也使用实验组和对照组来证明双眼视觉训练的有效性。Daum[117] 采用双盲安慰剂对照实验设计，研究了视觉训练对改善 PFV 的有效性。他发现实验组中集合功能的变化具有统计学意义，而对照组则没有。Vaegan[114] 发现在实验组中融像范围得到了较大并且稳定的改善，而对照组中没有变化。Cooper 等[116] 采用匹配对照组交叉设计的方法对集合不足患者进行研究，以减少安慰剂效应。他们发现视疲劳明显减少，训练后的融像性集合显著增加。在对照组阶段，他们并没有发现症状或集合功能有明显改善。

一些研究也调查了使用视觉训练作为集合过度治疗方法的效果[104-106]。Gallaway 和 Scheiman[106] 回顾了 83 名已经完成视觉训练的集合过度患者的病例，发现 84% 的患者报告症状完全消除。他们发现 NFV 显著增加。其他研究者也报告了症状的减少[105] 和 NFV 增加[104]。

有些临床研究也调查了视觉训练治疗眼球运动功能障碍的疗效[86,121-126]。Wold[86] 等报告了一项由 100 名患者组成的样本，他们完成了包括调节、双眼视觉、追随和扫视在内的各种异常问题的视觉训练计划，使用第 1 章所述的主观临床表现量表来判定扫视和追随功能。视觉训练包括每周 3 次，每次 1 小时的训练室训练。训练次数从 22 次到 53 次不等。重要的是要了解，这些患者不仅有眼球运动障碍，几乎所有患者都有调节和双眼视觉问题。前后检查结果显示，两组患者的追随和扫视功能均有统计学意义的改变。

在临床研究中，Rounds 等[121] 使用视觉眼球运动记录系统评估视觉训练前后的眼球运动能力。这项调查是少数专门研究眼球运动疗法的研究之一。研究人员选取了 19 名有阅读障碍的成年人作为研究对象，其中 12 人属于实验组，9 人属于对照组。实验组接受 4 周（12 小时）的单纯的眼球运动技能增强的视觉训练。4 周的训练包括每周 3 次、每次 20 分钟的训练室训练和每周 6 次、每次 20 分钟的家庭训练。对照组不采取任何干预措施。虽然没有发现统计学意义上的显著变化，但与对照组相比，实验组的阅读眼球运动效率有提高的趋势（返回运动和注视次数减少，认知跨度增加）。

Young 等[122] 也使用了客观的眼球运动记录仪器（eye Trac）来评估训练前后的阅读眼球运动。他们研究了 13 名视力检查不合格的小学生。这些儿童每人每天接受 3 次 5 分钟的视觉训练，持续 6 周。他们接受了总共 6 小时的眼球运动视觉训练。训练后测试显示注视次数明显减少，阅读速度增加，注视总时长减少。

Fujimoto 等[123] 研究了使用摄像机预先录制的视觉训练程序进行眼球运动视觉治疗的可能性。他们有 3 组受试者。第一组 9 名受试者接受标准眼球运动视觉训练。第二组接受视频为主的眼球运动训练,第三组不接受任何治疗。结果表明,标准眼球运动视觉训练和以视频为主的训练对改善患者的扫视功能同样有效。

Punnett 和 Steinhauer[127] 研究了两种不同的眼球运动训练方法。他们比较了在眼球运动训练过程中使用反馈和不使用反馈的训练的效果。他们同时对 9 名受试者进行研究,并用 Eye Trac 监测眼球运动。他们发现在视觉训练中使用语言反馈和强化能带来更好的治疗效果。

Fayos and Ciuffreda[124] 使用基于眼球运动的听觉生物反馈来提高 15 名年龄在 18~38 岁之间的受试者的扫视能力和阅读效率;12 名受试者中有 11 名在总体阅读效率方面表现出不同程度的提高。阅读时扫视次数和返回运动减少,不得不重复读同一行次数减少,阅读速度增加。作者认为,基于眼球运动的听觉生物反馈是一种有效的训练工具,特别是对于阅读能力低常的患者。

尽管对于所有双眼视觉、眼球运动和调节性障碍的病例来说,视觉训练的成功率都很高,但并非所有存在这些问题的患者都是视觉训练的良好候选者。所以在建议患者进行视觉训练之前必须要考虑诸如动机、年龄、沟通能力和经济能力等问题。

经济状况

费用方面也是必须考虑的。一个聪明、配合和非常积极的患者也可能没办法保证完成一个成功的视觉训练疗程。如果视觉训练的费用给家庭造成负担,那么依从性和一致性将是导致效果不佳的因素。在考虑各种选择时,必须与患者讨论费用问题。因此,对于视光师来说,了解视觉训练的保险补偿是很重要的。这些问题在第 25 章中详细讨论。

动机

动机的重要性不可低估。任何从事视觉训练的视光师在明显预后不良的病例中都经历过惊人的成功。相反,单纯根据检查结果就能做出良好预后的简单集合不足病例中,在缺乏动机的情况下也可能会失败。判断患者的动机水平并不总是容易的。当与成年患者打交道时,通常很容易判断是否有足够的动机。讨论患者的症状和视觉行为影响时通常可以判断患者对训练的态度。但对于孩子来说,并不是那么简单。孩子们可能勉强地,不能,或不愿意讨论他们的感觉和症状。在这种情况下,临床医生必须寻找父母的理解和动机,并希望父母能够激励孩子。

我们认为动机问题是决定视觉训练能否成功的关键因素。对于一个高度积极的患者,即使预后不佳,至少也应该尝试视觉训练。

主诉视觉问题与视光检查结果的关系

虽然视觉训练已被证明是治疗非显斜性双眼视觉异常、调节性功能障碍和眼球运动障碍的非常有效的方法,但有些情况可能不适合进行视觉训练。大多数临床医生非常仔细地观察患者症状和临床表现之间的关系。当可以建立明显的关系时,一般建议进行治疗。举一个症状和体征之间匹配的例子,患者表现为间歇性复视和与阅读有关的眼疲劳,以及发现包括集合近点远移、近距离高度外隐斜和 PFV 降低。然而,伴随与刚才所描述的相同的体征的情况下,患者也可能没有症状。在这种情况下,决定是否进行视觉训练已成为临床判断的问题。一个优秀的临床医生会询问患者是否有尽量避免阅读或其他近距离工作的问题。通常,一旦临床医生开始探查,就会发现患者不做阅读或回避某些近距离的工作,因为这类活动可能导致他的不适。一个典型的例子就是学习困难的孩子。患有这类问题的儿童不会长时间阅读,因而不会抱怨出现与调节和双眼视觉功能异常相关的典型症状。因此,没有症状并不意味着儿童没有受到双眼视觉异常的不利影响。在这种情况下,仍应考虑治疗潜在的视觉障碍问题。

除了回避阅读之外,对存在明显双眼视觉异常的病例中症状不明显的另一种解释——是由于抑制。例如,一个看近伴有间歇性外斜视的严重集合不足患者,可能会出现抑制。抑制消除了克服眼位分离所需要的力量,从而减少或消除视疲劳。在有回避阅读或抑制的情况下,仍然适合进行视觉训练。

在大多数情况下,如果存在调节、眼球运动或双眼视觉异常等问题,并且患者没有症状,我们也应该会找到像刚才描述的那样的问题。因此,认识到我们需要在体征和症状之间建立一种关系,并调查诸如回避和抑制等问题十分重要。

训练的时间进程

一旦诊断出有调节、眼球运动或双眼视觉异常问题,下一个目标就是选择合适的治疗方案。治疗方案已经在本章中有所描述:屈光不正的光学矫正,附加透镜,棱镜,遮盖,视觉训练和手术。当有多种治疗方案可供选择时,那么我们要考虑的一个因素就是消除症状的时间段。直观地说,选择一种能尽可能快的、容易地消除患者问题的治疗方法才是有意义的。因此,如果数据分析表明镜片或棱镜可能更有效,那么应该首先考虑这些治疗方案。当镜片和棱镜是合理的治疗方案时,那么使用这些方案的治疗效果可能会立即展现。在患者的症状开始改善之前,可能需要进行数周的视觉训练。

在有些临床情况中,各种治疗方案的时间安排对患者来说非常重要。例如包括忙碌的职业人员,以及需要尽可能快的取得积极效果的大学生和研究生。

然而,在大多数情况下,时间安排虽然重要,但不是最重要的问题。治疗方案的长期效果可能是最关键的因素。尽管由于时间较短等优势使得镜片和棱镜是值得选择的方案,然而重要的是要记住,镜片和棱镜是为了保证患者即使有潜在的功能障碍的情况下也能长期舒适工作。患者必须长期配戴这类眼镜以保持舒适。然而,视觉训练的长期效果是可以改善正常的眼球运动、知觉融像和调节功能,以克服双眼视觉、眼球运动或调节功能的障碍。这是在斟酌各种治疗方案时应该考虑和讨论的一个重要区别。

手术

虽然用手术治疗非显斜性双眼视觉异常是非常罕见的,但至少应该将手术作为可考虑的治疗选择之一。在存在非常大的隐斜的情况下,临床医生可能需要考虑手术。如果水平偏斜度超过 30$^\triangle$,则仅凭视觉训练,预后成功率会降低[128]。有时,在尝试了上面列出的所有非手术方案之后,患者可能会抱怨一天中晚些时候会出现不适或视力模糊。在这种情况下,初始的斜位可能非常大,尽管调节和集合功能能有所改善,患者仍然会觉得不舒服。Gallaway 等[129] 和 Frantz[130] 报道了间歇性外斜视做视觉训练的病例。在前一项研究中,患者需要手术干预,因为视物模糊和视疲劳症状在视觉训练后仍然存在,而后一项研究中的患者需要手术是因为对镜片、棱镜和视觉训练的依从性差。

需要着重强调的是,对于非显斜性双眼视觉功能异常的来说,建议手术的可能性不大。Hermann[131] 在他的眼科实践中记录了大量的集合不足患者。他回顾了 10 年的实践记录,发现在那段时间内用视轴矫正术治疗的大约 1 200 名患者中,有 14 名患者(或 1%)仍然抱怨不适,需要手术治疗。

手术治疗非斜视双眼视觉异常的效果仍是不确定的。文献中报道的病例很少。现有少数报道研究了集合不足手术的有效性。Von Noorden[132],Hermann[131],Yang 和 Hwang[133] 的报告表明,手术是缓解这些患者症状的有效方法。Yang 和 Hwang[133] 发现基于近距离测量的单侧内直肌缩短术和基于远距离测量的外直肌后退术相比,基于近距离测量的双侧外直肌后退术更有效。然而,这项研究是回顾性的,没有双盲,也没有随机对照研究。此外,作者将手术后偏斜角度的大小作为成功的"标准",并且他们没有评估患者症状。因此,研究结果的价值有限。Haldi[134] 发现,在她的样本中,6 名患者中有 5 名患者出现了外斜视复发,并且症状没有缓解。

总之,对于非斜视双眼视觉异常的治疗不太可能会选择手术方案。此外,还没有明确的研究表明,在这种情况下手术是一种有效的治疗策略。然而,视光师可能会发现,在一些非常严重的斜视或间歇性斜视的病例中,单纯依靠视觉训练进行治疗会使患者存在残余症状。在这种情况下,应该考虑手术。

总结

治疗调节性、眼球运动和非显斜性双眼视觉异常问题是视光保健中较为重要的一方面。我们提出的治疗方法的成功率是非常高的。患者通常会因为之前的治疗措施失败而选择来我们的训练室。如果我们能够消除他们的症状和解决潜在的视觉障碍,患者的满意度会很高。

我们在这一章中提出的模型的主要目的是强调处理遇到的每一个调节性、眼球运动和双眼视觉障碍的患者时应考虑所有治疗方案的重要性。这种方法将确保没有忽略任何治疗方案,从而实现更高效更快速的成功。

问题

1. 请解释为什么矫正屈光不正是治疗双眼视觉和调节异常问题的重要的第一步?

2. 请描述矫正屈光不正可能对共同性双眼视觉问题产生负面影响的情况。

3. 请列出用于确定是否需要给患者开具下加光处方的检查,并列举出适合开具下加光处方的预期的检查结果。

4. 请列出一个有助于确定正附加是一种有效的治疗方法的关键检查结果。

5. 请描述给予棱镜处方合适的临床情况。

6. 请说出对棱镜反馈较好的双眼视觉异常条件。在这些情况下使得棱镜有效的常见因素是什么?

7. 请描述 3 种确定双眼视觉异常的棱镜处方的临床方法。

8. 一患者近距离存在 12$^\triangle$ 外隐斜。他的 PFV 为 4/8/2,NFV 为 12/20/14。请问根据 Sheard 准则棱镜处方量应给予多少?

9. 一患者近距离存在 12$^\triangle$ 外隐斜。他的 PFV 为 4/8/2,NFV 为 12/20/14。请问根据 Percival 准则棱镜处方量应给予多少?

10. 在确定视觉训练是否适合某一位患者时,应考虑的因素有哪些?

(邓振媛　王琦　译)

参考文献

1. Garcia-Munoz A, Carbonell-Bonete S, Cacho-Martinez P. Symptomatology associated with accommodative and binocular vision anomalies. *J Optom.* 2014;7:178-192.

2. McKeon C, Wick B, Aday LA, Begley C. A case-comparison of intermittent exotropia and quality of life measurements. *Optom Vis Sci.* 1997;74:105-110.

3. Borsting E, Rouse MW, De Land PN; Convergence Insufficiency and Reading Study (CIRS) Group. Prospective comparison of convergence insufficiency and normal binocular children on cirs symptom surveys. *Optom Vis Sci.* 1999;76(4):221-228.

4. Borsting E, Rouse MW, Deland PN, et al. Association of symptoms and convergence and accommodative insufficiency in school-age children. *Optometry.* 2003;74(1):25-34.

5. Borsting EJ, Rouse MW, Mitchell GL, et al. Validity and reliability of the revised convergence insufficiency symptom survey in children aged 9-18 years. *Optom Vis Sci.* 2003;80:832-838.

6. Rouse MW, Borsting E, Mitchell GL, et al. Validity and reliability of the revised convergence insufficiency symptom survey in adults. *Ophthal Physiol Opt.* 2004;24:384-390.

7. Rouse M, Borsting E, Mitchell GL, et al. Validity of the convergence insufficiency symptom survey: a confirmatory study. *Optom Vis Sci.* 2009;86:357-363.

8. Scheiman M, Mitchell GL, Cotter S, et al. A randomized trial of the effectiveness of treatments for convergence insufficiency in children. *Arch Ophthalmol.* 2005;123:14-24.

9. Scheiman M, Cotter S, Rouse M, et al. Randomised clinical trial of the effectiveness of base-in prism reading glasses versus placebo reading glasses for symptomatic convergence insufficiency in children. *Br J Ophthalmol.* 2005;89:1318-1323.

10. Scheiman M, Mitchell GL, Cotter S, et al. A randomized clinical trial of vision therapy/orthoptics versus pencil push-ups for the treatment of convergence insufficiency in young

adults. *Optom Vis Sci*. 2005;82:583-595.

11. Convergence Insufficiency Treatment Trial Study Group. Long-term effectiveness of treatments for symptomatic convergence insufficiency in children. *Optom Vis Sci*. 2009;86:1096-1103.

12. Convergence Insufficiency Treatment Trial Investigator Group. A randomized clinical trial of treatments for symptomatic convergence insufficiency in children. *Arch Ophthalmol*. 2008;126:1336-1349.

13. Convergence Insufficiency Investigator Group. A randomized clinical trial of treatment for symptomatic convergence insufficiency in children (Citt-Art). *Optom Vis Sci*. 2019.

14. Clark TY, Clark RA. Convergence insufficiency symptom survey scores for required reading versus leisure reading in school-age children. *J AAPOS*. 2017;21:452-456.

15. McGregor ML. Convergence insufficiency and vision therapy. *Pediatr Clin North Am*. 2014;61:621-630.

16. Phillips PH. Pediatric ophthalmology and childhood reading difficulties: convergence insufficiency: relationship to reading and academic performance. *J AAPOS*. 2017;21:444.e1-446.e1.

17. Conlon EG, Lovegrove WJ, Chekaluk E, Pattison PE. Measuring visual discomfort. *Vis Cognit*. 1999;6:637-663.

18. Giffard P, Daly L, Treleaven J. Influence of neck torsion on near point convergence in subjects with idiopathic neck pain. *Musculoskelet Sci Pract*. 2017;32:51-56.

19. Bade A, Boas M, Gallaway M, et al. Relationship between clinical signs and symptoms of convergence insufficiency. *Optom Vis Sci*. 2013;90:988-995.

20. Stiebel-Kalish H, Amitai A, Mimouni M, et al. The discrepancy between subjective and objective measures of convergence insufficiency in whiplash-associated disorder versus control participants. *Ophthalmology*. 2018;125:924-928.

21. Maples WC. Test retest reliability of the college of optometrists quality of life outcomes assessment short form. *J Optom Vis Dev*. 2002;33:126-134.

22. Mozlin R. Quality-of-life outcomes assessment. *J Optom Vis Dev*. 1995;26:194-199.

23. Maples WC. Test-retest reliability of the college of optometrists quality of life outcomes assessment. *Optometry*. 2000;71:579-585.

24. Gerchak D, Maples WC, Hoenes R. Test-retest reliability of the COVD-QOL short form on elementary school children. *J Beh Optom*. 2006;17:65-70.

25. Maples WC, Bither M. Efficacy of vision therapy as assessed by the COVD quality of life checklist. *Optometry*. 2002;73:492-498.

26. Daugherty KM, Frantz KA, Allison CL, Gabriel H. Evaluating changes in quality of life after vision therapy using the COVD quality of life outcomes assessment. *Opt Vis Dev*. 2007;38:75-81.

27. Harris P, Gormley L. Changes in the scores on the COVD quality of life assessment before and after vision therapy: a multi-office study. *J Behav Optom*. 2007;18:43-45.

28. Gall R, Wick B, Bedell H. Vergence facility: establishing clinical utility. *Optom Vis Sci*. 1998;75:731-742.

29. Gall R, Wick B, Bedell H. Vergence facility and target type. *Optom Vis Sci*. 1998;75:727-730.

30. Gall R, Wick B. The symptomatic patient with normal phorias at distance and near: what tests detect a binocular vision problem? *Optometry*. 2003;74:309-322.

31. Yothers TL, Wick B, Morse SE. Clinical testing of accommodative facility: part II. Development of an amplitude-scaled test. *J Am Optom Assoc*. 2002;73:91-102.

32. Wick B, Gall R, Yothers T. Clinical testing of accommodative facility: part III. Masked assessment of the relation between visual symptoms and binocular test results in school children and adults. *Optometry*. 2002;73:173-181.

33. Blum HL, Peters HB, Bettman JW. *Vision Screening for Elementary Schools: The Orinda Study*. Berkeley, CA: University of California Press; 1958.

34. Dwyer P, Wick B. The influence of refractive correction upon disorders of vergence and accommodation. *Optom Vis Sci*. 1995;72:224-232.

35. White JA. The practical value of low grade cylinders in some of asthenopia. *Trans Am Ophthalmol Soc*. 1894;12.

36. Cholerton M. Low refractive errors. *Br J Physiol Opt*. 1955;12.

37. Nathan J. Small errors of refraction. *Br J Physiol Opt*. 1957;14:204-209.

38. Blume AJ. Low power lenses. In: Amos JF, ed. *Diagnosis and Management in Vision Care*. Boston, MA: Butterworth-Heinemann; 1987:239-246.

39. Pediatric Eye Disease Investigator Group; Chen AM, Holmes JM, Chandler DL, et al. A randomized trial evaluating short-term effectiveness of overminus lenses in children 3 to 6 years of age with intermittent exotropia. *Ophthalmology*. 2016;123:2127-2136.

40. Carter DB. Fixation disparity and heterophoria following prolonged wearing of prisms. *Am J Optom Physiol Opt*. 1965;42:141-152.

41. Wick B. Horizontal deviations. In: Amos JF, ed. *Diagnosis and Management in Vision Care*. Boston, MA: Butterworths; 1987:473.

42. London R. Fixation disparity and heterophoria. In: Barresi B, ed. *Ocular Assessment*. Boston, MA: Butterworth-Heinemann; 1984.

43. Sheedy JE, Saladin JJ. Fixation disparity analysis of oculomotor imbalance. *Am J Optom Physiol Opt*. 1980;57:632-639.

44. Borish IM. *Clinical Refraction*. Chicago, IL: Professional Press; 1975.

45. Griffin JR, Grisham JD. *Binocular Anomalies: Diagnosis and Vision Therapy*. 4th ed. Boston, MA: Butterworth-Heinemann; 2002.

46. Hofstetter HW. Graphical analysis. In: Schor CM, Ciuffreda KJ, eds. *Vergence Eye Movements: Basic and Clinical Aspects*. Boston, MA: Butterworth; 1983:439-464.

47. Worrell BE, Hirsch MJ, Morgan MW. An evaluation of prism prescribed by Sheard's criterion. *Am J Optom Arch Am Acad Optom*. 1971;48:373-376.

48. Payne CR, Grisham JD, Thomas KL. A clinical evaluation of fixation disparity. *Am J Optom Physiol Opt*. 1974;51:90-93.

49. Stavis M, Murray M, Jenkins P, et al. Objective improvement from base-in prisms for reading discomfort associated with mini-convergence insufficiency type exophoria in school children. *Binocul Vis Strabismus Q*. 2002;17:135-142.

50. Teitelbaum B, Pang Y, Krall J. Effectiveness of base in prism for presbyopes with convergence insuffi-ciency. *Optom Vis Sci*. 2009;86:153–156.

51. O'Leary CI, Evans BJ. Double-masked randomised placebo-controlled trial of the effect of prismatic corrections on rate of reading and the relationship with symptoms. *Ophthal Physiol Opt*. 2006;26:555-565.

52. Sheard C. Zones of ocular comfort. *Am J Optom*. 1930;7:9-25.

53. Sheedy JE, Saladin JJ. Association of symptoms with measures of oculomotor deficiencies. *Am J Optom Physiol Opt*. 1978;55(10):670-676.

54. Percival A. *The Prescribing of Spectacles*. 3rd ed. Bristol, England: John Wright & Sons; 1928.

55. AOA Future of Visual Development/Performance Task Force. The Efficacy of optometric vision therapy. The 1986/1987. *J Am Optom Assoc*. 1988;59:95-105.

56. Suchoff IB, Petito GT. The efficacy of visual therapy: accommodative disorders and non-strabismic anomalies of binocular vision. *J Am Optom Assoc*. 1986;57:119-125.

57. Griffin JR. Efficacy of vision therapy for non-strabismic vergence anomalies. *Am J Optom Physiol Opt*. 1987;64:11-14.

58. Ciuffreda K. The scientific basis for and efficacy of optometric vision therapy in nonstrabismic accommodative and binocular vision disorders. *Optometry*. 2002;73:735-762.

59. London RF, Wick B. The effect of correction of vertical fixation disparity on the horizontal forced vergence fixation disparity curve. *Am J Optom Physiol Opt.* 1987;64:653-656.

60. Pediatric Eye Disease Investigator Group. Randomized trial of treatment of amblyopia in children aged 7 to 17 years. *Arch Ophthalmol.* 2005;123:437-447.

61. Pediatric Eye Disease Investigator Group. A randomized trial of atropine vs patching for treatment of moderate amblyopia in children. *Arch Ophthalmol.* 2002;120:268-278.

62. Pediatric Eye Disease Investigator Group. A randomized trial of patching regimens for treatment of moderate amblyopia in children. *Arch Ophthalmol.* 2003;121:603-611.

63. Pediatric Eye Disease Investigator Group. A randomized trial of patching regimens for treatment of severe amblyopia in children. *Ophthalmology.* 2003;110:2075-2087.

64. Pediatric Eye Disease Investigator Group. A randomized trial of atropine regimens for treatment of moderate amblyopia in children. *Ophthalmology.* 2004:2076-2085.

65. Buck D, Powell C, Cumberland P, et al. Presenting features and early management of childhood intermittent exotropia in the UK: inception cohort study. *Br J Ophthalmol.* 2009;93:1620-1624.

66. Vishnoi SK, Singh V, Mehra MK. Role of occlusion in treatment of intermittent exotropia. *Indian J Ophthalmol.* 1987;35:207-210.

67. Spoor DK, Hiles DA. Occlusion therapy for exodeviations occurring in infants and young children. *Ophthalmology.* 1979;86:2152-2157.

68. Freeman RS, Isenberg SJ. The use of part-time occlusion for early onset unilateral exotropia. *J Pediatr Ophthalmol Strabismus.* 1989;26:94-96.

69. Berg PH, Isenberg SJ. Treatment of unilateral exotropia by part-time occlusion. *Am Orthopt J.* 1991;41:72-76.

70. Berg PH, Lozano MJ, Isenberg SJ. Long term results of part-time occlusion for intermittent exotropia. *Am Orthopt J.* 1998;48:85-89.

71. Suh YW, Kim SH, Lee JY, Cho YA. Conversion of intermittent exotropia types subsequent to part-time occlusion therapy and its sustainability. *Graefes Arch Clin Exp Ophthalmol.* 2006;244:705-708.

72. Pediatric Eye Disease Investigator Group; Mohney BG, Cotter SA, Chandler DL, et al. A randomized trial comparing part-time patching with observation for intermittent exotropia in children 12 to 35 months of age. *Ophthalmology.* 2015;122:1718-1725.

73. McBrien N. Optometry: an evidence-based clinical discipline. *Clin Exp Optom.* 1998;81:234-235.

74. Mozlin R. Evidence-based medicine. *J Am Optom Assoc.* 2000;71:490-500.

75. Straus SE, Richardson WS, Glasziou P, Haynes RB. *Evidence-Based Medicine: How to Practice and Teach EBM.* 3rd ed. Philadelphia, PA: Elsevier Churchill Livingstone; 2005.

76. McKibbon KA, Wilczynski NL, Haynes RD. What do evidence-based secondary journals tell us about the publication of clinically important articles in primary healthcare journals? *BMC Med.* 2004;2:33.

77. Miller PA, McKibbon KA. A quantitative analysis of research publications in physical therapy journals. *Phys Ther.* 2003;83:123-131.

78. Lai TY, Leung GM, Wong VW, Lam RF, Cheng AC, Lam DS. How evidence-based are publications in clinical ophthalmic journals? *Invest Ophthalmol Vis Sci.* 2006;47:1831-1838.

79. Sanfilippo S, Clahane AC. The effectiveness of orthoptics alone in selected cases of exodeviation: the immediate results and several years later. *Am Orthoptic J.* 1970;20:104-117.

80. Hoffman L, Cohen A, Feuer G. Effectiveness of non-strabismic optometric vision training in a private practice. *Am J Optom Arch Am Acad Opt.* 1973;50:813-816.

81. Cornsweet TN, Crane HD. Training the visual accommodation system. *Vision Res.* 1973;13:713-715.

82. Provine RR, Enoch JM. On voluntary ocular accommodation. *Percept Psychophys.* 1975;17:209-212.

83. Cooper EL, Leyman IA. The management of intermittent exotropia: a comparison of the results of surgical and nonsurgical treatment. *Am Orthoptic J.* 1977;27:61-67.

84. Wick B. Binocular vision therapy for general practice. *J Am Optom Assoc.* 1977;48:461-466.

85. Wick B. Vision therapy for presbyopic nonstrabismic patients. *Am J Optom Physiol Opt.* 1977;54:244-247.

86. Wold RM, Pierce JR, Keddington J. Effectiveness of optometric vision therapy. *J Am Optom Assoc.* 1978;49:1047-1053.

87. Liu JS, Lee M, Jang J, et al. Objective assessment of accommodative orthoptics: 1. Dynamic insufficiency. *Am J Optom Physiol Opt.* 1979;56:285-294.

88. Weisz CL. Clinical therapy for accommodative responses: transfer effects upon performance. *J Am Optom Assoc.* 1979;50:209-216.

89. Grisham D. The dynamics of fusional vergence eye movements in binocular dysfunction. *Am J Optom Physiol Opt.* 1980;57:645-655.

90. Bobier WR, Sivak JG. Orthoptic treatment of subjects showing slow accommodative responses. *Am J Optom Physiol Opt.* 1983;60:678-687.

91. Daum KM. The course and effect of visual training on the vergence system. *Am J Optom Physiol Opt.* 1982;59:223-227.

92. Daum KM. A comparison of the results of tonic and phasic vergence training. *Am J Optom Physiol Opt.* 1983;60:769-775.

93. Daum KM. Accommodative dysfunction. *Doc Ophthalmol.* 1983;55:177-198.

94. Daum KM. Accommodative insufficiency. *Am J Optom Physiol Opt.* 1983;60:352-359.

95. Daum KM. Divergence excess: characteristics and results of treatment with orthoptics. *Ophthal Physiol Opt.* 1984;4:15-24.

96. Daum KM. Equal exodeviations: characteristics and results of treatment with orthoptics. *Aust J Optom.* 1984;67:53-59.

97. Daum KM. Predicting results in the orthoptic treatment of accommodative dysfunction. *Am J Optom Physiol Opt.* 1984;61:184-189.

98. Daum KM. Convergence insufficiency. *Am J Optom Physiol Opt.* 1984;61:16-22.

99. Birnbaum MH, Soden R, Cohen AH. Efficacy of vision therapy for convergence insufficiency in an adult male population. *J Am Optom Assoc.* 1999;70:225-232.

100. Cohen AH, Soden R. Effectiveness of visual therapy for convergence insufficiencies for an adult population. *J Am Optom Assoc.* 1984;55:491-494.

101. Rouse MW. Management of binocular anomalies: efficacy of vision therapy in the treatment of accommodative deficiencies. *Am J Optom Physiol Opt.* 1987;64:415-420.

102. Grisham JD, Bowman MC, Owyang LA, Chan CL. Vergence orthoptics: validity and persistence of the training effect. *Optom Vis Sci.* 1991;68:441-451.

103. Cooper J, Medow N. Intermittent exotropia of the divergence excess type: basic and divergence excess type. *Bin Vis Eye Mus Surg Qtly.* 1993;8:187-222.

104. Shorter AD, Hatch SW. Vision therapy for convergence excess. *N Engl J Optom.* 1993;45:51-53.

105. Ficcara AP, Berman J, Rosenfield M, et al. Vision therapy: predictive factors for success in visual therapy for patients with convergence excess. *J Optom Vis Dev.* 1996;27:213-219.

106. Gallaway M, Scheiman M. The efficacy of vision therapy for convergence excess. *J Am Optom Assoc.* 1997;68:81-86.

107. Adler P. Efficacy of treatment for convergence insufficiency using vision therapy. *Ophthalmic Physiol Opt.* 2002;22:565-571.

108. Abdi S, Rydberg A. Asthenopia in schoolchildren, orthoptic and ophthalmological findings and treatment. *Doc Ophthal-*

mol. 2005;111:65-72.

109. Aziz S, Cleary M, Stewart HK, Weir CR. Are orthoptic exercises an effective treatment for convergence and fusion deficiencies? *Strabismus.* 2006;14:183-189.

110. Goss DA, Downing DB, Lowther A, et al. The effect of HTS vision therapy conducted in a school setting on reading skills in third and fourth grade students. *Optom Vis Dev.* 2007;38:27-32.

111. Kim KM, Chun BY. Effectiveness of home-based pencil push-ups (Hbpp) for patients with symptomatic convergence insufficiency. *Korean J Ophthalmol.* 2011;25:185-188.

112. Serna A, Rogers DL, McGregor M, Golden RP, Bremer DL, Rogers GL. Treatment of convergence insufficiency with a home-based computer exercise program. *J AAPOS.* 2011;15:140-143.

113. Huston PA, Hoover DL. Treatment of symptomatic convergence insufficiency with home-based computerized vergence system therapy in children. *J AAPOS.* 2015;19:417-421.

114. Vaegan JL. Convergence and divergence show longer and sustained improvement after short isometric exercise. *Am J Optom Physiol Opt.* 1979;56:23-33.

115. Cooper J, Feldman J, Selenow A, et al. Reduction of asthenopia after accommodative facility training. *Am J Optom Physiol Opt.* 1987;64:430-436.

116. Cooper J, Selenow A, Ciuffreda KJ. Reduction of asthenopia in patients with convergence insufficiency after fusional vergence training. *Am J Optom Physiol Opt.* 1983;60:982-989.

117. Daum K. Double-blind placebo-controlled examination of timing effects in the training of positive vergences. *Am J Optom Physiol Opt.* 1986;63:807-812.

118. Scheiman M, Cotter S, Kulp MT, et al. Treatment of accommodative dysfunction in children: results from a randomized clinical trial. *Optom Vis Sci.* 2011;88:1343-1352.

119. Scheiman M, Gwiazda J, Li T. Non-surgical interventions for convergence insufficiency. *Cochrane Database Syst Rev.* 2011:CD006768.

120. Barnhardt C, Cotter SA, Mitchell GL, et al. Symptoms in children with convergence insufficiency: before and after treatment. *Optom Vis Sci.* 2012;89:1512-1520.

121. Rounds BB, Manley CW, Norris RH. The effect of oculomotor training on reading efficiency. *J Am Optom Assoc.* 1991;6:92-99.

122. Young BS, Pollard T, Paynter S, Cox R. Effect of eye exercises in improving control of eye movements during reading. *J Optom Vis Dev.* 1982;13:4-7.

123. Fujimoto DH, Christensen EA, Griffin JR. An investigation in use of videocassette techniques for enhancement of saccadic movements. *J Am Optom Assoc.* 1985;56:304-308.

124. Fayos B, Ciuffreda KJ. Oculomotor auditory biofeedback training to improve reading efficiency. *J Beh Optom.* 1998;19:143-152.

125. Goldrich SG. Emergent textual contours: a new technique for visual monitoring in nystagmus, oculomotor dysfunction, and accommodative disorders. *Am J Optom Physiol Opt.* 1981;58:451-459.

126. Ciuffreda KJ, Goldrich SG, Neary C. Use of eye movement auditory feedback in the control of nystagmus. *Am J Optom Physiol Opt.* 1982;59:396-409.

127. Punnett AF, Steinhauer GD. Relationship between reinforcement and eye movements during ocular motor training with learning disabled children. *J Learning Disabil.* 1984;17:16-19.

128. Ludlam W. Orthoptic treatment of strabismus. *Am J Optom Arch Am Acad Optom.* 1961;38:369-388.

129. Gallaway M, Vaxmonsky T, Scheiman M. Surgery for intermittent exotropia. *J Am Optom Assoc.* 1989;60:428-434.

130. Frantz K. The importance of multiple treatment modalities in a case of divergence excess. *J Am Optom Assoc.* 1990;61:457-462.

131. Hermann JS. Surgical therapy for convergence insufficiency. *J Pediatr Ophthalmol Strabismus.* 1981;18:28-31.

132. von Noorden GK. Resection of both medial rectus muscles in organic convergence insufficiency. *Am J Ophthalmol.* 1976;81:223-226.

133. Yang HK, Hwang JM. Surgical outcomes in convergence insufficiency-type exotropia. *Ophthalmology.* 2011;118:1512-1517.

134. Haldi BA. Surgical Management of convergence insufficiency. *Am J Orthoptics.* 1978;28:106-109.

第 4 章

双眼视觉、调节及眼球运动异常的一般处理

初级保健视光师的定义为"一个以患者的视觉问题、眼部问题以及相关保健为职责的从业者。初级保健视光师要重点发展和维持高水平的专业知识以及视觉健康保健和眼部健康相关领域的临床能力"[1]。真正的初级视觉保健应具有对眼部健康保健的全面理解，并在此基础上认识到患者的需要，提供合适的保健[2]。因此，初级保健视光师在多数时间都应能够检查、诊断和治疗大部分患者，而每一位患者都应该受益于初级保健师，即便涉及适当的转诊。

将该模式应用于双眼视觉、调节和眼球运动问题表明初级视光师必须能够常规地检查和诊断这些问题，治疗其中的一些，并在必要时作出适当的转诊，以便进行更详细的诊断和治疗。在我们看来，初级视光保健包括诊断常规双眼视觉、调节功能和眼球运动障碍。使用镜片、棱镜、遮盖处理等方法和基于家庭的视觉训练治疗也属于初级保健领域。然而，复杂的双眼视觉、调节性和眼球运动障碍

以及基于训练室的视觉治疗通常是更高级别的保健程序，需要额外的临床培训、训练室空间、培训训练师的能力和视觉训练设备。

在本书的第 12 版和第 2 版中，我们旨在开发一个文本，以便于对希望实践高级双眼视觉保健，调节功能和眼动障碍（包括基于训练室的视觉疗法）的视光师和工作条件有限的初级视光师（没有训练室视觉治疗可用）的工作起到一定价值。我们了解到，许多视光师可能会觉得第 1 章中提出的诊断过程太宽泛，不适合在初级视光工作中常规使用。此外，大多数初级视觉保健工作中的视光师无法提供基于训练室的视觉训练作为一种治疗方法。这些医生通常依靠使用镜片、棱镜、家庭视觉训练，或者在某些情况下，转诊给在视觉治疗方面有更多经验的同事。本章旨在为双眼视觉、调节和眼球运动障碍的初级保健管理提供参考。表 4.1 总结了我们推荐的初级保健的诊断和治疗技术。

表 4.1　隐斜初级保健的检查和训练

	低 AC/A ($<3^{\triangle}$/D)			正常 AC/A ($3\sim7^{\triangle}$/D)			高 AC/A ($>7^{\triangle}$/D)		
病史	CISS 问卷或 VFS 症状问卷得分较高，主诉工作时有眼胀、视物模糊、不舒适、复视、视疲劳、持续用眼困难、避免用眼等症状								
张力性集合	用遮盖试验或棱镜分离测量远距离隐斜大小和方向								
AC/A（计算法）	确定 AC/A 是偏高（看近内隐斜大），正常（远近眼位一样），或是偏低（看近外隐斜大）计算法 $AC/A = IPD(cm) + NFD(m)(H_n - H_d)$								
远隐斜	内隐斜	正常值	外隐斜	内隐斜	正常值	外隐斜	内隐斜	正常值	外隐斜
近隐斜	正位	外隐斜	大外隐斜	内隐斜	正常值	外隐斜	大内隐斜	内隐斜	正位
聚散功能评估									
BO（远）	y	y	X	y	y	X	y	y	X
BI（远）	X	y	y	X	y	y	X	y	y
垂直方向	评估遮盖试验时是否存在垂直隐斜或是否出现症状（例如阅读时丢字串行）								
BO（近）	z	X	X	y	X	X	y	y	z
BI（近）	z	y	y	X	y	y	X	X	z
NPC（幅度）	y	X	X	X	X	X	X	X	y
灵敏度									
近（12BO/3BI）	z	X	X	X	X	X	X	X	z

表 4.1 隐斜初级保健的检查和训练（续）

相联性隐斜（滞后）									
水平方向	z	y	y	z	y	y	z	y	y
垂直方向	X	X	X	X	X	X	X	X	X
共同性	y	y	y	y	y	y	y	y	y
调节功能									
调节幅度（推近法）	X	X	X	X	X	X	X	X	X
灵敏度（根据幅度确定灵敏度检查值）	X	X	X	X	X	X	X	X	X
滞后量（动态检影）	y	y	y	y	y	y	y	y	y
知觉融像状态									
立体视	y	y	y	y	y	y	y	y	y
抑制	y	y	y	y	y	y	y	y	y
治疗									
最佳选择	A	A	A	A	A	A	A	A	A
近用附加镜								+1.25	+1.25	+1.25
	如果调节检查异常,可选+1.25D 近用附加度								
棱镜	内隐斜患者可以开具远隐斜 1/3 的底向外棱镜处方								
水平方向	BO		BI(b)	BO		BI(b)	BO		BI(b)
垂直方向	如果存在阅读时丢字串行,可以开具和相联性隐斜等量的垂直棱镜处方								
家庭训练	b	A	A	b	A	A	b	b	转诊训练室训练

诊断:X,必要的诊断信息;y,有时重要;a,你可能希望获取。

治疗:A 或者**加粗字体**,必须治疗;b,治疗或许有用。

AC/A,调节性集合与调节的比值;BO,正融像范围;BI,负融像范围;CISS,集合不足症状问卷;内隐斜,+;外隐斜,−;H_d,远隐斜;H_n,近隐斜;IPD,瞳孔距离(单位:cm);NFD,近处注视距离(单位:m);NPC,集合近点;VFS,视觉功能评估表。

诊断

第 1 章全面介绍了处理双眼视异常、调节功能异常以及眼球运动障碍所需的病史和诊断实验。初级保健视光师可以把第 1 章作为参考,然而,这一章提出了一个更高效简化的评估诊断体系。使用这种方法将可以使初级保健视光师在大多数情况下快速诊断出大部分问题,并在需要的时候转诊给同事进行更丰富的诊断治疗。

病史和症状

使用书面症状调查表,如集合不足症状问卷表（Convergence Insufficiency Symptom Survey, CISS）或视觉质量表（Vision Quality Scale, VQS）,有助于确定患者是否需要双眼视和调节功能的检查。这些问卷,如图 4.1 和图 4.2 所示,是分别用于测量集合功能不足和间歇性外斜视患者的症状类型和频率的诊断标准[3-7],可靠性与有效性已得到证实。

这两种方法都可以在临床实践中有效地确定患者是否有与双眼视觉、调节或眼球运动障碍相关的症状。

CISS 由 15 个条目组成。患者从 5 种可能的答案中选择一种（从不,偶尔,有时,经常,一直）。每个答案的评分从 0 到 4 分,其中 4 代表症状出现的最高频率（即总是如此）。将 15 个条目分数相加的总和即为 CISS 的评分,最低评分可能为 0（完全无症状）,最高评分可能为 60 分（症状很明显）。在 9~17 岁的儿童中,症状评分大于 16 分者伴有显著症状[5];在成年人（18 岁及以上）中,症状评分大于 21 分者症状明显[6]。

McKeon 等[7]开发了一种通用的视觉质量评估工具,称为视觉功能测量表（Vision Function Scale, VFS）,用于测量间歇性外斜视患者视觉功能的基本构成,包括症状、体征和作用功能。VFS 经过修改（删除了 3 个问题,涉及被测者的性别、年龄和对自己答案正确性的感觉）,重新命名为 VQS。大量关于 VQS 的应用都证明了其内容的有效性。例如,VQS 可以辨别隐斜、视力和眼部健康状况均正常的患者是

姓名：_____　　　日期：_____

		从不	极少	有时	经常	频繁
1.	阅读或近距离工作时你是否觉得眼部疲劳？					
2.	阅读或近距离工作时你是否觉得眼部不适？					
3.	阅读或近距离工作时你是否有头痛？					
4.	阅读或近距离工作时你是否觉得易困乏？					
5.	阅读或近距离工作时,你是否无法集中注意力？					
6.	你是否很难记住读过的东西？					
7.	阅读或近距离工作时是否会出现重影？					
8.	阅读或近距离工作时你是否觉得文字移动、跳动、泳动或在纸面上漂浮？					
9.	你是否觉得你的阅读速度慢？					
10.	阅读或近距离工作时你是否有过眼疼？					
11.	阅读或近距离工作时你是否有过眼酸涩感？					
12.	阅读或近距离工作时你是否有一种眼球"牵拉感"？					
13.	阅读或近距离工作时你是否会出现视物模糊？					
14.	当你阅读或做近距离工作时是否会漏读？					
15.	当你阅读时是否会重复读同一行？					
		___×0	___×1	___×2	___×3	___×4

总分：_____

■ **图 4.1**　集合不足症状调查（CISS）

姓名：_____　　日期：_____
方法：请圈出最能代表你的答案的数字。
请回答列出的9个问题 。

1. 一般来说,你有眼部相关的问题吗？
   1 一直都有
   2 大部分时间
   3 很多时候
   4 有些时候
   5 很少
   6 没有过

2. 在你做某些工作(例如看电视、电影、开车、阅读、写作或缝纫)时,视力是否清晰(框架眼镜或角膜接触镜)?
   1 特别好
   2 非常好
   3 不错
   4 一般
   5 不好

3. 在过去的4周中,你有多少次出现模糊视力或重影的情况？
   1 一直都有
   2 大部分时间
   3 很多时候
   4 有些时候
   5 很少
   6 没有过

4. 眼睛的问题在多大程度上限制了你完成某些任务的能力,或者影响了完成任务所需的时间(例如,由于你感到疲劳,无法集中注意力或者无法很好地看清东西以致无法完成任务)?
   1 非常影响
   2 很影响
   3 中度
   4 轻微
   5 一点也不

■ **图 4.2**　视觉质量表（VQS）

5. 当你在阅读或抄写时,你是否经常会找不到阅读位置,重读同一行,或者跳过某些行(例如,当回到下一行的开头时,你发现自己刚刚读过该行)?
   1 一直都是
   2 大部分时间
   3 很多时候
   4 有些时候
   5 很少
   6 没有过

6. 光线的明暗会在多大程度上影响你完成某些任务的能力?
   1 非常影响
   2 很影响
   3 中度
   4 轻微
   5 一点也不

7. 在过去的4周里,你的眼睛多久会出现一次疼痛、流泪、灼烧感、瘙痒、发红或肿胀?
   1 一直都是
   2 大部分时间
   3 很多时候
   4 有些时候
   5 很少
   6 没有过

8. 在过去的4周里你经常头痛吗?
   1 一直都是
   2 大部分时间
   3 很多时候
   4 有些时候
   5 很少
   6 没有过

9. 当别人注意到你的眼睛向内、向外或者分开独立转动时,或者因为你的眼睛无法完成某些任务,你会在多大程度上感到尴尬?(如果这一题不适用于你,圈6)
   1 非常尴尬
   2 很尴尬
   3 中度
   4 轻微
   5 一点也不
   6 不适用

■ 图 4.2(续)

否具有视疲劳症状。患者从 6 种可能的答案中选择一种(一直,大部分时间,很多时候,有些时候,偶尔有时候,几乎没有)。每一个答案的得分从 0~6 分,其中 6 分代表症状出现的最高频率(即一直出现)。然后将这 9 个条目转换成百分比。年龄大于 8 岁的患者 VQS 症状评分(百分比)小于 71,可以准确推断出其视觉症状明显[8]。

在通过病史调查(或通过标准化调查问卷)确定与双眼视觉、调节功能和眼球运动障碍有显著关联的体征与症状后,双眼视觉的评估包含了几个不同的步骤。我们建议的检查方案需要最少的设备和准备时间,在大多数初级保健实践中,很多设备都是现成的,可随时使用。我们建议的初级保健检查的最小数据库(表 4.1)(在确定屈光不正之后)包括:远距离和近距离的遮盖试验,调节性集合与调节的比值(accommodative convergence to accommodation, AC/A),集合近点,聚散灵敏度,调节检查(幅度和双眼灵敏度检查)。这些步骤的设计和操作在本章中有详细介绍。

诊断评估

屈光不正的测定

双眼平衡状态下的最大正镜度可以有助于眼位和调节的准确测量。检查通过静态检影、全自动电脑验光甚至患者之前的旧镜度数来初步确定客观的屈光不正度。为了进行改良后的最大正镜化双眼屈光检查,我们建议按照以下步骤:

1. 使用 20/30 的视标(或最佳视力上两行视标)。

2. 遮盖患者左眼,右眼前逐次增加正球镜(每次加 0.25D),直到右眼几乎辨认不出 20/30 视标为止。如果加了过多的正球镜度,下一步会很困难,因此可以稍微回退一部分球镜(最多回退 0.25D)。

3. 进行 Jackson 交叉柱镜(Jackson cross-cylinder,JCC)检查(在上一步中加正镜是为了使患者在做 JCC 时给出更准确的反应)。

4. 遮盖患者右眼,左眼重复上述步骤。

5. 在每只眼前加棱镜(右眼前加 3^Δ 基底向上,左眼前加 3^Δ 基底向下)并同时加+0.75D。

6. 在清晰的眼前加正球镜以实现分离平衡,直到被检者称两者同样模糊为止。

7. 移除分离棱镜,慢慢加负球镜直到患者刚好可分辨 20/20 视标为止。不要随意地加负球镜。

8. 将矢量图幻灯片投放在投影仪中,并在综合验光仪上放置偏振镜片。将带有字母的"I"视标放在患者两侧视野中,并询问双方是否同样清楚。如果不是,在更清晰的一侧加上+0.25D。这是一种双眼平衡方法,获得的并非真正的双眼屈光度(在这种情况下,也可以使用 JCC 进行双眼平衡)。

9. 立体视功能检查。

10. 回到标准视力表,检查视力。如果患者不能看到20/15,在双眼前同时加-0.25D 看视力是否有提高。实际上双眼前所加负球镜最多不超过-0.50D。不要随意加负球镜。

当双眼视力差距很大时(例如弱视),最大正镜度屈光检查就会失效。在这种情况下,往往没有能很好起作用的验光方法,在尝试使较好眼睛达到最大正镜度的最佳视力后可以使用检影法确定平衡(使两只眼睛的检影反射像表现相等)。

非显斜性双眼视异常的评估

概述

双眼视觉的初级保健评估包括几个不同的步骤。检查的第一步就是测远距离和近距离隐斜的大小和方向,并确定计算性 AC/A。在初级保健实践中,完成隐斜测量最方便的方法是遮盖试验。

评估隐斜的大小和方向

遮盖试验(无显斜)

1. **目的**　遮盖试验是一种客观的方法,用以评估隐斜的性质、方向和大小。

2. **注意事项**

(a) **控制调节**:遮盖试验或任何其他测量双眼眼位的方法最重要的一方面就是对调节的控制;调节不足会导致外隐斜测量值偏高或内隐斜测量值偏低,过度调节会产生相反的结果。在遮盖试验过程中,有两种小技巧可以最大限度地控制调节。检查者可以使用多个固定视标来保持被检者的注意力和所动用的调节。这可以很容易地通过 Gulden 注视视标实现,在棒的两端都粘有 20/30 的视标(见图1.2),可以定期翻转固视视标来改变视标方向。患者被要求在遮盖试验时识别这些视标。这些对基本操作的改进往往会提高检查时的专注度。

另一个有用的步骤是在遮盖板移动之间从左向右非常轻微地移动(1~3cm)视标。检查者观察被检者未遮盖的眼睛是否有细微的追踪动作。如果在视标从左向右移动时,发生细微的眼球追踪运动,这意味着患者正在注视视标。对视标的注视往往会刺激调节。

(b) **客观性**:遮盖试验是一项客观的检查,因此它是评估双眼运动特性的最有价值的方法之一。尤其在作用于儿童时非常有价值。

3. **正常值**　虽然尚未有对遮盖试验正常值的具体研究,但远距离隐斜(慢相集合)正常值为 1^Δ 外隐斜,标准差为 $\pm1^\Delta$。近距离隐斜正常值为 3^Δ 外隐斜,标准差为 $\pm3^\Delta$。

计算性 AC/A

1. **目的**　确定患者从远处向近看时所发生的集合的变化。

2. **注意事项**

(a) **对诊断和治疗的意义**:AC/A 的结果是最终确诊的一个关键特征,也是用于确定适当的治疗顺序的重要指征之一。例如,高 AC/A 的近距离内隐斜的患者通常加正镜片时效果好。如果相同程度的内隐斜,AC/A 正常或偏低,推荐的治疗方法为棱镜矫正或视觉训练,或两者同时。

(b) **计算性 AC/A**:计算性 AC/A 采用下列公式确定:

$$AC/A = IPD(cm) + NFD(m)(H_n - H_f)$$

IPD = 瞳距,以厘米(cm)为单位。

NFD = 视近距离,以米为单位。

H_n = 近隐斜(eso 为正值,exo 为负值)

H_f = 远隐斜(eso 为正值,exo 为负值)

例:IPD = 60mm,患者远距离 2^Δ 外隐斜,近距离(40cm)10^Δ 外隐斜。

$$AC/A = 6 + 0.4(-10+2)$$
$$= 6 + 0.4(-8) = 6 + (-3.2)$$
$$= 2.8$$

在使用这个公式时,要记住使用正确的符号来表示内隐斜和外隐斜。经验法则是 AC/A 比值过高会导致在看近距离有更大的内隐斜或更小的外隐斜,AC/A 低则会导致看近时较少的内隐斜或更大的外隐斜。

(c) **控制调节**:AC/A 检查中的测量误差来源是未能控制好调节量。在集合的测量中,强调视标的清晰度是至关重要的,因为从一种检查到另一种检查的调节反应的变化可能会对结果产生不利的影响。

3. **期望值**　计算性 AC/A 为 6:1,标准差为±2。

聚散评估

Gall 等[8]发现检查聚散灵敏度时采用 3^Δ 底向内/12^Δ 底向外的方法可区分有症状和无症状的患者。我们建议对所有初级保健患者进行聚散灵敏度的检查。根据这种观点,只需对有症状的患者的特定方向进行融像范围的测量——例如,对于看远距离有外隐斜的患者检查集合幅度是有用的,但对于同样的患者检查散开功能的幅度则用处不大(表4.1)。

聚散幅度测量

在繁忙的初级保健工作中,详细的集合幅度的检查通常会被推迟。

聚散灵敏度测量

尽管融像范围的检查有可能被推迟,但集合功能的评估是很重要的。使用 3^Δ 底向内/12^Δ 底向外的棱镜测量聚散灵敏度可将有症状的患者和无症状的患者区分开。

1. **目的**　聚散灵敏度检查可以评估眼睛聚散系统的功能以及在一定时间内作出反应的能力。

2. **注意事项**

所加棱镜的量和使用的视标:Gall 等[8]对聚散灵敏度

进行了系统研究,发现选择大小为 3^Δ 底向内/12^Δ 底向外的棱镜最有意义。这种棱镜组合对区分有症状和无症状的患者和在近距离聚散灵敏度检查时产生有可重复性的结果($R=0.85$)均具有显著意义。在另一项研究中,Gall 等[9]比较了在检查聚散灵敏度时使用 3 种不同的垂直注视视标的情况,发现聚散灵敏度与视标无关,20/30 的单列字母视标是最合适的。

集合近点

需要评估的第三个融像相关的内容是集合幅度。这项检查通常被称为集合近点,在诊断最常见的双眼视功能异常——集合不足时尤为重要。要点包括所使用的视标的类型以及检查时的表现[10,11]。

1. **目标**　检查集合近点的目的是评估集合幅度。视光师最常用的诊断集合不足的标准是集合近点远移[12]。

2. **注意事项**

使用的视标和测试次数:我们建议重复测试两次集合近点,先使用调节性视标,然后使用红绿眼镜或笔灯进行检查。

辅助的集合检查

注视视差

注视视差检查是一种较新的评估双眼视的方法,为垂直隐斜患者确定棱镜处方时应纳入初级保健评估。注视视差检查的主要优点是,它是在双眼或相关联的情况下进行的,不同于其他双眼分离条件下进行的检查。

注视视差检查

1. **目的**　与一眼被遮盖打破融合的情况下进行的遮盖试验不同的是,注视视差检查用于评估双眼相关联下的双眼视功能。

2. **注意事项**

（a）**注视视差检查是在双眼条件下进行的**:典型隐斜检查的主要不足是检查都发生在打破融像的状态下。尽管一些临床医生建议日常工作使用注视视差检查,但我们发现,在大多数病例中,隐斜/融像的检查足以达成初步的诊断和训练方案。在诊断不明确或考虑使用垂直方向或底向外的棱镜处方的情况下,注视视差检查是检查程序的一个重要补充。

（b）**棱镜处方的确定**:注视视差目前被认为是确定垂直隐斜的棱镜处方量的一种方法。

调节障碍的评估

一般考虑

传统的调节功能检查(表 4.2)涉及使用 Donder 移近法测量调节幅度。调节反应和灵敏度检查与调节幅度检查同样重要[13-19]。一个人即使调节幅度正常,也可能会出现视疲劳症状和调节障碍[16,18]。Wick 和 Hall[20]研究了我们经常检查的调节的 3 个方面(调节幅度、调节灵敏度和调节反应)之间的关系。他们对 200 名儿童进行了筛查,排除了有斜视或严重的未矫正屈光不正的儿童后,发现只有 4% 的儿童在所有 3 种调节功能方面都有不足。他们的结果表明,不可能根据一项检查的结果来预测另一项检查的结果。

表4.2　调节检查的重要方面

调节幅度	移近测试
调节灵敏度	8~12 岁儿童:40cm 处+2.00D 翻转拍
	13 岁以上到成年人:根据调节幅度来计算调节灵敏度的检查标准
调节反应	动态检影法

所建议的最低限度的检查数据包括调节幅度和调节灵敏度的评估。如果将近用附加作为一种治疗选择,也应将动态检影纳入检查中。表 4.3 列出了下文所述所有调节检查的预期结果。

表4.3　调节功能检查正常值

检查	正常值	标准差
调节幅度		
推近试验(最低预期值)	15-1/4 年龄	±2.00D
双眼调节灵敏度		
儿童(±2.00D 翻转拍,说出视力卡上的数字或字母)		
8~12 岁	5cpm	±2.5cpm
13 岁~成年(所用光度基于调节幅度的检查结果)检查距离=幅度的45%,镜片光度=幅度的30%	10cpm	±5cpm
动态检影法	+0.50D	±0.25D

调节幅度的评估

移近法测调节幅度

1. **目的**　主观地测量单眼的调节幅度。

2. **注意事项**

（a）**注意测量距离**:准确地测量患者报告模糊时的距离是至关重要的。即使测量中的微小误差也会导致结果有很大的不同。为了减小这个问题,可以通过加-4.00D 的球镜后再测量调节幅度。这样的调整可以使终点更加远离患者,对终点进行更精确的测量。

（b）**注意患者的反应**:不断询问患者以确保视标不模糊是很重要的。

（c）**相对距离视标放大**:与移近方法相关的问题是,

由于相对距离放大,字母不再为 20/30 字母所期望的视角。40cm 处的 20/30 字母相当于 10cm 的 20/120 字母。因此,移近法测得的调节幅度偏高。解决该问题的一个方法是在 20cm 处减小字母的尺寸,并且在 10cm 处再次减小。

3. **标准值**　通常使用的方法是 Hofstter 的公式,其基于 Duane 的算法[21]。使用此公式可计算给定年龄预期的最小调节幅度:15-(年龄/4)。对于 20 岁的患者,最小预期调节幅度为 15-(20/4)= 10D。

调节灵敏度的评估

调节灵敏度检查

1. **目的**　为了评估调节反应的持久性和动力。这一检查的目的与所讨论的聚散灵敏度检查的目的相似。

2. **注意事项**

（a）**年龄**:这个检查的标准最初是以青年人作为被试者制定的。有人质疑这些准则用于其他患者的有效性,例如学龄儿童和 30~40 岁的成年人等[22]。Yothers 等[22] 建议改变双眼调节灵敏度(binocular accommodative facility, BAF)检查,移近法测调节幅度的测量——即根据调节幅度来计算调节灵敏度的标准(表 4.4)——因为他们发现根据调节幅度来计算测试灵敏度的方法比在 40cm 处使用 ±2.00 镜片更能区分有症状的患者。

（b）**指导话术**:在检查成人和年龄较大的儿童时,医生可以简单地要求患者在视标清晰的时候报告。

（c）**单眼和双眼测试**:我们建议日常使用 BAF 测试。如果患者在双眼检查中遇到困难,可以进行单眼检查。当患者双眼或单眼负镜片无法通过时,表明出现调节问题。然而,如果患者双眼不通过,单眼可通过,那么更可能是双眼视功能的问题。

（d）**双眼测试的视标**:文献中强调了在进行 BAF 测试时控制抑制发生的重要性[14,17-19]。通常使用的目标是 NO.9 号偏振矢量图。这是一个偏振视标(见图 1.6),右眼看到一条线,左眼看到一条线,双眼时看到一条线。

3. **正常值**　表 4.4 列出了根据调节幅度来计算测试灵敏度的正常值。

辅助的调节测试

动态检影

虽然一些临床医生提倡常规使用评估调节反应的检查(动态检影),但我们建议,在初级保健实践中所见的大多数病例中,仔细地询问病史,检查调节幅度和调节灵敏度足以达成初步的诊断和训练计划。在诊断不清楚或考虑给近附加度的情况下,动态检影可以作为检查程序中的一个重要补充。

1. **注意事项**

（a）**检查必须以主观的方式进行**:动态检影是一种近点视网膜检影的方式。动态检影卡片(见图 1.7)可用于

表 4.4　调节灵敏度

测试距离=幅度的 45%[a]

镜片光度范围=幅度的 30%[b]

幅度	到鼻尖的距离/cm	测试距离/cm	翻转镜片光度[c]
22.25	4.5	10.0	±3.25
20.00	5.0	11.0	±3.00
18.25	5.5	12.0	±2.75
16.75	6.0	13.5	±2.50
15.50	6.5	14.5	±2.25
14.25	7.0	15.5	±2.25
13.25	7.5	16.5	±2.00
12.50	8.0	18.0	±2.00
11.75	8.5	19.0	±1.75
11.00	9.0	20.0	±1.75
10.50	9.5	21.0	±1.50
10.00	10.0	22.0	±1.50
9.50	10.5	23.5	±1.50
9.00	11.0	24.5	±1.50
8.75	11.5	25.5	±1.25
8.25	12.0	26.5	±1.25
8.00	12.5	28.0	±1.25
7.75	13.0	29.0	±1.25
7.50	13.5	30.0	±1.00
7.25	14.0	31.0	±1.00
7.00	14.5	32.0	±1.00
6.75	15.0	33.5	±1.00
6.50	15.5	34.0	±1.00
6.25	16.0	35.5	±1.00
6.00	16.5	37.0	±1.00
5.75	17.5	38.5	±1.00
5.50	18.0	40.5	±0.75
5.25	19.0	42.5	±0.75
5.00	20.0	44.5	±0.75
4.75	21.0	47.0	±0.75
4.50	22.0	49.5	±0.75

得分标准:患者得分低于 10cpm 可能会出现症状。

[a] 四舍五入精确到 0.5cm。

[b] 四舍五入精确到 0.25D。

[c] 范围除以 2。

Welch-Allyn 检影镜,磁力连接到检影镜顶端。对于初级保健评估,工作距离应在 40cm。选择适合患者年龄和级别的动态检影卡片。当患者阅读卡片上的文字时,沿水平轴进行检影镜检查,并记录观察到视网膜反射的影动,加一定量的正镜片或负镜片中和影动。在检查时,需要快速在眼前放置透镜以确认测量值。

(b) **动态检影结果既反映调节功能,也反映双眼视功能的影响**:任何在双眼条件下进行的检查都受到调节和双眼视功能的影响。因此,尽管动态检影被认为是调节功能的测试,它同样也可以评估双眼视觉。例如,测量的正值小于正常值反映调节超前,可能继发于过度调节、高度外隐斜以及正融像的减少。同样的推理也适用于动态检影的结果高于正常值反应调节滞后,提示调节功能不良继发于调节不足、高度内隐斜和负融像减少。

(c) **照明**:进行动态检影时,使用正常的室内照明是很重要的。调节受到光照(例如暗焦点)的影响,昏暗的光照可能改变调节反应。因此,应在患者习惯性使用的照明下测试调节能力。

(d) **近附加的测定**:动态检影是用来精确近附加量以治疗双眼功能问题的首选方法。与动态检影分析相比,其他方法测量的近附加的精确度更低。

2. **正常值**　动态检影的正常值是 +0.25D 到 +0.50D,标准差是 +0.25D。当检查结果是平光或者负光度或者大于 +0.75D 时应该引起注意。

常见调节性和非显斜性双眼视觉问题的初级保健分析

作为视光师,我们在临床保健中面临着数量有限的调节性、眼球运动和非显斜性双眼视觉异常问题,有许多分类系统可以帮助对这些异常进行分类。一旦知道了远近眼位和 AC/A,就可以从以下提供的 15 种常见调节、眼球运动和双眼视功能问题中找出特定的综合征。这个分类是对 Wick 提出的著名 Duane-White 分类[23]的一种修改[13]。

双眼功能异常

低 AC/A 伴随隐斜

- 远距离正位:近距离外隐斜——集合不足
- 远距离外隐斜:近距离更大的外隐斜——集合不足
- 远距离内隐斜:近距离正位——散开不足

正常 AC/A 伴随隐斜

- 远距离正位:近距离正位——融像性聚散功能异常
- 远距离内隐斜:近距离同样棱镜度的内隐斜——基本型内隐斜
- 远距离外隐斜:近距离同样棱镜度的外隐斜——基本型外隐斜

高 AC/A 伴随隐斜

- 远距离正位:近距离内隐斜——集合过度

- 远距离内隐斜:近距离更大的内隐斜——集合过度
- 远距离外隐斜:近距离更小的外隐斜——散开过度

垂直眼位

- 右眼或左眼上隐斜

调节异常

- 调节不足
- 调节不能持久
- 调节过度
- 调节灵敏度不良

眼球运动问题

- 眼球运动功能障碍

常规的治疗方法、指南和预后

我们提出的初级保健治疗模式是基于第 1 章和第 2 章中关于诊断、分析和分类的内容。为了将这些信息作为处理特定双眼视问题的综合指南,首先必须从临床评估中确定看远是外隐斜、正位还是内隐斜(低、正常或高的张力性集合),以及它是否与低、正常或高 AC/A 有关。此外,确定这些结果是否与症状有关对于确定双眼视觉问题也是很重要的。关于调节异常,重要的是明确问题出现在调节紧张、调节放松,还是两者都有。

该模式的一个主要目的是强调对所遇到的每个调节、眼球运动和双眼视觉异常问题考虑到所有治疗方案的重要性。对于任何有这些疾病的患者来说,治疗方法都是有限的。在管理这类患者时,最好养成把每一种选择都考虑进去的习惯,然后再决定对某一特定患者使用或不使用这种方案。这一办法会确保不忽视任何选择方法,并能够增加成功的概率和速度。例如,在调节性和非显斜性双眼视功能问题的初级保健管理中,很少会用到一些治疗方案(如遮盖、弱视的视觉训练、异常对应和手术)。然而,在伴有屈光参差的隐斜病例中,遮盖和弱视治疗往往是必要的。在罕见的情况下,当处理隐斜量非常大的患者时,可能需要进行手术。因此,对于一些患者必要时考虑转诊使用这些治疗方案。

最佳的屈光矫正

显著程度的屈光不正

一般情况下,对于任何明显的屈光不正,最好先开具处方。表 4.5 以 Orinda 研究[24]为基础,列出了显著屈光不正的标准。对于高度屈光不正首次开具处方的策略是基于以下假设:即屈光不正与调节和双眼视觉异常之间可能存在因果关系。在确定屈光不正的处方时,也要考虑和理解这种矫正会通过 AC/A 对眼睛的集合状态产生影响。因此,我们通常建议对有内隐斜的患者给最大的正镜度的处方,对有外隐斜的患者给最小的正镜度的处方。

表 4.5	显著屈光不正参考
屈光类型	度数
远视	大于等于+1.50D
近视	大于等于−1.00D
散光	大于等于−1.00D
屈光参差	球镜或柱镜差 1.00D

如果有明显的屈光不正,一般要求患者戴上处方眼镜 4~6 周,然后再进行一次评估,以重新评估调节功能和双眼视功能的状态(病例 4.1)。在某些病例中,这会解决以前发现的问题,不需要额外的治疗。例如,Dwyer 和 Wick[25]报告 143 名有屈光不正同时伴有集合异常、调节异常或两种都有的非斜视患者戴处方眼镜一个或多个月后双眼视功能都有所改善。如果戴镜后调节功能、眼球运动或双眼视功能异常仍然存在,则必须考虑其他治疗方案。

病例 4.1　屈光不正的矫正

41 岁的罗伯特是一名会计,他经常抱怨自己眼睛疲劳、视力模糊、眼部有烧灼感、前额头痛。这些问题通常在每周工作日的下午出现,持续了至少 6 个月。他以前从未戴过眼镜。检查结果显示,左右眼均为+2.50D,未屈光矫正时远距离眼位为正位,近距离为 8 棱镜度外隐斜。矫正后,远距离为 6 棱镜度外隐斜,近距离为 15 棱镜度外隐斜。

近距离正融像范围(未矫正):8/16/8

近距离正融像范围(矫正后):4/10/4

集合近点(未矫正):3~6 英寸

集合近点(矫正后):6~10 英寸

在这个病例中,患者在阅读时感到不适,需要对远视进行矫正。在初级保健工作中,可以给患者开具完整的处方,并指导患者戴上眼镜,4~6 周后再进行重新评估。如果症状持续存在,则建议进行视觉训练。

附加透镜(负镜和正镜)

在调节和双眼视异常的初级保健治疗中,镜片的另一个重要用途是改变对双眼或调节系统的需求。重要的研究发现,有助于确定附加镜片有效性的是 AC/A 的大小。当 AC/A 较高时,只要少量附加透镜就可以实现双眼眼位很大的改变,而且使用附加光度镜片通常是一种有效的方法。当 AC/A 较低时,使用附加光度将只产生很小的影响。

在没有屈光不正的情况下,附加透镜对于集合过度患者最有效。在这类病例中,患者通常在远距离上没有明显的隐斜,而在近距离则有中度至高度的内隐斜。在高 AC/A 比的情况下,可以通过近距离附加正透镜来实现近距离内隐斜量的显著变化。然而,如果临床数据有所不同,患者在远距离和近距离都有中等程度的内隐斜(根据定义,AC/A 正常),那么少量的底向外的棱镜就能更有效地改善患者的症状。

近附加的类型:双光、渐变焦和单光

附加正镜时,多数情况下可选择双焦点处方。高 28mm 的平顶双光眼镜很适合年幼的儿童。对于 10 岁以下的儿童,我们建议将平顶的高度设置在瞳孔边缘或略高于瞳孔下边缘的位置,以确保孩子通过下加光的部分阅读。对于年龄较大的儿童和成年人,平顶的高度可以设置在传统的下睑缘边缘高度处,也可以使用相对较高的渐变焦镜片。

近附加光度

确定近附加光度需要知道使用的调节的量(或付出的调节)[26]。为了使看远时最大限度地放松调节,屈光度通常是要达到最佳矫正视力的最大正(或最小负)镜度。屈光不正的最大正镜度可以将远距离的视标聚焦在视网膜上。一旦最大正镜度被确定,就可以使用 AC/A(近距离内隐斜大于看远的集合过度病例)或远近距离调节反应之间的关系(对于有调节问题而无远距离或近距离明显的隐斜病例)来确定近附加光度。幸运的是,如下文所示,在这两种情况下效果较好的近附加光度都是大约相同的度数(+1.25D)。

近距离正附加和计算性 AC/A

在初级保健工作中,根据计算性 AC/A 来确定近附加量时,需要考虑到眼位的变化会随着近附加光度改变(病例 4.2)。表 4.6 显示,对大多数集合过度的患者来说,+1.25D 的近附加会对近距离内隐斜有较大作用。表 4.6 的计算假设试验性的+1.25D 近附加会对调节(或调节作用)产生最大限度的影响,并对近内隐斜产生相应的最大影响。尽管并非总是如此,但+1.25D 的近附加处方通常会对近距离内隐斜有显著影响,在繁忙的初级保健工作中,+1.25D 可以作为双眼视异常患者的“默认”近附加光度。默认的+1.25D 近附加度可以根据遮盖试验(残余视近内隐斜,表明应该考虑更高度数的近附加)或动态检影(调节超前-结果是负镜-表明需要更低度数的近附加)的结果进行修改。

焦深和调节滞后

临床医生通常考虑的是调节刺激,而不是调节反应。然而,调节反应明显小于刺激。由于眼睛的折射系统和焦深,在目标移近时,弥散圆会在焦深范围内移动,起初大约 0.75D 的调节刺激并没有引起调节的改变[27]。焦深的距离,加上正常状态下看近有 0.50D 或更多的调节滞后[28],

病例 4.2　附加光度的应用

一个 10 岁的男孩抱怨眼睛疲劳,视力模糊,阅读 10 分钟后无法集中注意力。从开始上学,这些问题就一直困扰着他。屈光度右眼和左眼都是 +1.00D,远距离眼位为 4 棱镜度内隐斜,近眼位为 20 棱镜度内隐斜(IPD=58mm)。计算性的 AC/A 为 8∶1。近处主观的相关检查结果如下:

负相对调节(NRA):	+2.50
正相关调节(PRA):	−1.00
近水平隐斜(NLP):	3 棱镜度内隐斜
负融像范围(近):	4/10/4
正融像范围(近):	16/26/16
聚散灵敏度:	0cpm,底向内的棱镜出现复视
动态检影:	右眼和左眼都是 +1.25D
双眼调节灵敏度(BAF):	−2.00D 出现复视,0cpm
单眼调节灵敏度(MAF):	12cpm

由于 AC/A 高,在这个病例中开具屈光不正处方是非常重要的。开 +1.00D 的验光处方可使近眼位缩小至约 2 棱镜度内隐斜。分析近距离检查结果表明,所有直接或间接的与负融像相关的检查结果均偏低。在这个病例中,使用附加正光度镜片是很有效的,能消除残余的内隐斜,平衡 NRA/PRA 的关系,并使动态检影和基础检查结果正常化。在这个病例中近处检查结果分析表明,+1.00D 到 +1.25D 的下加光是合适的。在初级保健工作中的最终眼镜处方如下:

OD:+1.00

OS:+1.00

+1.25 下加光

表 4.6　不同计算性 AC/A 的患者加了 +1.25D 近附加后的效果

远距离眼位	近距离眼位	计算性 AC/A	附加 ADD 后近眼位
正位	5 棱镜度内隐斜	8/1	5 棱镜度外隐斜
正位	10 棱镜度内隐斜	10/1	2.5 棱镜度外隐斜
正位	15 棱镜度内隐斜	12/1	正位

AC/A,调节性集合与调节的比值。

导致注视点从远处移至 40cm 时,仅引起大约 1.25D 至 1.50D 的调节变化[29](见图 16.3),明显小于 2.50D 调节刺激的量。这表明,对于有调节问题,但在远距离或近距离没有明显隐斜的患者,看近附加 +1.25D 可以用于初级视觉保健,并有信心可以减轻调节症状。通常,默认的 +1.25D 近附加可以在大多数情况下使用,无需额外的检查;然而,当细化默认的 +1.25D 近附加时,动态检影是首选的检查方法。在动态检影中,调节超前(动态检影结果为负值)时应该考虑较小的近附加,而持续的滞后(结果是正镜)则建议增加近附加光度。

附加负球镜

在某些病例中,还应考虑加负透镜。附加负透镜可用于减少间歇性外斜视发生的概率,或为高度外隐斜提供更舒适的融像。为达到这个目的,可以使用少量负透镜(即 −1.00 至 −2.00D);在大多数情况下,−1.25D 负球镜可作为初级保健工作中的默认做法。在这类患者中,AC/A 并不是决定负透镜光度处方的关键因素。给这些患者增加负透镜的目的是减少由于 CA/C 或集合的刺激、或两者一起对调节和远视力清晰度的不利影响。一旦这个目的实现,患者就能够使用融像性集合来维持融合。

对于那些近附加无效的患者

在无屈光不正的情况下使用附加镜片无效的典型例子是集合不足。在这种情况下,远距离隐斜通常是很小的,因为 AC/A 低而在看近时出现中高程度的大外隐斜。——在这种病例中使用附加镜片来实现近眼位的明显改变不会有任何帮助。

棱镜

棱镜治疗双眼异常是有用的,在所有病例中都应予以考虑。一般来说,在以下两种情况下使用棱镜对初级保健诊疗可能会有帮助:

- 水平缓解棱镜
- 垂直缓解棱镜

在上述非显斜性双眼视觉异常中,棱镜对散开不足、基本型内隐斜和垂直隐斜最有效,而对于集合不足和基本型外隐斜效果要小得多[30]。表 4.7 列出了棱镜最有可能有效的情况。

水平缓解棱镜

如果出现大的明显的隐斜或间歇性斜视,可以通过开具棱镜处方来减少对融像性集合的需求,并尝试减轻患者的症状。棱镜对于远距离内隐斜（张力性集合高）以及从正常到低 AC/A 的病例更有效果（病例 4.3）。Worrell 等[31]根据 Sheard 准则对棱镜的疗效进行了调查，发现棱镜是远距离内隐斜患者的首选治疗方案。对于外隐斜和近距离的内隐斜，他们没有发现用棱镜眼镜的优势。Payne 等[32]开具两副各方面都相同的眼镜，不同的是其中一副由注视视差检查确定棱镜，另一副无棱镜。每副眼镜戴 2 周

后，全部的 10 名受试者都选择了棱镜眼镜。根据未公布的数据[33]，Wick 认为，在远距离内隐斜病例中根据 sheard 准则得到的棱镜量与注视视差检查所得到的棱镜量相似，约等于远距离隐斜量的三分之一。基于这一发现，我们建议，在初级保健工作中对于远距离内隐斜的患者，应使用棱镜量约等于远距离隐斜量的三分之一、基底向外的棱镜。

表 4.7　初级视觉保健推荐的诊疗方法

诊断	首选治疗	次级治疗
眼运动功能障碍	视觉训练	附加正镜
调节功能障碍		
调节不足	附加正镜	视觉训练
调节不能持久	附加正镜	视觉训练
调节过度	视觉训练	附加正镜
调节灵敏度不良	视觉训练	
低 AC/A		
集合不足	视觉训练	底向内的棱镜
散开不足	底向外的棱镜	视觉训练
高 AC/A		
集合过度	附加透镜	视觉训练
散开过度	视觉训练	附加透镜（远−；近+）
正常 AC/A		
基本型内隐斜	底向外的棱镜	视觉训练，附加正球镜
基本型外隐斜	视觉训练	附加负透镜，底向内的棱镜
融像性聚散功能异常	视觉训练	
垂直异常		
垂直隐斜	垂直棱镜	视觉训练

AC/A，调节性集合与调节的比值。

病例 4.3　水平棱镜的使用

　　一位 21 岁的男子主诉出现了间歇性复视的症状，在看远处时更为严重，这种情况更令人烦恼。这个问题已经存在好几年了。屈光度右眼和左眼均为+0.50D，远距离眼位为 10 棱镜度内隐斜，近距离为正位。计算出的 AC/A 为 2∶1。

　　在这个病例中，屈光不正几乎没有影响到远距离内斜视，将其从 10 个棱镜度内隐斜减少到 9 个棱镜度内隐斜。当然，在散开不足的情况下，不予考虑远距离附加正镜，因为它会导致远距离视力模糊。在初级保健工作中，可以在远距离正镜度足矫的基础上使用 3 个棱镜度底向外的棱镜（远距离隐斜量的三分之一）；如果患者仍有症状，应建议他进行视觉训练。

　　在一项随机临床试验中，Scheiman 等[34]发现在 9~17 岁有症状的集合不足的儿童中，底向内的棱镜阅读眼镜的疗效并不比单纯屈光矫正好。虽然对成年人没有类似的研究，但视觉训练的效果对于外隐斜患者是非常有效的。因此，对于看远外隐斜患者，我们建议不要开具棱镜处方；这些患者进行视觉训练更加容易而且有效，应由初级保健工作人员转诊进行这种治疗。

棱镜处方考虑

在初级保健实践中开具棱镜处方时,当棱镜量为 1.25 棱镜度或更小时,几乎总是将所有棱镜度加在一个镜片上,当棱镜度数大于等于 1.5 棱镜度时,将棱镜分开到两个镜片上。聚碳酸酯镜片因其安全性的提高而成为人们选择的镜片。然而,聚碳酸酯镜片的阿贝数偶尔会引起患者看到"彩色条纹"——这种效果在棱镜处方中被放大了,因为棱镜有时也会引起彩色条纹。随着棱镜量的增加,初级保健视光师应该考虑 CR-39 或高折射率材料,而不是聚碳酸酯,以减少这些影响。此外,比原始基弧更陡峭 2D 有助于减少不必要的棱镜偏差。由于同样的原因,抗反射涂层也是有效的,应该应用于所有的棱镜处方。

注视视差分析:垂直缓解棱镜

London 和 Wick[35] 报道,矫正垂直注视视差也可能对水平视差产生积极作用。基于这一发现,他们建议,当存在垂直和水平偏视时,临床医生应首先考虑垂直部分的棱镜矫正。Wick[36] 建议,若垂直棱镜可以实现视觉功能的改善,如减少抑制和增大融合范围时,应给予垂直棱镜。哪怕只有 0.5^Δ 的垂直棱镜都可能有利于融合。

垂直相联性隐斜

一般来说,可以放心地给予将注视视差缩小到零的棱镜的量,那可以显著地减轻患者的症状(病例 4.4)。由于该方法易于实现,因此这种注视视差检查形式已成为垂直

病例 4.4　基于联合眼位给垂直棱镜处方

一个 17 岁的男孩主诉阅读慢,阅读时找不到位置,总回到一段的开头读同一行,读了大约 30 分钟后头痛(眼睑/眉毛区)。他说眨眼能消除近距离的模糊。目前的眼镜处方与屈光检查结果基本一致:

　OD:-1.50(DS)　　　　20/15
　OS:-1.75DS　　　　　20/15

所有进一步的检查都是在惯用矫正眼镜的基础上进行的。遮盖试验和马氏杆试验显示,在远距离和近距离注视的所有区域,左侧眼位为 2^Δ 上隐斜。相联性隐斜检查表现为在远距离及近距离左眼 1.75^Δ 上隐斜。当患者将注视点转移到侧方时,相联性隐斜反应没有变化。调节功能表现正常(滞后=0.75D,幅度=14D,近处±2.00D 翻转拍测试双眼灵敏度=6cpm)。

根据检查结果,判断其习惯的屈光处方是足够的,调节能力和融合能力也是足够的。仅近视矫正,然后在左眼前试镜架上加上 1.75^Δ 底向下棱镜。让患者在此条件下阅读 10~15 分钟。他表明加上棱镜后眼睛疲劳感觉减少并且眼球运动更加精准(更容易返回到下一行字母),最后给出了相应的棱镜处方。使用新的处方之后,患者报告说,找不准阅读位置的频率减少了,而且他在阅读时没有任何症状。

隐斜测量的一种选择。相联性隐斜测量可以使用美国光学矢量图视标、Turville 测试和 Mallett 近单位(见图 14.4)。

垂直相联性隐斜的一个有价值的补充,可以用来确保已到达终点。其原则是使眼睛垂直方向对齐,这样患者眨眼时不需要改变眼睛的位置。这可以通过置入垂直棱镜来实现,直到通过棱镜注视视标达到稳定。然后让患者闭上双眼 1~2 秒。在第一次睁开眼睛的瞬间,让患者注意视标是否完全对齐,还是其中一条线或另一条线必须上下移动才能成一条直线。重复睁开-闭眼的步骤,每次 0.5^Δ 的量调整棱镜处方,直到线条看起来一直对齐并且稳定。通常,当眼睛再次睁开,直线立刻保持对齐时,就可以确定所放置的棱镜的光度。

被动疗法:遮盖与阿托品治疗

遮盖是治疗斜视及其相关病症(弱视、旁中心注视、抑制和异常对应)的常用方法之一。当隐斜与屈光参差性弱视相关时,通常需要使用遮盖或阿托品治疗的被动疗法。我们对屈光参差性弱视的治疗建议是由四个步骤组成的(表 4.8):

1. 屈光全部矫正。
2. 当需要改善眼位时附加镜片或棱镜。
3. 被动治疗采用每天 2~6 小时直接遮盖或阿托品压

抑治疗(睡觉前在视力较好的眼睛每次一滴、每周两次使用阿托品)。

表 4.8　屈光参差性弱视患者的处理顺序

1. 屈光全部矫正
2. 在需要的时候改善眼位
　a. 附加光度
　　1)高 AC/A
　　2)调节不足或灵敏度异常
　b. 棱镜
　　1)看远内隐斜(底向外)
　　2)上隐斜(底向下)
3. 直接遮盖(每天 2~6 小时)
　或阿托品压抑视力较好的眼睛(每次一滴,每周两次)
4. 视觉训练
　a. 单眼——单眼最佳视力
　b. 双眼——提高双眼功能

AC/A,调节性集合与调节的比值。

4. 积极地视觉训练,以提高最佳视力,改善双眼视功能。

有时候在初级保健实践中,患者只需第一步完全屈光矫正就能得到改善(病例 4.5)。更多的情况是,需要附加

镜片或棱镜来改善眼位,而被动治疗则需要使用每天 2~6 小时的直接遮盖或阿托品治疗(每周两次在视力较好的眼

睛中滴一滴硫酸阿托品)。如果需要积极的视觉训练,以提高视力和改善双眼功能,患者可以转诊到训练室。

病例 4.5　单纯屈光矫正

一个 12 岁的女孩主诉最近从读书到看黑板的时候,出现了视力模糊。她还主诉有不规律的头痛,觉得左眼比右眼更困扰她。她的父母说,她在两年前接受了视力检查,但没有矫正。眼内外健康均在正常范围内。视力(VA)和睫状肌麻痹后的屈光:

OD: +0.50　　　　　　　　　20/20^{-1}

OS: +4.25-2.00×5　　　　　　20/60^{-1}

OU: 20/20

6m 处伴有 5$^{\Delta}$ 内隐斜,40cm 处有 8$^{\Delta}$ 内隐斜。在 40cm 处用随机点立体图检查立体视为 100 秒。没有抑制。双眼都是中心注视。

睫状肌麻痹屈光减 0.50D 处方配镜。患者被要求在 1 个月时重新复查,但她直到 3 个月后才回来。她在最初两天戴新眼镜时出现了复视,但现在全天配戴,并且没有主诉。

戴镜视力

OD: 20/15^{-2}

OS: 20/20

OU: 20/15

眼位 6m 处为 2$^{\Delta}$ 内隐斜,40cm 处为 4$^{\Delta}$ 内隐斜。在 40cm 处用随机点图检查立体视为 20 秒。

被动治疗法

被动治疗包括对视力较好的眼睛进行遮盖(眼罩)或压抑疗法(阿托品治疗)。这两种治疗方法都迫使患者使用弱视眼,通过重新激活视觉通路来刺激眼睛,改善视力。因此,当患者不能单独通过处方矫正视力时,我们建议每天遮盖 2 或 6 小时(视最佳矫正视力而定)或阿托品散瞳。可以在考虑到光敏感问题(阿托品)以及每种治疗方法的副作用的同时,平衡处理对快速提高视力的期望(遮盖)与对眼罩的排斥来制定出最初的方案。对于一种处理方法无效的时候应考虑另一种治疗方法,以确保能达到了最大程度的视力改善。一般来说,在考虑另一种治疗方法之前,任何一种治疗都应在改善停止后继续维持 3 个月[37]。

使用遮盖法

中度弱视(视力好于 20/100),最初以每天 2 小时开始遮盖;重度弱视(视力为 20/100 或更严重),最初遮盖时间为每天 6 小时。每 6 周随访患者一次。如果视力提高至少一行,遮盖时间可以保持相同的起始时间。如果视力改善小于一行,我们建议将每天遮盖的时间增加一倍。

使用阿托品

使用阿托品压抑健眼作为一种治疗弱视的方法已经被使用超过 100 年了。尽管使用阿托品治疗屈光参差性弱视患者比遮盖治疗需要更长时间才能达到最佳视力,但两种治疗方法最终对视力的改善基本相等[38]。研究表明,每周使用两次(周末)1% 的阿托品与每日使用阿托品效果相同[39]。

家庭视觉训练法

对于患有双眼视觉、调节和眼球运动异常,并且镜片和棱镜无改善或作用不明显的患者,家庭视觉训练已经被作为一种可行的治疗方案[13]。尽管从回顾性研究和病例研究中获得了支持这一方法的数据[40-42],但是随机临床试验的数据发现,家庭视觉训练不如训练室训练更有效。集合不足治疗试验比较了训练室的视觉训练与做笔尖移近的家庭训练和家庭电脑软件治疗+铅笔笔尖移近的家庭训练[43]。结果表明这两种家庭治疗并不如训练室治疗有效;只有约 40% 的患者,在接受家庭训练后无症状,其集合近点和近距离正融像范围达到正常。相比之下,接受训练室视觉训练的患者中,75% 的患者无症状,临床结果都有所改善。

从理论上讲,家庭训练应该是有效的,因为在家里使用的许多方法与在训练室使用的相同。虽然有很多原因使训练室训练更有效,但最有可能的原因是训练室的受过训练的治疗师会对患者进行更严格的监督。我们建议与患者分享最新的数据,告知他们各种治疗方案的成功率。根据现有的数据显示,无法提供训练室视觉训练的视光师应该将患者转诊到能提供这项服务的视光师。没有证据表明家庭视觉训练可以作为主要的治疗方案。

调节问题:患者没有明显的隐斜

在综合分析方法中,远距离隐斜和 AC/A 是进入系统的切入点。如图 2.7 所示,没有明显的隐斜也指导了对数据的分析,其中的流程图显示了几种可能的病因:调节障碍、眼动功能障碍、融像功能障碍、注视视差、隐性远视、旋转隐斜或物像不等。典型的解释是存在调节异常。如果通过对调节幅度(调节近点)、灵敏度(考虑调节幅度的镜片翻转拍)和调节滞后(动态检影)的分析,发现调节正常,且无潜在远视,则应考虑眼球运动功能障碍或融合功能障碍

的情况。如果这项检查也是阴性的,可以适当地进行注视视差检查。最后,还应考虑到旋转隐斜和不等像等情况。

调节功能障碍的处理顺序

我们讨论的关于考虑双眼视觉障碍的治疗顺序的概念同样也适用于调节问题。调节疲劳的发生继发于未矫正的屈光不正,如远视和散光[12]。一个 3.00D 的远视眼 40cm 工作距离必须动用 2.50D 的调节,并额外动用 3.00D 调节克服远视。由 5.50D 调节引起的肌肉疲劳通常会产生与调节问题相关的症状。如果为了获得清晰度而导致调节不稳定,低度的散光和屈光参差也可能引起视疲劳。近视眼患者在使用新眼镜阅读时偶尔也会感到不适。这可能是由于调节疲劳引起的问题,必须在任何处理方案中加以考虑。因此,首先要考虑的是矫正屈光不正。我们建议应用本章前面讨论的处方标准。

球镜附加在调节功能障碍的治疗中也起着重要的作用。对于各种调节问题,调节不足和调节不持久最好加正镜附加。重要的观点是,对于任何刺激调节有问题的调节功能异常的患者,正镜附加都将对其有益。对于调节问题出现在放松调节或改变调节(灵敏度)的情况,即使附加镜片问题也难以解决。因此,调节过度和调节灵敏度不良通常需要训练,而不是附加透镜。

棱镜在远距离内隐斜或上隐斜的病例中非常重要,除非有相关的双眼眼位问题,否则不适用于调节功能障碍。出于本章的目的,我们假设调节功能障碍是孤立存在的。因此,棱镜不被认为是调节功能障碍治疗的一部分。

上述讨论的有关双眼视觉异常的家庭视觉训练的问题同样也适用于调节性障碍。我们建议,无法提供训练室视觉训练的从业者应该将患者转诊到可以提供这项服务的视光师处。没有证据表明家庭视觉训练可以作为调节障碍的首要治疗方案。

总结

在双眼视觉问题的初级保健管理中,使用镜片、棱镜和被动疗法给尽可能多的患者进行治疗,这一点很重要。在确定屈光不正后,必要的诊断程序包括在远距离和近距离进行遮盖试验、确定计算性 AC/A、集合近点、聚散灵敏度、垂直相联性隐斜测量和调节检查(幅度和双眼灵敏度测试)。初级保健治疗包括远距离最佳屈光矫正,同时对调节功能异常的患者和那些 AC/A 较高的近距离内隐斜患者要正确地使用附加正镜治疗。附加负透镜有时可以用来减轻远距离外隐斜患者的融像负担。

少量的底向外的棱镜可用于缓解远距离内隐斜患者的症状,而屈光参差性弱视患者则需要进行被动治疗,如遮盖或阿托品,或两者都用。家庭视觉训练可用于经选定的病例。需要更多的诊断或训练室训练的患者应由初级保健视光师转诊到专门治疗双眼视功能问题的医生处。

问题

1. 视觉症状问卷背后的概念是什么,为什么它们在初级保健工作中可能有用?

2. 如何在单眼前加正透镜(在单眼模糊前),使 Jackson 交叉柱镜检查在屈光检查过程中更加准确?

3. 为什么在遮盖试验中控制调节是很重要的?请描述两种方法。

4. 描述一种可以快速确定计算性 AC/A 正确的方法(提示:考虑远距离与近距离隐斜的关系)。

5. 为什么对于几乎所有 AC/A 较高的患者,+1.25D 的近距离附加都会对近眼位有显著影响?

6. 为什么聚散灵敏度检查比测量融像范围更有诊断意义?

7. 为什么 12 岁以上的患者通过根据调节幅度来计算灵敏度的检查标准比在 40cm 处使用 ±2.00 镜片给每个患者检查灵敏度更恰当?

8. 基于相联性隐斜检查的垂直隐斜的设计利用了注视视差曲线的哪些特点?

9. 当调节幅度、灵敏度和反应精确度(滞后)之间的关系是什么样时表明需要使用多项调节检查来达到诊断的目的?

10. 如何使用动态检影来帮助确定合适的近距离附加量?

(张玉倩　王静　译)

参考文献

1. Optometry PCSAAo. Definition of a primary care optometrist. https://www.aaopt.org/membership/sections-sigs/fellows-sections/fellows-sections-primarycare/fellows-sections-primarycare-diplomate. Accessed March 29, 2019

2. Hopkins D. Primary care optometry: are we all on the "same page"? *Optom Vis Sci.* 2006;83:1-2.

3. Rouse M, Borsting E, Mitchell GL, et al. Validity of the convergence insufficiency symptom survey: a confirmatory study. *Optom Vis Sci.* 2009;86:357-363.

4. Borsting E, Rouse MW, De Land PN; Convergence Insufficiency and Reading Study (CIRS) Group. Prospective comparison of convergence insufficiency and normal binocular children on CIRS symptom surveys. *Optom Vis Sci.* 1999;76(4):221-228.

5. Borsting EJ, Rouse MW, Mitchell GL, et al. Validity and reliability of the revised convergence insufficiency symptom survey in children aged 9-18 years. *Optom Vis Sci.* 2003;80:832-838.

6. Rouse MW, Borsting E, Mitchell GL, et al. Validity and reliability of the revised convergence insufficiency symptom survey in adults. *Ophthal Physiol Opt.* 2004;24:384-390.

7. McKeon C, Wick B, Aday LA, Begley C. A case-comparison of intermittent exotropia and quality of life measurements. *Optom Vis Sci.* 1997;74:105-110.

8. Gall R, Wick B, Bedell H. Vergence facility: establishing clinical utility. *Optom Vis Sci.* 1998;75:731-742.

9. Gall R, Wick B, Bedell H. Vergence facility and target type. *Optom Vis Sci.* 1998;75:727-730.

10. Pickwell LD, Hampshire R. The significance of inadequate convergence. *Ophthal Physiol Opt.* 1981;1:13-18.

11. Scheiman M, Gallaway M, Frantz KA, et al. Nearpoint of convergence: test procedure, target selection and expected findings. *Optom Vis Sci.* 2003;80(3):214-225.

12. Rouse MW, Hyman L; CIRS Study Group. How do you make the diagnosis of convergence insufficiency? Survey results. *J Optom Vis Dev.* 1997;28:91-97.

13. Wick B. Horizontal deviations. In: Amos JF, ed. *Diagnosis and Management in Vision Care*. Boston, MA: Butterworths; 1987:473.

14. Scheiman M, Herzberg H, Frantz K, Margolies M. Normative study of accommodative facility in elementary schoolchildren. *Am J Optom Physiol Opt*. 1988;65:127-134.

15. Pierce JR, Greenspan SB. Accommodative rock procedures in Vt: a clinical guide. *Optom Weekly*. 1971;62(33): 776-780.

16. Liu JS, Lee M, Jang J, et al. Objective assessment of accommodative orthoptics. I. Dynamic insufficiency. *Am J Optom Physiol Opt*. 1979;56:285-294.

17. Zellers JA, Alpert TL, Rouse MW. A review of the literature and a normative study of accommodative facility. *J Am Optom Assoc*. 1984;55:31-37.

18. Hennessey D, Iosue RA, Rouse MW. Relation of symptoms to accommodative infacility of school-aged children. *Am J Optom Physiol Opt*. 1984;61:177-183.

19. Levine S, Ciuffreda KJ, Selenow A, Flax N. Clinical assessment of accommodative facility in symptomatic and asymptomatic individuals. *Am Optom Assoc*. 1985;56: 286-290.

20. Wick B, Hall P. Relation among accommodative facility, lag, and amplitude in elementary school children. *Am J Optom Physiol Opt*. 1987;64(8):593-598.

21. Hofstetter HW. Graphical analysis in vergence eye movements: basic and clinical aspects. In: Schor CM, Ciuffreda KJ, eds. *Vergence Eye Movements: Basic and Clinical Aspects*. Boston, MA: Butterworth; 1983:439-464.

22. Yothers TL, Wick B, Morse SE. Clinical testing of accommodative facility: part II. Development of an amplitude-scaled test. *J Am Optom Assoc*. 2002;73:91-102.

23. Duane A. A new classification of the motor anomalies of the eye based upon physiological principles. *Ann Ophthalmol Otolaryngol*. 1897:247-260.

24. Blum HL, Peters HB, Bettman JW. *Vision Screening for Elementary Schools: The Orinda Study*. Berkeley, CA: University of California Press; 1958.

25. Dwyer P, Wick B. The influence of refractive correction upon disorders of vergence and accommodation. *Optom Vis Sci*. 1995;72:224-232.

26. Heath GG. Components of accommodation. *Am J Optom Arch Am Acad Optom*. 1956;33:569-579.

27. Flom MC. Variations in convergence and accommodation induced by successive spherical lens additions with distance fixation an investigation. *Am J Optom Arch Am Acad Optom*. 1955;32:111-136.

28. Rouse MW, Hutter RF, Shiftlett R. A normative study of the accommodative lag in elementary schoolchildren. *Am J Optom Physiol Opt*. 1984;61:693-697.

29. Wick B. Clinical factors in proximal vergence. *Am J Optom Physiol Opt*. 1985;62:118.

30. Carter DB. Fixation disparity and heterophoria following prolonged wearing of prisms. *Am J Optom Physiol Opt*. 1965;42:141-152.

31. Worrell BE, Hirsch MJ, Morgan MW. An evaluation of prism prescribed by Sheard's criterion. *Am J Optom Arch Am Acad Optom*. 1971;48:373-376.

32. Payne CR, Grisham JD, Thomas KL. A clinical evaluation of fixation disparity. *Am J Optom Physiol Opt*. 1974;51: 90-93.

33. Wick B. *The Top Ten Binocular Vision Hints for the Non-Specialist*. San Diego, CA: American Academy of Optometry Ellerbrock Course; 2002.

34. Scheiman M, Cotter S, Rouse M, et al. Randomised clinical trial of the effectiveness of base-in prism reading glasses versus placebo reading glasses for symptomatic convergence insufficiency in children. *Br J Ophthalmol*. 2005;89:1318-1323.

35. London RF, Wick B. The effect of correction of vertical fixation disparity on the horizontal forced vergence fixation disparity curve. *Am J Optom Physiol Opt*. 1987;64: 653-656.

36. Wick B. Prescribing vertical prism: how low do you go? *J Optom Vis Dev*. 1997;28:77-85.

37. Mohan K, Saroha V, Sharma A. Successful occlusion therapy of amblyopia in 11- to 15-year-old children. *J Pediatr Ophthalmol Strab*. 2004;41:89-95.

38. Pediatric Eye Disease Investigator Group. A randomized trial of atropine vs. patching for treatment of moderate amblyopia in children. *Arch Ophthalmol*. 2002;120:268-278.

39. Repka MX, Cotter SA, Beck RW; Pediatric Eye Disease Investigator Group. A randomized trial of atropine regimens for treatment of moderate amblyopia in children. *Ophthalmology*. 2004;111(11):2076-2085.

40. Goss DA, Downing DB, Lowther A, et al. The effect of HTS vision therapy conducted in a school setting on reading skills in third and fourth grade students. *Optom Vis Dev*. 2007;38:27-32.

41. Kim KM, Chun BY. Effectiveness of home-based pencil push-ups (HBPP) for patients with symptomatic convergence insufficiency. *Korean J Ophthalmol*. 2011;25: 185-188.

42. Serna A, Rogers DL, McGregor ML, Golden RP, Bremer DL, Rogers GL. Treatment of convergence insufficiency with a home-based computer exercise program. *J AAPOS*. 2011;15:140-143.

43. Convergence Insufficiency Treatment Trial Study Group. A randomized clinical trial of treatments for symptomatic convergence insufficiency in children. *Arch Ophthalmol*. 2008;126:1336-1349.

第二部分

视觉训练方法流程及设备

第5章

前言和基本概念

这一章为视觉训练提供了细节信息和临床指导。第6~8章针对集合、调节及其他眼球运动障碍精选了一系列视觉训练的治疗方法。目前视光师正在使用的视觉训练方法有百余种，已经有一些手册对各种设备和方法进行了描述[1,2]。在我们看来，一系列训练方法的介绍只会使视觉训练看起来过于复杂。这样的后果是，视光师会失去使用视觉训练方法进行治疗的勇气。

第6~8章中，我们精选了一系列治疗方法和仪器。我们主要强调这些仪器的使用原则。了解了这一小部分视觉训练方法能够确保视光师在处理绝大多数调节、眼球运动和非显斜性双眼视觉异常的问题时，其成功率与文献中讨论的一致[3-12]。另外，这些视觉训练方法的原则对所有的训练是共通的。因此，这个章节中关于关键问题的评估以及原则会让临床工作者理解几乎任何其他相关的方法，并能从实践工作中获得经验和信心。

我们经常听到学生和不熟悉视觉训练的临床工作者提问对这些视觉训练设备"我应该做什么？"因此，接下来的4个章节我们的主要目标之一就是描述使用这些视觉训练设备的具体方法。对于特殊设备，我们提供了详细的视觉训练步骤。我们都知道这些设备还有其他的使用方法，但我们的目标是让临床工作者了解基本的训练设备使用方法，并以此为起点，当他们在视觉训练领域获得经验后视光师可以自己开发这些设备的使用。

视觉训练设备和方法分类

双眼视觉训练方法传统分为两种。第一种是"设备训练"，包括所有要求患者直接注视某一训练工具的方法。使用这类工具时患者的运动会受限制，视光师可能很难看到患者的眼睛。设备训练法被认为是非自然状态且加入了过多人为因素。最为常见的设备训练的例子就是立体镜设备。

第二种是自由空间训练，患者可以在与日常生活类似的没有限制的空间中进行训练，训练的同时可以做更多的运动，且更易观察到患者眼睛。这类视觉训练更加接近自然状态下的用眼条件，并且相较于设备训练被认为人为因素更少。

仔细研究这种分类方法，发现有几个问题。第一个问题是缺乏精确的尺度去严格划分这两种方法。例如裂隙尺，如图5.1所示，被广泛认为是自由空间训练，但它必须需要患者坐在设备前，并且注视设备。存在同样问题的是图5.2所示的Wheatstone立体镜。虽然这两种设备没有外加透镜或棱镜，然而它们显然像图5.3所示的立体镜一样

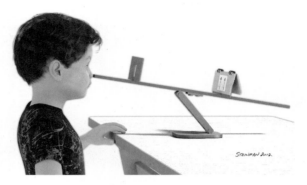

■ 图5.1 裂隙尺

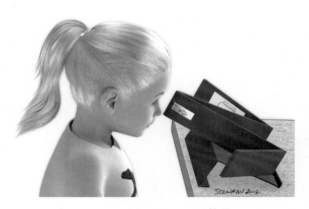

■ 图5.2 Wheatstone立体镜

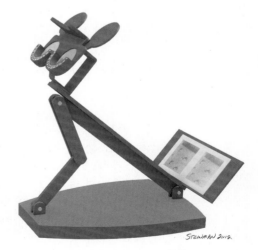

■ 图5.3 BO立体镜

被划分为训练工具的方法。另一个问题是如何分类红绿和偏振的滤光相关方法。这些是应该归类为自由空间训练,还是要考虑滤光片会改变或干扰正常的视觉状态?

我们认为"自由空间"训练和"设备"训练的分类方法是人为的分类,会导致很多设备和方法没有明确地归入到任何一类。我们建议对视觉训练设备和技术进行分类,这很大程度取决于设备类型,分类如下:

1. 红绿矢量图和偏振矢量图
2. 透镜、棱镜和平面镜
3. 挡板与裂隙
4. 纸、笔和各种任务
5. 立体镜
6. 后像,内视现象,电生理技术

在第 6~8 章描述的常规视觉训练技术就是使用这种分类系统。表 5.1 列出了许多基于这种分类系统的训练设备和方法,分为这 6 个类别:

表 5.1　视觉训练设备和方法的分类

1. 立体镜
Brewster 立体镜
Wheatstone 立体镜
单侧实体镜
手描实体镜

2. 补色和偏振滤光片
红绿矢量图
偏振矢量图
阅读单位
TV 训练
使用红/蓝或红/绿眼镜的计算机程序

3. 透镜、棱镜和平面镜
透镜翻转拍
镜片
棱镜翻转拍
棱镜块
棱镜串
手持平面镜

4. 挡板和裂隙
裂隙尺
Remy 挡板
Turville 测试任务

5. 纸、铅笔和各种任务
救生圈卡
自由空间卡
偏心圆卡
集合卡,三点卡
聚散球
计算机技术
字母表和其他各种表
字母追随
追随

6. 后像、内视现象和电生理技术
产生后像的设备
Maxwell 点
海丁格刷
听觉反馈

自然亦或人为训练条件的概念是值得强调的。普遍认为,在视觉训练中提供更接近正常视觉状态的条件会更有效地达到视觉训练所预期的目标。

分类一:补色和偏振滤光片

补色和偏振滤光片是将所注视目标的一部分光线滤掉,从而,一只眼可见一部分光线,另一只眼可见另一部分。这类技术被广泛地应用于隐斜患者中。

优势

补色(红/绿目标)和偏振滤光片对于刺激参数有良好的控制。注视视标类别很广泛,包括二级、三级、中心、周边、调节和非调节的视标。这些技术对于去除抑制十分有效,他们可用于训练跳跃(快速)或平滑(慢速)的集合。因为患者不必注视仪器,这种方法与设备训练相比更接近于自然视觉条件。

劣势

儿童可能会失去兴趣,所以使用多种注视目标维持兴趣十分重要。使用偏振滤光片的一大劣势是花费较高,费用将近补色滤光片的十倍。偏振滤光片的另一个问题是,如果患者略微偏头,就可以用单眼看见全部两个视标。这样就会使患者在即使有抑制的状态下也能看见两个视标。虽然补色滤光片更为廉价,但这些滤光片(特别是红色)比偏振片更暗更深,更易引起抑制[1]。偏振和补色滤光片存在一个共同的潜在劣势,如果存在快速的交替性抑制,是很难判断是否存在抑制的。

分类二:透镜、棱镜和平面镜

透镜改变调节和集合的需求,同时棱镜和平面镜改变光的传播方向。透镜、棱镜和平面镜经常联合补色和偏振滤光片用于斜弱视患者的训练中。这些方法对于脱抑制训练、融像训练、调节功能及眼球运动的训练是十分有效的。

优势

透镜对于调节的训练是十分有效的。这些设备也允许视光师增加或减少所有双眼视觉及调节技术的需求水平。这些方法可以用于平滑(慢速)和跳跃(快速)的集合训练。

劣势

儿童可能失去兴趣,因此使用多种目标来维持兴趣十分重要。

分类三:挡板和裂隙

挡板是将单眼在正常空间的注视分离,从而使得每只眼均只能看到目标的一部分,例如雷迈分离器(图 5.4)。裂隙是用开放的窗口将每只眼的所见分离开,使得一只眼看到目标的一部分,另一只眼看到目标的另一部分。裂隙尺(图 5.1)是利用裂隙原理的最为常见的视觉训练方法。

优势

一定数量的注视目标即可,视光师可以自己制作更多

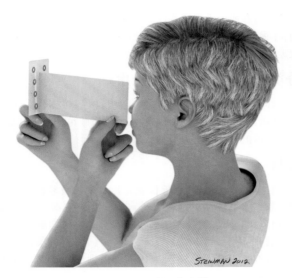

■ 图5.4 雷迈分离器

不同的注视目标。使用裂隙尺和挡板对患者进行脱掉中度抑制训练是十分有效的。

劣势

有时让孩子对这些仪器保持兴趣是一件困难的事情。在使用裂隙尺和挡板进行训练时，头的位置也很重要。孩子必须坐着不动并保持规定头位。对于注视目标的需求不能设置为零，从而使得患者在初始就要付出融像性集合。因此，裂隙尺和挡板通常在补色、偏振滤光片、透镜、棱镜、平面镜之后使用。

分类四：纸、笔及各种任务

这种类型包括各种印在纸上的用于训练集合、调节和精确的眼球运动的训练方法。许多眼球运动的训练与补色滤光片联合使用时对脱抑制也是有效的。另一种归于这种分类的训练技术是聚散球（图5.5，见文末彩图），是用一根穿有珠子的线训练生理性复视。

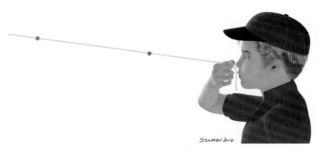

■ 图5.5 聚散球

优势

这些方法是花费最少的训练方法。有足够种类的目标，并且对脱掉中度抑制是很有效的，在集合训练中也十分有效。

劣势

让孩子对这些仪器保持兴趣是一件十分困难的事情。

分类五：立体镜

立体镜的设计原理是将物理空间分离为两个独立的视觉空间，每只眼睛只能看到一个视觉空间。这种设计通过挡板（BO立体镜，图5.3）或两个分离的注视目镜或平面镜实现（Wheatstone立体镜，图5.2）。另外，立体镜使用透镜、棱镜（Brewster立体镜）或平面镜（Wheatstone立体镜）对患者进行不同距离的刺激下进行测试和训练。多数情况下，斜视患者的训练中不需要立体镜就可以成功完成。通常，在符合以下几种情况的前提下，仪器训练是十分有效的：

- 如果在其他类的训练方法中患者有融像困难。一些患者在较少的自然条件下的设备训练会有更好的训练反应。尽管这些不常见且不全是可预见的，但当患者在自由空间训练时不能获得良好的反应，立体镜值得尝试。
- 在患者成功完成本书第6~8章中描述的接近自然条件的非立体视训练后。通常在这个时候进行立体视训练是有效的，因为这类训练对所使用的目标以及训练的距离都可以较为灵活。在某些情况下，如散开过度，最困难的是在远距离的一级目标。立体镜的设计对产生这类刺激非常适合。
- 在视觉训练中多样性是很重要的考虑因素。立体镜的使用是另一种增加融像范围和灵敏度的方法。一种只能使用立体镜进行的十分有效的训练方法叫作"拉号（tromboning）"训练。Brewster立体镜可用于拉号训练。该方法指将注视目标向患者移近后再移远。这种方法的特点是当注视目标移近患者时，患者必须使用调节以保持清晰，同时使用散开以保持融像。当注视目标远离患者时，患者必须放松调节和使用集合。当然，这样就可以营造出与我们的自然视觉状态相反的训练条件，这也是这项训练的意义所在。

优势

这种方法针对非显斜性双眼视觉异常的主要优势是可以在远中距离提供多种注视目标，并且可选择一级、二级、三级不同的注视目标。即使是针对深度抑制的患者立体镜也是十分有效的。

劣势

加入大量人为因素是此项训练的缺点。有人提出了将仪器训练中的双眼视觉状态向自然视觉状态转化问题[1]。

立体镜是最昂贵的视觉训练设备，且十分笨重。因此立体镜更加适合门诊使用，而不是家庭使用。

分类六：后像，内视现象及电生理技术

这类技术应用于弱视、偏心注视、异常视网膜对应、恒定性斜视和眼球震颤的治疗。因为这些项目并不是本书讨论范围，我们不会对这些方法进行太多描述。这类技术的具体例子包括制造后像的仪器、Maxwell点、海丁格刷和听觉反馈。针对双眼运动机制异常的治疗中我们常常使用后像的方法，我们将会描述这一部分的使用。

视觉训练一般原则和指南

在介绍各种视觉训练方法分类之前,我们有必要了解有些原则和指南是适用于所有种类的视觉训练的,有些方法则是针对某种特殊方法的具体原则,如双眼视觉、眼球运动和调节技术。视觉训练在许多方面类似于其他类型的治疗方法,包括学习和教育。像学习一样,我们很容易发现都存在特定的指导方案来学习并获得成功。由于视觉训练被认为是学习与教育的一种形式,想要达到成功就必须使用相似的原则。以下就是基于基础学习理论总结出来的指南。

在开始视觉训练前,按照处理顺序的思路(第 3 章)。当开展视觉训练项目时,在进行融像性集合训练前需要考虑弱视和抑制的训练。

- **确定患者可轻松应对的难度水平。** 从这个水平开始可以让患者更容易地意识到训练中重要的反馈线索、策略和目标,以及建立自信和动力。
- **意识到失败的程度。** 失败的标志包括一般的神经和肌肉紧张,犹豫不决,可能想要避免训练。
- **使用正向的激励。** 患者在尝试任务时应该获得激励,即使没有成功完成。激励可以是口头表扬,兑换奖品的代金币,或者参加患者喜欢的任务。Feldman[13] 已经对提供给视觉训练的各种行为修改原则进行了细节描述,对视觉训练的临床医生来说非常值得参考。
- **保持有效的训练水平。** 由简单的初始水平开始,逐渐增加难度,仔细观察失败的标志。视觉训练应该基于患者可以成功完成的项目,而不是过难的任务。
- **向患者强调改变是发生在其自己的视觉系统中的。** Birnbaum[14],正在对一些视觉训练师必须知道的关键概念进行定义,包括应该做什么,集中在视觉训练应该如何进行以及视觉训练师的角色。

根据 Birnbaum 的定义,这个角色应该是仔细安排由学习到实现的过程。他的观点和我们的相似,强调学习理论原则的应用。更重要的是,或者说是视觉训练的关键,是教会患者视觉功能内在的改善,而不是仅仅达到某项训练的标准。通常,在患者进行视觉训练时,他们会有是设备、透镜或棱镜的作用使得他们的视觉系统发生变化的印象。除非另有说明,否则患者会认为这些外在的改变才是他们在视觉训练中获得成功的关键。

Birnbaum[14] 强调“患者必须意识到改变是发生在视觉系统内部的,而不是在视觉训练过程中使用到的设备。”为了达到这个目标,视光师和患者交流时所用的言语至关重要。Birnbaum 提供了一些非常棒的例子,包括接下来的方案。当进行融像性集合训练时,训练师会说,“尝试保持图片是一个。”这样的描述所存在的问题是,虽然要求患者去尝试,但是所给的描述是关于目标的而不是患者为了达到既定结果需要做出的内部改变。Birnbaum 建议以下完美的说明:

告知患者如果图片是重影的,那是因为他/她所看的位置太远或太近了。为了使图片单一,患者需要看得更近或更远;患者需要自己做出判断,当他/她的眼睛看向哪里时,图片成为一个。

最重要的概念就是视觉训练的成功不是由特殊的训练引导的,关键因素是让患者要意识到训练的成功在于视觉系统产生内在改变。

- **使患者明确视觉训练的目标。** 患者必须了解他/她为什么进行视觉训练。患者需要能够解释他/她所存在的问题是什么,它如何影响表现,以及视觉训练的目标。这对儿童和成人都很重要。即使是低龄儿童,训练师也应该尝试让孩子建立对他/她眼睛的问题以及视觉训练必要性的了解。对于每一项视觉训练方法,孩子需要能解释他/她需要完成的规定任务。
- **制定可以实现的训练目标,并维持这些目标和结点的灵活。** 对于所有视觉训练,我们都期待达某个标准然后进行下一个项目。这里,我们称这种目标为结点。例如,在第 6 章,我们建议若患者在 30^ΔBO 仍能融像可以结束红绿矢量图训练,使用 ±2.00/min 翻转拍训练调联合 20/30 视力卡训练调节灵敏度时,若能达到 12cpm/min 的水平,则可结束训练。

很重要的是要明确训练结点只是指导,可以很灵活。临床中的判断是决定何时进行下一步训练的决定因素。视觉训练的目的是尽快解决患者的问题。在红绿矢量图训练中,尽管患者付出足够努力但只能做到 25^ΔBO,我们可以继续进行下一步训练。

- **使用视觉训练方法为患者提供反馈。** 对患者来说,全部训练过程会因为训练的反馈变得更加有效。视觉训练的反馈机制包括:
  - 复视
  - 模糊
  - 抑制
  - 闪辉感
  - 肌肉运动感知
  - 近小远大
  - 漂浮
  - 定位
  - 视差

视觉训练的反馈机制

复视

复视是一个有力的反馈信息,也最容易向患者解释清楚。如果患者在一项训练中出现复视,那么他/她就懂得没能给出正确的视觉反馈。对于这类患者来说,克服复视是非常重要的。这些方法稍后讨论。

模糊

向患者解释模糊是由于过分聚焦或聚焦不足造成的。随着患者获得对调节系统控制的能力,他/她能够改变调节来克服模糊。

抑制

抑制也是很容易解释给患者的一种反馈机制。事实上所有双眼视觉训练工具都有监测抑制的手段。例如,在集合训练的工具上经常会印字母"R"和字母"L"。字母"R"只能被右眼看到,字母"L"只能被左眼看到。如果有任一字母不可见,他/她就收到了存在抑制的反馈。其他工具会使用不同的刺激监控抑制,如点、十字、垂直或水平的线。对所有的患者,视光师应该找出视觉训练工具的抑制线索,并让患者利用这些线索意识到抑制。

闪辉感

闪辉感是患者将不同颜色的目标融合时对多种颜色组合在一起的感知。有时患者也会主诉在他们将不同颜色的目标融合在一起时有闪光的现象。视觉训练往往使用红色和绿色目标引起这种闪辉的感知。视光师应该让患者意识到图像是两种颜色的混合。闪辉缺失是临床上非常常见的,例如,患者如果只看见红色或只看见绿色,则说明该患者有抑制。

肌肉运动感知

关于所有调节和双眼视觉的训练都遵循一个共同的主题就是强调意识到调节或集合的感觉。我们希望患者能够区分调节紧张和放松的区别,集合和散开的区别。在使用任何训练仪器时都应询问患者:"能够感到眼睛的牵拉或放松吗? 能够感觉到看近处时眼睛的紧张及看远处时眼睛的放松吗?"如果患者能够意识到这些感觉,训练的进程往往可以更快。

近小远大反应

近小远大(SILO)反应与集合

SILO 是"small in,large out"(近小远大)的简称,指的是患者在散开或集合需求改变时需要维持融像的同时所获得的感知变化。也就是当集合需求增加时,所视目标会看起来变小和变近或朝向患者。这就是 SILO 中的"SI"(small and in)(近小)。相反地,当散开需求增加时,患者为维持融像,所视目标会看起来变大、变远。这就是 SILO 中的"LO"(large and out)(远大)。

近小远大现象的潜在基础是大脑对视物大小的维持能力。Leibowitz 等[15]以及 Leibowitz 和 Moore[16]研究了调节和集合在维持大小现象中担任的角色,他们的发现为近小远大现象提供了一种解释。作者发现,当人们所注视的物体由远转为近时,为了维持清晰单一的视物,调节和集合必须改变。他们发现调节集合运动的发生会伴随着中枢对于视网膜成像大小改变的预期。预测到这种变化,患者会作出相应的调整从而维持视物大小。

根据这种理论,观察者随着物体的移近发生调节和集合时,视网膜成像变大。感知系统因此必须做出纠正来维持视网膜成像稳定。当物体移远时,视网膜成像变小,感知系统因此必须使视物变大。考虑到这里,在视觉训练中,一个重要的区别是视网膜成像大小并没有随着调节和集合的发生而改变。因此,物像大小恒定的感知系统正常地与调节集合功能联动,从而导致所感知到的物像变小。同样的,感知系统调整与调节放松和散开联动,从而导致所感知到

的物像变大。因此,被感知的物像的大小改变直接与调节和集合量改变有关。

关于明显的距离改变,患者给予不同的反应。有些说,物体在移近时变小(近小远大)。有些却说物体移远时变小[近大远小(small out,large in,SOLI)]。如果我们假设不同个体把不同因素作为距离的感知信号,那么这些区别是可以被解释的。

第一种可能是一个人把使用集合作为他感知距离的线索。一个人感知到物体移近是因为他在使用集合,根据以往经验"知道",当他的眼睛使用集合时,意味着所看到的物体是移近他的。相反地,当这个人的眼睛进行散开运动时,根据以往经验他"知道",视物一定是远离的。

那些不以集合作为距离感知线索的人可能会根据明显的大小改变作为线索。根据明显的大小作为线索的个体可能会报告"近大远小"。例如,根据 Leibowitz 的研究,当患者使用偏振矢量图进行集合时,他/她可能会感知目标变小。因为目标变小,人们的感知是目标远离他。他之所以会这样感知是因为,根据以往的经验,当一个目标变小时,通常它是远离的。

对于"近小远大"现象还有一个几何学解释。图5.6 和图 5.7 解释了在融像性集合训练中,对集合和散开需求的预期反应。在图 5.6 中,右眼看左侧目标,左眼看右侧目标。视轴在患者眼睛和注视目标之间交叉,在交叉处感知到融合的目标。因此,注视目标看上去是移近的。图示也演示了融合的注视目标看上去比任意一个真实的目标都小。图 5.7 是散开训练中感到变大,变远的几何学解释。在此图例中,右眼注视右侧目标,左眼注视左侧目标。融合的像在视轴交叉处被感知,这超过了视标的平面。如图 5.7 所示,被感知的融合目标更远,更大。

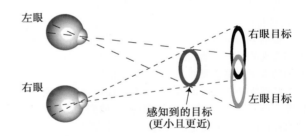

■ **图 5.6** 对"近小远大"现象的几何学解释。图片演示了在进行集合融像的训练过程中,融像后的目标可能比任意一个真实的目标要更小,更近

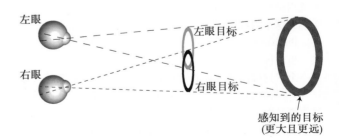

■ **图 5.7** 对"近小远大"现象的几何学解释。图中演示了在散开融像训练中融合的目标会表现出更大更远

近小远大反应与透镜

当患者通过正透镜或负透镜产生调节时,对物体距离和大小的感知变化与之前的描述类似。但是这些感知变化的原因却是不同的,因为透镜使视网膜像的大小改变,然而通过集合,视网膜像仍保持恒定。负透镜使视网膜像缩小,正透镜使视网膜像放大。

对于感知的变化可能的解释是负透镜使视网膜像缩小,引起"变小"的反应,正透镜使视网膜像放大,引起"变大"的反应。根据感知到的大小变化,使用负透镜的患者会因为"目标变小,因此,它一定是远离的",使用正透镜的患者会因为"目标变大,因此,它一定是放大的"。这就是使用透镜时预期发生的近大远小反应。

近小远大反应的临床相关性

大量文献和临床经验告诉我们集合或调节训练中"近小远大"并不是唯一正常的反应。特别是使用透镜的情况下。

"近大远小"并不是双眼视觉或调节问题中的必然反应,而是反映了个体的感知类型和对视觉刺激的注意力。虽然,负透镜联合集合需求,感知到的物体变小,正透镜联合散开需求,感知到的物体变大,但是,对于距离改变的感知是不可预期的。根据临床经验,我们发现成人更易表现为"近大远小"而不是"近小远大"。可能的解释是成人更依赖于经验,当物体变小时他们会报告物体一定是远离他们。儿童在感知中不会那么死板,他们会用他们看到的来回应:物体变得越来越小,越来越近。

重要的是要记住"近小远大"现象的主要价值是给患者提供训练表现反馈。只要能够建立持续状态,反馈就是有用的。因此,如果患者持续感到,随着集合需求的增加,目标变得远离并越来越小。这对患者来说仍然是有用的反馈。

开始训练时应该花更多时间让患者意识到什么是他真正看到的,建立"近小远大"反应。这样可以帮助训练师让患者意识到在治疗过程中发生了什么。例如,在集合训练中,让患者懂得随目标分离他/她的双眼应该交叉并且看得更近。如果患者感知到目标变小并移近,则"看近内聚眼睛"的概念得以强化。如果患者反映"近小远大",训练师可以这样说:"当我们将目标分开时,看得出目标是怎样变近变小的吗? 这就是在这项训练中你的眼睛的反馈。因为随训练难度的提高,你看得更近,所以目标看上去向你移近。"如果无法引出"近小远大"现象,视光师就必须使用其他反馈方法来建立看近的概念。

漂浮

漂浮指的是在融像训练中随集合和散开需求的改变,对于目标的感知是"飘浮移远或移近"。伴随集合,目标看上去漂浮移近;伴随散开,目标看上去移远。这种感知实际上是"近小远大"现象的一部分。根据前面的讨论,不是所有患者都能在集合时看到目标移近,散开时目标移远。如果可以引出这种反应,将会成为训练师在建立集合看近,散开看远概念时非常有用的反馈线索。

定位

定位是针对集合训练更为有效的反馈信息。它是基于生理性复视的概念,当融像发生时患者指出目标出现的位置的能力。图 5.6 描述了定位的概念。在图 5.8 中,患者正在使用绳圈偏振矢量图,在一定的集合需求下进行融像。视轴在注视目标前交叉,同时患者应感知到目标越来越小,越来越近。患者用指示棒指出他所看到的图像位置。训练目标是让患者指向目标并同时感知一个目标一个指示棒。

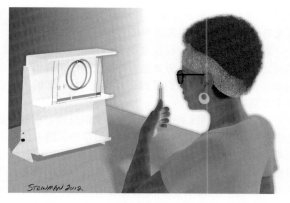

■ **图 5.8**　患者使用绳圈偏振矢量图在一定集合需求下进行融像。患者指出她所看到的目标位置

如果患者将指示棒指向视轴交叉处,他将感知到一个目标一个指示棒。如果患者指向近于或远于视轴交叉处的位置,他就会报告指示棒或注视目标是重影的。

定位的重要性是让患者明白完成训练任务他/她的视觉系统必须要发生的改变。如果患者可以正确定位注视目标,他将开始明白,当注视目标分离产生了集合需求时,他/她必须看得更近并使双眼交叉来保持融像和单一的像。我们不能过于强调患者必须了解他/她完成训练任务时所要发生的变化。

通常情况下,患者第一次在集合训练中尝试定位时,会遇到困难。起初,患者趋向于指出注视目标的实际平面位置而不是视轴的交叉点。这样说会有效:"我们都知道目标在后面,但是我希望你做的是试着感受你正在看的地方,指出你所看到的目标漂浮的位置。"

如果患者定位仍然存在问题,下一步是让他明白生理性复视的概念并利用生理性复视开始训练。我们对患者使用这样的解释:"视觉系统的工作方式是我们直接注视的任何物体都会被看成一个,而所有其他的物体都被看作两个。"做以下的演示非常有用:让病人注视一个指示棒,同时医生手持另一物体置于背景位置。让患者体验这个概念几分钟,直到确定患者理解什么是生理性复视。演示当远距离物体(被看成两个)移近时,当与注视物体处于几乎同一空间位置时,该物体也能被看成一个。如果患者可以理解当我们指向双眼所看的位置就可以获得单一视,那么这个概念就可以应用到视觉训练中。

例如,假设患者正使用正融像性集合(positive fusional vergence,PFV)练习绳圈偏振矢量图。我们让患者定位并指出他所见的绳圈位置。然而患者指出的位置太远并出现了复视。如果患者明白生理性复视的概念我们可以这样说：

这次我要你将根指示棒放在卡片上并直接注视指示棒。不要尝试保持绳圈单一。如果你直视指示棒，会发现背景中有两个绳圈。现在慢慢向你自己移动指示棒，直视指示棒并感知背景中的绳圈。这样做你就会发现，当你将指示棒向你自己移动时，两个绳圈看上去离彼此越来越近。继续向你自己缓慢移动指示棒，你会发现在某一距离可以只见一个指示棒同时只有一个绳圈。这就是你完成任务需要注视的位置。你感觉到自己看得更近吗？体会这样的位置，你现在能明白你必须看什么样的位置才能只看到一个绳圈吗？你能感觉到绳圈漂浮得更近吗？

通常患者仍然不能仅仅拿起指示棒就立即准确定位。然而，经过反复练习，大部分患者将很快明白集合训练中他们必须怎样做。一旦他们掌握了这个概念，训练的剩余部分十分简单。

定位对集合训练来说是非常有意义的反馈。在散开训练中更难应用，但仍然对训练有一定的帮助。散开的最初困难是随着融像需求的增加，漂浮的物体距患者更远，由于目标太远，患者不能再用指示棒指到。另一个问题是由于使用的注视目标，患者必须通过不透明的背景能够看见远离的注视目标。例如，如果我们在 Polachrome 带光源的训练架上使用绳圈偏振矢量图（图 5.9），患者被要求想象绳圈漂浮在白色支架后面。患者的视觉能力差异很大，在散开训练中无法忽视这些干扰进行定位。

第二个问题是很容易克服的，仅仅是选择注视目标印在透明塑料板上，例如偏振矢量图、红绿矢量图、自由空间卡和偏心圆卡（图 5.10）。另外，如果目标被放置于支架上，支架必须像是图 5.10 里那样也是透明的。

第一个问题——当散开需求增加时不能指向注视目标——也是可以克服的。散开训练方法是十分有效的，大多数情况下能够使散开训练获得很大的进步。将球挂在距患者几米远的天花板上（图 5.11），球的高度应该是可调节的，以便训练师可以根据每个患者的高度调节球的高度，使其与患者眼睛高度保持水平。偏振矢量图被放置于透明的

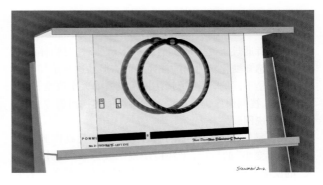

图 5.9　将绳圈偏振矢量图放置在 Polachrome 带光源的训练架

支架上，距患者一臂远，以便于他直接通过绳圈图的中央可以看见背景中的球。随着注视目标绳圈图的缓慢分开产生了散开需求，提醒患者维持融像并描述像的位置。这时，训练师推动球产生靠近或远离患者的弧形运动。患者应感知到球在绳圈图的前后运动，同时图像本身看上去是在真实绳圈偏振矢量图的后面漂浮。随着注视目标分开，患者需要不断向后退以维持漂浮的绳圈立体图的位置正好满足球在其前后范围内摆动。一旦患者可以进行这项训练，对于患者这将是一个很好的经验，以及为他提供必要的反馈，从而令患者明白在散开训练中，如果有事物远离需要通过放松来维持融像。

平行视差

平行视差是对伴随患者移动而产生的融像目标的移动的评估。特别是，如果患者使用集合来融像同时向右移动，他/她应该看到目标向右侧移动。在集合需求下，注视目标与患者同向运动。散开需求下，注视目标与患者相反方向运动。因此，如果患者在散开训练时向左移动，目标看上去会向右移动。如果同一患者远离注视目标向后退两步，目标将看上去会远离他/她。

平行视差的概念可以辅助训练师用于监测儿童的反应。视光师可以让孩子周期性地左右移动，前后移动并询问孩子

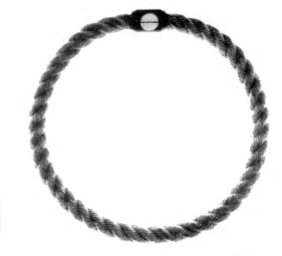

图 5.10　印刷在透明塑料上的图案目标。A：绳圈偏振矢量图

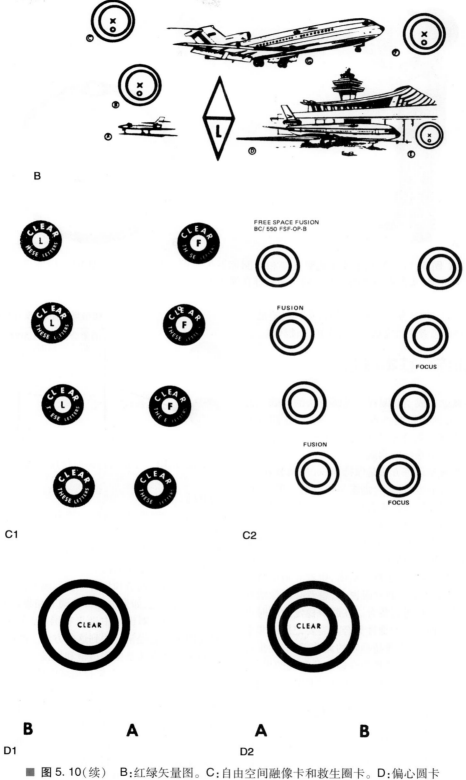

■ 图 5.10（续）　B:红绿矢量图。C:自由空间融像卡和救生圈卡。D:偏心圆卡

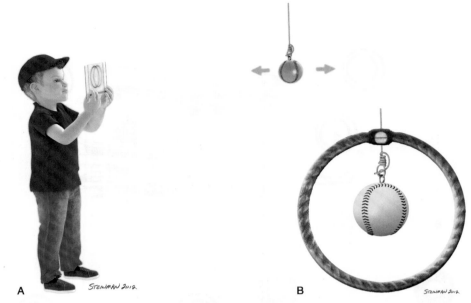

■ 图 5.11　A：孩子使用透明支架和绳圈偏振矢量图，同时看到在远距的物体前后摆动。B：儿童观察透明支架上的马斯登球在绳圈偏振矢量图前后摆动

注视目标的移动方向。对于年长一些的患者，平行视差是一种可以作为用来判断患者是否完成预期任务的反馈线索。

双眼视觉训练：基本概念

有一些基本概念构成了双眼视觉训练方法的基础。为了扩大融像范围，必须要做两件事之一——要么在调节平面不变的基础上改变对集合系统的刺激，要么在集合平面不变的情况下改变调节系统的刺激。

最常见的双眼视觉训练方法是保持 40cm 的调节刺激。当患者维持注视目标清晰时，集合需求是改变的。集合时，集合平面向患者靠近，散开时，集合平面远于调节平面。调节平面和集合平面分离得越大，对融像系统的要求就越大。

这些概念在图 5.12 和图 5.13 中进行了解释。例如让患者注视在 40cm 处 20/30 的字母，在逐渐增加集合需求的同时，维持单一清晰的像。为了维持清晰，患者必须维持在 40cm 的调节。为了维持单一的双眼视觉，患者必须像增加了基底向外的三棱镜一样进行集合。在调节稳定的同时进行集合的唯一方法是使用正融像性集合。需要记住的非常重要的概念是，通过强迫患者维持稳定的调节，调节性集合也会被抑制，患者必须使用融像性集合以避免复视的出现。通过控制调节来强制使用融像性集合是许多双眼视觉训练

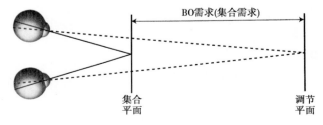

■ 图 5.12　集合训练时调节与集合平面

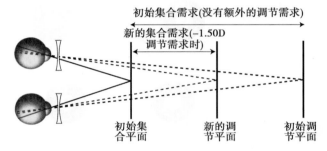

■ 图 5.13　在集合训练时使用负透镜来影响调节平面

的基础。

另一种融像性集合的训练方法是在集合平面不变的情况下改变调节。这种方法的例子是，在附加正透镜或负透镜（调节灵敏度）的同时维持单一视。需要明白的是，这两种方法的目标是相同的。

任何引起调节和集合平面远离的方法都会提高训练的难度。相反地，如果训练师将调节和集合平面移近，训练会更容易完成。对训练中进步有困难，或者是需要加大训练难度的患者会经常使用到这些方法。改变调节和集合平面之间关系的方法是使用透镜和棱镜。

图 5.13 解释了在集合训练中使用透镜。在图中，调节平面是与该距离需求一致的，而集合需求是 16△BO（基底向外）。如果患者存在这个水平上的融像困难，那么可以增加负透镜来降低训练难度，因为这样做将调节平面靠近集合平面，从而减小了集合需求。如果 16△BO（基底向外）对患者过于容易，视光师可以增加正透镜。如图 5.14 所示，这样使调节平面远离患者，并且使调节平面与集合平面之间的距离加大。

棱镜也可以用于改变调节和集合平面之间的关系（图 5.15）。在图 5.15 中，患者的调节平面是与该距离需求一

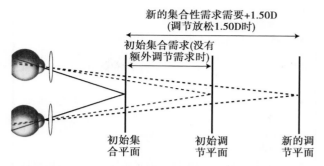

■ 图 5.14　在集合训练时使用正透镜来影响调节平面

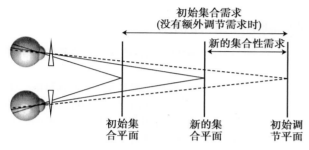

■ 图 5.15　在集合训练时使用 BI（基底向内的）棱镜来影响集合平面

致的，集合需求是 BO（基底向外的）。如果增加 BI（基底向内的）棱镜，会将集合平面向调节平面移近，从而降低训练难度。使用 BO（基底向外的）棱镜将调节和集合两个平面的距离增加，从而提高训练难度。

双眼视觉和调节训练：特殊指南

1. **开始视觉训练之前，按照第 3 章介绍的处理顺序进行。** 在所有调节和双眼视觉异常的病例中，在开始视觉训练之前需要关注屈光不正的光学矫正、附加球镜度数、棱镜和遮盖。

2. **在开始视觉训练时，在融像性集合训练之前应该考虑弱视和抑制的治疗。** 多数非显斜性双眼视觉异常的患者双眼都有正常的视力，只是有轻微的中心抑制。对于这样的患者，弱视和脱抑制的训练都不是必要的。事实上，如果对这类患者在起初就强调抑制线索的问题，往往会令患者对自己在没有中心抑制下不能融像产生挫败感，导致患者失去信心并影响训练结果。Flax[17]指出随着融像性集合能力的提高，抑制现象不再是必要的适应能力并会消失。

然而，在弱视或更深程度的抑制存在时，在强调融像性集合训练之前，应该采取方法消除弱视并减少抑制。基于对弱视是否存在的诊断，很容易决定是否加入弱视训练。然而对于是否进行抑制治疗的决定是比较困难的。诊断性评估是有帮助的。在集合近点和融像性集合的测试中没有出现复视的患者通常有足够深的抑制，可以影响双眼视觉训练中的表现。然而在某些病例中，在视觉训练真正开始之前，无法确定抑制的程度。随着尝试多种方法，很明显患者需要付出有意识的关注更有利于消除抑制。例如，当患者只能间歇性地进行融像时，他会主诉看到红色或绿色交替进行，很少能同时看见红绿两个注视目标。

3. **在开始训练时强调困难的方向。** 例如，对于集合不足的患者，最初强调集合训练；对于集合过度的患者，开始强调散开训练。然而，在开始的第一两次训练中最好选择对于患者最容易的训练方向。这样是为了演示训练过程以及达到早期的成功。

相同的方法也适用于调节异常。例如，对于调节过度，开始强调正透镜；而对于调节不足开始要强调负透镜。

4. **开始进行的训练应该是患者力所能及的。** 如前所述，达到早期成功的重要性再怎么强调也不为过。

5. **通常开始时使用较大立体视需求的周边目标，逐渐改为中心目标。** 非显斜性双眼视觉异常的患者在进行有立体视或三级融像线索的训练时更为有效。因此，开始使用能够确保早期成功的训练，再循序渐进地使用更困难的训练。隐斜训练的顺序是三级到二级到一级的融像训练。在大多数隐斜病例中，一级融像甚至是不需要的。

6. **允许一些对患者有帮助的模糊情况（不恰当的调节反应）。** 开始使用更多精细的调节视标意味着任务会更困难。如果病人尝试融像，但他的正融像性集合是有限的，他就会使用调节性集合来补偿融像性集合。如果使用精细的调节视标，如果患者动用调节性集合来融像就无法保持视物清晰。由于我们最初的目标是成功，并不需要使用精细调节的视标。因此，在训练初期，是允许患者使用调节性集合来补足融像性集合的。

7. **不管初始的诊断如何，最终正融像性集合和负融像性集合以及放松和刺激调节都需要训练。** 如果训练只包括集合或散开中的一项，我们常常会发现患者很快丧失未得到锻炼的那个方向的能力。例如，集合不足的患者如果只做集合训练，在治疗终期正融像性集合会提高，集合近点也正常，但负融像性集合可能降低，正相对调节也会下降，甚至在双眼调节灵敏度测试中使用 2.00D 透镜无法获得清晰，单眼动态检影结果偏高。尽管训练有效地消除了集合不足，但是患者可能因为新的问题而感到不舒服。为了避免这样的问题，在训练的中期应该开始进行与问题相反方向的训练。

8. **无论调节还是融像性集合都先强调幅度再关注灵敏度。** 双眼视觉训练通常有两种方式。

第一种方式是平滑/慢相集合。在慢相集合训练中，集合需求是逐渐提高的。第二种方式是快相集合功能训练。这类训练方法中，集合需求改变的跨度很大。最近在一项关于这两种方法有效性比较的研究[18]。根据数据所提供的结果是即使快向集合训练的进步最大，但这两种方法对融像性集合的训练都是十分有效的。我们建议在开始对患者进行平滑集合训练，并认为两种方法同样适用。这样对患者初期来说较为简单。没有必要花费大量时间去训练融像性集合的幅度。一旦患者建立起基本的融像性集合技巧，就可以加入并着重于便捷的方法训练集合功能。

至于调节训练，最初应该达到正常的调节和调节放松程度，不用强调反应速度。对于学龄儿童和青少年来说 +2.50D 到 -6.00D 不计时间的训练是合理的目标。透镜的屈光度取决于年龄和调节幅度。年长的患者应该使用相当于该患者调节幅度一半的负透镜。从小范围到大范围通常是最容易的。一旦幅度正常,就应该开始关注时间。开始使用+0.50D/−0.50D 透镜然后逐渐提高至和患者年龄相匹配的光度范围。这时的目标是提高调节反应的速度同时减少调节反应的延迟。

9. **在训练融像性集合和调节时强调质量而不是数量。**研究表明快相训练比慢相训练更有效。那些强调融像性集合和调节反应速度的快相训练比平滑改变的训练更有效。

10. **在训练调节时,平衡左右眼的灵敏度和幅度。**

双眼视训练:具体指南
- 开始训练时强调困难方向的训练
- 通常开始时使用较大立体视需求的周边目标,逐渐改为中心目标
- 初期允许一些对患者有帮助的模糊(不恰当的调节反应)
- 不管最初的诊断如何,最终同时训练正融像性集合和负融像性集合
- 融像性集合先强调幅度再关注灵敏度
- 在训练融像性集合时强调质量而不是数量

调节训练:具体指南
- 开始训练时强调困难方向的训练
- 不管最初的诊断如何,最终同时训练调节的放松和紧张
- 先强调训练幅度再关注灵敏度
- 在训练调节时强调质量而不是数量
- 在训练调节时,平衡左右眼的灵敏度和幅度

眼球运动训练:特殊指南

1. **在开始视觉训练之前,按照第 3 章介绍的处理顺序进行。**在所有调节和双眼视觉异常的病例中,在开始视觉训练之前需要关注屈光不正的光学矫正、附加球镜度数、棱镜和遮盖。

2. **开始进行的训练应该是患者力所能及的。**达到早期成功的重要性再怎么强调也不为过。

3. **在扫视和追随训练中都应该先强调准确度再强调速度。**许多有眼球运动异常的孩子都并发注意力或认知障碍。事实上,并不清楚到底是注意力不集中导致了注视和眼球运动问题还是眼球运动问题导致了注意力不集中。尝试让孩子慢下来,鼓励他们有更多的反应,想法和分析,在训练初期,我们建议强调反应的准确度。随着训练中准确度的提高,可以开始要求速度。

4. **扫视训练应该由粗略(大的)至精细(小的)的眼动。**至于追随运动却是恰恰相反的,由精细(小的)到粗略(大的)眼动。

5. **开始为单眼训练直至双眼能力接近平衡。**一旦单眼眼动训练的精确度和速度接近,就开始进行双眼运动训练。

6. **在追随和扫视运动中控制头部运动,保证在没有头动的情况下完成训练。**

7. **提高扫视和追随训练任务的复杂度来更多地提高自动反射性的追随和扫视。**通过在眼动训练中辅助加入节拍器、平衡板或简单的认知训练来完成。

眼球运动训练:特殊指南
- 扫视和追随都应该先强调准确度再强调速度。
- 扫视训练应该由粗略(大的)至精细(小的)的眼动,至于追随运动却是恰恰相反的,由精细(小的)到粗略(大的)眼动。
- 开始为单眼训练直至双眼能力接近平衡。一旦单眼眼动训练的精确度和速度接近,就开始进行双眼运动训练。
- 在追随和扫视运动中控制头部运动,保证在没有头动的情况下完成训练。
- 提高扫视和追随训练任务的复杂度来更多地提高自动反射性的追随和扫视。

脱抑制训练:具体指南

1. **在开始脱抑制训练之前,按照第 3 章介绍的处理顺序进行。**

2. **将训练环境规范化,降低患者发生抑制的可能。**任何一名患者的抑制程度或深度都是不同的,可以很深也可能很浅。抑制训练的一个关键因素是选择房间亮度和刺激来降低抑制的可能性。对抑制进行分级或测量的一种方法是通过患者意识到两个注视目标时所需的刺激来判断。越深的抑制越需要更强的刺激去消除它。

临床上,我们有很多改变刺激强度或类型的方法:
- 改变注视目标的亮度
- 改变注视目标的对比度
- 改变注视目标的焦点
- 移动注视目标
- 注视目标闪动

如果患者存在抑制,我们通过提高注视目标的亮度、对比度和焦点或移动注视目标的方法来减小抑制发生的可能性。一个改变外界环境去除抑制的例子是在黑暗的房间中使用移动的光。随着治疗的进步,要求患者在刺激强度减小的同时仍然保持对复视的感知。

当试图消除抑制时,相对刺激强度是另一个重要概念。临床上,改变单眼注视目标的刺激强度比双眼同时改变更加有效。例如,如果病人抑制右眼,在他的左眼前放置一个红色镜片(相对提高右眼照明的亮度)比提高照明亮度(提高双眼亮度)更容易克服抑制。

另一种需要考虑的关于改善环境的概念是讨论自然光对比人工环境条件。在自然视觉条件下,患者更易出现抑制。当视觉条件变得更为人工化而自然特征更少时,抑制就变得很难维持了。因此,临床对脱抑制的一般原则是:更多人工化环境,患者就越难抑制。我们通常在人为条件下开始脱抑制训练,而后逐渐提供更接近自然视觉条件的外部环境。

例如,使用笔灯和红绿眼镜进行脱抑制训练的方法。患者配戴红绿眼镜,室内照明全部关掉,笔灯是唯一可见的注视目标。这是一个非常人工的环境,通常足以消除抑制。如果仍然不行,可以将笔灯从一侧到另一侧移动,或者视光师可以进行快速的交替遮盖。一旦患者在这些条件下能保持复视,就可以逐渐提高室内亮度,直到患者可以在室内全照明下保持复视。为了使环境更接近自然,然后去掉红绿眼镜,此时可能会再次出现抑制。因此,再次降低室内照明

直到患者恢复复视。逐渐提高室内照明,直到患者可以在自然照明下摘掉红绿滤光片仍能保持双眼同时视。这种训练通常需要同时在诊所和家庭进行训练2~4周。

- **改变注视目标亮度**:基于相对刺激强度的概念,最好在抑制眼前使用一个更亮的注视目标。随着抑制的消除,逐渐减小双眼注视目标亮度的差异,直到在双眼注视目标亮度一致的情况下患者仍能保持双眼同时视。
- **改变注视目标对比度**:当注视目标对比度高时,抑制不易发生。在暗室使用明亮的注视目标可以提高对比度。如果使用两个注视目标,通常始终将对比度较高的注视目标置于抑制眼前。
- **改变注视目标的焦点**:如果使用两个注视目标,应该使主导眼的注视目标离焦,减小该眼的刺激强度。
- **移动注视目标**。无论使用一个还是两个注视目标,移动注视目标总是有降低抑制发生的趋势。如前文所述,改变相对刺激强度是更加有效的。因此,如果使用两个注视目标,移动抑制眼的注视目标会对治疗产生积极作用。
- **使注视目标闪动**:这项技术基于抑制会在注视目标的刺激出现一段时间后才发生的道理。闪动注视目标为我们提供较出现抑制的延时更短时间的刺激。从而在这样的条件下消除抑制。

脱抑制训练:具体指南
- 将训练环境规范化,降低患者发生抑制的可能。
- 使用相对刺激强度的概念,改变单眼刺激强度比双眼同时改变更加有效。
- 改变注视目标对比度:在训练初期,在暗室中使用明亮的注视目标,从而提高对比度。
- 改变注视目标亮度:提高抑制眼的照明亮度,同时降低主导眼的照明亮度。
- 改变注视目标的焦点:使主视眼的注视目标离焦,同时使抑制眼的注视目标聚焦。
- 移动注视目标。
- 在人为环境下开始训练,随训练进程转变为自然状态。
- 开始使用大的周边注视目标,逐渐减小视标。

总结

视觉训练中最为简单的就是治疗方案的设计和列出针对某个患者可以使用的训练方法。更为困难的是治疗方案的具体施行。教会患者需要达到什么目的,如何克服困难,以及如何使视觉状态发生改变是保证训练成功的关键方法。这一章介绍的基本信息和概念对于任何视觉训练项目都是至关重要的。

问题

1. 列举并描述在视觉训练中需要考虑的一般原则。
2. 画出示意图来解释近小远大的现象。
3. 描述近小远大现象的心理解释。
4. 当患者进行(ⅰ)集合训练(ⅱ)散开训练时你希望患者可以体会什么?
5. 解释在视觉训练中近小远大现象的重要性。
6. 如果患者没有获得近小远大现象视觉训练能够成功吗?
7. 解释定位的基本原则。
8. 通过描述调节平面和集合平面来解释视觉训练是如何工作的以及为什么有效?
9. 如果患者在使用偏振矢量图正融像性集合时出现困难,你可以使用什么类型的透镜让训练变得更容易? 什么类型的棱镜可以训练变得更容易? 画出调节平面和集合平面来支持你的答案。
10. 如果患者诊断为调节不足,在训练开始时应该使用什么透镜——正透镜或负透镜?

（邓振媛　陈慧慧　译）

参考文献

1. Richman JR, Cron MT. *Guide to Vision Therapy*. Mishawaka, IN: Bernell Corporation; 1988.
2. Swartout JB. *Manual of Procedures and Forms for In-Office and Out-of-Office Optometric Vision Training Programs*. Santa Ana, CA: Optometric Extension Program Foundation; 1991.
3. Suchoff IB, Petito GT. The efficacy of visual therapy: accommodative disorders and non-strabismic anomalies of binocular vision. *J Am Optom Assoc*. 1986;57:119-125.
4. The 1986/1987 Future of Visual Development/Performance Task Force. The efficacy of optometric vision therapy. *J Am Optom Assoc*. 1988;59:95-105.
5. Ciuffreda K. The scientific basis for and efficacy of optometric vision therapy in nonstrabismic accommodative and binocular vision disorders. *Optometry*. 2073;73:735-762.
6. Adler P. Efficacy of treatment for convergence insufficiency using vision therapy. *Ophthalmic Physiol Opt*. 2002;22:565-571.
7. Scheiman M, Cotter S, Kulp MT, et al. Treatment of accommodative dysfunction in children: results from a randomized clinical trial. *Optom Vis Sci*. 2011;88:1343-1352.
8. Scheiman M, Mitchell GL, Cotter S, et al. A randomized trial of the effectiveness of treatments for convergence insufficiency in children. *Arch Ophthalmol*. 2005;123:14-24.
9. Scheiman M, Mitchell GL, Cotter S, et al. A randomized clinical trial of vision therapy/orthoptics versus pencil push-ups for the treatment of convergence insufficiency in young adults. *Optom Vis Sci*. 2005;82:583-595.
10. Scheiman M, Gwiazda J, Li T. Non-surgical interventions for convergence insufficiency. *Cochrane Database Syst Rev*. 2011:CD006768. doi:10.1002/14651858.CD006768.
11. Convergence Insufficiency Treatment Trial Investigator Group. A randomized clinical trial of treatments for symptomatic convergence insufficiency in children. *Arch Ophthalmol*. 2008;126:1336-1349.
12. Convergence Insufficiency Investigator Group. A randomized clinical trial of treatment for symptomatic convergence insufficiency in children (Citt-Art). *Optom Vis Sci*. 2019.In Press.
13. Feldman J. Behavior modification in vision training: facilitating pre requisite behavior and visual skills. *J Am Optom Assoc*. 1981;52:329-340.
14. Birnbaum MH. The role of the trainer in visual training. *J Am Optom Assoc*. 1977;48:1035-1039.
15. Leibowitz HW, Shiina K, Hennessy RT. Oculomotor adjustments and size constancy. *Percept Psychophys*. 1972;12:497-500.
16. Leibowitz HW, Moore D. Role of changes in accommodation and convergence in the perception of size. *J Opt Soc Am*. 1966;8:1120-1123.
17. Flax N. The optometric treatment of intermittent divergent strabismus. In: Proceedings from the Eastern Seaboard VT Conference; 1963:52-57. Washington, DC.
18. Daum KM. A comparison of the results of tonic and phasic vergence training. *Am J Optom Physiol Opt*. 1983;60:769-775.

第6章

融像性集合、自主性集合和脱抑制训练

融像性集合训练流程、偏振片和液晶滤光器

可变偏振矢量图

治疗目的

- 提高负融像性集合(negative fusional vergence, NFV)和正融像性集合(positive fusional vergence, PFV)的范围
- 降低融像性集合反应时间
- 提高融像性集合反应速度

需要的设备

- 可变偏振矢量图(绳圈图,小丑图,轨道图)
- Dual Polachrome 照明训练器[a]
- 水平支撑板[a]

- 偏振眼镜[a]
- 偏振翻转镜[a]
- 指引棒

说明和设置

所有的可变偏振矢量图均是成对的,一对矢量图除了偏振的方向和视差外完全相同。这些图片的设计目的是通过水平移动分离产生集合或发散需求。图 6.1 显示了不同种类的偏振矢量图。训练时配戴偏振眼镜使右眼只能看到一张矢量图视标,同时左眼只能看到另一张矢量图视标。通过把右眼视标向左移,左眼视标向右移,产生集合需求。这样迫使右眼随视标向左转,左眼随视标向右转。如右眼视标向右移,左眼视标向左移,则产生散开需求。

3 种新版矢量图如图 6.2~图 6.4 所示。训练目标、说明、训练前设置、训练过程方法、重要因素以及所有其他与偏振图相关的问题也均适用于可变红绿矢量图(表 6.1~表 6.3)。

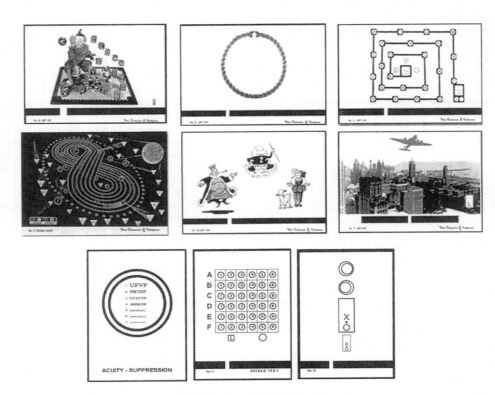

■ 图 6.1 可变偏振矢量图

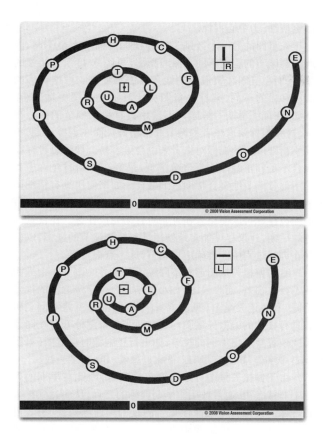

■ 图 6.2　螺旋偏振矢量图

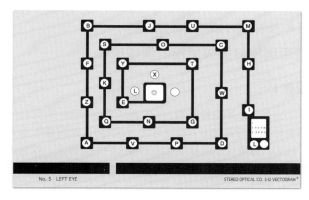

■ 图 6.3　轨道偏振矢量图

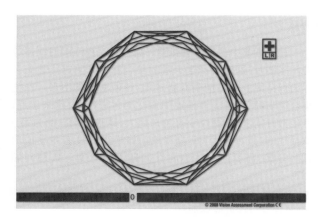

■ 图 6.4　宝石偏振矢量图

表 6.1　推荐红绿矢量图和偏振矢量图视觉训练流程

步骤 1

a. 患者配戴合适滤光片

b. 引导患者融合

步骤 2

a. 建立小幅度 BO 或 BI 聚散需求，并建立近小远大（small in，large out，SILO）反应、清晰、平行视差、漂浮、定位和解除抑制

步骤 3

a. 以 3$^\triangle$ 为间隔增加 BO 或 BI 需求，使患者仍能保持视标融合

b. 运用定位过程让患者意识到看远和看近的知觉

c. 让患者打破融合，看向其他地方再看回来，或者遮盖去遮盖一只眼，重新获得融合后维持 10 秒。重复 3 次

d. 以 3$^\triangle$ 为梯度增加需求，重复步骤 3a~3c

表 6.2　其他推荐的双眼视觉训练步骤

快相/阶梯性聚散训练

1. 将注视点从视标转移至空间某一点

2. 遮盖，去遮盖，重新融合

3. 使用棱镜块或翻转棱镜改变需求

4. 使用翻转镜片改变需求

5. 使用两个不同视标改变需求

6. 使用偏振或红绿翻转镜，交替改变集合和散开的需求

7. 使用翻转镜片建立双眼调节需求

8. 改变注视距离，将其移至最困难处

表 6.3　双眼视觉训练中增加和降低集合需求的步骤

降低任务难度

集合	散开
• 负镜	• 正镜
• BI 棱镜	• BO 棱镜
• 增加训练距离	• 增加训练距离

提高任务难度

集合	散开
• 正镜	• 负镜
• BO 棱镜	• BI 棱镜
• 减少训练距离	• 减少训练距离

　　在所有的偏振矢量图底部均有刻度，表示图片所在位置棱镜分离量（图 6.5）。但是，此刻度仅在患者距离视标 40cm 时才准确。如果患者距离视标过近或过远，则此刻度不再准确。因此，理解如何计算集合需求十分重要。

　　棱镜度的定义是理解的基础。1 棱镜度定义为在 1m 距离下光线偏离 1cm。若要把它应用于任何其他距离，可

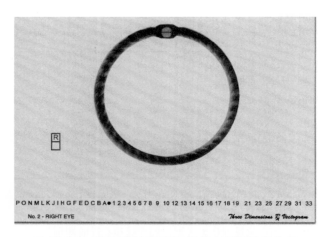

■ 图6.5   视标底部的刻度,表示在任何给定的目标分离下的棱镜需求

以使用如下公式:

$$100cm/1cm = 工作距离/目标偏离(cm)$$

如果工作距离为40cm,此公式为:

$$100cm/1cm = 40cm/x\ cm$$
$$100x = 40cm$$
$$x = 0.4cm,或4mm$$

因此,40cm工作距离下目标偏离4mm等同于1^Δ。临床上使用这个信息,训练师简单测量可变红绿矢量图上的相似点间距离并以毫米表示,再将其除以4,就可以算出棱镜度需求(每4mm间隔等于1棱镜度需求)。

同样,如果工作距离缩短到20cm,2mm的间隔等于1^Δ。这样通过减少工作距离,可以增加某一特定目标分离的训练难度。

目前有12张偏振图可以使用,其中2张为固定偏振矢量图(只有一个片)(见图6.1~图6.4):

固定偏振矢量图
八字形
视力抑制图
可变偏振矢量图
绳圈图
小丑图
轨道图
母鹅偏振矢量图
芝加哥偏振矢量图
立体测试
基础融合
涡流偏振矢量图
轨道图
宝石偏振矢量图

尽管这10张可变偏振矢量图在许多方面有所不同,但其主要区别在于视标的大小以及偏振矢量图是中央或周边视标。若视标较大并且缺乏中央细节(绳圈图,见图6.1),为周边视标。这类视标主要刺激周边融合。如图6.1所示,小丑图和螺旋图有更多的中心细节,线条和细节比绳圈图更精细,为中心视标。

矢量图的另一个区别是每种视标的细节大小不同,因此控制调节的程度不同。像绳圈图(见图6.1)没有精细的细节,而小丑图和轨道图的线条绘制很精细。根据训练的阶段和目的不同,某种矢量图会比其他矢量图更加适合。例如,在训练早期一般倾向不选用具有精细细节的中心视标,这种视标要求患者的调节非常精确。而在训练早期,不需要精细调节的视标对患者来说会更容易。如果患者存在集合不足和正融像性集合范围低,最好在开始时允许患者使用部分调节性集合帮助达到融合。如果使用具有精细调节细节的视标,患者可能会报告视力模糊。使用不含细节的周边视标可以使患者在开始时容易完成任务。在视觉训练的后期,建议尽可能多地使用具有精细细节的视标,以确保在训练过程中能准确应用调节,这一点很重要。

有的偏振矢量图还有不同程度的视差。图6.1中绳圈图不存在视差,而小丑图(如小丑与任何一个字母之间的视差不同)和轨道矢量图(见图6.1)中不同部分视差不同。所有具有视差的偏振矢量图均是在两张矢量图分开时在图片不同位置呈现出不同的视差,如进行正融像时轨道图(见图6.3)中字母"I"比字母"E"更靠近患者(BO更多一些)。

由于偏振矢量图可以改变集合需求,因此在早期的训练中非常有用,通常被用作早期训练的工具,从而达到扩大正融像性集合和负融像性集合的目的。训练初期,患者可能存在某个方向的融像困难。例如,一个集合困难的患者最初完成任何集合需求都有难度。可变偏振矢量图的优点就在于允许从散开方向开始进行训练,然后逐渐减少散开需求,慢慢过渡到集合需求进行训练。

使用绳圈偏振矢量图的训练流程

步骤1

让患者配戴偏振眼镜,并在dual Polachrome照明训练器中放置绳圈偏振图。当患者注视视标时,询问患者看到了什么。患者应该能够描述出一幅由一个绳圈或一根绳子组成的图片(图6.6)。患者应该说明左下角的方框中有字母"R"和"L",在绳圈图的顶部有垂直和水平(交叉)的线(图6.6)。如果患者没有主动说出这些答案,可以问一些引导性问题引出答案。

步骤2

让患者集中注意力看绳圈。当患者注视绳圈时缓慢拉开两张图片,这时会产生少量的集合和散开需求。让患者尽力保持绳圈单一清晰并描述他/她所看到的图形。产生集合需求时,患者应该描述图像变得越来越小,越来越近;产生散开需求时,图像变得越来越大,越来越远。此为第5章描述的"近小远大"反应现象。如果患者没有主动说出这些答案,需要问一些引导性问题引出答案。典型问题如下:

- 图片是否变大或变小
- 图片是否移近或移远

一旦你确认患者可以感受"近小远大",继续询问患者

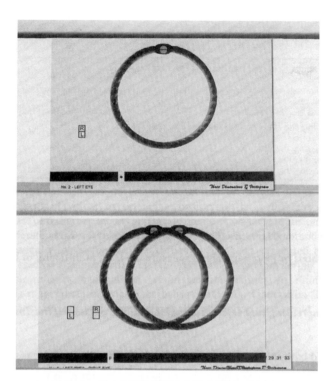

■ **图 6.6**　设有不同棱镜需求的绳圈矢量图,置于 Polachrome 照明训练器中

是否有复视、模糊、漂浮、方向感和平行视差现象出现。告知患者这些反馈将贯穿整个治疗过程,以检测他的治疗效果。

步骤 3

将图片放于零位,向患者解释你将对其进行训练的步骤,包括 3 个部分。

1. 告诉患者将图片分开至 3BO 处,努力保持绳圈单一清晰。

2. 指示患者拿起指引棒,指出他/她所看到的绳圈漂浮起来的位置。确保患者看到的是 1 个指引棒和一个绳圈。向患者强调动态知觉的重要性以及"看近"和"双眼交叉"的感觉。

3. 让患者把指引棒放下,视线从绳圈移向远处一点并保持数秒,然后重新获得融合。让患者保持融合 10 秒,再向别处看,再看绳圈。重复 3 次。

一旦患者可以在 3BO 位置时进行上述步骤,让患者将矢量图继续向 BO 方向分开 3 个数字,重复步骤 1~3。在某个水平,患者甚至无法完成步骤 1,即看到清晰单一的绳圈像。这时,教会患者克服这个障碍的方法很重要。简单地让患者缩小视差直到重新获得融合,这并不是一个有效的策略。如果患者出现复视,建议使用第 5 章描述的定位反馈方法,帮助其恢复融合。

步骤 4

散开训练也遵循同样的步骤,但是,散开训练时,除了患者不方便从物理空间上指出其感受的视标所在的空间位

置。通常超过 6~8ᐞBI 散开需求时,患者通过散开所获得的融像在实际目标后面太远,患者无法指出。如果患者感觉有困难,我们建议可以使用第 5 章中讲述的应用绳圈矢量图和马斯登球的散开定位方法。

使用矢量图可以进行的其他训练

在第 5 章中,我们描述了慢相阶段和快相阶段训练流程的差异。矢量图技术强调的是慢相或平滑性方法。在训练的初始阶段很有用,其设计目的是提高融像性聚散反应的幅度。一旦患者可以达到中等水平的集合和散开(20~25BO,10~15BI),矢量图就可以用来建立跳跃性或快相性集合需求,训练聚散灵敏度(表 6.2)。

快相或阶梯性聚散训练

以下几种方法可以创造阶梯性融合需求:

1. **将注视点从视标转移至空间某一点。**要求患者将矢量图融合,然后看其他地方数秒钟,重新注视矢量图并获得融合。

2. **遮盖一眼打破融合。**患者将矢量图融合后,遮盖其一眼 5~10 秒打破融合。当患者打开遮盖后需要重新融合。

3. **使用棱镜块,翻转棱镜或镜片。**

(a)患者在某特定集合或散开需求下融合偏振矢量图时,在其眼前使用附加棱镜有助于产生更大的集合需求变化。

(b)翻转镜片也可以用来形成集合需求的跳跃性改变。如果将+2.00D 的镜片置于 20ᐞBO 融合的患者眼前,将会产生额外的集合需求。确切的需求量由患者的调节性集合与调节的比值(accommodative convergence to accommodation,AC/A)决定。AC/A 越高,集合需求量越大。例如,若患者的 AC/A 是 8:1,+2.00D 的镜片将迫使患者放松 2D 的调节以重获清晰图像。因此,患者将放松 16ᐞ 调节性集合。为了维持双眼单视,患者必须使用 16ᐞ 的正融像性集合来补偿。此外,部分患者可能无法完全放松调节,从而减少了维持双眼单视所需的正融像性集合量。在这种情况下,患者将会报告所看到的视标是模糊的。

理解镜片对于集合需求影响的另一种方式是设想偏振矢量图任务的调节和集合平面,这个方法在第 5 章中介绍过。当加上正镜时,患者的调节平面会向后移而集合平面保持不变。此时调节平面与集合平面距离增加,集合需求增加。

4. **在 dual Polachrome 照明训练架上放置两个不同的偏振矢量图**(图 6.6)。上层的可以设成某个集合需求,下层的设成另一个不同的集合需求。要求患者融合上方的视标,并保持 10 秒钟,然后将注视点转移到下面的视标,并保持 10 秒钟。此过程可以重复数次,然后改变需求量。

5. **使用偏振翻转镜来切换左右眼看到的左侧、右侧的视标。**当患者通过一侧看视标获得的需求为集合性时,将偏振眼镜翻转到另外一侧,相同的视标则提供散开需求。将偏振滤光镜装在翻转镜上,当翻转偏振翻转镜时也可以轻松地切换集合需求与散开需求。

双眼调节灵敏度训练

偏振矢量图图标可以用于双眼调节灵敏度训练,选择一个具有精细细节的视标,让患者在某一集合需求下融合,使用翻转镜形成双眼调节需求。在此过程中,患者必须保持在某一固定集合条件下改变调节。

任何工作距离下的集合训练

偏振矢量图训练可以在几乎任何工作距离下训练。由于训练近距离集合比较容易,几乎所有的病例都是从近处(40cm)开始训练。对于散开过度、散开不足、基本型内隐斜和基本型外隐斜的患者,距离大于40cm的集合训练十分必要。患者可以调整与偏振矢量图视标间的距离,训练不同距离的融像能力。很重要的一点是要记住,随着工作距离增加,特定距离图片分离造成的集合或散开的需求下降,调节需求降低,视标变得更加中央化。因此,视标必须分开以补偿工作距离改变造成的变化。

距离超过1m后,由于视标变得太小,患者看不清细节,因而会失效。若要在距离大于1m的条件下训练,可以应用高射投影仪。偏振矢量图置于一个透明的水平支托架里,放在高射投影仪上。患者可以站在尽可能远处,仍可以进行上述步骤的训练。

重要因素

使用偏振矢量图训练,有以下事项需要强调:
- 集合和散开的动态感觉
- 集合需求增加时,尽可能快地看清视标、重获双眼视觉的能力
- 操作视标的应该是患者,而不是视光师
- 强调眼镜和视标没有任何作用,所有的变化都是发生于自身的内在视觉系统
- 在融合时保持视标清晰非常重要

改变任务难度

提高和降低任务难度的各种方法总结于表6.3中。

提高和降低任务难度

集合

在双眼前加负镜的同时使用BI棱镜(minus lenses and base-in prism,BIM),可以通过减少调节平面与集合平面之间的距离来减少集合需求,降低训练集合的难度。BIM是临床上用来记忆的一个缩写,表示BI(base-in)棱镜和负镜(minus lenses,M)有相似改变任务难度的效果。另外一个降低集合需求的方法是增加工作距离。注意,视标在某一特定间距下,其造成的棱镜需求是由工作距离决定的。在40cm工作距离下,间隔4mm,集合需求1^Δ。同样是间隔4mm,80cm工作距离下,集合需求就只相当于0.5^Δ。

在双眼前同时加正镜和BO棱镜(plus lenses and base-out prism,BOP)以及缩短工作距离增加难度,是通过增加调节平面与集合平面之间的距离来增加集合需求实现的。

BOP是临床上方便记忆BO(base-out)棱镜和正镜(plus lenses,P)时对改变任务难度有类似效果的用法。

散开

加正镜及BO棱镜(BOP)以及增加训练距离降低任务难度,加负镜及BI棱镜(BIM)以及减少训练距离提高任务难度。

终点

决定何时终止此项治疗,考虑初始诊断和隐斜程度很重要。患者可以终止训练的普遍原则如下:
- 可以达到20~25BO和10~15BI
- 可以从20~25BO向10~15BI交替

可变红绿矢量图

目的

- 增加正融像性集合和负融像性集合的幅度
- 减少融合反应的潜时
- 提高融像性集合的反应速度

需要的设备(图6.7,见文末彩图;图6.8)

- Bernell可变红绿矢量图[a](系列500和600)
- Dual Polachrome照明训练器[a]
- 水平固定器[a]

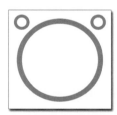 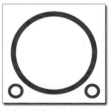

BC/510-PF　周边融合

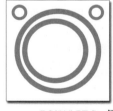 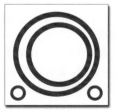

BC/515-PF S　周边融合和立体视

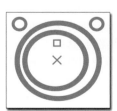 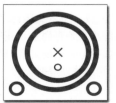

BC/520-PF S　周边融合、中心融合和立体视

■ 图6.7　圆圈可变红绿矢量图

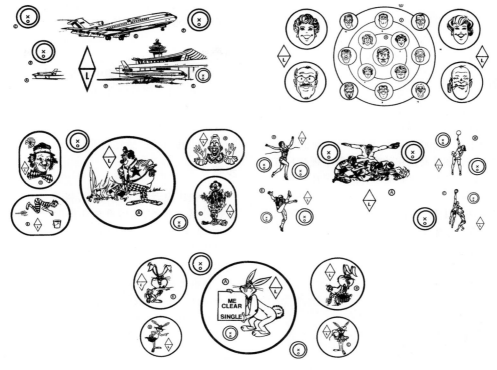

■ 图6.8　周边可变红绿矢量图

- 红绿眼镜[a]
- 红绿翻转拍
- 指示棒
- 510:周边融合
- 515:周边融合和立体视
- 520:周边融合和中心注视
- 601:兔子图
- 605:螺旋
- 606:小丑
- 607:机场
- 610:运动项目

　　可变红绿矢量图[a]的目的和使用方法与前面所讨论的可变偏振矢量图相同。事实上这两种技术的唯一真正区别在于:一种是印在偏振材料上(偏振矢量图),而另一种则是红/绿材料(红绿矢量图)(图6.9,见文末彩图)。可变偏振矢量图的历史比可变红绿矢量图早很多年。可变红绿矢量图出现的主要原因是费用问题。一套可变偏振矢量图的费用大概比一套可变红绿矢量图贵8~10倍。可变红绿矢量图的视标同可变偏振矢量图系列视标非常接近。

　　临床上红绿矢量图和偏振矢量图之间有一个重要的区别。有报道称患者使用红绿矢量图视标明显困难。使用红/绿视标似乎造成了融合障碍,特别是对有中到重度抑制,以及明显调节异常的患者更明显。Bogdanovich[1]等对此现象提出了一种可能的理论解释:他们研究了红/绿矢量图材料,发现现有的眼镜可以引起显著的视网膜照度不等,从而可能引起或加重抑制倾向。他们还发现了可能影响双眼视觉的"鬼影"现象和横向色像差问题。与偏振矢量图

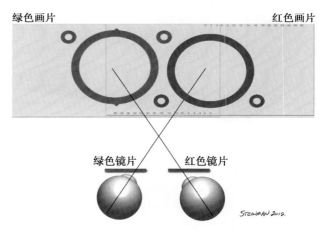

绿色画片　　　　　　　　　　红色画片

绿色镜片　　　红色镜片

■ 图6.9　中心可变红绿矢量图

相比,红绿矢量图引起的抑制是更重要的问题。因此,建议用偏振矢量图作为训练室训练项目。一旦患者的双眼视觉力有所改善,可以使用红绿矢量图作为家庭训练,以加强训练室训练效果。

固定红绿矢量图

目的

　　固定红绿矢量图的目的和可变红绿矢量图相同。

所需设备

- Bernell 固定红绿矢量图[a](500 系列)
- Dual Polachrome 照明训练器

- 水平支托架
- 红/绿眼镜
- 红/绿翻转镜
- 指示棒

说明和设置

固定红绿矢量图是一组 6 张塑料材质的视标,由 Bernell 公司制造(图 6.10,见文末彩图)。视标为红色和绿色,印在透明的背景上。与 500 和 600 系列不同,他们是不可变的。这意味着每张图片有固定的视差。每个视标只有一张图片,而可变红绿矢量图每个视标有两张图片。固定矢量图中的视差不能像可变红绿矢量图一样改变。相反,它是让患者在一张图片上转换注视不同视标而改变集合需求。另一种改变需求的方法是使用镜片或棱镜或二者结合。

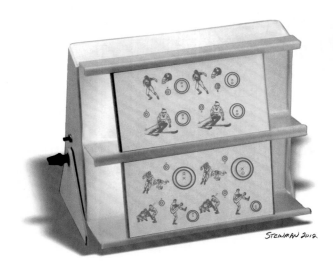

■ 图 6.10　固定红绿矢量图

将任务由集合转向散开,一个简单的方法就是将右眼的红镜片换到左眼。或者将图片翻转,而红镜片仍然戴在右眼。

与可变红绿矢量图和可变偏振矢量图不同,此系列的所有视标呈现固定的集合需求,需要初始融像性集合运动(跳跃或快相性集合训练)来获得融像。而可变红绿矢量图或偏振矢量图,初始时可以将需求设在正位或零位,然后再增加需求。因此固定红绿矢量图被视为有一定难度的技术。

固定红绿矢量图(50 系列)训练过程

步骤 1

患者配戴红/绿眼镜,红绿矢量图视标置于 Dual Polachrome 照明训练器上。当患者注视视标时,询问其看到了什么。患者应该可以描述其看到的不同平面上的不同刺激。有些视标看起来在红绿矢量图平面前方,有些则在后面。每一张固定红绿矢量图上,散开和集合需求量都直接印在视标旁边。但这些棱镜需求量仅在保持 40cm 工作距离时最为准确。要确定在其他距离的棱镜需求量需要使用前面讨论过的公式。

步骤 2

告知患者将注意力集中在左上视标,并努力达到一个清晰图像。让其保持融合 10 秒钟。指导患者拿起引导棒,指出其看到的每个视标浮起的位置。确保患者每次指示时都只看到一个引导棒和一个视标。向患者强调动态感知或"看近处"和"对眼"感觉的重要性。

步骤 3

现在让患者放下引导棒,将视线从视标上移开,注视远处某点数秒,然后重新获得融合。让患者保持融合 10 秒钟,再看远处,然后重新看视标,重复 3 次,如果患者始终无法融像,可使用之前讨论过的可变矢量图定位技术。

让患者将视线转移到下一个视标并尝试融合。患者应该继续从一个视标切换到其他视标,持续数分钟。表 6.2 和表 6.3 中列出了使用固定红绿矢量图可以进行的其他治疗,以及需要考虑的重要因素和改变需求的方法。

终点

当患者可以使用 500 系列中 6 张集合图片和 1~4 散开图片顺利获得清晰双眼单视时,就可以停止此训练。

计算机辅助双眼视觉训练步骤

从 20 世纪 80 年代中期已经出现了一些计算机程序用于视觉训练。现有的程序包括不同技术来训练调节、融像性集合、扫视、追随以及各种视觉知觉功能。这些技术通常要求使用红绿眼镜。目前有许多计算机辅助的软件程序正在被视光师应用于训练室或家庭的视觉训练中。

我们为什么考虑用计算机程序进行视觉训练是一个重要的问题。本章中介绍了许多相对便宜的技术,有效性在多年前也已经得到证实。那么计算机化的视觉训练有什么优势值得我们花更多的投资购买软件和硬件?

Cooper[2]、Press[3] 和 Maino[4] 对这一点进行了回顾。他们将传统非计算机化技术相关的问题列出,如下:

- 改变视觉刺激参数的方法慢而且不可靠。
- 传统技术需要一个有经验的医生或技师来解释患者训练时的反应,并运用这些信息改变视觉刺激条件来提高双眼视觉的反应。
- 对于年幼的儿童或老年患者由于各种原因反应不准确,传统技术使用困难而且不可靠。一些小孩"学会"期望的结果,并且有强烈愿望取悦医生,甚至在他们没有达到预期的目标时也可能会给出"正确的答案"。
- 为了提高患者的学习能力,视觉反馈应该是准确、及时、恒定和无偏倚的。在传统训练技术中,医生通常提供患者视觉反馈的结果。一般视觉训练时,1 名医生同时训练 2 个甚至更多的患者。因此,反馈常常不够恒定和及时。

计算机化的视觉训练的优势在于它克服了以上列出的

问题[5-7]。此外,计算机技术可以使治疗技术标准化,从而提高医生个体间及其自身可靠性。我们的临床经验表明,这是一种极有价值的激励工具。同传统训练技术相比,儿童和成人患者都更喜欢和期待进行计算机训练技术。有一些研究表明计算机化视觉训练对于提高视功能具有一定效果[2,4,8-13]。

　　试图回顾每一个可用的计算机辅助的视觉训练程序超出了此书的范畴。我们建议读者参考 Bernell 和视光学扩展项目分析法(Optometric Extension Program, OEP)目录来与新程序的发布保持同步。以下,我们将回顾一些比较流行的程序。

基于训练室的计算机辅助双眼视觉训练软件

VTS4 计算机正位矫正液晶系统

　　VTS4 计算机正位矫正液晶系统是我们发现的具有重要价值的软件包[c]。它涉及液晶滤片的使用,因此在本节中进行了介绍。这个软件包有很多不同的程序,对基于训练室的调节,集合和眼球运动紊乱的视觉训练非常有用。此处不再提出过多详尽的软件描述。相反,我们专注于使用随机点立体图的程序。这一程序正在不断修订和完善,任何对视觉训练感兴趣的人都可以与本章末尾列出的公司联系(见设备来源)。

多重选择集合训练程序

目标
- 提高负融像性和正融像性集合幅度
- 降低融像性集合反应时间
- 提高融像性集合反应速度

所需设备
- 与 PC 兼容的电脑
- 50 英寸大的显示屏
- VTS4 计算机正位矫正液晶系统
- 液晶眼镜

　　说明和设置。此程序使用可以导致目标完全消失的高速液晶眼镜。高速液晶眼镜的开发允许双眼视觉刺激每秒交替变暗 60 次(60Hz)。眼镜与彩色显示器相匹配,也可以使左眼和右眼以 60Hz 的频率交替注视。这使得双眼均能获得形象的彩色视标,且几乎没有重影。这些眼镜消除了与红/绿和红/蓝眼镜双眼分视相关的问题,例如由于色彩竞争影响融合的质量,色差带来的不同调节要求,以及色差导致的立体视问题。VTS4 计算机正位矫正液晶软件目前使用等离子屏幕电视监视器,也可以与投影仪一起使用,以创建大型周边视标,并可以在治疗的初始阶段或与具有远距离相关的双眼视觉障碍的患者一起工作时提供帮助。

　　该软件的随机点立体视觉功能有几个优点,使其成为目前可用的较为强大的双眼视觉训练程序之一。
- 它是现在仅有的几种使用随机点视标的方法之一。
- 液晶技术可以使抑制降到最低。

- 改变视觉刺激目标参数的方法迅速可靠。如果患者的反应正确,集合需求自动以 1^Δ 间隔增加,如果患者的反应不正确,将以 2^Δ 的间隔降低需求。
- 既然视觉刺激是随机点,患者就只能在恰当融合条件下完成任务。因此,这个过程是客观的,不依赖患者的沟通能力来描述其看到或经历了什么。这使得此技术对年龄小的、语言能力不完善的儿童很有价值。一部分儿童"学会"了对某种技术期望的反应,并期望取悦训练师,使用这种技术训练师能够更好对其进行管理。
- 反馈结果准确、及时、恒定,无偏倚。
- 患者可以独立在计算机上训练,视光师可以解放出来训练其他患者。
- 计算机可以自动打印训练成绩。

　　多重选择集合训练程序是一个基本的双眼视觉训练程序,可以在视觉训练的初期阶段使用。它与可变偏振矢量图类似。集合需求最初设在零,也可以设在对患者来说最容易的集合方向。

　　这个程序的视标是一个大的方块,里面嵌着小的随机点立体方块。它可以在大方块的上、下、左、右不同位置。引导患者将游戏杆移向他看到的小方块方向。有 5 个不同大小的视标(超大、大、中等、小和超小)。

　　这个技术设计的使用距离是 40cm。计算机显示的集合需求是基于患者同计算机屏幕间距离为 40cm 的前提下。如果工作距离太近或太远,则需要根据本章开头所示公式进行调整。

　　训练过程。让患者坐在距离屏幕 40cm 的地方,戴上液晶眼镜。从集合子菜单中选择随机点程序。一般我们建议训练时间设定更改为 3 分钟。所有的其他参数保持默认值。基于患者的诊断结果选择 BI 或者 BO 的棱镜。告诉患者让他/她来确定小方块的位置,并将游戏杆移动到其所在位置。如果这个小方块在上方,就把游戏杆向前移;如果在右边,就把游戏杆向右移,以此类推(图 6.11)。

　　这个程序的关键是如果患者不能融像,则无法完成此任务,或者无法使医生"认为"他/她成功完成任务。多数视觉训练技术都很容易被患者掌握,学会做出期望达到的反应。试图取悦医生的儿童可能甚至在无法完成这个任务的情况下也会给出期望达到的反应。

　　其他可以使用计算机视轴矫正程序进行的训练。如果患者的融像范围可以达到 40~50$^\Delta$BO 和 10~15$^\Delta$BI,就可以选择一个程序来强化聚散度灵敏度,给予快相或跳跃性需求刺激,称为阶梯-跳跃集合程序。这一程序可以自动从集合逐步转换到散开需求。例如,你可以从 10$^\Delta$BO 和 5$^\Delta$BI 作为起始点。当患者对 10$^\Delta$BO 正确反应后,计算机转换成 5$^\Delta$BI,然后 11$^\Delta$BO、6$^\Delta$BI、12$^\Delta$BO 和 7$^\Delta$BI,以此类推。当患者可以顺利到达 40$^\Delta$BO 和 16$^\Delta$BI,就可以选择跳跃-跳跃集合程序。这一程序可交替提供随机的集合和散开需求(不是上面所说的阶梯状)。此程序可以通过多种变化,提供不同的活动,并改变刺激难度。这其中也包括其他双眼视觉训练中描述的相同技术。

　　重要因素。当进行这个过程时,强调表 6.4 列出的内容很重要。

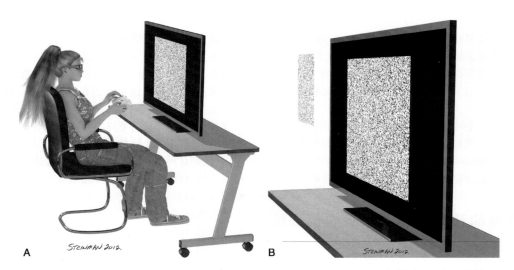

■ 图 6.11　**A**:孩子用电脑随机点视觉训练程序进行训练。**B**:患者用电脑随机点矢量图训练时看到的图片

表 6.4	在双眼视觉训练过程中需要强调的重要因素

对集合和散开的感知

随着集合需求的增加,尽可能快地看清视标、重获双眼视觉的能力

操作视标的应该是患者,而不是视光师

这些变化发生在患者自身的视觉系统中,眼镜和视标没有任何帮助

融像时始终保持视标清晰

改变任务内容的难度。增加或降低任务难度的不同方法总结如表 6.3。

终点。当患者可以在 40~50 BO 和 10~15 BI 条件下达到清晰双眼单视时,可以停止此项训练。

计算机辅助的视觉训练:计算机聚散程序

另一个有效的软件包是计算机辅助的视觉训练(Computer Aided Vision Therapy, CAVT)。这个软件包的计算机聚散程序可以用于聚散问题的训练。与计算机视轴矫正程序相比,这个程序需要使用红/蓝眼镜。计算机聚散程序提供了 10 个可选择的训练步骤。我们发现其中最有效的一个是随机点矢量图。由于它使用的随机点立体刺激物,使这个步骤显得尤其有效,其优点在前面已有描述。

CAVT 随机点立体图:跳跃式集合

目标
- 提高负融像性和正融像性集合幅度
- 降低融像性集合反应时间
- 提高融像性集合反应速度

所需设备
- 与 PC 兼容的电脑
- 计算机辅助的视觉训练软件:计算机聚散程序[d]
- 红/蓝眼镜

说明和训练过程。在这个过程中,视标包含随机点立体图。屏幕会同时呈现两个视标。每一个视标都包含一个隐藏的注视差异图形。当两个图像融合时,隐藏的形状应该从点中出现,并浮起在随机点的表面。患者从 8 个图形中选出匹配的形状。在每一次正确反应之后,此程序可以自动地增加视标差异量,在错误的反应之后,减少差异量。

重要因素。当使用此程序时,强调表 6.4 列出的问题很重要。

改变任务的难度水平。计算机程序可以自动增加或降低任务的难度水平。

终点。当患者使用 40~50 BO 和 10~15 BI 棱镜均能够获得清晰的双眼单视时,终止训练。

融像性集合过程:镜片、棱镜和平面镜

翻转棱镜或棱镜块

目的

使用棱镜块或翻转棱镜的目的是对其他融像性集合训练做补充。棱镜可以用来提高或降低任务的难度。因此棱镜在视觉训练的各个阶段都很有价值。在训练的初始阶段,若患者开始时就感到困难,可以使用棱镜帮助患者获得融合。在训练的后期,可以使用棱镜提高红绿矢量图、偏振矢量图、裂隙尺、偏心圆卡、自由空间融合卡等技术的棱镜需求,此方法在本章中已经介绍过。翻转棱镜还可以在视觉训练的中期和最后期用于强化聚散灵敏度需求。

所需的仪器
- 手持棱镜
- 一侧 BO,另一侧 BI 的翻转棱镜[a]

- 任何具有控制抑制的双眼视觉视标,如聚散球[a],红绿矢量图[a],偏振矢量图[a],裂隙尺[a],偏心圆卡[b],自由空间融合卡[a],救生圈卡[b]。

说明和设置

上述任何双眼视觉过程都可以简单地用手持棱镜或翻转棱镜增加或降低任务难度。例如,如果一个患者使用绳圈偏振矢量图做集合训练,感到任务非常简单,可以使用附加 BO 棱镜增加任务难度。或者,如果患者开始集合训练就存在困难,可以使用 BI 棱镜降低任务难度。

在训练的中期和后期,创造快相性集合需求很重要。这个概念在第 5 章中已经深入讨论过。使用翻转棱镜是完成这个目标的一个理想方法。当患者融合了特定的集合需求,可以使用翻转棱镜放在其眼前。这强迫患者迅速从一个集合需求改变到另一个集合需求。目的是减少患者做出集合变化所需要的时间。

融像性集合过程：隔板和裂隙

裂隙尺

目的

- 提高负融像性集合和正融像性集合幅度
- 降低融像性集合反应时间
- 提高融像性集合反应速度

所需仪器

- Bernell 裂隙尺训练架和卡片[a]
- 翻转镜片[a]
- 翻转棱镜[a]
- 指引棒

说明和设置

和红绿或偏振技术不同,红/绿或偏振眼镜并不是此技术必需的设备。该技术是通过被称为交叉(BO)或不交叉(BI)融合的过程实现融像。当患者的视轴相对于视标所在注视距离交叉时就产生正融像性融合。视轴相对于视标所在的注视距离不交叉时产生负融像性融合。本章后面会就正融像性融合和负融像性融合做详细介绍。

裂隙尺比可变红绿矢量图或偏振矢量图难度更大。因为即使在初始设置时,也存在特定的集合或散开需求。而红绿矢量图或偏振矢量图,初始目标可以设置在零需求,或者甚至将目标移到患者感觉最容易的方向。

裂隙尺由一个尺子样的器械和两个挡板——一个单孔,另一个有双孔(图 6.12,见文末彩图)组成,具有从 2.5$^\Delta$ 至 30$^\Delta$ 不同视差的 12 张图片卡(图 6.12)。集合和散开时使用相同的视标。从集合向散开转换时,医生用双孔挡板(BI)替换单孔挡板(BO)。

这些卡片有二级(平面融合)和三级(立体视)视标。每张卡片上还包含抗抑制线索以及调节控制。有一套卡片专

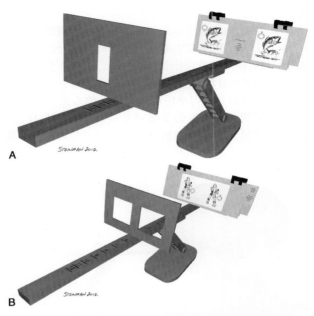

■ **图 6.12**　A:裂隙尺单孔用于集合训练。B:裂隙尺双孔用于散开训练

门用于很小的儿童,叫 Bernell-N-Stein 熊卡片,以及一套标准卡片,叫作运动/行动视标卡片(图 6.13,见文末彩图)。每张卡上有一套小的偏心圆卡作为三级融合目标。当患者融合后,其应该可以报告内环在集合时凸起来,散开时外环凸起来。而且,在环的上方还有一个小十字叉,可以被患者一只眼看到;一个小点,可以被另一只眼看到。这些视标起到控制抑制的作用。这些三级和抗抑制目标是患者非常重要的反馈手段,医生也可以通过这些来监控患者的反应准确性。

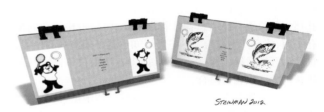

■ **图 6.13**　裂隙尺运动/活动卡供成年人使用,Bernell-N-Stein 熊卡片供儿童使用

这项技术设计的使用距离是 40cm。根据前面讨论过的理论,我们知道在 40cm 距离下,分开 4mm 相当于 1$^\Delta$。测量卡片 1 上的相似点距离,可以测得 1cm 距离差距。因此,卡 1 代表 2.5$^\Delta$ 需求。卡 12 上的分离距离为 12cm,集合需求为 30$^\Delta$。Bernell 卡的卡号代表视标中央距离,单位是厘米(cm)。要计算某个特定视标的需求,将卡号乘以 2.5 即可。

训练过程

将单孔挡板放在尺上标有 2 的位置上,将图片卡置于标有"将挡板置于此"的位置上,翻到 2 号卡。临床上,2 号卡比 1 号卡更容易融合。因此,我们推荐由此卡开始训

练。让患者将裂隙尺末端置于其鼻梁处(图6.14)。交替遮盖左、右眼,向患者展示其左、右眼分别能看到的一个视标(图6.15A和B,见文末彩图)。拿开遮盖挡板,询问患者双眼同时睁开时看到什么(图6.15C)。患者会报告复视、抑制或者可以将两个目标融合为一个目标。向患者解释,训练的目标是获得单一的清晰像。如果患者不能融合,可以使用前面推荐的双眼视觉训练中使用的技巧。包括:动态感知看远或看近处,定位,镜片以及棱镜(表6.1)。

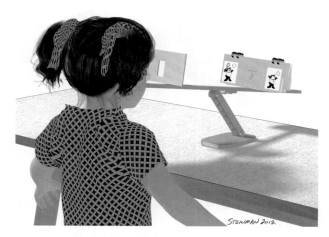

■ 图6.14 用裂隙尺进行融像训练

在裂隙尺训练中使用定位技术时,让患者将指引棒直接放在单孔挡板后方。指导患者直视指引棒。如果患者可以做到这一点,他/她会报告看到了一个指引棒和一个视标。要理解这一点,应该仔细回顾调节和集合平面的概念,这一点在第5章中有详细讨论。当使用裂隙尺进行集合训练时,调节平面几乎和卡片平面重合。而集合平面就在单孔挡板的位置。提示患者盯着指示棒,将指示棒移动到单孔平面,将会产生融合。一旦患者知道其必须注视的位置,试着移开指示棒。通过这种训练,患者将很快不需要指示棒帮助就可以获得融合。

一旦患者获得融合,询问患者视标的清晰度,抗抑制线索,以及其是否感受到环的深度。让患者保持融合10秒,向远处看一会儿,然后尽快恢复融合。重复多次此过程,换下一张卡,单孔挡板移到相应位置,重复整个过程。

除了将双孔挡板取代单孔,散开训练的过程同上。

图6.16表示使用单孔挡板时的调节平面和集合平面位置。这两个平面的距离越大,融像性集合需求越大。当然,当你从一张卡片换为下一张卡片时,单孔挡板移近患者,提示需求变大。当使用裂隙尺作散开治疗时,调节平面还在刺激图片处,但融合平面在刺激图片的后方。其他治疗步骤,需要考虑到的重要因素、增加或降低需求的方法如表6.2~表6.4所示。

终点

当患者可以使用12张集合卡片和6张散开卡片成功地获得清晰的双眼单视时,就可以终止这项训练。

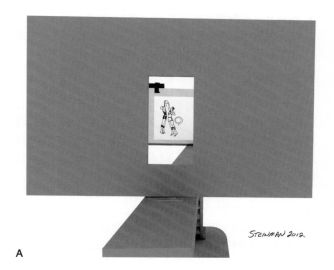

A

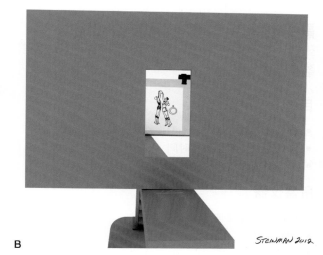

B

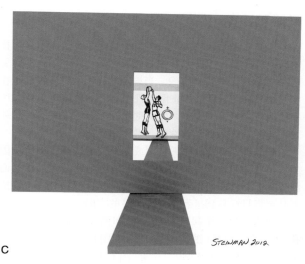

C

■ 图6.15 A:右眼看到的裂隙尺卡片。B:左眼看到的裂隙尺卡片。C:双眼看到的裂隙尺卡片

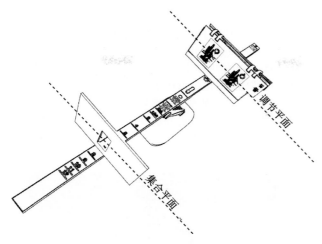

■ 图 6.16　裂隙尺在集合训练时的集合平面和调节平面定位

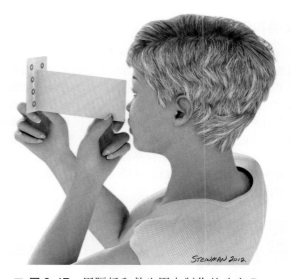

■ 图 6.17　用隔板和救生圈卡制作的改良 Remy 分视器

改良的 Remy 分视器

目标

- 增加正负融像性集合范围
- 降低融像性集合反应潜时
- 增加融像性集合反应速度

设备需求

- 由卡片做成的隔板
- 救生圈卡[b]，自由空间融合卡 A 或 B[a]，或矢量图[a,b]

说明和设置

改良 Remy 分视器是基于 Remy 分视器的原理制成。Remy 分视器是一种使用隔板的视觉训练仪器。由于这个设备的物理设置，其主要作用是进行散开训练。除非使用辅助 BO 棱镜，否则 Remy 分视器只能提供散开需求功能。根据本章中前面介绍的关于裂隙尺的公式，散开需求量可以计算。比如视标分开 40mm，散开需求是 10$^\Delta$BI（40cm 距离下，4mm＝1$^\Delta$）。BI 需求随着视标分开而增加，视标距离缩小而降低。

但是，简单应用矢量图视标、自由空间融合卡 A 或 B 或救生圈卡就可以制作一个 Remy 分视器（图 6.17）。简单地用卡片裁出一个隔板，确保隔板长度为 40cm，将隔板对着矢量图或其他视标放置就可以了。

训练步骤

改良 Remy 分视器是用来做散开训练的。因为患者必须完成跳跃性集合变化，因此这项技术比可变红绿矢量图或者偏振矢量图难度更大。对于某些患者，它也可能比偏心圆卡或自由空间融合卡 B 容易。改良 Remy 分视器和偏心圆卡或者自由空间融合卡 A 的主要区别是分视器中隔板去除了两侧的干扰图像，而偏心圆卡和自由空间融合卡会出现这种干扰图像。

当患者已经在视觉训练方面获得了一些进步，可以开始成功地使用裂隙尺来进行散开训练后，可以使用改良 Remy 分视器进行家庭训练，将会非常有用。如果患者训练有困难，可以使用正镜辅助开始训练。让患者试图将目标融合并保持 10 秒，然后望远方，再重新融合。

随着患者的进步，逐渐减少正镜量。还可以通过增加视标间距离、增加负镜量、或使用 BI 棱镜增加散开需求。同理，也可以通过缩小视标距离，使用正镜以及 BO 棱镜来降低散开需求。

终点

当患者可以完成 15$^\Delta$BI 散开需求时，就可以终止此项训练。

融像性集合过程：纸、笔和其他任务

偏心圆卡／自由空间融合卡 A 和救生圈卡

目的

- 增加正负融像性集合范围
- 降低融像性集合反应潜时
- 增加融像性集合反应速度

需要的设备

- Keystone 不透明偏心圆卡[c]
- Keystone 透明偏心圆卡[c]
- Keystone 透明救生圈卡[c]
- Keystone 不透明救生圈卡[c]
- Bernell 不透明自由空间融合卡 A[a]
- Bernell 透明自由空间融合卡 A[a]
- 翻转镜[a]
- 翻转棱镜[a]
- 指引棒

说明和设置

这是另外一种自由空间训练正负融合范围的技术，不需要棱镜、镜片和眼镜辅助。患者需要通过集合作用在调节平面前方（正融像）融合或通过散开作用在调节平面后方（负融像）融合。图 6.18 显示了偏心圆卡的设置和患者集合时调节和集合平面位置。在集合时（图 6.18），调节平面几乎落在卡上，而集合平面在卡的前方。散开时，调节平面仍然几乎落在卡上，而集合平面在卡的后方。这些卡片具有 3 级融合（立体视）视标。每张卡也含有抗抑制线索和调节控制。

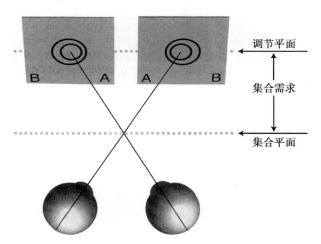

■ 图 6.18 偏心圆卡训练集合的过程中调节和集合的平面

如果将此项目和裂隙尺进行比较，应该明确的是，这两个项目都基于相同的原则，属于正/负融像性集合训练。当患者使用偏心圆卡和自由空间融合卡 A 进行集合训练时，右眼看到的是左侧的卡，左眼看到的是右侧的卡。当右眼注视左侧视标时，右侧卡上的图像投射到右眼鼻侧视网膜上。因此，右眼将感受到两个视标。左眼相同。左眼注视右侧视标，左侧卡片上图像投射到左眼鼻侧视网膜上。当患者集合到恰当平面，中央的两个图像就会重合，患者达到交叉融合。但是，患者仍然会感知另外两个目标：一个在融合像的左侧，一个在右侧。由于卡片上内侧环的偏心位置，视网膜上会产生视差，患者将感受到立体视或者深度感。

对于集合训练，偏心圆卡和自由空间融合卡 A 在开始时可能比裂隙尺困难。因为在恰当融合后，患者会看到 3 个环而不是 1 个。对于散开训练，偏心圆卡和自由空间融合卡 A 通常比使用裂隙尺简单。因为这些卡是透明的，患者可以通过卡看到后面。裂隙尺和自由空间融合卡唯一的区别在于单孔或双孔裂隙，这些裂隙用来消除两侧干扰图像。

对于偏心圆卡的一个更常见的误解是卡片下面的字母"A"或"B"代表改变集合到散开任务的方法。把字母"A"放在一起是集合任务，而"B"放在一起是散开任务，这种概念是错误的。如果理解了偏心圆卡训练的基本原则，就会

消除这种想法。标注"A"或"B"只是为了帮助医生监控患者的反应。当"A"放在一起时，患者在进行正融像性融合（BO 方向），应该感到外面的大环漂浮起来，距离比较近（图 6.19A）。当使用散开需求达到融合同时"A"放在一起时，患者应该感到里面的小环漂浮，距离更近。如果把"B"放在一起，这种立体视或漂浮感恰恰相反（图 6.19B）。因此，视标就是这样用于集合和散开训练。唯一的变化是患者的眼睛做出的反应。

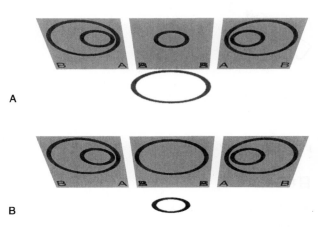

■ 图 6.19 A：患者对偏心圆环的感知，在正融像性集合过程中用"A"设置，外环看上去有漂浮感，且距离较近。B：患者在负融像性集合中体会用"A"建立偏心圆环的感觉，内环看上去有漂浮感，且距离更近

和前面讨论过的其他双眼视觉训练不同，使用偏心圆卡或者自由空间融合卡 A 时，没有刻度可以显示棱镜需求。因此，医生必须通过本章前面讨论过的公式来确定卡片分开一定距离时的棱镜需求。卡片任意分开距离所造成的集合需求量由工作距离和卡上两个相似点的距离来决定。例如，如果工作距离为 40cm，卡片分开距离为 12cm，需求量为 30^Δ（40cm，4mm = 1^Δ）。

按照顺序，偏心圆卡和自由空间融合卡通常在患者完成可变红绿矢量图、固定红绿矢量图以及裂隙尺后使用。但是，也有一些患者在治疗早期就可以进行这种训练。事实上，很多患者发现偏心圆卡和自由空间融合卡比裂隙尺更容易，这种情况在进行散开训练时尤其明显。在进行视觉训练时，灵活运用十分重要。我们在 9~13 章中推荐了一个特定训练程序，但其他训练程序对于某个特定的患者也可能有良好效果。此外，视觉训练的目的是尽可能快地成功完成训练。如果患者可以轻而易举地完成我们推荐程序中的某项任务，就应该跳过这项任务。医生应该把本章中推荐的程序仅作为参考。目的是根据经验找到患者感到有困难的项目，跳过容易完成的项目。

如果偏心圆卡和自由空间融合卡 A 在训练程序末期采用，通常很容易教会患者融合这些器械。这时，患者已经对于前面在融合和散开训练在中用到的各种方法都很熟悉，患者通常可以把这种技巧用于其他新的项目。

训练程序

让患者举着卡片或者将卡片放在 Polachorme 照明训练器,水平支撑架或者其他合适的器械上。卡片与患者大约距离 40cm。开始时两张卡放在一起,两个字母"A"接触。这时患者应该看到两张卡。让患者试着集合双眼,获得看近的感觉。如果患者不能自主完成此过程,使用指示棒引导患者眼睛集合至融像平面进行融合。告诉患者当其获得融合时,将看到"3 组圆环"。让患者注意中央的圆环,忽略边上的两个图像。询问患者中间的圆环的情况,患者应该自发说出看到两个圆环,一个比另一个大,较大的一个看起来有漂浮感,距离自己比较近。而且,患者应该可以看到"clear"这个单词,并且字母是聚焦的。如果患者不能自主对上述信息作出反应,询问引导性问题引出这些信息。使患者意识到深度知觉是其对训练表现的反馈。如果患者成功完成"A"重叠时的交叉融合,大的环会漂浮起来,离自己比较近。

一旦患者可以获得融合,让其保持 10 秒钟,向远处看一会儿,再看卡片,重新获得融合。让患者重复 10 次,然后把卡分开大约 1cm,重复全过程。一直持续到患者可以在卡片分开大约 12cm 时能够获得融合,然后看别处,再看卡片。

使用偏心圆环和自由空间融合卡 A 可以进行的另一项训练程序是让患者使用 2 套或更多的卡片。这些卡片应该放在不同的注视位置,患者从不同注视位置间交替注视,并融合这些卡片。当患者从卡片间转换注视时,医生可以指导患者先进行负融像性集合,然后在他/她将视线从一套卡片转移至另一套卡片时指导其进行正融像性集合。这种训练的目的是将集合训练和扫视相结合。这往往会使训练更近似于真实的视觉环境。

散开训练的一般程序相同,不同的是患者必须在卡片平面的后方散开。由于部分患者对不透明视标后方成像存在困难,因此,这些透明的卡片可以用作散开训练。患者在最初进行这种训练时往往会遇到一些困难。引导患者获得负融像性集合应该看的位置会有所帮助。操作方法是:把指示棒粘在墙上与患者眼睛等高位置,患者站在距离墙 1~1.5m 处,举起透明偏心圆卡,距离眼睛 25cm。让患者注视墙上的指示棒,同时用余光感觉卡片上的圆环。患者应该可以看到 3 组圆环。如果患者不能做到这一点,让其向前或向后移动 15.24cm,直到其可以看到 3 组圆环。让患者注意力集中在中间的圆环上,忽略旁边的图像。一旦做到这一点,让其重复在集合训练中介绍的步骤。两者间唯一的区别在于散开的生理范围比较小,训练最终的分开量也比较小。卡片间分开 6~8cm 时就可以。

最后的任务是患者获得清晰的正融像性集合,保持 10 秒钟,转换为清晰负融像性集合,保持 10 秒钟。指导患者连续交替数分钟。这项训练的目的是让患者获得在其最大分离情况下以 20cpm 速度转换的能力。这个最大分离情况取决于隐斜的方向和大小、AC/A 以及工作距离。

其他训练过程,应该考虑的重要因素,以及增加或降低需求难度的方法与表 6.2~6.4 中列出的项目相似。

终点

当患者可以达到如下指标就可以停止训练:

- 卡片分开 12cm 时顺利完成清晰正融像性集合,卡片分开 6cm 时顺利完成清晰负融像性集合。这只是指导性指标,重点是根据特定的患者情况,治疗终点取决于患者的隐斜方向、大小、AC/A,以及工作距离。
- 卡片分开 6cm 时在正融像性集合同负融像性集合间交替,速度为 20cpm。
- 卡片分开 6cm,并水平或环状移动,可以保持正融像性集合及负融像性集合。

救生圈卡和自由空间融合卡 B

目标

- 增加正融像性集合和负融像性集合范围
- 降低融像性集合反应时间
- 增加融像性集合反应速度

需要的设备

- Keystone 不透明救生圈卡[c]
- keystone 透明救生圈卡[c]
- Bernell 不透明自由空间融合卡 B[a]
- Bernell 透明自由空间融合卡 B[a]
- 翻转镜[a]
- 翻转棱镜[a]
- 指示棒

说明和设置

救生圈卡和自由空间融合卡 B 与偏心圆卡、自由空间融合卡 A 基本相同。唯一的重要区别在于它不是通过增加卡片间的距离改变需求量,而是卡片本身已经印制了不同分开距离的视标(图 6.20,见文末彩图)。图 6.21(见文末彩图)呈现了新的救生圈卡。

训练过程

当使用救生圈卡和自由空间融合卡 B 进行集合训练时,要求患者融合最下面的视标。这个视标的需求最小,并保持 10 秒钟,然后跳到下一个视标获得融合。卡片上的所有视标都应重复此过程,每次持续几分钟。做散开训练时通常使用透明卡。如果患者正融像和负融像性集合均存在困难,可以使用在偏心圆卡和自由空间融合卡 A 中描述的方法帮助完成。

其他的训练过程、需要考虑的重要的因素、增加和降低需求的方法,同表 6.2~表 6.4。

终点

当患者达到下列标准,可以终止此治疗:

- 成功完成救生圈卡和自由空间融合卡 B 上所有视标的清晰正融像和负融像性集合。
- 可以完成救生圈卡和自由空间融合卡 B 上所有目标间

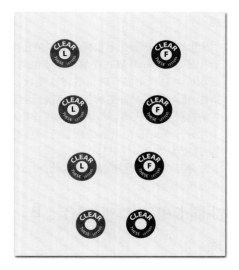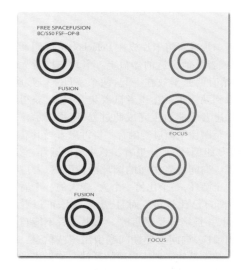

■ 图6.20   救生圈卡和自由空间融合卡 B

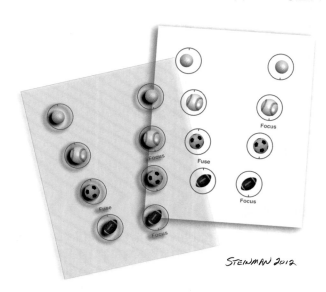

■ 图6.21   新救生圈卡

正融像和负融像性集合间转换。
- 在水平或环状移动救生圈卡和自由空间融合卡 B 时,可以维持视标的正融像和负融像性集合。

融像性集合过程：立体镜

Brewster 立体镜

目标

- 增加正融像性集合和负融像性集合范围
- 降低融像性集合反应时间
- 增加融像性集合反应速度

需要设备

- Keystone 立体镜[b]

- B-O-立体镜[a]
- Bernell 可变棱镜训练仪[a]
- 立体镜卡
  - 双视网膜像(Bioptogram)[a]
  - Bernell BI/BO 棱镜卡[a]
  - Keystone AN 系列[b]
  - keystone BU 系列[b]

  其他
- 翻转镜[a]
- 翻转棱镜[a]
- 指示棒

说明和设置

Brewster 立体镜是一种使用隔板将双眼视野分离的仪器(图6.22)。其光学系统包括+5.00D 球镜。光学中心通常分开 95mm,由于分开的幅度大于通常的瞳距,引入了 BO 棱镜效果。立体镜注视视标可以放置于不同距离,包括远

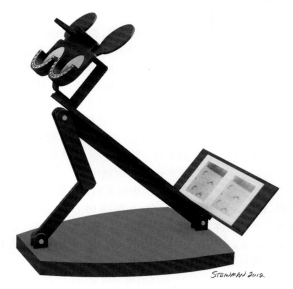

■ 图6.22   B-O-立体镜

距离(20cm 相当于 5D)和近距离。这样医生就可以改变调节和集合需求。

目前 Keystone 和 Bernell 生产了不同的视标(图 6.23)。有许多系列的卡片,旨在:

- 制造集合和散开训练的需求
- 制造跳跃集合需求
- 手眼协调技术
- 提供调节训练
- 提供脱抑制训练
- 提供一级、二级和三级融合目标

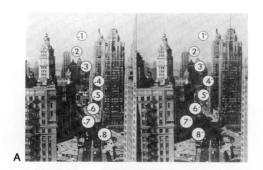

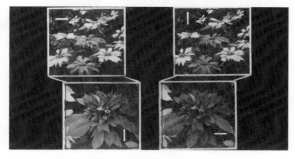

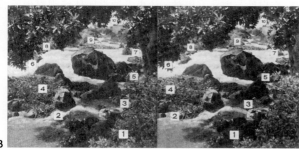

■ 图 6.23　矢量图示例。A:B-O-直方矢量图。B:Keystone 卡 AN9 和 AN77

根据患者情况和训练计划的特定目的选择特定的卡片。比如说,散开过强患者训练早期,选择三级视标。随着训练进展,视标从三级转化为二级,进而变为一级卡片。工作距离的选择也取决于患者特定问题所在。对于散开过强患者,我们从近点开始训练,随着训练进展逐渐向远距离移动。

不同设置时调节和集合需求的确定

使用 Brewster 立体镜时,确定调节和集合需求量非常重要。

调节需求

由于立体镜上镜片度数和镜片与视标间的距离已知,我们可以很容易地根据如下公式计算出调节需求量:

$$A = (1/TD) - P$$

A = 调节(D)

TD = 视标和镜片间距离(m)

P = 立体镜镜片度数(D)

例 6.1:

使用镜片分离 95mm 下的 +5D 立体镜工作。如果立体镜卡片放在 20cm,调节需求是多少?

答案:

$$A = (1/TD) - P$$
$$A = (1/0.2) - 5$$
$$A = 5 - 5 = 0$$

工作距离 20cm 时,调节需求为 0。这是此款立体镜的距离设定。

例 6.2:

如果视标移动到 13cm,调节需求是多少?

答案:

$$A = (1/TD) - P$$
$$A = (1/0.13) - 5 = 7.6 - 5 = 2.6D$$

工作距离为 13cm 时,调节需求是 2.6D。

集合需求

Flax[14] 提供了一些公式,适用于任何 Brewster 立体镜,并且快速计算出集合需求量,方法简单,可在临床常规应用。这些公式与患者瞳距无关。

$$C = (P×LS) - (TS/TD)$$

C = 用棱镜表示的集合需求

P = 立体镜度数

LS = 立体镜镜片光学中心分开距离(m)

TD = 矢量图和立体镜间距离(m)

TS = 矢量图相应点间分开距离(cm)

正值表示集合需求,负值表示散开需求。这个公式使用简便的一个原因是使用特定的器械时,其镜片的分开程度固定,公式的一部分(P×LS)变为固定值。这样,只要你使用这个相同的器械,等式的这部分就是该固定值。

例 6.3:

使用 +5.00D 镜片,镜片分开 95 毫米的立体镜,放置于 20cm 处,分开 60 毫米的视标所需的集合需求为多少?

答案:

$$C = (P×LS) - (TS/TD)$$
$$C = (5×9.5) - (6.0/0.2) = 47.5 - 30 = 17.5BO$$

例 6.4：

如果使用与上例相同的立体镜，工作距离设置为 13cm，所需的集合需求为多少？

答案：

$$C = (P \times LS) - (TS/TD)$$
$$C = 47.5 - 6.0/0.13 = 47.5 - 46.0 = 1.5BO$$

训练过程

非显斜性双眼视觉异常患者一般会在训练的中后期加入立体镜训练。使用立体镜后患者对集合和散开会产生良好的运动知觉，融像性集合范围也会得到良好改善。立体镜通过使用不同类型的视标训练患者使其达到较高水平，并且提供多种不同的训练手段来维持患者的积极性和主动性。

根据不同的视觉障碍和训练目标选择特定的立体镜卡片和工作距离。嘱患者盯住立体镜并描述他们所看到的内容。我们需要患者描述是否看到单一、清晰的目标并描述出视标的深度。很多卡片都是由一系列字母和数字组成，每个字母或数字都有不同的视差。让患者由一个数字定位到另一个，并在每个数字处注视五秒钟。一些卡片有跳跃的融像目标，也就是说有两个或更多具有不同视差的分离的目标。当使用跳跃的融像卡片时要嘱咐患者注视一个目标十秒钟，保持目标单一而清晰，然后转向另一个目标。重复数次后选择难度更高一些的卡片。

立体镜的另一种训练方法叫作拉号式训练。训练时让患者缓慢地将卡片由固定距离移近并始终保持单一清晰的双眼视觉，然后再将卡片移回原处。

其他可以进行的训练过程以及增加或降低训练难度的重要考量和方法与表 6.2~表 6.4 中所列类似。

终点

当患者在设定距离使用选定的卡片始终能获得清晰的双眼单视时则结束这一训练。

手描实体镜

Brewster 型仪器还有还有一些其他的用途。这种被称为手描实体镜的仪器可以用来评估双眼稳定性、眼位、是否存在抑制以及抑制的程度。它可以作为改善双眼稳定性和脱抑制的训练手段。主要的设备见图 6.24。

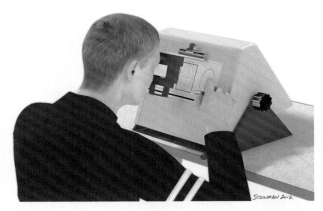

■ 图 6.24 Cheiroscopic 手描实体镜（Keystone Correct Eye Scope）

诊断步骤

手描实体镜使用的视标如图 6.25。纸的一端有视标，另一端是空白的。将纸放在实体镜前，设定一定的观察距离，空白处与主导手相对。让患者通过实体镜观察他所看到的视标，并让他用铅笔在空白处画出他所看到的视标。

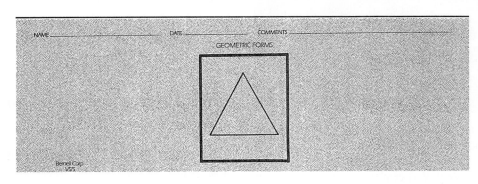

■ 图 6.25 Cheiroscopic 手描表格

解释

在患者描图时，应询问患者是否有铅笔或图片的任何部分出现消失。患者画完后，测量对应点间的分离距离。两者之间距离为 77~80mm 为正位眼。大于 80mm 为外隐斜，小于 77mm 为内隐斜。如果所画的高于或低于视标图片证明有垂直斜位。如果在左眼前用左手画的图片高于视标图片，证明有左眼上隐斜存在。

如果患者在画的过程中移动他的手，或描画的过程中出现明显漂移则说明存在双眼不稳定现象（图 6.26）。如果患者报告部分图片或笔出现消失现象则说明存在抑制。一些抑制较严重的患者根本无法完成这幅画。当患者的内隐斜或外隐斜很大时，所观察到的视标就会偏向纸的左端或右端，依然无法完成此画。

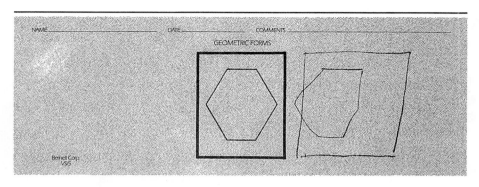

■ 图 6.26　在 Cheiroscopic 手描时双眼视觉不稳定出现的漂移现象

训练过程

将一个实体镜视标放在实体镜上,并将实体镜调到设定距离,将视标置于眼前与非主导手相对位置,引导患者通过实体镜看视标并将其画在空白处。若有抑制或双眼不稳定现象存在可尝试下列方法:

- 如果患者感觉图像移出纸外或太靠近隔板而不能画出,在纸的空白处画出图案的四个角。这样可以提供一些结构和支撑,往往可以减少不稳定性。画出这些角来保证两个图像分开大约 80mm。若患者有高度外隐斜,将

这个角画得远一些,大约分开 90mm。相反,若患者有较大内隐斜,则将该角画得近一些,大约 70mm。随着患者情况的改善,每次去掉一个角,并使之图像更接近正视眼的设定 80mm。

- 若患者有间歇性抑制,可以让他先描画一个短的笔画,然后把铅笔从纸面移开,再次描一个短的笔画(图 6.27)。让患者重复此过程直至画完。随着患者情况的改善,他可以使用的笔画越来越长。
- 还有一种比较有用的方法,如果患者存在抑制,可以让其使用铅笔水平擦洗式画图的方法(图 6.28)。

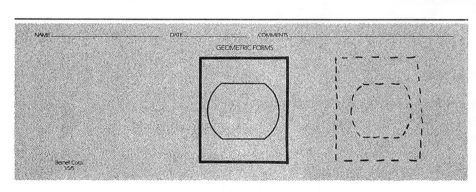

■ 图 6.27　在实体镜中使用短笔画的图解

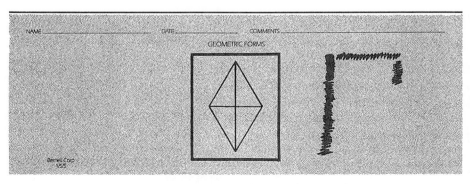

■ 图 6.28　在实体镜中使用水平擦洗式画图的图解

Wheatstone 立体镜

目标

- 增加正融像性集合和负融像性集合的幅度。
- 降低融像性集合潜时。
- 提高融像性集合反应的速度。

所需设备

- Bernell 可变棱镜立体镜[a]
- 立体镜卡片[a,b]
- 翻转镜片[a]
- 翻转棱镜[a]

说明和设置

　　Wheatstone 立体镜没有使用 Brewster 立体镜用隔板将两区域分开的设计,而是使用两个有独立的视标或镜子的管道来完成设计。最普遍使用的治疗非显斜性双眼视觉异常的 Wheatstone 立体镜是 Bernell 可变棱镜立体镜,见图 6.29。

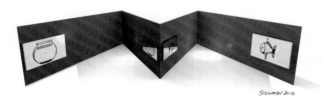

■ 图 6.29　可变棱镜立体镜

　　另一种常用的 Wheatstone 立体镜是弱视镜,主要用于斜视的诊断和治疗,但却很少用于非显斜性双眼视觉异常的治疗。所以我们在本章主要讨论 Bernell 可变棱镜立体镜,而不对弱视镜做详细说明。使用仪器的工作距离为33cm,故不加镜片的情况下调节需求为3D。通过加正镜或负镜可以改变调节需求。立体镜的分开距离决定了融像需求。实际的棱镜需求可以直接从仪器的刻度尺上读出。当立体镜向分开的方向移动,则产生基底向内的融像需求,立体镜向会聚的方向移动,则产生基底向外的融像需求。

训练过程

　　Bernell 可变棱镜立体镜可以用来训练非显斜性患者的融像范围和能力。这项仪器的根本价值在于可以提供各种不同的视觉训练方法,并使患者保持较高的训练积极性和主动性。

　　这一仪器有多种配套使用的融像卡片,难易程度从一级到三级不等。卡片的选择取决于训练者的训练情况。将选定的卡片放在立体镜的左右两侧。让患者鼻子靠在立体镜的尖端,向里看并描述他所看到的影像(图 6.30)。一旦患者获得清晰的双眼单视,让他/她向内或向外移动立体镜从而产生基底向外和向内的需求。让患者尽量维持所见图像的清晰单一。另一种方法是将视标分开几厘米,让患者短暂地看别处然后再看回来,重新获得清晰的双眼单视。

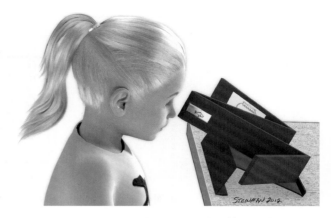

■ 图 6.30　患者用可变棱镜立体镜训练

　　让患者在每一难度水平上重复该过程几次。

　　其他训练方法、需要考虑的重要因素,以及增加或降低训练难度的方法见表 6.2~ 表 6.4。

终点

　　若患者在看 30 BO 和 15 BI 的画片时都能成功保持清晰的双眼单视,则可以终止此训练。

自主性集合训练

聚散球

目的

- 促进集合与散开的运动知觉的发育
- 促进自主性集合能力的发育
- 使集合近点恢复正常

所需设备

- 聚散球[a]
- 翻转镜片[a]
- 翻转棱镜[a]
- 铅笔

说明和设置

　　聚散球是由一条简单的白线上面穿有不同颜色的木球组成。它主要用于集合不足的患者,促进其产生集合的感觉和知觉,并使集合近点恢复正常;也可以用于训练内隐斜患者集合反应的准确性。使用聚散球时,将其一端拴在门把手或其他安全方便的地方,患者手持线的另一端放在鼻尖处并将线拉直(图 6.31A,见文末彩图)。

训练步骤

第一步

　　我们推荐使用 1.2m 的线和两个球。嘱患者将线拉直顶住鼻尖,将红球放在离患者 60cm 远,绿球放在离患者

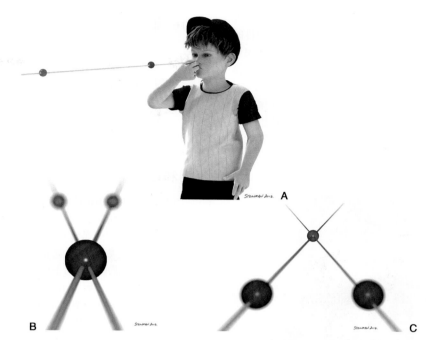

■ 图 6.31　A：患者用聚散球训练。B：患者用聚散球看近处时的感知。C：看远时的感知

30cm 的距离。让患者盯住较近的绿球并描述他所看到的现象。由于生理性复视的存在，他应该看到一个绿球和两个红球（图 6.31B），而且应该能将两个红球发出的线交叉在绿球上，一条线从右眼延伸出去而另一条线从左眼延伸出去。让患者盯住较远的红球，他应该能看到一个红球，且有两条线相交在红球上（图 6.31C），患者也会看到两个绿球。有一点很重要，就是我们要向患者解释这一训练的意义，我们建议使用以下的解释方法。

　　这一训练方法是为了教你如何改善你的双眼会聚能力。这一技术是为了给你反馈你的眼睛一直在做的事情。视觉系统工作时无论你的眼睛看到什么，都会感觉到单一的物像，所有在被观察物体前后的物像都会被看成是两个。盯住绿球看时会看到一个绿球和它后面的两个红球，两条线会刚好相交在绿球上而形成一个 X 形。两条线就好像是你两只眼的延伸。你应该感觉到两条线相交的点就是你眼睛所瞄准处。因此，如果你盯住绿球看，而两条线相交处比绿球远，这就表示你看得太远了。通过这个信息试着矫正你的眼位并且看近些。

　　如果患者完成以上任务比较困难，训练师可采用以下方法来帮助他克服。
- 让患者用手触摸他试图融像的球。这种运动性反馈有时足以能帮助患者形成单一视。
- 眼前加负片刺激调节性集合的产生。
- 让患者尽量体会看近的感觉并会聚双眼。

　　一旦患者能够完成远近两球的融合，让他盯住近球 5 秒钟，然后转而盯住远球 5 秒钟。重复 3 次，然后将近处的球移近 2.5cm，而远处球位置不变，仍位于 60cm 远。然后让患者交替注视远近两球各 5 秒钟，重复 3 次。继续将近处球移近，直到患者能成功集合到距鼻尖 5cm 处。

第二步

　　如果患者可集合至鼻尖前 2.5~5cm，那么他应该对集合、看近或者眼睛会聚有相对较好的感觉。下一步训练我们称作"绳子上的虫子"，使用的器材与前面相同，只不过将球从线上取下来。第二步训练的目的就是当用于训练的目标被去除后患者仍有自主的集合散开能力。让患者盯住线的最远端一点并让其感觉到两条线相交于最远端。然后让其逐渐由远移近注视直到鼻尖前 2.5cm。需要强调的是要让其感觉到由远及近的变化是非常缓慢的过程。当患者能够由远及近集合至鼻尖后，让其反方向由近及远逐渐散开直至最远端。重复该过程数分钟。

第三步

　　最后一步就是完全摆脱聚散球。让患者看近时有自主性集合，并且集合的过程是缓慢而逐渐的。

其他使用聚散球的训练方法

　　聚散球还有一些其他的使用方法。我们可以使用翻转棱镜来增加训练的难度。当患者在线上的任一点做集合运动时，在他眼前加棱镜，棱镜的基底发生向内向外转换时患者必须始终保持融像。

　　聚散球也可以用来进行扫视和追随训练。在眼球运动功能障碍训练的最后阶段，一个重要的目标是通过调节和集合的改变来达到扫视和追随的融合。

　　使用多根聚散球来进行扫视训练也是一个我们常用的训练方法。例如，使用 3 根聚散球，3 根固定在不同的注视方向，一根在患者右方，一根在正前方，一根在左方。让患者将 3 根绳子的末端置于鼻尖，由于每根绳子上拴有两球，故从左到右,从远到近一共有 6 个不同注视方向的球。让患者在指定模式下由一个目标看向另一个目标。该训练的目的是在患者转换视标时能够迅速恢复双眼单视。为了增加训练难度,可以让患者使用节拍器,让他每听到 5 声响就变换一个视标。我们也可以将聚散球的起点在垂直方向上分开。

有一种常用的追踪训练的方法是将一支笔绑在聚散球的末端,用手举笔并放在一臂远距离(图 6.32)。让患者以转圈形式缓慢旋转绑在线上的铅笔,同时始终保持远近两球的融像。这一训练完整结合了追随与集合和扫视。

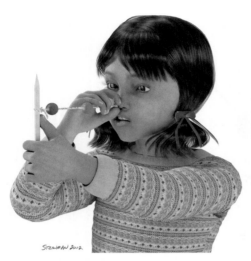

■ 图 6.32   聚散球练集合和追随

重要因素

进行此项训练时需要注意以下几方面:
- 集合与散开的运动性感觉。
- 尽可能快地恢复双眼融像的能力。
- 让患者自己操控聚散球,而非训练师。
- 强调线和球并未发生改变,发生改变的是患者自己的视觉系统。

改变训练的难易程度

降低训练难度

负镜片和基底向内的棱镜可以降低训练难度,将小球移远些也可以降低难度。

增加训练难度

正镜片和基底向外的棱镜以及减少工作距离可以增加训练难度。

终点

当患者达到以下条件时可以终止训练:
- 成功集合至鼻尖前 2.5cm 处
- 能够理解并区分集合与散开
- 能够自主性集合
- 能够精确地集合与散开

Barrel 集合卡片/3 点卡片

目的

使用 Barrel 集合卡片的目的与聚散球相同。

所需设备

- Barrel 集合卡片[a]
- Albee 3 点卡片

说明和设置

图 6.33 所示为 Barrel 卡片的设置使用。它是一张白色的卡片,卡片的两边各有 3 个彩色的桶状视标。视标的一面是红色的,另一面是绿色的。它主要用于训练集合不足患者,使其产生集合的感觉和知觉,并使集合近点正常化。它的意义和原理都等同于聚散球。我们一般在患者顺利完成聚散球训练后加入 Barrel 卡片训练,或同时进行。图 6.34(见文末彩图)和图 6.35(见文末彩图)所示的 Albee 3 点卡片与 Barrel 卡片相似,只是用圆圈代替了桶形。

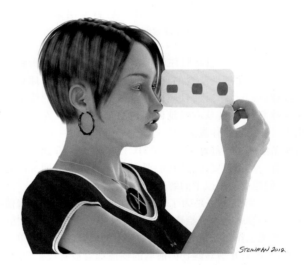

■ 图 6.33   患者用 Barrel 集合卡片训练

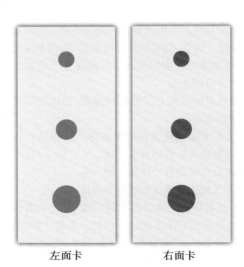

左面卡   右面卡

■ 图 6.34   Albee 3 点卡片

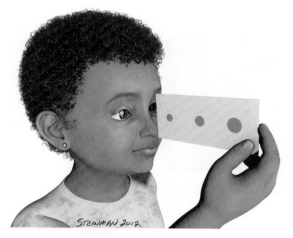

■ 图 6.35　患者用集合卡训练

训练方法

让患者将卡片置于眼前,然后看离他最远的桶形。患者应该能看到红绿颜色混合的桶形,另两个桶形应该都能看成两个。然后让其注视中间的桶形 10 秒钟,再注视最近的桶形 10 秒钟。指导患者继续从一个桶形交替注视到另一个桶形。使用 Barrel 卡片需要考虑的重要因素,以及增加和降低训练难度的一些方法同聚散球。

训练终点

当患者达到以下条件时可以终止此项训练:

- 成功集合至鼻尖前约 2.5cm
- 能够理解并区分集合与散开
- 能够自主性集合

脱抑制训练方法

阅读单位

目的

阅读单位的目的是在进行双眼调节灵敏度训练或融合能力训练时来检查是否存在抑制现象。

所需设备

- 红/绿或偏振阅读单位[a]
- 红绿眼镜或偏振眼镜[a]
- 与年龄相符的阅读材料
- 翻转镜片[a]
- 手持式棱镜块[a]
- 翻转棱镜[a]

说明和设置

阅读单位卡片是一张由不同的红绿条纹或偏振材料条纹制成的塑料卡片(图 6.36,见文末彩图)。阅读单位卡片可以放在任何阅读材料前,让患者戴上红绿或偏振眼镜就

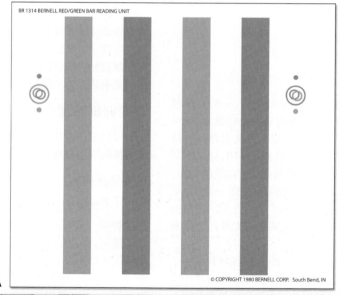

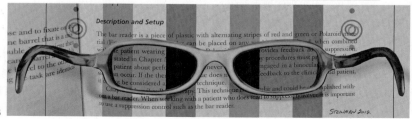

■ 图 6.36　A:红绿阅读单位(交替条为绿色和红色)。B:通过绿色镜片,患者看不透红色条纹,而通过红色条纹,患者看不透绿色条纹

可以提供抑制的反馈信息。就像我们第 5 章中提到的,任何视觉训练过程都必须让患者提供反馈信息。一旦患者能够双眼同时工作,抑制就可能发生。如果一项训练技术不能向医生和患者提供反馈信息,那么它就不能称为有效的训练方法。

在第 7 章中我们描述了双眼调节灵敏度训练。这项训练是双眼参与的,可以在没有阅读单位卡片的情况下完成。然而当患者出现抑制倾向时,我们需要使用阅读单位卡片来控制抑制。

阅读单位卡片的训练方法

请参阅第 7 章,在下列训练方法的帮助下阅读单位训练可以达到有效效果:

- 双眼调节灵敏度
- 棱镜块跳跃
- 翻转棱镜

在这三者的帮助下,阅读单位卡片可用来治疗抑制,也可用于治疗集合功能和调节功能。

电视训练滤光片(TV Trainer)

目的

使用电视训练滤光片的目的是降低抑制发生的频率和强度。

所需设备

- 电视训练滤光片[a]
- 红/绿眼镜
- 电视装置

说明和设置

电视训练滤光片是一张塑料制成的图片,一边是绿色的,另一边是红色的。塑料卡片上常附有两个吸盘,这样可以很轻易地将他吸附在电视上(图 6.37A,见文末彩图),设备与电视相连,患者需戴上红/绿眼镜(图 6.37B,见文末彩图)。戴红色滤光片的那只眼可以看到训练器红色的一边,戴绿色滤光片的那只眼可以看到训练器绿色的一边。如果患者存在单眼抑制,那么他在看电视时有一边会呈现出黑色。例如,如果患者右眼有抑制,电视训练滤光片红色的部分可能会看不见。

电视训练滤光片也可由偏振材料制成,偏振材料有一个缺点。如果患儿将头偏向左侧或右侧肩膀,即使他存在抑制,也可以看到训练器上的全部图片。由于训练器主要用于年幼患者,所以这个问题非常显著。如果患儿不能维持一个端正的头位,那么电视训练滤光片的使用效果就会大打折扣。

电视训练滤光片会提供患者抑制的反馈信息。可以鼓励患者通过眨眼,尝试集合与散开(基于基本诊断),或将电视移近与移远来消除抑制。

训练方法

电视训练滤光片被看作是一种被动的训练方法。只需

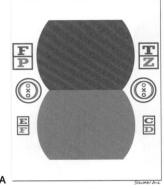

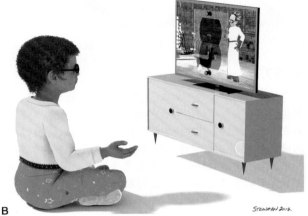

■ 图6.37　A:电视训练滤光片。B:电视训练滤光片安装在电视上

将电视训练滤光片吸附在电视上,让患者像往常一样看电视就可以了。鼓励患者尝试透过塑料的两边看电视。若存在抑制,看电视就成为不可能。这时要引起注意,并通过一些方法来让患者消除抑制。

改变训练难度

可以使用镜片、棱镜,或通过改变训练距离来增加或降低训练的难易程度。

改变训练距离

大多数患者趋向于在某一个距离时比其他距离更容易出现抑制。例如,一个散开过度的患者在看远时比较容易出现抑制,而看近时双眼视觉趋于正常。而集合不足患者的情况正好相反。散开过度患者使用电视训练滤光片训练时,刚开始可以将训练距离缩短一些。如果近距离训练没有问题,可以逐渐增加训练距离。

镜片

在特定距离使用电视训练滤光片训练时,我们可以通过双眼前加负镜片来增加或降低训练难度。如果患者有外隐斜,负片可以促使其产生融合并且更轻易地避免抑制。而对于内隐斜患者,负片会增加训练难度,因为 NFV 的需求增加了。如果存在调节问题如调节不足或不持久,使用负片可能无效。正镜片没有太大使用价值,因为电视训练

滤光片的距离一般为 1.5m 或更远。

棱镜

使用棱镜也可以增加或降低训练难度。基底向内和基底向外的棱镜都可以使用。当患儿看电视时,我们可以使用一边基底向内一边基底向外的翻转棱镜来训练其融像能力。此时,电视训练滤光片就成为融像能力训练中的控制抑制手段。棱镜也可以有效帮助患者消除抑制。如果患者看远外隐斜较大且使用训练器时存在抑制,使用基底向内的棱镜可以促进其融像并减少抑制。

训练终点

当患者在一定距离能够维持清晰的双眼单视且不出现抑制则可以结束此项训练。

红/绿眼镜和笔灯

目的

使用红/绿眼镜和笔灯的目的是降低抑制的频率和强度。由于患者在训练时是双眼分离的,会发生病理性复视。所以斜视和异常视网膜对应者不能使用此训练。

所需设备

- 红/绿眼镜
- 笔灯或透照灯
- 6^Δ 棱镜块
- 可控制房间亮度的变阻器或可独立控制的房间照明光源

说明和设置

患者戴上红/绿眼镜并手持 6^Δ 基底向下棱镜置于主导眼前,通过它们观察笔灯或透照灯。该训练的关键因素是对房间亮度的控制,最好房间内有变阻器来控制亮度。正如我们第 5 章所说的,抑制训练中一个主要的因素是建立良好的训练环境使患者发生抑制的可能性降至最低。临床上我们有以下方法可以降低抑制发生的可能性:

- 改变目标亮度
- 改变目标对比度
- 改变目标焦点
- 移动目标
- 使目标闪烁

变阻器可以改变室内亮度使照明水平达到最佳效果。我们先从人工环境下开始抗抑制训练,再逐渐过渡到自然环境下。红/绿眼镜和笔灯就是这种抗抑制的过渡训练的典型例子。

训练方法

患者戴上红/绿眼镜并手持 6^Δ 棱镜置于一眼前,将室内亮度调暗,使患者仅能看到透照灯或笔灯光源。询问患者看到的灯的数量和颜色。这是一个人为建立的环境,通常足以消除患者的抑制。如果抑制依然存在,我们可以将

光源从一端移到另一端或者迅速交替遮盖患者眼睛。一旦患者在这种环境下能够维持复视,我们可以逐渐增加室内亮度,直到室内光源全部打开患者仍能维持复视。为了更接近自然状态,训练后期应该摘掉红/绿眼镜,但这可能又导致抑制产生。如果再次发生抑制,我们可以降低室内亮度直到患者出现复视。然后逐渐增加室内亮度,直到光源全部打开且脱离红/绿眼镜而患者仍能维持复视。这一过程一般需要 2~4 周的训练室和家庭训练。

训练终点

当处于正常室内照明,且不使用红/绿眼镜的情况下患者仍能维持复视就可以结束此训练。

垂直分离棱镜

目的

使用垂直棱镜分离的目的是降低患者的抑制倾向。在双眼同时视时垂直棱镜可以诱发复视。

垂直棱镜分离用于中到重度抑制的患者,如屈光参差、高度隐斜或间歇性斜视患者。在这种情况下抑制会干扰融像训练。由于间歇性抑制的存在,患者可能无法进行红绿矢量图、偏振矢量图、裂隙尺、偏心圆卡和自由空间融合卡一类的训练。

所需设备

- 笔灯或患者认识的单个字母
- $6~8^\Delta$ 手持棱镜

说明和设置

当进行脱抑制训练时,选择室内适当的亮度和视标是很重要的,可以有效减少抑制的发生。可以回顾一下第 5 章。

训练过程通常从室内暗照明配合笔灯开始。将笔灯放在离患者 1.5~3m 远的距离,根据患者情况选择特定的距离。如果患者远距离易出现抑制,则训练开始时将笔灯放在较近距离。如果近距离易出现抑制,则将笔灯放在较远距离。基本原则就是先将笔灯放在患者不易发生抑制的位置,然后逐渐改变距离增加难度。

让患者注视视标,在主导眼前加 6^Δ 基底向下棱镜(主导眼一般不易发生抑制)。如果患者年龄足够大的话最好让他自己手持棱镜。患者现在应该出现复视。如果患者可以维持复视,逐渐增加室内亮度。通过变阻器控制照明可以很容易完成亮度的改变。若没有变阻器,也可以使用多个光源。目的是室内照明由较暗变为正常亮度的过程中患者能始终维持复视。

也可以将垂直棱镜与追随和扫视训练结合起来增加训练难度。使用大量的视标,患者在从一个视标扫视到另一个视标时需维持复视。常使用字母表,先让患者注视顶部第一行的字母,再注视底部最后一行的字母,这样患者可以上下交替注视两个视标。

我们还可以将视标放在一个旋转装置中(见第 8 章),

患者交替注视顶部和底部图像的同时需维持复视,并且维持对旋转目标的精确的定位。

当训练集合与散开的感觉时同样可以加入脱抑制训练。当患者出现复视时,让其试着通过集合与散开将图像向侧方移动。例如,外隐斜患者,右眼看到底部的图像,他会出现交叉性复视,看到底部图像在顶部的左侧。

让患者尽量动用集合将底部图像移到顶部图像的右侧。一旦患者能够将交叉性复视转为非交叉性复视,可以使用节拍器训练。先让患者做5拍集合,然后让其将影像垂直对齐坚持5拍,最后再散开5拍。这一过程可以持续几分钟。

训练终点

当患者能够在正常室内照明条件下维持复视则可以结束此训练。

重叠镜

目的

重叠镜的目的是降低抑制发生的频率和强度。

所需设备

- 小镜子(约 5cm×5cm)
- 不同的注视视标

说明和设置

使用重叠镜时,让患者手持小镜子置于一眼前与眼睛成45°角的地方,并通过镜子观察视标,另一只眼观察另一个视标。患者需要尝试将两个图像重叠上。

这一训练仅用于抑制较深,干扰了红绿矢量图、偏振矢量图、裂隙尺、偏心圆卡、自由空间融合卡这样的双眼视觉训练过程的情况。

训练步骤

重叠镜的训练方法为让患者一只眼注视一个视标,手持小镜子放在另一眼前与眼睛成45°角的地方,并通过镜子观察另一视标(图6.38)。目的是使双眼同时受到外界影像的刺激。我们可以使用不同的视标来改变训练的难度。通常使用一级和二级视标,样本见图6.39和图6.40。

一级视标是使用两个完全不同的视标使其重叠。图6.39就是一个典型的一级视标。患者应该报告可以同时看到圆圈和方块。使用这样的视标很少会发生抑制,一般用于脱抑制训练的早期阶段。

二级视标,或平滑融像视标,是由两个相同的视标构成,旨在检查是否存在抑制,如图6.40。当使用这种视标时我们可以发现垂直或水平方向是否存在抑制。

另一个使用重叠镜的重要因素是视标的大小。在第5章中我们提到了脱抑制训练中需要考虑的多种因素。其中一个因素就是视标的大小。在开始进行脱抑制训练时我们首先选择较大的周边视标,然后逐渐将视标缩小并中心化。

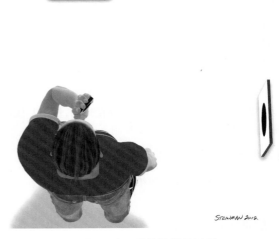

■ 图 6.38　重叠镜训练过程

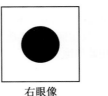 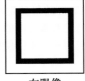 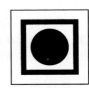

右眼像　　　　　左眼像　　　　叠加后患者
　　　　　　　　　　　　　　　看到的像

■ 图 6.39　一级目标与镜像叠加图

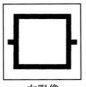 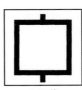 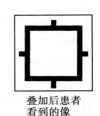

右眼像　　　　　左眼像　　　　叠加后患者
　　　　　　　　　　　　　　　看到的像

■ 图 6.40　二级目标与镜像叠加图

训练终点

这个训练通常会持续到患者即便在使用小的中央一级视标时仍能维持两个影像。另一个决定是否终止该训练的关键因素是患者其他双眼视觉训练的完成情况。如果患者能成功完成红绿矢量图、偏振矢量图、裂隙尺、偏心圆卡、自由空间融合卡等训练,则无须再进行重叠镜的训练。

计算机训练程序

在家庭训练中使用传统的(非计算机的)训练方法一直是一个挑战。这些技术需要父母或患者去解释做出的反应,并利用这些信息改变刺激条件以克服训练过程中的障碍。父母或患者通常不具备做出这些决定的必要能力。另外,对于较小的孩子或者因各种原因无法做出准确反应的老年患者,传统技术的使用可能会变得困难和不可靠。而"了解"了预期反应结果并且有强烈取悦愿望的患者即使没有达到预期的目标,也可能"给出正确的反应"。前面描述的用于训练室训练的计算机训练程序,目前有了家庭版,是家庭视觉训练的一种可行选择。

家庭训练系统

家庭训练系统(Home Therapy System, HTS)[c]是一种比较流行的专为家庭视觉训练设计的计算机辅助视觉训练程序。它包括一个集合训练的 4 步连续的训练程序,是对训练室训练的一个很好的补充。HTS 也有用于调节、扫视和追随的训练项目。这个程序的一个突出特点是可以监测患者在家的表现,必要时可以通过网络修改方案。

计算机辅助的视觉训练:计算机集合程序—随机点矢量图

计算机辅助的视觉训练(CAVT)[d]具有双眼视觉,眼球运动和视觉信息处理的家庭训练程序。我们发现计算机集合训练程序对集合功能障碍的家庭视觉训练很有用。这个程序中包含的随机点矢量图是我们推荐的一个家庭训练程序。

问题

1. 列出 4 个可以用来提高集合功能的设备。对于每个设备,请描述将如何设置设备和要遵循的治疗顺序。

2. 对于使用聚散球融像困难的患者,如何降低训练难度(除了移动球使其远离眼睛)?

3. 绳圈矢量图分离 20mm,患者距离视标 40mm,他的棱镜需求是多少?

4. 如何用偏振矢量图和红绿矢量图制造 BI 和 BO 的集合需求?

5. 一位患者正在对设置在 20BO 处的绳圈图进行融合。如果目标单一清晰,那么调节平面和集合平面在哪里?

6. 描述绳圈图、小丑图和轨道矢量图之间的差异。

7. 如果工作距离增加,BO 需求_____,BI 需求_____。

8. 描述使用偏振矢量图和红绿矢量图时增加和减少棱镜需求的四种方法。

9. 解释正融像性集合的原理。

10. 解释负融像性集合的原理。

11. 为什么裂隙尺比偏振矢量图或红绿矢量图难度更大?

12. 使用裂隙尺时如何计算棱镜需求?

13. 如果一个患者在使用裂隙尺的双孔挡板时,卡片 5 处报告视标清晰单一,那么调节平面和集合平面分别在哪里?

14. 如何帮助用裂隙尺训练 BO 融合功能出现困难的患者?

15. 在患者用裂隙尺训练 BI 融合功能时如何增加集合需求?

16. 如何向患者解释用偏心圆卡训练负融像性融合。

17. 偏心圆卡上的字母"A"和"B"的意义是什么?

18. 如果患者报告用偏心圆卡练融合功能时能有清晰单一的视力,那么调节平面和集合平面分别在哪里?

19. 偏心圆卡分离 5cm。如果工作距离为 20cm,棱镜需求是多少?

20. 说出计算机随机点立体视训练程序的 3 个优点。最重要的优势是什么?

（南莉　杨晓艳　译）

设备资源

(a).　Bernell Corporation: 4016 North Home Street, Mishawaka, IN 46545; 800-348-2225.

(b).　Keystone View Company: 2200 Dickerson Road, Reno, NV 89503; 800-806-6569.

(c).　Computer Orthoptics: 6788 Kings Ranch Rd, Ste 4, Gold Canyon, AZ 85218; 800-346-4925; www .visiontherapysolutions.net.

(d).　Computer Aided Vision Therapy, from Bernell Corporation: 4016 North Home St, Mishawaka, IN 46545; 800-348-2225.

参考文献

1. Bogdanovich G, Roth N, Kohl P. Properties of anaglyphic materials that affect the testing and training of binocular vision. *J Am Optom Assoc.* 1986;57:899-903.

2. Cooper J. Review of computerized orthoptics with specific regard to convergence insufficiency. *Am J Optom Physiol Opt.* 1988;65:455-463.

3. Press LJ. Computers and vision therapy programs. *Optometric Extension Program Curriculum II, Series I.* 1988;60:1-12.

4. Maino DM. Applications in pediatrics, binocular vision, and perception. In: Maino JH, Maino MD, Davidson DW, eds. *Computer Applications in Optometry.* Boston, MA: Butterworth; 1989.

5. Griffin JR. Efficacy of vision therapy for non-strabismic vergence anomalies. *Am J Optom Physiol Opt.* 1987;64:11-14.

6. Cooper J, Citron M. Microcomputer produced anaglyphs for evaluation and therapy of binocular anomalies. *J Am Optom Assoc.* 1983;54:785-788.

7. Goss DA, Downing DB, Lowther A, et al. The effect of HTS vision therapy conducted in a school setting on reading skills in third and fourth grade students. *Optom Vis Dev.* 2007;38:27-32.

8. Cooper J, Feldman J. Operant conditioning of fusional convergence ranges using random dot stereograms. *Am J Optom Physiol Opt.* 1980;57(4):205-213.

9. Daum KM, Rutstein RP, Eskride JB. Efficacy of computerized vergence therapy. *Am J Optom Physiol Opt.* 1987;64:83-89.

10. Cooper J, Selenow A, Ciuffreda KJ. Reduction of asthenopia in patients with convergence insufficiency after fusional vergence training. *Am J Optom Physiol Opt.* 1983;60:982-989.

11. Cooper J, Feldman J, Selenow A, et al. Reduction of asthenopia after accommodative facility training. *Am J Optom Physiol Opt.* 1987;64:430-436.

12. Kertesz AE, Kertesz J. Wide field fusional stimulation in strabismus. *Am J Optom Physiol Opt.* 1986;63:217-222.

13. Somers WW, Happel AW, Phillips JD. Use of a personal microcomputer for orthoptic therapy. *J Am Optom Assoc.* 1984;55:262-267.

14. Flax N. Simple formulas for computation of prism vergence and accommodation stimulation in a Brewster stereoscope. *Am J Optom Physiol Opt.* 1976;53:296-302.

第 7 章

调节训练方法

红绿矢量图，偏振矢量图，液晶系统

红红分视

目的

通过使用红红分视可以提高调节幅度和灵敏度。在训练过程中，双眼配戴红/绿眼镜，每只眼睛只能看到各自对应的物像，因此被称为"双眼情况下的单眼训练"，即双眼分视。

设备需求

- 红红实体镜
- 红红分视磁贴卡片[e]
- 红/绿眼镜
- Halberg 夹
- 试戴片

描述和准备

该训练过程如图 7.1A(见文末彩图)所示。训练者需要选择白色磁贴卡片及其对应的带有黑色字母的红色透明滤光片。磁贴与滤光片如图 7.1B(见文末彩图)所示。将带有黑色字母的红色透明滤光片贴附于实体镜的背景光源屏幕上，嘱咐患者与之相距 40cm 并配戴红/绿眼镜，红色镜片置于右眼前，绿色置于左眼前。同时给患者发放印有红色字母的白色磁贴卡片，红色字母与绿色透明滤光片上的黑色字母相同。通过红绿眼镜，右眼只能看见红色滤光片上的黑色字母，而左眼只能看见白色不透明卡片上的红色字母。要求患者首先观察并辨认白色卡片上的字母(左眼)，再在红色滤光片中找到相匹配的字母(右眼)。整个过程中，尽管患者双眼均睁开，但由于双眼分视，并不出现中心融像，反而在训练中，患者需要交替使用双眼。

在红/绿眼镜前附加镜片可用来训练调节功能。正透镜置于右眼前，负透镜置于左眼前。因此，当患者从白色磁贴卡片注视至红色卡片，再转换至下一张白色卡片时，他必须交替地放松或刺激调节。附加透镜的屈光力以微量增加，直至患者可以完成+2.50D 和-6.00D 的训练。

- **第 1 阶段** 不考虑时间因素，要求患者完成训练。训练

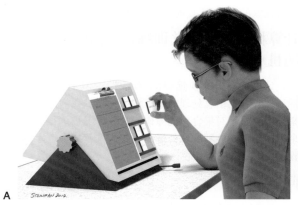

A

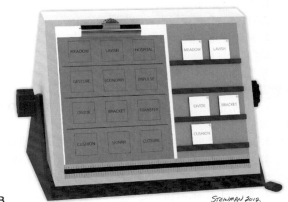

B

■ 图 7.1 A:红红实体镜训练过程(红色滤光片在左手边)。B:带有黑色字母的红色滤光片和白色卡片的特写图像

中正负透镜可以在左右眼前交替使用，即右眼时而通过正透镜训练，时而通过负透镜训练。

- **第 2 阶段** 增加时间变量，提高训练难度。

表 7.1 和表 7.2 列出了需要考虑的重要因素以及提高和降低训练难度的方法。

表 7.1 调节训练过程中需要强调的重要因素
感受调节的刺激和放松
改变透镜光度时尽可能快地看清目标的能力
患者需要自己手持并调整试镜片，而非训练师
患者自身的视觉系统发生改变
两眼的训练表现是相等的
在双眼分视训练时意识到复视现象

表7.2	调整调节训练需求水平的步骤

降低任务的难度
1. 减少透镜的屈光度
2. 增加字体的大小
3. 正透镜可减少工作距离
4. 负透镜可增加工作距离

提高任务的难度
1. 增加透镜的屈光度
2. 减小字体的大小
3. 正透镜可增加工作距离(受透镜屈光力倒数的限制)
4. 负透镜可减少工作距离

训练终点

对于 20 岁以下的患者,当其通过 +2.50D 和 -6.00D 可成功看清,且每分钟达到 20cpm 时停止训练。对于 20 岁以上的患者,训练终点取决于调节幅度。当患者看清楚的负透镜光度达到其调节幅度的一半时,即可停止训练。

VTS3 计算机训练液晶系统:调节训练方案

目的

该程序的目的是改善调节幅度和灵敏度。训练过程中,患者双眼均睁开,通过配戴液晶眼镜造成双眼分视,旨在改善单眼调节幅度和灵敏度。

所需设备

- 计算机训练软件:调节程序[b]
- 液晶眼镜
- 计算机训练手柄 A、B 和 C

描述和准备

计算机程序会先显示四个字母"C",仅右眼可见,分别随机指向上、下、左、右 4 个方向。要求患者移动游戏手柄,从左至右依次指出字母"C"开口的方向。正确则会出现"哔"声,错误则会提示"砰"声。完成前 4 个字母后,程序将出现第二组字母,此时仅左眼可见。在患者注视视标的同时,可在患者眼前增加调节翻转拍(软件可提供),即一眼前增加负透镜,另一眼前增加正透镜。例如,一级调节翻转拍为 +0.75D 及 -1.50D 透镜,六级调节翻转拍为 +2.50D 及 -5.00D 透镜。

训练终点

对于 20 岁以下的患者,使用 6 级调节翻转拍可完成任务时,即可停止训练。

透镜、棱镜和平面镜

镜片排序(单眼)

目的

镜片排序为单眼调节训练,旨在提高患者对调节放松

与刺激的感知能力。通过镜片排序,也可引导患者自主地调节紧张与放松。

设备需求

- 毛坯镜片
- Hopping 调节卡片[d](图 7.2)
- 调节字母卡[a](图 7.3)或其他适龄的阅读材料,字体大小从 20/80 至 20/30
- 眼罩

描述和准备

实际应用于此训练的透镜光度取决于患者的年龄。但需注意,负透镜应始终小于患者调节幅度的一半。若某患者 30 岁,调节幅度为 8D,此时负透镜最大可加至 4D。假设某患者年龄为 20 岁以下,遮盖其中一眼,要求其阅读 20/30 大小的适龄期刊。在患者右眼前增加适量度数的负透镜(-3.00D 至 -5.00D 之间),使其看清读物。之后去掉负透镜,并更换为低度正透镜(+1.00D 至 +1.50D 之间),使其仍能看清。

重复几次之后,可以询问患者通过正负透镜阅读时分别有何感受。该问题为开放式答案,因人而异。若患者无法描述任何区别时,则可对其询问以下问题:
- 用哪个透镜使字体变大或者变小?
- 用哪个透镜你感觉眼睛更有牵拉感或需要更努力才能看清?
- 通过这个透镜你感觉物像移远还是移近?

该训练的目的是使患者感知调节的紧张与放松,并学会自主地进行调节运动。任何可以引导患者达到此目的的问题是都合适的。

一旦患者可以持续感知负透镜使字体变小,且出现远近感,下一步即是帮助患者提高肌肉组织对调节的感知。这一过程一般需要引导患者理解调节紧张和放松之间的不同感受,可以通过询问一些特定的问题,以此帮助患者理解。例如:"你现在有没有感觉眼睛很累或肌肉出现牵拉感? 这其实就是聚焦。如果加上负镜片不能看清楚,试着让自己感觉在看近处的地方,尝试获得牵拉感,或者让双眼聚焦。"(相反,使用正透镜,患者则会出现看远、放松或困倦感。)

一旦患者可以感知正负透镜的差异,下一步即可开始准备真正的镜片排序过程。训练师将 6~8 个未标记的毛坯镜片放在患者面前,要求患者将这些镜片从强到弱进行排序——最强是指患者聚焦最多,最弱则是指患者放松最多。开始时选择较大的镜片间隔增量,例如 +2.50D,+1.25D,-1.00D,-2.00D,-3.00D 或 -4.00D。随着患者调节感知能力的提高,逐渐减小镜片增量,直至患者可以区分非常细微的差异时即可停止,如 0.50D 的增量。

重要因素

训练过程中,应注意以下几点(表 7.1):
- 调节紧张和放松的感受
- 镜片增量减小后排序的能力
- 镜片排序的速度应尽可能快

Hopping 调节卡片——A

完成每一列最左侧一栏任务后切换镜片

找出以字母"P"开头的单词	Shoe	Pig	Ice	Please	Rice	People	Lake
找出描述人体部位的单词	Hand	Ear	School	Arm	Go	Eye	Lace
找出可以飞翔的选项	Airplanes	Flies	Cat	Birds	Dog	Rock	Bug
找出可以戴在手上的物件	Blue	Rings	Gloves	Jelly	Pencil	Sock	Butter
找出数字	Four	Door	Man	Run	Twelve	Ten	Three
找出花朵	Rose	Daisy	Dirt	Worm	Tulip	Ice	Food
找出衣物	Pencil	Look	Shirt	Back	Pants	Stove	Shoes
找出颜色	Blue	Yellow	Think	People	Orange	Paper	Black
找出四季	Winter	Birds	Snow	Spring	Have	Look	Fall
找出描述1周的单词	Monday	Ice Cream	Mother	Tuesday	Dog	Tire	Friday
找出水果	Fire	Peach	Beans	Trumpet	Banana	Tomato	Bread
找出以m结尾的单词	Mom	Night	From	Run	Clock	Log	Beam
找出州或国家	Texas	Milk	Jump	Ohio	Write	Idaho	Atlanta
找出描述小汽车部件的单词	Trunk	Engine	Tires	Day	Three	Radio	Window
找出硬币	Nickels	Dimes	Girl	After	Pennies	Juice	Red
找出可以发出声音的选项	Car	Dog	Apple	Tree	Thunder	Ladybug	Rain
找出带有轮子的选项	Worm	Wagon	Pencil	Puppy	Mailbox	Plane	Sled
找出描述橙色的选项	Carrots	Clouds	Trees	Sweet potato	Barn	Pig	Van

■ 图7.2 Hopping 调节卡

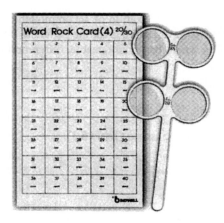

■ 图7.3 调节视力卡,可用于调节灵敏度训练过程中的视标

改变训练的难度水平

降低任务的难度

若患者由于调节不足或调节过度等问题,导致正透镜或者负透镜无法看清楚。为了克服这一问题,可以只使用患者可看清的透镜。例如,某患者为调节过度,即使低度正透镜也无法看清楚,即可只使用负透镜训练。此时的主要目的是使患者能够区分不同高低度数的负透镜。随着训练的持续和调节能力的提高,可以逐渐引入正透镜。克服此问题的另一方法则是仍然使用患者感觉困难的透镜,但是使用较大尺寸的字体。

对于调节灵敏度不良以及正负透镜均无法看清的患者,最好的训练方法则是使用较大尺寸的字体来降低难度。此训练过程较慢,随着患者调节灵敏度的提高,训练师可逐渐缩小字体尺寸,并配合标准的训练方法。

提高任务的难度

低至 0.25D 的镜片增量可加大训练难度,也可引入速度变量,统计患者排序 8 个透镜的最快速度。

训练终点

当患者能将 8 个以 0.50D 为增量的透镜,由负到正排序正确,即可终止训练。

单眼调节灵敏度(镜片切换法)

目的

这一训练是为了恢复正常的调节幅度和灵敏度。因此,患者的调节范围和调节反应的速度都应着重考虑。

设备需求

- 适龄的阅读材料,字体从 20/80 到 20/30
- −6.00D 到+2.50D,增量为 0.25D 的毛坯树脂透镜
- Hopping 视力卡(图 7.2)
- 眼罩

描述和准备

- **第 1 阶段**:训练过程如图 7.4 所示(使用 Hopping 调节卡修订)。遮盖患者的左眼,将 Hopping 调节卡片置于 40cm 处,正负透镜交替放在眼前。初始镜片的选择依据诊断测试的结果结合经验决定。

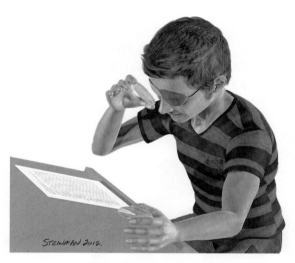

■ **图 7.4** 单眼调节灵敏度训练过程(镜片切换法)

训练的初始阶段,以看清楚为目的,不考虑时间因素,因此患者有充足的时间来完成任务。对于儿童和青少年,一旦患者能够看清楚+2.50D 到−6.00D 镜片,下一步即为增加时间变量。而对于成年人,可选择的最大负透镜光度为年龄相应调节幅度的一半。

- **第 2 阶段**:要求患者尽可能快地看清晰,并且完成 Hopping 调节卡片的任务。从低度数开始,要求患者通过+0.50D 和−0.50D 看清视标,以每分钟 20 周期为标准。若能完成,则增加难度,直至患者可以通过+2.00D 和−4.00D 仍能看清楚,并完成每分钟 20 周期(对于成年人,负透镜的屈光度选择不能超过年龄相应调节幅度的一半)。

表 7.1 和表 7.2 中分别列出了训练中需考虑的重要因素及降低和提高任务难度的方法。

训练终点

对于 20 岁以下的患者,当其通过+2.50D 和−6.00D 可成功看清,且每分钟达到 20cpm 时停止训练。对于 20 岁以上的患者,训练终点取决于调节幅度。当患者看清楚的负透镜光度达到其调节幅度的一半时,即可停止训练。

双眼调节灵敏度(镜片切换法)

目的

这一训练是在消除抑制的同时,恢复正常的调节幅度和灵敏度。因此,患者的调节范围和调节反应的速度都应着重考虑。此训练平时较少进行,一般在脱抑制训练时可推荐使用。

设备需求

- Hopping 调节卡片[d],或适龄的阅读材料,字体从 20/80 到 20/30
- −6.00D 到+2.50D,增量为 0.25D 的毛坯树脂透镜
- Halberg 夹(类似于太阳镜夹片的前置类夹片)[a]
- 6$^\Delta$ 棱镜块

描述和准备

- **第 1 阶段**:这一训练与上述单眼调节灵敏度训练基本一致。主要区别在于,在此训练中需要保持双眼睁开,并在患者一眼前加 6$^\Delta$ 的垂直棱镜,以此造成双眼分视。对有处方眼镜或平光镜片的患者可以通过使用试镜架或者 Halberg 夹来完成。由于试镜架的重量,即使患者不戴眼镜,最好也使用平光的训练眼镜。

使用尺寸为 20/20 到 20/30 的适龄阅读材料,工作距离保持在 40cm 处。放置垂直棱镜后,在患者一眼前加低度正透镜,另一眼前加低度负透镜。此时患者应报告出现复视。要求患者先看清较低的一行并进行阅读,之后再看较高的一行并进行阅读。训练的初始阶段,不考虑时间因素,以清晰为准。一旦患者能够看清+2.50D 到−6.00D,下一步即为增加时间变量。

- **第 2 阶段**:这一阶段要求患者尽可能快地看清晰。从低度数开始,要求患者通过+0.50D 和−0.50D 看清视标,以每分钟 20 周期为标准。若能完成,则增加难度,直至患者可以通过+2.00D 和−4.00D 仍能看清楚,并完成每分钟 20 周期。

表 7.1 和表 7.2 中分别列出了训练中需考虑的重要因素及降低和提高任务难度的方法。

训练终点

对于 20 岁以下的患者,当其通过+2.50D 和−6.00D 可成功看清,且每分钟达到 20cpm 时停止训练。对于 20 岁以上的患者,训练终点取决于调节幅度。当患者看清楚的负透镜光度达到其调节幅度的一半时,即可停止训练。

双眼调节灵敏度

目的

双眼调节灵敏度训练的目的是在双眼视觉的条件下，减少调节滞后，提高调节反应的速度。

设备需求

- 不同光度的翻转透镜：±0.50，±0.75，±1.00，±1.25，±1.50，±1.75，±2.00，±2.25，±2.50[a]
- Hopping 调节卡片
- 调节视力卡[a] 或其他适龄阅读材料，字体从 20/80 到 20/30
- 偏振或红/绿阅读单位[a]
- 偏振或红/绿眼镜[a]
- 任何双眼视觉目标，例如偏振矢量图[a]，红绿矢量图[a]，裂隙尺[a]，偏心圆卡[c]，或自由空间融合卡[a]

描述和准备

过程 1

训练过程如图 7.5 所示。将尺寸约为 20/30 的阅读材料置于眼前 40cm 处，红/绿阅读单位覆盖于阅读材料上方，要求患者配戴红/绿眼镜，并在眼前增加翻转拍。翻转拍光度以 +0.50D 与 −0.50D 为基准，确定患者可以通过的正负透镜度数，并以此为起点。在这一阶段，由于潜在异常，部分患者可能对于正或/和负镜片难以通过，这很常见。将翻转拍一侧镜片置于患者眼前，在看清并阅读后翻转至另一面，由于出现新的调节刺激，患者需要再次看清目标并进行阅读。训练过程中，训练师需强调，被红/绿阅读单位所覆盖的 4 列阅读材料必须一直可见。

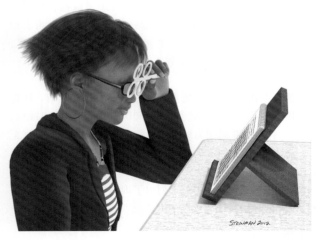

■ 图 7.5　使用阅读单位训练双眼调节灵敏度

重复几次之后，可以询问患者通过正负透镜阅读时分别有何感受。该问题为开放式答案，因人而异。若患者无法描述任何区别时，则可对其询问以下问题：

- 用哪个透镜使字变大或者变小？
- 用哪个透镜你感觉眼睛更有牵拉感或需要更努力才能看清？
- 通过这个透镜你感觉物像在移远还是移近？
- 通过哪个透镜最容易看清所有的 4 行字？

该训练的目的是使患者感知调节的紧张与放松，并学会自主地进行调节运动。任何可以引导患者达到此目的的问题是都合适的。

一旦患者可以持续感知负透镜使字体变小，且出现远近感，下一步即是帮助患者提高肌肉组织对调节的感知。这一过程一般需要引导患者理解调节紧张和放松之间的不同感受，可以通过询问一些特定的问题，以此帮助患者理解。例如："你现在有没有感觉眼睛很累或肌肉出现牵拉感？这其实就是聚焦。如果加上负镜片不能看清楚，试着让自己感觉在看近处的地方，尝试获得牵拉感，或者让双眼聚焦。"（相反，使用正透镜，患者则会出现看远、放松或困倦感。）

偏振眼镜和偏振阅读单位的训练方法同上。

过程 2

双眼调节灵敏度的训练，也可以使用融像性集合训练工具来完成。例如，偏振矢量图、红绿矢量图、裂隙尺、偏心圆卡等均可对双眼调节灵敏度进行训练（如图 7.6 及视频 7.3）。在第五章中有相关描述。

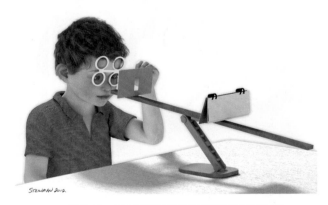

■ 图 7.6　使用裂隙尺训练双眼调节灵敏度

表 7.1 和表 7.2 中分别列出了训练中需考虑的重要因素及降低和提高任务难度的方法。

训练终点

当患者在无抑制状态下，通过 +2.50D 和 −6.00D 可成功看清，且每分钟达到 20cpm 时停止训练。

纸、铅笔和各种各样的训练

远近字母表调节卡（单眼）

目的

这一训练是为了恢复正常的调节幅度和灵敏度。因此,患者的调节范围和调节反应的速度都应着重考虑。

设备需求

- 远距离使用的大号字母表[a]
- 近距离使用的小号字母表[a]
- 眼罩

描述和准备

训练过程如图 7.7 所示。

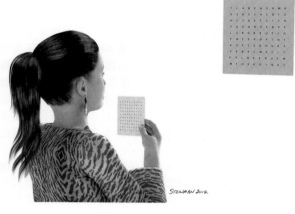

■ 图 7.7　远近字母调节表

- **第 1 阶段**:遮盖患者左眼。将小字母表置于患者眼前40cm 处,注视最上方一行,保持清晰并阅读整行。之后注视远距离字母表的第二行,保持清晰并阅读。要求患者在远与近距字母表之间持续交替阅读几分钟。遮盖右眼,对左眼重复上述训练过程。
- **第 2 阶段**:将小字母表置于一臂远处,要求患者注视小字母表第一行,依次读出每个字母,边读边将小字母表移近,直至视标无法清晰。此时将视线转向 3m 远处的大字母表第 2 行。之后,注视小字母表第三行,边读边移近,重复上述过程。遮盖右眼,对左眼进行同上训练。
- **第 3 阶段**:增加训练难度,在第二阶段小字母表移至模糊点时,略将小字母表移远 3~5cm,视线在远距字母表与近距字母表间交替转换。每次患者转移视线,均需阅读一行。

表 7.1 和表 7.2 中分别列出了训练中需考虑的重要因素及降低和提高任务难度的方法。

训练终点

对于 20 岁以下的患者,当其可以在 7.5cm 处的小字母表与 3m 处的大字母表间进行视线切换,并均能保持清楚时即可停止训练。对于 20 岁以上的患者,训练终点取决于调节幅度。当患者看清楚的负透镜光度达到其调节幅度的一半(换算成对应距离)时,即可停止训练。

计算机家庭训练过程

家庭训练系统

针对家庭调节训练的比较流行的计算机-辅助视觉训练程序是家庭训练系统(Home Therapy System,HTS)[c],主要是进行单眼调节灵敏度的训练。该系统附有多种光度的翻转拍,可以让患者从低度到高度逐渐过渡。与 HTS 的集合训练一样,训练师或视光师可以通过互联网监督患者在家的表现,必要时可调整训练项目。

问题

1. 如何增加红红分视的训练难度?
2. 在对 5 个镜片进行排序时,0.50D 或 1.00D 的增量,哪一个难度更大? 请作出解释。
3. 描述两种降低镜片排序训练难度的方法。
4. 对于双眼调节灵敏度困难的患者,如何做可以帮助他们进行训练? 请写出两种方法。
5. 如何增加远近字母表训练的难度?

(邓振媛　常勇强　译)

设备资源

(a).　Bernell Corporation: 4016 North Home Street, Mishawaka, IN 46545; 800-348-2225.

(b).　Computer Orthoptics: 6788 Kings Ranch Rd, Ste 4, Gold Canyon, AZ 85218; 800-346-4925; www.visiontherapysolutions.net.

(c).　Keystone View Company: 2200 Dickerson Road, Reno, NV 89503; 800-806-6569.

(d).　Gulden Ophthalmics: 225 Cadwalader Ave, Elkins Park, PA 19027; (800) 659-2250; http://www.guldenophthalmics.com/.

第 8 章

眼球运动训练方法

透镜、棱镜和镜子

棱镜块跳跃

目的

棱镜块跳跃的目的是提高眼球扫视运动的准确度和速度，通常单眼进行训练。

设备需求

- 以下度数的棱镜：12、10、8、6、5、4、3、2、1 和 0.5$^{\Delta[a,b]}$
- 使用远距和近距的不同视标，从 20/60 到 20/20

描述和准备

当患者单眼注视目标时，在注视眼前放置棱镜。由于棱镜会使物象偏离中心凹，因此需要进行扫视来使患者快速准确地重获中心凹注视。另外，增加患者对微小棱镜度的敏感程度也是一个非常重要的目标。如前所述，扫视训练的目标是从大的、粗略的扫视运动提升到小的、精细的扫视运动。因此，训练应该从较大的棱镜度开始，逐渐减少棱镜度直至患者能够成功使用 0.5$^{\Delta}$ 的棱镜进行训练。此外，另一个重要的变量是视标的大小。开始时使用较大的视标（20/60），逐渐减少视标大小直至患者可以使用 0.5$^{\Delta}$ 棱镜看清 20/20 视标。

在训练师帮助患者一起训练时，棱镜的基底方向每次都应不同（基底向上，基底向下，右，左，以及任何组合）。因此患者不会提前知道扫视运动的方向。

训练终点

当患者能够使用 0.5$^{\Delta}$ 和 20/20 视标在远近距离都能准确快速获得扫视的时候停止训练。

纸、铅笔和各种任务

字母表：扫视训练

目的

字母表扫视训练的目的是提高扫视的速度和准确度。

设备需求

- 远距离的大字母表

- 眼罩

描述和准备

将字母表置于距患者 1.5~3m 处。用眼罩遮盖左眼并且让患者读出第 1 列第 1 个字母，第 10 列第 1 个字母，第 1 列第 2 个字母，第 10 列第 2 个字母，第 1 列第 3 个字母，第 10 列第 3 个字母，然后第 4 个，继续直至患者读完第 1 列和第 10 列所有字母。在患者读出字母时，记录患者读出的结果，训练完成后让患者检查准确度。在患者检查自身错误时，需要从远距到近距进行扫视，这本身也是另一种扫视训练。

一旦患者在 15 秒内准确无误地完成该项训练，可以通过以下几种方式来提高训练难度。要求患者继续读出其他纵列的字母，即在患者完成第 1 列和第 10 列后，让患者读出第 2 列和第 9 列，第 3 列和第 8 列，第 4 列和第 7 列，第 5 列和第 6 列。由于在字母表内部，内部的纵列难度比外部高。

从一个纵列的顶部到另一纵列底部的扫视，可以达到更高的难度。不同于从左到右和从右到左的扫视，患者在该项训练中必须进行一个斜向的扫视。例如，要求患者读出第 1 列的第 1 个字母和第 10 列的最后一个字母，第 1 列第 2 个字母和第 10 列倒数第 2 个字母。继续在整张字母表上完成该项训练。

还有很多其他方法也可提高训练难度，包括使用多张字母表，分开的字母表，结合节拍器，以及要求患者在进行该训练的同时在平衡板上保持平衡。

字母和符号追随训练

目的

字母和符号追随的目的是提高扫视的速度和准确度。该项训练方法适用于儿童。

设备需求

- 字母和符号追随训练簿[a]
- 约 21.59cm×27.94cm 的塑料卡
- 纸夹
- 可在透明胶片上书写的笔（可水洗）
- 眼罩

描述和准备

图 8.1 和图 8.2 分别为两本训练簿用插图，它们被用来提高扫视的准确度和速度。为了能够重复使用训练簿，我们建议将透明胶片用回形针固定在正在使用的页面上。

ABCDEFGHIJKLMNOPQRSTUVWXYZ
abcdefghijklmnopqrstuvwxyz

19

Iln chako evi nomd zeby thipg nare.
Zuth pirm nuroc dif stok. Nileg myt
lolf. Tixs nom raus zab tuin lugah.
Marb sewt rotsir puje. Yonak nesud
voz alee. Xart chod bugm turh sref
trea gen foru. Vab reps tique kowj.
Dagh meulb fwer ilg sida. Ubc they
bouf yed neoph vaik. Wolen kig peab
nad tenc xerb. Rait rebey fal zibt

_____Min. _____Sec.

■ 图 8.1　字母追随训练簿

如图 8.1 所示，训练簿的每一页都有 2～3 段为随机字母。遮盖患者一眼并告诉其由最上方开始，从左到右寻找第 1 个字母"a"，并且在字母"a"上划线。然后要求患者找到最先出现的字母"b"并划线，继续扫视整个段落，依次找到全部字母。该项训练的目的是要求患者尽可能快地完成。训练者需要记录训练过程所用的时间，也需对患者的准确度进行评估。如果患者在寻找第 1 个字母"d"时由于疏忽错过了它，而在段落的后面又找到了字母"d"，那么他不能在段落里按序依次找到全部字母。训练簿有 5 种大小不同的字母，可通过此增加难度。我们建议在孩子找到并标记一个特定的字母后，将笔拿开，以使患者必须使用扫视来寻找下一个字母。

如果儿童难以通过该项训练，可以使用符号追随（图 8.2）。一年级的小孩由于对字母不熟悉有时候会觉得困难。这可能导致孩子感受到很大的挫折，感觉训练过程不愉快。在这些情况下，应该使用符号追随训练簿。包括较大的图片、符号、数字和少数字母。因此，这个任务对于低龄儿童以及严重眼动障碍的患者来说更容易也更有用。

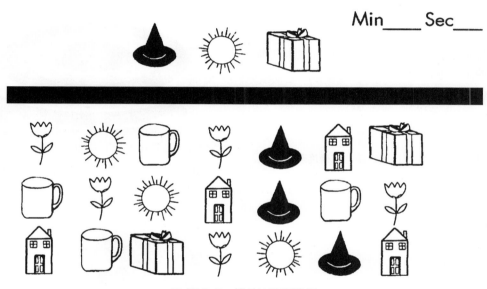

Min____ Sec____

■ 图 8.2　符号追踪训练簿

训练终点

　　两眼表现基本相等，且患者可以在 1 分钟左右成功完成一个段落时停止训练。

视觉追随

目的

　　该项训练的目的是提高眼球追随运动的准确度和速度。

设备需求

- 视觉追随训练簿[a]
- 约 21.59cm×27.94cm 的透明胶片

- 纸夹
- 可在透明胶片上书写的笔（可水洗）
- 眼罩

描述和准备

　　图 8.3 为视觉追随训练簿。训练簿中的追随任务从开始往后难度渐增。一般常用两种训练方法。

　　最简单的方法是遮盖患者一眼，要求患者将笔置于字母"A"上并且沿路线追踪直至末端。目的是让患者确定以字母"A"为起始的线所对应的末端数字。让患者继续直至找到所有线的答案。

　　随着患者准确度和速度的提高，可以继续增加难度。在这个训练中，患者必须在没有铅笔的支持下，仅仅依靠自己的眼睛进行眼部追随，完成同样的任务。

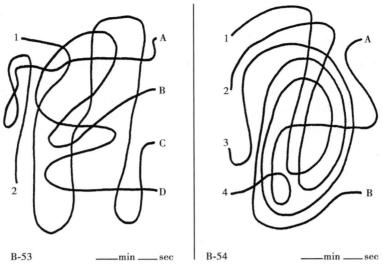

B-53　——min——sec　　B-54　——min——sec

■ 图8.3　视觉追踪训练簿

训练终点

该项训练目前没有具体的临床指导。当患者能够获得合理的准确度和速度时停止训练。

旋转式训练设备

目的

该训练的目的是提高眼球追随运动的准确度和速度。

设备需求

- 旋转钉板[a]
- 自动旋转设备[a]
- 高尔夫球钉
- 眼罩

描述和准备

图8.4和图8.5(见文末彩图)为两种用来治疗眼球追随运动异常的自动旋转设备。图8.4中的设备为旋转钉板,可以进行很多不同的训练。遮盖患者一眼后,让患者将一个高尔夫球钉置于旋转钉板的孔里。在此过程中,你要向患者强调首先找到他将要使用的特定孔,然后将高尔夫球钉一次性插到孔里。一旦患者可以准确完成此动作,开启旋转钉板。现在让患者找到第一个洞然后把高尔夫球钉直接对准孔上方(不要碰到),旋转一圈。当患者能够成功在一个循环中适应旋转钉板的速度后,让他将高尔夫球钉一次性插入孔中。让患者继续此过程直至所有的孔都被高尔夫球钉填满。当然,在旋转钉板上靠里面的孔最容易完成,而在外面的孔是最困难的。

为了将眼睛的扫视运动和追随运动相组合,可以在旋转钉板后的墙上画一个图形以使者跟随。一个典型的训练模式是要求患者每隔3个孔放置一个高尔夫球钉。根据患者的能力可以调整训练方案的难度。

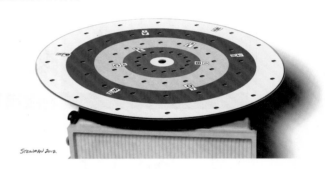

■ 图8.4　旋转钉板(不同颜色的同心圆:红色、黄色和蓝色)

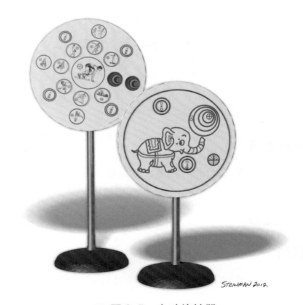

■ 图8.5　自动旋转器

训练终点

当患者可以跟随钉板放置指令准确完成整块钉板时结束训练。

点光源视标

目的

训练的目的是提高患者眼睛追随运动的速度和准确度。

设备需求

- 两个手电筒
- 眼罩

描述和准备

这个是一个简单的训练,训练师和患者各拿一个手电筒,单眼进行训练。训练师用手电筒在墙上画一个图形,让患者跟随你的图案,保持他的手电筒的光和你的重叠。从可预测的、重复的图形开始,逐渐引入随机的、不可预见的图形。

计算机软件/先进的技术程序

近年来视觉训练设备的一个重要的变化是计算机的引入。计算机非常适合创建视觉训练技术所需的刺激和可变性。对于眼球运动训练尤其如此。为此有许多优秀的程序,可用的主要系统是计算机视觉训练(Computer Orthoptics,CO)[b]和计算机辅助视觉训练(Computer-Aided Vision Therapy)[a]的产品。

计算机视觉训练

计算机训练液晶自动视觉训练系统(Computer Orthoptics Liquid Crystal Automated Vision Therapy, VTS4)[b]

该训练中比较突出的程序为双眼视觉和调节训练,同时也拥有扫视训练程序和追随训练程序。

计算机知觉训练[b](Computer Perceptual Therapy, CPT)

尽管是为视觉信息处理异常设计的训练程序,但仍然包括了一些很好的扫视注视训练程序。

Sanet Vision Integrator(SVI)

SVI 有很多程序被设计用来改善扫视和追随功能(图8.6)。它是为数不多的可以进行扫视顺序训练的系统之一(图8.7)。该软件允许临床医生更改参数的范围以及准确地监控进程。

视知觉追随程序(Perceptual Visual Tracking Program,PVT)

这是一款针对扫视问题设计的家庭软件程序,包括了

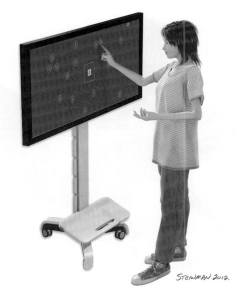

■ 图 8.6　Sanet Vision Integrator——扫视训练

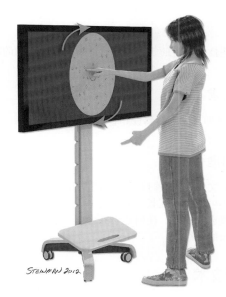

■ 图 8.7　Sanet Vision Integrator——追随训练

5 个训练程序:目标配对,推箱子,移动线条,隐藏目标,以及扫视追随(图 8.8)。

计算机辅助的视觉训练

追随和阅读

追随和阅读包括了 12 种针对提高扫视运动的训练程序。追随和阅读使用"自动扫描",使得每一种程序可以根据患者个人的技能水平进行自我调整。"自动扫描"开启后,训练过程会在每次做出正确反应时提高难度,错误时降低训练难度。

我们非常推荐训练中加入计算机视觉训练设备。关于这些程序的具体信息,我们建议通过在互联网搜索程序名称来获取相关信息。

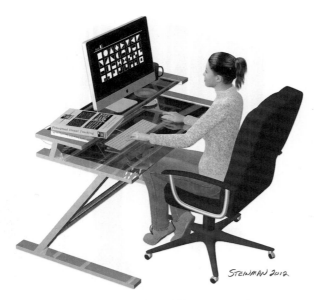

■ **图 8.8** 患者正在使用 PVT 训练

目的

这些技术的目的是提高眼球追随和扫视运动的准确度和速度。

设备需求

- 电脑辅助视觉训练软件和合适的硬件[a]
- 眼罩

描述和准备

于本文而言,改善扫视和追随功能的许多不同软件程序的描述可能过于冗长。但请注意,可用软件的列表会定期进行改进和扩展。任何进行视觉训练的临床医师,必须保持同步的升级。

后像技术

后像

目的

该训练的目的是通过反馈患者的表现来提高扫视和追随运动的准确性。

设备需求

- 摄影闪光设备
- 眼罩

描述

几乎所有摄影闪光设备都可以用来建立后像。唯一需要做的修改是使用黑色电工胶带在闪光装置上形成一个窄的裂隙。在建立后像时,遮盖患者一眼,且让患者注视闪光装置上垂直裂隙的中心。启动闪光设备,在闪光后,要求患者快速眨眼或闪烁房间里的灯。最初这些方式都能帮助患

者意识到后像的现象。向患者演示,无论他看哪里,都会看到后像;并向其解释,后像可以让患者在训练时意识到眼睛瞄准的反馈(看哪个字母时,后像就能落在哪个字母上),可以用来提高几乎所有的眼动训练。它常用来和字母表扫视以及自动旋转设备一起使用。

计算机家庭训练方法

计算机视觉训练(CO)

家庭训练系统

家庭训练系统(Home Therapy System,HTS)[b],如前面第 6 章节所述,包含一项扫视和一项追随训练。就像 HTS 的集合程序,训练师或视光师可以选择通过互联网监督患者在家的表现,必要时可以调整训练。另外,该公司还开发了两个专门针对眼动异常的家庭训练程序。第一个为视知觉追随程序(PVT),包含了 5 个计算机程序,旨在提高扫视的准确性和速度(目标配对,推箱子,移动线条,隐藏目标,扫视追随)。另一个来自计算机视觉训练的有用的程序是 ADR iNet Dynamic Reader[b]。该程序有 3 个过程,旨在阅读文本时强调准确和快速的扫视运动。

- **移动文本动态阅读**:阅读的材料保持在屏幕的中央,页面也不从上向下移动;因此,不需要扫视。
- **标准动态阅读**:文本从左到右,从上到下移动。开始设置为患者感觉舒适的阅读速度水平。当患者进步时增加速度。
- **整行动态阅读**:阅读材料不会从左到右移动,而是每次显示一整行,依次向下移动直至文章末尾。

阅读流畅性测试决定患者每分钟开始的单词。

所有家庭训练程序最主要的优点是可以通过互联网监督患者的依从性。

计算机辅助视觉训练:追随和阅读

计算机辅助视觉训练是拥有双眼视觉、眼球运动、视觉训练处理的家庭训练程序。追随和阅读这个程序对眼球运动的家庭视觉训练也有用。

学习问题

1. 描述一个可以与字母表扫视一起使用,增加难度的训练方法。

2. 如何增加字母追随训练的难度?

3. 利用计算机视觉训练技术训练眼球运动的优势是什么?

4. 描述一种可以结合扫视注视及追随运动的训练方法。

（邓振媛　孙铁晶　译）

设备资源

(a) Computer-Assisted Vision Therapy, from Bernell Corporation: 4016 N Home St, Mishawaka, IN 46545; 800-348-2225.

(b) Computer Orthoptics: 6788 S. Kings Ranch Rd, Suite 4, Gold Canyon, AZ 85218; 800-346-4925; www.visiontherapysolutions.net.

第三部分

临床处理

第 9 章

低 AC/A：集合不足和散开不足

在本章中，我们将讨论伴随调节性集合与调节的比值（accommodative convergence to accommodation, AC/A）低的非显斜性双眼视觉异常的特征、诊断和治疗。虽然各类低 AC/A 异常条件之间有一些显著的差异，但是根据第 2 章的分类体系将它们归为一类。本章所描述的非显斜性双眼视觉异常统一的特点是低 AC/A。这个共同点是非常重要的，因为它是治疗方案制定的基础。具体而言，AC/A 是决定隐斜患者选择治疗方案顺序的主要因素（第 3 章）。所以，常规的治疗方案对于所有伴随低 AC/A 双眼视觉问题的患者是通用的。然而，不同类型低 AC/A 异常之间也存在重要的差异。在回顾了适用于所有低 AC/A 异常治疗的一般原则后，我们会分别描述每种低 AC/A 异常来突出其自身的特征、诊断和治疗的差异。

本章讨论的是散开不足和多种形式的集合不足。

关于低 AC/A 隐斜的一般处理原则概述

表 9.1 列出了我们在第 3 章提出的各种治疗的顺序问题。考虑这些因素的具体顺序主要取决于 AC/A。因此，AC/A 的大小（低、正常或高）决定了治疗方案的顺序。隐斜的方向（外隐斜、内隐斜或者垂直隐斜）决定了治疗方案的某些细节，例如是否应规定使用 BO、BI、BU 或者 BD 棱镜，或者在视觉训练初始阶段是否强调训练集合功能或者散开功能。对于低 AC/A 的双眼视觉异常特殊治疗方案，我们建议的具体治疗顺序见表 9.2 和表 9.3。

表9.1	关于非显斜性双眼视觉异常考虑的治疗方案顺序
屈光不正的光学矫正	弱视的视觉训练
近用附加镜	脱抑制的视觉训练
水平棱镜	知觉运动功能的视觉训练
垂直棱镜	外科手术
弱视的遮盖治疗	

表9.2	关于集合不足考虑的治疗方案顺序
屈光不正的光学矫正	知觉运动功能的视觉训练
垂直棱镜	水平棱镜
弱视的遮盖治疗	近用附加镜
弱视的视觉训练	外科手术
脱抑制的视觉训练	

表9.3	关于散开不足考虑的治疗方案顺序
屈光不正的光学矫正	脱抑制的视觉训练
垂直棱镜	知觉运动功能的视觉训练
水平棱镜	近用附加镜
弱视的遮盖治疗	外科手术

对比表 9.1、表 9.2 和表 9.3 可以发现一些相似之处，但是也有一些应用上的重要区别。低 AC/A 的问题与高 AC/A 和正常 AC/A 的主要区别在于通过透镜改变隐斜量大小方面相对无效。见病例 9.1。

病例 9.1

一名 21 岁的男子主诉出现间歇性复视，看远时情况更严重。这个问题已经存在多年。屈光度是左右眼均为+0.50D，远距隐斜为 10^ΔBO，近距眼位为正位。计算性 AC/A 为 2:1。

此病例中，屈光不正处方将看远斜位从 10^ΔBO 减少到 9^ΔBO，实际上对远距离内隐斜的改变没有效果。当然，对于远距离的散开不足也不考虑增加正透镜，因为会导致看远模糊。

病例 9.2 为另一个说明透镜对低 AC/A 缺乏有效性的例子所示。

病例 9.2

一个 14 岁的小女孩主诉在阅读 10 分钟后出现视疲劳，视物模糊，泪水过多的症状。集合近点是 20cm，远距为正位，近距为 10^ΔBI。双眼主观屈光检查均为−2.00D。AC/A 是 2:1[瞳孔距离（PD）= 60mm]。

在病例 9.2 中，矫正屈光不正或者使用近用附加镜对于隐斜度的影响不大。

因此，使用近用附加镜的方法被移到了表 9.2 和表 9.3 的底部。尽管如此，屈光不正的矫正依然是临床医生应该考虑的首要问题。如第 3 章所述，对于所有调节异常和非显斜性双眼视觉异常的患者首先要考虑的仍是矫正屈光不正。在低 AC/A 的病例中，虽然透镜对于隐斜量的影响很小，但是存在的未矫正的屈光不正可能会造成双眼间的不平衡。这个不平衡可能会导致融像感觉失调，或者由于视网膜像模糊而造成融合能力下降。

一般来讲，当集合不足伴随大于 0.5D 的屈光参差时，应当予以屈光矫正。如果集合不足伴随近视出现，治疗就不再那么简单了。如果有低度近视，近视可能是继发于集合不足。睫状肌麻痹验光可能帮助鉴别是否存在调节痉挛。在这样的病例中，近视可能继发于双眼视觉异常，不应开具一个负透镜处方去治疗，相反的，应该开具视觉训练并且监测屈光不正。本章后面将会更详细地讨论这个问题。伴随中度或高度近视，应该开具处方。中等度数的散光，特别是逆规和斜轴散光在近距离工作的时候会产生不舒服，大于等于 0.50D 的斜轴或逆规散光和大于等于 1D 的顺规散光应当予以矫正。

散开不足的情况下，存在显著的远视或屈光参差的。尽管在这些病例中矫正屈光不正非常重要，但是由于其对斜视量影响很小，所以在开具其他治疗方法之前，不需要患者戴镜 4~6 周。

在开具患者最后的处方时，很重要的一点是首先考虑是否有垂直斜视。London 和 Wick[1] 指出即便是非常小的垂直斜视也会对水平斜视造成很明显的影响。我们建议对于垂直斜视开具处方尽量小到 0.5$^\Delta$，并且要以注视视差的测量为基础（第 15 章）。

集合不足和散开不足的治疗顺序关键区别是水平棱镜对这两种异常的有效性差异。棱镜的使用是治疗散开不足的早期考虑之一。据报道，给予 BO 的棱镜处方对于散开不足是非常有效的治疗策略[2-4]。然而，对于集合不足，BI 的棱镜处方在对于儿童的治疗手段中却是相对靠后的选择[5]，尽管 BI 棱镜处方对于老视人群更有效[6]。在一个随机实验中[5]，给予有症状的集合不足儿童 BI 棱镜处方（遵循 Sheard 准则）治疗并没有比给予其平光阅读镜治疗显示出更好的效果。虽然两组儿童的症状都没有下降到临床无症状的水平，但是被分配到两个治疗组的儿童中，近一半的儿童报告症状有所缓解，并具有统计学意义。另一个实验中[6]，29 名有症状的受试者，年龄在 45~68 岁，他们被随机地分配到两组，均使用渐变焦多焦点镜片治疗，一组加入了 BI 棱镜，另一组没有。戴镜时间为 3 周。此实验者表示有症状的集合不足的老视受试者在使用加入 BI 棱镜的渐变焦多焦点镜片后症状得到有效缓解。

视觉训练是集合不足病例的首选治疗方案[7-13]，但它对于散开不足病例来讲价值很低。对于散开不足来说，视觉训练非常具有挑战性，因为提高远距离的融像范围是非常难完成的目标之一。

虽然弱视在非显斜性双眼视觉异常中并不常见，但若隐斜与显著的屈光参差同时存在将会发生弱视。在这些病例中，治疗弱视早期应考虑遮盖和视觉训练。在矫正屈光参差后应立即使用遮盖和特定的视觉训练来进行弱视的治疗以及相关的抑制。并考虑用棱镜来补偿垂直斜视。对于集合不足或者散开不足伴随屈光参差的病例，我们推荐部分遮盖。用不透明的眼罩遮盖一段时间（2~3 小时），配合

主动性的弱视训练，通常能有效地解决弱视问题。关于屈光参差性弱视的完整评估和治疗详见第 17 章。

然而在大部分的病例中，集合不足或者散开不足都不会发生弱视。因此，在考虑矫正屈光不正和棱镜处方后，视觉训练是下一个治疗问题。视觉训练对集合不足非常有效，所以是这种异常常见的治疗方案。

表 9.2 和表 9.3 列出的最后一个治疗手段是手术。在第 3 章，我们讨论过对于集合不足的患者很少会推荐手术。另外，即使非外科的手段作用无效，关于外科手术对集合不足的治疗的效果，相关研究结果也是模棱两可的[14-19]。目前尚无关于集合不足手术治疗效果的高质量随机临床试验。此外，最近的研究中所使用的测量指标的选择是有问题的[18,19]。例如，在 Farid[19] 的一项研究中，结果测量指标为远距、近距隐斜量的变化以及近-远注视视差。在定义集合不足时，没有集合不足所需的症状，以及集合近点或正融像性集合（positive fusional vergence，PFV）范围这些指标，所以研究结果是不可靠的。此外，没有一项关于手术的双盲或对照试验研究。鉴于文献中关于集合不足的手术治疗有效性不足，术后复视的可能性[19] 以及视觉训练室训练的有效性已被证实，手术治疗应该是最后的选择。对于散开不足，手术也不是必需的。非手术的联合治疗方式是有作用的。尽管如此，当远距离偏斜量很大并且所有非手术方式不能成功解决患者的症状时，手术也许偶尔是有效的。

治疗伴随低 AC/A 双眼视觉异常的预后效果

采用之前建议的处理方法对集合不足的预后良好。视觉训练是集合不足的首选治疗方式，并且许多研究表明视觉训练的成功率在 73%~95%[7,8,11,12,20-38]。实际上，所有公认的教科书都推荐视觉训练作为集合不足的优先治疗手段[39-44]。同时显示视觉训练对所有年龄段的患者均有效[7,8,12,20,34-38]。只要有良好的动机和依从性，视觉训练对所有患者都是有效果的。

对于散开不足[45]，棱镜仍是首选治疗方式，尽管使用透镜、近用附加镜和视觉训练也可能是有效果的。看远内斜量大的患者可能需要手术[46-48]。正因为棱镜对治疗散开不足如此重要，所以偏斜量的大小特别关键。如果患者的看远内隐斜量是 15$^\Delta$ 或者更少，大多数患者是可以治愈的。随着看远偏斜量增加，症状完全缓解的预后效果就下降。尽管在本章所介绍的非显斜性双眼视觉异常中，散开不足的预后是最差的，但是重要的一点就是我们要明白，即使是这样的情况，这个预后也是好的。

治疗伴随低 AC/A 的隐斜患者的要点总结

在低 AC/A 双眼视觉异常的治疗方案选择顺序中，其重点是对下加透镜的弱化。因为低 AC/A，下加的透镜对斜视量的改变作用很小。对于这些原因，水平棱镜和视觉训练为主要的治疗方案。水平棱镜对散开不足最有效，视觉训练对集合不足最有效。

集合不足

背景资料

定义和患病率

集合不足(convergence insufficiency,CI)表现为看近外隐斜、看远正位或轻微外隐斜、集合近点远移、正融像性集合范围减少和低 AC/A。在大多数非显斜性双眼视觉问题中集合不足是最常见也最受关注的问题。据报道集合不足在人群中的患病率为 3%～5%[49-53]。Scheiman 等[49] 和 Rouse 等[50,51] 在临床和学校两个环境下,研究了学龄儿童集合不足的患病率。这些作者对集合不足给出了明确清晰的定义。Scheiman 等[49] 对集合不足定义为集合近点远移,同时伴有下列类别中至少 3 个附加值的降低:直接或间接正融像性集合值的测量,看近外隐斜量大于看远,或者低 AC/A 比率。他们发现在 1 650 名儿童(6～18 岁)中集合不足的患病率是 5.3%。Rouse 等[50,51] 利用专业术语来定义集合不足,近距离外隐斜大于远距离外隐斜 4$^\Delta$ 及以上,集合近点远移,正融像性集合范围降低。利用这个明确的定义,他们发现在 50 个诊所中,儿童(8～12 岁)的患病率是 6%[50];在学校筛查中,儿童(9～12 岁)的患病率是 4.2%[45]。Porcar 和 Martinez-Palomera[54] 在大学里做了类似的研究。他们定义集合不足为看近外隐斜超过 6$^\Delta$,低 AC/A,近距离正融像性集合范围降低和集合近点远移。他们发现在 65 名大学生中患病率是 7.7%。最近,许多研究调查了不同人群中集合不足的患病率,如美国印第安人(6.2%)[55]、伊朗儿童和成年人(5.5%)[56]、印度儿童(16.5%)[57]、南非高中生(4.3%)[58] 和韩国儿童(10.3%)[59]。

特征

症状

大多数症状与阅读或其他近距离工作有关。常见主诉包括短时间阅读后出现视疲劳和头疼,视物模糊,复视,嗜睡,注意力不集中,经常理解困难,牵拉感,字体移动[12](表 9.4)。有些集合不足的患者是无症状的。Cooper 和 Duckman[60,61] 认为这些患者没有症状可能是由于抑制,避免近距离工作,高痛阈值,或者在阅读的时候遮盖一个眼睛。对于集合不足但无症状的患者,医生应该询问其是否有避免阅读或其他近距离工作的情况。对有回避现象的患者推荐视觉训练与有症状的集合不足患者是一样重要的。

虽然文献中经常报道集合不足的症状,但是直到现在也没有标准化的症状调查来记录人群中集合不足的症状类型和频率。Borsting 等[62] 通过集合不足调查问卷在儿童和家长中收集了有效的相关证据(图 3.1)。集合不足调查问卷(Convergence Insufficiency Symptom Survey,CISS)是第一份被证实有效、可靠地评估集合不足患者在治疗前、后症状的类型和发生率的标准工具[63-66]。它可以在临床上用来比较集合不足、其他双眼视觉异常以及调节异常在治疗前后的症状区别。

表9.4　集合不足的症状和体征
症状
这些症状通常与阅读或近距离工作用眼有关
视疲劳　　　　　　　　阅读材料注意力不集中
头疼　　　　　　　　　理解困难
视物模糊　　　　　　　眼周围牵拉感觉
复视　　　　　　　　　字体移动
犯困
体征
集合近点远移
近距离外隐斜明显大于远距离
低 AC/A
直接 PFV 测量
平滑性聚散减少
阶梯性聚散减少
聚散灵敏度减低
间接 PFV 测量
负相对调节降低
双眼调节灵敏度测试正透镜通过困难
动态检影偏低
如果存在调节过度:
单眼调节灵敏度测试正透镜通过困难
如果存在调节不足:
单眼和双眼调节灵敏度测试负透镜通过困难
正相对调节降低
调节幅度降低
使用正透镜测试集合近点可能会改善

AC/A,调节性集合与调节的比值;PFV,正融像性集合。

CISS 对症状进行两个因素分析:首先,是否有症状;其次,症状出现的频率。调查问卷由 15 道题目组成。患者从 5 个选项中选择一个(从不,偶尔,有时,经常,频繁),这些答案的分数从 0 分到 4 分,4 分代表最高的发生频率。所有分数总和为整个问卷的分数,从 0 分(无症状)到最高分 60(最严重症状)。对于年龄在 9～17 岁的儿童,CISS 的分数大于等于 16 分被认为是有症状的集合不足患者。对于 18 岁及以上的成年人,大于等于 21 分被认为是有症状的集合不足患者。应用此调查问卷的研究表明,训练后低于 16 分的儿童、低于 21 分的成人,以及 10 分及以上改变都具有临床意义。

自从关于 CISS 的验证研究和集合不足治疗试验(Convergence Insufficiency Treatment Trial,CITT)研究发表以来,一些研究对 CISS 作为集合不足症状结果测量的适用性提出了质疑。一项研究[67]使用了强调阅读的原始 CISS,或修改后的 CISS,其将"阅读"替换为他们最喜欢的近距离活动。研究对象为双眼视觉正常的儿童。他们的数据表明,CISS 分数中的很大一部分实际上是由调查内容的自然本质所造成的,而不是由视觉系统的任何缺陷造成的。考虑到 CISS 的分数会随着近距离活动的类型而变化,因此受试者可能会以不同的方式回答问题。在过去的 20 年里,电子设备的使用越来越多,这可能影响了 CISS 的有效性。另一项研究[68]提醒临床医生使用 CISS,因为"问题非常普遍,有些问题可能导致阳性结果"。之前的研究表明,根据 CISS 测量的症状和体征之间的相联性很差[69-71]。此外,之前在 CISS 中发现安慰剂和棱镜有较大的安慰剂效应[5]。最近,一项大型随机临床试验的结果显示,安慰对照组的 CISS 发生了显著变化,这与视觉治疗组的 CISS 评分变化相当。与之前的临床试验相比,CISS 对症状严重程度的主观评估与集合功能的客观改善并不一致。因此,以其目前的形式,CISS 可能已经不能够充分量化 9~14 岁集合不足患儿视功能改变引起的症状变化。鉴于此研究中临床测量方法和主观测量方法之间显示的改变存在较大的差异,有必要重新考虑当前将 CISS 作为结果的衡量方法。

另一个可以使用的症状调查问卷是在第 3 章中介绍的视觉训练视光师学会生存质量表(College of Optometrists in Vision Development Quality of Life,COVD-QOL)[72-76]。一些作者已经报道过 COVD-QOL 简版调查问卷是用来评价训练前后效果[75,77,78]的有价值的临床工具。与 CISS 不同的是,其使用效果还没有经过大型多中心的随机临床对照试验评估。

体征

集合不足的体征见表 9.4。

屈光不正

在文献中关于集合不足中屈光不正的趋势没有明确的表述。

集合近点

集合近点远移被认为是集合不足的重要体征[79]。Rouse,Hyman 和 CIRS 团队[79]做的调查显示,有 94% 的视光师将集合近点远移作为诊断集合不足的标准。35% 的医生指出其实一个标准足够诊断集合不足,并且经常使用的单一诊断标准就是集合近点。

学龄儿童和青年人集合近点的正常值已经被报道。Hayes 等[80]用一种标准化的方法研究了 297 名学童,包括幼儿园、三年级和六年级的小学生,他们建议对儿童用 6~10cm 作为标准值。Maples 和 Hoenes[81] 报告了一个类似的结果,他们认为标准值为 5cm。Scheiman 等[82]研究了 175 个年轻人并且建议用 5~7cm 作为标准值。

集合近点检测传统上用一个目标缓慢向眼睛移动直到患者主诉出现复视或检查者发现融合破裂。文献中已建议对此传统方法进行一些修改,以使该测试更加敏感。Wick[83]以及 Mohindra 和 Molinari[84]建议集合近点的测试应该重复 4~5 次。Davis[85]发现无症状的患者在重复测试的时候集合近点变化不大,而有症状的患者在重复测量集合近点时会明显降低。这一提议旨在提高集合近点测试时的敏感度。在最近的研究中,Scheiman 等[82]证实了重复测试集合近点的价值。他们发现在重复测试后,正常人和集合不足的患者都有集合近点的后退。尽管如此,正常双眼视觉的人后退的量很小,不到 1cm。集合不足的患者,后退的量在重复 5 次后后退 1.5cm,重复 10 次后后退 4cm。这些发现说明重复集合近点测试可以得出有用的临床信息,但是该测试必须进行大约 10 次。Maples and Hoenes[81]也调查研究了重复测量集合近点的变化,他们发现多次重复测量近点的破裂值和恢复值没有明显的不同。

另一个用来判定集合能力的标准就是恢复点,或者在推进集合测试中在破裂后重新获得融合能力的点。Capobianco[86]报道恢复点和破裂点如果相差较多,则说明有很严重的集合问题。她还建议,如果用笔灯评估集合近点,然后把笔灯和红色滤光片放在患者的右眼前,测试会变得更敏感。一些研究者[83,84,87,88]建议将此方法作为标准集合幅度评估的一部分。Scheiman 等[82]发现,对正常人群来说,使用调节目标、笔灯或者笔灯加红/绿眼镜等不同方法测量集合近点时,其结果没有显著差异。但是在集合不足患者中,与使用调节目标的方法相比,使用笔灯加红/绿眼镜方法测量集合近点破裂点和恢复点明显后退。调节目标测得的破裂点是 9.3cm,利用笔灯加红/绿眼镜测得的破裂点是 14.8cm;调节目标测得的恢复点是 12.2cm,利用笔灯加红/绿眼镜测得的恢复点是 17.6cm。因此,使用调节目标和红/绿眼镜测试的破裂点和恢复点均存在 5.5cm 的差异。调节目标与笔灯,或笔灯加红/绿眼镜测量方法相比无统计学差异。因此,笔灯加红/绿眼镜的测试在鉴别集合不足和正常人中有一些额外的诊断价值。

最后,Pickwell 和 Stephens[89]描述了另一个评估集合能力的方法,称为"跳跃性集合"。在这个方法中,患者先注视 6cm 处的目标,然后注视 15cm 处的目标。Pickwell 和 Hampshire[90]报告称这种跳跃性集合测试是一种比集合近点更具有临床意义,是一种比集合近点更敏感的确定集合问题存在的方法。

眼位偏斜的特征

集合不足的患者一般近距离都有较大的外隐斜,正融像性集合降低,集合近点远移。

一些研究者认为从一个距离到另一个距离相差 10^Δ 是有意义的。然而这个说法并没有严谨的研究基础,只能作为一个指导方针使用。相比于这个指导方针,我们发现低 AC/A 这一结果更有意义。由于 AC/A 小于 3:1 被认为是较低,在看远和看近斜视量相差 8^Δ 就足以诊断集合不足了。

临床医生除了考虑看远和看近斜视量外,还需要运用自己的判断力以及依靠其他的特征来进行诊断。例如,看近可能是间歇性斜视或者恒定性斜视,与之相比,看远是隐斜。同时伴随着集合近点远移时,即使看远近眼位偏斜量相差小于 8^Δ,也可以诊断为集合不足。因此,比较偏斜出现的时间比例和远近距离偏斜量大小,是诊断过程中的重要组成部分。

AC/A

集合不足通常被认为会出现低 AC/A(<3:1),这一说法也被广泛认可,以计算性 AC/A 为基础,也是治疗时考虑的重要因素。

双眼视觉和调节数据的分析

集合不足时直接测量的正融像性集合值往往偏低(表9.4)。这包括阶梯性、平滑性和跳跃性集合能力。另外,间接评估正融像性集合的测试值也会降低。双眼测试时加正镜片可评估患者放松调节的能力和动用正融像性集合控制眼位的能力。如负相对调节(negative relative accommodation,NRA)或双眼调节灵敏度(binocular accommodative facility,BAF)数值偏低可能是由于调节不能放松或者正融像性集合下降。单眼调节能力的评估可以鉴别是调节不能放松还是正融像性集合减低,在患者测量 NRA 出现模糊时遮盖一只眼睛,如果继续模糊,那么是调节问题(调节过度),如果遮盖一眼后患者视觉是清晰的,那么问题就与双眼正融像性集合有关。在其他测试中正常的单眼调节能力提示正融像性集合减退。

另一个重要的间接测试是动态检影。在集合不足患者中经常发现其动态检影结果异常。动态检影有更少的正镜值说明患者在动用调节性集合来补充不足的正融像性集合以维持双眼视觉。

在某些情况下,集合不足会伴随调节过度的出现。在这些病例中,除上述体征外,此类患者还伴随单眼调节灵敏度(MAF)测试正镜通过困难。如前所述,在 NRA 测试后遮盖一眼对鉴别诊断很有用。当调节过度伴随集合不足出现时,一般认为集合为原发性问题,调节异常应该是继发于过度使用调节性集合来补充不足的正融像性集合。过度持续使用调节会导致调节痉挛。在这些病例中,患者也可能报告远距离视力模糊。起初,远距离模糊是暂时的,如果这个状态一直没有得到处理,随着近视的发展,远距离的模糊可能成为永久性的。

鉴别诊断

集合不足被认为是一种,除了在表 9.4 中列出的视觉症状外,无其他严重后果的良性情况。与其他外隐斜相关的双眼视觉异常相对容易区分,例如基本型外隐斜(看远和看近隐斜位相同)和散开过度(远距有更大的外隐斜)。

Richman 和 Cron[91] 描述了一种情况称为假性集合不足。它容易和集合不足混淆。假性集合不足的首要问题是调节不足。调节幅度和其他评估调节刺激能力的值均减小的。这种情况基本上是调节不足伴有继发性集合不足,患者对于所有调节需求都尽可能地给予小的调节反应,其结果使调节性集合降低,对正融像性集合的需求增多。当患者为中度的外隐斜和正融像性集合值为临界值,那么额外的需求就会造成集合不足。病例 9.3 就是假性集合不足的例子。

病例 9.3		

Joseph 是一个 13 岁的小孩,他主诉在阅读 10 分钟后出现视疲劳和视物模糊等症状,健康状况良好,无用药史。他在诊所就诊已经几年了,最近一次检查是在 2 年前,当时并无任何症状。以前和现在的检查结果如下:

检查项目	以前结果	现在结果
集合近点	10cm	20cm
调节幅度	15D	6D
远距离隐斜	正位	正位
近距离隐斜	5△ 外隐斜	11△ 外隐斜
计算性 AC/A	4:1	1.6:1
正融像范围(近)	10/18/10	4/12/4
聚散灵敏度	12cpm	6cpm(BO 困难)
NRA	+2.50	+2.50
PRA	−2.50	−1.75
双眼调节灵敏度	12cpm	4cpm(−)
动态检影	+0.25OU	+1.00OU
瞳距	58mm	58mm

如果你第一次检查这个患者,分析结果很容易造成和真性集合不足的混淆。鉴别诊断的关键是调节幅度和关于调节刺激能力的其他测试。对于真性集合不足患者,这些检查值是正常的。如果伴随存在调节异常,趋向于调节过度。因此,如果调节幅度降低,并伴随其他调节刺激能力减退,可能会诊断为假性集合不足。因为患者对于调节刺激产生尽可能小的反应,近距离外隐斜增加并且正融像性集合量减少。临床上在假性集合不足患者中附加+0.75D 或者+1.00D 的透镜重复测量集合近点会有提高。利用低度数的正透镜,患者调节使用更准确,从而集合近点得到

改善。

集合不足也可能伴随严重的基础疾病,如核上性注视障碍的集合麻痹情况必须除外。这种状态下,患者不能发生集合运动,但在双眼共轭注视运动中完全可以内转,且各方向偏斜的角度一样,为共同性偏斜。集合麻痹可能继发于缺血性梗死、脱髓鞘、流感后遗症和其他病毒感染[92]。当继发于流感时,有可能是暂时的,也可能是永久性的。如果集合麻痹是独立于调节、瞳孔或者中央神经系统性疾病存在的,它可能很难与功能性集合不足鉴别,主要的区别在于病史。复视和视疲劳发病时间短,即考虑是集合麻痹。通常集合不足患者的病史及主诉是长期的、慢性的。

集合近点的远移也被报道继发于帕金森疾病、Parinaud综合症,和多发性硬化、重症肌无力中的内直肌无力。因此,必须认清集合不足的鉴别诊断,并且首先要排除可能导致集合不足的更严重的疾病。表 9.5 列出了与集合不足相鉴别诊断的大多数情况。

表 9.5　集合不足的鉴别诊断

排除功能性障碍	
假性集合不足	
基本型外隐斜	
散开过度	
排除严重基础性疾病	
集合麻痹继发于:	内直肌无力是由于:
缺血性梗死	多发性硬化症
脱髓鞘	重症肌无力
流感或其他病毒感染	早先的斜视手术
帕金森病	
帕里诺综合征	

总结

在所有的集合不足病例中,必须排除严重的潜在病因。这一鉴别诊断很大程度上依赖患者症状的性质。典型的集合不足表现为慢性长期的主诉并且无疾病史,没有影响调节的用药史。原发性功能障碍的集合不足要与由于调节病原学导致的假性集合不足相诊断鉴别。当处理功能性集合不足病例时,如果症状和体征没有出现预期的改善情况,最好重新考虑病因。

与严重基础性疾病相关的集合麻痹通常为急性发作,并伴随用药史或神经系统症状。

治疗

我们推荐使用表 9.2 列出的治疗方案。

透镜

在所有的双眼视觉、眼球运动和调节功能异常的病例中,首要考虑的是矫正明显的屈光不正。对于集合不足患者,如果近视度数较明显,配戴矫正眼镜是很重要的。当存在低度近视时,很有可能是继发于集合不足的。调节过度的存在支持这一结论。在这种情况下,我们不建议对低度近视进行矫正。相反,应推荐视觉训练来改善集合不足和调节过度。随着训练的进展对屈光不正进行监测。如果近视度数没有变化,可以在训练结束后配戴眼镜。

在集合不足人群中远视的患病率并没有比一般人群高。但是如果屈光状态是远视,确实会对处理造成困难。即使 AC/A 较低,但如果远视程度显著,屈光不正的矫正会导致外隐斜量的增加。这会在本就正融像性集合不足的状态下产生更大的需求并可能加重患者的症状。在一些病例中,临界性问题会在临床中表现得更明显,或近处的外隐斜失代偿成为间歇性外斜。病例 9.4 是远视矫正对临界性集合不足的影响。

病例 9.4

Robert,41 岁的会计师,主诉视疲劳、视物模糊、灼烧感和前额头痛。这些问题出现在每个工作日的下午并且一直持续了 6 个月。他从来没戴过眼镜。检查结果显示双眼 +2.50D,屈光未矫正情况下,远距离正位,近距离 8$^\Delta$BI。屈光矫正情况下,看远 6$^\Delta$BI,看近 15$^\Delta$BI。

近距离正融像范围(屈光未矫正):8/16/8
近距离正融像范围(屈光矫正):4/10/4
集合近点(屈光未矫正):8~15cm
集合近点(屈光矫正):15~25cm

在这种情况下,我们必须考虑患者的症状是否是继发于未矫正的屈光不正、集合不足,还是二者皆有。病例 9.4 说明,患者在阅读时出现不适症状,并且需要一副矫正远视的眼镜。但是屈光矫正后,暴露出来了集合不足。对这个患者可以推荐几种治疗方案:

- 屈光不正全部矫正并且让患者全天配戴眼镜,4~6 周后复查,如果症状依然存在,可以推荐视觉训练。
- 屈光不正部分矫正并且让患者全天配戴眼镜,4~6 周后复查,如果症状依然存在,可以推荐视觉训练。
- 屈光不正全部矫正并且让患者全天配戴眼镜,同时开始视觉训练。
- 屈光不正部分矫正同时开始视觉训练。视觉训练结束后,考虑改变处方并且增加正镜片的度数。

最好的治疗依赖于病例的具体情况和临床治疗原理。在病例 9.4 中我们建议使用部分矫正的处方(双眼 +1.50D),并开始视觉训练,会最快速的消除患者的症状。一旦患者的正融像性集合和集合近点提高,可以开具更多的正度数处方。

棱镜

如果患者存在垂直隐斜,我们建议在视觉训练开始前开具垂直棱镜的处方。最有效的确定垂直棱镜度的方法是相联性隐斜,可通过注视视差检查设备来测量(第 15 章)。

在大多数的病例中,集合不足中使用 BI 缓解棱镜的必要性不大。虽然利用 BI 棱镜直观上是有意义的,但是很少有研究支持使用 BI 棱镜治疗集合不足的效果。只有在随机临床对照试验中,Scheiman 等[5]指出对于有症状的集合不足儿童,加入 BI 棱镜的近用阅读镜(遵循 Sheard 准则)处方并没有比安慰组阅读镜更好的效果。从这项研究中看出加入 BI 棱镜的近用阅读镜可能对老视患者有意义[6]。有关青年人使用 BI 棱镜近用阅读镜的效果需要进一步研究。

与此同时,BI 棱镜处方可以用于视觉训练不成功的集合不足病例或者是患者无法进行视觉训练的病例,但是它并不适合作为儿童集合不足患者的首选治疗方案,而且几乎没有数据可以支持它对青年人的作用。反而,在训练室进行的视觉训练对任何年龄的集合不足都是有效果的。如 15 章所述,必要时对集合不足患者根据注视视差分析结果开具 BI 棱镜处方。

视觉训练

家庭视觉训练和笔尖推进训练

笔尖推进训练(pencil push-up treatment, PPT)或者家庭视觉训练经常被推荐给集合不足的患者使用。Scheiman 等[93]随机选择了 863 名视光师和 863 名眼科医师完成了一项调查。将调查问卷寄送给美国的视光师和眼科医师,要求他们指出对集合不足患者开具的治疗方法,以及他们认为最有效果的方法。对于视光师来说,最常用的治疗手段是笔尖推进训练(36%),然后是家庭视觉训练(22%)和训练室视觉训练(16%)。眼科医生最常用的治疗为笔尖推进训练(50%),然后是家庭训练(21%)和 BI 缓解棱镜(10%)。一项对 100 位儿童眼科医生的调查得出了类似的结果,最常用的治疗是笔尖推进训练(53%),其次是基于家庭的视觉训练(38%)[94]。

因此,许多眼科医生相信笔尖推进训练是对集合不足的有效治疗方法,并且它常被指定为家庭视觉训练方法。Duke-Elder 和 Wybar 对基础的笔尖推进训练方法的描述[39]:

改善集合近点的练习操作很简单,患者将目标物放在一臂远处并且逐渐向眼前移动,始终保持固视。这些练习每天做几次,每次几分钟。

一般推荐使用能产生生理性复视的目标物。

虽然笔尖推进训练被临床医生广泛使用,但直到 2005 年,还没有随机临床实验证明其效果。Gallaway 等[95]进行了一项关于笔尖推进训练在治疗集合不足方面的效果的非对照研究。25 名 9~51 岁的有症状的集合不足受试者参与了研究。所有受试者在治疗开始前完成了症状调查表。他们被要求一周 5 天,每天在家做 15 分钟的笔尖推进训练。为了监测依从性,受试者被要求做日常训练记录表。6 周后进行随访复查。在随访复查时进行了与初始检查一样的测试。仅仅 12 个受试者在 6 周后回来进行复查。治疗后

这些人中只有 4 人被认为正常(以检查结果为基础)。除一名受试者外,所有受试者都表示症状有所缓解,仅有一名患者报告症状消除了。在这个研究中,低回访率是一个很重要的问题,这也是此治疗方法的固有问题。近来,Kim 和 Chun[96]报道了一项对 16 名集合不足患者的前瞻性研究,在家庭笔尖推进训练(home-based pencil push-up, HBPP)前集合近点的平均值为 36.3cm,在 12 周的治疗后集合近点的平均值为 14.4cm。他们认为 12 周的家庭笔尖推进训练对于有症状的集合不足患者是一项简单、经济且有效的治疗方法。但是,实验设计缺陷(小样本量,无症状评估,非随机,缺少对照组,非双盲实验)削弱了这个实验的结论。

集合不足治疗实验(CITT)的研究小组完成了 3 个随机临床实验,旨在研究各种治疗方法对治疗 9~17 岁有症状的集合不足儿童受试者和 18~30 岁的集合不足成年受试者的有效性[8,12,20]。在对 47 名有集合不足症状的儿童受试者进行小规模随机临床试验中,发现家庭笔尖推进训练并未显示出比对照组更好的效果。笔尖推进训练并没有显著改善症状、集合近点或者正融像性集合。在 11 名笔尖推进训练的受试儿童中,没有一个符合研究中"成功"或"已改善"的标准[20]。在针对成年人的类似研究中,集合不足治疗实验小组发现家庭笔尖推进训练对于集合近点和正融像性集合的改善没有统计学意义,而且仅有 20% 的患者在治疗结束后症状会消失[11]。在一项大型多中心随机临床实验中,CITT 调查小组研究了 221 个有症状的集合不足儿童,并对 4 种治疗的效果进行了比较。他们发现在接受训练室视觉训练的实验组中,症状改善、集合近点和正融像性集合的提高均有统计学意义。但接受家庭笔尖推进训练的实验组其结果没有统计学意义[12]。

最近[97],儿科眼病研究小组比较了 9~18 岁有症状的集合不足儿童基于家庭的电脑集合康复训练/调节训练(home-based computer vergence/accommodative therapy, HB-C)与笔尖推进训练治疗和安慰剂治疗的效果。参与者被随机分配到 3 组中的任意一组。所有的治疗都是在家里进行的,每周 5 天。12 周时是否成功基于符合 CISS、集合近点和近正融像性集合的预定标准。在 12 周时,HB-C 组有 23%,笔尖推进训练有 22%,安慰剂训练组有 16% 的患者治疗成功。本研究的主要局限性之一是,由于招募人数仅为原计划的 34%,且各组之间的随访差异较大,因此对成功率的估计并不精确,组间的比较也很难解释。然而,大多数有症状的集合不足患者在接受家庭训练、笔尖推进训练后 12 周时,训练效果并不比安慰治疗组有效。

虽然笔尖推进训练简单、经济,但是其有效性缺少科学的支持,并且大多数患者在执行过程中因失去兴趣而终止治疗。因此对于集合不足患者,笔尖推进训练并不是可行的治疗方法。

对于不能参加训练室视觉训练的集合不足患者,家庭视觉训练是不错的选择。近年来,训练软件的开发也让患者可以在家中进行视觉训练。

训练项目诸如笔尖推进训练、矢量图、聚散球、救生圈

卡或者偏心圆卡等已成为家庭视觉训练的常规方法。为了训练有效，通常需要一位有经验的医生/训练师解释患者的反应，并且利用这些信息改变刺激条件来改善双眼反应。由于患者或者家长没有相关经验，家庭训练的效果可能会降低。另外，年龄偏小的患者和因某些原因无法对训练做出准确反馈者，传统的训练仪器会相对困难和不可靠。有的孩子会"学习"预期的反应，并且有强烈的愿望讨父母欢心，可能会造成他们即使没有达到预期的目标却仍然给出"正确的反应"，这种情况家长无法分辨但是训练师是可以分辨的。

家庭训练系统（HTS 集合和调节训练）是以计算机为媒介的训练，可以克服以上缺点[a]。只需要很少的说明，计算机就能够维持恰当的训练难度，家长也不需要监管孩子的训练过程。这种家庭训练软件主要是以随机点立体图为视标。Cooper 和 Feldman[98]、Cooper 和 Citron[99]、Cooper 等[34]和 Cooper[23,100]的文献中都报道利用随机点立体图改善视觉效果，无论是电脑产生的还是 HTS 集合和调节家庭软件的效果相似。但是这些研究并不包括家庭训练。以上研究都是在训练室进行的，直到现在，关于更广泛的家庭视觉训练治疗的研究还是很有限的。

只有少量的研究是关于家庭训练有效性的[23,29,31,101]。其中大部分都是回顾性病例分析，既没有对照组也不是双盲试验。尽管这些限制了研究结论的价值，但这些研究确实提示了如果由于经济或其他原因造成训练室训练无法实现，那么家庭视觉训练可能是成功并有效的治疗方法。Aziz 等[23]曾报道过家庭训练对于 65 位 5 ~ 73 岁（平均 11.9 岁）外隐斜患者治疗的有效性。家庭训练包括笔尖推进训练、立体图、棱镜翻转拍等，患者被告知这些训练一周要进行 6 天，每天 30 分钟。作者并没有报道复查的频率，但说明了治疗期从 1 个月到 32.5 个月（平均值 8.2，标准差 6.6）。将近 90% 的患者在治疗结束时症状消失。有 85% 的人集合近点变为正常，54.7% 的人正融像性集合变为正常。这些结果是非常乐观的，并且接近了训练室训练的成功率。但是由于缺少对照组和非双盲设计，可能造成了对成功率的过高估计。Serna 等[101]对 42 名有症状的集合不足儿童进行了回顾性研究，其结论显示家庭的电脑训练缓解了集合不足儿童的症状并且改善了其集合近点和融像幅度。这个结果其实是不正确的，根据他们的数据无法得出家庭电脑版训练和所报结论之间的因果关系。类似于所有回顾性和非对照性研究，任何被观察的治疗效果都可能有偏差。在这个研究中，Serna 和研究成员没有用减少偏差的方法：随机对照及双盲设计。另外，并不是所有患者都只接受了家庭电脑训练。在 42 名患者中有 35 人联合了笔尖推进训练，13 人使用了近用阅读镜或者双焦点镜片，还有 5 个人配戴了 BI 棱镜。由于这些严重的研究缺陷，任何家庭电脑软件的治疗和主客观结果之间都很难得出因果关系。

在 CITT 进行的随机临床实验中，训练室调节/集合训练与安慰剂训练室训练、家庭笔尖训练（HBPP）、家庭电脑软件训练（HB-C）联合笔尖推进训练组进行比较[12]。最后一组的治疗代表了比单纯的笔尖推进训练要更全面的家庭训练。结果显示对于有症状的集合不足患者，训练室调节/集合训练比家庭笔尖推进训练、家庭电脑软件训练联合笔尖推进训练在改善症状和提高临床体征上更有效。两种家庭训练并不比训练室安慰法对照组在改善症状上更好。治疗后正融像性集合检查结果显示强化的家庭训练组结果明显好于单纯笔尖推进训练组。但是，在 12 周的训练后，只有大约 35% 的家庭电脑软件训练联合笔尖推进训练患者能达到标准的"成功"或者"已改善"，相比之下训练室训练组数据可达到 73%，家庭笔尖推进训练组可达到 41%[12]。

最近的一项随机临床试验比较了 9 ~ 18 岁有症状的集合不足儿童基于家庭电脑软件训练、基于家庭笔尖推进训练和基于家庭的安慰剂训练的效果。204 位参与者被随机分配到家庭电脑软件治疗组、笔尖推进训练组或安慰训练组。所有疗法都规定在家中每周训练 5 天。12 周后基于满足 CI 症状调查问卷的预定综合标准，集合近点和近距正融像集合（正融像性集合）值作为标准评定是否成功。大多数有症状的集合不足参与者在 12 周时没有获得成功，只有 23% 家庭电脑软件训练组（HB-C），22% 家庭推进训练组（HB-PU）和 16% 家庭安慰组（HB-P）达到成功的标准。由于招募人数仅达到最初计划的 34%，并且各组之间的随访丢失率不一，因此对成功率的估计并不精确，而且各组之间的比较也难以解释。

综合各种局限的研究以及上述的随机临床试验表明，有症状的集合不足儿童家庭治疗不如训练室视觉治疗有效。

训练室训练

对于集合不足首选的处理方案是训练室视觉训练。整个训练过程大概需要 12 ~ 24 次。训练的次数取决于患者病情的严重程度、患者年龄、患者训练积极性和配合家庭训练的依从性。主动性较强的成年人一般可以在 12 次就可成功完成针对集合不足的视觉训练。

详细视觉训练设计

所有下面推荐的视觉训练方法在 6 ~ 8 章中有详细描述。

第一阶段

训练在第一阶段需要完成的目标见表 9.6。由于视觉训练需要训练师和患者之间交流和合作，所以在训练的最早期建立合作关系对视觉训练的成功非常重要。可能需要讨论或者明确的关键问题是需要治疗的视觉异常的本质、视觉训练的必要性以及视觉训练的目的。虽然这些问题大多在视觉训练开始前被讨论过，但是由于许多人之前对视觉训练知之甚少，所以可能会产生误解，花费少量的时间重复以前的关于这些问题的讨论是非常有价值的。

表9.6　集合不足的视觉训练的目标
第一阶段
• 和患者建立合作关系
• 提高对训练过程中可能用到的多元反馈机制的认知
• 建立自主性集合
• 获得正常的正融像性集合幅度（平滑或慢相集合需求）
• 获得正常的调节幅度和调节紧张、放松的能力
第二阶段
• 获得正常的负融像性集合幅度（平滑或慢相集合需求）
• 获得正常的正融像性聚散灵敏度（跳跃或快相集合需求）
• 获得正常的负融像性聚散灵敏度（跳跃或快相集合需求）
第三阶段
改善从集合到散开需求变化的能力
整合伴随调节需求变化的集合过程
整合伴随旋转和扫视的集合过程

在第一阶段让患者建立对视觉训练过程中会使用到的多元反馈机制的认知是同样重要的。如果患者对表9.7列出的9个反馈信号有良好的理解，训练会更快地获得效果。这些反馈信号在第5章进行了详细的讨论。

表9.7　视觉训练中的反馈信号	
复视	近小远大（small in,large out,SILO）反馈
模糊	漂浮
抑制	定位
光亮	平行运动视差
运动知觉	

训练的第一个目标是让患者了解什么是集合及感受集合。患者应当能够自主的在5cm到6m的距离进行集合和散开。一旦患者能够自主控制集合运动，视觉训练的其他目标也会容易完成。实现这一目标的3个常用方法是聚散球、线上的小虫和红/绿集合卡。

集合不足患者通常BO模糊点、破裂点和恢复点范围偏低。因此，视觉训练第一阶段的另一目标是使正融像性集合幅度变正常。首要的目标是增加正常融像范围（平滑性或慢相集合需求）。在视觉训练的早期，平滑的集合需求对于患者是容易完成的。这个过程允许患者的调节和集合在同一平面上。集合需求可以缓慢增加，需要患者保持40cm处的调节并且将集合平面移近。然而，重要的是尽快进入下一阶段，包括跳跃性集合，这往往会缩短视觉训练的时间。

在某些情况下，从训练平滑集合功能开始的另一个好处就是，在一些病例中，引入任何的集合需求都足以引起抑制或者复视。平滑的集合训练为此类患者提供一个起点。如果患者任意的集合需求都无法融像，可以从散开需求开始。例如，可变红绿矢量图可以设置在10BI，然后逐渐减退到0。这个方法至少允许患者能够开始并体验获得一些成功，相对于起始点来说，从10BI减少至0可以视为相对起点的集合训练。训练刚开始时速度并不重要。相反，我们只希望患者能够在融合需求缓慢增加时维持融像。

用来完成这些目标的工具包括各种红绿矢量图，偏振矢量图和Bernell的棱镜实体镜，这3个设备可以用来建立平滑的，逐步增长的集合需求。

在许多情况下，集合不足的早老花患者也存在调节问题。如果是这样，第一阶段训练最后的目的是获得正常的调节幅度和调节紧张放松能力。如果调节功能是正常的，也不需要花费很多时间在调节系统上。调节训练在7~8章有过论述。镜片排序、灵敏度和字母表的训练常用于视觉训练的第一阶段。

训练终点。第一阶段的训练终点是当患者能够：
• 使用自主集合能力
• 用红绿矢量图或其他类似训练方法融合 30^{Δ}BO
• 使用+2.00/−2.00翻转拍联合20/30的视标，调节灵敏度测试完成12cpm

视觉训练第一阶段的模板总结在表9.8中。其中包括多项可以作为补充训练室训练的家庭训练。

第二阶段

第二阶段的训练目标在表9.6中列出。一旦平滑的正融像性集合正常后，应该强调快相或者跳跃的集合需求。仍可以使用各种红绿矢量图和偏振矢量图。但是，训练跳跃性集合需求（在第6章中描述）时使用特定的改进方案十分必要，包括：
• 由注视某一视标变为注视空间中另一点
• 单眼遮盖/去遮盖
• 棱镜块或棱镜翻转
• 利用镜片翻转来产生集合需求的阶梯性改变
• 将两个不同的矢量图同时放置于双层照明训练支架上
• 偏振片或红/绿翻转拍

这个阶段中其他有价值的训练方法包括红绿固定矢量图、裂隙尺、偏心圆卡、自由空间融合卡、救生圈卡和计算机训练软件。

与不需要考量速度的第一阶段相比，第二阶段重点应该在训练融合的质量方面（速度和准确性）而非数量方面（幅度）。提高融像性集合的反应速度和融像恢复点的质量是非常重要的。

此阶段训练的第二个目标是开始训练负融像性集合（negative fusional vergence，NFV）。当对集合不足患者的全部训练只针对集合时，NFV的降低也很常见。一旦患者开始获得正常的平滑的正融像性集合，此时加入平滑的NFV的训练是很重要的。在第一阶段用于训练正融像性集合的手段可重复用于NFV。此阶段的训练终点，可借鉴之前正融像性集合的跳跃性集合的训练方法来改善NFV灵敏度。

表 9.8	集合不足视觉训练的方案模板

第一阶段	第二阶段
第 1~2 次	**第 9~10 次**
训练室训练	**训练室训练**
• 讨论视觉异常本质、视觉训练目标、各种反馈信号和训练的重要性	• 使用改良的红绿矢量图或偏振矢量图以建立跳跃性集合需求：BO（集合方向）
• 聚散球	• 固定红绿矢量图
• 镜片排序	• 红绿矢量图 515 或者绳圈偏振矢量图：BI（散开方向）
• 镜片切换法调节灵敏度训练（若调节过度则以正透镜开始，若调节不足则以负透镜开始）	• 双眼调节训练：以上列出的任意双眼融像训练设备配合正负透镜翻转拍
• 红绿矢量图或偏振矢量图：BO（集合方向）	**家庭训练**
• 从训练周边融像开始：红绿矢量图 515 或者绳圈偏振矢量图	• HTS 聚散与调节训练项目
• 计算机随机点训练程序：BO（集合方向）	**第 11~12 次**
家庭训练	**训练室训练**
• 聚散球	• 使用改良的红绿矢量图或偏振矢量图以建立跳跃性集合需求：BO（集合方向）
• HTS 聚散与调节训练项目	• 裂隙尺：BO（单孔）
第 3~4 次	• 使用更多中心融像的红绿矢量图或偏振矢量图：BI
训练室训练	• 双眼调节训练：以上列出的任意双眼融像训练设备配合正负透镜翻转拍
• 绳子上的小虫	**家庭训练**
• 镜片切换法调节灵敏度训练	• HTS 聚散与调节训练项目
• 红绿矢量图或偏振矢量图：BO（集合方向）	**第 13~16 次**
• 使用更多中心融像需求的视标（小丑，兔子红绿矢量图；小丑图，Topper 偏振矢量图）	**训练室训练**
• 计算机随机点训练程序：BO（集合方向）	• 裂隙尺：BO（单孔）
家庭训练	• 偏心圆卡或者自由空间融合卡
• 聚散球	• 计算机随机点训练程序：BI 和 BO（散开和集合方向）
• HTS 聚散与调节训练项目	• 裂隙尺：BI（双孔）
• 镜片切换法调节灵敏度训练	• 使用改良的红绿矢量图或偏振矢量图以建立跳跃性集合需求：BI（散开方向）
第 5~8 次	• 双眼调节训练：以上列出的任意双眼融像训练设备配合正负透镜翻转拍
训练室训练	**家庭训练**
• 集合卡	• HTS 聚散与调节训练项目
• 自主性集合	• 偏心圆卡或者自由空间融合卡
• 镜片切换法调节灵敏度训练	**第三阶段**
• 红绿矢量图或偏振矢量图：BO（集合方向）	**第 17~20 次**
• 使用更精细的视标，例如红绿矢量图（Sports，face targets），Spirangle 偏振矢量图	**训练室训练**
• 计算机随机点训练程序：BO（集合方向）	• 红绿矢量图或偏振矢量图配合偏振片或红/绿翻转拍
家庭训练	• 偏心圆卡或者自由空间融合卡
• HTS 聚散与调节训练项目	

表9.8　集合不足视觉训练的方案模板（续）

• 计算机随机点训练程序:阶梯-跳跃性集合	• 偏心圆卡或者自由空间融合卡:BI(散开方向)
家庭训练	第23~24次
• HTS聚散与调节训练项目	**训练室训练**
• 偏心圆卡或者自由空间融合卡:BO(集合方向)	• 红绿矢量图或偏振矢量图配合偏振片或红/绿翻转拍
第21~22次	• 偏心圆卡或者自由空间融合卡与旋转和双眼运动结合
训练室训练	• 救生圈卡与旋转和双眼运动结合
• 红绿矢量图或偏振矢量图配合偏振片或红/绿翻转拍	• 计算机训练程序与旋转运动相结合
• 偏心圆卡或者自由空间融合卡	**家庭训练**
• 救生圈卡	• HTS聚散与调节训练项目
• 计算机随机点训练程序:跳跃-跳跃性集合	• 偏心圆卡或者自由空间融合卡:BI/BO(散开/集合)切换
家庭训练	
• HTS聚散与调节训练项目	

训练终点。第二阶段的训练终点是患者能够:

- 使用裂隙尺可以通过集合达到12号卡片融像,散开达到6号卡融像。
- 使用集合(12cm间距)和散开(6cm间距)将偏心圆卡或自由空间融合卡融合。

第二阶段视觉训练方案总结在表9.8中。其中包括多项可以作为补充训练室训练的家庭训练。

第三阶段

第三阶段要完成的训练目标列于表9.6中。在这个阶段之前,患者都是进行单独的集合或散开的训练。这一阶段的目的是患者将集合需求与散开需求互相转换的能力的练习。有几个很好的方法能帮助实现这一目标。使用偏振矢量图加偏振翻转拍或红/绿矢量图加红/绿翻转拍都可以。每一次改变翻转拍需求在散开和集合之间互相转换。透明的Keystone偏心圆卡或透明的Bernell自由空间卡都可以达到这些目标,且性价比较高。前期患者已经学会使用集合或者散开的能力来融合这些卡片,这一阶段要求患者学习由集合转向散开,再转回集合的能力。如果这项技能提高了,就要重视每分钟翻转的速度或数量了。

训练的最后目的是将集合训练、追随和扫视相结合起来。在正常的视觉条件下,患者从一个目标注视到另一个目标时,需要一直维持准确的集合。因此将集合训练结合追随和扫视运动是十分重要的。旋转的聚散球和旋转的偏心圆卡、救生圈卡或横向移动和扫视是用来完成这个目的的训练方法。使用计算机将水平集合力和旋转结合起来训练也是对实现这个目标非常有用的。

训练终点。当患者在使用偏心圆卡做集合或散开训练时,随着卡片缓慢旋转也能维持清晰的双眼单一视就可以结束第三阶段的训练。

由于视觉训练的目的是消除患者的症状以及获得正常的双眼视觉和调节力,在训练一半和结束的时候应该进行再次评估。第一次评估的时间参考点是当患者可以进行跳跃性集合训练,例如裂隙尺。在这些评估中,临床医生应参考最初的主诉并且确认患者现在是否舒适。所有的双眼视觉和调节测试应当再次测量,并与初始检查结果进行比较。

当所有的视觉训练目标都达到并且视觉训练已经完成,我们推荐的家庭训练在表9.9中列出。在完成视觉训练的前3个月,患者进行偏心圆卡、自由空间融合卡、HTS集合和调节训练,每周3次,每次10~15分钟。患者3个月后再次评估,如果患者的结果仍然正常并且舒适,家庭训练的量可以减少。之后的6个月,要求患者继续这个训练项目,每周1次,每次5~10分钟。半年后再次进行评估。如果所有的结果是正常,并且患者仍没有症状,我们建议患者在每月的第一天练习HTS集合与调节训练、偏心圆卡、自由空间融合卡,来监测其视觉系统。如果他们仍能正常完成预期的任务,则这个月不需要再进行训练。如果他们感到有些回退,他们要继续训练直到达到正常水平。然后我们建议患者进行一年一次的常规视觉检查。

表9.9　视觉训练维持

1. 视觉训练完成之后3个月,与家庭训练结合,进行家庭集合与调节训练程序、偏心圆卡和自由空间融合卡训练,1周3次,一次10~15分钟,3个月后评估
2. 之后的6个月,要求患者继续相同的训练,一周一次,一次10~15分钟,6个月后再次评估
3. 患者每个月的第1天尝试进行偏心圆卡或自由空间融合卡来检测其视觉系统。如果仍能正常完成预期的任务,那这个月不需要再进行训练。如果感到有些回退,则要继续训练直到达到正常水平。每年进行一次常规视觉检查

集合不足视觉训练的总结

表9.8中描述的视觉训练方案代表了可以成功消除患者症状和使数据标准化的方法。训练的次数是概数,每个患者之间不同。请记住,通常没有必要使用本章中建议的每一个步骤。目的是尽可能快的取得成功。如果提供给患

者的训练项目明显偏简单，那么就可以进入到下一阶段的训练项目。根据我们的经验，有积极性的成年人完成视觉训练的时间大约是儿童的一半。

另外一个可变因素是使用家庭训练作为对训练室训练的补充，家庭训练对一个积极度高的成人患者是很有效的。当患者是个积极性与依从性很好的儿童，且家长有能力承担家庭训练师的角色时，这个方法也是很有效的。但是，在一些病例中家长并没有承担好这一角色，那么家庭训练就起不到作用了。

附件 1 列出了各种可以用来作为家庭训练的设备清单。电脑软件可以允许临床医生制定这些家庭训练并且为患者制定针对性计划[b]。

利用上述建议的训练方法，能够对集合不足的训练效果达到文献报道中的成功效果。

外科手术

使用屈光矫正，棱镜和视觉训练在治疗集合不足上是非常成功的，所以一般认为手术不是必须的治疗手段。

病例研究

病例 9.5~病例 9.8 是临床医生在实践中会遇到的集合不足患者类型的代表。

病例 9.5　集合不足伴随继发的调节过度

病史

Timmy，11 岁，6 年级，抱怨在阅读时出现视疲劳、烧灼感和泪水多的症状。这些问题在他上学后很短时间内就出现了。他觉得在阅读 15 分钟后会出现不适。Timmy 还说在近距离阅读 15 分钟后，再看黑板上的字要模糊几分钟才能变清楚。所有这些症状会在一天结束前变得越来越严重。他没有用药史，除了学校的视力筛查外，这是 Timmy 第一次眼部检查，他从未被告知存在问题。

检查结果

远视力 VA（远距离，裸眼）：	OD：20/20-2
	OS：20/20-2
近视力 VA（近距离，裸眼）：	OD：20/20
	OS：20/20
集合近点	
调节目标：	10cm
笔灯：	25cm
遮盖试验（远距离）：	正位
遮盖试验（近距离）：	10$^\Delta$ 外隐斜
主观屈光：	OD：-0.25，20/20
	OS：平光-0.25×90，20/20
睫状肌麻痹验光：	OD：+0.50，20/20
	OS：+0.50，20/20
远距离水平隐斜：	正位
负融像范围（远距离）：	X/9/4
正融像范围（远距离）：	10/18/10
垂直隐斜（远距离）：	无垂直斜位
近水平隐斜：	9$^\Delta$ 外隐斜
-1.00 梯度：	7$^\Delta$ 外隐斜
梯度性 AC/A：	2：1
计算性 AC/A：	2：1
负融像范围（近距离）：	12/22/10
正融像范围（近距离）：	4/6/1
聚散灵敏度：	3cpm（BO 慢）
垂直隐斜（近距离）：	无垂直斜位
NRA：	+1.50D
PRA：	-2.50D
调节幅度（推进）：	OD：13D；OS：13D
MAF：	OD：0cpm，+困难；OS：0cpm，+困难
BAF：	0cpm，+困难
动态检影视：	OD：0；OS：平光 0

瞳孔正常，内眼与外眼均无其他器质性病变，共同性偏斜并且色觉测试正常。

病例 9.5 集合不足伴随继发的调节过度(续)

病例讨论

患者的症状看起来与其用眼相关。症状开始于入学那年,并且短时间阅读后即出现。由于看近的高度外隐斜,分析应该从正融像性集合的数据开始。集合近点远移,并且正融像性集合的直接(近距离 BO 范围,聚散灵敏度)和间接(NRA,BAF 和动态检影)结果均偏低。另外,AC/A 低,明确了集合不足的诊断。

这个病例中另一个有趣的主诉是当看黑板的时候模糊。远距离视力轻度减退,主观验光结果右眼有低度近视,左眼有低度的逆规散光。但是,麻痹睫状肌后验光结果显示为远视。因此,当分析了患者所有有关调节放松的指标后,很明显患者有调节过度的问题。NRA 和动态检影比正常低并且在 BAF 和 MAF 测试中都是正镜片通过困难。

因此,这个病例的诊断是集合不足伴随继发的调节过度。可以假设是由于高度的外隐斜、正融像性集合降低和集合近点远移,患者利用调节性集合维持眼位。过度使用调节从而导致调节痉挛或者调节过度。

治疗

即使在远距离视力有轻微的减退,但由于调节过度的存在,并不需要矫正屈光不正。由于没有出现垂直斜位不需要垂直棱镜,在训练结果明确后再考虑水平棱镜。由于 AC/A 偏低,所以并不推荐下加光度处方。开具视觉训练,共 18 次,每次 45 分钟的训练室训练是必需的。建议的训练顺序见表 9.8。患者每周来 2 次。9 周后,患者表示他最初的所有的症状都消失了并且长时间阅读也很舒适。重新评估的结果如下:

集合近点:	5cm
近距离正融像范围:	16/32/18
NRA:	+2.50
聚散灵敏度:	18cpm
MAF:	12cpm
BAF:	10cpm
主观屈光:	OD+0.25,20/20
	OS+0.25,20/20

我们继续表 9.9 推荐的训练并且在 3 个月后再次评估,9 个月后再次评估。在 9 个月后的第 2 次评估,我们建议患者每个月用偏心圆卡来检查他的双眼视觉,同时保证每年一次的例行检查。

此病例在集合不足中较常见。透镜、棱镜、下加光镜片通常没有价值,视觉训练对于消除症状和恢复正常结果上是有效的。

病例 9.6 集合不足伴随远视

病史

John,19 岁的大学生,主诉在学习 10~15 分钟后出现头疼、视疲劳和视力模糊。他还表示在傍晚眼睛不舒服,在开车的时候视觉模糊,特别是在晚上。虽然他在读高中的时候就有这些问题,但是这些症状并没有困扰他到需要看医生的程度。患者表示在小学时曾戴过阅读镜。但他想不起来,这些阅读镜是否起到了作用。最近的一次检查是在 4 年前,没有其他的眼病史,也没有用药史。

检查结果

远视力 VA(远距离,裸眼):	OD:20/20
	OS:20/20
近视力 VA(近距离,裸眼):	OD:20/20
	OS:20/20
集合近点	
调节目标:	25cm
笔灯:	30cm
遮盖试验(远距离,裸眼):	2△ 内隐斜
遮盖试验(近距离,裸眼):	6△ 外隐斜
主观屈光:	OD:+1.75,20/20
	OS:+1.75,20/20

病例9.6　集合不足伴随远视(续)

远距离水平隐斜：	正位
BI 融像范围(远距离)：	X/8/4
BO 融像范围(远距离)：	X/16/10
垂直隐斜(远距离)：	无垂直斜位
近水平隐斜：	10$^\Delta$ 外隐斜
−1.00 梯度：	7$^\Delta$ 外隐斜
梯度性 AC/A：	3:1
计算性 AC/A：	2:1
负融像范围(近距离)：	12/19/11
正融像范围(近距离)：	4/8/2
聚散灵敏度：	0cpm(BO 困难)
垂直隐斜(近距离)：	无垂直斜位
NRA：	+2.50D
PRA：	−2.50D
调节幅度(推进)：	OD：12D；OS：12D
MAF：	OD：9cpm；OS：9cpm
BAF：	2cpm，+2.00 慢
动态检影：	OD：+0.25D；OS：+0.25D

瞳孔正常,内眼与外眼均无其他器质性病变,共同性隐斜斜视,并且色觉测试正常。

病例分析

屈光矫正状态下近距离有高度外隐斜是分析的切入点并且要分析正融像性集合的数据。直接正融像性集合结果(BO 融像范围和近距聚散灵敏度)和间接正融像性集合结果(集合近点和 BAF 加+2.00D 透镜)均提示存在异常,明显存在集合不足。但是,这个病例中比较复杂的一点是其屈光状态为中度远视。

治疗

在这类病例中,临床医生必须就以下问题作出处理决定:

- 患者的症状继发于未矫正的远视,或者集合不足,或者两者都有?
- 我们是否需要矫正远视,尽管这样会导致更大的外隐斜,并对已经不足的正融像性集合上产生更大的需求?
- 如果我们仅仅治疗集合不足,患者是否会因为未矫正的远视仍然感觉不舒服?

由于此病例中有明显的远视度数,所以给予矫正处方。但是由于集合不足问题,仅仅给予部分度数。最开始的处方双眼都是+1.00D。患者主诉经常性的视疲劳并且开车时视力模糊,所以眼镜要全天配戴。由于没有垂直斜位并且 AC/A 较低,所以此病例没有给予棱镜和下加光处方。患者戴上眼镜不适症状立即缓解,并且能够阅读30分钟而没有不适感。在一天结束的时候感觉比以前舒服,并且在开车的时候也有清晰的视觉。

视觉训练治疗集合不足推荐要持续12次(训练方案参考表9.8)。John 一周来一次训练室进行视觉训练,并且在两次之间进行家庭训练。用于家庭训练的手段包括：HTS 集合与调节训练程序,聚散球,偏心圆卡,救生圈卡,正负翻转拍。在视觉训练结束后重新评估显示以下结果:

集合近点：	5cm
近距离正融像范围：	18/36/24
NRA：	+2.50
聚散灵敏度：	15cpm
MAF：	15cpm
BAF：	15cpm
主观屈光：	OD+1.75,20/20
	OS+1.75,20/20

在进行12周的视觉训练后,John 感觉当他戴着眼镜时能够阅读好几个小时而没有不适症状。我们将他的处方调整到双眼+1.50D,John 继续全天配戴,并且坚持做视觉训练,见表9.9。

病例9.7 集合不足伴随老视

病史

Charles,78 岁的老人,从事工具切割工作。主诉有间断性复视,妨碍了他的工作。他说这种现象已经困扰他好几年了,并且他之前已经看过 3 个医生。一个医生改变了眼镜度数并加了棱镜,另一个说没问题,第三个让他做笔尖推进练习。Charles 感觉这些建议并没有改善他的症状。他的健康状况良好,无用药史。

检查结果

当前处方:

$$OD:+1.25-1.00\times7;90,+2.25 下加$$
$$OS:+1.00-0.75\times7;90,+2.25 下加$$

开具上述处方的医生同时给患者加入棱镜处方,左眼右眼各加入 $2^\Delta BI$ 棱镜。

远视力 VA(远距离,屈光矫正):	OD:20/20
	OS:20/20
近视力 VA(近距离,屈光矫正):	OD:20/20
	OS:20/20
集合近点	
笔灯:	40cm
遮盖试验(远距离):	2^Δ 外隐斜
遮盖试验(近距离):	14^Δ 外隐斜
主观屈光:	OD:+1.25-1.00×7;90,+2.25ADD
	OS:+1.00-0.75×7;90,+2.25ADD 远距离水平隐斜:
1^Δ 外隐斜	
负融像范围(远距离):	X/6/2
正融像范围(远距离):	X/16/8
垂直隐斜(远距离):	无垂直斜位
所有近距离测试都在+2.25D 的加光下测得	
近水平隐斜	10^Δ 外隐斜
计算性 AC/A	2:1
负融像范围(近距离):	X/22/12
正融像范围(近距离):	X/8/-4
聚散灵敏度	2cpm(BO 慢)
垂直隐斜(近距离)	无垂直斜位
NRA	+0.75D
PRA	-0.75D
调节幅度(推进)	OD:0.50D;OS:0.50D

瞳孔正常,内眼与外眼均无其他器质性病变,共同性隐斜并且色觉检查正常。

病例分析

由于这个病例在近距离有高度外隐斜,需要从正融像性集合数据开始分析。直接检测结果(近距离 BO 融像范围和聚散灵敏度)和间接检测结果(集合近点和 NRA)均降低。近距离高度外隐斜,集合近点远移,正融像性集合值降低都提示有集合不足的问题。这个病例有趣之处是集合不足联合了老视。

治疗

给 Charles 开具视觉训练的处方。必须进行 12 次的训练室训练,以消除他的症状并且完成治疗(训练计划如表9.8 所列出,调节训练除外),在训练结束时,集合近点是 5~7cm,近距正融像性集合是 X/36/28。Charles 继续使用偏心圆卡,每周做 3 次集合和散开的训练。2 年后复查结果显示,患者用眼舒适,且双眼视觉检查结果一直没有变化。

集合不足伴随老视并非罕见。在老视人群中,集合不足是很常见的双眼视觉问题,并且常引起视疲劳、复视或其他症状。不幸的是,由于存在视觉训练对成年人无效这样错误的认识,导致这类人群会被忽视或者不去治疗。但是,许多学者报道视觉训练对老视集合不足的患者也有很好的治疗效果。因此,老视伴有集合不足的人应当用早老花的治疗方法治疗。这类患者主动意愿很好并且属于视觉训练容易治疗的人。

病例 9.8　假性集合不足

病史

Jennifer,10 岁,5 年级的小女孩。主诉阅读 5~10 分钟后出现视物模糊和视疲劳。她不确定这些症状从什么时候开始,但是她认为 4 年级时有同样的困扰。她从没有接受过眼科检查,无其他病史。

检查结果

远视力 VA(远距离,裸眼):	OD:20/20
	OS:20/20
近视力 VA(近距离,裸眼):	OD:20/20
	OS:20/20
集合近点	
调节目标	20cm
笔灯	20cm
遮盖试验(远距离):	正位
遮盖试验(近距离):	8$^\Delta$ 外隐斜
主观屈光	OD:+0.50,20/20
	OS:+0.50,20/20
远距离水平隐斜	1$^\Delta$BI
负融像范围(远距离)	X/7/4
正融像范围(远距离)	X/20/10
近水平隐斜	7$^\Delta$BI
−1.00 梯度	3$^\Delta$BI
梯度性 AC/A	4:1
计算性 AC/A	3.6:1
负融像范围(近距离)	6/18/10
正融像范围(近距离)	4/12/8
聚散灵敏度	9cpm(BO 慢)
NRA	+2.50D
PRA	−1.00D
调节幅度(推进)	OD:8D;OS:8D
MAF	OD:2cpm,−2.00 慢
	OS:2cpm,−2.00 慢
BAF	2cpm,−2.00 困难,+2.00 正常
动态检影	OD+1.25D;OS+1.25D

瞳孔正常,内眼和外眼均无器质性病变,共同性偏斜并且色觉测试正常。

病例分析

近距离外隐斜以及正融像性集合数据的检查是这个病例讨论的第一步。虽然这个病例正融像性集合的直接检测结果低(BO 融像范围和聚散灵敏度),但是间接结果正常(NRA,BAF+2.00 时)或偏高(动态检影)。因此,尽管后退的集合近点和外隐斜可以诊断为集合不足,但另一个问题也存在。仔细观察数据得出有关患者调节紧张的能力也是不正常的。

MAF 的结果、调节幅度、PRA 和动态检影都提示调节不足的诊断。

治疗

当集合不足伴随调节不足的时候,一定要考虑假性集合不足的可能。患者调节困难会导致出现大度数的外隐斜和集合近点远移的情况。有时候加正镜片重复进行遮盖试验和集合近点测量时实际上会出现外隐斜减少和集合近点移近。这个方法可以确诊假性集合不足。但是,在许多病例中,加正镜片后并没有出现结果的改善。尽管加正镜片双眼视觉异常没有立即改善,但假性集合不足也是仍可能存在的。

在此病例中低度正镜片对集合近点的改善并没有效果。尽管如此,我们还是治疗了调节不足和集合不足问题。我们开具了双眼+0.75D 的处方来帮助阅读,同时进行视觉训练(见表 9.8)。在 18 次,每次 45 分钟的训练室训练后,Jennifer 主诉用眼舒适并且所有结果都正常。她继续使用阅读眼镜并且继续依照我们标准的视觉训练计划进行维持训练。

总结和结论

集合不足是临床医生遇到的最常见的双眼视觉异常。它存在于所有年龄组，包括老视人群。研究显示病例 9.5~病例 9.8 中所提到的视觉训练对集合不足有效果的，并且对所有年龄段的患者效果一致。

散开不足

背景资料

散开不足　首先由 Duane[102] 提出，他认为散开不足是远距离 2~8△BO，近距离有轻微内隐斜，或者近距离正位，远距离散开不足的情况。非斜视双眼视觉问题中，散开不足最不常见，受关注程度最低。尽管散开不足并不常见，但它确实会引起明显的症状，如果诊断得当，症状可能会减轻。散开不足必须与其他严重病因的视觉异常区分开。

特征

表 9.10 列举了散开不足的体征和症状。

表 9.10　散开不足的体征和症状

体征	症状
远距离内隐斜明显大于近距离	长期存在
远距离内隐斜发生频率远远大于近距离	远距离间歇性复视
AC/A 低（计算性）	疲劳时复视加重
远距离负融像范围降低	头痛
无明显屈光不正	视疲劳
共同性斜视	呕吐
单眼视衰退	头晕
	晕船晕车
	全面性头痛
	视物模糊
	从远到近聚焦困难
	畏光

体征

偏斜量

Ridley-Lane 等[48] 认为成人型散开不足发病较晚，通常发病于 50 岁之后，甚至更晚，其特征是看远为进行性内斜，看近很少或没有内斜，与神经或其他损伤无关。散开不足患者看远内隐斜量较看近时严重，NFV 降低，共同性斜视。散开不足的显著特点是看远眼位更大，可能是内隐斜、间歇性内斜视或者恒定性内斜视。Duane[102] 在其早期描述中建议如果远距离有 2~8 棱镜度的内隐斜而看近为轻微内隐斜是异常的特点。他并没有明确远近斜视的具体差别。Prangen 和 Koch[2] 及 Oaks[3] 和 Burian[4] 均提出远距离内斜

量要大于近距离，但都没有明确具体差别值。Moore、Harbison 和 Stockbridge[103] 在描述 16 个散开不足的病例样本时，认为远距离内隐斜范围为 8~30△，平均值为 16△。近距离内隐斜更小，范围为 4~18△。

其他研究者建议：从注视一个距离到另一个距离眼位相差 10△ 是有临床意义的指导方针。但这个建议并没有有力的研究基础支持，只能用作指导方针。我们发现，相比这个指导方针而言，低 AC/A 更有意义。AC/A 小于 3∶1 即可认为偏低，同时远近眼位相差 8△ 即可诊断为散开不足。

医生必须运用自己的判断，并且依靠其他特征，另外加上视远视近时的斜视角度，对散开不足进行诊断。下文将介绍这些特征。

斜视出现的时间比例（眼位控制）

一个重要特征就是与看近相比看远眼位出现偏斜的时间比例。当出现间歇性斜视时，对斜视出现的时间比例进行分类是很重要的。例如，两位患者看远时可能都表现出间歇性内斜视。尽管他们初查情况相同，但由于出现斜视的时间比例不同，可能实质上有很大差异。一个患者可能 95% 的时间都有间歇性内斜视，另一个患者出现斜视的时间比例仅仅有 5%。这种频率上的巨大差异也决定了治疗方案的不同。

当分析远近斜视时也应该考虑到这一特征。一个散开不足的患者可能在看远时仅比看近时内斜眼位稍大一点，但是有可能看远处为间歇性内斜，而看近时仅表现为内隐斜。因此斜视出现的时间比例与远近斜视量差异的重要性是一样的。近年来，人们发现了许多方法来量化间歇性外斜视出现偏差的时间比例。Haggerty 等[104] 将他们设计的纽卡斯尔控制对照分数作为估间歇性外斜视控制能力的工具。该量表将客观测量（训练室评估）和主观测量（家庭评估）控制纳入分级系统，以区分和量化间歇性外斜视的不同严重程度。作者认为，该量表是一种持续稳健的重要评级方法，可以在临床实践中准确使用。Mohney 和 Holmes[105] 开发了一种基于训练室使用的量表，可以描述间歇性外斜视患者的广泛的控制范围，并避免了以前系统的很多缺点。它为外斜视症状的严重程度和持续时间提供了一种定量的测量方法，对间歇性外斜视患者的纵向评估很有帮助。第三种方法是观察和遮盖的方法，也就是外斜视十秒观察量表[106]。近年来，训练室控制量表已被用于多个随机临床试验并作为主要的结果衡量指标[107-109]。虽然不是为散开不足而设计的，但 3 种方法中任何一种的远距部分将都是对散开不足的常规评估的一个有效用的补充，以量化出现斜视的时间比例。

AC/A

散开不足患者 AC/A 低[102]。基于计算性 AC/A，这一情况是被普遍认可的，同时 AC/A 低也是治疗时需要被考虑的重要影响因素。

融像性集合幅度和灵敏度

在散开不足患者中，无论使用平滑的、阶梯的或跳跃的

测量方法,直接测量的远距离 NFV 值均偏低。与近距离双眼测量方法不同的是,目前看远时并没有标准的间接测量 NFV 的方法。

屈光不正

文献中尚无明确的关于散开不足伴有屈光不正的趋势统计。散开不足中远视人群并未比正常人更常见。这是一个非常重要的临床特征。未矫正远视可能会是看远内隐斜的病因。通过框架眼镜矫正远视,消除散开不足的潜在病因,是从治疗角度出发的理想方法。遗憾的是,远视很少与散开不足存在相关性。

共同性

散开不足的一个重要特征是共同性偏斜[3,4,102,103,110]。这意味着各个注视方向斜视都是一样的。从各个方向测量或任何一只眼固视时进行测试,隐斜或者斜视度无差异。共同性是区分散开不足与其他严重情况的关键点,例如第六神经麻痹。

症状

散开不足的最常见症状是间歇性复视[3,4,102,103,110]。看远时复视更明显。间歇性复视的重要特征是非突发性的。患者常常抱怨很长时间存在复视,并且性质一直未改变。有报道有休息后复视症状会减轻或者完全消失。其他症状包括:头疼、视疲劳、恶心、眩晕、晕车、全面性头痛、视物模糊、从远距到近距聚焦困难、畏光[45]。

鉴别诊断

散开不足被认为是一种良性疾病,除表 9.10 列举的症状外,不会有更严重的情况发生。然而,散开不足与几种其他状况相似,仔细鉴别诊断是很重要的。主要包括:集合过度、基本型内隐斜、散开麻痹、第六神经麻痹,所有这些都可以伴随远距离内斜视。最后两个诊断的潜在病因可以威胁生命。因此,必须分清楚散开不足的鉴别诊断,首先排除较严重的疾病,如:散开麻痹和第六神经麻痹,这些可能会与散开不足混淆。表 9.11 列举了散开不足与其他情况的鉴别诊断。

表 9.11　散开不足的鉴别诊断

需排除功能性紊乱	需排除的潜在疾病
集合过度	第六神经麻痹
基本型内隐斜	散开麻痹

集合过度和基本型内隐斜

在 4 个必须被排除的条件中,集合过度和基本型内隐斜是很容易被排除的。这两种情况都不存在看远比看近有更大或更频繁的内隐斜情况。集合过度是看近比看远有更大的内斜量,基本型内隐斜表现为看远与看近有大致相等的内斜量。

第六神经麻痹

单侧或者双侧第六神经麻痹与散开不足更相似,除此之外,还存在非共同性斜视。可以通过各种临床检查,例如主要注视位置的斜视检查、红色滤光片检查及 Hess-Lancaster 屏检查来确定是否为共同性斜视。

散开麻痹

对临床医生来说,最困难的是鉴别散开麻痹和散开不足。

症状与体征

Parinaud 是第一个描述散开麻痹的人,其特征是看远内斜视量较大,完全无法散开,并伴有相关的神经解剖异常。[111] 表 9.12 列举了散开麻痹的症状和体征。最重要的特征是远距离内斜视引起的突发性复视。复视量及斜视量会随目标移近的过程中减小,直到某一特定距离时出现双眼视觉。Duane[102] 也报道,散开麻痹和散开不足一样是共同性斜视。偶尔与散开麻痹相关的其他症状有头痛。散开不足与散开麻痹头疼的关键不同是后者的头疼为突然出现。有时使用检眼镜观察散开麻痹患者的眼底会出现乳头水肿。有可能会出现"A 型"内斜视,即向正上看时内斜度数增大,而向正下看时内斜度数减少。

表 9.12　散开麻痹症状和体征

体征	症状
看远比看近内隐斜更严重	远距间歇性复视
看远内隐斜的频率高于看近	近期出现头疼
低 AC/A(计算法)	近期出现视疲劳
远距负融像范围降低	
无明显屈光不正	
共同性斜视	
可能存在视乳头水肿	
可能存在内隐斜"A"征	

散开麻痹是独立出现的吗?

对散开麻痹的性质存在一定的争议,一些学者质疑将散开麻痹作为一个诊断分类是否正确。大部分作者[112-115] 描述散开麻痹是由上述特征构成的一种状态。然而,Jampolsky[116] 指出,所谓散开麻痹的临床症状和体征与轻中度第六神经麻痹一致。很可能轻度双侧第六神经麻痹与散开麻痹类似。仔细评估是否为共同性斜视是散开麻痹鉴别诊断的一部分。另外,需要仔细观察眼球震颤,这有助于双侧第六神经麻痹的诊断。

散开麻痹的病因

散开麻痹被发现存在于多种影响中枢神经系统的情况中。舞蹈症、脑炎、梅毒、多发性硬化症、头部外伤、脑出血、颅内压升高、脑部肿瘤、脑干血管病变中都有影响中枢神经系统的表现。

总结

散开不足必须与散开麻痹、第六神经麻痹、集合过度和基本型内隐斜进行鉴别（表 9.11）。鉴别诊断在很大程度上取决于患者症状的性质。通常，典型的散开不足都具有间歇性复视的长期病史，看远时尤其显著。散开麻痹和第六神经麻痹的患者，远距离复视加重，但发病突然。尽管散开不足和散开麻痹，各个注视方向的复视基本相同，但第六神经麻痹中，斜视是非共同性的。双侧或者单侧第六神经麻痹可能存在眼球震颤。当然，散开不足可以与集合过度区别，集合过度近距离比远距离内隐斜大、近距离症状更加明显。散开不足也可以与基本型内隐斜相鉴别，基本型内隐斜看远与看近斜视量基本相同。其他鉴别特征如下：

- 散开不足会随疲劳而加重，但是散开麻痹和第六神经麻痹相对稳定。因此，散开不足患者在疲劳时，复视更加严重。
- 散开不足患者，复视症状通常比散开麻痹和第六神经麻痹轻。
- 利用笔灯测量的双眼单视范围，散开不足的范围会大而散开麻痹的会小。
- 散开麻痹和第六神经麻痹患者有时伴有视乳头水肿。
- 散开麻痹或第六神经麻痹患者可以伴随其他症状或体征如：眩晕、嗜睡、呕吐、易怒、步态紊乱、末端感觉异常。
- 第六神经麻痹患者，斜视是非共同性的，有时存在眼球震颤。

鉴别诊断至关重要，正如前面所指出的，各种异常的病因有可能不严重也有可能是致命性的。散开不足是一种独立的良性异常，而散开麻痹和第六神经麻痹可能与脑部病理学和血管紊乱有关。急性神经性眼球运动麻痹提示情况严重。大约 1/3 的患者存活期不到 5 年[117]。怀疑有散开麻痹或者第六神经麻痹的患者，都需要进行及时而详细的神经学检查。

治疗

表 9.3 列举了我们建议的治疗顺序（在排除神经性疾病之后）。

屈光矫正

对于所有双眼视觉异常和调节功能异常的病例，首要考虑的是矫正任何显著的屈光不正。然而在散开不足的患者中，屈光不正的矫正通常对减少斜视量作用不大。正如上面提到的，散开不足人群中远视的比例并不比正常人群高。另外，散开不足通常伴随低 AC/A。这两条因素大大降低了屈光矫正治疗散开不足的可能性。如果有远视，应该尽可能给予足够的正镜矫正以尽量多地减少斜视量。

棱镜

如果存在垂直斜视，应给予垂直棱镜处方。对于散开不足，水平棱镜通常是最重要的治疗方法。大部分病例，水平棱镜的应用很重要，是散开不足的首选和最有效的治疗方法。

可以通过几种方法来确定棱镜处方量。一种方法是在分离条件下评估双眼斜视，如 Von graefe 测量法和 Sheard 准则来分析集合状态。更理想的选择是使用注视视差分析法。大多数作者认为注视视差分析应作为确定棱镜的方法，因为它在双眼协调状态及自然状态下评估双眼视觉[83,118]。总体上，应该给予能消除患者症状的最小棱镜量。通过注视视差给予的棱镜处方比通过其他方法给予的少。

通过 Mallett 单位和美国光学偏振矢量图测量的相联性斜视，有高估所需棱镜的可能[83,118]，因此，并不是决定水平棱镜的优先方法。更确切地说，Wesson 卡或许可以被用来生成被动性注视视差曲线。这一方法可以获得注视视差，以及相联性斜视、曲线类型及曲线斜率。这 4 个结果中，曲线的斜率提供了处方棱镜主要的信息。第 15 章详细地描述了生成这一曲线的指南和棱镜处方的方法。然而，Wesson 卡仅用于近距离测试。许多新型电脑软件视力测试仪器包含远距离的固视目标，这些目标可以用于测量远距离注视视差，这些仪器可以和美国光学偏振矢量图一起被用于远距离测量相联性斜视。

由于散开不足通常仅在看远时出现症状，配镜处方可以仅仅根据日常距离决定是否全天配戴。散开不足患者的正融像性集合通常是正常的，因此在近距离也可以接受底向外的棱镜。如果患者看近时不能接受底朝外的棱镜度，可以给予增加正融像性集合的视觉训练。

视觉训练

如果棱镜处方不能消除患者的症状，可以进行视觉训练。尽管没有数据证明视觉训练对散开不足治疗的有效性，但视觉训练对其他类型内斜视治疗的有效性数据提示对此类型内斜视也应该有效[119,120]。

一般而言，下列准则是适当的：

- 视觉训练从患者可能成功的近距离开始训练，成功后慢慢向远处移动。
- 在任何一个特定的距离，以周边融像开始训练，逐渐进展到中心融像。
- 训练从三级刺激开始，然后到二级刺激，最后到一级刺激。

总体目标是提高远距离 NFV 的幅度，提高聚散灵敏度，使患者可以持续地在集合和调节时做出舒适而无复视的快速转变。

详细的视觉训练方案

第一阶段

训练的第一阶段需要完成的目标见表 9.13 中阶段 1。首要目标是教会患者训练的概念、散开的感觉和近距离 NFV 的训练。尽管散开不足最终的目标是改善远距离的 NFV，但是从近距离开始训练会更简单。能够实现这些目标的训练方法有聚散球、线上的小虫、可变红绿矢量图和偏振矢量图。

表 9.13　散开不足视觉训练的目标

第一阶段

- 建立和患者之间的合作关系
- 建立贯穿于整个训练的多元反馈机制的意识
- 建立散开的感觉
- 获得正常近距离负融像性集合（NFV）幅度（平滑或慢相集合需求）
- 获得正常调节幅度和调节紧张与放松的能力

第二阶段

- 获得正常正融像性集合（PFV）幅度（平滑或慢相集合需求）
- 获得近距离正常的 NFV 灵敏度（跳跃或快相集合需求）
- 获得近距离正常的 PFV 灵敏度（跳跃或快相集合需求）

第三阶段

- 获得中、远距离正常的 NFV 幅度
- 获得中、远距离正常的 NFV 灵敏度

训练终点。第一阶段的训练终点是当患者可以：

- 在矢量图或其他相似训练中，近距离负融像达到 15BI
- 使用+2.00/−2.00 翻转拍和 20/30 视标，调节灵敏度可达到 12cpm

概述第一阶段治疗方案样本列于表 9.14 中。

第二阶段

训练的第二阶段需要完成的目标可见于 9.13 表中的第二阶段部分。一旦近距离平滑 NFV 正常后，应强调阶梯性或者跳跃性集合需求。仍可继续使用多种红绿和偏振矢量图。然而还需要实施具体的改进方案来训练阶梯性聚散需求（详见第 6 章）。

这个阶段其他有价值的训练有固定矢量图、裂隙尺、偏心圆卡、自由空间融合卡、救生圈卡和计算机随机点训练。

相比于第二阶段中并不考虑速度，此阶段训练的终点应该是融像的质量比数量更重要。提高融像性集合反应的速度和融像恢复点的质量很重要。这一阶段的另一个目标是要开始进行正融像性集合辅助训练和灵敏度的练习。

训练终点。第二阶段的训练终点是当患者可以：

- 使用裂隙尺集合练习到第 12 张卡片，散开练习到第 6 张卡片。
- 使用偏心圆卡或者自由空间融合卡的集合（分开 12cm）与散开训练（分开 6cm）。

表 9.14　散开不足视觉训练方案示例

第一阶段

第 1~2 次

训练室训练

- 讨论视觉异常本质、视觉训练目标、各种反馈信号和训练的重要性
- 聚散球
- 红绿矢量图或偏振矢量图：BI（散开方向）
- 从训练周边融像开始：例如立体图 515 或者绳圈矢量图
- 计算机随机点训练程序：BI（散开方向）

家庭训练

- HTS 集合与调节训练项目
- 聚散球

第 3~4 次

训练室训练

- 线上的小虫
- 红绿矢量图或偏振矢量图：BI（散开方向）
- 使用更多中心融像需求的视标（小丑图，兔子红绿矢量图；小丑，topper 偏振矢量图）
- 计算机随机点训练程序：BI（散开方向）

第 5~8 次

训练室训练

- 线上的小虫
- 红绿矢量图或偏振矢量图：BI（散开方向）
- 使用更精细的视标例如红绿矢量图（Sports,face targets）和 Spirangle 偏振矢量图
- 计算机随机点训练程序：BI（散开方向）

家庭训练

- HTS 聚散与调节训练项目

第二阶段

第 9~10 次

训练室训练

- 使用改良的红绿矢量图或偏振矢量图以建立跳跃性集合需求：BI（散开方向）
- 固定红绿矢量图
- 红绿矢量图 515 或者绳圈偏振矢量图：BO（集合方向）
- 双眼调节训练：以上列出的任意双眼融像训练设备配合正负透镜翻转拍

表 9.14　散开不足视觉训练方案示例(续)

家庭训练	家庭训练
• HTS 聚散与调节训练项目	• HTS 聚散与调节训练项目
第 11~12 次	• 偏心圆卡:BI(散开方向)
训练室训练	**第三阶段**
• 使用改良的红绿矢量图或偏振矢量图以建立跳跃性集合需求:BI(散开方向)	第 17~20 次
• 裂隙尺:BI(双孔)	**训练室训练**
• 使用更多中心融像的红绿矢量图或偏振矢量图:BO	• 1m 处红绿矢量图或偏振矢量图
• 双眼调节训练:以上列出的任意双眼融像训练设备配合正负透镜翻转拍	• 偏心圆卡或者自由空间融合卡:1m 处 BI(散开方向)
家庭训练	• 计算机随机点训练程序:阶梯-跳跃性集合 1m 处
• HTS 集合与调节训练项目	**家庭训练**
第 13~16 次	• HTS 聚散与调节训练项目
训练室训练	• 1m 处大偏心圆卡
• 裂隙尺:BI(双孔)	第 20~24 次
• 偏心圆卡或者自由空间融合卡:BI(散开方向)	**训练室训练**
• 计算机随机点程序:BI 和 BO(散开和集合方向)	• 配合上方投影的红绿矢量图或偏振矢量图
• 裂隙尺:BO(单孔)	• 远距离大偏心圆卡
• 使用改良的红绿矢量图或偏振矢量图以建立跳跃性集合需求:BO(集合方向)	**家庭训练**
• 双眼调节训练:以上列出的任意双眼融像训练设备配合正负透镜翻转拍	• HTS 聚散与调节训练项目
	• 远距离大偏心圆卡

HTS,家庭训练系统。

第二阶段视觉训练方案示例可见于表 9.14。

第三阶段

在达到第一阶段和第一阶段的目标之后,使训练距离从近向远移动。通过几个步骤就可以完成。例如,在 40cm 处使用了红绿矢量图、偏振矢量图和偏心圆卡训练后,可在一米处重复同样的步骤。完成这个距离后,也可以用其他目标在远距离进行训练。红绿矢量图和偏振矢量图也可以配合上方的投影或使用更大(21.59cm×27.94cm)的偏心圆卡。另一种可用于训练远距离 NFV 的方法是使用棱镜翻转拍配合适当的包含抑制控制的目标物,样本示例可见第 6 章(图 6.33 和图 6.34)。

散开不足患者即使配戴了底朝外棱镜,也应该进行视觉训练。棱镜有时可以成功缓解远距离症状,但是如果持续戴镜会在近距离工作时产生不适感。一个选择是可以给患者配两副眼镜,只在远距离戴棱镜镜片。另一个选择是运用视觉训练,扩大近距离正融像性集合,使患者能在面临更多集合需求时可以舒适用眼。具体视觉训练项目

可参照之前讲到的集合不足。训练中途和结束时都应该进行评估。如果患者症状有所缓解,可将患者最初的症状和预期目标进行对比。所有的双眼视觉和调节功能需要反复测试,将每一次结果与预期的结果进行对比。

当所有的视觉治疗目标都达到,项目已完成,我们推荐家庭版维持训练项目,见表 9.9。

散开不足视觉训练总结

集合不足是最易治疗的隐斜双眼视觉功能异常,可以用视觉训练来改善,但是相较于集合不足,散开不足是最难治疗的。运用镜片和 BO 棱镜不能完全去除患者的不适症状时,可以尝试以上提到的训练项目。

手术

散开不足的视光学治疗包括慎重地使用镜片、棱镜及视觉训练。当偏斜量大于 10~15$^\triangle$ 时,可能需要外科手术咨询。Prangen 和 Koch[2] 表示散开不足的患者手术风险会

高。Dunnington[94]建议仅对光学矫正无效的病例进行手术。Burian[4]认为将双眼外直肌缩短也是一种选择,但必须是在尝试棱镜治疗之后。

以往的研究表明,外直肌缩短术是治疗散开不足的最佳手术方法。许多研究都证实了外直肌缩短术可以成功治疗散开不足[110,113]。最近的研究也报道了单侧外直肌缩短术的有效性。2013 年,Stager 等[121]对 57 例散开不足患者进行单侧外直肌缩短术。远距内斜视平均为 14PD,范围为 5~30PD。手术是在局部麻醉下对非优势眼进行的。作者发现,在至少 6 周的随访后,86%的患者不需要进一步的治疗,10.5%的患者需要通过棱镜消除残留复视,3.5%的患者需要再次手术。Hoover 和同事[122]先前的研究报道了单侧外直肌缩短术的有效性。最近的研究显示单侧外直肌缩短和双侧内直肌后退术也有效。Chaudhuri 和 Demer[123]在 2012 年进行了一项比较研究,内直肌后退和单侧外直肌缩短术都有效。手术成功矫正了远距内斜视,术后看远看近都没有复视。不幸的是,由于这些研究是回顾性的,样本量小,非双盲实验,没有对照组,关于散开不足的手术治疗研究设计存在缺陷。因此,尽管有可供参考的研究,散开不足的手术效果目前仍不明确。但是,当非手术治疗不成功时,建议进行外科会诊。

病例分析

病例 9.9 和病例 9.10 是临床医生会遇到的典型的散开不足。

病例 9.9

病史

Suzanne,在读 11 年级的 16 岁女孩,主诉偶尔重影。尤其在学校看黑板做笔记和开车时较明显。2 年前曾做眼部检查,没有查出问题。据她母亲回忆,大约 4 年前 Suzanne 也曾出现过重影。当时医生认为仅是视力问题,没有严重到需要治疗。身体健康,没有服用任何药物。在学校表现优秀,食欲正常,睡眠正常。

检查结果

远视力 VA(远距离,裸眼):	OD:20/20
	OS:20/20
近视力 VA(近距离,裸眼):	OD:20/20
	OS:20/20
集合近点	
调节目标	6cm
笔灯	6cm
遮盖试验(远距离):	12△ 内隐斜
遮盖试验(近距离):	2△ 外隐斜
主观屈光	OD:+1.00D,20/20
	OS:+1.00D,20/20
远距离水平隐斜	12△ 内隐斜
负融像范围(远距离)	X/2/-4
正融像范围(远距离)	12/28/18
垂直隐斜(远距离)	无垂直斜位
近水平隐斜	正位
-1.00 梯度	2△ 内隐斜
梯度性 AC/A	2:1
计算性 AC/A	1.2:1
BI 融像范围(近距离)	X/16/12
BO 融像范围(近距离)	12/26/12
垂直隐斜(近距离)	无垂直斜位
NRA	+2.50D
PRA	-2.50D
调节幅度(推进)	OD:12D;OS:12D

病例 9.9(续)

MAF	OD:9cpm;OS:9cpm
BAF	8cpm
动态检影	OD:+0.50D;OS:+0.50D

瞳孔大小正常,内外眼无任何器质性病变,共同性偏斜,色觉正常。

病例分析

此病例中所有近距测试均正常,但有明显的远距内隐斜,远距 NFV 下降。最可能的诊断是散开不足。但是,在此类病例中,最重要的是表 9.11 中的鉴别诊断。根据病史,问题并不是突发性的。Suzanne 在 4 年前就出现过复视。而现在很可能是因为要看黑板做笔记以及开始驾车使得症状加重。全身无明显异常,饮食睡眠均正常。在学校的表现并没有出现退步的迹象。因而,除了偶发的复视困扰,Suzanne 是在成长过程中各方面都做的很好并茁壮成长的青少年。病史提示散开不足,而共同性偏斜又排除了第六对脑神经即外展神经有麻痹的可能。因而最可能的诊断仍然是散开不足。

治疗

即使 AC/A 较低,但由于透镜轻微降低了斜视量,所以仍对远视进行矫正。另外,底朝外棱镜可加入镜片中。通过美国光学注视视差视标来测量远距离相联性隐斜后,可以确定棱镜量。相联性隐斜度是 $6^\Delta BO$。最后的镜片处方是:

$$OD:+1.00 \text{ 加 } 3^\Delta BO \text{ 棱镜}$$

$$OS:+1.00 \text{ 加 } 3^\Delta BO \text{ 棱镜}$$

Suzanne 被要求在校及驾车配戴这副眼镜,4 周后进行复诊。在复诊中,她主诉戴镜后症状消失,戴镜遮盖试验:远距 3^Δeso;近距 6^Δexo。远距离 BI 是 X/7/3。

Suzanne 被要求继续配戴这副眼镜,如果一年内出现其他症状继续复诊。这是一个散开不足的典型病例。患者不需进行视觉训练,在镜片中加入少量底朝外棱镜即可有效缓解症状。

病例 9.10

病史

Greg,22 岁会计,主诉有间歇性的复视和眼部疲劳。复视只出现于其开车和看远用眼时,例如看电影。在一天结束时,他经常感觉到眼部疲劳,他描述这种感觉为眼球周边牵拉的感觉。患者曾在几年前就已经抱怨过有这些异常并进行配镜。眼镜缓解了症状但是并没有将症状完全消除。事实上,最近的一副眼镜验配于 1 年前,在近距离阅读时患者感到不适。即使戴着新眼镜阅读,有时也会感到疲劳。患者无其他病史,也无用药史。

检查结果

目前处方	OD:平光加 $5^\Delta BO$ 棱镜
	OS:平光加 $5^\Delta BO$ 棱镜
视力	
远距离,裸眼	OD:20/20;OS:20/20
远距离,屈光矫正	OD:20/20;OS:20/20
近距离,裸眼	OD:20/20;OS:20/20
近距离,屈光矫正	OD:20/20;OS:20/20
集合近点	
调节目标	5cm
笔灯	5cm
遮盖试验(远距离,裸眼):	15^Δ 内隐斜

病例 9.10（续）

遮盖试验（近距离,裸眼）:	正位
遮盖试验（近距离,屈光矫正）:	10△ 外隐斜
	OD:+1.00D,20/20
	OS:+1.00D,20/20
主观屈光:	OD:平光,20/20
	OS:平光,20/20
远距离水平隐斜	15△ 内隐斜
BI 融像范围（远距离）	X/2/-4
BO 融像范围（远距离）	10/14/8
垂直隐斜（远距离）	无垂直斜位
近水平隐斜	正位
-1.00 梯度	2△ 内隐斜
梯度性 AC/A	2:1
负融像范围（近距离）	12/18/9
正融像范围（近距离）	10/14/10
垂直隐斜（近距离）	无垂直斜位
NRA	+2.25D
PRA	-2.50D
调节幅度（推进）	OD:10D;OS:10D
MAF	OD:9cpm;OS:9cpm
BAF	7cpm
动态检影	OD:+0.50D;OS:+0.50D

瞳孔大小正常,内外眼无任何器质性病变,共同性偏斜,色觉正常。

病例分析

　　长期存在复视和视疲劳,远距离高度内隐斜且 AC/A 低,这些都清晰地提示应诊断为散开不足。该患者之前已经获得了棱镜处方治疗,尽管这个棱镜处方有帮助但是并没有完全消除症状。这个病例的挑战是处理方法而不是诊断。

治疗

　　这一病例中有两个问题要引起重视。第一个是现在的镜片处方(10△BO),患者依然存在复视和不舒适症状。另一个问题是戴着这副眼镜患者近距离阅读时又出现了视疲劳问题。戴镜近距离检查结果显示其出现问题的原因。患者戴镜的近距离遮盖试验显示为 10△ 外隐斜。近距离裸眼正融像性集合为 10/14/10。戴着 10△BO 棱镜,正融像性集合结果减少了 10△。因此,戴着这副眼镜随着近距离正融像性集合的减少显示出高度外隐斜。

　　此病例并没有显示应使用附加的棱镜。根据注视视差检出的相联性隐斜,应使用 8~10△BO。开具视觉训练处方以解决上述两个问题。首要目标是改善近距离正融像性集合,第二个目标是改善远距离 NFV。视觉训练方案持续了 3 个月,包括 14 次训练室训练。我们遵循了表 9.14 中所列出的训练顺序。

　　在视觉训练后,患者在近距离工作时配戴棱镜眼镜变得舒适很多,而且也不再有远距离用眼不适的主诉。配戴此眼镜的遮盖试验显示远距离 4△ 内隐斜和近距离 10△ 外隐斜。戴镜测得近距离正融像性集合为 18/28/24,远距离 NFV 为 X/7/5。

总结与结论

　　散开不足是一类具有重要临床意义的疾病,尽管它的发生率在双眼视觉功能异常中最低。患者远距离内斜量明显大于近距离,共同性斜视和复视对临床医生来说是一个具有挑战性的诊断难题。散开不足作为良性的异常必须与散开麻痹和第六神经麻痹区分,后两者常常存在严重的潜在病因。因此了解这几种异常症状和体征非常重要。

　　不论是散开麻痹还是第六神经麻痹的诊断都必须转诊

进行神经类检查。一旦诊断为散开不足,需要进行棱镜、屈光矫正及视觉训练的联合处理。

学习问题

1. 对于低 AC/A,为什么附加光度不是有效的治疗方法?

2. 相较于集合不足,为什么棱镜处方对于散开不足是更重要的治疗方法?

3. 请描述可被用于确诊集合不足的两种改进版的集合近点检查。

4. 哪些重要结果可以用来鉴别典型的集合不足和集合不足伴随调节过度还有假性集合不足?

5. 请描述针对集合不足的三阶段视觉训练方案并指出每个阶段的训练目标。

6. 请描述对于完成集合不足视觉训练后的患者,你会给出的建议。在接下来的 3 ~ 12 个月的临床治疗应该是什么?

(孙铁晶 郭阳 译)

设备资源

(a). Computer Orthoptics: 6788 Kings Ranch Rd, Ste 4, Gold Canyon, AZ 85218; 800-346-4925; www.visiontherapysolutions.net.

(b). Available from Bruce Wick, OD, PhD, 13615 Bellaire Blvd, Houston, TX 77083.

参考文献

1. London RF, Wick B. The effect of correction of vertical fixation disparity on the horizontal forced vergence fixation disparity curve. *Am J Optom Physiol Opt.* 1987;64:653-656.

2. Prangen A, Koch FL. Divergence insufficiency: a clinical study. *Am J Ophthalmol.* 1938;21:510-518.

3. Oaks LW. Divergence insufficiency as a practical problem. *Arch Ophthalmol.* 1949;41:562-569.

4. Burian HM. Anomalies of convergence and divergence functions and their treatment. In: Burian HM, ed. *Symposium on Strabismus: Transactions of the New Orleans Academy of Ophthalmology.* 3rd ed. St. Louis, MO: Mosby; 1971: 223-232.

5. Scheiman M, Cotter S, Rouse M, et al. Randomised clinical trial of the effectiveness of base-in prism reading glasses versus placebo reading glasses for symptomatic convergence insufficiency in children. *Br J Ophthalmol.* 2005;89: 1318-1323.

6. Teitelbaum B, Pang Y, Krall J. Effectiveness of base in prism for presbyopes with convergence insufficiency. *Optom Vis Sci.* 2009;86:153-156.

7. Scheiman M, Gwiazda J, Li T. Non-surgical interventions for convergence insufficiency. *Cochrane Database Syst Rev.* 2011:CD006768. doi:10.1002/14651858.CD006768.pub2.

8. Scheiman M, Mitchell GL, Cotter S, et al. A randomized clinical trial of vision therapy/orthoptics versus pencil push-ups for the treatment of convergence insufficiency in young adults. *Optom Vis Sci.* 2005;82:583-595.

9. Scheiman MM, Hertle RW, Beck RW, et al. Randomized trial of treatment of amblyopia in children aged 7 to 17 years. *Arch Ophthalmol.* 2005;123:437-447.

10. Scheiman M, Rouse M, Kulp MT, Cotter S, Hertle R, Mitchell GL. Treatment of convergence insufficiency in childhood: a

11. current perspective. *Optom Vis Sci.* 2009;86:420-428.

11. Convergence Insufficiency Treatment Trial Study Group. Long-term effectiveness of treatments for symptomatic convergence insufficiency in children. *Optom Vis Sci.* 2009;86:1096-1103.

12. Convergence Insufficiency Treatment Trial Investigator Group. A randomized clinical trial of treatments for symptomatic convergence insufficiency in children. *Arch Ophthalmol.* 2008;126:1336-1349.

13. Aletaha M, Daneshvar F, Mosallaei M, Bagheri A, Khalili MR. Comparison of three vision therapy approaches for convergence insufficiency. *J Ophthalmic Vis Res.* 2018;13:307-314.

14. Hermann JS. Surgical therapy for convergence insufficiency. *J Pediatr Ophthalmol Strabismus.* 1981;18:28-31.

15. Yang HK, Hwang JM. Surgical outcomes in convergence insufficiency-type exotropia. *Ophthalmology.* 2011;118:1512-1517.

16. von Noorden GK. Resection of both medial rectus muscles in organic convergence insufficiency. *Am J Ophthalmol.* 1976;81:223-226.

17. Haldi BA. Surgical management of convergence insufficiency. *Am J Orthoptics.* 1978;28:106-109.

18. Ma L, Yang L, Li N. Bilateral lateral rectus muscle recession for the convergence insufficiency type of intermittent exotropia. *J AAPOS.* 2016;20:194.e1-196.e1.

19. Farid MF, Abdelbaset EA. Surgical outcomes of three different surgical techniques for treatment of convergence insufficiency intermittent exotropia. *Eye (Lond).* 2018;32:693-700.

20. Scheiman M, Mitchell GL, Cotter S, et al. A randomized trial of the effectiveness of treatments for convergence insufficiency in children. *Arch Ophthalmol.* 2005;123:14-24.

21. Adler P. Efficacy of treatment for convergence insufficiency using vision therapy. *Ophthalmic Physiol Opt.* 2002;22:565-571.

22. Abdi S, Rydberg A. Asthenopia in schoolchildren, orthoptic and ophthalmological findings and treatment. *Doc Ophthalmol.* 2005;111:65-72.

23. Aziz S, Cleary M, Stewart HK, Weir CR. Are orthoptic exercises an effective treatment for convergence and fusion deficiencies? *Strabismus.* 2006;14:183-189.

24. The 1986/1987 Future of Visual Development/Performance Task Force. The efficacy of optometric vision therapy. *J Am Optom Assoc.* 1988;59:95-105.

25. Suchoff IB, Petito GT. The efficacy of visual therapy: accommodative disorders and non strabismic anomalies of binocular vision. *J Am Optom Assoc.* 1986;57:119-125.

26. Grisham JD. Visual therapy results for convergence insufficiency: a literature review. *Am J Optom Physiol Opt.* 1988;65:448-454.

27. Hoffman L, Cohen A, Feuer G. Effectiveness of non-strabismic optometric vision training in a private practice. *Am J Optom Arch Am Acad Optom.* 1973;50:813-816.

28. Ciuffreda K. The scientific basis for and efficacy of optometric vision therapy in nonstrabismic accommodative and binocular vision disorders. *Optometry.* 2002;73:735-762.

29. Daum KM. A comparison of the results of tonic and phasic vergence training. *Am J Optom Physiol Opt.* 1983;60:769-775.

30. Daum KM. Convergence insufficiency. *Am J Optom Physiol Opt.* 1984;61:16-22.

31. Daum KM. The course and effect of visual training on the vergence system. *Am J Optom Physiol Opt.* 1982;59:223-227.

32. Daum KM. Characteristics of exodeviations: II. Changes with treatment with orthoptics. *Am J Optom Physiol Opt.* 1986;63:244-251.

33. Vaegan JL. Convergence and divergence show longer and sustained improvement after short isometric exercise. *Am J Optom Physiol Opt.* 1979;56:23-33.

34. Cooper J, Selenow A, Ciuffreda KJ. Reduction of asthenopia in patients with convergence insufficiency after fusional vergence training. *Am J Optom Physiol Opt.* 1983;60:982-989.

35. Wick B. Vision therapy for presbyopic nonstrabismic patients. *Am J Optom Physiol Opt.* 1977;54:244-247.

36. Cohen AH, Soden R. Effectiveness of visual therapy for convergence insufficiencies for an adult population. *J Am Optom Assoc.* 1984;55:491-494.

37. Birnbaum MH, Soden R, Cohen AH. Efficacy of vision therapy for convergence insufficiency in an adult male population. *J Am Optom Assoc.* 1999;70:225-232.

38. Convergence Insufficiency Treatment Trial Investigator Group. Results of a randomized clinical trial of vision therapy for symptomatic convergence insufficiency in children. *Optom Vis Sci.* In press.

39. Duke-Elder S, Wybar K. Ocular motility and strabismus. In: Duke-Elder S, ed. *System of Ophthalmology.* St Louis, MO: Mosby; 1973:547-551.

40. Hugonnier R, Clayette-Hugonnier C. *Strabismus, Heterophoria and Ocular Motor Paralysis.* St. Louis, MO: CV Mosby; 1969.

41. von Noorden GK. *Binocular Vision and Ocular Motility: Theory and Management of Strabismus.* 6th ed. St Louis, MO: Mosby; 2002.

42. Griffin JR, Grisham JD. *Binocular Anomalies: Diagnosis and Vision Therapy.* 4th ed. Boston, MA: Butterworth-Heinemann; 2003.

43. Evans BJW. *Pickwell's Binocular Vision Anomalies: Investigation and Treatment.* Oxford, England: Butterworth Heinemann; 2002.

44. Press LJ. *Applied Concepts in Vision Therapy.* St. Louis, MO: Mosby-Year Book; 1997.

45. Scheiman M. Divergence insufficiency: characteristics, diagnosis and treatment. *Am J Optom Physiol Opt.* 1986;63(6):425-431.

46. Kirkeby L. Update on divergence insufficiency. *Int Ophthalmol Clin.* 2014;54:21-31.

47. Pineles SL. Divergence insufficiency esotropia: surgical treatment. *Am Orthopt J.* 2015;65:35-39.

48. Ridley-Lane M, Lane E, Yeager LB, Brooks SE. Adult-onset chronic divergence insufficiency esotropia: clinical features and response to surgery. *J AAPOS.* 2016;20:117-120.

49. Scheiman M, Gallaway M, Coulter R, et al. Prevalence of vision and ocular disease conditions in a clinical pediatric population. *J Am Optom Assoc.* 1996;67:193-202.

50. Rouse MW, Hyman L, Hussein M, Solan H. Frequency of convergence insufficiency in optometry clinic settings. *Optom Vis Sci.* 1998;75:88-96.

51. Rouse MW, Borsting E, Hyman L, et al. Frequency of convergence insufficiency among fifth and sixth graders. *Optom Vis Sci.* 1999;76:643-649.

52. Letourneau JE, Lapierre N, Lamont A. The relationship between convergence insufficiency and school achievement. *Am J Optom Physiol Opt.* 1979;56:18-22.

53. Letourneau JE, Ducic S. Prevalence of convergence insufficiency among elementary school children. *Can J Optom.* 1988;50:194-197.

54. Porcar E, Martinez-Palomera A. Prevalence of general binocular dysfunctions in a population of university students. *Optom Vis Sci.* 1997;74:111-113.

55. Davis AL, Harvey EM, Twelker JD, Miller JM, Leonard-Green T, Campus I. Convergence insufficiency, accommodative insufficiency, visual symptoms, and astigmatism in Tohono O'odham students. *J Ophthalmol.* 2016;2016:6963976. doi:10.1155/2016/6963976.

56. Hashemi H, Nabovati P, Khabazkhoob M, et al. The prevalence of convergence insufficiency in Iran: a population-based study. *Clin Exp Optom.* 2017;100(6):704-709.

57. Hussaindeen JR, Rakshit A, Singh NK, et al. Prevalence of non-strabismic anomalies of binocular vision in Tamil Nadu: report 2 of band study. *Clin Exp Optom.* 2017;100:642-648.

58. Wajuihian SO, Hansraj R. Vergence anomalies in a sample of high school students in South Africa. *J Optom.* 2016;9:246-257.

59. Jang JU, Park IJ. Prevalence of general binocular dysfunctions among rural schoolchildren in South Korea. *Taiwan J Ophthalmol.* 2015;5:177-181.

60. Cooper J, Duckman R. Convergence insufficiency: incidence, diagnosis, and treatment. *J Am Optom Assoc.* 1978;49:673-680.

61. Cooper J, Jamal N. Convergence insufficiency—a major review. *Optometry.* 2012;83:137-158.

62. Borsting E, Rouse MW, De Land PN; Convergence Insufficiency and Reading Study (CIRS) Group. Prospective comparison of convergence insufficiency and normal binocular children on CIRS symptom surveys. *Optom Vis Sci.* 1999;76(4):221-228.

63. Borsting E, Rouse MW, Deland PN, et al. Association of symptoms and convergence and accommodative insufficiency in school-age children. *Optometry.* 2003;74(1):25-34.

64. Borsting EJ, Rouse MW, Mitchell GL, et al. Validity and reliability of the revised convergence insufficiency symptom survey in children aged 9 to 18 years. *Optom Vis Sci.* 2003;80:832-838.

65. Rouse MW, Borsting E, Mitchell GL, et al. Validity and reliability of the revised convergence insufficiency symptom survey in adults. *Ophthal Physiol Opt.* 2004;24:384-390.

66. Rouse M, Borsting E, Mitchell GL, et al. Validity of the convergence insufficiency symptom survey: a confirmatory study. *Optom Vis Sci.* 2009;86:357-363.

67. Clark TY, Clark RA. Convergence insufficiency symptom survey scores for required reading versus leisure reading in school-age children. *J AAPOS.* 2017;21(6):452-456.

68. McGregor ML. Convergence insufficiency and vision therapy. *Pediatr Clin North Am.* 2014;61:621-630.

69. Giffard P, Daly L, Treleaven J. Influence of neck torsion on near point convergence in subjects with idiopathic neck pain. *Musculoskelet Sci Pract.* 2017;32:51-56.

70. Bade A, Boas M, Gallaway M, et al. Relationship between clinical signs and symptoms of convergence insufficiency. *Optom Vis Sci.* 2013;90:988-995.

71. Stiebel-Kalish H, Amitai A, Mimouni M, et al. The discrepancy between subjective and objective measures of convergence insufficiency in whiplash-associated disorder versus control participants. *Ophthalmology.* 2018;125(6):924-928.

72. Mozlin R. Quality-of-life outcomes assessment. *J Optom Vis Dev.* 1995;26:194-199.

73. Gerchak D, Maples WC, Hoenes R. Test-retest reliability of the COVD-QOL short form on elementary school children. *J Beh Optom.* 2006;17:65-70.

74. Maples WC. Test-retest reliability of the college of optometrists in vision development quality of life outcomes assessment. *Optometry.* 2000;71:579-585.

75. Maples WC, Bither M. Efficacy of vision therapy as assessed by the COVD quality of life checklist. *Optometry.* 2002;73:492-498.

76. Maples WC. Test retest reliability of the College of Optometrists Quality of Life Outcomes Assessment Short Form. *J Optom Vis Dev.* 2002;33:126-134.

77. Daugherty KM, Frantz KA, Allison CL, Gabriel H. Evaluating changes in quality of life after vision therapy using the COVD quality of life outcomes assessment. *Opt Vis Dev.* 2007;38:75-81.

78. Harris P, Gormley L. Changes in the scores on the COVD quality of life assessment before and after vision therapy: a multi-office study. *J Behav Optom.* 2007;18:43-45.

79. Rouse MW, Hyman L; CIRS Study Group. How do you make the diagnosis of convergence insufficiency? Survey results. *J Optom Vis Dev.* 1997;28:91-97.

80. Hayes GJ, Cohen BE, Rouse MW, De Land PN. Normative values for the nearpoint of convergence of elementary

schoolchildren. *Optom Vis Sci.* 1998;75:506-512.

81. Maples WC, Hoenes R. Near point of convergence norms measured in elementary school children. *Optom Vis Sci.* 2007;84:224-228.

82. Scheiman M, Gallaway M, Frantz KA, et al. Near point of convergence: test procedure, target selection and expected findings. *Optom Vis Sci.* 2003;80(3):214-225.

83. Wick B. Horizontal deviations. In: Amos JF, ed. *Diagnosis and Management in Vision Care.* Boston, MA: Butterworths; 1987:473.

84. Mohindra I, Molinari J. Convergence insufficiency: its diagnosis and management. Part I. *Optom Monthly.* 1980;71(3):38-43.

85. Davis CE. Orthoptics treatment in convergence insufficiency. *J Can Med Assoc.* 1956;55:47-49.

86. Capobianco M. The subjective measurement of the near point of convergence and its significance in the diagnosis of convergence insufficiency. *Am Orthopt J.* 1952;2:40-42.

87. Rosner J. *Pediatric Optometry.* Boston, MA: Butterworth; 1982.

88. von Noorden GK, Brown DJ, Parks M. Associated convergence and accommodative insufficiency. *Doc Ophthalmol.* 1973;34:393-403.

89. Pickwell LD, Stephens LC. Inadequate convergence. *Br J Physiol Opt.* 1975;30:34-37.

90. Pickwell LD, Hampshire R. The significance of inadequate convergence. *Ophthal Physiol Opt.* 1981;1:13-18.

91. Richman JR, Cron MT. *Guide to Vision Therapy.* Mishawaka, IN: Bernell Corporation; 1988.

92. Burde RM, Savino PJ, Trobe JD. *Clinical Decisions in Neuro Ophthalmology.* St. Louis, MO: CV Mosby; 1985.

93. Scheiman M, Cooper J, Mitchell GL, et al. A survey of treatment modalities for convergence insufficiency. *Opt Vis Sci.* 2002;79:151-157.

94. Dunnington JH. Paralysis of Divergence with Report of Three Cases Due to Epidemic Encephalitis. *Arch Ophthalmol.* 1923;52:39-49.

95. Gallaway M, Scheiman M, Malhotra K. The effectiveness of pencil pushups treatment for convergence insufficiency: a pilot study. *Optom Vis Sci.* 2002;79:265-267.

96. Kim KM, Chun BY. Effectiveness of home-based pencil push-ups (HBPP) for patients with symptomatic convergence insufficiency. *Korean J Ophthalmol.* 2011;25:185-188.

97. Pediatric Eye Disease Investigator Group. Home-based therapy for symptomatic convergence insufficiency in children: a randomized clinical trial. *Optom Vis Sci.* 2016;93: 1457-1465.

98. Cooper J, Feldman J. Operant conditioning of fusional convergence ranges using random dot stereograms. *Am J Optom Physiol Optics.* 1980;57(4):205-213.

99. Cooper J, Citron M. Microcomputer produced anaglyphs for evaluation and therapy of binocular anomalies. *J Am Optom Assoc.* 1983;54:785-788.

100. Cooper J. Review of computerized orthoptics with specific regard to convergence insufficiency. *Am J Optom Physiol Opt.* 1988;65:455-463.

101. Serna A, Rogers DL, McGregor ML, Golden RP, Bremer DL, Rogers GL. Treatment of convergence insufficiency with a home-based computer exercise program. *J AAPOS.* 2011;15:140-143.

102. Duane A. A new classification of the motor anomalies of the eye based upon physiological principles. *Ann Ophthalmol Otolaryngol.* 1897:247-260.

103. Moore S, Harbison JW, Stockbridge L. Divergence insufficiency. *Am Orthop J.* 1971;21:59-63.

104. Haggerty H, Richardson S, Hrisos S, Strong NP, Clarke MP. The Newcastle Control Score: a new method of grading the severity of intermittent distance exotropia. *Br J Ophthalmol.* 2004;88:233-235.

105. Mohney BG, Holmes JM. An office-based scale for assessing control in intermittent exotropia. *Strabismus.* 2006;14:147-150.

106. Kim H, Kim DH, Ahn H, Lim HT. Proposing a new scoring system in intermittent exotropia: towards a better assessment of control. *Can J Ophthalmol.* 2017;52:235-239.

107. Pediatric Eye Disease Investigator Group, Chen AM, Holmes JM, Chandler DL, et al. A randomized trial evaluating short-term effectiveness of overminus lenses in children 3 to 6 years of age with intermittent exotropia. *Ophthalmology.* 2016;123:2127-2136.

108. Pediatric Eye Disease Investigator Group, Mohney BG, Cotter SA, Chandler DL, et al. A randomized trial comparing part-time patching with observation for intermittent exotropia in children 12 to 35 months of age. *Ophthalmology.* 2015;122:1718-1725.

109. Pediatric Eye Disease Investigator Group, Cotter SA, Mohney BG, Chandler DL, et al. A randomized trial comparing part-time patching with observation for children 3 to 10 years of age with intermittent exotropia. *Ophthalmology.* 2014;121:2299-2310.

110. Lyle DJ. Divergence insufficiency. *Arch Ophthalmol.* 1954;52:858-864.

111. Parinaud H. Clinique Nervense: Paralysis Des Mouvements Associes-Des Yeux [Clinical nerves: eye movements associated with paralysis]. *Neurology.* 1883;5:145-172.

112. Chamlin M, Davidoff LM. Divergence paralysis with increased intracranial pressure. *J Neurosurg.* 1950;7:539-543.

113. Bruce GM. Ocular divergence: its physiology and pathology. *Arch Ophthalmol.* 1935;13:639-660.

114. Bielchowsky A. Lectures on anomalies of the eyes: III. Paralysis of conjugate movements of the eyes. *Arch Ophthalmol.* 1935;13:569-583.

115. Bender MB, Savitsky N. Paralysis of divergence. *Arch Ophthalmol.* 1940;23:1046-1051.

116. Jampolsky A. Ocular divergence mechanisms. *Trans Am Ophthal Soc.* 1971;69:730-822.

117. Higgins JD. Oculomotor system. In: Barresi B, ed. *Ocular Assessment.* Boston, MA: Butterworth; 1984.

118. London R. Fixation disparity and heterophoria. In: Barresi B, ed. *Ocular Assessment.* Boston, MA: Butterworth-Heinemann; 1984.

119. Gallaway M, Scheiman M. The efficacy of vision therapy for convergence excess. *J Am Optom Assoc.* 1997;68:81-86.

120. Shorter AD, Hatch SW. Vision therapy for convergence excess. *N Engl J Optom.* 1993;45:51-53.

121. Stager DR Sr, Black T, Felius J. Unilateral lateral rectus resection for horizontal diplopia in adults with divergence insufficiency. *Graefes Arch Clin Exp Ophthalmol.* 2013;251:1641-1644.

122. Hoover DL, Giangiacomo J. Results of a single lateral rectus resection for divergence and partial sixth nerve paralysis. *J Pediatric Ophthalmol Strabismus.* 1993;30:124-126.

123. Chaudhuri Z, Demer JL. Characteristics and surgical results in patients with age-related divergence insufficiency esotropia. *J AAPOS.* 2015;19:98-99.

第 10 章

高 AC/A：集合过度和散开过度

本章主要讨论调节性集合与调节的比值（accommoda-
tive convergence to accommodation，AC/A）高的非显
斜性双眼视觉异常的特征、诊断和处理。如前面章节所述，
AC/A 是决定隐斜患者治疗手段顺序的重要因素（第 3
章）。因此，某些通用的治疗手段对于高 AC/A 的患者都是
适用的。但是高 AC/A 的集合过度（convergence excess）患
者与散开过度（divergence excess）患者又有一些重要的不同
之处。在回顾了应用于高 AC/A 通用的治疗方法后，每种
病情的治疗过程都应当单独描述以突出他们在特征、诊断
和处理上的不同之处。

本章将要讨论的特殊情况是不同形式的集合过度及散
开过度。

高 AC/A 隐斜处理原则概述

对于高 AC/A 双眼视觉异常，治疗顺序详见表 10.1 和
表 10.2。高 AC/A 与低 AC/A 和正常 AC/A 的重要差别在

于使用镜片后隐斜的相对受影响程度，详见病例 10.1 所述
的集合过度病例。

表 10.1　集合过度的诊疗思路

屈光不正矫正	弱视视觉训练
近用附加度	针对抑制的视觉训练
垂直棱镜	知觉运动功能视觉训练
水平棱镜	手术
弱视遮盖疗法	

表 10.2　散开过度的诊疗思路

屈光不正矫正	针对抑制的视觉训练
垂直棱镜	知觉运动功能视觉训练
近用负镜片附加	水平棱镜
弱视遮盖疗法	手术
弱视视觉训练	

病例 10.1

一名十岁的男孩出现视疲劳、视觉模糊等症状，并且阅读超过十分钟后无法集中注意力，该患者自入学之日起就
出现了这些症状。屈光度双眼均为+1.00D。远距离为 4^Δ 内隐斜（esophoria，ESO），近距离为 20^Δ 内隐斜[瞳距（inter-
pupillary diameter，IPD）= 58mm]。此病例计算性 AC/A 为 8：1。通过近距测试得到结果如下：

负相对调节（negative relative accommodation，NRA）：	+2.50D
正相对调节（positive relative accommodation，PRA）：	−1.00D
近水平隐斜（near lateral phoria，NLP）：	3^Δ 内隐斜
近距离负融像范围[base-in（near）]：	4/10/4
近距离正融像范围[base-out（near）]：	16/26/16
聚散灵敏度（vergence facility）：	0cpm，BI 复视
动态检影：	+1.25D，OD 和 OS
双眼调节灵敏度（binocular accommodative facility，BAF）：	−2.00D 复视，0cpm
单眼调节灵敏度（monocular accommodative facility，MAF）：	12cpm

由于该患者 AC/A 较高，因此诊断此病例的屈光状态非常重要。处方结果若为+1.00D，会使视近时隐斜降低到
约 2^Δ 内隐斜。近距数据分析显示负融像性集合（negative fusional vergence，NFV）所有的直接和间接测量结果都较低。
此病例中给予额外正镜附加，可以消除剩余的内隐斜，平衡 NRA/PRA 关系，使动态检影及负融像范围结果正常化。
此病例的近距分析结果表明附加+0.75D 到+1.00D 是比较合适的。

病例 10.2 举例说明了高 AC/A 病例中附加度的作用。
屈光不正的矫正仍然是首先需要考虑的问题。然而，
如前面的病例 10.2 中所证明的那样，使用近用附加镜在表

10.1 中几乎是最优先考虑的。高 AC/A 病例中，屈光不正
的矫正可能有两个原因。一方面是未矫正的屈光不正可能
会导致双眼之间的不平衡，最终会导致知觉融合障碍，也可

能会产生由于模糊的视网膜影像而导致融合功能衰退。另一方面是因为对于高 AC/A,屈光不正的矫正可能会有助于减小斜视量。

病例 10.2

一名四岁女童到医院进行眼科检查,起因为其父母注意到她的右眼在睡前和疲劳的时候发生了偏斜。家长在一年前发现了此症状,且右眼偏斜的时间越来越长。屈光度为双眼+0.25D。远距遮盖测试结果为 25^Δ 的间歇性右眼外斜视(约有 10%的时间处于偏斜位)。近距遮盖测试结果为 5^Δ 外隐斜(exophoria, EXO),计算性 AC/A 为 13:1。

此患者屈光不正不明显,但是使用透镜附加有助于治疗。由于高 AC/A,可以使用透镜用于控制斜视。双眼使用-1.50D 可以大大减小远距斜视量,但也可能会导致近距高度内隐斜,因此应当对双焦点透镜的使用效果进行分析。在此病例中,由于患者高 AC/A,使用-1.50D 同时双眼下加+1.00D 的处方是一种可行的视觉治疗手段。如果此患者年龄稍微大一些,视觉训练可能会比较适合用于处理散开过度。对于可能很难使用视觉训练治疗的学前儿童,近用附加镜是一种非常重要的暂时性治疗手段。

当对此类患者给予最终处方时,首先应检查其是否存在垂直隐斜。如前面章节所述,即使是少量的垂直隐斜的矫正也会对于水平隐斜有积极的作用。因此建议即便是小到 0.5^Δ 的垂直隐斜也应该矫正(第 14 章)。

集合过度和散开过度的处理顺序之间最关键的不同之处在于内隐斜相对于外隐斜使用水平性棱镜处理效果更好。使用 BO 棱镜是集合过度的早期处理手段,但使用 BI 棱镜在散开过度处理方法顺序表中是比较靠后的处理方法(见表 10.1 和表 10.2)。由于近用附加镜的作用,棱镜对于看远是正位伴随正常张力性集合的集合过度几乎没有作用。下面将要讲述的病例 10.3 即为说明 BO 棱镜在集合过度治疗过程中的价值。

因此,对于伴随高张力性集合的集合过度病例,水平棱镜是一个重要的备选治疗方法。如果是伴随正常或者低张力性集合的集合过度,棱镜通常就不必要了。

虽然弱视(amblyopia)在非显斜性双眼视觉异常中不常见,但是如果隐斜的同时伴较大程度的屈光参差(anisometropia),弱视也可能发生。尽管屈光参差性弱视(anisometropic amblyopia)的程度非常浅(约 20/60 到 20/80),早期的一种治疗方法是通过遮盖法和视觉训练治疗弱视。在确诊屈光参差和考虑使用棱镜补偿垂直性隐斜之后,必须立即考虑使用遮盖法和特定视觉训练治疗弱视或任何相关抑制。如果集合过度或散开过度患者同时伴有屈光参差,推荐部分时间遮盖疗法。在进行弱视疗法的同时使用不透明的眼罩进行几个小时(2~4 小时)的遮盖疗法对于治疗弱视通常已经足够。屈光参差性弱视的评估和处理的细节详见第 17 章。但几乎在所有的病例中,弱视通常不会伴随集

病例 10.3

一位 21 岁的女性患者主诉其驾驶和读书时易出现间歇性复视,读书时,复视症状加重,她还表示超过 15 分钟时易出现视疲劳。该患者经常出现这些症状,尤其是每天在办公桌上工作 8 小时后,症状会更严重。散瞳验光显示 OD 和 OS 平光。遮盖结果为远距离 8^Δ 内隐斜;近距离 16^Δ 内隐斜,计算性 AC/A 为 9.4:1(IPD=62mm)。

此病例为伴随高张力性集合或远距中度内隐斜的集合过度病例。患者并不存在屈光不正,因此远距离透镜处方并不作为处理选项。患者 AC/A 比较高,近用附加镜很容易地可以减少近距离斜视量。但是,平光处方下加+1.50 的治疗方案仅可消除患者近距离的问题,驾驶时,患者仍然会出现复视症状。此类病例中,使用 BO 棱镜是一个比较重要的选择。棱镜量应当根据注视视差评估来确定(见第 15 章)。此病例最后的处方可能为:

OD:平光,2^Δ BO
OS:平光,2^Δ BO
下加+1.00D

合过度或者散开过度。因此,在考虑矫正屈光不正,近用附加镜和棱镜后,视觉训练可以作为备选治疗方法。

在很多集合过度的病例中,使用近用附加镜和棱镜已经足够治疗患者。如果 NFV 严重降低,或者内隐斜量很大,或者患者在配戴眼镜后仍感觉不舒服,那么就应该推荐视觉训练。相比之下,视觉训练是散开过度患者的首选治疗方法。通常情况下,视觉训练对于散开过度更有效,而 BO 棱镜和近用附加镜对于集合过度更为有效。

表 10.1 和表 10.2 中最后列出的处理方案是手术。集合过度通常可以通过一系列非手术手段成功治愈。有时散开过度会伴随着很大程度的视远外斜视。当斜视量大于 30~35$^\Delta$,通常有必要用手术来补充其他非手术治疗方法。

高 AC/A 双眼视觉异常的预后

集合过度患者成功治愈的预后良好。在很多情况下,使用透镜,近用附加镜以及棱镜已经足够了。如果患者在经过这些治疗方法治疗后仍然存在症状,可以使用视觉训练并且结果通常会比较成功。因此治疗集合过度患者失败的可能性是很小的。如果治疗失败通常原因是患者拒绝配戴眼镜或者是不配合视觉训练。

在文献中已经有些关于使用视觉训练来治疗集合过度的内容。在一份 12 位集合过度的患者接受了视觉训练治疗的报告中,Shorter 和 Hatch[1] 研究发现 12 名中有 8 名患者(66%)症状减轻,有完整治疗数据的 8 名中有 5 名患者(62.5%)的 NFV 得到改善。但是这些变化却没有统计学意义。Grisham[2] 和 Wick[3] 各自报道了一例视觉训练后 NFV 得到改善,症状减轻的集合过度病例。Ficarra[4]

等做了针对 31 名集合过度患者（平均年龄 15.9 岁）的回顾性调查。视觉训练的平均次数为 19.4 次。这些患者的症状有了明显减轻并且 NFV 和 PRA 得到了显著改善。作者发现决定治疗成败的最关键因素在于视觉训练前看近斜视的程度。Gallaway 和 Scheiman[5] 同样对 83 名接受连续视觉训练的集合过度患者进行了回顾性分析。相对于 Ficarra[4] 等在视光学院诊所进行的研究，此次研究对象为私人诊所的患者。因此，两名临床医生完成了所有标准化的检查项目。直接和间接 NFV 检查结果有显著的统计学意义，84% 的患者症状完全消失。因此，视觉训练可以作为集合过度患者的一种可行的治疗手段。

相对于集合过度患者使用近附加镜进行治疗的成功结果，视觉训练对于散开过度的效果是最好的。目前医学界多项研究已评估视觉训练对于散开过度的治疗效果。Goldrich[6] 报道了视觉训练对 28 名散开过度患者的成功治疗结果，确定了显著、较好、一般和较差的治疗效果评判标准。如果治疗效果被评为显著，患者必须完全消除视疲劳的症状，存在隐斜，并且要有正常的双眼测试结果。如果治疗效果被评为较好，患者必须完全消除了视疲劳症状，存在隐斜，但可以在某些双眼测试项目上存在不足。如果治疗效果被评为一般，这意味着遮盖测试中可以偶尔检查到间歇性斜视症状。一份被评为较差的治疗效果说明症状的改善程度很小。20 名（71.4%）患者的治疗效果非常显著，3 名（10.7%）患者的治疗效果较好。因此，对于 82.1% 的患者，视觉训练在消除间歇性斜视和视疲劳方面非常成功。对于成果显著的患者，接受治疗的平均次数为 20.2 次；对于成果较好的患者，平均次数为 28.3 次。仅有一例患者接受治疗的效果为较差。

Pickwell[7] 报道了 14 名散开过度患者经过视觉训练治疗后的结果：10 名患者表示对结果满意，2 名患者表示治疗效果有限，另外 2 名患者在完成前中止了治疗。Daum[8] 对 18 名散开过度患者进行了一次回顾性研究。治疗的持续时间非常短，仅有 5.2 周，因此他对其治疗结果的意义提出了质疑。但是，对于预后他提出了几个有趣的观点。他发现对于小角度斜视且没有垂直性偏离的患者治疗结果非常显著。

另外一些研究视觉训练对间歇性外斜视治疗效果的研究人员没有将散开过度与其他类型的间歇性外斜视区别开来。虽然这使得治疗结果难以分析，但是仍然有助于理解视觉训练治疗散开过度的效果。散开过度是一种最常见的间歇性外斜视类型，可以推荐使用手术进行治疗。因此，以下研究中报道的许多患者为散开过度型斜视是很合理的。

经过对 37 例外斜视患者的调查，Sanfilippo 和 Clahane[9] 发现治疗结果非常显著的占 64.5%，结果较好的占 9.7%，结果一般的占 22.6%，仅 1 例患者（比例占 3.2%）治疗结果较差。研究人员认为 64.5% 的患者已经"治愈"，32.3% 的患者症状得到了很大程度的缓解。研究人员还提供了若干影响治疗效果各种因素的相关数据。弱视、恒定性斜视（constant deviation）、非共同性斜视（noncomitancy）

和垂直斜视是影响治疗效果的负面因素。

Cooper 和 Leyman[10] 对 182 例通过视觉训练进行治疗的间歇性外斜视患者进行了回顾性调查研究。并发现效果较好的占 58.7%，且效果一般的占 38.4%。仅 5.6% 的患者的症状通过视觉训练的治疗没有取得显著改善。

Coffey[11] 等回顾了 59 例间歇性外斜视治疗的研究并统计了总的成功率。统计结果如下：28% 的负镜过矫治疗，28% 的棱镜疗法，37% 的遮盖疗法，46% 的手术，59% 的视觉训练取得了成功。Cooper 和 Medow[12] 同样查阅了文献得出结论：6 岁以下的散开过度患者应当慎重治疗以减小或消除成为弱视或永久丧失立体视的可能性。建议采用多种非手术介入手段例如遮盖、负镜片过矫和家庭脱抑制治疗。只有当斜视持续或者是加重的情况下才考虑手术治疗。他们认为六岁以上的儿童，除非斜视程度非常大（>35△），否则可以考虑采用视觉训练进行治疗。

在 Ma[13] 等最近的一项前瞻性研究中，作者评估了 12~17 岁有间歇性外斜视的儿童经基于训练室训练的集合/调节治疗后训练室控制评分的变化。此试验共招收了 14 名中国受试者，年龄在 6~17 岁之间，均有间歇性外斜视（不包括集合不足的类型）。所有受试者都接受了 12 周的训练室集合/调节治疗。治疗包括集合、调节、脱抑制、双眼单视的训练。主要结果衡量标准是 13 周复查时训练室控制评分与初查时评分的差值。在这组选定的间歇性外斜视儿童中，12 周的训练室的集合/调节治疗伴随家庭强化，结果是远距外斜视的控制在统计学和临床上的改善都有意义。

因此，虽然目前的文献缺乏高质量的随机临床试验，但文献也支持视觉训练对散开过度的治疗效果，与此章节提到的手术治愈率相比，视觉训练可以被建议为首选的治疗方法。一定要注意之前一些研究中心提到的影响预后效果的因素。消极的因素包括大角度的斜视（>35△），大角度的垂直斜视和非共同性斜视。

伴发高 AC/A 斜视的处理关键点小结

高 AC/A 双眼视觉问题处理顺序的首要决定因素是近附加的效果。由于 AC/A 高，近用附加镜对斜视角有显著作用。因此，早期治疗很重要。当看远出现内隐斜，矫正远视屈光不正无法使斜视量降低到一个可控的水平时，BO 棱镜可能会有效果。如果透镜矫正，近用附加镜和棱镜矫正后不能够保持舒适，则视觉训练很有必要。

集合过度

集合过度是指看近有内隐斜，看远正位或者低到中度内隐斜，低 NFV，高 AC/A。临床工作中的非斜视双眼视觉问题中，集合过度是最常见的异常之一。Hokoda[14] 发现需要视觉治疗的有症状人群集合过度的发生率为 5.9%，集合不足为 4.2%。Scheiman[15] 也发现，集合过度比集合不足发生率高。他们对 6~18 岁间 1 650 例儿童进行了前瞻性研究，发现发生率为 8.2%。在大学人群中，Porcar、Martinez 和 Palomera[16] 发现集合过度的发生率是 1.5%。

特征

症状

大多数症状与阅读或者其他近距离工作有关。常见主诉包括：短时间阅读后头疼及视疲劳，视力模糊，复视，嗜睡，精力难以集中，理解力下降（表 10.3）。一些集合过度的患者无症状。这可能与抑制，避免近距离工作，疼痛阈值高或者阅读时遮盖一只眼有关。当集合过度的患者报告没有其他症状时，医生应该询问是否有避免阅读或者近距离工作的情况。避免阅读与集合过度相关的其他症状一样重要，都建议进行训练。

表 10.3　集合过度的症状和体征

体征	症状
看近内隐斜比看远大	阅读相关视疲劳
看近内斜频率比看远大	阅读相关头疼
高 AC/A（计算法）	阅读时无法集中注意力
中度远视	阅读理解困难
共同性偏斜	偶尔复视
负融像性集合直接测试法	
近距离平滑性 NFV 降低	视力模糊
近距离跳跃性 NFV 降低	
负融像性集合间接测量法	
正相对性调节降低	
双眼调节灵敏度测试-2.00 困难	
动态检影值高	

NFV，负融像性集合。

体征

集合过度体征见表 10.3。

屈光不正

集合过度可能伴发远视。这是一个理想的特征。由于 AC/A 高，矫正远视可以降低看近和看远内隐斜的程度。正如我们之前提到的集合过度最初治疗失败的原因之一是患者拒绝配戴眼镜。尽管这很少见，但对于这种情况还可以考虑另一种治疗方法。

若患者不愿意配戴框架眼镜或角膜接触镜，药物治疗是可以尝试的最后手段。由于药物的副作用和并发症，仅在患者症状严重或者出现间歇性斜视及眼睛偏斜时间比例明显且呈逐渐增加时应用药物治疗。药物治疗包括：碘化二乙氧膦酰硫胆碱（依可碘酯）滴剂［echothiophate iodide（phospholine iodide）］、二异丙基氟磷膏（diisopropyl fluoro-phosphate，DFP），简称丙氟磷。两者都是抗胆碱酯酶药物，可以引起瞳孔缩小和睫状肌麻痹。这减少或消除了调节性集合，使内斜量降低。

碘化二乙氧膦酰硫胆碱（依可碘酯）溶液浓度有 0.03%、0.06%、0.125% 和 0.25%，一般建议使用 0.03%，一天一次（每晚使用），共用一周。第一周使用泰诺（tylenol）可以减轻一开始睫状肌麻痹伴发的头疼。一周后，提高药物浓度到 0.06%，并在两周内重新评估患者的状态。与使用碘化二乙氧膦酰硫胆碱（依可碘酯）滴剂有关的副作用和并发症包括头痛、可逆性虹膜囊肿（reversible iris cysts）、白内障（cataracts）和高风险的视网膜脱离（retinal detach-ment）。同时使用 2.5% 去氧肾上腺素（phenylephrine）会降低虹膜囊肿的形成。

丙氟磷（DEP）膏也是抗胆碱酯酶药物，可以用来治疗集合过度。0.025% 药膏约 0.635cm 条状每晚涂抹。泰诺应该在第一周或者第二周时使用，以减轻睫状肌麻痹伴发的头疼。副作用与碘化二乙氧膦酰硫胆碱相似。

使用任何一种药物时，每个月都应该有计划性地追踪随访，以检测患者的副作用或者并发症，评价药物治疗的作用。如果症状减轻或者眼睛偏斜时间比例显著下降，药物治疗就可以在每月评估的基础上继续应用。

偏斜的特征

集合过度的患者看近有较大内隐斜，高 AC/A，NFV 降低。

一些学者认为远近眼位 10^Δ 的差异很有指导意义。我们发现，相比于 10^Δ 的眼位差异，高 AC/A 更能帮助我们作出诊断。因为大于 7∶1 为高 AC/A，看远与看近小到 3^Δ 的差异也足以诊断集合过度。

临床医生应该运用自己的判断，除了远近斜视角的大小以外，通常还依赖于其他特征得出诊断。例如，看远表现为隐斜而看近表现为间歇性斜视或者恒定性斜视也会提示诊断集合过度。因此，偏斜出现的时间比例和远近斜视的大小对于诊断是一样重要的。

AC/A

集合过度患者通常高 AC/A（≥7∶1），这种情况普遍存在。计算性 AC/A 在治疗中是十分重要的因素。

双眼视觉及调节数据分析

所有集合过度患者直接测量 NFV 数据都低（见表 10.3），包括阶段性、平滑性和跳跃性集合。此外，间接测量 NFV 数据（见表 10.3）也低。通过双眼负透镜测试评价患者刺激性调节和通过 NFV 控制眼位的能力。两个例子为使用负透镜测量 PRA 和双眼调节灵敏度（binocular accom-modative facility，BAF）。集合过度的一个特征是，在测量 PRA 和 BAF 时会主诉复视（而不是视力模糊）以作为 PRA 和 BAF 测试的终点。事实上，当对怀疑有集合过度的患者进行这些测试时谨慎地询问复视症状是十分重要的。

PRA 或者 BAF 低，可能是由于不能刺激调节或者低 NFV。鉴别诊断是依据对单眼调节能力的评估。当患者 PRA 测试感觉模糊时遮盖一只眼是简单有效的确认方法。如果模糊状态持续，问题通常是调节问题［调节不足（ac-commodative insufficiency）或者调节不能持久（ill-sustained accommodative）］。如果患者视力清晰，问题则与双眼视觉（NFV）相关。正常的单眼调节功能提示 NFV 偏低。

另一个重要的间接 NFV 测试方法是动态检影。通常集合过度患者动态检影检查结果正常。如果发现动态检影滞后提示患者用尽可能少的调节以降低调节性集合的使用。这就减少了内隐斜的量和对 NFV 的需求。

一些集合过度的病例，看远也存在低中度内隐斜，这是因为中高度张力性集合。在这样的病例中，除了看近 NFV 低，看远 NFV 也会偏低。

鉴别诊断

排除集合过度的严重潜在病因很重要。鉴别诊断主要依靠患者症状（表 10.4）。理论上，集合过度会伴随长期的不适主诉。无病史，患者并未服用任何可以影响调节的药物。伴发严重潜在病因的集合过度易急性发作，通常伴有其他疾病或者神经症状。首先需要与集合过度相鉴别的功能异常是基本型内隐斜、散开不足和继发于调节异常的近距离内隐斜。

表 10.4　集合过度的鉴别诊断

需排除的功能紊乱

基本型内隐斜

散开不足

调节异常

需排除严重潜在疾病

源于局部炎症如巩膜炎（scleritis）、虹膜炎（iritis）、葡萄膜炎（uveitis）的调节/集合痉挛

源于交感神经麻痹（sympathetic paralysis）或者梅毒（syphilis）的调节/集合痉挛

源于药物调节/集合痉挛，包括：

　毒扁豆碱（eserine）

　毛果芸香碱（pilocarpine）

　维生素 B_1 的过度使用

　磺胺类药物（sulfonamides）

相比表 10.3 列举的其他视力症状集合过度并不是一种很严重的情况。与其他伴发内隐斜的双眼视觉异常如：基本内隐斜（看近与看远斜位相同）、散开不足（看远更大内隐斜）很容易区分开来。集合过度也必须与继发于调节异常的近距离内隐斜相鉴别，这需要对所有调节性和双眼视觉数据进行分析。第 2 章提到的病例 2.1～病例 2.4 举例显示了临床上必须遵循的分析过程。

集合过度或者看近内隐斜也可伴发更严重的潜在疾病。调节或集合痉挛时，临床上可能会发生看近内隐斜。调节性痉挛可能是功能性的，但是也有可能由更严重的潜在疾病引起。这些更常见的疾病包括局部炎症和疾病。其他可以引起单眼调节痉挛和内隐斜的眼部炎症如巩膜炎、虹膜炎和葡萄膜炎。这意味着在集合过度的鉴别诊断中裂隙灯检查很重要。

中枢神经系统紊乱如病理性麻痹和梅毒，也可能导致调节性痉挛和内隐斜。另外，多种药物可以产生双侧调节性痉挛和内隐斜。一些非常普通的药物可以产生这些作用

包括：毒扁豆碱、毛果芸香碱、过度使用维生素 B_1 和磺胺类药物。

在处理集合过度这类病例时要考虑其基本功能特征，如果症状和其他结果均不如预期改善，就应该及时考虑其他病因。

治疗

我们建议治疗顺序见表 10.1。

透镜

在所有双眼视觉或者调节功能异常的病例中，首先要处理的都是矫正明显的屈光不正。集合过度如果有明显的远视（+0.50D 或更大），给予最大正镜处方是十分重要的。当处理伴随高张力性集合的集合过度时，给予处方前应进行散瞳检查。

近用附加镜

由于高 AC/A，给予集合过度患者近用附加镜是非常有效的。在第 3 章我们讨论了决定是否应该给予近用附加镜的重要临床数据。尽管 AC/A 是关键因素，表 10.5 所列举的数据也很重要。

表 10.5　近用附加镜处方

测试	考虑应用近用附加镜	不建议使用近用附加镜
AC/A	高	低
屈光不正	远视	近视
近距离隐斜	内隐斜	外隐斜
NRA/PRA	低 PRA	低 NRA
近距离正融像范围	正常到高	低
动态检影	高	低
调节幅度	低	正常
调节灵敏度测试	负镜片通过困难	正镜片通过困难

NRA，负相对调节；PRA，正相对调节。

应该给予多少下加度数呢？

在给予下加透镜的处方时，目的是判断可以消除患者症状并使视觉数据正常的最低下加光度。已有大量方法被建议用来计算下加光度。一些主要普及的方法是分析 NRA/PRA 关系，动态检影或者其他近点检影，使用 AC/A 和注视视差分析。我们提倡使用一组数据，而不是依赖任何单一的检查结果。如第 2 章所讨论的，依靠任何单一检查均可能会误诊。表 10.5 列举的视光相关数据可以用来决定处方的下加度数。

本章节前面讲到的病例 10.1 就是一个例子。矫正 +1.00D 的远视后，患者看近仍然有 3^Δ 内隐斜，低 PRA，近

距离负融像范围降低,动态检影+1.25D,负镜 BAF 测试有复视。NRA 与 PRA(NRA+2.50;PRA-1.00)及动态检影提示看近下加+0.75~+1.00D。另外,AC/A 提示应给予下加处方后近距离眼位为 3^Δ 外隐斜是恰当的。

棱镜

如果患者存在垂直偏斜,我们建议给予垂直棱镜处方。确定垂直棱镜最有效的方法是相联性隐斜,可以通过任何注视视差仪器测量得到(第 15 章)。

由于高 AC/A,透镜的使用非常有效,以至于除了伴随高张力性集合的集合过度(远距离中到高度内隐斜)之外基本不需要水平棱镜。如果看远存在中高度内隐斜,应该考虑底向外的棱镜。开具这个处方需要依据距离相关症状的发生率。如果考虑给予棱镜,注视视差测试是确定水平棱镜度的最有效方法(第 15 章)。

视觉训练

如果 NFV 严重降低,内隐斜幅度很大,或者患者戴镜后仍觉不舒适,应该考虑应用视觉训练。集合过度视觉训练项目一般需要 12~24 次训练室训练。如果使用屈光矫正和近用附加镜,训练的次数可以减少些。训练次数也依赖于患者的年龄和其主动性与依从性。

具体的视觉训练方案

以下所建议的所有视觉训练方法都在第 6~8 章中有详细的描述。

第一阶段

训练的第一阶段是为了完成表 10.6 列举的项目。正如第 9 章所讨论的,视觉训练需要训练师和患者之间的交流与合作,并且在训练的前几个阶段与患者建立一种合作关系很重要。

表 10.6　集合过度视觉训练的目标

第一阶段
- 和患者建立合作关系
- 提高对训练过程中可能用到的多元反馈机制的认知
- 建立自主性集合/散开
- 获得正常的 NFV 幅度(平滑或者慢相集合需求)
- 获得正常的调节幅度和调节紧张、放松的能力

第二阶段
- 获得正常的 PFV 幅度(平滑或者慢相集合需求)
- 获得正常的 NFV 灵敏度(跳跃性或者阶梯性聚散需求)
- 获得正常的 PFV 灵敏度(跳跃性或者阶梯性聚散需求)

第三阶段
- 改善从集合到散开需求变化的能力
- 整合伴随调节需求变化的集合过程
- 整合伴随旋转和扫视的集合过程

NFV,负融像性集合;PFV,正融像性集合。

训练的首要目标是教给患者散开的概念和感知以及准确的散开能力。患者应该能够从 5cm 到 6m 间任意距离进行主动性集合和散开。通常为了实现这一首要目标的训练内容为聚散球和绳子上的小虫(形容自主性集合)。

集合过度患者一般负融像范围的模糊点、破裂点和恢复点范围都很限。因此,视觉训练第一阶段的另一目标是使 NFV 幅度正常化。最初的目标是重建平滑或者慢相集合需求到正常范围。平滑的集合需求对完成早期阶段视觉训练患者来说是比较容易的。这一需求允许患者在同一平面进行调节和集合训练。散开需求可被缓慢引入,这就要求患者能够在 40cm 处维持调节力并且将集合平面向远处移动。

一开始就进行平滑性聚散这一步骤的另一个优点是,在一些病例中,加入任何散开练习都可能引起抑制或者复视。平滑的散开练习为这些患者提供了视觉训练的起始点。如果患者在任何散开需求的位置上都无法融像,训练可以从集合需求开始。例如,可以将红绿可变矢量图先设为底朝外 10^Δ,然后逐渐降到 0。这种方法至少可以允许患者开始训练并体验到成功的感觉。相对起始点,底朝外 10^Δ 到 0 的变化可以视为散开训练。一开始速度并不是很重要,相反我们只是要求患者当散开需求逐渐增大时能够保持融合。能够逐渐增加平滑散开需求的仪器包括可变红绿矢量图、可变偏振矢量图、可变棱镜立体镜。

一些集合过度伴随老视的病例可能存在调节问题。对于此类患者,第一阶段训练的最终目标是使调节幅度正常,刺激和放松调节的能力恢复正常。然而,如果调节能力正常,就没有必要在调节系统训练上花费太多时间。在第 7 章可以找到调节相关训练仪器。镜片排序、镜片切换法调节灵敏度训练、字母表是在第一阶段常用到的训练方法。

终点。 当患者达到以下目标时第一阶段训练结束:
- 可以使用聚散球准确地散开到 3m 处。
- 在 40cm 处使用红绿矢量图或其他散开仪器融合 15BI。
- +2.00/-2.00D 翻转拍,使用 20/30 视力表,可以完成 12cpm。

表 10.7 概述了第一阶段视觉训练方案示例。

第二阶段

视觉训练第二阶段是为了完成表 10.6 中列举的第二阶段的目标。一旦平滑性 NFV 正常,就应该强调快相阶段或者跳跃性集合需求的训练。可变红绿矢量图和偏振矢量图仍可以使用。然而,为了实现阶梯式集合需求(在第 6 章中描述),训练方案应针对性地进行修改。其中包括:
- 从固视一个目标改为注视空间中某点
- 遮盖/去遮盖一只眼
- 棱镜块或者翻转棱镜
- 使用翻转拍可以创造一个调节需求的阶梯变化,这需要补偿性的聚散改变以保持融合
- 把两个不同的红绿矢量图放在带光源的训练器上
- 偏振或者红绿翻转拍

这一阶段还可以使用的有价值的仪器包括红绿固定矢量图、裂隙尺、偏心圆卡、自由空间融合卡、救生圈卡和计算机跳跃集合项目训练。

表 10.7　集合过度视觉训练方案示例

第一阶段

第 1~2 次

训练室训练

- 讨论视觉问题本质、视觉训练目标、各种反馈信号和训练的重要性
- 聚散球：集中于建立散开的感觉
- 镜片排序
- 镜片切换法调节灵敏度训练（若调节过度则以正镜开始，若调节不足则以负镜开始）
- 红绿矢量图或者偏振矢量图：散开
- 从训练周边融像开始，红绿矢量图 515 或者绳圈偏振矢量图
- 计算机随机点训练程序：散开

家庭训练

- HTS 集合与调节训练项目
- 聚散球

第 3~4 次

训练室训练

- 绳子上的小虫（形容自主性集合），集合与散开的感觉
- 镜片切换法调节灵敏度训练
- 红绿矢量图或者偏振矢量图：散开
- 使用更多中心融像需求的视标（小丑，兔子红绿矢量图；小丑，Topper 偏振矢量图）
- 计算机随机点训练程序：散开

家庭训练

- 镜片切换法调节灵敏度训练
- HTS 聚散与调节训练项目

第 5~8 次

训练室训练

- 镜片切换法调节灵敏度训练
- 红绿矢量图或者偏振矢量图：散开
- 使用更精细的视标，例如红绿矢量图滑动并且正视目标以及轨道偏振矢量图
- 计算机随机点训练程序：散开

家庭训练

- HTS 聚散与调节训练项目

第二阶段

第 9~10 次

训练室训练

- 使用改良的红绿矢量图或偏振矢量图以建立跳跃性集合需求：散开

- 红绿固定矢量图
- 红绿矢量图 515 或绳圈矢量图：集合
- 双眼调节训练：以上列出的任意双眼融像训练设备配合正负透镜翻转拍

家庭训练

- HTS 聚散与调节训练项目

第 11~12 次

训练室训练

- 使用改良的红绿矢量图或偏振矢量图以建立跳跃性集合需求：散开
- 裂隙尺：散开
- 用棱镜跳跃训练更多中央细节的红绿矢量图
- 双眼调节训练：以上列出的任意双眼融像训练设备配合正负透镜翻转拍

家庭训练

- HTS 聚散与调节训练项目

第 13~16 次

训练室训练

- 裂隙尺：散开（双孔）
- 偏心圆或者自由空间融合卡：散开
- 计算机随机点集合训练程序：散开和集合
- 裂隙尺：集合（单孔）
- 使用改良的红绿矢量图或偏振矢量图以建立跳跃性集合需求：集合
- 双眼调节训练：以上列出的任意双眼融像训练设备配合正负透镜翻转拍

家庭训练

- HTS 聚散与调节训练项目
- 偏心圆或者自由空间融合卡：散开

第三阶段

第 17~20 次

训练室训练

- 红绿矢量图或偏振矢量图配合偏振或红绿翻转拍
- 偏心圆或者自由空间融合卡
- 计算机随机点集合训练程序：阶梯-跳跃性集合

家庭训练

- HTS 聚散与调节训练项目
- 偏心圆或者自由空间融合卡：散开

表 10.7   集合过度视觉训练方案示例（续）

第 21~22 次	第 23~24 次
训练室训练	**训练室训练**
• 红绿矢量图或偏振矢量图配合偏振或红绿翻转拍	• 红绿矢量图或偏振矢量图配合偏振或红绿翻转拍
• 偏心圆或者自由空间融合卡	• 偏心圆或者自由空间融合卡与旋转或双眼运动相结合
• 救生圈卡	• 救生圈卡与旋转或双眼运动相结合
• 计算机随机点集合训练程序:跳跃-跳跃性集合	• 计算机随机点集合训练程序与旋转运动相结合
家庭训练	**家庭训练**
• HTS 聚散与调节训练项目	• HTS 聚散与调节训练项目
• 偏心圆或者自由空间融合卡:集合和散开	• 偏心圆或者自由空间融合卡:散开和集合

HTS(Home Therapy System)，家庭训练系统。

第一阶段速度并不是影响因素,相比这点,第二阶段强调的重点应该是融合的质量而不是幅度。提高融像性集合反应的速度和融合恢复的质量很重要。

这个阶段视觉训练的第二个目标是开始 PFV 幅度的训练。第一阶段用于 NFV 训练的仪器,在 PFV 训练中仍可重复使用。此阶段训练结束时,开始联合 PFV 灵敏度训练,使用上述列举是为了提高 NFV 而进行的跳跃性集合需求的训练。

终点。当患者可以达到以下条件时,即可完成第二阶段:
- 裂隙尺集合练习到第 12 张卡片,散开练习到第 6 张卡片。
- 偏心圆卡或者自由空间融合卡的集合(分开 12cm)与散开训练(分开 6cm)均可融像。

表 10.7 列举了第二阶段视觉训练方案示例。

第三阶段

第三阶段视觉训练是为了完成表 10.6 列举的目标。前期的训练使得患者可以独立在集合或者散开任一方向工作。这一阶段是为了提高患者从集合状态到散开状态的能力,并将集合训练与追随和扫视相结合。一些非常好的训练方法可以用来帮助完成这些目标,可以使用配合偏振翻转拍的偏振矢量图或者配合红绿翻转拍的红绿矢量图。每次改变翻转拍,需求就从散开转变为集合。透明偏心圆卡或者透明的自由空间融合卡也可以实现这一目标,且性价比高。前期患者已经学会使用集合或者散开融合这些卡片。现在,可以指导患者在散开与集合之间进行转换。随着能力的提高,会更加注重患者完成的速度或每分钟周期数。

视觉训练的最终目的是将集合训练与追随扫视功能相结合。在自然的视觉环境下,患者可以从一个固视点到另一个固视点转换时努力维持集合。因此,将集合训练与追随扫视运动结合起来是很重要的。训练方法如让聚散球做旋转运动、偏心圆卡和自由空间融合卡水平和/或旋转运动,伴随旋转运动的救生圈卡可以用来完成这个目标。伴随水平和/或旋转运动的计算机训练项目也可以用来完成

这个目标。

终点。这个阶段视觉训练的终点是使用偏心圆卡或者自由空间融合卡,当缓慢转动这些卡片时,患者可以清楚地保持双眼单视。

视觉训练的目标是消除患者的症状,恢复正常的双眼视觉及调节能力,因此,在进行训练 6 周和训练结束时应该重新评估。根据最初的主诉确定患者此时是否可以舒适用眼。所有双眼视觉和调节功能测试都应该被再次测量,以用来和最初的检查结果及预期结果进行比较。

当所有视觉训练的目标都已经达到时,视觉训练项目就完成了,我们建议再进行表 9.10 中所列出的家庭维持训练方案,在第 9 章中也有描述。

集合过度视觉训练总结

表 10.6 和表 10.7 中描述的视觉训练方案代表了可以成功消除患者症状和使验光数据正常化的方法。疗程的数目相近,也因患者而异。根据经验,有积极性的成年人完成视觉训练的必要时间大约是儿童的一半。另外一个可变因素是使用家庭训练作为对训练室训练的补充,家庭训练对一个积极性高的成人患者是很有效的。当患者是个积极性和依从性很好的儿童,且他的家长有能力承担家庭训练师的角色时,这个方法同样有效。但是,在一些病例中家长并没有承担好这一角色,那么家庭训练就起不到作用了。附录列出了各种可以用作家庭训练的设备清单。利用上述建议的训练方法,能够使集合过度的训练效果达到文献报道中的成功效果。

手术

使用屈光矫正、棱镜和视觉训练在治疗集合过度上是非常成功的,所以一般认为手术不是必需的治疗手段。

病例研究

病例 10.4~病例 10.6 是临床医生会遇到的有代表性的集合过度。

病例 10.4

病史

杰西卡，一名 10 岁的五年级学生，主诉阅读 15~20 分钟后出现视疲劳与视物模糊。她表示这些问题出现于今年老师布置较多家庭作业后。她从未做过眼科检查，无其他病史及用药史。

检查结果

视力（远，未矫正）	OD：20/20
	OS：20/20
视力（近，未矫正）	OD：20/20
	OS：20/20
集合近点：	
调节视标：	5cm
笔灯：	5cm
遮盖试验（远距离）：	正位
遮盖试验（近距离）：	10^Δ 内隐斜
主观验光：	OD：平光 20/20
	OS：平光 20/20
远水平隐斜：	正位
远距离负融像范围：	X/7/4
远距离正融像范围：	12/24/15
近水平隐斜：	10^Δ 内隐斜
−1.00 梯度：	18^Δ 内隐斜
梯度性 AC/A：	8：1
计算性 AC/A：	10：1
近距离负融像范围：	X/4/−4
近距离正融像范围：	14/30/18
聚散灵敏度	0cpm，BI 复视
负相对调节：	+2.50D
正相对调节：	−0.25D 复视
调节幅度（推进法）：	OD：15D；OS：15D
单眼调节灵敏度：	OD：12cpm；OS：12cpm
双眼调节灵敏度：	−2.00D 复视
动态检影：	+1.50D，OD/OS

瞳孔正常，内外眼均无器质性病变，共同性偏斜，色觉无异常。

病例分析

由于看近时内隐斜大，分析这个病例最好的方法是分析 NFV 数据。对于这个患者来说，所有直接和间接结果都显示 NFV 异常。直接结果（近距离 NFV 和聚散灵敏度）严重降低。另外，间接测试（PRA、BAF 和动态检影）都提示内隐斜/NFV 偏低。

远距离正位，计算法与梯度法 AC/A 都高。这些结果明确地提示应诊断为伴随正常张力性集合的集合过度。

治疗

由于此患者无屈光不正，最初选择的治疗方法是看近时加用近用附加镜。为了确定下加光度，我们分析了一些主要的结果，包括 AC/A、NRA/PRA 的关系、融像性集合和动态检影。这一病例中，NRA/PRA 的关系提示+1.25D 下加即可，动态检影结果也是如此。AC/A 结果显示，下加+1.25D 会减少看近偏斜，看近 NFV 约增加 10^Δ。因此，我们看近时右眼和左眼都给予+1.25D 下加处方。

建议单光镜片还是双焦点镜片是给予近用附加镜处方时必须做出的决定。对于小学生，我们一般建议双焦点处方，这样在他们看黑板和老师时就不必摘掉眼镜了。根据以往的经验，儿童在配戴单光镜片时由于需要经常摘镜所以经常丢失，损坏或刮擦眼镜。

当孩子们变得成熟且能够细心地使用他们的眼镜时，单焦点眼镜可以作为选择。对于大龄儿童（青少年）和成年人，我们讲出单焦点眼镜和双焦点眼镜的优点与缺点，可帮助患者做出最后的决定。然而，大多数家长发现，合适的双焦点处方是最理想的选择。

病例 10.4(续)

　　尽管双焦点眼镜是我们对于小学生的首选,我们有时也会遇到一些家长反对给孩子配戴双焦点的眼镜。当这种情况发生时,可以向家长解释双焦点眼镜的优点,如果家长仍然不愿意,就给予单焦点眼镜处方。我们嘱咐家长要仔细地监督孩子配戴眼镜,并且监督孩子爱惜眼镜。一段时间后,家长们经历了单焦点眼镜带来的问题后,一般会改变主意,而更乐于选择双焦点眼镜。

　　对这个病例跟踪随访6周结果显示,杰西卡配戴眼镜状况良好,所有症状完全缓解。因此,我们没有必要给予任何附加治疗。

病例 10.5

病史

　　Marilyn,16岁,初中生,主诉阅读时间超过10分钟就会感觉不舒服。当阅读时间较长时,她会感觉到眼睛有牵拉感导致头痛。同时,会出现集中困难,阅读时有时会睡着。上一次眼科检查为一年前,当时出现了相同的症状。医生开具了阅读镜处方,眼镜对患者有一定的作用。然而,尽管配戴了眼镜,在阅读时 Marilyn 仍感觉不舒服。无其他病史。

检查结果

视力(远,未矫正)	OD:20/20
	OS:20/20
视力(近,未矫正)	OD:20/20
	OS:20/20
集合近点:	
调节视标:	5cm
笔灯:	5cm
遮盖试验(远距离):	正位
遮盖试验(近距离):	$15^\triangle$ 内隐斜
主观验光:	OD:平光,-0.25×180,20/20
	OS:平光,20/20
远水平隐斜:	$1^\triangle$ 外隐斜
远距离负融像范围:	X/8/5
远距离正融像范围:	X/20/10
近水平隐斜:	$16^\triangle$ 内隐斜
-1.00 梯度:	$25^\triangle$ 内隐斜
梯度性 AC/A:	9:1
计算性 AC/A:	12.5:1
近距离负融像范围:	X/2/-2
近距离正融像范围:	10/16/6
聚散灵敏度	0cpm,BI 复视
负相对调节:	+2.50D
正相对调节:	平光,复视
调节幅度(推进法):	OD:13D;OS:13D
单眼调节灵敏度:	OD:10cpm;OS:11cpm
双眼调节灵敏度:	-2.00D 复视
动态检影:	+1.50D

　　瞳孔正常,内外眼均无器质性病变,共同性偏斜,色觉无异常。

　　她目前的视近处方为:OD:+1.75D;OS:+1.75D

病例分析

　　病例分析与病例10.4很相似。由于内隐斜的存在,首先应该检查 NFV 数据。依据直接与间接测量的高 AC/A 和低 NFV,我们给予的诊断为伴随正常张力性集合的集合过度。动态检影结果和 NRA/PRA 关系都表明近用处方大约应该是+1.25D。

病例 10.5（续）

治疗

此病例有趣的地方是：Marilyn 已经配戴看近双眼+1.75D 的阅读镜。根据以上数据分析，我们给的这个处方是很必要的。她配戴眼镜后症状减轻，但是阅读时还是感觉不舒服。因此，我们建议她仍然配戴眼镜并开始视觉训练。

视觉训练持续 20 次，根据表 10.7 推荐的顺序。她每周 2 次训练室训练，并联合家庭训练，每次 10 分钟，每周 5 天。视觉训练最终重新评估显示结果如下（所有为平光检查结果）：

近水平隐斜：	14$^\Delta$ 内隐斜
近距离负融像范围：	12/16/12
远距离正融像范围：	22/32/24
聚散灵敏度：	9cpm
负相对调节：	+2.50D
正相对调节：	−1.25D
动态检影：	+1.00D,OD/OS

Marilyn 继续配戴阅读眼镜并表示她可以根据需求长时间舒适地阅读。我们建议她按照表 9.10 中所述继续维持治疗。

病例 10.6

病史

Paul,6 岁,一年级,其母亲发现孩子经常揉眼,阅读时偶尔遮盖一只眼,因此来做检查。这些问题出现在孩子一年级后第一个月。他的母亲 3 岁时做过斜视手术。其母亲回忆 paul 年幼时,她偶尔发现他眼睛有偏斜,但是又恢复了。Paul 以前并没做过任何眼科检查。无其他病史。

检查结果

IPD：	54mm
视力（远,未矫正）：	OD:20/20
	OS:20/20
视力（近,未矫正）：	OD:20/20
	OS:20/20
集合近点：	
调节视标：	5cm
笔灯：	5cm
遮盖试验（远距离）：	15$^\Delta$ 内隐斜
遮盖试验（近距离）：	22$^\Delta$,间歇性(延长遮盖时间会出现偏斜)交替性内斜视
遮盖试验（近距加+2.00）：	6$^\Delta$ 内隐斜
主观验光：	OD:+1.00 20/20
	OS:+1.00 20/20
睫状肌麻痹验光：	OD:+1.50 20/20
	OS:+1.50 20/20
远距离负融像范围：	X/2/0
远距离正融像范围：	X/14/10
AO 偏振矢量图视标测量相联性隐斜：	底朝外 3$^\Delta$
梯度性 AC/A：	8:1
计算性 AC/A：	8.8:1
近距离负融像范围：	X/1/-4
近距离正融像范围：	X/28/16
聚散灵敏度	0cpm,BI 复视

病例 10.6(续)

负相对调节：	+2.50D
正相对调节：	平光复视
调节幅度(推进法)：	OD：15D；OS：15D
单眼调节灵敏度：	OD：6cpm；OS：6cpm
双眼调节灵敏度：	−2.00D 复视
动态检影：	+1.75D

瞳孔正常,内外眼均无器质性病变,共同性偏斜,色觉无异常。

病例分析

这个病例中,看远与看近内隐斜都很大。然而,近距离偏斜量明显大于远距离。直接与间接测量 NFV 结果均明显偏低。梯度法和计算法 AC/A 都偏高。根据这些信息,我们给予的诊断是伴随高张力性集合的集合过度。

治疗

由于高张力性集合,给予最大正镜度以矫正远视很重要。尽管给予+1.00 后看远仍有 7$^\Delta$ 内隐斜,看近遮盖试验显示内隐斜 12~14$^\Delta$。对 NRA/PRA 关系和动态检影的分析显示+1.25 到+1.50 的下加度数是合适的。给予下加后,近距离隐斜量降至 2$^\Delta$ 内隐斜。

如果处方为：

OD：+1.00D

OS：+1.00D　　下加+1.50D

患者看远剩余 7$^\Delta$ 内隐斜,看近剩余 2$^\Delta$ 内隐斜。我们感觉看远时残留的偏斜量太大,因此根据隐斜相关测量给予 BO 棱镜处方。由于我们给予了底朝外棱镜,看近下加同时降到+1.00。

最终处方为：

OD：+1.00,底朝外 1.5$^\Delta$,下加+1.00

OS：+1.00,底朝外 1.5$^\Delta$,下加+1.00

Paul 对眼镜适应良好,四周后进行再次评估,结果显示,Paul 不再有最初的体征。

小结

集合过度是最常见的双眼视觉问题之一。由于高 AC/A,透镜屈光矫正和近用附加镜是非常有效的,在多数病例中对集合过度的治疗是有效果的。伴有高张力性集合的集合过度患者,可能需要使用底朝外棱镜。当内隐斜幅度很大,并且 NFV 降低时,也有必要进行视觉训练。

散开过度

背景信息

散开过度看远外隐斜较看近大[17]。其他重要的基本特征包括:斜视是间歇性的并且随着注意力改变[18],伴有弱视,看近立体视正常。

一些研究已经对斜视人群中散开过度的患病率进行了调查[19]。在 1 000 位外斜视患者中,Bair[20] 发现其中 7.5% 为散开过度。在一个相似类型研究中,Pickwell[7] 发现,250 位斜视患者中 7%确诊为散开过度。最近的一个研究项目中,Wick[19] 等发现了更高的散开过度患病率。他们指出 24%的间歇性外斜视患者有散开过度特征。

特征

表 10.8 列举了散开过度的症状和体征。

表 10.8　散开过度症状与体征

体征	症状
看远外隐斜较看近大	影响美观
看远外隐斜频率较看近大	强光下或在海边闭一只眼
高 AC/A(计算法)	
看远看近 PFV 基本正常	
无明显屈光不正	
共同性偏斜	

体征

偏斜量

散开过度患者看远外隐斜较看近大。例如,在一个 76 名散开过度患者样本中,Bair[20] 发现看远时平均偏斜量为 29$^\Delta$,看近平均为 13$^\Delta$。散开过度患者的偏斜一般为共同性偏斜。这表明在各个方向上偏斜量相同。最显著的特征是看远偏斜量大,可表现为隐斜、间歇性外斜视或恒定性外斜视。一些学者建议,从一个距离到另一距离,10~15$^\Delta$ 的差异是有指导意义的。然而,这个建议仅仅可作为基础指导,像先前讨论的,医生应运用自己的判断,依靠其他特征和看远看近的斜视量,最终给予诊断。其他特征在后文描述。

据报道,几乎 50% 散开过度患者存在垂直隐斜[21]。Dunlap 和 Gaffney[21] 认为垂直隐斜是下斜肌作用过度的结果。除非在融像状态下出现垂直隐斜,否则通常不具有临床意义,也无需特殊的治疗。

偏斜出现时间的比例

很重要的一个特征是看远与看近时偏斜出现的时间比例。散开过度通常呈现出看远间歇性外斜,因为看远斜视的平均幅度大约为 30^Δ。Cooper[18] 指出或许存在间歇性斜视的几种激发机制。间歇性斜视倾向于在看远时出现注意力不集中、疲劳、生病或做白日梦等症状。由于遮盖试验是在精神高度集中下进行的,尽管家长报告一只眼出现过偏斜,但对临床医生来说在训练室很难发现间歇性斜视。Cooper 建议,对于这样的病例,家长的发现要比临床医生的发现更准确。运用第 1 章(表 1.3)提到的间歇性外斜临床控制表来描述间歇性外斜的控制效果非常重要。

当分析看近与看远斜视时,也应该考虑时间比例这一特征。散开过度患者看远外隐斜可能只比看近大一点点,然而,看远时可能是间歇性外斜视,看近时是外隐斜。因此,斜视出现时间的比例差异和远近斜视量差异同样重要。

AC/A

散开过度的患者 AC/A 偏高,这是基于远距离外斜视明显大于近距离之上的。例如,依据 Bair[20] 报道的,看远平均斜视量 29^Δ,看近平均斜视量 9^Δ,平均 AC/A 为 14.0:1。然而,有研究认为利用注视视差[12] 和梯度法测量的 AC/A 值会偏低。Ogle 等[22] 发现,利用注视视差法测量的刺激性 AC/A 平均比值是 3.0:1;von Noorden[23] 发现,梯度法测量平均 AC/A 范围 3.3:1 到 9.0:1。

在最近的一项研究中 Cooper[24] 等最新研究了一组小样本的散开过度患者,研究中利用红外验光仪来客观测量调节反应。通过这种方法,能够同时测得刺激性和反应性 AC/A。他们发现,使用远近距离遮盖测得的刺激性 AC/A 偏高(10.4:1)。然而,客观测量法测出的反应性 AC/A 范围是 3.6:1 到 4.9:1,平均值为 4.2:1。

这些结果显示:散开过度患者中,AC/A 高这一被广泛接受的观点可能不是正确的。这一发现很重要,直接影响了我们对散开过度本质的理解。一般认为远近距离斜视量大小的不同对于散开过度联合高 AC/A 是十分重要的。Cooper[24] 等提出的 AC/A 正常值,还有其他利用梯度法测量的值都对这一概念产生了挑战。这些学者认为散开过度中的高计算性 AC/A 结果受到了融像性集合与近感性集合的影响。融像性集合的影响指的是在短时间持续性集合后,眼位无融合需求时的短暂变化,这个现象很常见的一个例子是在测量 PFV 范围后内隐斜量会相对增加。

这个观点或许可以帮助解释所谓的类似散开过度(simulated divergence excess)。此类情况下,30~45 分钟的遮盖后,近距离斜视量接近远距离斜视量。在融像性集合后效应逐渐消失的过程中,近距离斜视量的改变是持续的。在融合状态下,患者一直使用集合以克服较大的外隐斜。

使用遮盖法测量近距离斜视时,融像性集合后效应会影响全部斜视量的暴露。然而,经过一段时间的遮盖后,融像性集合的后效应消失,全部的斜视量都暴露出来。

一些散开过度的患者,即使在长时间遮盖后,近距离斜视量仍然明显小于远距离斜视量。这就是真性散开过度(true divergence excess)。然而,即使在这些病例中,梯度性 AC/A 也会趋于正常。这样的病例,高 AC/A 概念与融像性集合后效应影响都不能解释近距离斜视量更小的原因。Cooper[24] 等提出近感性集合作用是产生真性散开过度的原因。

因此,散开过度患者同时评估计算性和梯度性 AC/A 非常重要。如果两者都高,那么接下来使用针对高 AC/A 的原则去处理。如果梯度性 AC/A 不高,近附加镜的使用可能不会是有效果的治疗手段。相反,第 11 章中提到的针对伴随正常 AC/A 的双眼视觉异常的处理反而更适用。

CA/C

尽管在临床上集合性调节/集合(convergence accommodation to convergence ratio,CA/C)并不被普遍测量,但将来它有可能成为分析视觉数据的重要因素。在散开过度和其他远距离外隐斜病例中,CA/C 对于给予合适的处理方法可能起到很重要的作用。例如,当散开过度患者在远距离集合融像时,由于集合性调节而造成了过多的调节。不能抑制过度调节的散开过度患者,给予低度数的负镜附加可以帮助其保持清晰的双眼单视(第 14 章)。

融像性集合幅度和灵敏度

散开过度一个有趣的方面是,尽管有较大外隐斜,但 PFV 通常正常[18,25,26]。当通过矢量图测量融像性集合时,集合和散开幅度与正常眼很相似[18]。这是一个重要的发现,表明把散开过度简单地看成斜视量过大和融像性集合补偿过少的话并不合理。尽管这个模型可以用来解释一些双眼视觉问题如集合不足和集合过度,但是散开过度或许有不同的病因。

屈光不正

Wick[19] 等在一项研究中发现,散开过度人群中近视和屈光参差的发生率要高于正常人群。

知觉适应

尽管间歇性外斜视在散开过度患者中很常见,但这些患者很少抱怨有复视。为了避免复视,散开过度患者必须抑制或者产生异常对应又或者是两者都有。一些学者报道,当显斜出现时会形成抑制[19]。Cooper 和 Feldman[26] 发现,散开过度患者看远斜视时出现和谐视网膜异常对应。Wick[19] 等发现,约 25% 的散开过度患者出现显斜时表现为视网膜异常对应和抑制。同时,他们发现,当看远持续斜视时,55% 的患者表现为异常对应。由于异常对应常出现在散开过度患者出现显斜时,因此在决定治疗方案时考虑这个问题很重要。例如,视觉训练治疗散开过度的最初目标之一是让患者在出现斜视时意识到复视。因此,当患者有正常对应关系时,视觉训练才是合适的选择。在评估散开过度患者时,进行针对异常对应的检查是十分重要的。

我们推荐 Hering-Bielschowsky 后像测试来评估散开过度患者的异常对应情况。进行这一检查时,需要在遮盖患者左眼的同时,让其固视一个电子闪光灯目标。医生控制开关使电子闪光灯闪烁,在右眼形成一个水平的后像。然后遮盖右眼,在左眼形成一个垂直的后像。患者固视空白墙上很小的一个目标,说出水平与垂直后像的关系。这个检查中患者两眼被分离开非常重要,"完美十字"的应答提示正常视网膜对应。未对准的后像是视网膜的异常对应反应。

症状

患者最常见的主诉是关于外观的。一般父母带着孩子来检查,因为他们注意到孩子的眼睛总是偏斜。散开过度的主观症状很少。因为抑制和异常对应的出现,复视并不常见,但是偶尔也有这方面报道。散开过度患者中主诉视疲劳症状的并不像其他双眼视觉和调节异常那么多。除了外观问题外,散开过度症状还有畏光、斜眼看东西或者强光下闭一只眼。

鉴别诊断

排除功能性障碍

> 基本型外隐斜
> 类似散开过度
> 集合不足

散开过度必须与其他外斜视区分开来,如集合不足和基本型外隐斜。集合不足和散开过度有显而易见的差别。然而,文献上关于散开过度和类似散开过度以及基本型外隐斜的鉴别诊断有很多讨论,因为有些医生建议这两种情况应进行不同的手术,所以理解他们的区别对于手术来说是十分重要的[23,27]。Burian 和 Spivey[28] 建议针对散开过度应考虑外直肌后退术,针对类似散开过度应考虑内直肌缩短术联合外直肌后退术。Von Noorden[23] 对 91 例散开过度患者进行了研究,比较了不同手术方式对类似和真性散开过度治疗的成功率。他发现,如果术前了解类似和真性散开过度的差异并且合适地选择手术方式,手术效果将会有提高。然而,这个发现并不通用。Wickens[27] 报道,50 例散开过度患者中,不同的手术方式对类似和真性散开过度患者几乎没有影响。

因此,这些不同诊断的首要价值体现在对散开过度的手术治疗上。目前并没有针对散开过度的光学治疗方法的临床证明。Kran 和 Duckman[29] 推测,临床医生应该对这两种情况给予不同的治疗手段。然而他们的推理并无研究支持。Pickwell[7] 研究了这个问题,发现类似和真性的散开过度对视觉训练的反应是一样的。视觉训练是这两种情况的首选治疗方式,而且任何诊断的特定治疗无显著差异。仅有的不同是在真性散开过度中近附加镜的潜在作用。然而,应当注意 Cooper 等[24] 发现两个真性散开过度的患者的AC/A 均正常。

所以,很少有人研究证明真性和类似散开过度区别的临床意义。即使是使用外科手术,此类区分的重要性也没有完全验证。不过既然存在专业术语,有时可能会需要跟其他医生讨论这个问题,这个问题也确实值得讨论。

真性散开过度在本章节开始部分已定义过,此类情况中远距离外斜比近距离外斜量大,AC/A 较高(当远距离斜视和近距离斜视作比较时),无弱视,近距离立体视也较为正常。类似散开过度也有相似的特征,但是如果进行额外的测试可以看到近距离斜视量与远距离的大致相同。

建议进行的两组特殊测试是遮盖和+3.00OU 测试。如果在这两个测试中任意一个测试显示,近距离斜视量与远距离斜视量相同(相差 $10^\triangle$ 内),那么这种情况就应该是类似散开过度。Burian 和 Franceshetti[30] 推荐使用 30~45 分钟的遮盖。在完成遮盖后,一定不能让患者在进行遮盖试验前再次形成双眼视觉。因此,拿掉眼罩后继续遮盖一眼,随即进行交替遮盖试验以测量斜偏角度。

+3.00D 检查[30] 指的是通过主观屈光测量近距离斜视量和通过+3.00 附加后测量近距离斜视量。如果远距和近距结果相互之间的差值在 $10^\triangle$ 内。患者应为类似散开过度。

小结

斜视外科医生经常强调区分真性与类似散开过度的重要性,因为这两种情况的手术治疗方法不同。有关视觉训练需要区分真性和类似散开过度的重要性尚没有得到论证。虽然有些学者建议真性与类似散开过度患者的视觉训练方法应当有所区分。但是没有临床研究来验证这样是否必要。以经验来看,文章后面概述的视觉训练在这两种情况下的效果都很好。因此,没有必要将这两种散开过度区分开。

治疗

我们推荐治疗方法的顺序见表 10.2。

透镜

对于散开过度,矫正任何度数的屈光不正是非常重要的。如果患者 AC/A 偏高,任何对于近视屈光不正的矫正都会对远距离斜位起到有效控制作用。除非存在中高度远视,一般最好不要给予屈光矫正,因为有可能出现更大角度的偏斜。就像我们之前建议的,对于高度的屈光参差,配戴眼镜是很重要的。

棱镜

如果存在垂直斜视,我们推荐给予垂直棱镜,确定垂直棱镜量的最有效的方法就是注视视差仪器测出的相联性隐斜。如果散开过度的患者有斜视,那不难发现垂直斜视。然而,在融合状态下,垂直偏斜通常不存在。因此,散开过度患者使用垂直棱镜并非是必需的。

视觉训练对散开过度的治疗很成功,几乎不需要水平棱镜。

远距离负镜附加

有时负镜附加作为整体治疗方案的一部分对治疗散开过度会有一定帮助，但仅针对学龄前儿童。很多情况下，透镜的使用经常会有很大的效果。如前所述，如果 CA／C 过高，患者可能无法在远距离抑制调节，小度数的负镜附加可能会有助于患者保持清晰的双眼单视（第 16 章）。

在视觉训练过程中使用负镜附加也被认为是对于患者非常有帮助的一个方法。当基于这种目的使用时，可以使用高度数的负透镜。对于大角度的外隐斜或者外斜视，作在训练时使用 6 或 7D 的负镜附加也是常见的。为了确定透镜处方度数，医生需要确定可以帮助患者融像的最小负镜度。随着治疗的进行和患者融像功能的恢复，透镜的光度可以逐渐降低。届时，这些透镜只会在进行视觉训练过程中使用。

负镜附加也应该被考虑用于散开过度的学龄前儿童，尤其是儿童年龄太小不能进行训练室的视觉训练、远距离间歇性偏斜，并且偏斜频率增加有呈永久性外斜视倾向。在这些情况下，透镜可能有助于短暂减小斜视量并且最好全天配戴。目标是减少间歇性外斜视发生的时间。治疗此种情况时，可以使用小度数的负透镜（即 1.00～2.00D）。在这些情况下，AC／A 并不是决定负镜度数的关键因素。使用负镜附加的目的是产生带动集合的刺激。一旦此目标达成，患者可以通过融像性集合来维持融像。因为全天配戴负镜附加透镜会产生额外的视近调节需求，所以这种方法只适用于学龄前儿童。如果这个方法应用于稍大一些的儿童，就必须使用双光眼镜才能保证阅读时舒适。表 10.9 中列举了需要考虑的因素，并且为负镜附加处方提供了依据和原则。

表 10.9 给予负透镜处方的考虑事项

测试	考虑使用最小下加负透镜	不建议使用最小下加负透镜
AC／A	高	低
CA／A	高	低
隐斜	外隐斜	内隐斜
近距离负融像范围	正常到高	低
调节幅度	正常	低
调节灵敏度测试	正片通过困难	负片通过困难
年龄	小于 6 岁	9 岁及以上

儿科眼病调查小组（Pediatric Eye Disease Investigator Group，PEDIG）完成了 58 例 3 至 <7 岁间歇性外斜视（包括散开过度和基本型外斜视）的随机临床试验[31]。入选标准包括远距控制得分 2 分或更差。孩子们被随机分配到过矫组（睫状肌麻痹性屈光基础上过矫 -2.50D）或观察组 8 周时间。主要的方法是在 8 周时由未见过面的考官对每个孩子进行远距控制评分。结果检测时实验组配戴研究用的眼镜，对照组配戴平光镜进行。在 8 周时，使用过矫眼镜的 27 名儿童的平均远距控制优于未戴过眼镜的 31 名儿童（2.0 分和 2.8 分）。此试验样本量小，差异很可能没有临床意义。这项研究的一个问题是，一旦摘掉过矫眼镜，就无法测量对照组的得分。

遮盖

间歇性外斜视（包括散开过度和基本型外隐斜）常采用遮盖治疗，关于治疗效果的现有数据有限。已发表的研究均为回顾性研究，样本量小，没有对照组。PEDIG 完成了两项随机临床试验[32,33]，以确定在 6 个月的时间内给予部分遮盖对于降低 12 个月至 <11 岁儿童间歇性外斜视恶化风险的有效性。在第一次报告中[33]，参与者的年龄在 3 至 <11 岁。参与者被随机分配到观察组（6 个月内不进行治疗）或治疗组（5 个月每天遮盖 3 小时），在 6 个月首次结束检查前有 1 个月的洗脱期不遮盖。本研究的结论是，无论是否遮盖，以前未经治疗的间歇性外斜视儿童在 6 个月内的加重并不常见。尽管遮盖后的患者加重恶化率较低，但对于 3～10 岁的间歇性外斜视儿童，两种治疗方法都是合理的。

在第二项研究中[32]，12～35 个月大的 201 名未经治疗的间歇性外斜视患者被随机分配到观察组（6 个月内不进行治疗）或治疗组（连续 5 个月每天 3 小时的遮盖治疗，最后一个月不进行遮盖）。作者的结论是，在 12～35 个月的儿童中，无论是否进行遮盖治疗，以前未经治疗的间歇性外斜视在 6 个月内加重并不常见。目前没有足够的证据支持在此年龄段的间歇性外斜视儿童进行遮盖治疗。

视觉训练

本章节推荐至少 3 种适用于散开过度的视觉训练治疗方案。第一种方案，在视觉训练相关文献中非常常见，着重强调对复视的认知以及使用遮盖来消除抑制[4,34]。此方法基于患者能意识到斜视出现并能够重新融像。此方法的第一步是进行长达 2 个月的遮盖，在大约 1 个月的遮盖后，可以进行建立复视意识的练习。此类方法可以同时适用于病理性复视（复视发生于患者斜视时）以及生理性复视（复视发生于患者融合时）。

如前所述，在治疗病理性复视时，一定要记住患者可能会有异常对应，如果存在异常对应，在治疗方法中一定要做相应的改进。尤其是避免基于病理性复视的脱抑制方法，而另外一些基于生理性复视的方法仍然可以使用。

一些视觉师仅仅将治疗局限于复视[34]。另外一些人建议也要进行融像性集合的训练[4]。然而最重要的是遮盖和脱抑制训练。

与第一种方案不同，第二种方案基于 Brock 的发现，由 Flax 和 Selenow[35] 推广，尤其是有意识地避免形成病理性复视。相反，Flax 和 Selenow 强调了谨慎选择促进双眼视觉功能的视觉训练条件的重要性。目的是在最合适的条件下进行治疗，并逐渐转移到可激发间歇性斜视的刺激性条件上。在视近观察精细的（三级融合）目标时，散开过度的患者往往最容易获得双眼视觉。因此 Flax 和 Selenow 方法强调了初始阶段精细三级目标的使用，而后逐渐引入二级目标，最终是一级融合目标。以此为顺序从近处开始,而后在中间距离重复展开,最终终止在约 6m 的距离。训练的最后,患者进行 6m 处一级融合目标的练习。在此条件下,散开过度往往容易表现出症状。此治疗方案的目标是训练患者在缺少双眼视觉线索的提示时仍可以保持双眼视觉状态。

Flax 和 Selenow 认为复视意识是训练的自然结果,并不需要特意训练。他们提出,避免复视出现并不是正常个体维持双眼视觉的机制。因此,在训练中我们也不应将它强调为用来帮助散开过度患者重获正常双眼视觉的机制。相反,作者们建议当散开过度患者重新获得了正常的双眼视觉时,他或她可以发展"体位知觉"(postural awareness)或者双眼视觉的运动感觉。

Cooper 和 Leyman[10] 推荐的第三种方法是上述两种方法的综合。他们建议在治疗初期采用复视意识治疗,之后遵循 Flax 和 Selenow 推荐的治疗顺序。Cooper 认为在开始阶段锻炼复视意识很有帮助,因为在发生斜视时,复视意识可以帮助患者重新获得融合功能,并缩短治疗时间。视觉训练的总体目标应当是消除症状并尽快恢复正常的双眼视觉,因此我们推荐 Cooper 建议的下面这个治疗方法。虽然 Flax 和 Selenow 的方法可以有效治疗散开过度,但我们同样也发现在治疗初期强调复视意识往往可以缩短疗程。

然而应当注意灵活开展训练治疗,因为大约 30% ~ 35% 具有正常对应的散开过度患者从未进行过复视意识的训练,但是他们仍然可以痊愈。

在某些情况下,视觉训练和手术的结合可能是患者的最佳选择。在最近的一项随机临床试验中[36],对 121 名儿童进行了为期 12 个月的随访,发现间歇性外斜视术后,患者进行双眼视觉训练的效果比单纯手术更有效。训练组的患者在术后 2 周开始治疗,每天戴 3 次红蓝眼镜训练,每次 20 分钟。作者认为,在 12 个月的随访中,训练组的双眼视觉优于对照组。同样,对照组 12 个月回退率(定义为偏差 > $\pm10^{\Delta}$)更差,对照组的回退率为 21/60(35%),干预组为 7/61(11.5%)($P<0.05$)。本研究的局限性在于对双眼视觉训练的细节考虑不够详细。

具体视觉训练方案

下面我们讲述的视觉训练方法起初是专门针对散开过度的外隐斜患者或斜视时有正常对应关系的患者。如果患者患有持续视远斜视或间歇性斜视伴偏斜时间占比较大,就可能会出现异常对应关系。如果是这样,以下所描述的方法就必须做出调整。主要的调整就是去除所有基于病理性复视的脱抑制方法。

散开过度的视觉训练需要大约 24 ~ 36 次治疗。治疗阶段的总数取决于异常的严重程度、患者年龄、主观积极性以及家庭视觉训练方案的执行情况。

由于需要在近距离开始治疗,再逐渐移向远距离,并且需要加入复视意识治疗,因此散开过度视觉训练的治疗时间比大多数其他调节性和非显斜性异常的治疗要更久。然而,除了在治疗最初进行的脱抑制治疗,初期的治疗方案非常相似,很多初期治疗目标与其他双眼视觉异常下的治疗

目标相似。即使散开过度主要是远点问题,但是初期目标却是使近距离调节和融像性集合正常化,随着这些能力的提高,训练距离也逐渐移远,三级到二级再到一级目标的顺序也在中距离和远距离处反复。

第一阶段

治疗的第一阶段旨在完成表 10.10 中列举的第一阶段目标。诚如我们推荐的所有治疗方法,在前期几次治疗中,与患者建立合作关系并建立贯穿疗程始终的各种反馈机制非常重要(见表 9.8)。

表 10.10　散开过度视觉训练的目标

第一阶段
- 和患者建立合作关系
- 提高对训练过程中可能用到的多元反馈机制的认知
- 从精细的近距离三级目标开始训练,同时训练正负融像性集合
- 建立复视意识
  - 如果为正常对应,使用病理性及生理性复视
  - 如果为异常对应,仅使用生理性复视
  - 谨记 30% ~ 35% 的正常对应患者将无法成功建立复视意识
- 获得正常的调节幅度和调节紧张、放松的能力

第二阶段
- 使用近距离二级和一级目标继续训练,同时训练正负融像性集合
- 集中于建立正负融像性聚散灵敏度(跳跃或阶梯性聚散需求)

第三阶段
- 使用中距离三级、二级和一级目标继续训练,同时训练正负融像性集合
- 集中于建立中距离正负融像性聚散灵敏度(跳跃或阶梯性聚散需求)
- 改善从集合到散开需求变化的能力
- 在调节需求变化时整合集合训练

第四阶段
- 使用远距离 3 ~ 6m 三级、二级和一级目标继续训练,同时训练正负融像性集合
- 在调节需求变化时整合集合训练
- 双眼运动时整合集合训练

第一阶段的优先重点应当是脱抑制治疗。有很多方法可以用来实现这一目标,我们在第 6 ~ 8 章中描述了一些比较受欢迎的方法,包括聚散球、TV 训练、红绿眼镜和笔灯、垂直棱镜分离法、镜像同时视和 Cheiroscopic 立体镜追踪法,当然所有双眼视觉训练方案都间接地锻炼了脱抑制,因为所有的双眼视觉训练仪器中都含有脱抑制部分。

需要注意的是,脱抑制训练有很多不同的目的。其一是在斜视明显时(病理性复视)建立复视意识。这种类型的脱抑制训练只有在眼睛偏斜且有正常对应关系时才适用。如果出现异常对应,只有基于生理性复视的脱抑制训

练才可使用。有效的病理性复视训练包括红绿眼镜配合笔灯、垂直棱镜分离法和镜像同时视(mirror superimposition)。其二是眼位为隐斜时(生理性复视)建立复视意识。即使在斜视出现时患者表现为异常对应,这些方法也可以使用。聚散球和 Barrel 集合卡可用于实现这一目标。脱抑制训练的最终目的是在患者进行平面融像时消除中心和周边抑制。TV 训练、镜像同时视、Cheiroscopic 立体镜追踪法、偏振矢量图、红绿矢量图、裂隙尺和几乎所有的双眼视觉训练仪器均可适用于此目标。

在训练的这个阶段,同时建立集合与散开的融像性集合幅度是十分重要的。正如本章前面所讨论的,散开过度与集合不足和集合过度相比,似乎有不同的生理学基础。散开过度不能简单地被视为伴随低 PFV 的看远外隐斜。相反,研究已经显示在散开过度中 PFV 一般正常,NFV 有可能不足。

在大多数双眼视觉情况下,早期的重点是扩大融像范围,提高补偿性融像性集合的动力。例如,集合不足时,首先强调 PFV;集合过度时,首先强调 NFV。然而,散开过度视觉训练第一阶段同时锻炼 PFV 和 NFV,重点是 PFV。

对于散开过度,选择能够刺激最佳融合的恰当视标是视觉训练至关重要的一个方面。这个仔细的筛选工作在第一阶段开始,应该贯穿于训练项目的始终。因此,在第一阶

段,我们使用近距离的三级目标(立体视),同时锻炼 PFV 和 NFV 幅度。用来进行其他双眼视觉训练的设备在治疗散开过度中同样是有效的。第 9 章描述的集合不足双眼视觉功能视觉训练,作为初期近距离训练在治疗散开过度时也有效。红绿矢量图和偏振矢量图后可训练固定红绿矢量图、裂隙尺、自由空间融合卡或偏心圆卡。

第一阶段训练的最终目标是建立正常的调节幅度和灵敏度。在一些病例中,散开过度常与调节异常伴发。如果是此种情况,早期强调的重点应该在提高调节的方面。例如,如果存在调节不足,训练的首要目标应该是提高患者刺激调节的能力。即使调节足够,一些调节训练也应该在治疗的早期进行以使得调节功能最大化。这很重要,因为当患者开始出现复视时,会通过自身调节性集合重新获得融合功能。

终点。训练第一阶段结束时,患者可以:
- 远近距离聚散球测试均出现生理性复视
- 看近使用精细的三级融合目标大约融合 BO 30 和 BI 15
- 在+2.00/−2.00 透镜下,使用 20/30 视标,完成 12cpm 调节灵敏度

如果患者有正常对应,则在此阶段有额外的终点需求:
- 出现生理性复视

表 10.11 列出了第一阶段视觉训练示例。

表 10.11　散开过度的视觉训练方案

第一阶段
第 1~2 次
训练室训练
• 讨论视觉异常的本质,视觉训练目标,各种反馈信号和训练的重要性
• 聚散球:强调脱抑制
• 镜片排序
• 镜片切换法调节灵敏度训练(若调节过度则以正镜片开始,若调节不足则以负镜片开始)
• 红绿矢量图和偏振矢量图:集合和散开
• 从训练周边融像开始,例如红绿矢量图 515 或绳圈偏振矢量图
• 计算机随机点训练程序:集合和散开
家庭训练
• HTS 聚散与调节训练项目
• 镜片切换法调节灵敏度训练
• 聚散球
• 红绿眼镜配合笔灯脱抑制
第 3~4 次
训练室训练
• 垂直棱镜/脱抑制
• 镜片切换法调节灵敏度训练
• 红绿矢量图和偏振矢量图:集合和散开
• 使用更多中心融像需求的视标(小丑,兔子红绿矢量图;小丑,Toppe 偏振矢量图)
• 计算机随机点训练程序:集合和散开
家庭训练
• HTS 聚散与调节训练项目
• 镜片切换法调节灵敏度训练
• 红绿眼镜配合笔灯脱抑制
• TV 训练
第 5~8 次
训练室训练
• 垂直棱镜/脱抑制
• 镜片切换法调节灵敏度训练
• 红绿矢量图或偏振矢量图:集合和散开
• 使用更精细的视标,例如红绿矢量图(Sports Slide and Faces targets)以及 Spirangle 偏振矢量图
• 计算机随机点训练程序:集合和散开
家庭训练
• HTS 聚散与调节训练项目
• 红绿眼镜配合笔灯脱抑制
• TV 训练

表 10.11   散开过度的视觉训练方案(续)

第二阶段	• TV 训练
第 9~10 次	• 偏心圆卡或者自由空间融合卡
训练室训练	**第三阶段**
• 使用改良的红绿矢量图或偏振矢量图以建立跳跃性集合需求:集合到散开灵敏度训练	第 17~20 次
• 固定红绿矢量图	**训练室训练**
• 双眼调节训练:以上列出的任意双眼融像训练设备配合正负透镜翻转拍	• 投射距离在 30.5cm~1.5m 的红绿矢量图或者偏振矢量图:集合和散开
• 计算机随机点训练程序:散开	• 计算机二级融合视标训练项目:集合和散开
• 立体镜:二级视标	• 中距离立体镜配合二级视标
家庭训练	**家庭训练**
• HTS 聚散与调节训练项目	• HTS 聚散与调节训练项目
• 笔灯脱抑制	• 偏心圆卡或自由空间融合卡:集合和散开
• TV 训练	• 救生圈卡
• 固定红绿矢量图	• 自制二级视标
第 11~12 次	第 21~22 次
训练室训练	**训练室训练**
• 使用改良的红绿矢量图或偏振矢量图以建立跳跃性集合需求:集合到散开灵敏度训练	• 投射距离在 30.5cm~1.5m 的红绿矢量图或者偏振矢量图:集合和散开
• 裂隙尺:集合和散开	• 计算机二级融合视标训练项目:集合和散开
• 双眼调节训练:以上列出的任意双眼融像训练设备配合正负透镜翻转拍	• 使用二级和一级视标的立体镜
• 立体镜:二级视标	• 30.5cm~1.5m 的一级视标
• 计算机二级融合视标训练程序:散开和集合	第 23~24 次
家庭训练	**训练室训练**
• HTS 聚散与调节训练项目	• 投射距离在 30.5cm~1.5m 的红绿矢量图或者偏振矢量图:集合和散开
• 笔灯脱抑制	• 计算机二级融合视标训练项目:集合和散开
• TV 训练	• 使用一级视标的立体镜
第 13~16 次	• 30.5cm~1.5m 的一级视标
训练室训练	**家庭训练**
• 偏心圆卡或者自由空间融合卡	• HTS 聚散与调节训练项目
• 计算机二级融合视标训练项目:既有散开又有集合	• 救生圈卡
• 裂隙尺:集合和散开	• 30.5cm~1.5m 的二级和一级视标
• 双眼调节训练:以上列出的任意双眼融像训练设备配合正负透镜翻转拍	**第四阶段**
• 立体镜:二级视标	第 25~28 次
家庭训练	**训练室训练**
• HTS 聚散与调节训练项目	• 投射距离在 30.5cm~1.5m 的红绿矢量图或者偏振矢量图:集合和散开
	• 计算机随机点训练项目:跳跃-跳跃性集合

表 10.11 散开过度的视觉训练方案（续）	
• 使用一级、二级、三级视标的立体镜 • 手描实体镜 • 远距离扫视和双眼运动相结合 **家庭训练** • HTS 聚散和调节训练程序 • 3~4.5m 的偏心圆卡 • 3~4.5m 的二级和一级视标 第 29~32 次 **训练室训练** • 使用一级和二级视标的立体镜	• 手描实体镜 • 3~4.5m 的一级和二级视标 • 用投影仪投影的红绿和偏振矢量图 • 远距离扫视和双眼运动相结合 **家庭训练** • HTS 聚散与调节训练项目 • 3~4.5m 的偏心圆卡 • 3~4.5m 的一级和二级视标

HTS，家庭训练系统。

第二阶段

训练在第二阶段需要完成的目标见表 10.10 中第二阶段。在集合和散开训练中，一旦患者看近能够有效地融合三级视标，目标就要引入看近二级（平面融像）和一级（同时视）视标。PFV 和 NFV 训练都应该开始进行。可以使用的训练方案包括裂隙尺、救生圈卡、镜像同时视、立体镜和电脑软件训练项目。医生可以很容易地建立一级和二级视标，如偏心圆卡、自由空间融合卡和救生圈卡。

在第 6 章（图 6.20 和图 6.21）中列出了相应视标。这些视标使用商业化电脑画图软件即可做出（例如 PC 画片）。

当然，第一和第二级视标也可不通过电脑制作，通过简单的画图和杂志上的图片也可制作。很受欢迎的一个方法是买两本相同的杂志或彩色画图本，然后截取相同的封面或一些图片。建立二级视标，只需在一幅画上画简单的垂直线条，在另一幅上画简单的水平线条。当患者融合这些视标时，它们是呈交叉的（图 10.1）。

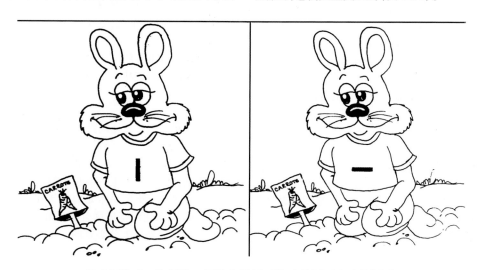

■ **图 10.1**　为创建二级融合目标而修改的图画书中的图片

裂隙尺是非常受欢迎的训练项目之一，它主要包括了二级视标。如图 10.2 中所示，并没有立体视需求，除非每张卡上放置有偏心的两个圆。然而最主要的视标是二级视标。另外一个适用于这个阶段训练得非常好的仪器是立体镜。许多不同系列的立体镜卡片可以从商业角度实现同时包含第一、第二和第三级视标。

此阶段的其他目标是集中锻炼 NFV 和 PFV 灵敏度（跳跃性或阶梯性聚散需求）。治疗方法和合适的治疗设备类

似于第 9 章所述对于集合不足的治疗方法和设备。

终点。第二阶段训练结束，当患者可以：

• 使用近距离二级和一级融合视标融合到 30^{Δ}BI 和 15^{Δ}BO。

• 裂隙尺集合练习到第 12 张卡片，散开练习到第 6 张卡片。

• 偏心圆卡或自由空间融合卡的集合（分开 12cm）与散开训练（分开 6cm）均可融像。

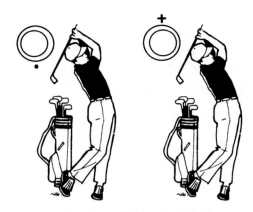

■ 图 10.2　裂隙尺目标的特写

表 10.11 总结了第二阶段的视觉训练方案。

第三阶段

第三阶段旨在完成表 10.10 中列出的第三阶段目标。这一阶段最重要的目的是开始中距离的训练。既然前期患者能够在近处使用不同的仪器和训练方法，那么在较远的距离重复相似的训练步骤通常是非常简单的。最有效的一种方式是使用通过悬式投影仪将红绿矢量图投射到墙面或屏幕上。此方法很有效，因为患者熟悉在初期第一阶段和第二阶段的训练方法，很容易适应相同的治疗方法。

悬式投影仪在使用一级和二级视标时也非常有效。为近距离训练构建的同一批视标可以放大和印刷到悬式透明材料上。或者较大的一级和二级视标也可以手绘或使用计算机制图软件构建到一张约 21.59cm×27.94cm 的纸片上，与偏心圆卡相似的大型三级视标可以在市场上买到。

另一种在中距离设置刺激点的方法是使用立体镜。在 Brewster 类立体镜中可以轻易地设置工作距离，并且有多种可用的视标。

第三阶段的第二个目标是在中距离锻炼 NFV 和 PFV 灵敏度（跳跃性或阶梯性聚散需求）。为了达到这个目标，临床医生会简单地选择可以锻炼跳跃性集合需求的视标，例如大的偏心圆卡、跳跃性立体镜或自制的多种第一级和第二级视标，例如大型偏心圆卡、跳跃转向矢量图或者是家庭制作的一级和二级视标。

终点。第三阶段训练结束时，患者可以：
- 在中距离通过使用三级、二级和一级融合视标融合大约 20BO 和 10BI。

表 10.11 总结了一种针对第三阶段的视觉训练方法。

第四阶段

治疗的最后一个阶段旨在完成表 10.10 中列出的第四阶段目标。这一阶段最主要的目标是在 3~6m 远距离使用第三、第二和第一级视标来锻炼 PFV 和 NFV。在第三阶段使用的相同仪器和工具在远距离训练中被重复使用。

此阶段治疗中使用的最重要的方法是手描实体镜。这一方法对于散开过度患者在最后阶段是最理想的，因为它是在最具挑战的条件下呈现刺激的一种方法。需要记住的

是，治疗散开过度最困难的情况是在远距离的一级视标。对于此类患者，应用手描实体镜是极具挑战性的，因为刺激点的结构很单一，而且被设置在了光学无限远距离。手描实体镜的使用方法详见第 6 章。

最终目标是整合集合与扫视功能，这一目标可以通过使用前面介绍的针对集合过度患者的治疗方法实现。对于散开过度患者，在中远距离使用这些治疗方法都是非常重要的。

终点。第四阶段训练结束时，患者可以：
- 当患者可以在远处使用二级和一级融合视标时，可以融合大约 20△BO 和 5△BI。

表 10.11 中列出了训练第四阶段的示例。

在疗程进行到一半和结束时应当进行重新评估。回溯起初的症状来判断患者目前是否用眼舒适。重新检查患者的双眼视觉和调节功能，并与最初的检查结果和期望结果进行对比。

当所有的视觉训练目标都达到时，视觉训练结束。我们推荐表 9.10 中概述的家庭维持训练方案。

散开过度视觉训练小结

表 10.10 和表 10.11 中列出的视觉训练方案示例，是可以成功消除患者症状，并使视觉数据正常化的系统性训练方法。疗程的数量大致相同，但具体数目因人而异。治疗时不必按照上述详细步骤进行，目的是尽快达到最好效果。如果某种方法对于某一患者特别简单，则可继续下一治疗方法。如第 9 章所述，家庭训练的多样性也很重要。积极性很好的成年人，如果坚持家庭训练，也可能事半功倍。

使用本章推荐的疗法，可以达到散开过度治疗相关文献中的非常高的成功率。

手术

对于患有散开过度的隐斜和间歇性斜视患者的治疗包括透镜、棱镜和视觉训练的正确应用。如本章节之前讨论的方法有较高的成功率。因此，手术应当在获得保守性治疗结果后使用。如果患者不想采取非手术治疗方法，或者斜视量非常大，外科手术是有必要的。一般斜视量大于 30△~35△，在视觉训练后联合手术和术后视觉训练对于获得最佳治疗效果是十分必要的。然而，并没有明确研究来证实这一假设。

Flax 和 Selenow[35]进行了一项文献调查，分析了 1985 年以前间歇性外斜视的 1 490 例手术的数据。尽管他们并没有区分外斜视的类型，但绝大部分病例都可能是散开过度，因为对于集合不足进行手术治疗非常少见（第 9 章）。结果发现，仅有三分之二的患者获得了外观上的改善，仅有三分之一的患者获得了正常的双眼视觉功能。另外，这一样本中每 6 名患者中就有 1 名没有获得任何改善或者受到了手术的损害。Cooper 和 Leyman[10]就散开过度手术治疗的效果进行了文献调查，发现治愈率仅为 12%~37%。

2013 年有学者发表了对间歇性外斜视治疗效果的系统综述。该研究包括随机对照试验、预实验和队列研究，并

以对照组为参照对散开过度、类似散开过度或基本型外隐斜的儿童进行干预，年龄在 18 岁及以下，随访至少 6 个月。他们只能找到一个随机对照试验[37]，且这项研究有明显的设计局限性，包括非双盲设计、样本量小以及有选择性报告的可能性。此外，这项研究包括基本型外斜视，而不是散开过度。随机对照试验发现，在术后 12 个月，与双侧外直肌后退术（52%）相比，接受单侧外直肌后退术和内直肌缩短术（82%）的患者中，满意术后结果（在 10$^\Delta$ 的外隐斜和 5$^\Delta$ 的内隐斜之间）的患者比例显著较高。作者认为，将单侧外直肌后退/缩短术与双侧外直肌后退术相比较，在改善斜视方面的结果好坏参半，这让人难以推荐去选择任何一种手术。

Holmes[38]等通过至少 5 年的随访，回顾性地分析了所有在他们临床中出现间歇性外斜视的儿童，包括了基本散开过度、真性散开过度和假性散开过度类型。研究发现，手术治疗很难获得长期有效的治疗，而一些非手术方式治疗的间歇性外斜视会自愈。

在一项多中心、随机临床试验中[39]，对 197 名 3 至<11 岁的间歇性外斜视患者进行了比较，PEGID 比较了在同一眼双侧外直肌后退术或单侧外直肌后退术联合内直肌缩短术后的长期疗效。其主要结果衡量标准是在 3 年内未达到最佳手术结果的参与者比例：①远处或近处 10$^\Delta$ 或以上的外斜视；②远处或近处 6$^\Delta$ 或以上的恒定性内斜视；③在任何遮盖检查后，立体视减少 2$^\Delta$ 以上；④不满足任何条件的再次手术。研究人员发现，双侧外直肌后退术组 3 年后出现不理想手术结果的累积概率为 46%；而在同一组中，单侧外直肌后退术合并内直肌缩短术为 37%。这在次优手术结果中没有统计学上的显著性差异。基于这些发现，作者无法推荐一种儿童手术方法。

因此我们建议外科手术只有在透镜、棱镜和视觉训练无果的情况下使用。

病例研究

病例 10.7 是临床上可能会遇到的散开过度病例。

病例 10.7

病史

Angel，10 岁，五年级男生，因为左眼向外斜而来做眼科检查。虽然母亲在 Angel 两三岁的时候就发现了这个问题，但是她发现这种情况日渐严重。在过去，Angel 的眼睛仅在疲惫或者晚上的时候出现症状，但近期母亲发觉他左眼偏斜的时间更多了，Angel 自己没有一点感觉，患者觉得自己的视力非常清晰，而且从来没有重影。我们查看 Angel 幼年的照片，根据这些照片，我们推断，眼球向外偏斜的年龄大约在 2 岁，同时也显示在 Angel 更小的时候这种症状是间歇性的。在一些照片中，其双眼情况很好。Angel 身体健康，无任何用药史。

检查结果

视力（远，未矫正）	OD：20/20
	OS：20/20
视力（近，未矫正）	OD：20/20
	OS：20/20
IPD：	58mm
集合近点	
调节目标：	7cm
笔灯：	7cm
遮盖试验（远处）：	20$^\Delta$，间歇性，左外斜视（25%时间偏斜）
遮盖试验（近处）：	5$^\Delta$ 外隐斜
主观验光：	OD：+0.25，20/20
	OS：+0.25，20/20
远水平隐斜：	抑制
远距离负融像范围：	抑制
远距离正融像范围：	抑制
近水平隐斜：	6$^\Delta$ 外隐斜
−1.00 梯度：	2$^\Delta$ 外隐斜
梯度性 AC/A：	4∶1
计算性 AC/A：	12∶1
近距离负融像范围：	10/16/12
近距离正融像范围：	X/15/10
负相对调节：	+1.75D
正相对调节：	−1.50D

病例 10.7(续)

调节幅度(推进法):   OD:13D;OS:13D
单眼调节灵敏度: OD:4cpm;OS:4cpm
双眼调节灵敏度: 3cpm
动态检影: +0.25D,OD 和 OS

瞳孔正常,内外眼均无器质性病变,共同性偏斜,色觉无异常。

病例分析

遮盖试验显示,看远比看近有更严重的外斜视,AC/A 高。当患者表现为明显外隐斜时,应该首先分析 PFV 数据。这个病例中,数据支持散开过度的诊断。另外,调节能力数据分析显示了刺激和放松调节的相关问题。NRA 与 PRA 均表现为降低;BAF 降低,MAF 降低。MAF 低提示为单眼问题,这归因于调节而不是双眼视觉问题。因此诊断是散开过度和调节不足。

治疗

本病例屈光不正并不是很明显,不用给予配镜处方。提倡视觉训练治疗散开过度和调节不足。3 个月 22 次的训练室训练和家庭训练是必要的。表 10.11 概括了我们遵从的视觉训练方案。

最后评估结果如下:

遮盖试验(远): 16^Δ 外隐斜
遮盖试验(近): 4^Δ 外隐斜
主观验光: OD:+0.25,20/20
                                    OS:+0.25,20/20

远水平隐斜: 14^Δ 外隐斜
远距离负融像范围: X/10/3
远距离正融像范围: 12/28/16
近水平隐斜: 4^Δ 外隐斜
−1.00 梯度: 1^Δ 内隐斜
梯度性 AC/A: 5:1
计算性 AC/A: 10:1
近距离负融像范围: 16/24/14
近距离正融像范围: X/35/20
负相对调节: +2.75D
正相对调节: −2.50D
调节幅度(推进法):   OD:13D;OS:13D
单眼调节灵敏度: OD:14cpm;OS:14cpm
双眼调节灵敏度: 10cpm
动态检影: +0.25D,OD 和 OS

瞳孔正常,内外眼均无器质性病变,共同性偏斜,色觉无异常。

小结与结论

本章我们讨论了伴高 AC/A 双眼视觉异常相关的诊断和治疗。这些情况包括:散开过度和两种形式的集合过度——伴正常张力性集合(远距离正位)和伴高张力性集合(远距离内隐斜)的集合过度。

这 3 种情况都可以通过透镜、近附加镜、棱镜和视觉训练的结合来达到成功治疗,我们推荐了针对不同情况的详细的治疗方案顺序,近附加镜和水平棱镜对集合过度患者更有用,视觉训练对散开过度患者更有用。

(周子璇　马雯 译)

参考文献

1. Shorter AD, Hatch SW. Vision therapy for convergence excess. *N Eng J Optom.* 1993;45:51-53.
2. Grisham JD, Bowman MC, Owyang LA, Chan CL. Vergence orthoptics: validity and persistence of the training effect. *Optom Vis Sci.* 1991;68:441-451.
3. Wick B. Binocular vision therapy for general practice. *J Am Optom Assoc.* 1977;48:461-466.
4. Ficcara AP, Berman J, Rosenfield M, et al. Vision therapy: predictive factors for success in visual therapy for patients with convergence excess. *J Optom Vis Dev.* 1996;27:213-219.
5. Gallaway M, Scheiman M. The efficacy of vision therapy for convergence excess. *J Am Optom Assoc.* 1997;68:81-86.
6. Goldrich SG. Optometric therapy of divergence excess stra-

bismus. *Am J Optom Physiol Opt*. 1980;57:7-14.

7. Pickwell LD. Prevalence and management of divergence excess. *Am J Optom Physiol Opt*. 1979;56:78-81.

8. Daum KM. Divergence excess: characteristics and results of treatment with orthoptics. *Ophthalmic Physiol Opt*. 1984;4:15-24.

9. Sanfilippo S, Clahane AC. The effectiveness of orthoptics alone in selected cases of exodeviation: the immediate results and several years later. *Am Orthoptic J*. 1970;20:104-117.

10. Cooper EL, Leyman IA. The management of intermittent exotropia: a comparison of the results of surgical and non surgical treatment. *Am Orthoptic J*. 1977;27:61-67.

11. Coffey B, Wick B, Cotter S, Scharre J, Horner D. Treatment options in intermittent exotropia: a critical appraisal. *Optom Vis Sci*. 1992;69:386-404.

12. Cooper J, Medow N. Intermittent exotropia of the divergence excess type: basic and divergence excess type. *Bin Vis Eye Mus Surg Qtly*. 1993;8:187-222.

13. Ma M, Chen X, Scheiman M, Kang Y. Office-based vergence and accommodative therapy for the treatment of intermittent exotropia: a pilot study. *Optom Vis Sci*. 2019.

14. Hokoda SC. General binocular dysfunctions in an urban optometry clinic. *J Am Optom Assoc*. 1985;56:560-562.

15. Scheiman M, Gallaway M, Coulter R, et al. Prevalence of vision and ocular disease conditions in a clinical pediatric population. *J Am Optom Assoc*. 1996;67:193-202.

16. Porcar E, Martinez-Palomera A. Prevalence of general binocular dysfunctions in a population of university students. *Optom Vis Sci*. 1997;74:111-113.

17. Duane A. A new classification of the motor anomalies of the eye based upon physiological principles. *Ann Ophthalmol Otolarngol*. 1897:247-260.

18. Cooper J. Intermittent exotropia of the divergence excess type. *J Am Optom Assoc*. 1977;48:455-463.

19. Wick B, Scharre J, Cotter S, et al. Characteristics and prevalence of exotropia in clinic populations. *Optom Vis Sci*. 1990;67:81.

20. Bair DR. Symposium: intermittent exotropia, diagnosis and incidence. *Am Orthoptic J*. 1952;2:12-17.

21. Dunlap EA, Gaffney RB. Surgical management of intermittent exotropia. *Am Orthoptic J*. 1963;13:20-33.

22. Ogle KN, Martens TG, Dyer JA. *Oculomotor Imbalance in Binocular Vision and Fixation Disparity*. Philadelphia, PA: Lea & Febiger; 1967.

23. von Noorden GK. Divergence excess and simulated divergence excess: diagnosis and surgical management. *Doc Ophthalmol*. 1969;26:719-727.

24. Cooper J, Ciuffreda KJ, Kruger PB. Stimulus and response Ac/a ratios in intermittent exotropia of the divergence excess type. *Brit J Ophthalmol*. 1982;66:398-404.

25. Flax N. The Optometric treatment of intermittent divergent strabismus. In: Proceedings from The Eastern Seaboard VT Conference; 1963; Washington, DC:52-57.

26. Cooper J, Feldman J. Panoramic viewing, visual acuity of the deviating eye, and anomalous correspondence in the intermittent exotrope of the divergence excess type. *Am J Optom Physiol Opt*. 1979;56:422-429.

27. Wickens R. Results of surgery in distance exotropia. *Brit Orthopt J*. 1984;41:66-72.

28. Burian HM, Spivey BE. The surgical management of exodeviations. *Am J Ophthalmol*. 1965;59:603-620.

29. Kran BS, Duckman R. Divergence excess exotropia. *J Am Optom Assoc*. 1987;58:921-930.

30. Burian HM, Franceshetti AT. Evaluation of diagnostic methods for the classification of exodeviations. *Trans Am Ophthalmol Soc*. 1970;68:56-71.

31. Pediatric Eye Disease Investigator Group; Chen AM, Holmes JM, Chandler DL, et al. A randomized trial evaluating short-term effectiveness of overminus lenses in children 3 to 6 years of age with intermittent exotropia. *Ophthalmology*. 2016;123:2127-2136.

32. Pediatric Eye Disease Investigator Group; Mohney BG, Cotter SA, Chandler DL, et al. A randomized trial comparing part-time patching with observation for intermittent exotropia in children 12 to 35 months of age. *Ophthalmology*. 2015;122:1718-1725.

33. Pediatric Eye Disease Investigator Group; Cotter SA, Mohney BG, Chandler DL, et al. A randomized trial comparing part-time patching with observation for children 3 to 10 years of age with intermittent exotropia. *Ophthalmology*. 2014;121:2299-2310.

34. Moore S. Orthoptic treatment for intermittent exotropia. *Am Orthopt J*. 1963;3:14-20.

35. Flax N, Selenow A. Results of surgical treatment of intermittent divergent strabismus. *Am J Optom Physiol Opt*. 1985;62:304-308.

36. Qiu H, Li XY, Li HY, et al. Binocular vision training after intermittent exotropia surgery. *Int J Ophthalmol*. 2010;10:1522-1523.

37. Kushner BJ. Selective surgery for intermittent exotropia based on distance/near differences. *Arch Ophthalmol*. 1998;116:324-328.

38. Holmes JM, Hatt SR, Leske DA. Is intermittent exotropia a curable condition? *Eye (Lond)*. 2015;29:171-176.

39. Pediatric Eye Disease Investigator Group; Writing C, Donahue SP, Chandler DL, et al. A randomized trial comparing bilateral lateral rectus recession versus unilateral recess and resect for basic-type intermittent exotropia. *Ophthalmology*. 2019;126:305-317.

第 11 章

正常 AC/A：融像性集合功能异常、基本型内隐斜和基本型外隐斜

简介

这 一章,我们讨论调节性集合与调节的比值(accommodative convergence to accommodation,AC/A)正常的非显斜性双眼视觉异常特征、诊断和治疗。尽管这些症状间有些明显的不同,但是,按照第 2 章描述的分类系统它们仍被分为一组。这章所描述症状的共同特征是 AC/A 正常。这个相似点是非常重要的,因为它是制定治疗方案的基础。尤其是,AC/A 是决定隐斜患者(第 3 章)治疗方案中训练顺序的主要因素。所以,某一常规的治疗方案可被所有具有正常 AC/A 的双眼视觉功能异常者使用。然而,这其中也存在着重要的区别。对所有应用于正常 AC/A 的双眼视觉异常的基本特征进行综述之后,每一症状还会在后面分开一一描述,重点突出其症状、诊断和治疗的不同。

这一章要讨论的特征性症状是融像性集合功能异常(fusional vergence dysfunction)、基本型外隐斜(basic exophoria)和基本型内隐斜(basic esophoria)。

具有正常 AC/A 隐斜患者的基本治疗原则概述

表 11.1 列举了第 3 章中提到的各种后续治疗措施。在设计治疗顺序时主要考虑的因素是 AC/A。对于 AC/A 正常的双眼视觉异常患者,我们建议的治疗顺序见表 11.2~表 11.4。

对于低 AC/A 的患者,附加镜的作用并不明显,而对于 AC/A 正常的患者,附加镜有时可起到一定的帮助作用。因此,考虑应用附加镜时可参照表 11.3 和表 11.4。

表 11.1　非显斜性双眼视觉异常治疗顺序参考

屈光不正的光学矫正	弱视的视觉训练
附加透镜	抑制的视觉训练
水平棱镜	知觉运动功能视觉训练
垂直棱镜	手术
弱视遮盖	

表 11.2　融像性集合功能异常治疗顺序参考

屈光不正的光学矫正	知觉运动功能视觉训练
垂直棱镜	附加透镜
弱视遮盖	水平棱镜
弱视视觉训练	手术
抑制视觉训练	

表 11.3　基本型内斜视治疗顺序参考

屈光不正的光学矫正	弱视的视觉训练
垂直棱镜	抑制的视觉训练
附加透镜	知觉运动功能视觉训练
水平棱镜	手术
弱视遮盖	

表 11.4　基本型外斜视治疗顺序参考

屈光不正的光学矫正	抑制的视觉训练
垂直棱镜	知觉运动功能视觉训练
附加透镜	水平棱镜
弱视遮盖	手术
弱视的视觉训练	

屈光不正的光学矫正仍然是临床医生需要首要考虑的问题。正如第 3 章中所述,对所有调节性或非显斜性双眼视觉功能异常的患者,首先考虑屈光不正的光学矫正。在正常 AC/A 的病例中,镜片对改善眼位的大小可能具有中等作用。因此,对基本型内隐斜伴远视或基本型外隐斜伴近视的患者而言,合理的屈光矫正处方通常是有帮助的。

在考虑最终处方时,首要任务是确定患者是否有垂直斜视。我们建议即便是小到 0.5^Δ 的垂直隐斜,也要基于注视视差评估给予处方(第 15 章)。

正如前几章节所提到的,内隐斜和外隐斜治疗顺序的关键不同在于水平棱镜和视觉训练对这些症状的不同效应。水平棱镜对于治疗内隐斜较外隐斜更有效。因此,相比治疗基本型外隐斜,在治疗基本型内隐斜时要更早考虑使用棱镜。据定义,融像性集合功能异常与非常小幅度的水平隐斜有关,所以这一情况并不需要使用水平棱镜。视

觉训练则对外隐斜较内隐斜更加有效。无需水平棱镜的辅助，仅用视觉训练通常足以治疗基本型外隐斜。这些不同在治疗顺序上有所体现，见表 11.2~表 11.4。

尽管弱视在非显斜性双眼视觉功能异常中并不常见，但是，如果隐斜伴随明显的屈光参差时，弱视也可能发生。这种情况下，早期的考虑之一应该是使用遮盖或视觉训练对弱视进行治疗。在为屈光参差患者开具处方，并使用棱镜对垂直隐斜进行补偿后，应立即考虑使用遮盖和特殊视觉训练方案治疗弱视和任何相关的抑制。对基本型内隐斜、基本型外隐斜和融像性集合功能异常相关的屈光参差患者，一般推荐部分遮盖。用不透明的眼罩每天遮盖 2~3 小时，同时配合主动的弱视训练就足以治疗弱视。我们将在第 17 章对屈光参差性弱视进行完整详细的阐述。

然而多数情况下，弱视并不会出现在非显斜性 AC/A 正常的双眼视觉异常患者中。因此，考虑矫正屈光不正和棱镜后，下一步即为解决抑制和知觉运动改善的视觉训练。

如表 11.2~表 11.4 所示，最后的治疗方法是手术。融像性集合功能异常的患者，由于隐斜量较少，因此不考虑手术治疗。基本型内隐斜及基本型外隐斜，通常也不使用手术治疗。一般情况下，通过非手术方法联合治疗即可有效。然而，当患者眼位偏离幅度较大，所有非手术方法均不能缓解其症状时，手术偶尔也会有帮助。

具有正常 AC/A 的双眼视觉异常治疗预后

本章描述的所有症状均可用我们所建议的治疗顺序加以有效治疗。尽管很少有研究观察基本型内隐斜的治疗，但也没有证据支持对基本型内隐斜患者联合应用透镜屈光矫正、棱镜和视觉训练的效果比其他的内隐斜（如集合过度型或散开不足型）差。Daum[1] 研究了 34 名无症状成年患者，观察视觉训练对改善其融像性集合范围的效果。他指出给予慢相或快相刺激后，正负融像性集合（positive/negative fusional vergence，PFV/NFV）均明显增加。因此，有证据支持视觉训练可改善基本型内隐斜的负融像性集合范围。

视觉训练也曾显示出对基本型外斜视治疗的高度有效性。Daum[2] 发现在他所有的基本型外斜视患者中有 96% 的患者通过视觉训练可以获得全部或部分的治愈。另外，其他许多随机临床试验研究也一致表明视觉训练在改善正融像性集合范围方面非常有效[3-6]。

一些作者也研究了视觉训练对融像性集合功能异常与其他常规异常的治疗效果。Hoffmann、Cohen 以及 Feuer[7] 的研究指出对于这类病例，视觉训练在恢复其双眼视觉功能及减少症状方面成功率可达 94%。Grisham[8,9] 对具有融像性集合功能异常的患者进行了研究，发现视觉训练可以使聚散灵敏度正常化。

治疗具有正常 AC/A 比的隐斜患者要点小结

由于 AC/A 正常，附加透镜对偏斜量只有中等效果。对基本型内隐斜，附加透镜可能非常有帮助，尽管水平棱镜和视觉训练也常常很有必要。对单纯外隐斜和融像性集合功能异常，视觉训练通常是主要的治疗形式。

融像性集合功能异常

背景信息

与本章描述的其他大多数非显斜性双眼视觉症状不同，融像性集合功能异常并非 Duane 分类中的一种。Duane 对双眼视觉异常的分类及描述以 AC/A 和视远视近时的隐斜量为重点，主要是指视远视近时眼位偏离正常值（视近平均 4^Δ~6^Δ 外隐斜，视远正位）的视觉异常分类。若一名有症状患者，其视远和视近隐斜量均在正常范围内，则不属于 Duane 分类。

这样的情况存在吗？是否有患者在视远视近时隐斜均在正常范围，且有正常的调节功能，但在屈光不正矫正后却仍有症状？尽管大多作者并未统一使用融像性集合功能异常（fusional vergence dysfunction）这一术语，但却都在描述这样一个问题[7-12]。Schapero[10] 描述了其在临床验配中遇到的 10 类基本视觉训练问题，第 9 类是指张力性集合正常（远眼位正常），AC/A 正常，但正、负融像性集合范围均较低。他认为这些病例的病因可能是知觉融合异常。例如，未矫正的屈光不正或物像不等，小的垂直斜视或某些潜在的系统性疾病。对此，他的建议是排除系统性疾病，并使用透镜或棱镜消除知觉融合障碍。他指出多数病例消除知觉异常即可改善运动性融合，无需进行视觉训练。

Hoffmann、Cohen 和 Feuer[7] 描述了一种症状叫一般技巧病例（general skills case），是指融像性集合较小，扫视和追随功能不足，小度数内隐斜或外隐斜，抑制及正常调节的病例。其他作者也描述了同一组症状，将其称为低效双眼视觉[13]（inefficient binocular vision）或知觉融合缺陷[12]（sensory fusion deficiency）等。

Grisham[8,9] 用融像性集合功能异常这一术语来描述在动态融合方面有缺陷的双眼视觉异常。在一个实验设计中，他用视轴测定立体镜来评估聚散反应时间、速度及正融像性集合（PFV）和负融像性集合（NFV）的速率。使用此仪器能将一组仅表现出聚散反应时间和速度缺陷而视远视近时均没有明显隐斜的患者检测出来。此外，他也指出可以通过进行聚散灵敏度测试在临床上识别此类患者。本书在第 1 章中已对该测试进行了描述。

对此我们一致认为，临床上存在这一情况，即 AC/A 正常，视远视近时隐斜均在期望范围内，但正负融像范围均小。正如 Grisham[9] 所述，有时也会出现平滑性融像性集合范围正常，而聚散灵敏度异常。这类患者往往会出现中心抑制及其他双眼视觉异常症状的主诉。我们认为 Grisham[9] 所使用的术语"融像性集合功能异常"，最完美地描述了这一情况，本书中也将使用此术语来进行描述。

融像性集合功能异常是一个非常重要的诊断分类，在临床上很容易被医生遗忘或忽视。例如，某患者出现视疲劳症状,经检查无屈光不正,眼部状态健康,调节功能、AC/A、视远视近隐斜均在正常范围内。此时,由于该患者视远视近隐斜正常,许多临床大夫将不会进行融像功能检查。鉴于以上结果,临床医生可能会告诉此患者,不存在视力问题来解释这种症状。然而,这种表现正是融像性集合功能异常的特征,其诊断需要平滑性聚散范围及聚散灵敏度的检查。

Scheiman 等[14]对1 650名6~18岁的儿童进行了研究,发现仅有0.6%的患病率。Porcar 和 Martinez-Palomera[15]研究了一组大学生人群,发现患病率为1.5%。最近一项基于普通人群的双眼视觉异常和规范数据(Binocular Vision Anomalies and Normative Data,BAND)研究[16]报告了泰米尔纳德邦农村和城市学龄儿童非显斜性双眼视觉功能异常的发病率,研究人群包括四所学校(城乡各2所)的920名7~17岁青少年。该实验对所有儿童进行了包括集合、调节在内的全面双眼视觉评估,发现融像性集合功能异常的患病率为0.8%。

在另一项对1 201名13~19岁的高校生进行的调查研究[17]结果发现,融像性集合功能异常的发病率为3.3%。Garcia-Munoz 等[18]发现只有0.6%的研究人群(年龄在18~35岁之间的大学生)患有融像性集合功能异常。

基于上述研究,这一症状被认为比集合不足和集合过度更少见。

特征

症状

大多数症状(表11.5)是与阅读或其他的近距离工作相关的。患者通常的主诉包括短时间阅读后的眼睛疲劳和

表11.5 融像性集合功能异常的体征和症状

症状
所有以下症状均与阅读或其他长期近距离工作有关:

视疲劳	阅读理解力问题
头痛	过度流泪
注意力无法集中	视力模糊

体征
AC/A 正常
远近距离眼位正常
远/近距离平滑正负融像范围降低
正负聚散灵敏度降低
正相对调节降低
负相对调节降低
双眼调节灵敏度检查中±2.00通过困难
单眼调节灵敏度通过
调节幅度正常
间歇性中央抑制

头疼、视物模糊、瞌睡、难以集中精力和长时间的理解力丧失。部分融像性集合功能异常的患者表现为无症状,正如第9~10章讨论的,抑制、避免视近工作、较高的痛阈或是阅读时遮盖一眼,可使上述症状消失。如果某融像性集合功能异常的患者报告症状消失,临床医生应该多询问其是否避免阅读或其他近距离工作的相关问题。回避近距离工作与其他融像性集合功能异常的症状一样重要,也需要推荐视觉训练。

体征

参考表11.5有关融像性集合功能异常的体征。

屈光不正

尽管在文献中没有明确指出与屈光不正有关,但在临床试验中,大多融像性集合功能异常的患者没有明显的屈光不正。

偏斜的特征

基于 Morgan's 表正常值,融像性集合功能异常的患者具有正常范围的隐斜,通常视远时有小度数的内隐斜或外隐斜。

AC/A

融像性集合功能异常的患者具有正常的 AC/A。

双眼视觉和调节数据分析

由于融像性集合功能异常的患者 PFV 和 NFV 均降低,因此进行所有直接或间接评估集合范围和灵敏度的检查都非常重要。集合幅度的直接检查,例如远近距离的平滑性正负融像性集合检查,往往低于预期范围。如果这些结果均正常,那么聚散灵敏度的评估就非常重要。具有正常的平滑性聚散范围和异常的聚散灵敏度是很有可能的。

有关集合的间接检查,例如负相对调节(negative relative accommodation,NRA)、正相对调节(positive relative accommodation,PRA)和双眼调节灵敏度(binocular accommodative facility,BAF),可能也会降低。相较于前几章描述的其他双眼视觉异常,NRA 和 PRA 均降低,且患者在 BAF 检查中正负镜片均通过困难。这一结果再次暗示 PFV 和 NFV 均存在异常。当然 NRA、PRA 和 BAF 降低也提示了调节灵敏度的异常。因此进行单眼调节灵敏度(monocular accommodative facility,MAF)检查非常重要。对于融像性集合功能异常的患者,MAF 检查结果会显示正常,从而证明了问题在于集合而非调节。

在双眼视觉检查中出现中央间歇性抑制也是很常见的。这种类型的抑制在隐斜、集合和 BAF 检查中均可被查出。

鉴别诊断

表11.6列出了融像性集合功能异常的鉴别诊断。

表 11.6　融像性集合功能异常的鉴别诊断

排除功能性异常	排除严重的潜在因素
调节灵敏度异常	可引发症状的全身性疾病
潜在远视	用药史
垂直眼位或旋转性偏（Vertical or cyclodeviation）	
注视视差（fixation disparity）	
不等像（aniseikonia）	

图 2.2 展示了一般针对融像性集合功能异常，我们所建议的临床处理。由于这些患者往往有症状，且任何距离眼位均在正常范围内，所以最有可能的假设为调节异常。如果调节功能检查正常，则可能为融像性集合功能异常。我们还建议排除注视视差、潜在的远视、睫状肌麻痹、小的垂直斜视和物像不等。一旦这些病因因素被排除，融像性集合功能异常将会是最有可能的诊断。

融像性集合功能异常可能与调节灵敏度异常相混淆。如第 12 章中所讨论，调节灵敏度异常与融像性集合功能异常有很多相同的症状和体征。融像性集合功能异常的重要鉴别体征是所有的单眼调节检查均正常。

治疗

表 11.2 中列出了我们推荐的治疗顺序。

屈光矫正

融像性集合功能异常的有症状患者，通常伴随未矫正的屈光不正或潜在的远视。因此，通过睫状肌麻痹验光消除潜在远视，并矫正任何明显的屈光不正，这一点很重要。

棱镜

如果发现患者存在垂直斜视，我们建议在视觉训练前给予垂直棱镜处方。最有效的决定垂直棱镜度的方法是通过注视视差检查相联性隐斜（第 15 章）。

由于远近距离隐斜量均正常，因此融像性集合功能异常中使用水平 BI 缓解棱镜必要性不大。

视觉训练

基于训练室的训练，融像性集合功能异常的患者一般需要 12~24 次。训练的总次数取决于患者的年龄、积极性及依从性。对于融像性集合功能异常的患者，积极性高的成年人可以在 10~12 次训练后成功完成。

详细的视觉训练方案

所有以下提到的视觉训练方法都在第 6~8 章有所描述。

第一阶段

这一阶段训练旨在完成表 11.7 第一阶段中的目标。如前几章所讨论，在最开始的训练阶段与患者建立工作关系，并让患者了解将在整个治疗过程中使用的各种反馈机制十分重要。针对融像性集合功能异常患者的基本方法是建立正常的 PFV 和 NFV 范围及灵敏度。由于 PFV 的训练相对较容易，一般建议使用集合训练来开始治疗。

表 11.7　融像性集合功能异常视觉训练的目标

第一阶段
- 和患者建立合作关系
- 提高对训练过程中可能用到的多元反馈机制的认知
- 建立自主性集合和散开
- 获得正常的正负融像性集合幅度（平滑性或慢相集合需求）
- 获得正常的调节幅度和调节紧张、放松的能力

第二阶段
- 获得正常的正融像性聚散灵敏度（跳跃性或快相集合需求）
- 获得正常的负融像性聚散灵敏度（跳跃性或快相集合需求）

第三阶段
- 改善从集合到散开需求变化的能力
- 改变调节需求同时整合集合功能训练
- 双眼运动和扫视时整合集合功能训练

因此视觉训练的第一个目标是教给患者集合的概念和感觉。患者应该在 5cm（2 英尺）到 6m（20 英尺）之间的任何距离具有自主性的集合和散开的能力。一旦患者可以自主地控制集合运动，视觉训练的其他目标将会更容易实现。完成第一个目标常用的方法有聚散球、绳子上的小虫和红/绿集合卡。

同时也要尽量使 PFV 幅度正常化。首要目标是重新建立符合平滑性或慢相集合需求的正常集合范围。平滑性聚散需求对于患者完成早期训练部分是比较简单的（第 3 章），可用于实现这一目标的方法有可变立体图，可变矢量图和 Bernell 可变棱镜立体镜。这 3 种设备均可用于建立平滑、渐增的集合需求。在患者 PFV 取得进步时，也应使用同样的方法同时开始训练 NFV。

根据定义，被诊断为融像性集合功能异常的患者没有调节异常问题。但是调节训练对于初始阶段的训练很有益处，它们可以帮助患者建立视远视近和集合散开的感觉。如果患者确定有调节异常伴随融像性集合功能异常，那么调节训练则十分重要。调节训练在第 7 章中有所描述。镜片排序、翻转拍、字母表训练，这些方法通常在第一阶段使用。

终点。训练第一阶段结束时，患者可以：
- 显示出自主性集合。
- 立体图或其他相似方法可融合 30BO 和 15BI。
- ±2.00D 翻转拍，20/30 视标卡，调节灵敏度可达到 12cpm。

表 11.8 总结了第一阶段的视觉训练方案示例。此项目包含几种技术，可由患者在家中使用，以补充训练室治疗。

表 11.8 融像性集合功能异常视觉训练的方案模板

第一阶段	第二阶段
第 1~2 次	**第 9~10 次**
训练室训练:	**训练室训练:**
• 讨论视觉异常的本质、视觉训练的目标、各种反馈信号和训练的重要性	• 使用改良的红绿矢量图或偏振矢量图以建立跳跃性集合需求:集合
• 聚散球	• 固定红绿矢量图:集合
• 镜片排序	• 双眼调节训练:以上列出的任意双眼融像训练设备配合正负透镜翻转拍
• 翻转拍(若调节过度则以正镜片开始,若调节不足则以负镜片开始)	**家庭训练:**
• 红绿矢量图或偏振矢量图:集合	• HTS(家庭训练系统)聚散和调节训练项目
• 从训练周边融像开始,例如红绿矢量图 515 或绳圈偏振矢量图	**第 11~12 次**
• 计算机随机点训练程序:家庭集合训练	**训练室训练:**
家庭训练:	• 使用改良的红绿矢量图或偏振矢量图以建立跳跃性集合需求:集合和散开
• HTS(家庭训练系统)聚散和调节训练项目	• 裂隙尺:集合和散开
• 聚散球	• 双眼调节训练:利用之前列出的任何双眼训练方法配合正负透镜
第 3~4 次	**家庭训练:**
训练室训练:	• HTS(家庭训练系统)集合和调节训练
• 绳子上的小虫	**第 13~16 次**
• 翻转拍	**训练室训练**
• 红绿矢量图或偏振矢量图:集合和散开	• 裂隙尺:集合和散开
• 使用更多中心融像需求的视标(小丑,topper 立体图)	• 偏心圆卡或自由空间融合卡:集合和散开
• 计算机随机点训练程序:集合和散开	• 计算机随机点集合训练:集合和开散
家庭训练:	• 双眼调节训练:以上列出的任意双眼融像训练设备配合正负透镜翻转拍
• HTS(家庭训练系统)聚散和调节训练项目	**家庭训练**
• 翻转拍	• HTS(家庭训练系统)聚散和调节训练项目
第 5~8 次	• 偏心圆卡或自由空间融合卡
训练室训练:	**第三阶段**
• 集合卡	**第 17~20 次**
• 自主性集合	**训练室训练:**
• 翻转拍	• 红绿矢量图或偏振矢量图配合偏振或红/绿翻转拍
• 红绿矢量图或偏振矢量图:集合和散开	• 偏心圆卡或自由空间融合卡
• 使用更精细的视标,例如运动滑行红绿矢量图,人脸目标等	• 计算机随机点集合训练:阶梯-跳跃性集合
• 计算机随机点训练程序:集合和开散	**家庭训练:**
家庭训练:	• HTS(家庭训练系统)聚散和调节训练项目
• HTS(家庭训练系统)聚散和调节训练项目	• 偏心圆卡或自由空间融合卡

表 11.8　融像性集合功能异常视觉训练的方案模板（续）

第 21~22 次	第 23~24 次
训练室训练：	**训练室训练：**
● 红绿矢量图或偏振矢量图配合偏振或红/绿翻转拍	● 红绿矢量图或偏振矢量图配合偏振或红/绿翻转拍
● 偏心圆卡或自由空间融合卡	● 偏心圆卡或自由空间融合卡与旋转和双眼运动相结合
● 救生圈卡	● 救生圈卡与旋转和双眼运动相结合
● 计算机随机点集合训练：跳跃-跳跃性集合	● 计算机随机点集合训练与旋转运动相结合
家庭训练：	**家庭训练：**
● HTS(家庭训练系统)聚散和调节训练项目	● HTS(家庭训练系统)聚散和调节训练项目
● 偏心圆卡或自由空间融合卡：散开	● 偏心圆卡或自由空间融合卡：散开/集合

第二阶段

第二阶段训练旨在完成表 11.7 第二阶段中的目标。一旦平滑性 PFV 和 NFV 正常化，下一步重点则为阶梯性或跳跃性集合需求，可变立体图和矢量图仍可使用。但是为了建立阶梯性聚散需求（第 6 章），需要进行具体修改，包括以下：

● 将固视点从一个目标变化到空间中的另一点
● 遮盖/去遮盖一只眼
● 棱镜翻转拍
● 利用棱镜翻转拍建立符合集合需求的阶段性集合改变
● 放置于两个照明训练仪器上的两个不同的立体图
● 偏振或红/绿翻转拍

这一阶段其他可行的训练方法有固定立体图、裂隙尺、偏心圆卡、自由空间融合卡、救生圈卡和计算机跳跃性集合训练。

与第一阶段不重视速度因素相反，第二阶段应重点关注融像的质量方面（即速度、准确度），而非数量方面（即幅度）。提高融像性集合反应的速度和融合恢复的质量很重要。

终点。训练第二阶段结束时，患者可以：
● 裂隙尺可以完成集合卡片 12 张，散开卡片 6 张。
● 使用集合（12cm 分开）和散开（6cm 融合）能力融合偏心圆或自由空间融合卡。

训练第二阶段的示例见表 11.8。此过程中包含几种技术，可由患者在家中使用，以补充训练室治疗。

第三阶段

第三阶段训练旨在完成表 11.7 第三阶段中的目标。到此阶段，患者分别进行了集合和散开的训练。现在的目标是提高患者从集合改变到散开需求的能力，并将集合训练与双眼运动、扫视相结合。有几种很好的训练方法可以用于这一阶段。配合偏振翻转拍的矢量图或配合红绿翻转拍的立体图，在每次改变翻转拍时，需求从散开变化到集合。透明的偏心圆卡或透明的 Bernell 自由空间融合卡也可用于这一阶段，且性价比较高。此时患者也学会如何独立地使用集合或散开能力来融合这些卡片。现在患者学习

从集合改变到散开状态。随着这些训练的提高，速度或每分钟循环的次数也要加强。

训练的最终目标是将集合训练与双眼运动、扫视功能相结合。在正常的视觉条件下，当改变固视点从一个位置到另一个位置时，患者能总是保持精准的集合。因此，联合集合训练与双眼运动扫视功能十分重要。如旋转的聚散球、旋转或水平移动的偏心圆卡、自由空间融合卡、救生圈卡及扫视训练都可以用于实现这一目标。将水平集合与旋转相结合的计算机视轴矫正训练对此目标也非常有用。

终点。训练第三阶段结束时，患者可以：
● 配合慢速旋转的集合和散开，使用偏心圆卡和自由空间融合卡时均可以维持清晰双眼视觉。

由于视觉训练的目标是消除患者的症状，并使双眼视觉和调节功能正常化，在训练的中间和结束时需要再次评估双眼视觉功能。确定何时进行第一次重新评估的参考点是患者何时可以开始训练跳跃性集合，如裂隙尺训练。在评估时，临床医生应该对比患者初始的主诉和患者现阶段的视觉舒适度。所有双眼视觉和调节功能检查都应该重复多次进行，以对比于最初的检查结果和预期结果。

当所有的视觉治疗目标都达到并且视觉治疗计划完成时，我们推荐表 9.10 中列出的家庭视觉训练计划。

融像性集合功能异常视觉训练小结

以上所描述的内容在表 11.8 中有所体现。此视觉训练示例所列方法，可以成功消除患者症状，并使视觉数据正常化。训练疗程次数为粗略估计，具体情况因人而异。治疗时不必按照上述详细步骤进行，目的是尽快达到最好效果。如果某种方法对于某一患者特别简单，则可继续下一治疗方法。

手术

对于融像性集合功能异常的患者，手术并不是必要的。

病例研究

病例 11.1 代表了临床上可能会遇到的融像性集合功能异常病例。

病例 11.1

病史

　　John,16 岁,中学三年级学生,主诉阅读 20 分钟后出现眼疲劳和视觉模糊。这种症状持续多年,但在他以前的就诊过程中没有眼科大夫能帮助他解决问题。大概 1 年前,他最后一次就诊的大夫给他配了一副阅读镜。John 并不认为这副眼镜对他有帮助,就自行停戴了 4 周。无其他病史,无用药史。

检查结果

原处方:	OD:+0.50D
	OS:+0.50D
IPD:	62mm
视力(远,裸眼)	OD:20/20
	OS:20/20
视力(近,裸眼)	OD:20/20
	OS:20/20
集合近点(Near point of convergence,NPC)	
调节视标:	5cm
笔灯:	5cm
遮盖试验(远):	正位
遮盖试验(近):	2^Δ 外隐斜
主觉验光:	OD:+0.25-0.25×180,20/20
	OS:+0.25-0.25×180,20/20
散瞳验光:	OD:+0.75-0.25×180,20/20
	OS:+0.75-0.25×180,20/20
远距离水平隐斜:	正位
负融像范围(远):	X/4/2
正融像范围(远):	6/10/6
近距离水平隐斜:	3^Δ 外隐斜
-1.00D 梯度:	1^Δ 内隐斜
梯度性 AC/A:	4:1
计算性 AC/A:	4.8:1
负融像范围(近):	4/8/6
正融像范围(近):	6/10/2
聚散灵敏度:	3cpm,BI 和 BO 棱镜均困难
NRA:	+1.50D
PRA:	-1.25D
调节幅度(推进法)	OD:11D;左:11D
MAF:	OD:11cpm;左:11cpm
BAF:	2cpm
动态检影:	+0.25D

　　瞳孔正常,内外眼均无器质性病变,共同性偏斜,色觉正常。

病例分析

　　由于远近眼位均正常,导致 John 出现症状最可能的原因是调节异常。调节测试结果显示调节幅度、调节灵敏度和调节反应均正常。但负相对调节和正相对调节均稍低,相对于正常的调节功能,这些结果提示融像性集合出现异常。下一个最可能的假设是融像性集合功能异常。正负融像性集合在直接和间接融像性集合测试中均减少。低的正负相对性调节和减少的 BAF 结果提示融像性集合异常。以上数据结果支持融像性集合功能异常的诊断。

处理

　　我们认为 John 以前的处方不会缓解他的问题。由于没有垂直斜视,屈光不正也并不明显,因此没有必要配镜。我们建议用视觉训练的方案来使其融像性集合数据正常化,从而消除其症状。

病例 11.1(续)

　　John 每周随诊两次,并配合进行家庭辅助视觉训练。我们按照表 11.8 列出的治疗顺序进行治疗,要获得成功的治疗效果需要 16 次的训练室训练。治疗之后,John 报告他可以进行长时间阅读且没有任何不适感。

　　16 次随访后进行重新评估得出以下结果:

正融像范围(远):	X/20/16
近距离水平隐斜:	2^Δ 外隐斜
负融像范围(近):	14/26/22
正融像范围(近):	20/32/28
聚散灵敏度:	14cpm
NRA:	+2.50D
PRA:	−2.50D
BAF:	11cpm

　　维持方案参照表 9.10 的建议,6 个月后重新评估显示,John 仍然感觉舒适且检查结果在正常范围内。

基本型内隐斜

背景信息

　　基本型内隐斜由 Duane[19] 首次描述,是指一种张力性集合较高而 AC/A 正常的状态。在视远视近时有等量的内隐斜和较低的负融像性集合。Scheiman 等[14] 研究了 1 650 名 6~18 岁的儿童,发现其发病率仅有 0.7%。Porcar 和 Martine-Palomera[15] 研究了一组大学人群发现发病率为 1.5%。近来更多基于普通人群的 BAND 研究[16] 指出了在泰米尔纳德邦农村和城市学龄儿童非显性双眼视觉功能异常的发病率,发现基本型内隐斜的发病率为 0.3%。Garcia Munoz 等[18] 发现研究对象为 18~35 岁的大学生中只有 1.1% 的人患有基本型内隐斜。

特征

症状

　　由于内隐斜存在于任何距离,患者可能出现与阅读或其他近距离工作有关的症状,也会出现与远距离活动有关的症状。常见的阅读和近距离工作主诉包括眼疲劳、头疼、视力模糊、复视、嗜睡、难以集中精力、长时间理解力丧失(表 11.9)。与远距离活动相关的问题包括在驾驶、看电视电影或在教室上课时出现视力模糊和复视。类似于其他双眼视觉功能异常,基本型内隐斜的患者也可能没有症状。

体征

　　基本型内斜视的体征见表 11.9。

屈光不正

　　基本型内隐斜常常与远视有关。这是一个很有意义的特征,因为如果某患者 AC/A 正常,矫正远视将使视远视近时内隐斜幅度减少。

表 11.9	基本型内斜视的体征和症状
体征	**症状**
远近内隐斜量相等	持续性的
AC/A 正常(计算法)	头疼
常常伴有远视	眼疲劳
视远视近时负融像性集合的直接测量	视力模糊
阶段性集合偏低	
平滑性聚散偏低	
跳跃性集合偏低	
视近时负融像性集合的间接测量	
正相对调节偏低	
双眼调节灵敏度偏低,负片通过困难	
调节反应滞后(动态检影较高)	

斜视特征

　　具有基本型内隐斜的患者在视远视近时具有等量的隐斜,较低的负融像性集合。通常,如果远近斜视度相差在 5^Δ 以内,就可认为两者相等。偏斜可以表现为隐性斜视、间歇性斜视或恒定性斜视。然而,在文献中关于各种形式的基本型内隐斜发病率信息并不多。根据我们的经验,基本型内隐斜病例大多是隐斜或间歇性斜视。

AC/A

　　正常的 AC/A 常常与基本型内隐斜伴行出现。基于计算性 AC/A,这一特征被很好地接受,同时这也是指导治疗时需要参考的重要因素。

双眼视觉和调节数据的分析

　　正如图 2.3 描述的,对基本型内隐斜数据分析的切入点是远近距离的内隐斜量。基本型内隐斜患者远近距离的负融像性集合的直接测量结果均较低(表 11.9)。这包括阶段性、平滑性和跳跃性集合。另外,所有近距离的间接评估负融像性集合(NFV)(表11.9)结果也降低。在双眼前加负镜片以测量调节能力时,眼睛系统为了保持视标清晰会应用NFV控制双眼眼位。两个很好的例子就是应用负镜检查的PRA和BAF测试。基本型内隐斜患者在进行PRA和BAF测试时的一个特征是可能会出现复视,而不是模糊。事实上,在对怀疑有基本型内隐斜的患者进行这些检查时有必要询问患者在检查过程中是否出现复视现象。

另一重要的间接测量负融像性集合的方法是动态检影验光。在基本型内隐斜患者中,此项检查常出现异常结果。动态检影验光结果正值较大,提示调节滞后,患者正在用尽可能少的调节来代偿调节性集合,这可以减少对负融像性集合的需求。

鉴别诊断

基本型内斜视的鉴别诊断见表11.10。除了表11.10中所列出的视觉症状外,基本型内隐斜被认为是一种良性情况,并不会造成严重后果。基本型内隐斜与其他内隐斜相关的双眼视觉异常之间的鉴别相对较容易,例如集合过度和散开不足(视远时较大的内隐斜)。

表11.10　基本型内斜视的鉴别诊断

排除功能紊乱	排除严重的潜在疾病
散开不足	第六神经麻痹
集合过度	外展神经麻痹

基本型内隐斜或近距离内隐斜也可能与更严重的潜在疾病有关,因此,病史尤其重要。正如我们先前所描述的,双眼视觉异常的急性发作较为可疑。内隐斜的突然发作需考虑诸如第六神经和外展神经麻痹等情况。

小结

在所有基本型内隐斜病例中,必须排除严重的潜在病因。鉴别诊断主要依靠了解患者症状的特点。典型的基本型内隐斜患者伴有慢性持久性的主诉。无既往病史,也没有服用过任何影响调节的药物。与严重潜在疾病有关的基本型内隐斜常伴有急性发作和药物问题或者是经常出现神经症状。必须与基本型内隐斜鉴别开的主要视功能异常是集合过度和散开不足。

在处理功能基础的基本型内隐斜病例时,如果症状和检查结果的改善不如预想,需要重新考虑病因。

治疗

我们推荐的治疗顺序见表11.3。

屈光矫正

基本型内隐斜如果伴有明显的远视,配以最大正镜度数是很重要的。在给予处方之前最好进行睫状肌麻痹验光。

近用附加镜

由于AC/A正常,近用附加镜的使用对基本型内隐斜患者可起到一定作用。本书第3章讨论了用于决定是否开具下加处方的一组重要临床数据。尽管AC/A很关键,但将表11.11的所有数据加以考虑也同样重要。

处方中应给予多大的附加正镜

在给予附加正镜处方时,其目标是用最小的正镜附加消除患者的症状并使其视功能检查数据正常。现如今已有很多方法可用来计算基本型内隐斜患者所需的正附加量。比较常用的方法有分析NRA/PRA的关系、动态检影或其他近点检影、使用AC/A及注视视差分析。我们提倡根据一组检查结果而不是仅依靠任何单一检查加以分析。正如第3章所讨论,仅依靠任何一项测试结果可能会造成误差。

表11.11中所列出的视觉检查数据可用以确定处方中所需正镜的量。

表11.11　附加透镜处方的注意事项

测试	考虑应用附加正镜	不必应用附加正镜
AC/A	高	低
屈光不正	远视	近视
近距离隐斜	内隐斜	外隐斜
负相对调节/正相对调节	正相对调节偏低	负相对调节偏低
近距离正融像范围	正常~高	低
动态检影	高	低
调节幅度	低	正常
调节灵敏度测试	负片通过困难	正片通过困难

棱镜

如果患者存在垂直偏斜,一般建议使用垂直棱镜予以矫正。决定垂直棱镜量最有效的方法是用注视视差设备(第15章)所测得的相联性隐斜。

由于AC/A正常,单独使用透镜并不总是有效,尤其是患者没有明显的远视时。在此情况下,可以考虑水平方向地缓解棱镜。如果考虑给予患者底朝外棱镜,注视视差测试是最有效的决定水平棱镜大小的方法(第15章)。

视觉训练

如果基本型内隐斜不伴有远视,视觉训练通常是很必要的。其他重要的变量包括负融像性集合和内隐斜大小。视远视近的内隐斜越大,视觉训练越有必要。基本型内隐斜的视觉训练计划通常需要12~24次的训练室训练。视觉训练项目的总数量取决于患者的年龄、积极性及依从性。

基本型内隐斜的视觉训练程序与第10章推荐的集合过度训练方案(除了第二和第三阶段)类似,其训练在中距和远距离进行。

详细的视觉训练方案

下面推荐的所有视觉训练方法在第6~8章有详细的描述。

第一阶段

训练的第一阶段旨在完成表 11.12 所列第一阶段的目标。训练本身的第一目标是引导患者散开的概念和感觉,以及精确散开的能力。患者应该可以在 5cm(2 英寸)到 6m(20 英尺)的任何距离自主地进行集合和散开。这一阶段常用的训练方法是聚散球和绳子上的小虫。

基本型内隐斜患者负融像性集合的模糊点、破裂点和恢复点均较低。因此,视觉训练第一阶段的另一目标是使负融像性集合幅度正常。首要目标是重建符合平滑性或慢相集合需求的正常集合范围。

早老视患者伴基本型内隐斜时,也可能会出现调节问题。如果出现调节问题,第一阶段治疗的最终目标是使调节幅度和刺激及放松调节的能力正常化。然而,如果调节功能正常,通常没有必要花费大量时间来改善调节功能。镜片排序、翻转拍和字母表训练,这些方法通常在第一阶段使用。

终点。第一阶段训练结束时,患者可以:

- 使用聚散球可以精准散开到 10 英尺(3m)处
- 使用红绿矢量图或其他类似训练方法可以融合 15BI
- 使用+2.00/-2.00 翻转拍及 20/30 视标,调节灵敏度测试可以完成 12cpm

视觉训练第一阶段的示例总结在表 11.13 中。

表 11.12　基本型内偏斜视觉训练的目标

第一阶段

- 和患者建立合作关系
- 提高对训练过程中可能用到的多元反馈机制的认知
- 建立散开的感知
- 获得正常的负融像性集合幅度(平滑或慢相集合需求)
- 获得正常的调节幅度和调节紧张、放松的能力

第二阶段

- 获得正常的正融像性集合幅度(平滑或慢相集合需求)
- 获得正常的负融像性聚散灵敏度(跳跃或快相集合需求)
- 获得正常的正融像性聚散灵敏度(跳跃或快相集合需求)
- 获得正常的中距离负融像性集合幅度

第三阶段

- 改善从集合到散开需求变化的能力
- 在调节需求变化时整合集合训练
- 在双眼运动时整合集合训练
- 获得正常的远距离负融像性集合幅度

表 11.13　基本型内偏斜视觉训练的方案模板

第一阶段

第 1~2 次

训练室训练:

- 讨论视觉异常本质、视觉训练目标、各种反馈信号和训练的重要性
- 聚散球,集中训练散开的感觉
- 镜片排序
- 翻转拍(若调节过度则以正镜片开始,若调节不足则以负镜片开始)
- 红绿矢量图或偏振矢量图:散开
- 从训练周边融像开始,例如红绿矢量图 515 或绳圈偏振矢量图
- 计算机随机点训练程序:散开

家庭训练:

- HTS(家庭训练系统)聚散和调节训练项目
- Brock 线

第 3~4 次

训练室训练:

- 绳子上的小虫:集中训练散开的感觉
- 翻转拍

- 红绿矢量图或偏振矢量图:散开
- 使用更多中心融像需求的视标(小丑,兔子红绿矢量图,Topper 偏振矢量图)
- 计算机随机点训练程序:散开

家庭训练:

- HTS(家庭训练系统)聚散和调节训练项目
- 翻转拍

第 5~8 次

训练室训练:

- 翻转拍
- 红绿矢量图或偏振矢量图:散开
- 使用更精细的视标,例如红绿矢量图(Sports Slide,Faces targets),Spirangle 偏振矢量图
- 计算机随机点训练程序:散开

家庭训练:

- HTS(家庭训练系统)聚散和调节训练项目

第二阶段

第 9~10 次

训练室训练:

- 使用改良的红绿矢量图或偏振矢量图以建立跳跃性集合需求:散开

表 11. 13　基本型内偏斜视觉训练的方案模板（续）

• 固定红绿矢量图	• 偏心圆卡或自由空间融合卡：散开
• 红绿矢量图 515 或绳圈偏振矢量图：集合	**第三阶段**
• 双眼调节训练：以上列出的任意双眼融像训练设备配合正负透镜翻转拍	第 17~20 次
家庭训练：	**训练室训练：**
• HTS（家庭训练系统）聚散和调节训练项目	• 红绿矢量图或偏振矢量图配合偏振或红绿翻转拍
第 11~12 次	• 偏心圆卡或自由空间融合卡
训练室训练：	• 计算机随机点集合程序：阶段-跳跃性集合
• 使用改良的红绿矢量图或偏振矢量图以建立跳跃性集合需求：散开	• 1m 处红绿矢量图或偏振矢量图
• 裂隙尺：散开	• 偏心圆卡或自由空间融合卡：1m 处散开
• 使用更多中心融像的红绿矢量图或偏振矢量图：集合	• 计算机随机点集合程序：1m 处阶梯-跳跃性集合
• 双眼调节训练：以上列出的任意双眼融像训练设备配合正负透镜翻转拍	**家庭训练：**
家庭训练：	• HTS（家庭训练系统）聚散和调节训练项目
• HTS（家庭训练系统）聚散和调节项目	• 偏心圆卡或自由空间融合卡：散开
第 13~16 次	第 21~22 次
训练室训练：	**训练室训练：**
• 裂隙尺：散开和集合	• 红绿矢量图或偏振矢量图配合偏振或红绿翻转拍
• 偏心圆卡或自由空间融合卡：散开	• 偏心圆卡或自由空间融合卡
• 计算机随机点集合程序：集合和散开	• 救生圈卡
• 使用改良的红绿矢量图或偏振矢量图以建立跳跃性集合需求：集合	• 计算机随机点集合程序：跳跃-跳跃性集合
• 1m 处红绿矢量图或偏振矢量图	• 应用投照式投影，投射立体图或矢量图
家庭训练：	• 远距离大偏心圆卡
• HTS（家庭训练系统）聚散和调节训练项目	**家庭训练：**
	• HTS（家庭训练系统）聚散和调节训练项目
	• 偏心圆卡自由空间融合卡：散开和集合

第二阶段

　　第二阶段的训练旨在完成表 11. 12 第二阶段下所列的目标。一旦平滑性 NFV 正常，下一步重点则为阶梯性或跳跃性集合需求。可变矢量图和矢量图仍可使用。但是为了建立阶梯性聚散需求（第 6 章），还需要进行具体修改。这一阶段其他可行的训练方法有固定红绿矢量图、裂隙尺、偏心圆卡、自由空间融合卡、救生圈卡以及计算机视轴矫正跳跃性集合训练。

　　与阶段 1 不重视速度因素相反，第二阶段应重点关注融像的质量方面，而非幅度。提高融像性集合反应的速度和融像恢复的质量很重要。

　　这一阶段的第二个目标是开始训练正融像性集合幅度。第一阶段中用于训练 NFV 的训练方法在这一阶段可被重复应用于训练 PFV。在这一阶段的最后，应用 PFV 灵

敏度训练方法，训练过程与前面所述的针对 NFV 跳跃性集合需求所列出的程序相同。

　　最后，此阶段训练的一个重要目标是开始中等距离的训练。至此阶段，患者已经可以在近距离成功使用各种训练工具，那么在较远距离重复同样的训练也比较容易。通常可以用投影仪将立体图投射到墙上或屏幕上。由于患者对这些设备很熟练，只需重复早期阶段所学的训练，因此这一方法效果很好。

　　在中间距离实现刺激的另一方法是通过使用立体镜。大部分 Brewster 型立体镜都可以很方便地改变训练距离，且视标的选择较多样化。

　　终点。第二阶段训练结束时，患者可以：

- 裂隙尺集合练习到第 12 张卡片，散开练习到第 6 张卡片。
- 偏心圆卡或自由空间融合卡的集合（分开 12cm）与散开

训练(分开 6cm)均可融像。

- 把立体图视标利用投照式投影投射到 3m(10 英尺)处,可以融合 20$^\Delta$BO,10$^\Delta$BI。

第二阶段视觉训练程序的示例总结于表 11.13 中。

第三阶段

第三阶段旨在完成表 11.12 所列第三阶段的目标。到此阶段,患者分别进行了集合和散开的训练。现在的目标是提高患者从集合改变到散开需求的能力,并将集合训练与眼球运动、扫视相结合。有几种很好的训练方法可以用于这一阶段。配合偏振翻转拍的矢量图或配合红绿翻转拍的立体图,在每次改变翻转拍时,需求从散开变化到集合。透明的偏心圆卡或透明的 Bernell 自由空间融合卡也可用于这一阶段,且性价比较高。

训练的另一目标是将集合训练与双眼运动和扫视相结合。例如旋转的聚散球、旋转和/或水平移动的偏心圆卡、自由空间融合卡、救生圈卡等都可以用来完成这一目标。将水平集合与旋转相结合的计算机视轴矫正训练对此目标也非常有用。

训练的最终目标是在 3~6m 处可以动用散开能力。第二阶段在 1.5~3m 距离时使用的训练方法同样可用于远距离训练。此外,也可使用推荐给散开过度患者在远距离进

行训练方法(第 10 章)。

终点。当患者能够完成以下任务时第三阶段结束:

- 配合慢速旋转的集合和散开,使用偏心圆卡和自由空间融合卡时均可以维持清晰双眼视觉。
- 远距离时可用大的偏心圆和其他视标维持清晰单一的双眼视觉。

当所有视觉训练的目标达到时,视觉训练就完成了,我们推荐第 9 章表 9.10 列举的家庭视觉训练维持方法。

基本型内隐斜训练小结

以上所述的内容在表 11.12 和表 11.13 中有所体现。此视觉训练示例所列方法,可以成功消除患者症状,并使视觉数据正常化。训练疗程次数为粗略估计,具体情况因人而异。

手术

对于基本型内隐斜患者,使用透镜、棱镜和视觉训练即可成功,不需要手术。

病例研究

病例 11.2 为临床上可能遇见的基本型内隐斜患者的典型病例。

病例 11.2

病史

Susan,14 岁,9 年级,主诉在学校时有间歇性复视。当看老师或黑板时复视更明显。她间歇地抱怨此问题数年,但未获得任何治疗。她的母亲回忆说当 Susan 大约 2~3 岁时,由于她的眼睛斜视曾带她去看过眼科医生。医生说 Susan 的眼睛有轻微的偏斜,随年龄增长会消失。健康状况良好,无用药史。

检查结果

视力(远距离,裸眼):	OD:20/20
	OS:20/20
视力(近距离,裸眼):	OD:20/20
	OS:20/20
集合近点:	5cm
遮盖试验(远距离):	16$^\Delta$ 内隐斜
遮盖试验(近距离):	14$^\Delta$ 内隐斜
主觉验光:	OD:+1.00,20/20
	OS:+1.00,20/20
散瞳验光:	OD:+1.50
	OS:+1.50
远距离水平隐斜:	18$^\Delta$ 内隐斜
负融像范围(远距离):	复视;需 8$^\Delta$BO 来融合
正融像范围(远距离):	复视;需 8$^\Delta$BO 来融合,26$^\Delta$BO 破裂,18$^\Delta$BO 恢复
近距离水平隐斜:	16$^\Delta$ 内隐斜
-1.00D 的梯度:	22$^\Delta$ 内隐斜
梯度性 AC/A:	6:1
计算性 AC/A:	5:1
负融像范围(近距离)	X/2/-4
正融像范围(近距离)	X/28/20

病例 11.2(续)

聚散灵敏度:	0cpm,底朝内复视
负相对调节:	+2.50
正相对调节:	-0.25
调节幅度(推进法):	OD:12D,左眼:12D
MAF:	OD:10cpm,左眼:10cpm
BAF:	戴-2.00D 镜片复视
动态检影:	OU:+1.50

应用美国光学矢量图片幻灯测试远距离注视视差检查,显示 4$^\Delta$BO 相联性隐斜。

瞳孔正常,所有内外眼检查都均正常,共同性偏斜,色觉正常。

病例分析

分析此病例的切入点数据是视远视近时较大的内隐斜。负融像性集合幅度在视远视近时均减少,且伴随视远时 BI 复视。视远视近内隐斜量相等,负融像性集合降低,聚散灵敏度降低以及正常的 AC/A 均提示基本型内隐斜的诊断。

处理

根据表 11.3 的治疗顺序,我们给予远视全矫,视远时减少到 12$^\Delta$ 的偏斜,视近时减少到 10$^\Delta$ 的偏斜。基于注视视差结果给予 4$^\Delta$BO 棱镜。最终的处方为右眼+1.00D,左眼+1.00D,每眼+1.00 下加和 2$^\Delta$BO 棱镜。Susan 戴这副眼镜四周后来复查,主诉症状减轻,不需要进一步的治疗。

基本型外隐斜

背景信息

基本型外隐斜是由 Duane[19] 首先描述的,是指张力性集合较低而 AC/A 正常的一类情况。在视远视近时外隐斜量相等,远近正融像性集合均减少。在最近的一项研究中,Daum[1] 报道了 177 名外隐斜患者,其中集合不足是最常见的外隐斜类型,患病率为 62.1%;基本型外隐斜次之,患病率 27.6%。

Scheiman 等[14] 研究了 1650 名儿童(6~18 岁),并发现患病率仅为 0.3%。Porcar 和 Martinez-Palomera[15] 研究的大学生样本中,发现其患病率为 3.1%。近来更多基于普通人群的 BAND 研究[16] 指出了在泰米尔纳德邦农村和城市小学生非显斜性双眼视觉功能异常的发病率。在 920 例学生样本中,没有发现一例基本型外隐斜。Garcia-Munoz 等[18] 发现研究对象为 18~35 岁的大学生中只有 0.6%的人患有基本型外隐斜。

特征

症状

由于外隐斜在任意距离均出现,患者可能出现与阅读和其他近距离工作相关的症状,也会出现一些远距离活动相关的症状。常见的阅读和近距离工作主诉包括眼疲劳、头疼、视觉模糊、复视、嗜睡、难以集中精力和长时间理解力丧失(表 11.14)。与远距离活动相关的问题包括驾驶、看电视电影或在教室上课时视觉模糊和复视。类似于其他双眼视觉功能异常,基本型外隐斜的患者也可能没有症状。

表 11.14 基本型外隐斜的症状和体征

体征
集合近点远移
视近视远时等量的外隐斜
正常 AC/A
视远视近时正融像性集合的直接测量
阶梯性聚散较低
平滑性聚散较低
跳跃性集合较低
视近时负融像性集合的间接测量
负相对调节偏低
双眼调节灵敏度降低,正镜通过困难
动态检影结果偏低

症状
这些症状通常与阅读和其他近距离工作有关:
眼疲劳
头疼
视远视近时视力模糊
视远视近时复视
嗜睡
难于集中于阅读材料
长时间理解力丧失
眼周的牵拉感
看纸质版字体浮动

AC/A,调节性集合与调节的比值。

体征

基本型外斜视的体征见表 11.14。

屈光不正

屈光不正并非基本型外隐斜的一个明显病因。如果患者有近视存在，矫正屈光不正将使视远视近时外斜幅度中度减少。

集合近点

基本型外斜视患者外斜幅度有变大的可能，集合近点常常远移。

斜视特征

基本型外隐斜患者视远视近时斜视量相等，且远近距离正融像性集合均降低。通常，如果远近斜视量相差在 5^Δ 以内，则视为相等。Daum[20] 指出如果视远时斜视度大于 6^Δ，视近时在 9^Δ 以内可被视为基本型外隐斜，同理，如果视远偏斜在 5^Δ 或更小，视近偏斜必须在 3^Δ 以内才可视为基本型外隐斜。Daum 研究的另一有趣之处在于，在 3 类外斜视中，基本型外隐斜患者中恒定性斜视所占比例最大。在他的样本中，16% 的基本型性外斜视是恒定性斜视，49% 是间歇性，35% 是隐性的。与之对比，仅有 2% 的集合不足患者和 1% 的散开过度患者表现为恒定性斜视。基本型外斜视患者视远视近时平均的斜视度为 15.5^Δ。

AC/A

基本型外隐斜患者的 AC/A 大多正常。基于计算性 AC/A，这一特征被很好地接受，同时这也是指导治疗时需要参考的重要因素。Daum[1] 分析了 49 例基本型外斜视患者发现 AC/A 为 6.2:1。

双眼视觉和调节数据的分析

分析基本型外隐斜数据的切入点是视远视近时均有外斜。此类患者关于正融像性集合的直接测量在视远视近时均较低（表 11.14），包括阶梯性、平滑性、跳跃性集合。另外，所有间接评估正融像性集合的近点测试（见表 11.14）也均降低。在双眼前加正镜片进行测量，可以评估患者放松调节的能力以及利用 PFV 控制眼位的能力，此即为 NRA 和 BAF 正镜测试。另一项有关正融像性集合的重要的间接测量方法是动态视网膜检影。在基本型外隐斜患者中，此项检查常出现异常结果。较预期更少的正镜结果表明患者正在应用尽可能多的调节来增加调节性集合的使用，这就减少了对正融像性集合的需求。

鉴别诊断

基本型外隐斜的鉴别诊断见表 11.15。除了表 11.15 中所列出的视觉症状外，基本型外隐斜被视为一种良性疾病，并无其他严重并发症。基本型外隐斜与其他外隐斜相关的双眼视觉异常之间的鉴别相对较容易，例如集合不足（视近时更大的外斜）和散开过度（视远时更大的外斜）。

尽管基本型外隐斜伴随严重潜在疾病的情况并不常见，但也要充分考虑到这种可能性。最关键的因素是斜视相关的病史。通常，功能性外斜视比较持久，患者常主诉有

慢性症状病史，并曾试图解决过这些问题。当病史提示斜视为急性发作时，怀疑病因很重要。与严重潜在疾病相关的基本型外隐斜通常表现为急性发作，伴随医学问题或神经系统症状。

表 11.15 列出了基本型外隐斜的鉴别诊断。在处理功能性基本型外隐斜病例时，如果症状和检查结果的改善不如预想，需要重新考虑病因。

表 11.15　基本型外隐斜的鉴别诊断

排除功能型异常
● 集合不足
● 散开过度
排除严重的潜在的疾病
集合麻痹，继发于：
● 缺血性梗死
● 脱髓鞘
● 流感或其他病毒感染
● 帕金森病
● Parinaud 综合征
药物性直肌弱化，由于：
● 多发性硬化
● 重症肌无力
● 之前的斜视手术

治疗

我们推荐表 11.4 所列的治疗顺序。

屈光矫正

基本型外斜视患者通常不伴有明显的屈光不正。如果存在近视，给予屈光矫正是很有帮助的。由于 AC/A 正常，配戴负镜片可以中度地减少视远视近时的斜视度。如果患者为远视，处方相对较复杂。对于低至中度的远视（大约在 +1.50D 以下），我们建议进行视觉训练观察是否有所改善。在视觉训练前给予远视处方将增加外斜的幅度，从而加重患者的症状。当远视超过 +1.50D 以上时，起初给予部分处方，随着患者视觉训练的改善进行屈光处方调整是很必要的。如前所述，对于明显的散光和屈光参差给予矫正是很重要的。

近距离附加镜

由于其正常的 AC/A，在治疗基本型外斜时附加透镜也是一种有效的方法。内斜视时，附加透镜常以双焦的形式一直配戴；外斜视时，附加透镜则不需要一直配戴。相反，它被作为在视觉训练中的辅助方案，或在基本型外斜中帮助融像。如果斜视度很大，呈间歇性或恒定性，且患者在视觉训练的早期阶段遇到困难，附加透镜可能会对其有所帮助。

棱镜

Daum[2] 发现在他的样本中 51% 的患者具有垂直性斜

视。如果在融合状态下存在垂直性斜视,推荐给予棱镜处方。决定垂直棱镜度数最有效的方法是使用注视视差装置测量的相联性隐斜(第 15 章)。

基本型外斜视患者可以考虑使用水平缓解棱镜。然而,由于视觉训练的预后良好,BI 棱镜通常是不必要的。若患者起初的斜视度很大(大于 30^Δ),且伴有不适症状,在视觉训练的最后阶段应用 BI 棱镜可能会有很大帮助。

视觉训练

如果斜视呈隐性或间歇性,对于基本型外隐斜患者,视觉训练程序通常需要 12~24 次的训练室训练。如果呈恒定性斜视,有时需要更长时间。训练的次数取决于患者的年龄、积极性与依从性。

基本型外隐斜的视觉训练与第 9 章所推荐的集合不足训练方案,除了在第二、第三阶段有所区别,且训练被放置于中距到远距离,其余程序均很相似。

详细的视觉训练方案

所有推荐的视觉训练方案均在第 6~8 章给予详细描述。

第一阶段

治疗的第一阶段旨在完成表 11.16 所列第一阶段的目标。训练的第一个目标是教会患者集合的概念和感觉。患者应该可以在 5cm 到 6m 的任何距离进行自主地集合和散开。一旦患者可以自主地完成一个可控制的集合运动,那么其他的视觉训练目标就很容易完成了。这一阶段常用的辅助工具是聚散球、绳子上的小虫和集合卡。

基本型外隐斜患者正融像性集合的模糊点、破裂点和恢复点均较低。因此,视觉训练第一阶段的另一目标是使正融像性集合幅度正常。首要目标是重建符合平滑性或慢相集合需求的正常集合范围。然而,尽快进入下一个阶段跳跃性集合是很重要的,这将缩短疗程。

可变立体镜、可变矢量图和可变的 Bernell 棱镜立体镜等仪器可用来完成这些目标,实现平滑、渐增的融合需求。

表 11.16 基本型外斜视的视觉训练

第一阶段
- 和患者建立合作关系
- 提高对训练过程中的多元反馈机制的认知
- 建立自主性集合
- 获得正常的正融像性集合幅度(平滑或慢相集合需求)
- 获得正常的调节幅度和调节紧张、放松的能力

第二阶段
- 获得正常的负融像性集合幅度(平滑或慢相集合需求)
- 获得正常的 PFV 灵敏度(跳跃或快相集合需求)
- 获得正常的 NFV 灵敏度(跳跃或快相集合需求)
- 获得正常的中距离 PFV

第三阶段
- 改善从集合到散开需求变化的能力
- 在调节需求变化时整合集合训练
- 在双眼运动和扫视时整合集合训练
- 获得正常的远距离 PFV

如果同时存在调节问题,那么治疗第一阶段的最终目标是使调节幅度和刺激及放松调节的能力正常化。然而,如果调节功能正常,通常没有必要花费大量时间来改善调节功能。调节训练的相关描述见第 7 章。镜片排序、翻转拍和字母表训练,这些方法通常在第一阶段使用。

终点。当患者能完成以下几项时,治疗的第一阶段结束:
- 可以自主地集合。
- 使用立体镜或其他相似的方法可融合 30^ΔBO。
- 用 +2.00/-2.00 的翻转拍,注视 20/30 视标,调节灵敏度可达 12cpm。

表 11.17 列出了视觉训练第一阶段的示例。此方案包含了可以辅助患者训练室训练的家庭训练。

表 11.17 基本型外偏斜的视觉训练示例

第一阶段

第 1~2 次

训练室训练:
- 讨论视觉异常本质、视觉训练目标、各种反馈信号和训练的重要性
- 聚散球
- 镜片排序
- 翻转拍(若调节过度则以正镜开始,若调节不足则以负镜开始)
- 红绿矢量图或偏振矢量图:集合
- 从训练周边融像开始,例如红绿矢量图 515 或绳圈偏振矢量图
- 计算机随机点训练程序:集合

家庭训练:
- HTS(家庭训练系统)聚散和调节训练项目
- 聚散球

第 3~4 次

训练室训练:
- 聚散球自主性集合训练
- 翻转拍

表 11.17　基本型外偏斜的视觉训练示例（续）

- 红绿矢量图或偏振矢量图：集合
- 使用更多中心融像需求的视标（Clown，Bunny 红绿矢量图；Clown，Topper 偏振矢量图）
- 计算机随机点训练程序：集合

家庭训练：

- HTS（家庭训练系统）聚散和调节训练项目
- 翻转拍

第 5~8 次

训练室训练：

- 集合卡
- 自主性集合
- 翻转拍
- 红绿矢量图或偏振矢量图：集合
- 使用更精细的视标，例如红绿矢量图（Sports Slide，Faces targets），Spirangle 偏振矢量图
- 计算机随机点训练程序：集合

家庭训练：

- HTS（家庭训练系统）聚散和调节训练项目

第二阶段

第 9~10 次

训练室训练：

- 使用改良的红绿矢量图或偏振矢量图以建立跳跃性集合需求：集合
- 固定红绿矢量图
- 红绿矢量图 515 或者绳圈偏振矢量图：散开
- 双眼调节训练：以上列出的任意双眼融像训练设备配合正负透镜翻转拍

家庭训练：

- HTS（家庭训练系统）聚散和调节训练项目

第 11~12 次

训练室训练：

- 使用改良的红绿矢量图或偏振矢量图以建立跳跃性集合需求：集合
- 裂隙尺：集合
- 使用更多中心融像的红绿矢量图或偏振矢量图：散开
- 双眼调节训练：以上列出的任意双眼融像训练设备配合正负透镜翻转拍

家庭训练：

- HTS（家庭训练系统）聚散和调节训练项目

第 13~16 次

训练室训练：

- 裂隙尺：集合和散开
- 偏心圆卡或自由空间融合卡
- 计算机随机点集合训练程序：散开和集合
- 使用改良的红绿矢量图或偏振矢量图以建立跳跃性集合需求：散开
- 双眼调节训练：以上列出的任意双眼融像训练设备配合正负透镜翻转拍
- 1m 处红绿矢量图或偏振矢量图

家庭训练：

- HTS（家庭训练系统）聚散和调节训练项目
- 偏心圆卡或自由空间融合卡

第三阶段

第 17~20 次

训练室训练：

- 红绿矢量图或偏振矢量图配合偏振或红绿翻转拍
- 偏心圆卡或自由空间融合卡
- 计算机随机点集合训练程序：阶梯-跳跃性集合
- 远距离红绿矢量图或偏振矢量图

家庭训练：

- HTS（家庭训练系统）聚散和调节训练项目
- 偏心圆卡或自由空间融合卡：集合

第 21~22 次

训练室训练：

- 红绿矢量图或偏振矢量图配合偏振或红绿翻转拍
- 偏心圆卡或自由空间融合卡
- 救生圈卡
- 计算机随机点集合训练程序：跳跃-跳跃性集合
- 远融合视标

家庭训练：

- HTS（家庭训练系统）聚散和调节训练项目
- 偏心圆卡或自由空间融合卡：散开

表 11.17　基本型外偏斜的视觉训练示例（续）

第 23~24 次	• 计算机训练程序与旋转运动相结合
训练室训练：	**家庭训练：**
• 红绿矢量图或偏振矢量图配合偏振或红绿翻转拍	• HTS（家庭训练系统）聚散和调节训练项目
• 偏心圆卡或自由空间融合卡与旋转和双眼运动结合	• 偏心圆卡或自由空间融合卡：散开/集合切换
• 救生圈卡与旋转和双眼运动结合	

第二阶段

第二阶段的治疗旨在实现第二阶段表 11.16 所列的目标。一旦平滑性正融像性集合正常，下一步重点则为阶梯性或跳跃性集合需求。可变立体图和矢量图仍可应用。但是为了建立阶梯性聚散需求（第 6 章），还需要进行具体修改。这一阶段其他可行的训练方法有固定立体图、裂隙尺、偏心圆卡、自由空间融合卡、救生圈卡以及计算机训练软件跳跃性集合训练。

与第一阶段不重视速度因素相反，第二阶段应重点关注融像的质量方面（速度、准确性），而非数量方面（幅度）。提高融像性集合反应的速度和融像恢复的质量很重要。

此阶段治疗的第二个目标是开始训练负融像性集合幅度。一旦患者表现出正常的平滑性正融像性集合（PFV），那么进行平滑性负融像性集合训练也是很重要的。第一阶段中用于改善 PFV 的训练方法，在这一阶段可被重复应用于 NFV 训练。也可应用前面所述的针对 PFV 跳跃性集合需求的相同训练方法，来训练 NFV 灵敏度。

最后，此阶段治疗的一个重要目标是在中等距离处开始训练。至此阶段，患者已经可以在近距离处成功使用各种训练工具，那么在较远距离处重复同样的训练也比较容易。通常可以用投影仪将立体图投射到墙上或屏幕上。由于患者对这些设备很熟练，只需重复早期阶段所学的训练，因此这一方法效果很好。正如在第 9 章中描述散开不足时所提到的，将视标打印在 8.5 英寸 * 11 英寸（约 22cm * 28cm）的纸上，这一方法对于基本型外斜视患者也很有帮助。在中间距离实现刺激的另一方法是通过使用立体镜。Brewster 立体镜可以很方便地改变视标的工作距离，且视标的选择较多样化。

终点。当患者能做到以下几点时，治疗的第二阶段结束：

• 裂隙尺训练可达到集合卡片 12 张，散开卡片 6 张。
• 利用集合（12cm 分开）和散开（6cm 分开）能力融合偏心圆卡或自由空间融合卡。
• 利用投照式投影仪将立体图视标投射到 3m（10 英尺）处，可融合集合 20^Δ，散开 10^Δ。

表 11.17 中列出了视觉训练第二阶段的示例。

第三阶段

治疗的第三阶段旨在完成表 11.16 所列第三阶段的目标。到此阶段，患者分别进行了集合和散开的训练。现在的目标是提高患者从集合改变到散开需求的能力，并将集合训练与追随扫视相结合。有几个较好的方法可用于这一阶段。配合偏振翻转拍的矢量图或配合红绿翻转拍的立体图，在每次改变翻转拍时，需求从散开变化到集合。透明的偏心圆卡或透明的 Bernell 自由空间融合卡也可用于这一阶段，且性价比较高。

训练的另一目标是将集合训练与双眼运动和扫视相结合。例如旋转的聚散球、旋转或水平移动的偏心圆卡、自由空间融合卡、旋转的救生圈卡等均可用于完成此项目标。将水平集合与旋转相结合的计算机视轴矫正训练对此目标也非常有用。

终点。当患者能做到以下几点时，治疗的第三阶段结束：

• 配合慢速旋转的集合和散开，使用偏心圆卡和自由空间融合卡时均可以维持清晰双眼视觉。
• 在远距离时通过大的偏心圆卡和其他的视标可以维持清晰的双眼单视。

当所有视觉训练的目标达到时，视觉训练就完成了，我们推荐第 9 章表 9.10 所描述的家庭维持训练。

基本型外隐斜训练小结

以上所描述的内容在表 11.16 和表 11.17 中有所描述。此示例所列方法，可以成功消除患者症状，并使视觉数据正常化。训练疗程次数为粗略估计，具体情况因人而异。

手术

对于基本型外隐斜患者，使用透镜、棱镜和视觉训练即可成功，不需要手术。但如果斜视度超过 30^Δ，部分患者的症状可能无法完全消除，这种情况下可以考虑手术。

（张慧　陈鑫 译）

参考文献

1. Daum KM. A comparison of the results of tonic and phasic vergence training. *Am J Optom Physiol Opt*. 1983;60:769-775.
2. Daum KM. Equal exodeviations: characteristics and results of treatment with orthoptics. *Aust J Optom*. 1984;67:53-59.
3. Scheiman M, Gwiazda J, Li T. Non-surgical interventions for convergence insufficiency. *Cochrane Database Syst Rev*. 2011:CD006768.
4. Scheiman M, Mitchell GL, Cotter S, et al. A randomized clinical trial of treatments for convergence insufficiency in children. *Arch Ophthalmol*. 2005;123:14-24.
5. Scheiman M, Mitchell GL, Cotter S, et al. A randomized clinical trial of vision therapy/orthoptics versus pencil push-ups for the treatment of convergence insufficiency in young adults. *Optom Vis Sci*. 2005;82:583-595.
6. Convergence Insufficiency Treatment Trial Investigator

Group. A randomized clinical trial of treatments for symptomatic convergence insufficiency in children. *Arch Ophthalmol.* 2008;126:1336-1349.

7.　Hoffman L, Cohen A, Feuer G. Effectiveness of non-strabismic optometric vision training in a private practice. *Am J Optom Arch Am Acad Optom.* 1973;50:813-816.

8.　Grisham JD, Bowman MC, Owyang LA, Chan CL. Vergence orthoptics: validity and persistence of the training effect. *Optom Vis Sci.* 1991;68:441-451.

9.　Grisham JD. The dynamics of fusional vergence eye movements in binocular dysfunction. *Am J Optom Physiol Opt.* 1980;57:645-655.

10.　Schapero M. The characteristics of ten basic visual training problems. *Am J Optom Arch Am Acad Optom.* 1955;32:333-342.

11.　Richman JR, Cron MT. *Guide to Vision Therapy.* Mishawaka, IN: Bernell Corporation; 1988.

12.　Faibish BH. Enhancing sensory fusion response through short training program. *Rev Optom.* 1978:25-27.

13.　Richman JE. The influence of visual attention and automaticity on the diagnosis and treatment of clinical oculomotor, accommodative and vergence dysfunctions. *J Optom Vis Dev.* 1999;30:132-141.

14.　Scheiman M, Gallaway M, Coulter R, et al. Prevalence of vision and ocular disease conditions in a clinical pediatric population. *J Am Optom Assoc.* 1996;67:193-202.

15.　Porcar E, Martinez-Palomera A. Prevalence of general binocular dysfunctions in a population of university students. *Optom Vis Sci.* 1997;74:111-113.

16.　Hussaindeen JR, Rakshit A, Singh NK, et al. Prevalence of non-strabismic anomalies of binocular vision in Tamil Nadu: report 2 of band study. *Clin Exp Optom.* 2017; 100:642-648.

17.　Wajuihian SO, Hansraj R. Vergence anomalies in a sample of high school students in South Africa. *J Optom.* 2016;9:246-257.

18.　Garcia-Munoz A, Carbonell-Bonete S, Canto-Cerdan M, Cacho-Martinez P. Accommodative and binocular dysfunctions: prevalence in a randomised sample of university students. *Clin Exp Optom.* 2016;99:313-321.

19.　Duane A. A new classification of the motor anomalies of the eye based upon physiological principles. *Ann Ophthalmol Otolaryngol.* 1897:247-260.

20.　Daum KM. Characteristics of exodeviations: I. A Comparison of three classes. *Am J Optom Physiol Opt.* 1986; 63:237-243.

第 12 章

调节功能异常

许多学者提出,在眼科临床工作中经常会遇到调节功能异常的患者[1-10]。Hokoda[7]研究了 119 名有症状患者的样本,发现调节功能异常是最常见的病症:119 名受试者中有 25 名存在双眼视觉或调节功能异常,在这 25 名患者中,80% 存在调节问题。Hoffman、Cohen 和 Feuer[10] 通过 129 名受试者的样本报告了视觉训练对非显斜性视功能异常患者的有效性。在所研究的 129 名受试者中,62% 存在调节功能异常(accommodative dysfunction)。在一项对 1 650 名 6~18 岁儿童的研究中,Scheiman 等[8] 发现 2.2% 的儿童存在调节过度(accommodative excess),1.5% 存在调节灵敏度下降(accommodative infacility),2.3% 存在调节不足(accommodative insufficiency),调节问题的总体患病率为 6%。在一项针对 65 名大学生的研究中,Porcar 和 Martinez-Palomera[9] 发现 10.8% 的受试者存在调节过度,6.2% 存在调节不足,调节异常的总体患病率为 17%。最近一项基于普通人群的双眼视觉异常和规范数据研究(Binocular Vision Anomalies and Normative Data,BAND)[11],研究了在泰米尔纳德邦农村和城市地区学龄儿童中调节功能异常和非显斜性双眼视觉功能异常的患病率,调节不足仅占 0.2%。Wajuihian 和 Hansraj[12] 确定了年龄在 13~19 岁之间的 1 211 名学生中(481 名男生和 730 名女生)调节功能异常(不足、过度、灵敏度下降)的患病率,发现共有 242 名学生(20.2%)存在调节功能异常。患病率估值为:调节灵敏度下降占 12.9%、调节不足占 4.5%、调节过度占 2.8%。除调节灵敏度下降的患病率在低年级比高年级更高外,其他调节异常在性别、学校年级和研究地点均无显著差异。在一项对 175 名大学生(18~35 岁)的横断面研究中,作者发现其中 2.3% 的人存在调节功能异常[13]。

Duane 在 1915 年首次尝试对调节异常进行分类[14]。他研究了 170 名患者的结果并进行了分类,包括调节不足、调节不能持久(ill-sustained accommodation)、调节灵敏度不良、调节过度、调节不等(inequality of accommodation)以及调节麻痹(paralysis of accommodation)。这种分类得到了广泛的认同。许多其他作者在讨论调节异常的分类、诊断和治疗时,基本上使用 Duane 的初始分类或在此基础上进行少量修改[1,2,15-18]。我们在本章中使用的调节异常的分类也是基于 Duane 的系统,总结如下。

调节功能异常的分类

调节不足
调节不能持久
调节麻痹
调节不等
调节过度
调节灵敏度异常

调节功能障碍的一般治疗方案

诊疗思路

矫正屈光不正
近用附加镜
视觉训练

我们讨论的关于双眼视觉功能异常的治疗方案也适用于调节功能异常。调节功能异常诱发的视疲劳可能继发于未矫正的屈光不正,例如远视和散光[16]。+3.00D 的远视患者在 40cm 工作距离视物时,需付出 2.50D 的调节,并且要额外动用 3.00D 的调节来克服未矫正的远视。5.50D 调节造成的肌肉疲劳常常会导致与调节异常相关的症状。低度散光和屈光参差患者会因试图提高视物清晰度使调节水平前后波动,从而导致调节疲劳。近视患者在戴镜阅读时也会感到不适。这可能是调节性视疲劳,必须在治疗方案中予以考虑。因此首要考虑因素是矫正屈光不正。我们建议应用在第 3 章中讨论过的处方标准。

附加镜在调节功能异常的治疗中也起着重要作用,在各种调节问题中,尤其对调节不足和调节不能持久的疗效最佳。Wahlberg 等[19] 给 22 名存在调节不足的受试者随机戴+1.00D 或+2.00D 的阅读镜,持续 8 周。结果显示两组患者的症状均有统计学意义上的显著改善,但只有戴+1.00D 镜片的受试组表现出调节幅度的提高。这提示我们,附加正镜对于调节刺激功能异常的患者会有所帮助,但对于解决调节放松困难及调节灵敏度等方面的调节功能异常效果不佳。因此,调节过度和调节灵敏度异常患者通常需要其他的治疗方案。

棱镜对于双眼视觉功能异常的治疗意义重大,但其并不用于单纯的调节功能异常,除非是因此引发了双眼视觉问题。就本章而言,我们假设调节功能异常是独立存在的。因此,棱镜未被列为调节功能异常治疗方案的一部分。

最终的治疗方案是通过视觉训练来恢复正常的调节功能。视觉训练对于调节过度和调节灵敏度下降的治疗来讲是不可或缺的。在多数情况下,它在治疗调节不足和调节不能持久等方面也至关重要。

手术也可能是双眼视觉功能异常的诱因,但是与调节功能异常无明显关联。

调节功能异常的预后

已有许多研究证实了视觉训练对于改善调节功能异常的有效性,并有相关回顾性文献为证[20-24]。Rouse 在他对调节功能异常患者的治疗研究相关综述中[23]得出以下结论:

- 视觉训练是调节功能异常的有效治疗方法,文献为此提供坚实的理论基础。
- 视觉训练已被证明可有效改善调节功能,并能消除或减少相关症状。
- 不同的真实的生理性调节反馈可以通过训练得到调整已经得到证实,排除了安慰剂效应的可能性,证明了训练的成功。
- 治疗后,调节功能的改善似乎相当持久。

支持这类观点的文献主要来源于基础科学研究和临床研究。基础科学家已经证明,受试者可以学会自主改变调节反应[25-27]。这些研究表明,人可以通过训练建立自主性调节并依据各种调节刺激调动调节反应。其他研究人员试图确定改善调节功能的潜在生理基础。Liu 等[3]以及 Bobier 和 Sivak[27]设计了研究方案,以确定哪些方面的调节受到视觉训练的影响。这两项研究的重要性在于他们使用客观的方法来监测调节功能,并清楚地表明了动态调节反应的客观改善。在这两项研究中,调节反应的速度增加,调节反应的潜伏期减少。此外,这两项研究都能够证明调节灵敏度的临床测试和客观的实验室检查有很好的相关性。这个结果也强调了临床进行调节灵敏度测试的重要性。

关于视觉训练对治疗调节功能异常有效性的临床研究一直表现出极高的成功率。最近 Scheiman 等[24]发表了第一份关于视觉训练对调节异常有效性的随机临床试验数据。研究报告显示,经过 12 周的治疗后发现,基于训练室的集合/调节训练联合家庭强化训练组(office-based vergence/accommodative therapy, OBVAT)的患者,调节幅度增加 9.9D,基于家庭的计算机集合/调节训练组(home-based computer vergence/accommodative therapy, HBCVAT +)的患者,调节幅度增加 6.7D,家庭铅笔推进训练组(home-based pencil push-up, HBPP)的患者,调节幅度增加 5.8D,均明显高于安慰剂基础治疗组(office-based placebo therapy, OBPT)(2.2D)。在所有组别中,调节灵敏度均有显著增加(OBVAT, 9cpm; HBCVAT +, 7cpm; HBPP, 5cpm; OBPT, 5.5cpm),但只有 OBVAT 组的改善程度明显高于 OBPT 组。治疗结束一年后,调节幅度回退率仅为 12.5%,调节灵敏度回退率仅为 11%。作者得出结论认为,视觉训练可有效改善具有集合不足和调节功能异常的症状学龄儿童的调节幅度和调节灵敏度。

下述的回顾性研究包括近 300 名患者。Hoffman、Cohen 和 Feuer[10]报道了 80 例调节功能异常患者的样本,发现调节能力正常化的成功率为 87.5%,平均需要大约 25 次随访。Wold、Pierce 和 Keddington[28]研究了视觉训练对 100 名患者的影响,发现在调节幅度和灵敏度方面有统计学上的显著改善。患者每周就诊 3 次,平均约 35 次。在一项对

114 例调节功能异常患者的回顾性研究中,Daum[18]发现在平均约 4 周的治疗后,96%的患者完全或部分痊愈。

此外还进行了几项前瞻性研究来控制安慰剂效应。除了前面讨论的 Liu 等[3]和 Bobier 和 Sivak[27]所做的工作之外,Cooper 等[29]使用交叉匹配受试者设计来控制安慰剂效应。他们研究了 5 名患有调节异常和视疲劳的受试者,分为对照组和实验组。实验组接受 12 次调节训练,每次 30 分钟,而对照组患者则戴平光镜接受治疗。在第一阶段的治疗后,实验组再进行 6 周的训练,与对照组相同,对照组与实验组接受相同的训练。5 名受试者中的 4 名表现出调节幅度或调节灵敏度增加以及不适症状的改善。这些变化只发生在训练中的实验阶段。

另外两项对照研究[30,31]不仅表现出调节功能的改善和症状的消失,同时显示出了转移效应。Weisz[30]发现,在调节功能训练后,患者在完成基于纸笔的训练任务时有所改善。Hoffman[31]发现通过治疗,患者的感知能力得到提高。

调节功能异常的另一个重要治疗手段是使用近用附加镜。正如本章后面所讨论的那样,附加正镜可应用于调节不足和调节不能持久的患者。Daum[32]评估了附加正镜片对调节不足治疗的有效性。在他所研究的 17 名受试者中,53%的患者主诉症状完全消失,35%的患者主诉症状部分缓解。也有一部分患者认为,与视觉训练相比,附加正镜对他们的症状没有任何改善(12% vs 4%)。这表明即使是对于调节不足的患者来说,在某些情况下视觉训练是唯一有效的治疗方式。Daum 得出结论:"对大多数患者来说(考虑到附加正镜的不便利以及在光度范围上的局限性),视觉训练相对较容易完成,也是我们首选的治疗方法。"

调节不足(调节不能持久、调节麻痹和调节不等)

背景信息

调节不足是指患者难以刺激调节,其典型特征是患者的调节幅度低于该年龄正常值的下限。为了确定该值,我们建议使用 Hofstetter 公式,最小调节幅度等于 15−(0.25×患者年龄)[33]。若某患者的调节幅度比该年龄的最小调节幅度小 2.00D 以上,则认为调节异常。除了调节幅度减低,调节不足还有其他的体征,我们将在下一节中讨论。

老花眼,顾名思义,与调节不足并不相同,认识这一点非常重要。老花眼是指调节幅度已经减低到在近点也无法清晰而舒适视物的情况,通常发生于 40~45 岁之间。老花眼的症状与调节不足相似,但老花眼患者的调节幅度相对于其年龄而言并无异常。也就是说,尽管他们无法清晰而舒适地看清近物,但其调节幅度与年龄是匹配的。因此,当我们谈论调节不足时,通常是指老花眼发生之前的情况。

大多数研究者将调节不能持久或调节性视疲劳归类为调节不足的亚型。Duane[14]、Duke-Elder 以及 Abrams[2]都将调节不能持久描述为调节不足的早期阶段。这种情况下,调节幅度在典型的试验条件下是正常的,但重复测量会

降低。如果高度怀疑患者为调节不能持久,则建议多次测量调节幅度(第 1 章)。Chase 等[34] 使用 Grand-Seiko WAM 5500 自动验光仪测量调节反应,并使用 Conlon 调查评估了患者的视物不适症状。他们发现,在近距离工作时,调节滞后和视疲劳存在很强的正相关性。调节不足的患病率远高于临床诊断得出的结果。根据以上研究结果,他们建议应通过客观的方式来定义和描述调节不足与视疲劳,可以采用延长临床观察时间来评估调节功能。如果采用上述建议,通过客观记录或长时间的评估,一些被诊断为调节不能持久的患者可能会表现出真正的调节不足。

另一种可以归为调节不足的情况是调节麻痹。这是一种罕见的病症,与各种器质性病变相关,如感染、青光眼、外伤、铅中毒和糖尿病等;也可继发于头部创伤,其造成的调节麻痹可能为暂时性的,也可能是永久性的。调节麻痹可发生于单眼或双侧,起病或突然或隐秘。如果表现为单侧麻痹,将会导致另一类调节功能异常,称为调节不等。调节不等存在的另一个可能原因是功能性弱视。

一些研究者发现,在各种调节问题中,调节不足是最常见的。在一项关于调节异常和双眼视觉功能异常患病率的研究中,Hokoda[7] 发现 55% 的调节异常患者存在调节不足。Daum[18] 研究了 114 名被诊断为调节功能异常的患者,发现 84% 患有调节不足。然而,Scheiman 等[8] 发现,在他们的研究中,3 个主要调节问题的患者分布较均等(调节过度约为 2.2%;调节灵敏度异常约为 1.5%;调节不足约为 2.3%)。Porcar 和 Martinez-Palomera[9] 在他们的研究中发现,10.8% 的受试者患有调节过度,6.2% 患有调节不足。在基于普通人群的 BAND 研究中[11],调节不足的患病率仅为 0.2%。在 1 211 名儿童受试者中,Wajuihian 和 Hansraj[12] 发现调节不足的患病率为 4.5%。

特征

症状

调节不足的症状见表 12.1。最常见的主诉包括视物模糊、头痛、眼酸、复视、阅读障碍、视疲劳,以及视物距离发生变化时难以对焦、畏光等[18]。患者也可能抱怨他们无法集中注意力、理解能力下降,以及阅读时文字在页面上移动。所有这些症状都与阅读或其他近距离工作有关。许多学者研究并报告了调节不足和学业成绩[35-37]之间的关系。Borsting、Rouse 和 Chu[35] 发现儿童的注意力以及在校表现与调节功能异常的症状有关。Palomo-Alvarez 和 Puell[36] 对 87 名阅读障碍的儿童和 32 名 8～13 岁的对照儿童进行了横断面研究。他们发现阅读障碍组患者的单眼调节幅度明显更低。Chase 等[37] 使用 Conlon 症状调查表[38]和学业成绩调查一同测试 68 名大学生,试图探究学业问题相关的 Conlon 阈值。两者密切相关,有 68% 的人自述存在学业上的问题。≥28 分为成绩、家庭作业和阅读有问题的预测指标。≥27 分预判为调节不足。所以研究者们得出结论,Conlon 问卷调查是一种有用的工具,可以分辨那些因近距离工作困难或调节不足而对学业成绩产生负面影响的学生。

表 12.1 调节不足的症状和体征	
症状	
这些症状通常与阅读或其他近距离任务有关:	
长期存在	疲劳和困倦
视力模糊	理解能力下降
头痛	眼周牵拉感
眼睛疲劳	感觉页面上的字迹在移动
阅读问题	回避阅读和其他近距离工作
体征	
直接测量调节指标:	
调节幅度下降	
单眼调节灵敏度测试-2.00D 通过困难	
动态检影滞后	
FCC 偏高	
间接测量调节指标:	
正相对调节低	
双眼调节灵敏度测试-2.00D 通过困难	
近距离 BO 模糊点偏低	

一些调节不足的患者是无症状的。例如,Daum[18] 发现他的样本中 2% 的患者没有症状,尽管他们明显患有调节不足。在这种情况下,最可能的解释是患者在回避阅读和其他近距离工作。因为临床医生通常根据患者存在的症状和严重程度决定是否治疗,所以要把回避近距离工作和阅读视为一种症状,与调节不足的其他症状同样重要,也可推荐视觉训练。

体征

表 12.1 列出了调节不足的体征。调节性不足是一种病症,视光师在验光检查时发现患者调节刺激困难。任何涉及使用负透镜的测试结果通常都偏小。最具特征性的标志是调节幅度减小。调节不足的患者通常正相对调节(positive relative accommodation,PRA)偏低,单眼调节灵敏度(monocular accommodative facility,MAF)和双眼调节灵敏度(binocular accommodative facility,BAF)测试均为负透镜通过困难,动态检影与交叉柱镜融合试验(fused cross-cylinder test,FCC)检查结果高于预期。

调节不足也可能与双眼视觉功能异常有关。在调节不足的患者中,伴发低度内隐斜的并不罕见。这可能是由于患者使用其他的神经支配去克服调节不足的问题,这会刺激调节性集合,从而导致内隐斜。假性集合不足的病症也与调节功能异常有关[39]。在这种情况下,患者难以刺激调节,带动的调节性集合减少,外隐斜量增大,正融像性集合的需求增大。通常,由于调节幅度以及调节性集合的减少,患者的集合近点会远移。我们在第 9 章中提出了一个假性集合不足的病例。

双眼视觉和调节数据的分析

有关调节和双眼视觉数据分析的切入点在于视远、视近的隐斜量。在调节功能异常的病例中,隐斜量超出正常值的并不少见。根据前文的分析,调节不足可能与外隐斜或内隐斜相关。因此,进行合理的数据分析至关重要。例如,病例 12.1 所提及的患者,在阅读 15 分钟后有视物模糊和眼睛疲劳的症状。远距离遮盖试验正位,近距离有 2 棱镜度的内隐斜。在排除屈光不正和器质性的原因后,我们可将其近内隐斜及负融像性集合(NFV)偏低作为切入点进行分析。因此可以分析反映负融像性集合能力的数据,包括近距离负融像范围、PRA/BAF 负镜的通过情况、动态检影和 FCC 值。病例 12.1 暗示了 NFV 的间接测量结果是不正常的。该患者 PRA

和 BAF 值均低于正常值,动态检影结果偏高。这些数据反映出患者可能存在调节刺激问题或者集合过度。区别这两种问题的关键在于负融像范围的直接测量结果,也就是融像范围的数据。在下方这个病例中,平滑性与阶梯性聚散能力基本正常,这就排除了双眼视觉功能异常的可能性。

病例 12.1　调节不足

病史

Janet,一名 17 岁的 11 年级学生,主诉阅读超过 15 分钟后,出现视物模糊和眼睛疲劳的症状。尽管她在高中期间都有类似的症状,但自开学以来症状愈发严重。该患者无病史,未服用任何药物。曾在大约 2 年前接受过检查,医生说她的眼睛很好。

检查结果

视力(visual acuity,VA)(远,未矫正):	OD:20/20
	OS:20/20
视力(近,未矫正):	OD:20/20
	OS:20/20
集合近点(near point of convergence)	
调节视标(accommodative targe):	7cm
笔灯(penlight):	7cm
遮盖试验(cover test,近距离):	正位
遮盖试验(远距离):	2^Δ 内隐斜
主观验光(subjective):	OD:+0.50,20/20
	OS:+0.50,20/20
远水平隐斜(distance lateral phoria):	正位
远距离负融像范围(base-in vergence):	X/7/4
远距离正融像范围(base-out vergence):	X/18/10
近水平隐斜(near lateral phoria):	2^Δ 内隐斜
-1.00D 梯度:	8^Δ 内隐斜
梯度性 AC/A(gradient AC/A ratio):	6:1
计算性 AC/A(calculated AC/A ratio):	6.8:1
近距离负融像范围:	8/20/12
近距离正融像范围:	6/17/10
聚散灵敏度(vergence facility):	14cpm
负相对调节:	+2.50D
正相对调节:	-1.00D
调节幅度(推进法):	OD:7D;OS:7D
单眼调节灵敏度:	OD:0cpm,负镜通过困难
	OS:0cpm,负镜通过困难
双眼调节灵敏度:	0cpm,负镜通过困难
动态检影:	+1.50D(OU)

瞳孔正常,内外眼均无器质性病变,共同性偏斜,色觉无异常。

病例分析

　　从病史来看,Janet 的症状似乎与她用眼有关。她无病史,未服用任何药物。症状在开学后加重,且出现在阅读开始后不久。这就提示我们患者眼睛的问题是功能性的,而非器质性病变。由于存在视近内隐斜,我们首先从 NFV 组的数据着手分析。间接的检查(PRA、BAF 和动态检影)都表明 NFV 存在潜在问题。然而,直接检查发现(近 BI 融像范围和聚散灵敏度)是正常的。Janet 负透镜通过困难似乎并不是低 NFV 引起的。因此,最可能的原因是她存在调节问题。如果我们对 ACC 组数据进行分析,很明显 Janet 在刺激调节的过程中表现出调节困难。调节幅度低,PRA 降低,MAF 和 BAF 测试结果不佳,以及动态检影结果偏高都是调节不足的特征。

处理

　　医生综合分析了 Janet 的屈光度、调节功能以及双眼视觉功能,并为其开具了近用处方。通过主观验光,分析 NRA 与 PRA 的关系,发现她需要+0.75 的附加度,动态检影比预期高约+1.00D,近距离内隐斜为 2^Δ,AC/A 为 6:1。根据这些检查结果,我们为其双眼开具了+1.25D 的近用处方。我们要求 Janet 在接下来的 6 周内戴上这副眼镜阅读,然后回来复诊。

　　6 周后,Janet 主诉在使用眼镜时完全缓解了所有症状。复查数据如下:

负相对调节:	+2.50D
正相对调节:	-1.50D
单眼调节灵敏度:	4cpm

病例 12.1　调节不足(续)

双眼调节灵敏度:	4cpm
动态检影:	+1.00D
调节幅度:	OD:9D;OS:9D

尽管患者无明显症状,但研究结果仍显示她在刺激调节方面存在困难。她对治疗结果非常满意,因此我们不建议她再进行额外的治疗,虽然她仍然要使用近用眼镜。另一种可行的治疗方案是通过视觉训练使调节功能正常化,使她减少对近用眼镜的依赖。

这是一个非常典型的调节不足的病例。屈光矫正和附加正镜通常足以缓解患者的症状。如果患者在戴镜 4~6 周后仍然感到不适或存在异常,可以推荐表 12.3 和表 12.4 中列出的视觉训练计划。

一旦解决了双眼视觉问题,我们建议分析调节系统(accommodative system,ACC)组数据。这些数据显示患者调节幅度与 PRA 偏低,MAF 测试-2.00D 通过困难,动态检影滞后。将这些检查结果归为一组进行分析,表明患者在所有需要刺激调节的测试中都有困难,这证实了调节不足的诊断。

鉴别诊断

表 12.2 列出了调节不足的鉴别诊断。调节不足被认为是一种良性疾病,除了表 12.1 中列出的视觉症状外,一般没有严重后果。与其他调节异常相比,相对容易鉴别。一般只有调节不足会表现出调节幅度减小。此外,调节不足的患者在所有需要刺激调节的检查中都表现出困难,但是调节过度的患者在所有需要放松调节的检查中都存在困难,调节灵敏度异常的患者刺激和放松调节都有困难。调节麻痹是调节幅度急剧减少的一种情况;通常是因为有局部或全身性疾病以及使用药物。

尽管引起调节不足的病因通常是功能性的,但它也可能与原发性眼病、全身性和神经性疾病以及睫状体副交感神经支配的局灶性中断病变相关[9]。另外,全身用药和眼部用药也可能会导致调节不足。几个研究报告详细阐释了这些非功能性病因[15,40]。London[15]编制的表 12.2 列出了导致调节问题的非功能性因素。在确定调节不足的治疗方案之前,排除非功能性因素至关重要,患者的病史对该疾病的鉴别诊断有重要意义,若患者目前患有某些疾病或者有既往病史,可能继发调节不足,以上病症在表 12.2 中有所列出,例如,糖尿病、脑炎、多发性硬化、疟疾和伤寒等疾病。表 12.2 中列出的各种药物也是如此。继发于功能性原因引起的调节不足可能伴随着长期的慢性疾病、健康状况不良和用药史。

表 12.2　调节不足的鉴别诊断

排除功能障碍		糖尿病	交通动脉瘤
假性集合不足		多发性硬化症	帕金森病
基本型外隐斜		肌强直性营养不良	威尔逊病
散开过度		疟疾	中脑病变
调节过度		伤寒	
调节灵敏度异常		毒血症	
非功能性调节不足		肉毒杆菌中毒	
双侧[a]	单侧	**一般疾病:儿童**	**一般疾病:儿童**
药物使用史	**局部眼病**	贫血	百日咳
乙醇	虹膜睫状体炎	腮腺炎	扁桃体炎
苯海索	青光眼	麻疹	白喉
神经节阻滞剂	脉络膜转移癌	猩红热	铅和砷中毒
吩噻嗪	虹膜括约肌撕裂	**神经眼科**	**神经眼科**
抗组胺药	闭合性损伤	Edinger-Westphal 综合征的病变	束状神经Ⅲ病变
睫状肌麻痹剂	睫状体发育不全	颅颈部受伤(鞭击)	带状疱疹
中枢神经系统兴奋剂	巩膜炎	松果体肿瘤	Horner 综合征
大麻	艾迪氏综合征	Parinaud 综合征	
一般疾病:成年人	**一般疾病:成年人**	多发性神经病	
贫血	鼻窦炎	前脊髓灰质炎	
脑炎	龋齿		

[a] 双侧问题可能从单侧开始。
From London R. Accommodation. In:Barresi BJ,ed. Ocular Assessment:The Manual of Diagnosis for Office Practice. Boston,MA:Butter-worth-Heinemann,1984:123-130,with permission.

在多数情况下,鉴别诊断并不困难,但如果功能性调节不足的症状没有如预期那样得到改善,我们也要重新考虑病因。

治疗

我们建议的治疗方案顺序在表 12.4 列出。

透镜

由于未矫正的屈光不正也可能是视疲劳的诱因,因此屈光全矫是治疗的第一步,对于调节不足的患者来说,即便是低度数的屈光不正,也要多加考虑。矫正微小度数的远视、散光和屈光参差也可以部分缓解患者的症状。

近用附加镜

对调节不足患者的近点分析清楚地表明,使用正镜附加会对他们有所帮助。PRA 值较低、调节灵敏度测试时负镜通过困难、调节幅度降低、动态检影滞后都提示患者需要附加正镜,附加的镜度可通过综合分析以上数据得出。参考病例 12.1,NRA 为 +2.50D,PRA 为 −1.00D,这提示我们患者需要 0.75D 正镜附加。在进行调节灵敏度测试时,该患者 −2.00D 通过困难,动态检影为 +1.00D,理论上应为 +0.50D,比正常值高 0.50D。

有时候,初次配镜和度数变化较大的近视患者可能会出现调节功能异常,也可能会出现视近处时内隐斜。如果结果显示患者调节不足,则应考虑双焦镜片。

当存在器质性病变引发的调节不足甚至调节麻痹时,首先考虑使用近用附加镜。在某些情况下,调节麻痹是暂时的。在对潜在病因进行治疗时,近用附加镜作为临时方案可以帮助患者。如果不能从根本上消除调节麻痹的病因,并且病情稳定无进展,可让患者持续使用近用附加镜。在器质性病变解决后,也可以考虑尝试视觉训练。

继发于器质性病变的调节不等可使用近用附加镜进行治疗。在这类病例中,双眼附加度数经常不相等。

视觉训练

调节不足的患者通常需要 12~24 次训练室随访。训练室治疗的次数通常取决于患者的年龄、积极性及依从性。

详细视觉训练计划

以下视觉训练计划已在第 6~8 章中详细介绍。

第一阶段

第一阶段治疗旨在实现表 12.3 中列出的目标。在与患者建立良好的关系,并对整个治疗过程中出现的各种反馈机制进行了解后,首要的目标是提高患者刺激调节的能力,并使调节幅度正常化。这一阶段的重点是调节幅度,而不是调节反应的速度。最初主要使用负镜片;在第一阶段结束时,我们开始使用正镜片和负镜片进行训练,包括镜片分类、字母表和翻转拍。

由于调节和集合功能密不可分,因此同时锻炼集合功能也是有帮助的。此时的目的是帮助患者体会到视近、集合和调节的感觉与概念。因此,在第一阶段进行集合训练是非常有帮助的。聚散球、红绿矢量图和计算机随机训练点项目等均可用于这一阶段。家庭训练治疗方案列于表 12.4。家庭训练系统(Home Therapy System,HTS)软件中包括调节和集合训练。

如果患者能够做到以下几点,则第一阶段训练结束:
- 20/30 视力卡,+2.00/−6.00 单眼翻转拍可通过。
- 红绿矢量图或其他集合训练达到 30$^\Delta$。
- 计算机随机点集合训练达到 45$^\Delta$。

表 12.4 总结了第一阶段视觉训练方案的示例。该训练方案包括训练室训练和家庭辅助训练。

第二阶段

第二阶段治疗旨在实现表 12.3 中列出的目标。与第一阶段相反,这一阶段重点强调调节反应的速度。此外,继续使用正负透镜训练也很重要。目的是使患者能够尽快放松或者刺激调节。用于第一阶段的训练方法配合正负透镜也可以继续使用,重点在于调节反应的速度。同时,也可以开始训练双眼调节灵敏度,例如红-白分视与阅读单位,以及使用红绿矢量图和偏振矢量图进行双眼视觉灵敏度训练。

表 12.3　调节不足和调节不能持久的视觉训练目标
第一阶段
• 和患者建立合作关系
• 提高对训练过程中可能用到的多元反馈机制的认知
• 获得正常的调节幅度和调节紧张的能力
• 建立自主性集合
• 建立看近以及动用调节的感知
• 获得正常的正融像性集合(PFV)幅度(平滑性或慢相的集合需求)
第二阶段
• 获得正常的调节紧张、放松的能力
• 训练调节反应速度
• 获得正常的负融像性集合(NFV)幅度(平滑性或慢相的集合需求)
• 获得正常的 PFV 灵敏度(跳跃性或快相集合需求)
• 获得正常的 NFV 灵敏度(跳跃性或快相集合需求)
第三阶段
• 融像训练时整合调节灵敏度训练
• 改善从集合到散开需求变化的能力
• 双眼运动和扫视时整合集合训练

表 12.4　调节不足视觉训练的方案模板

第一阶段	第二阶段（右栏）

第一阶段

第 1~2 次

训练室训练：

- 讨论视觉异常本质、视觉训练的目标、各种反馈信号和训练的重要性
- 镜片排序
- 翻转拍（负透镜开始）
- 聚散球
- 红绿矢量图或偏振矢量图：集合
- 从训练周边融像开始，例如红绿矢量图 515 或绳圈偏振矢量图
- 计算机随机点训练项目：集合

家庭训练：

- HTS 调节训练项目
- 镜片切换法调节灵敏度训练
- 聚散球

第 3~4 次

训练室训练：

- 字母表操
- 镜片切换法调节灵敏度训练；负透镜
- 聚散球自主性集合
- 红绿矢量图或偏振矢量图：集合
- 使用更多中心融像需求的视标（小丑，兔子红绿矢量图；小丑，Topper 偏振矢量图）
- 计算机随机点训练项目：集合

家庭训练：

- HTS 调节训练项目
- 镜片切换法调节灵敏度训练
- 聚散球

第 5~8 次

训练室训练：

- 字母表操
- 镜片切换法调节灵敏度训练；加上正透镜
- 集合卡
- 自主性集合
- 红绿矢量图或偏振矢量图：集合
- 使用更精细的视标，例如红绿矢量图（Sports Slide and Faces targets）及 Spirangle 偏振矢量图
- 计算机随机点训练项目：集合

家庭训练：

- HTS 调节训练项目
- 字母表操
- HTS 聚散训练项目

第二阶段

第 9~10 次

训练室训练：

- 镜片切换法调节灵敏度训练；同时使用正负透镜，并要求训练速度
- 使用改良的红绿矢量图或偏振矢量图以建立跳跃性集合需求：BO
- 固定红绿矢量图
- 红绿矢量图 515 或绳圈偏振矢量图：散开
- 双眼调节训练：以上列出的任意双眼融像训练设备配合正负透镜翻转拍

家庭训练：

- HTS 调节训练项目
- HTS 聚散训练项目
- 镜片切换法调节灵敏度训练（强调速度）

第 11~12 次

训练室训练：

- 镜片切换法调节灵敏度训练；同时使用正负透镜，关注训练速度
- 双眼调节训练：以上列出的任意双眼融像训练设备配合正负透镜翻转拍
- 使用改良的红绿矢量图或偏振矢量图以建立跳跃性集合需求：BO 方向
- 裂隙尺：单孔
- 使用更多中央细节的红绿矢量图或偏振矢量图：BI

家庭训练：

- HTS 聚散训练项目

第 13~16 次

训练室训练：

- 双眼调节训练：以上列出的任意双眼融像训练设备配合正负透镜翻转拍
- 裂隙尺：单孔
- 偏心圆或自由空间融合卡：集合

表 12.4　调节不足视觉训练的方案模板（续）

• 计算机随机点集合训练项目：集合和散开 • 裂隙尺：双孔 • 使用改良的红绿矢量图或偏振矢量图以建立跳跃性集散需求：散开 **家庭训练：** • 偏心圆或自由空间融合卡：集合 • HTS 聚散训练项目 **第三阶段** 第 17~20 次 **训练室训练：** • 双眼正负透镜的调节训练伴随裂隙尺 • 红绿矢量图或偏振矢量图配合偏振或红/绿翻转拍 • 偏心圆或自由空间融合卡：集合 • 计算机随机点集合训练项目：阶梯性-跳跃性集合 **家庭训练：** • 偏心圆或自由空间融合卡：集合 • HTS 聚散训练项目 第 21~22 次 **训练室训练：**	• 双眼正负透镜的调节训练伴随裂隙尺 • 红绿矢量图或偏振矢量图配合偏振或红/绿翻转拍 • 偏心圆或自由空间融合卡：散开 • 计算机随机点集合训练项目：跳跃性-跳跃性集合 **家庭训练：** • HTS 聚散训练项目 • 偏心圆或自由空间融合卡：散开 第 23~24 次 **训练室训练：** • 双眼正负透镜的调节训练伴随偏心圆卡 • 红绿矢量图或偏振矢量图配合偏振或红/绿翻转拍 • 偏心圆卡或自由空间融合卡与旋转和双眼运动相结合 • 救生圈卡与旋转和双眼运动相结合 • 计算机随机点集合训练项目与旋转运动相结合 **家庭训练：** • 偏心圆或自由空间融合卡：散开/集合配合翻转拍 • HTS 聚散训练项目

HTS，Home Therapy System，家庭训练项目。

这一阶段除了集合训练之外还需配合散开训练，并转向强调快相集合变化的双眼视觉训练。在此阶段的最后，患者应该使用裂隙尺和计算机随机点训练项目进行集合和散开训练。

终点。当患者能够做到以下几点时，即达到第二阶段训练的终点：

• 20/30 视力卡，联合 +2.00/-6.00 翻转拍训练，单眼达到 20cpm。

• 20/30 视力卡，联合 +2.00/-2.00 翻转拍训练，双眼达到 15cpm。

• 裂隙尺训练，集合至第 12 张卡片，散开至第 6 张卡片。

表 12.4 总结了第二阶段视觉训练方案的示例。此过程中包含几种方法，可由患者在家中使用，以补充训练室治疗。

第三阶段

第三阶段治疗旨在实现表 12.3 中列出的目标。在第三阶段的训练中，重点是调节和双眼训练的整合。快相的双眼视觉训练项目，如裂隙尺、偏心圆卡、自由空间卡、计算机随机点训练项目阶段性-跳跃性集合训练等，都可用于这一阶段。结合翻转拍的双眼调节灵敏度可与以上提到的训练项目配合使用。通过扫视和眼球追随运动将调节训练和双眼训练配合起来也同样重要。将偏心圆卡或自由空间融合卡移动到不同的注视位置，配合翻转拍训练是实现此目标的极佳治疗方式。其他训练方法，如结合旋转的聚散球和计算机集合训练也有疗效。

训练终点。当患者能够使用自由空间融合卡或偏心圆卡保持清晰的双眼单视，同时缓慢旋转卡片并且配合 +2.00/-2.00 翻转镜片可通过时，则达到此阶段治疗的终点。

大约在 3~4 周后应进行复查，以确定训练是否有疗效。如果没有明显的改善，调节幅度较低可能伴随着潜在的器质性病变，此时可为患者提供附加正镜，并停止视觉训练。如果有明显的进步，可在半个疗程及疗程结束时进行复诊。当完成所有既定目标后，我们推荐采用第 9 章（表 9.10）中讨论的家庭视觉训练巩固方案。

病例研究

病例 12.1~12.3 列举了视光师在临床实践中可能遇到的调节不足患者的类型。

病例 12.2 调节不能持久

病史

斯坦是一名 13 岁的七年级学生,他主诉在阅读 30~40 分钟后眼部不适,视物模糊,流泪。这些问题大约在 6~9 个月前开始出现,他曾到眼科医生处就诊,未发现眼部疾患,且无戴镜史、眼病史和用药史。

检查结果

视力(远,未矫正):	OD:20/20
	OS:20/20
视力(远,未矫正):	OD:20/20
	OS:20/20
集合近点	
调节视标:	5cm
笔灯:	5cm
遮盖试验(远距离):	正位
遮盖试验(近距离):	4$^\Delta$ 外隐斜
主观验光:	OD:平光
	OS:平光
散瞳验光:	OD:+0.50
	OS:+0.50
远水平隐斜:	正位
远距离负融像范围:	X/6/4
远距离正融像范围:	X/16/9
近水平隐斜:	4$^\Delta$ 外隐斜
−1.00D 梯度:	正位
梯度性 AC/A:	4:1
计算性 AC/A:	4.4:1
近距离负融像范围:	9/15/10
近距离正融像范围:	10/17/10
聚散灵敏度:	16cpm
正相对调节:	+2.50D
负相对调节:	−2.00D
调节幅度(推进法):	OD:10D;OS:10D
单眼调节灵敏度:	OD:5cpm;负镜通过困难,30 秒后灵敏度下降
	OS:5cpm;负镜通过困难,30 秒后灵敏度下降
双眼调节灵敏度:	3cpm;负镜通过困难
动态检影:	OU 均为+0.75D

瞳孔正常,内外眼均无器质性病变,共同性偏斜,色觉无异常。

病例分析

在这个病例中,患者远近眼位均正常。因此,首要方法是分析 ACC 组数据。查看这些数据可以发现单眼及双眼调节灵敏度测试结果有一些小问题,且在测试进行 30 秒后负镜通过能力开始下降。发现这一现象后,我们在一分钟之内重复观察其调节幅度十次,期间斯坦的调节幅度逐渐下降,最终结果为双眼 8D。除了 PRA 略有下降,动态检影滞后,所有其他结果基本都在预期范围内。

这是调节不能持久的典型体征,之前两位医生未发现异常的原因,很可能是未进行调节灵敏度测试,而且仅检查了一次调节幅度。因此,要意识到这种情况,才能得出有临床意义的检查结论。

处理

针对此病例,首先要考虑屈光全矫或者使用附加正镜。尽管该患者没有屈光不正,但 PRA 下降,动态检影滞后,均提示使用近用附加正镜可能会有帮助。但在与患者和其父母讨论治疗方案时,他们表明不想戴眼镜,因此我们建议视觉训练,并参考表 12.3 和表 12.4 制订的视觉训练计划。建议进行 18 次训练室训练;在训练结束时,进行了重新评估,结果如下:

调节幅度:	OD 和 OS 均为 14D
单眼调节灵敏度:	OD 和 OS 均为 18cpm
双眼调节灵敏度:	15cpm
动态检影:	OD 和 OS 均为+0.50D

现在斯坦可以舒适地阅读,并且不再出现模糊和不适的症状,因此我们终止了他的常规视觉训练,并制订巩固训练方案(参照第 9 章表 9.10)。

病例 12.3　与集合不足相关的调节不足(假性集合不足)

调节不足有时可能与集合不足有关。在这种情况下,调节性异常可能是主要问题。有关假性集合不足的病例,请参阅第 9 章中的病例 9.3。

调节过度

背景信息

调节过度是指患者难以放松调节的情况。相关文献存在一些混淆和分歧。与调节过度可互换使用的其他术语有睫状肌痉挛、调节性痉挛(accommodative spasm)、近反射性痉挛和假性近视。Rutstein、Daum 和 Amos[41] 观察并总结了 17 例调节性痉挛的患者。他们将调节性痉挛定义为调节反应超过调节刺激的情况,并使用动态检影来评估调节反应。部分基于 4 年内在诊所发现的 17 例调节性痉挛患者的经验,他们得出结论,调节性痉挛并不常见。在 Daum[18] 的一项研究中,114 例调节功能异常的患者中只有 2.6% 患有调节过度。Rouse、Hutter 和 Shiftlett[42] 对 721 名学龄儿童进行了动态检影检查,结果发现只有 1% 的儿童表现为调节超前 0.50D 或更多。在他关于调节痉挛和近反射痉挛的讨论中,Miller[40] 将其定义为在没有器质性病变的患者中最常见的功能性障碍。他将其描述为以调节、集合和瞳孔缩小的间歇性发作为特征的疾病。他强调瞳孔缩小总是普遍存在的,且十分明显。他所描述的这一情况通常也与双侧或单侧外展困难和高度近视有关。基于对其发病率的有限调查,这是近反射痉挛的经典定义,是一种罕见的病症。

但是以上情况并不是我们所讨论的。上述被称为调节痉挛或过度的情况均属于较极端的异常。或者在其他文献中被称为调节痉挛或近反射痉挛,是调节过度中比较严重的一类情况。然而,我们所描述的调节过度是一类症状更轻的情况,它的诊断需要第 2 章所描述的有关调节功能组数据的分析,包括调节幅度、MAF 与 BAF、NRA 与 PRA、动态检影、交叉柱镜融合试验。我们发现在调节功能异常的病例中,动态检影与交叉柱镜融合试验的检查结果是平光或 +0.25D,但是患者 NRA 检查和 MAF 测试正镜通过困难。即便患者没有明显的调节超前、瞳孔缩小或者外展运动受限,我们也仍将此异常归类为调节过度。如果使用以下描述的调节过度的诊断标准,那么这种情况并不罕见。我们建议用本章所描述的更轻微的体征来描述调节过度,近反射痉挛将被用于描述严重的调节痉挛的情况。将假性近视作为调节过度的同义词也是混淆的表现,调节过度必然与假性近视有关。然而,它通常伴随假性近视发生。我们建议在定义调节过度时,将假性近视归为其体征之一。当然这种诊断并不绝对。

使用这种非极端情况的调节过度定义,Scheiman 等[8] 以及 Porcar 和 Martinez-Palomera[9] 发现,调节过度相比从前变得更常见。Scheiman 等研究发现,1 650 名儿童中有

2.2% 存在调节过度,而 Porcar 和 Martinez-Palomera 发现,他们检查过的大学生中有 10.8% 存在调节过度。在基于普通人群的 BAND 研究中[11],调节过度的患病率仅有 0.8%。Wajuihian 和 Hansraj[12] 在对 1 211 名儿童的样本研究中发现,调节过度的患病率为 2.8%。

特征

症状

大多数症状与阅读或其他近距离工作有关。常见的主诉包括短时间阅读后出现视物模糊、眼睛疲劳和头痛、畏光、难以从事和专注于阅读任务以及复视(表 12.5)。视物模糊的症状在视远和视近时都有可能出现,例如看黑板、看电视和开车。调节过度相关的视物模糊症状呈动态变化的特征,通常在一天的工作快结束时或者大量近距离工作之后症状加重。

表 12.5　调节过度的症状和体征

症状
这些症状一般与阅读和近距离工作有关:
长期存在
近距离工作后视物模糊
头痛
视疲劳
从视远到视近聚焦困难
畏光(对光敏感)

体征
直接测量调节反应
单眼翻转拍 +2.00D 通过困难
动态检影超前
间接测量调节反应
NRA 偏低
双眼翻转拍 +2.00D 通过困难
FCC 偏低
近距离 BI 模糊点偏低

体征

调节过度的体征见表 12.5。调节过度的患者在所有需要放松调节的检查中表现得都比较吃力,患者在需要使用正镜片的测试中,比如 NRA、MAF、BAF,出现正片通过困难。动态检影检查和 FCC 测试将显示低于正常值的正镜度。与所有调节异常一样,患者通常会出现双眼视觉功能异常(表 12.5)。值得注意的是,这组标准比其他作者的建

议更为广泛。

内隐斜和外隐斜都可能出现调节过度。如果以调节问题为主,患者将会对调节刺激做出超前的调节反应。这将引起过多的调节性集合和视近处内隐斜。另一种可能的情况是集合不足为主要异常,继发性引起调节过度。例如,许多集合不足的患者用调节性集合去补偿较低的正融像性集合(PFV)。持续使用过多的调节性集合会引起调节过度。

双眼视觉和调节相关数据分析

调节和双眼视觉数据分析的切入点是远距离和近距离的隐斜量。在调节功能异常的情况下,隐斜量超出正常值并不罕见。如上所述,调节过度可能与外隐斜或内隐斜相关。在这种情况下,重要的是要恰当地分析数据。

例如,病例 12.4 中的患者(本章后面将讨论)在阅读 15~20 分钟后出现视物模糊的症状。他还主诉在下班开车回家时,与早晨相比视力有所下降。远距离遮盖测试显示正位,近距离为 2$^\Delta$ 内隐斜。如第 2 章中的图 2.4 所示,在排除屈光和器质性病变之后,最合理的切入点是内隐斜和近处的负融像(NFV)问题。因此,我们分析 NFV 这组数据,它包含了近距离的 BI 测试、PRA/BAF 负镜测试结果、动态检影、FCC 检查。病例 12.4 说明 NFV 的间接测量都是正常的。患者 PRA 和 BAF 负镜检查结果正常,动态检影显示调节超前,平滑性聚散和阶梯性聚散也是正常的。因此,这些数据并未表明诸如集合过度或具有低 NFV 的隐斜的问题。如图 2.5 中的流程图所示,一旦排除了双眼视觉问题,我们建议分析调节功能组数据。这些数据显示患者调节幅度正常,MAF 测试+2.00D 通过困难,NRA 偏低,动态检影超前,并且双眼+2.00D 通过困难。将这些检查结果归为一组综合分析,发现患者在所有需要放松调节的测试中都存在困难,这证实了调节过度的诊断。

病例 12.4　调节过度

病史

Jim,会计师,22 岁,主诉在驾驶时偶尔出现视物模糊,早上开车上班时视力尚好,晚上回家时视物不清。工作后眼睛疲劳,甚至一度在晚上回家后不想看报纸,Jim 大约在 1 年前大学毕业后开始工作,但他的症状一直在加重,他儿时曾做过眼部健康检查,并无异常。

Jim 最近刚刚接受了全科医生的检查,无异常,且无用药史。

检查结果

视力(远,未矫正):	OD:20/20-2
	OS:20/20-2
视力(近,未矫正):	OD:20/20
	OS:20/20
集合近点	
调节视标:	5cm
笔灯:	5cm
遮盖试验(远距离):	正位
遮盖试验(近距离):	2$^\Delta$ 内隐斜
主观验光:	OD:-0.25,20/20
	OS:0.25×90,20/20
远水平隐斜:	正位
远距离负融像范围:	X/6/3
远距离正融像范围:	10/20/9
近水平隐斜:	2$^\Delta$ 内隐斜
-1.00D 梯度:	5$^\Delta$ 内隐斜
梯度性 AC/A:	3:1
计算性 AC/A:	6.8:1
近距离负融像范围:	4/16/12
近距离正融像范围:	18/25/16
聚散灵敏度:	12cpm
负相对调节:	+1.25D
正相对调节:	-2.50D
调节幅度(推进法):	OD:10D;
	OS:10D
单眼调节灵敏度:	OD:2cpm,正镜通过困难
	OS:2cpm,正镜通过困难
双眼调节灵敏度:	0cpm,正镜通过困难
动态检影:	OD 和 OS 均为-0.25D

瞳孔正常,内外眼均无器质性病变,共同性偏斜,色觉无异常。

病例 12.4　调节过度(续)

病例分析

患者视近存在内隐斜,因此应该从 NFV 组数据开始着手分析。在本病例中,直接和间接测试都表明患者有足够的 NFV。平滑性聚散、PRA、BAF 均正常。如第 2 章所述,下一步是分析 ACC 组的数据。所有调节测试都表现出放松调节存在困难。NRA 和 MAF 偏低,动态检影检查显示调节超前。根据这一分析,我们得出了调节过度的诊断。

此为调节过度的典型体征,Jim 主诉其远视力在工作后出现下降,基于诊断,我们可以解释为经过一整天的工作,他的调节系统处于痉挛状态,导致远视力模糊。

处理

我们制订了一项视觉训练计划,在 3 个月内持续 15 次就诊。治疗结束时的重新评估结果如下:

视力(远,未矫正):	OD:20/20
	OS:20/20
视力(近,未矫正):	OD:20/20
	OS:20/20
遮盖试验(远距离):	正位
遮盖试验(近距离):	正位
主观验光:	OD:0,20/20
	OS:0,20/20
远水平隐斜:	正位
远距离负融像范围:	X/7/4
远距离正融像范围:	10/20/10
近水平隐斜:	正位
−1.00D 梯度:	4^Δ 内隐斜
近距离负融像范围:	9/20/14
近距离正融像范围:	22/30/20
聚散灵敏度:	16cpm
负相对调节:	+2.25D
正相对调节:	−2.50D
调节幅度(推进法):	OD:10D;OS:10D
单眼调节灵敏度:	OD:10cpm
	OS:10cpm
双眼调节灵敏度:	8cpm
动态检影:	OD 和 OS 均为+0.25D

鉴别诊断

表 12.6 给出了调节过度的鉴别诊断。调节过度被认为是良性病症,除了表 12.5 中列出的视觉症状外,没有严重后果。它必须与其他调节异常区别开来。鉴别诊断的关键是,患有调节过度的患者在所有需要放松调节的测试中表现不佳。调节不足的患者,负透镜通过困难,并且正负透镜的调节灵敏度将会降低。

正如本章前面所讨论的,文献中阐述了一种不太常见的调节过度的病例,可能有器质性病变。据报道,近反射痉挛是表 12.6 所列疾病和药物的继发性痉挛。在所有调节过度的情况下,必须排除这些更严重的潜在病因。这种鉴别诊断在很大程度上取决于患者症状的性质。调节过度的患者通常表现出长期的慢性疾病和不良的健康史,未使用任何已知影响调节的药物。在治疗一个功能性调节过度的患者时,如果症状没有如预期改善,应该重新考虑病情的病因。

治疗

我们建议使用表 12.8 列出的治疗顺序。

透镜

由于未矫正的屈光不正可能是调节性视疲劳的诱因,我们建议将矫正屈光不正作为首要的治疗方案。对于调节过度的患者,即便低度的屈光不正也可能有显著影响。比如小远视、散光和低度屈光参差者,矫正屈光不正可以缓解其症状。

近用附加镜

对调节过度患者的近点相关数据进行分析,发现附加正镜对其并无明显效果。调节过度患者 NRA 偏低、调节灵敏度测试正镜通过困难、调节幅度正常和动态检影超前都可印证上述结论。

表12.6	调节过度的鉴别诊断
排除功能障碍	
集合过度	
基本型内隐斜	
调节不足	
调节灵敏度异常	
调节过度的非功能性原因	
双侧[a]	单侧
药物	**局部眼病**
胆碱能药物	无
吗啡	
洋地黄	
磺胺类和碳酸酐酶抑制剂	
一般疾病：成人	**一般疾病：成人**
脑炎	三叉神经痛
梅毒	
一般疾病：儿童	
流感	
脑炎	
脑膜炎	

[a] 双侧问题可能从单侧开始。

From London R. Accommodation. In：Barresi BJ，ed. Ocular Assessment：The Manual of Diagnosis for Office Practice. Boston, MA：Butterworth-Heinemann, 1984：123-130, with permission.

视觉训练

调节过度患者若在训练室进行视觉训练，通常需就诊12~24次。治疗的总次数也取决于患者的年龄、积极性及依从性。

详细视觉训练计划

以下建议的视觉训练方案在第6~8章中有详细介绍。

第一阶段

第一阶段治疗旨在实现表12.7中列出的第一阶段目标。在与患者建立合作关系并了解了整个治疗过程中使用的各种反馈机制后，首要目标是提高患者放松调节的能力。这一阶段的重点是调节反应的幅度，而不是速度。常用的方法包括镜片排序、字母表和调节灵敏度训练。

由于调节和集合功能之间的相互作用，同时训练散开也是有帮助的。目的是帮助患者了解放松、集合和调节的感觉和概念。因此，在第一阶段期间训练散开是有帮助的。常用的方法包括偏振矢量图、红绿矢量图和计算机随机点训练。家庭训练方法在表12.8中列出。对于调节和集合的训练来说，HTS调节与集合训练项目为极好的训练方法。

训练终点。当患者能够做到以下几点时，第一阶段的训练结束：

- 20/30视力卡，单眼+2.00D可清晰通过。
- 红绿矢量图或其他集合训练可达到散开15[△]。
- 计算机随机点集合训练可达到散开15[△]。

表12.8总结了第一阶段视觉训练方案的示例。此过程中包含几种方法，可由患者在家中使用，以补充训练室训练。

第二阶段

第二阶段治疗旨在实现表12.7中列出的第二阶段目标。与第一阶段相反，这一阶段重点强调调节反应的速度。此外，继续使用正负透镜训练也很重要。目的是使患者能够尽可能快地放松和刺激调节。用于第一阶段的训练方法配合正负透镜也可以继续使用，但重点在于调节反应的速度。同时，我们也要开始双眼翻转拍的训练，比如红-白分视与阅读单位以及使用红绿矢量图或偏振矢量图进行双眼灵敏度训练。

我们还可以在散开训练的同时加入集合训练，并转向强调快相集合变化的双眼视觉训练。在此阶段的最后，患者应该使用裂隙尺、计算机随机点集合训练项目，进行集合和散开的训练。

训练终点。当患者能够做到以下几点时，第二阶段的训练结束：

- 单眼翻转拍+2.00/-6.00，联合20/30视力卡，可完成20cpm。
- 双眼翻转拍+2.00/-2.00，联合20/30视力卡，可完成15cpm。
- 裂隙尺训练，集合至第12张卡片，散开至第6张卡片。

表12.8中总结了第二阶段视觉训练方案的示例。此过程中包含几种方法，可由患者在家中使用，以补充训练室训练。

表12.7	调节过度视觉训练的目标
第一阶段	
- 和患者建立合作关系 - 提高对训练过程中可能用到的多元反馈机制的认知 - 建立散开，望远，放松调节的感觉 - 获得正常的近距离负融像性集合幅度（NFV）（平滑或慢相集合需求） - 获得正常的调节幅度和调节紧张、放松的能力	
第二阶段	
- 获得正常的正融像性集合幅度（PFV）（平滑或慢相集合需求） - 获得正常的NFV灵敏度（跳跃或快相集合需求） - 获得正常的PFV灵敏度（跳跃或快相集合需求）	
第三阶段	
- 获得正常的中距离NFV幅度 - 获得正常的远距离NFV灵敏度	

表 12.8 调节过度视觉训练的方案模板

第一阶段	家庭训练:

第一阶段

第 1~2 次

训练室训练:

- 讨论视觉异常本质、视觉训练目标、各种反馈信号和训练的重要性
- 镜片排序
- 镜片切换法调节灵敏度训练(从正镜开始)
- 聚散球
- 红绿矢量图或者偏振矢量图:散开
- 从训练周边融像开始,例如红绿矢量图 515 或绳圈偏振矢量图
- 计算机随机点训练程序:散开

家庭训练:

- HTS 调节训练项目
- 镜片切换法调节灵敏度训练
- 聚散球

第 3~4 次

训练室训练:

- 字母表
- 镜片切换法调节灵敏度训练(正镜)
- 聚散球自主性集合(绳子上的小虫)
- 红绿矢量图或者偏振矢量图:散开
- 使用更多中心融像需求的视标(小丑,兔子红绿矢量图;小丑,Topper 偏振矢量图)
- 计算机随机点训练程序:散开

家庭训练:

- HTS 调节训练项目
- 镜片切换法调节灵敏度训练
- 聚散球自主性集合(绳子上的小虫)

第 5~8 次

训练室训练:

- 字母表
- 聚散球自主性集合(绳子上的小虫)
- 镜片切换法调节灵敏度训练(负镜)
- 红绿矢量图或者偏振矢量图:散开
- 使用更精细的视标,例如红绿矢量图(Sports Slide and Faces targets)、Spirangle 偏振矢量图
- 计算机随机点训练程序:散开

家庭训练:

- HTS 调节训练项目
- 字母表法调节灵敏度训练
- HTS 聚散训练项目

第二阶段

第 9~10 次

训练室训练:

- 镜片切换法调节灵敏度训练;使用正负镜片,并将速度作为一个因素
- 使用改良的红绿矢量图或偏振矢量图以建立跳跃性集合需求:散开
- 固定红绿矢量图
- 红绿矢量图 515 或绳圈偏振矢量图:集合
- 双眼调节训练:以上列出的任意双眼融像训练设备配合正负透镜翻转拍

家庭训练:

- HTS 聚散训练项目
- HTS 调节训练项目
- 镜片切换法调节灵敏度训练(强调速度)

第 11~12 次

训练室训练:

- 镜片切换法调节灵敏度训练;使用正负镜片,并将速度作为一个因素
- 双眼调节训练:以上列出的任意双眼融像训练设备配合正负透镜翻转拍
- 使用改良的红绿矢量图或偏振矢量图以建立跳跃性集合需求:散开
- 裂隙尺:双孔
- 固定红绿矢量图配合翻转拍训练

家庭训练:

- 使用更多中央细节的红绿矢量图或偏振矢量图:集合

第 13~16 次

训练室训练:

- 双眼调节训练:以上列出的任意双眼融像训练设备配合正负透镜翻转拍
- 裂隙尺:双孔和单孔
- 偏心圆或自由空间融合卡:散开
- 计算机随机点集合训练程序:散开和集合
- 使用改良的红绿矢量图或偏振矢量图以建立跳跃性集合需求:集合

表12.8 调节过度视觉训练的方案模板(续)

家庭训练: • HTS 聚散训练项目 • 偏心圆或自由空间融合卡:散开	• 红绿矢量图或偏振矢量图配合偏振或红/绿翻转拍 • 偏心圆或自由空间融合卡:散开和聚散 • 计算机随机点集合训练项目:跳跃-跳跃性集合
第三阶段 第17~20次 **训练室训练:** • 双眼正负透镜的调节训练伴随裂隙尺 • 红绿矢量图或偏振矢量图配合偏振或红/绿翻转拍 • 偏心圆或自由空间融合卡:散开和聚散 • 计算机随机点集合训练项目:阶段-跳跃性集合 **家庭训练:** • HTS 聚散训练项目 • 偏心圆或自由空间融合卡:散开和聚散 第21~22次 **训练室训练:** • 双眼正负透镜的调节训练伴随裂隙尺	**家庭训练:** • HTS 聚散训练项目 • 偏心圆或自由空间融合卡:散开和聚散 第23~24次 **训练室训练:** • 双眼正负透镜的调节训练伴随偏心圆卡 • 红绿矢量图或偏振矢量图配合偏振或红/绿翻转拍 • 偏心圆或自由空间融合卡与旋转和双眼运动相结合 • 计算机随机点集合训练项目与旋转相运动 **家庭训练:** • HTS 聚散训练项目 • 偏心圆或自由空间融合卡:配合正负透镜的散开/集合训练

第三阶段

第三阶段治疗旨在实现表12.7中列出的第三阶段目标,这一阶段重点是强调调节和双眼视觉训练的整合。快相的双眼视觉训练项目,如裂隙尺、偏心圆卡、自由空间卡、计算机随机点集合训练阶段性-跳跃性集合训练等,都可用于这一阶段。结合翻转拍的双眼调节灵敏度可与以上提到的训练项目配合使用。通过扫视和眼球追随运动将调节训练和双眼训练配合起来也同样重要。将偏心圆卡、自由空间融合卡移动到不同的注视位置,配合翻转拍训练也是实现此目标的极佳治疗方式。其他训练方法,如旋转的聚散球、计算机随机点集合训练项目配合旋转运动,也可起到效果。

训练终点。当患者能够使用自由空间融合卡或偏心圆卡保持清晰的双眼单视,同时缓慢旋转卡片并且配合+2.00/-2.00 翻转镜片可通过时,则达到此阶段治疗的终点。

如前几章所述,在视觉训练的疗程过半以及结束时均应进行复查。当完成所有既定目标后,我们推荐采用第9章(表9.10)中讨论的家庭视觉训练巩固方案。

病例研究

病例12.4和病例12.5为临床医生在实践中可能遇到的调节过度患者的类型。

病例 12.5 继发于集合不足的调节过度

调节过度通常与集合不足有关。在大多数情况下,调节异常可能继发于集合问题。集合不足的患者出现集合近点远移、近距离外隐斜以及 PFV 降低。这些患者经常使用过多的调节,从而刺激调节性集合以弥补 PFV 的不足。长此以往,可能出现过度调节。有关病例请参阅第9章中的病例9.5。

调节灵敏度异常

背景信息

调节灵敏度异常是指患者难以改变自身调节反应水平的情况,其重要特征是调节反应潜时和速度(调节反应的动态情况)异常。因此这是一种调节幅度正常,但患者却欠缺快速且长时间使用调节能力的一种异常。调节幅度和调节灵敏度之间的区别与双眼视觉功能异常类似。在前面的章节中,我们阐述了融合范围功能异常(如集合不足和集合过度)以及聚散灵敏度异常(如融像性集合功能障碍)。

只评估调节反应幅度的视光师总是会遗漏调节灵敏度异常的诊断。一些视光师和学生们提出:"如果患者的调节幅度为 15D,那么期望他能够刺激和放松 2D 的调节。"许多作者已经清楚地证明了这一点不一定可靠[3,5,43-45]。即使调节幅度正常,也可能存在调节反应的障碍。Wick 和 Hall[46]的一项研究强调了调节临床评估的重要性,除幅度之外还包括调节灵敏度和调节反应。他们筛选了 123 名学龄儿童,并评估了他们的调节幅度、调节滞后量和调节灵敏度情况。研究结果表明,如果仅评估调节的某一个方面,则存在漏诊的可能性,患者可能被误诊为没有调节功能障碍。

如今,关于调节灵敏度异常患病率的研究并不多。在本章早先提到的研究中,Hokoda[7]报告,在他关于调节异常的研究样本中,30%患有调节灵敏度异常,55%患有调节不足,15%患有调节过度。Daum[18]发现,12%的调节功能异常患者出现调节灵敏度异常。Scheiman 等[8]发现他们所研究的 1 650 名儿童中有 1.5%患有调节灵敏度异常。最近一项基于普通人群的 BAND 研究[11],研究在泰米尔纳德邦农村和城市地区在校学生中非显斜性调节功能异常的患病率,发现调节灵敏度异常占 7%。Wajuihian 和 Hansraj[12]的研究中调节灵敏度异常占 12.9%。

特性

症状

大多数症状与阅读或其他近距离工作有关。常见的主诉是视物模糊、转换视物距离时难以聚焦、头痛、眼睛疲劳、难以持续进行阅读和其他近距离工作(表 12.9)。调节灵敏度异常最具特征的症状是转换视物距离时难以聚焦。Daum[18]发现43%的调节灵敏度异常的患者会主诉出现这种症状,而调节不足的患者仅有 7%提到这种情况。与其他调节异常和双眼视觉功能异常一样,部分调节灵敏度异常的患者可能无明显症状。回避近距离视物也应被视为调节灵敏度异常的症状。

体征

表 12.9 列出了调节灵敏度异常的体征。调节灵敏度异常的患者在需要放松和刺激调节的检查中表现不佳,特别是在 MAF 和 BAF 测试中正负镜片通过均困难,且 NRA 和 PRA 降低。我们要依据检查结果作出诊断,只有放松调节和刺激调节都存在障碍时,我们才诊断患者为调节灵敏度不良。如果一个 20 岁的患者检查结果为 3cpm,通常会被误诊为调节灵敏度异常。事实上,仅凭这一数据难以支撑该诊断结果,如果患者每分钟完成的周期数少,其原因为正负镜片均通过困难,那么该诊断合理。若患者只是正镜或者负镜通过困难,那么该诊断欠妥。

调节幅度、动态检影和 FCC 通常在正常范围内。与所有调节异常一样,患者通常存在双眼视觉功能异常。如外隐斜,甚至间歇性外斜视,但视近内隐斜是与调节灵敏度相关的最常见的双眼视觉异常[47]。

表 12.9 调节灵敏度异常的症状和体征	
症状	
这些症状大多与用眼阅读或其他近距离工作有关:	
症状长期存在	疲劳和嗜睡
视物模糊,尤其是转换注视距离时	理解能力下降
头痛	眼周牵拉感
眼疲劳	感觉字迹在移动
阅读障碍	回避近距离阅读
体征	
直接检查调节灵敏度	
单眼调节灵敏度-2.00D 和+2.00D 镜片均通过困难	
间接检查	
正负相对调节减少	
双眼调节灵敏度-2.00D 和+2.00D 镜片均通过困难	
近距离正负融像范围减低	

双眼视觉和调节数据分析

调节和双眼视觉数据分析的切入点是视远视近的隐斜量。在调节功能异常的病例中,隐斜量超出正常值的并不少见。如前文所述,调节灵敏度异常可能与外隐斜或内隐斜相关。在排除屈光不正和器质性病因后(见第 2 章的图 2.4),我们要关注内隐斜或外隐斜量并分析 PFV 或 NFV 组数据。如图 2.5 中的流程图所示,一旦排除了双眼视觉问题,我们建议分析 ACC 组数据。调节灵敏度异常的患者,调节幅度正常,MAF 与 BAF 测试中-2.00/+2.00 翻转拍通过困难,NRA 与 PRA 减少。这些数据表明,患者在刺激和放松调节时都存在障碍,进一步印证调节灵敏度异常的诊断。

鉴别诊断

表 12.10 给出了调节灵敏度异常的鉴别诊断。调节灵敏度异常被认为是良性疾病,除了表 12.10 中列出的视觉症状外,通常没有严重后果。它必须与其他调节异常区别开来。在调节灵敏度异常的诊断中,最重要的检查结果是患者在 MAF 测试中表现不佳。尽管所有调节异常都有这种表现,但关键的区别在于只有调节灵敏度异常时,患者才会正负镜片均通过困难。调节不足患者,-2.00D 镜片通过困难,而调节过度的患者,+2.00D 镜片通过困难。

有大量文献表明,调节不足和调节过度的患者可能存在器质性病因,但并无类似文献证明调节灵敏度异常与之相关。尽管如此,我们在诊疗调节灵敏度异常之前,还是要参考表 12.10 列出的器质性病因。这种鉴别诊断在很大程度上取决于患者症状。调节灵敏度异常患者通常存在长期的慢性疾病和不良的健康史,且无任何已知影响调节药物的用药史。若在治疗功能性调节灵敏度异常患者的过程中,其症状和结果未如预期改善,则应重新考虑该病症的病因。

表 12.10　调节灵敏度异常的鉴别诊断	
排除功能性障碍	
集合过度	
基本型内隐斜	
调节不足	
调节灵敏度异常	
调节灵敏度异常的非功能性原因	
双眼[a]	单眼
药物	**局部眼病**
酒精	虹膜睫状体炎
苯海索	青光眼
神经节阻滞剂	脉络膜转移性疾病
噻嗪类药物	瞳孔括约肌撕裂
抗组胺药	钝挫创伤
睫状肌麻痹剂	睫状体发育不全
中枢神经系统兴奋剂	巩膜炎
大麻	阿迪综合征
胆碱能药物	
洋地黄	
磺胺类和碳酸酐酶抑制剂	
一般疾病：成人	**一般疾病：成人**
贫血	鼻窦炎
脑炎	龋齿
糖尿病	后交通动脉瘤
多发性硬化症	帕金森病
强直性肌营养不良	威尔逊病
疟疾	中脑病变
伤寒	
毒血症	
肉毒杆菌中毒	
一般疾病：儿童	**一般疾病：儿童**
贫血	猩红热
腮腺炎	百日咳
麻疹	扁桃体炎
流感	白喉
脑炎	铅和砷中毒
脑膜炎	
神经眼科	**神经眼科**
Edinger-Westphal 综合征的病变	束状神经Ⅲ病变
颅颈部受伤（鞭击）	带状疱疹
松果体肿瘤	霍纳综合征
Parinaud 综合征	
多发性神经病	
前脊髓灰质炎	

[a] 双眼问题通常从单眼开始。

治疗

我们建议使用表 12.12 列出的处理方案。

透镜

首先要考虑的是矫正屈光不正。在治疗调节灵敏度异常的患者时，即使是很小程度的屈光矫正也可能是重要的一环。矫正小度数的远视、散光及小度数的屈光参差也可以部分缓解患者的症状。

近用附加镜

分析调节灵敏度不良患者的近点相关数据表明，附加正镜对于患者来说并无有效改善。NRA、PRA 降低，翻转拍正负镜片通过困难，调节幅度与动态检影正常，以上结果表明为其开具附加正镜并无太大帮助。

视觉训练

调节灵敏度异常患者若在训练室进行视觉训练，通常需就诊 12~24 次。治疗的总次数也取决于患者的年龄、积极性及依从性。

详细视觉训练项目

所有的视觉训练方式在第 6~8 章详细阐释。

第一阶段

第一阶段治疗旨在实现表 12.11 中列出的第一阶段目标。在与患者建立合作关系，并了解了整个治疗过程中使用的各种反馈机制后，首要的目标是提高患者刺激和放松调节的能力。这一阶段的重点是调节幅度，而非调节反应的速度。常用的方法包括镜片排序、字母表和镜片切换法调节灵敏度训练。

表 12.11　调节灵敏度视觉训练的目标
第一阶段
• 和患者建立合作关系
• 提高对训练过程中可能用到的多元反馈机制的认知
• 建立散开和集合、看远和看近、调节和放松调节的感觉
• 获得正常的近距离正负融像性集合幅度（平滑或慢相集合需求）
• 获得正常的调节幅度和调节紧张、放松的能力
第二阶段
• 获得正常的正融像性集合（PFV）幅度（平滑或慢相集合需求）
• 获得正常的近距离负融像性集合（NFV）灵敏度（跳跃或快相集合需求）
• 获得正常的 PFV 灵敏度（跳跃或快相集合需求）
第三阶段
• 获得正常的中距离 NFV 幅度
• 获得正常的远距离 NFV 灵敏度

表 12.12　调节灵敏度异常视觉训练的方案模板

第一阶段

第 1~2 次

训练室训练：

- 讨论视觉异常本质、视觉训练目标、各种反馈信号和训练的重要性
- 镜片排序
- 镜片切换法调节灵敏度训练（从负镜开始）
- 聚散球
- 红绿矢量图或偏振矢量图：集合
- 从训练周边融像开始，例如红绿矢量图 515 或绳圈偏振矢量图
- 计算机随机点训练程序：集合

家庭训练：

- HTS 调节训练项目
- 镜片切换法调节灵敏度训练
- 聚散球

第 3~4 次

训练室训练：

- 字母表
- 镜片切换法调节灵敏度训练（负镜）
- 自主性集合（绳子上的小虫）
- 红绿矢量图或偏振矢量图：集合
- 使用更多中心融像需求的视标（小丑，兔子红绿矢量图；小丑，Topper 偏振矢量图）
- 计算机随机点训练程序：集合

家庭训练：

- HTS 调节训练项目
- 镜片切换法调节灵敏度训练
- 聚散球

第 5~8 次

训练室训练：

- 字母表
- 镜片切换法调节灵敏度训练；加入正镜
- 集合卡
- 自主性集合
- 红绿矢量图或偏振矢量图：集合和散开
- 使用更精细的视标，例如红绿矢量图（Sports Slide and Faces targets），以及 Spirangle 偏振矢量图

- 计算机随机点训练程序：集合

家庭训练：

- HTS 调节训练项目
- HTS 聚散训练项目
- 字母表
- 红绿矢量图：集合

第二阶段

第 9~10 次

训练室训练：

- 镜片切换法调节灵敏度训练；同时使用正负透镜，并关注训练速度
- 使用改良的红绿矢量图或偏振矢量图以建立跳跃性集合需求：集合
- 固定红绿矢量图
- 红绿矢量图 515 或者绳圈偏振矢量图：散开
- 双眼调节训练：以上列出的任意双眼融像训练设备配合正负透镜翻转拍

家庭训练：

- HTS 调节训练项目
- HTS 聚散训练项目
- 镜片切换法调节灵敏度训练（强调速度）

第 11~12 次

训练室训练：

- 镜片切换法调节灵敏度训练；同时使用正负透镜，关注速度
- 双眼调节训练：以上列出的任意双眼融像训练设备配合正负透镜翻转拍
- 使用改良的红绿矢量图或偏振矢量图以建立跳跃性集合需求：集合
- 裂隙尺：集合
- 使用更多中央细节的红绿矢量图或偏振矢量图：BI

家庭训练：

- HTS 调节训练项目
- HTS 聚散训练项目

第 13~16 次

训练室训练：

- 双眼调节训练：以上列出的任意双眼融合训练设备配合正负透镜翻转拍
- 裂隙尺：集合

表12.12　调节灵敏度异常视觉训练的方案模板（续）

<ul><li>偏心圆或自由空间融合卡:集合</li><li>计算机随机点集合训练程序:散开和集合</li><li>裂隙尺:双孔</li><li>使用改良的红绿矢量图或偏振矢量图以建立跳跃性集合需求:双孔</li></ul>**家庭训练:**<ul><li>HTS 聚散训练项目</li><li>偏心圆或自由空间融合卡:集合</li></ul>**第三阶段** 第 17~20 次 **训练室训练:**<ul><li>双眼正负透镜的调节训练伴随裂隙尺</li><li>红绿矢量图或偏振矢量图配合偏振或红/绿翻转拍</li><li>偏心圆或自由空间融合卡:集合</li><li>计算机随机点集合训练程序:阶梯-跳跃性集合</li></ul>**家庭训练:**<ul><li>HTS 聚散训练项目</li><li>偏心圆或自由空融合间卡:集合</li></ul>第 21~22 次 **训练室训练:**	<ul><li>双眼正负透镜的调节训练伴随裂隙尺</li><li>红绿矢量图或偏振矢量图配合偏振或红/绿翻转拍</li><li>偏心圆或自由空间融合卡:散开</li><li>计算机随机点集合训练程序:跳跃-跳跃性集合</li></ul>**家庭训练:**<ul><li>HTS 聚散训练项目</li><li>偏心圆或自由空间卡:散开</li></ul>第 23~24 次 **训练室训练:**<ul><li>双眼正负透镜的调节训练伴随偏心圆卡</li><li>红绿矢量图或偏振矢量图配合偏振或红/绿翻转拍</li><li>偏心圆或自由空间融合卡与旋转追随运动相结合</li><li>救生圈卡与旋转和追随运动相结合</li><li>计算机随机点集合训练程序与旋转运动相结合</li></ul>**家庭训练:**<ul><li>HTS 聚散训练项目</li><li>偏心圆卡或自由空间融合卡:配合正负透镜的散开/集合训练</li></ul>

　　由于调节和集合功能密不可分,因此同时训练集合和散开功能也是有帮助的。此时的目的是帮助患者去体会看近和看远、集合和刺激调节、散开和放松调节时的不同感受。因此在第一阶段,训练集合和散开功能非常重要。常用的方法包括聚散球、红绿矢量图和计算机随机点集合训练。家庭辅助训练列于表 12.12。HTS（家庭训练系统）的软件对该阶段的训练也有很大疗效。

　　训练终点。当患者可以完成以下训练时,第一阶段的训练可结束:
- 20/30 视力卡, +2.00/−6.00 单眼翻转拍可通过。
- 使用红绿矢量图或偏振矢量图的集合训练至 30$^\Delta$,散开训练至 15$^\Delta$。
- 使用计算机随机点训练项目的集合训练至 45$^\Delta$,散开训练至 15$^\Delta$。

　　第一阶段的训练方案示例列于表 12.12,此过程中包含几种方法,可由患者在家中使用,以补充训练室训练。

第二阶段

　　第二阶段的治疗旨在完成表 12.11 所列的目标。与第一阶段相反,这一阶段重点强调调节反应的速度。目的是让患者能够尽快地放松和刺激调节。用于第一阶段的训练方法配合正负透镜也可以继续使用,重点在于调节反应的速度。同时,也可以开始训练双眼调节灵敏度,例如红-白分视与阅读单位,以及使用红绿矢量图和偏振矢量图进行双眼视觉灵敏度训练。

　　另外,这一阶段也要开始加强集合的训练。在此阶段的最后部分,患者应该使用裂隙尺和计算机随机点训练项目进行集合和散开的训练。

　　训练终点。当患者可以完成以下训练时,第二阶段的训练结束:

- 20/30 视力卡,联合+2.00/−6.00 翻转拍训练,单眼可完成 20cpm。
- 20/30 视力卡,联合+2.00/−2.00 翻转拍训练,双眼可完成 15cpm。
- 裂隙尺训练,集合到第 12 张卡片,散开到第 6 张卡片。

　　有关第二阶段的病例示例已在表 12.12 中列出。此过程中包含几种方法,可由患者在家中使用,以补充训练室训练。

第三阶段

　　第三阶段的治疗旨在完成表 12.11 所列的目标。在第三阶段的训练中,重点是调节和双眼训练的整合。快相的双眼视觉训练项目,如裂隙尺、偏心圆卡、自由空间卡、计算机随机点训练项目阶段性-跳跃性集合训练等,都可用于这一阶段。结合翻转拍的双眼调节灵敏度可与以上提到的训练项目配合使用。通过扫视和眼球追随运动将调节训练和双眼训练配合起来也同样重要。将偏心圆卡或自由空间融合卡移动到不同的注视位置,配合翻转拍训练是实现此目标的极佳治疗方式。其他训练方法,如结合旋转的聚散球和计算机集合训练也有疗效。

　　终点。当患者能够使用自由空间融合卡或偏心圆卡保持清晰的双眼单视,同时缓慢旋转卡片并且配合+2.00/−2.00 翻转镜片可通过时,则达到此阶段治疗的终点。

　　如前文所述,在视觉训练进程过半及结束时,均应安排复查。当完成所有既定目标后,我们建议采用第 9 章（表9.10）中讨论的家庭视觉训练巩固方案。

病例研究

　　病例 12.6 是视光师在临床工作中会遇到的调节灵敏度异常患者的典型病例。

病例 12.6 调节灵敏度异常

病史

Danny,8 岁,3 年级学生,主诉在校期间经常出现视物模糊,特别是在阅读或近距离工作后看黑板模糊,这是他第一次进行眼科检查。健康状况良好,无用药史。

检查结果

视力(远,未矫正):	OD:20/20
	OS:20/20
视力(近,未矫正):	OD:20/20
	OS:20/20
集合近点:	
调节视标:	5cm
笔灯:	5cm
遮盖试验(远距离):	正位
遮盖试验(近距离):	2^Δ 外隐斜
主观验光:	OD:+0.25,20/20
	OS:+0.25,20/20
远水平隐斜:	正位
远距离负融像范围:	x/7/3
远距离正融像范围:	x/20/11
近水平隐斜:	2^Δ 外隐斜
−1.00D 梯度:	2^Δ 内隐斜
梯度性 AC/A:	4:1
计算性 AC/A:	5.2:1
近距离负融像范围:	9/18/10
近距离正融像范围:	10/20/10
聚散灵敏度:	13cpm
负相对调节:	+1.25D
正相对调节:	−1.50D
调节幅度(推进法):	OD:13D;OS:13D
单眼调节灵敏度:	OD:0cpm,正镜和负镜通过困难
	OS:0cpm,正镜和负镜通过困难
双眼调节灵敏度:	0cpm,正镜和负镜通过困难
动态检影:	OD 和 OS 均为+0.50D

瞳孔正常,内外眼均无器质性病变,共同性偏斜,色觉无异常。

病例分析

此患者无明显屈光不正和器质性病变。由于没有明显的隐斜,我们从 ACC 组数据着手进行分析。结果显示患者 NRA,PRA 降低,调节灵敏度正负镜片均通过困难,并且在切换注视距离时伴随视物模糊的症状,这又进一步印证了调节灵敏度不良的诊断。这是一个调节幅度正常却患有调节异常的典型病例,视光师若只检查调节幅度,则会发生漏诊。

处理

相关数据的分析表明,屈光全矫或者近用附加镜对该患者无太大帮助。动态检影正常,尽管 NRA 和 PRA 较低,但两者相对平衡。因此,我们推荐他进行视觉训练(见表 12.11 和表 12.12),共训练 21 次(每周两次),经过治疗 Danny 主诉其症状有所缓解,复查结果如下:

近水平隐斜:	4^Δ 外隐斜
近距离负融像范围:	12/24/16
近距离正融像范围:	18/34/22
负相对调节:	+2.25D
正相对调节:	−2.50D
调节幅度(推进法):	OD:15D,OS:15D
单眼调节灵敏度:	OD:12cpm
	OS:12cpm
双眼调节灵敏度:	12cpm

归纳和总结

调节异常时有发生，但治疗效果一般较好。患者通常会表现出若干影响他们学习和工作的症状。我们强调评估调节各项功能的重要性，并排除导致调节功能异常的器质性因素。一旦确诊，可给予患者屈光矫正、近用附加镜和视觉训练，效果一般都会很好。

（陈力菲　丁冬冬　译）

设备来源

(a). **Computer Orthoptics**: 6788 Kings Ranch Rd, Ste 4, Gold Canyon, AZ 85218; 800-346-4925; www.visiontherapysolutions.net.

参考文献

1. Benjamin WJ, Borish IM. *Borish's Clinical Refraction*. St. Louis, MO: WB Saunders Co; 1998.
2. Duke-Elder S, Abrams D. Anomalies of accommodation. In: Duke-Elder S, ed. *Systems of Ophthalmology: Ophthalmic Optics and Refraction*. Vol 5. St. Louis, MO: Mosby; 1970:451-486.
3. Liu JS, Lee M, Jang J, et al. Objective assessment of accommodative orthoptics. I. Dynamic insufficiency. *Am J Optom Physiol Opt*. 1979;56:285-294.
4. Daum KM. Predicting results in the orthoptic treatment of accommodative dysfunction. *Am J Optom Physiol Opt*. 1984;61:184-189.
5. Levine S, Ciuffreda KJ, Selenow A, Flax N. Clinical assessment of accommodative facility in symptomatic and asymptomatic individuals. *Am Optom Assoc*. 1985;56:286-290.
6. Bennett GR, Blondin M, Ruskiewicz J. Incidence and prevalence of selected visual conditions. *J Am Optom Assoc*. 1982;53:647-656.
7. Hokoda SC. General binocular dysfunctions in an urban optometry clinic. *J Am Optom Assoc*. 1985;56:560-562.
8. Scheiman M, Gallaway M, Coulter R, et al. Prevalence of vision and ocular disease conditions in a clinical pediatric population. *J Am Optom Assoc*. 1996;67:193-202.
9. Porcar E, Martinez-Palomera A. Prevalence of general binocular dysfunctions in a population of university students. *Optom Vis Sci*. 1997;74:111-113.
10. Hoffman L, Cohen A, Feuer G. Effectiveness of non-strabismic optometric vision training in a private practice. *Am J Optom Arch Am Acad Opt*. 1973;50:813-816.
11. Hussaindeen JR, Rakshit A, Singh NK, et al. Prevalence of non-strabismic anomalies of binocular vision in Tamil Nadu: report 2 of BAND study. *Clin Exp Optom*. 2017;100:642-648.
12. Wajuihian SO, Hansraj R. Accommodative anomalies in a sample of black high school students in South Africa. *Ophthalmic Epidemiol*. 2016;23:316-323.
13. Garcia-Munoz A, Carbonell-Bonete S, Canto-Cerdan M, Cacho-Martinez P. Accommodative and binocular dysfunctions: prevalence in a randomised sample of university students. *Clin Exp Optom*. 2016;99:313-321.
14. Duane A. Anomalies of accommodation clinically considered. *Trans Am Ophthalmol Soc*. 1915;1:386-400.
15. London R. Accommodation. In: Barresi BJ, ed. *Ocular Assessment: The Manual of Diagnosis for Office Practice*. Boston, MA: Butterworth-Heinemann; 1984:123-130.
16. Cooper J. Accommodative dysfunction. In: Amos JF, ed. *Diagnosis and Management in Vision Care*. Boston, MA: Butterworth-Heinemann; 1987:431-454.
17. Griffin JR, Grisham JD. *Binocular Anomalies: Diagnosis and Vision Therapy*. 4th ed. Boston, MA: Butterworth-Heinemann; 2003.
18. Daum KM. Accommodative dysfunction. *Doc Ophthalmol*. 1983;55:177-198.
19. Wahlberg M, Abdi S, Brautaset R. Treatment of accommodative insufficiency with plus lens reading addition: is +1.00 D better than +2.00 D? *Strabismus*. 2010;18:67-71.
20. Suchoff IB, Petito GT. The efficacy of visual therapy: accommodative disorders and non-strabismic anomalies of binocular vision. *J Am Optom Assoc*. 1986;57:119-125.
21. AOA Future of Visual Development/Performance Task Force. The efficacy of optometric vision therapy. The 1986/1987. *J Am Optom Assoc*. 1988;59:95-105.
22. Ciuffreda K. The scientific basis for and efficacy of optometric vision therapy in nonstrabismic accommodative and binocular vision disorders. *Optometry*. 2002;73:735-762.
23. Rouse MW. Management of binocular anomalies: efficacy of vision therapy in the treatment of accommodative deficiencies. *Am J Optom Physiol Opt*. 1987;64:415-420.
24. Scheiman M, Cotter S, Kulp MT, et al. Treatment of accommodative dysfunction in children: results from a randomized clinical trial. *Optom Vis Sci*. 2011;88:1343-1352.
25. Cornsweet TN, Crane HD. Training the visual accommodation system. *Vision Res*. 1973;13:713-715.
26. Provine RR, Enoch JM. On voluntary ocular accommodation. *Percept Psychophys*. 1975;17:209-212.
27. Bobier WR, Sivak JG. Orthoptic treatment of subjects showing slow accommodative responses. *Am J Optom Physiol Opt*. 1983;60:678-687.
28. Wold RM, Pierce JR, Keddington J. Effectiveness of optometric vision therapy. *J Am Optom Assoc*. 1978;49:1047-1053.
29. Cooper J, Feldman J, Selenow A, et al. Reduction of asthenopia after accommodative facility training. *Am J Optom Physiol Opt*. 1987;64:430-436.
30. Weisz CL. Clinical therapy for accommodative responses: transfer effects upon performance. *J Am Optom Assoc*. 1979;50:209-216.
31. Hoffman LG. The effect of accommodative deficiencies on the developmental level of perceptual skills. *Am J Optom Physiol Opt*. 1982;59:254-262.
32. Daum KM. Accommodative insufficiency. *Am J Optom Physiol Opt*. 1983;60:352-359.
33. Hofstetter HW. Useful age-amplitude formula. *Opt World*. 1950;38:42-45.
34. Chase C, Tosha C, Borsting E, Ridder WH III. Visual discomfort and objective measures of static accommodation. *Optom Vis Sci*. 2009;86:883-889.
35. Borsting E, Rouse M, Chu R. Measuring ADHD behaviors in children with symptomatic accommodative dysfunction or convergence insufficiency: a preliminary study. *Optometry*. 2005;76:588-592.
36. Palomo-Alvarez C, Puell MC. Accommodative function in school children with reading difficulties. *Graefes Arch Clin Exp Ophthalmol*. 2008;246:1769-1774.
37. Chase C, Tosha C, Borsting E, Ridder WH. Predicting accommodative insufficiency and academic problems using the Conlon visual discomfort survey. *Optom Vis Dev*. 2009;40:239-247.
38. Conlon EG, Lovegrove WJ, Chekaluk E, Pattison PE. Measuring visual discomfort. *Visual Cognition*. 1999;6:637-663.
39. Richman JR, Cron MT. *Guide to Vision Therapy*. Mishawaka, IN: Bernell Corporation; 1988.
40. Miller NR. Accommodative disorders. In: Walsh FB, Hoyt WF, eds. *Clinical Neuro-Ophthalmology*. 3rd ed. Baltimore, MD: Williams & Wilkins; 1969:534-548.
41. Rutstein RP, Daum KM, Amos JF. Accommodative spasm: a study of 17 cases. *J Am Optom Assoc*. 1988;59:527-538.
42. Rouse MW, Hutter RF, Shiftlett R. A normative study of the

accommodative lag in elementary schoolchildren. *Am J Op-tom Physiol Opt*. 1984;61:693-697.

43. Zellers JA, Alpert TL, Rouse MW. A review of the literature and a normative study of accommodative facility. *J Am Optom Assoc*. 1984;55:31-37.

44. Scheiman M, Herzberg H, Frantz K, Margolies M. Normative study of accommodative facility in elementary schoolchildren. *Am J Optom Physiol Opt*. 1988;65:127-134.

45. Siderov J, DiGuglielmo L. Binocular accommodative facility in prepresbyopic adults and its relation to symptoms. *Optom Vis Sci*. 1991;68:49-53.

46. Wick B, Hall P. Relation among accommodative facility, lag, and amplitude in elementary school children. *Am J Optom Physiol Opt*. 1987;64:593-598.

47. Stark L, Ciufreda KJ, Grisham D, Kenyon RV, Liu J, Polse K. Accommodative dysfacility presenting as intermittent exotropia. *Ophthal Physiol Opt*. 1984;4:233-244.

第 13 章

眼球运动障碍

这一章节讨论了注视、扫视和追随 3 个方面的眼球运动障碍的特征、诊断和处理。我们用眼球运动障碍这个词语来表示在眼球运动功能中这 3 个方面均存在异常。根据我们的经验，临床中最常见到的现象是 3 个方面同时存在异常。注视、追随功能正常但扫视功能异常，或者扫视、注视功能正常但追随功能异常的现象是不常见的。

眼球运动障碍是视光师需要诊断和处理的问题，因为这些问题可能会影响个人的视觉功能。调节[1]和双眼视觉功能[2]在婴儿时期就可以形成并到达成人水平，而眼球运动功能与这些不同。临床评估表明，眼睛运动发育相当缓慢，会一直持续到小学早期[3,4]。眼球运动发育缓慢的临床表现与基础研究数据不一致，基础研究数据表明正常眼动大约出现在 1~2 岁。这种明显的差异可能与年龄（至 12 岁左右）相关认知力和注意力因素有关，这些因素会影响眼球运动的评估。由于眼动的控制是一个较长的过程，发育迟缓可能使孩子缺乏足够的技能来满足学习需求[5]。因此，扫视和追随功能障碍，主要影响学龄儿童的表现，虽然有报道指出很多成人也存在这些问题[6,7]。

研究人员和临床医师都非常重视眼球运动与阅读之间的关系。在阅读过程中，眼球运动的 3 个重要组成部分是扫视、注视和回退。扫视大约占据了 10% 的阅读时间。平均扫视速度约 8~9 个字符空间，大约是 2° 视角[8]。扫视持续时间与扫视范围的大小有关。例如，扫视 2° 视角需要 25~30 毫秒，而扫视 5° 视角需要 35~40 毫秒[8]。在扫视的过程中，眼睛相对仍处于停顿注视状态。对于正常的读者，平均注视持续时间为 200~250 毫秒。正常阅读过程中眼动的一个重要特征是，受试者之间或受试者自身的眼球运动存在巨大差异。受试者在阅读一段文章时，扫视的范围会在 2~18 个字符范围内变化，并且维持注视时间值可以从 100 到 500 毫秒以上[8]。阅读时眼球运动的第三个重要特征是回退。回退是一种从右到左的移动，在有经验的读者中，回退占据 10%~20% 的阅读时间。当读者注视目标时出现过指现象，错误解读文本或难以理解文本时，会发生返回阅读的现象。

由于眼球运动障碍似乎与阅读紧密相关，因此有许多研究都在探讨两者之间的关系。不幸的是，这些调查结果是模棱两可的，有时令人困惑。这些研究的实验设计、方法、统计程序和假设方面存在的局限性和差异性使这些研究难以说明问题[6]。眼球运动与阅读之间的关系已经发展出两种基本观点。第一种观点认为，眼球运动障碍会导致阅读能力低于平均水平[9-27]。调查人员使用多种方法评估眼球运动，发现阅读困难者比正常读者做更多的注视

和回退[10-20,27]。第二种观点认为，在阅读困难者中观察到的随机和不熟练的眼动技能可能继发于患者的语言功能障碍。因此，阅读困难本身会导致不稳定和不一致的眼球运动[26,28-32]。

第三种观点很可能是正确的，基本上是前两种观点的结合。这种观点[4]表明，在某些情况下，注视和扫视能力问题可能是干扰儿童阅读速度、阅读舒适度和理解能力的主要因素。在其他情况下，阅读过程中观察到的眼球运动障碍可能仅仅是阅读能力差的反映。

另一个重要的背景问题是，在阅读过程中眼球运动与更高的认知过程相结合，例如注意力、记忆力和对视觉感知信息的利用[3,33-40]。一些视光师认为眼球运动能力差和注意力之间存在联系[41]。当存在这种关联时，眼球运动障碍的治疗可能会同时改善注意力[37-39]。

目前关于眼球运动障碍患病率的研究很少，尤其是在正常发育的儿童和成人群体中。一些研究发现，存在阅读和学习困难的儿童中，眼球运动障碍的发生率非常高[42-44]。Sherman[42]的一项研究中，选取了 50 名 6~13 岁存在学习障碍的儿童，发现 96% 的受试者存在眼球运动障碍的问题（扫视和追随问题）。他没有说明眼球运动是如何评估的，也没有说明他诊断眼球运动障碍的标准。Hoffman[43]的研究样本选取了 107 名年龄在 5~14 岁之间存在学习问题的儿童。他使用第 1 章中提到的定性量表评估追随和扫视功能，并使用眼睛追踪器来进行客观评估。诊断眼球运动障碍的标准是主观临床观察低于 3+ 或客观评估表现比预期年龄值低 2 岁以上。他的研究结果显示其中 95% 的儿童存在眼球运动问题。他还报告了 25 名没有学习问题的儿童的研究结果，发现 24% 的孩子有眼球运动问题。有趣的是，Hoffman 和 Sherman 都发现，在他们研究的学习障碍的儿童样本中，眼球运动障碍是最普遍的视觉障碍。Lieberman[44]在一所情绪障碍学校中对 55 名 8~10 岁儿童进行了视觉障碍患病率的研究。他使用观测量表和纽约州视光学协会 King-Devick 测试（New York State Optometric Association King-Devick，NYSOA K-D）来评估扫视能力。NYSOA K-D 测试与第 1 章描述的眼球运动测试（developmental eye movement，DEM）类似。用主观观察量表评估追随运动；53% 的儿童存在扫视功能异常，43% 存在追随功能异常。在同一项研究中，Lieberman 报告说，在 1 681 名正常儿童的样本中，扫视功能异常的患病率（使用 NYSOA K-D 检查）为 22.6%。

Jainta 和 Kapoula[45]研究了在阅读真实文本过程中扫视和集合能力之间的关系。13 名阅读障碍（dyslexia）儿童

和 7 名无阅读障碍（non-dyslexia）儿童在两个观看距离（40cm 与 100cm）均阅读法文文本"L'Allouette"，通过客观的眼睛跟踪系统进行双眼眼球运动的测量。他们发现相对于非阅读障碍的儿童而言，存在阅读障碍儿童双眼扫视能力较差，导致集合异常和注视视差。存在阅读障碍儿童的注视视差较大，需要动用更多的感觉性融像。作者得出结论，阅读障碍的患者可能存在视觉/眼球运动缺陷，导致注视不稳定，从而导致阅读过程中字母或单词不稳定。

根据我们的经验，在上述 3 项研究[42-44]中，眼球运动障碍很少单独存在。相反，它们通常伴有调节异常、双眼视觉异常和视认知异常。因此，眼球运动障碍的治疗通常是在整体治疗方法的背景下进行，也是为了解决其他问题而设计的。

很明显，需要对眼球运动障碍患病率进行更多的调查，以明确其在阅读和其他功能方面的作用。尽管文献中存在这些不足，临床医生还是要经常面对那些提示可能存在注视、扫视和追随异常体征和症状的孩子或成人。心理学家和教育工作者常常担心那些在阅读时丢字、串行或者找不到阅读位置的孩子。另外，Solan[6] 已经证明有些成人的眼球运动问题会影响他们在学校和工作中的表现。虽然这些人经常达到令人满意的水平，但他们仍抱怨阅读速度缓慢且效率低下[7]。对于临床医生来说，能够评估眼球运动功能并在发现病症时给予适当的治疗是很重要的。必须强调的一个重要概念是，视光师在治疗眼球运动障碍时不仅要使这些患者功能正常化，也要消除患者的症状。我们无法直接治疗阅读障碍，但在某些情况下，更精准和有效的眼球运动会让他们的阅读变得更好。

预后与治疗

眼球运动功能障碍的主要治疗方法是视觉训练。这表明眼球运动功能可以通过训练得到改善和提高。我们已经使用两种截然不同的方法来研究眼球运动功能是否可以通过训练得以改善。

科学家们对眼球运动系统的可塑性和适应性进行了广泛的研究。这种方法揭示了一系列行为诱导的适应性反应，以及前庭眼系统内中枢神经系统强大的可塑性[46,47]。这其中有许多研究旨在鉴定人眼神经系统疾病的适应性效应，如动眼神经麻痹。这一系列的研究已经普遍发现了适应性机制的存在，适应性机制能够修复由于老化、损伤和疾病等因素对神经传导、神经肌肉传导和肌肉功能的干扰而引起的眼球运动性能的退化[46,47]。

为了证明我们可以改变眼睛扫视运动，我们运用了一种被称为参数调整的模型。这种方法是，眼球在运动状态时，通过移动目标，使受试者对目标的扫视人为地变得不准确[48]。使用这种方法，研究人员已经证明只有在短暂扫视[48-51]后，人即可以重新校准扫视幅度。另一种基本的科学方法是研究神经麻痹后眼球运动功能发生的变化。Kommerrell 等[52]研究了第六对脑神经麻痹后人类扫视系统的适应性。他们发现有证据表明中枢神经系统可以重新调整扫视神经的支配，从而改善功能。Abe 等[53]对第三对

神经麻痹患者进行了类似的研究。他们能够证明，在第三对神经麻痹后出现的扫视幅度的适应性调整取决于扫视持续时间的改变，而不是扫视速度的改变。这些基础科学研究已经证明了眼球运动具有适应性和可塑性，即使在成年人中也是如此。先前的研究发现，正常人和有眼球运动障碍的患者都可以改善扫视功能。

临床上还进行了针对治疗眼球运动功能障碍的疗效的研究。Wold 等[54]针对 100 例患者样本做了报告，这些患者在调节功能、双眼视觉、追随和扫视等方面存在问题，并完成了针对以上问题的视觉训练方案。扫视和追随功能使用主观临床表现量表（如第 1 章中所述）来测定。视觉训练为每周 3 次，每次均为 1 小时。治疗次数为 22~53 次。重要的是要了解这些患者不仅有眼球运动障碍，而且几乎所有患者都同时存在调节功能和双眼视觉问题。训练前后的检查结果显示扫视和追随功能在统计学上都有显著改变。

Solan[55]在一项针对 63 名高中学生的研究中发现，治疗后随着阅读率的提高，注视次数及回退率会减少。这项研究的缺点是受试者在接受除视觉训练的同时还接受了其他形式的治疗。受试者每人接受 12 次 2 小时的治疗，包括工作时配有视速仪（tachistoscope）、可控阅读器和词汇、浏览和扫描以及学习技能。Rounds、Manley 和 Norris[56]使用 Visagraph 眼动记录系统来评估视觉训练前后阅读过程中的眼球运动，这项调查是为数不多的专门研究眼球运动疗法的研究之一。他们以有阅读问题的 19 名成年人为研究对象，并将 10 人分配给实验组，另外 9 人分配给对照组。实验组接受 4 周（共 12 小时）专门增强眼球运动技能的视觉训练。治疗包括，每周进行 3 次 20 分钟的训练室训练，和 6 次 20 分钟的家庭治疗，为期 4 周。对照组未接受任何干预。与对照组相比，实验组更能提高阅读时眼球运动效率（回退次数减少、注视次数减少以及识别跨度扩大）。然而，统计学上的显著差异并不明显。

Young 等[57]还借助了客观的眼球运动记录仪（Eye Trac）来评估治疗前后在阅读过程中的眼球运动。作者研究了 13 名视力普查结果不理想的在校生，每个孩子每天进行 3 次 5 分钟的视觉训练，持续 6 周，共接受 6 小时的眼球运动视觉训练。治疗后测试显示注视次数明显减少，阅读速度增加，注视时间缩短。

Fujimoto、Christensen 和 Griffin[58]研究了使用预先录制在录像带上的视觉训练程序来进行眼球运动视觉训练的可能性。试验共选取 3 组受试者。第一组 9 名受试者接受标准眼动视觉治疗；第二组接受基于录像带的眼动治疗；第三组没有接受治疗。结果显示，标准眼动视觉治疗和录像带治疗对改善患者的扫视能力同样有效，而对照组则无明显变化。

Punnett 和 Steinhauer[59]也研究了两种不同的眼球运动治疗方法。他们使用"反馈 & 无反馈"比较了视觉训练对眼球运动的有效性。该试验利用 Eye Trac 监视眼球运动，并研究了九名受试者。结果发现，在视觉训练过程中使用语言反馈和强化会产生更好的治疗效果。

Solan、Feldman 和 Tujak[7]为 20 名老年人（62~75 岁）提供了视觉训练以提高阅读过程中的眼球运动效率。受试

者分为训练组和对照组。训练组在 8 周内接受了 16 次视觉训练。对照组在 8 周内没有接受任何治疗。测试后,从对照组 12 名受试者中随机选择 8 名接受 16 次视觉训练。作者报告了阅读效率各方面的统计和临床显著改善,包括减少每 100 字的注视和回退次数,提高平均识别跨度,以及在不影响理解的情况下提高阅读效率。对照组没有任何收获。因此作者得出结论,使用视觉训练提高阅读时的眼球运动技能适用于所有年龄段。

最近,Solan 等[37]确定了 31 个六年级学生,他们的阅读理解分数低于同年级水平 1.5~3.5 年。他们利用 Visagraph Ⅱ 评估眼球运动并获得基线数据。31 名受试者被分成两组。一半受试者首先接受了个性化的阅读理解治疗,而其他受试者接受了 12 次(每次 1 小时)疗程的单独对于眼球运动的治疗。经过 12 次治疗后,重新评估阅读理解能力和眼球运动。在接下来的 12 次治疗中,眼球运动和阅读理解治疗组互换。完成 24 次治疗后,重新评估阅读理解能力和眼球运动能力。他们发现在眼球运动治疗后,注视次数、回退和阅读率都有显著改善。无论眼球运动训练是第一次还是第二次,都同样适用。

随后的研究中,Solan 等[38]确定了 30 名患有中度阅读障碍的儿童(平均年龄 11.3 岁);其中 15 名儿童接受了注意力治疗,另外 15 名儿童置于对照组。治疗组儿童接受 12次(每次 1 小时)基于计算机注意力治疗的单独监测。这种注意力治疗包括传统视觉训练中常用的 5 个项目——3 个来自计算机感知治疗(Computerized Perceptual Therapy)[b]的项目和 2 个来自感知精确度/视觉效率(perceptual accuracy/visual efficiency)[a]的项目。治疗组的注意力和阅读成绩显著提高,而对照组阅读成绩在 12 周后没有显著提高。

其他研究人员研究了利用生物反馈改善眼球震颤和偏心注视患者的眼球运动能力。Goldrich[60]使用了一种叫作新兴文本轮廓训练(emergent textual contour training)的技术来提供关于眼睛位置的视觉生物反馈,并成功地提高了注视能力。其他研究人员已经使用听觉生物反馈来治疗眼球震颤。Ciuffreda、Goldrich 和 Neary[61]以及 Abadi、Carden 和 Simpson[62]使先天性眼球震颤患者的眼动幅度和速度都有显著的降低。Flom、Kirschen 和 Bedell[63]使用听觉生物反馈改善偏心注视性弱视患者的注视能力。

Fayos 和 Ciuffreda[64]研究了视觉训练对改善成人阅读时眼球运动的有效性。他们使用眼球运动听觉生物反馈训练方法对 12 名年轻成人受试者(年龄在 18~38 岁之间)进行了研究;在为期两周的 4 次(每次半小时)训练中,12 名受试者通过听觉生物反馈进行阅读。在第一次和最后一次训练时记录他们的眼球运动。另外,3 名对照受试者遵循相同的方案,但没有接受任何听觉反馈;接受听觉反馈的12 名受试者中有 11 名在整体阅读时眼动效率方面有不同程度的提高(注视和回退的次数减少以及阅读速率提高)。最初在 Visagraph 设备上阅读水平低的受试者训练效果最明显。对照组没有一致的趋势。作者认为,眼球运动听觉生物反馈是一种有效的训练方法,特别是对阅读水平低的患者。

基础研究和临床研究表明,儿童和成人的眼球运动技能是可以改变的。进一步的研究需要更多仅患有眼球运动障碍的受试者参与。弄清楚哪种视觉训练技术最有效也很重要。

眼球运动功能障碍的一般处理原则概述

对于眼球运动功能障碍的处理,要考虑因素的顺序是:
光学矫正屈光不正
下加光
视觉训练

任何屈光不正的矫正都应该是首要考虑处理的因素。如前所述,在脱离其他屈光性、调节性或双眼视觉异常时出现的眼球运动问题是不常见的。如果存在这些其他情况,也要遵守第 3 章中建议的有关矫正屈光不正的指南。在未矫正屈光不正的情况下,注视、扫视和追随功能可能不太理想。准确的注视、扫视和追随取决于足够的视敏度。因此,首先确定屈光不正处方的这种策略是基于屈光不正和眼球运动异常之间可能存在着因果关系的假设。

如果眼球运动障碍单独出现,没有其他问题,那么治疗方法首选视觉训练。除部分眼球震颤患者外(第 18 章),棱镜和手术对眼球运动障碍的治疗没有作用。如果存在相关的调节或双眼视觉问题,下加光可能会有所帮助。Sohrab-Jam[65]研究了下加光镜片对 38 名小学生眼球运动功能的影响。用检影的方法来验证下加光是否合适。将样本分成两组,其中一组可以从下加光镜片中获益(阳性反应组),而另一组没有受益(阴性反应组)。然后使用 Eye Trac 仪器测试受试者的眼球运动,首次不加下加光测试,之后用 +0.50D 下加光再次测试。结果显示,阳性反应组在加 +0.50D 下加光后,阅读速度显著提升,回退次数较少,相对来说效率也有提高。在阴性反应组中,使用附加镜片实际上导致眼球运动功能变差。这项研究强调了,如果存在与眼球运动障碍相关的调节或双眼视觉问题,给予近附加处方是很有意义的。但是它也表明,如果数据不支持这样的处方,那么下加光镜片是不合适的。

眼球运动技能的视觉训练通常不仅仅涉及扫视和追随的治疗技术。一般来说,眼球运动异常通常与调节、双眼视觉或视觉感知障碍有关,所以调节和双眼视觉能力的训练也被纳入治疗计划。即使眼球运动问题是孤立存在的,将其他技术纳入治疗计划也有两个原因。首先,眼球运动治疗的一个目标是提高注视能力和注意力。所有的调节功能和双眼视觉过程都需要精确的注视和注意力。其次,在日常生活中,患者的眼睛会随着集合和调节水平的改变而做出扫视和追随运动。因此,通过将眼球运动与调节反应和集合运动的变化相结合,来模拟治疗中的自然阅读状态是很重要的。

眼球运动功能障碍

背景信息

扫视是一种眼球运动,使我们能够迅速地改变视线,从而刺激黄斑中心凹。扫视是最快的眼球运动,速度高达每秒 700°[66]。正常人扫视速度的峰值与扫视范围的大小有关。这种关系被称为主序关系,在人群中表现较为一致,速度减慢 10% 被认为是病理性的。扫视眼球运动的正常潜伏期约为 200 毫秒,尽管反应时间可能因目标的明暗、大小和对比度及观察者的积极性及注意力而存在差异[66]。理想的扫视是出现兴趣点时能快速移动并将视线突然停止到目标物上的单眼运动。然而,扫视可能存在两种不准确的情况。最常见的不准确性是欠指现象(扫视视线未达到目标)。在大多数情况下,扫视会未及目标,眼睛"滑动"到与目标物对齐;然而,在更极端的情况下,需要做第二次较小的扫视来对准目标物。另一个不太常见的误差是过指现象(扫视视线超过了目标物)。

如上所述,眼球运动,特别是扫视,由于其在阅读行为中的重要性,已经成为视光师诊断和处理问题的关注点。图 13.1 是第 1 章描述的 Visagraph 仪器的输出示意图。阶梯状图示展示出阅读过程中发生的一系列扫视和注视。准确的扫视在几乎任何视觉活动中都很重要,包括学校表现的其他方面,比如抄板书或写笔记、运动,以及许多与工作相关的活动。

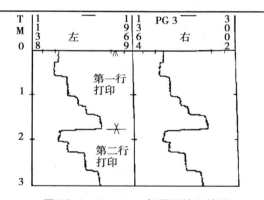

■ 图 13.1　Visagraph 仪器的检查结果

眼球运动中的追随功能是为了保证在看移动的目标时处于持续清晰状态。这种视觉跟随反射的理想状态是在产生眼球运动时,确保空间中移动的目标物持续稳定地在黄斑中心凹成像注视。预测最大追随速度约为每秒 60°。平滑的追随运动比扫视的平均潜时更短,它们正常的潜时约为 130 毫秒[66]。追随运动受被测者的年龄、注意力和积极性的影响。因为只有目标在移动时才会出现眼睛追随运动,所以追随比扫视运动更难与阅读和学校表现产生联系。追随运动可能在驾驶和运动等活动中扮演更重要的角色。

特征

症状

大部分与扫视功能异常相关的症状(表 13.1)是和阅读有关的。这些表现包括头部移动、频繁找不到阅读位置、漏字、串行、阅读速度慢以及理解力差。另一个常见症状是注意力不集中。老师和家长经常评论说,在学校表现不好的这些孩子注意力不集中。一个注视和扫视功能差的孩子

表 13.1　眼球运动功能障碍的症状和体征

扫视
症状
这些症状通常与眼睛阅读有关:
过度的头部移动
经常找不到阅读位置
丢字
串行
阅读速度慢
理解力差
集中注意力时间短
从黑板上抄录困难
难以用列竖式解决算数问题
难以使用计算机扫描表进行标准化的心理或教育测试
体征
Visagraph 测试低于该年龄预期水平表现
发育性眼动测试(DEM)得分低于 15%
NSUCO 动眼神经功能测验低于该年龄预期评分
追随
症状
过度的头部移动
运动方面表现不佳
阅读困难
体征
NSUCO 动眼神经功能测验低于该年龄预期评分

NSUCO,东北州立大学视光学院。

可能比其他孩子更经常地逃避目标任务。这种"逃避任务"的行为可能给人留下孩子注意不集中或浮躁的印象。Richman[40]研究表明在持续的视觉注意力测试中,"逃避任务时间"与课堂教师对孩子的个人或社交行为的观察显著相关。

扫视功能异常也可能导致在其他学校任务中存在相关症状,例如抄板书、用列竖式解决算术问题以及使用计算机扫描表[67]进行标准化的心理或教育测试。

尽管已经有阅读困难儿童存在眼睛追随能力差的报道[68],但追随功能异常可能更容易干扰我们运动类的活动。例如,任何涉及球类的运动都对眼睛追随运动系统有巨大的需求。如接球和击球困难,以及其他涉及计时、跟随移动物体的运动困难等症状都有可能与追随功能异常有关。

体征

第 1 章介绍了评估扫视功能的 3 种有效方法:客观眼动记录设备(如 Visagraph 或 Readalyzer),标准化测试(如 DEM)以及临床医生使用东北州立大学视光学院(NSUCO)的眼球运动测试进行直接观察。一项或多项测试的表现不佳提示患者的扫视功能出现异常(见表 13.1)。在 DEM 中分数低于 15%(比率或错误分数)或在 NSUCO 眼球运动试验,Visagraph 或 Readalyzer 中低于年龄预期水平的表现均提示扫视功能异常。

由于眼睛的扫视运动被认为在阅读,学校表现和工作中发挥重要作用,因此对扫视的诊断测试应该给予高度重视。临床上可用于评估追随功能的技术比较少。在第 1 章中介绍了最常使用的方法,即直接观察法。另一种已经使用了比较长时间的方法是 Groffman 跟踪检查[69]。该测试旨在评估儿童的追随功能。然而,该程序的缺点是没有对其可靠性和有效性进行研究。

鉴别诊断

本文讨论的轻度眼球运动功能障碍是一种功能紊乱,没有明显的潜在病理改变。然而,必须要将这类眼球运动障碍与存在更严重病因相关的眼球运动障碍区分开。扫视和追随功能异常可能是由核上性控制中枢异常以及其与眼外肌的联系异常引起的。扫视和追随系统有不同的神经通路。除了由视觉刺激产生的扫视外,所有的扫视都可能起源于对侧的前额眼动区(Brodmann 第 8 区)[70]。从右侧额叶第 8 区发出的刺激,会导致眼睛向左侧的共轭运动。该通路是从前方视野到中脑脑桥的共轭注视中心,然后到第三、第四和第六脑神经的神经核。视觉刺激产生的扫视可能是由枕顶交界处的区域引起的。

眼球追随运动的控制中心被认为是枕骨顶叶交界处[70]。与扫视控制相反,追随运动的核上控制是同侧的。右侧枕骨顶叶交汇处控制向右的平滑追随,左侧交汇处控制向左的平滑追随。该通路是从枕骨顶叶交汇处到中脑和眼外肌核。

由于扫视和追随的通路不同,潜在的神经疾病可以影响一个系统,而另一个系统则不受影响。因此,如果患者有异常的追随运动,而扫视功能正常,应该怀疑在枕顶叶-顶核中枢有问题。相反,如果是追随正常而扫视功能异常,则额叶眼动区可能有异常。

扫视功能异常的病理原因

扫视异常的病理原因可以被分为 4 类:速度障碍、精确性障碍、启动障碍和不适当的扫视(表 13.2)[66]。速度障碍包括出现过快或过慢的扫视。

扫视速度过快通常发生在扫视中途被打断及未达到预定目标的情况。扫视过短常见于重症肌无力患者。扫视速度过慢通常与动眼神经麻痹或内侧纵束异常有关。例如,当患者被要求在双眼同时使用的条件下向一侧或另一侧扫视时,内转的眼睛不能追随或追随滞后。这被称为核间性眼肌麻痹,提示脑干内侧纵束有损伤。

精确性障碍被称为辨距不良,包含未及目标(辨距不足或欠指)或超过目标(辨距过度或过指)。辨距不良的特征是一系列需要达到注视的小扫视。临床上表现为在成像于黄斑中心凹之前,围绕注视目标做的来回扫视震荡运动[70]。这种情况通常发生在再注视结束时。它是小脑疾病的标志,但也可以由脑干损伤引起,如 Wallenberg 综合征。在阿尔茨海默病和大多数基底神经节病变中常出现由于辨距不足导致的扫视潜时过长。视野缺陷的患者,为了使目标保持在完整的视野范围内,也会出现辨距不足和辨距过度的扫视。

表 13.2　扫视功能异常的鉴别诊断

排除严重的潜在疾病	可能的病因
速度障碍	
1. 扫视过慢	动眼神经麻痹
	核间性眼肌麻痹
2. 扫视过快	核间性眼肌麻痹
3. 扫视过短	重症肌无力
精确性障碍	
1. 辨距不良	小脑病
	Wallenberg 综合征
2. 辨距不足	阿尔茨海默病
	大量基底神经节变性
	视野缺损
3. 辨距过度	视野缺损
启动障碍	
1. 先天性眼动障碍	顶叶病变
2. 获得性眼动障碍	帕金森病
不适当的扫视	
1. 方波痉挛(Square wave jerks)	小脑疾病
2. 大方波痉挛(Macrosquare wave jerks)	小脑疾病
3. 颤振	小脑疾病
4. 眼痉挛	小脑疾病

扫视起始障碍不同于扫视反应时间增加,这在临床很难察觉到,比正常延时多几秒[61]。在某些情况下,随机扫视和自发性扫视在扫视的表现上存在差异。例如,眼球运动失用障碍是指随机扫视几乎是正常的,但自发性扫视出现延迟的一类患者出现的状况。眼球运动失用障碍可以是先天性的,也可以是后天性的。如果是后天性的,通常与顶叶病变有关。帕金森氏症患者表现出一种典型的启动障碍。当患者被要求在两个目标之间进行自主扫视时通常出现欠指现象,且扫视中的潜时也会逐渐增加[71]。

最后一类是不适当的扫视。干扰黄斑中心凹注视的扫视被称为不适当的扫视。在这个类别中包括了各种情况:方波痉挛、大方波痉挛、眼球颤振和眼痉挛。方波痉挛和大方波痉挛是相对罕见的情况,会与眼球震颤混淆。它们是随机发生的不必要的扫视,会打断注视,然后进行矫正性扫视,让眼睛重新注视目标。从远离目标到回到目标之间的扫视通常有一个可察觉的延时。当振幅为 1°～5° 时,这种失控被称为方波痉挛,当运动很大时称为大方波痉挛(10°～40°)。在这些情况下,由于患者无法集中精力保持注视,且出现明显异常,因此都会使患者出现眼睛躲闪或不协调的现象[72]。

眼球颤振（ocular flutter）是指一阵水平震荡弹性的减少，它可能伴随小扫视，也可能在注视过程中自发产生[72]。小脑疾病通常是引起眼球颤振的根本原因。一种更高等的眼球颤振形式叫作"斜视眼阵挛"或"扫视狂躁症"（opsoclonus or saccadomania），临床医生可以观察到一系列更明显的、几乎恒定的、混乱的全方位扫视。这种疾病通常也是由小脑疾病引起的，很容易被诊断为异常。

追随功能异常的病理原因

追随功能异常（表 13.3）可能由涉及枕顶交汇处、脑干的通路和脑干本身的病变引起。此处神经异常的最常见表现是出现齿轮状追随运动。这是指在追踪目标物时呈现阶梯式的眼动，而不是平滑的追随运动。这个问题可能是由基底神经节疾病引起的，如帕金森病或小脑疾病。齿轮状追随运动很可能是不对称的，例如可以发生在向右追随而不能发生在向左追随的情况下。

表 13.3　追随功能异常的鉴别诊断

排除严重潜在疾病	可能的原因
齿轮状追随运动	基底神经节疾病
	帕金森
	小脑疾病
追随速度慢	衰老
	镇静剂
	抗惊厥药

非对称的齿轮状追随与原在位眼球震颤有关[70]。另一种常见的追随异常是低追随（眼睛速度/目标速度）。这种疾病通常与年龄或各种药物有关，特别是镇静剂和抗惊厥药。药物治疗后，小脑或脑干连接部出现疾病是追随速度变慢的最常见诱因[70]。

在大多数情况下，那些具有严重潜在病因的扫视和追随功能异常可以很容易与功能性眼球运动障碍区分开。具有临床意义的眼球运动障碍通常都有明显的表现，并且患者会出现眼神躲闪或者双眼不协调的现象。发病史和既往表现都很重要。从表 13.2 和表 13.3 中可以看出，这些存在严重追随和扫视异常的患者常伴有其他神经系统疾病的症状。询问患者的药物使用情况是很重要的，尤其是表 13.4 列出的类型。追随功能特别容易受到多种药物影响。发病史也可能提示为非功能性障碍。有功能性眼球运动障碍的儿童通常存在多年的学习相关问题，比如存在丢字、串行、找不到阅读位置的问题。之前几年学习成绩好的孩子突然出现追随方面的问题，这更令人怀疑是非功能性眼球运动障碍的问题。

治疗

如前所述，扫视、追随和注视功能异常通常一起发生，并且我们使用*眼球运动障碍*这个术语来表示这三方面均存

在问题的情况。这是基于所有领域都存在问题的假设而设定的治疗方法。如果某个患者并非上述的情况，就很容易忽略治疗计划中不合适的部分。我们建议采用表 13.6 中列出的处理顺序。

表 13.4　影响眼球运动功能的药物和毒素

药物	可能的影响
地西泮（diazepam）	降低扫视速度
	追随运动不流畅
	注视困难
苯妥英（phenytoin）	追随运动不流畅
	注视困难
苯巴比妥（phenobarbital）和其他巴比妥类药物	追随运动不流畅
	注视困难
美沙酮（methadone）	扫视功能障碍
	追随运动不流畅
乙醇（alcohol）和大麻（marijuana）	追随运动不流畅
	注视困难
水合氯醛（chloral hydrate）	追随运动不流畅
十氯酮（chlordecone），锂（lithium），铊（thallium）	眼阵挛

在矫正任何明显的屈光不正和考虑采用下加光处理调节或双眼视觉问题之后，最佳的治疗方法是视觉训练。

视觉训练

眼球运动障碍的患者，通常需要 12~24 次的训练室训练以改善功能。如果可以有效地进行家庭视觉训练，那么训练室训练的总次数就可以减少。如前几章所述，一定的视觉训练是很有必要的。只要能够有效地进行视觉训练，无论是在训练室训练还是家庭训练都可以。治疗的总次数还取决于患者的年龄、积极性及依从性。

具体视觉训练计划

这里推荐的所有视觉训练方法在第 6~8 章中都有详细介绍。

第一阶段

视觉训练的第一阶段旨在完成表 13.5 中第一阶段列出的目标。在与患者建立良好关系后，第一阶段训练的主要目标是提高大范围和粗略的扫视能力，以及较精细的小幅度追随能力。值得注意的是在训练过程中扫视运动训练要从大到小，追随运动训练要从小到大[68-73]。

视觉训练设备的重要变化之一就是计算机的引入。计算机非常适合创造视觉训练技术上所必需的刺激和可变性。在眼球运动训练中尤其适用。为此，我们使用了几个

表 13.5 眼球运动障碍的视觉训练目标

第一阶段

- 和患者建立合作关系
- 提高对训练过程中可能用到的多元反馈机制的认知
- 训练获得、粗略扫视和小范围追随
- 均衡双眼的粗略扫视和追随能力
- 获得正常的正融像性集合(positive fusional vergence,PFV)和负融像性集合(negative fusional vergence,NFV)幅度(平滑或慢相集合需求)
- 获得正常的调节幅度和调节紧张、放松的能力

第二阶段

- 提高精细扫视和大范围追随的准确性
- 均衡双眼的精细扫视和追随能力
- 获得正常的正融像性集合和负融像性集合幅度(平滑或慢相集合需求)
- 获得正常的正融像性集合和负融像性聚散灵敏度(跳跃或快相集合需求)

第三阶段

- 整合伴随调节和集合变化的精确扫视和追随能力
- 改善从集合到散开需求变化的能力

表 13.6 眼球运动障碍视觉训练的方案模板

第一阶段

第 1~2 次

训练室训练：

- 讨论视觉异常本质、视觉训练目标、各种反馈信号和训练的重要性
- 使用后像方式增加注视稳定性
- 计算机扫视训练
- 计算机辅助视觉训练：随机眼球运动
- 镜片排序
- 镜片切换法调节灵敏度训练(若调节过度则以正镜片开始,若调节不足则以负镜片开始)
- 红绿矢量图或偏振矢量图：集合
- 从训练周边融像开始,红绿矢量图 515 或绳圈偏振矢量图
- 计算机随机点训练程序：集合

家庭训练：

- 家庭训练计划(Home Therapy System,HTS)：扫视和追随

第 3~4 次

训练室训练：

- 字母表扫视
- 计算机扫视训练
- 计算机辅助视觉训练：大角度眼球运动
- 计算机辅助视觉训练：随机眼球运动

- Groffman 追随
- 镜片切换法调节灵敏度训练
- 红绿矢量图或偏振矢量图：集合
- 使用更多中心融像需求的视标(小丑、兔子的红绿立体图;小丑、topper 偏振立体图)
- 计算机随机点训练程序：集合

家庭训练：

- HTS：扫视和追随

第 5~8 次

训练室训练：

- 标记追踪
- 字母表扫视
- 计算机扫视训练
- 计算机辅助视觉训练：大角度眼球运动
- 计算机辅助视觉训练：随机眼球运动
- Groffman 追随
- 镜片切换法调节灵敏度训练
- 红绿矢量图或偏振矢量图：集合
- 使用更精细的视标,如红绿矢量图(Sports Slide and Faces targets),Spirangle 偏振矢量图
- 计算机随机点训练程序：集合

家庭训练：

- HTS：扫视和追随

表 13.6　眼球运动障碍视觉训练的方案模板(续)

第二阶段	
第 9~10 次	● 裂隙尺:集合和散开
训练室训练:	● 偏心圆或自由空间融合卡
● 字母跟踪	● 计算机随机点集合训练程序:散开和集合
● 计算机扫描训练	● 双眼调节训练:以上列出的任意双眼融像训练设备配合正负透镜翻转拍
● 计算机追随训练	**家庭训练:**
● 计算机辅助视觉训练:大角度眼球运动	● 字母跟踪
● 计算机辅助视觉训练:随机眼球运动	● ADR iNet 动态阅读器
● 红绿矢量图 515 或绳圈偏振立体图:散开	● HTS:聚散项目

第二阶段

第 9~10 次

训练室训练:

- 字母跟踪
- 计算机扫描训练
- 计算机追随训练
- 计算机辅助视觉训练:大角度眼球运动
- 计算机辅助视觉训练:随机眼球运动
- 红绿矢量图 515 或绳圈偏振立体图:散开
- 双眼调节训练:以上列出的任意双眼融像训练设备配合正负透镜翻转拍

家庭训练:

- 字母跟踪
- ADR iNet 动态阅读器

第 11~12 次

训练室训练:

- 字母跟踪
- 计算机搜索训练
- 计算机扫描训练
- 计算机追随训练
- 计算机辅助视觉训练:跟踪数字/序列
- 使用改良的红绿矢量图或偏振矢量图以建立跳跃性集合需求:集合
- 裂隙尺:集合
- 双眼调节训练:以上列出的任意双眼融像训练设备配合正负透镜翻转拍

家庭训练:

- 字母跟踪
- ADR iNet 动态阅读器
- HTS:聚散项目

第 13~16 次

训练室训练:

- 字母跟踪
- 计算机搜索训练
- 计算机扫描训练
- 计算机追随训练
- 计算机辅助视觉训练:跟踪数字/序列

- 裂隙尺:集合和散开
- 偏心圆或自由空间融合卡
- 计算机随机点集合训练程序:散开和集合
- 双眼调节训练:以上列出的任意双眼融像训练设备配合正负透镜翻转拍

家庭训练:

- 字母跟踪
- ADR iNet 动态阅读器
- HTS:聚散项目

第三阶段

第 17~20 次

训练室训练:

- 字母跟踪:定时
- 计算机搜索训练:加快速度
- 计算机扫描训练:加快速度
- 计算机追随训练
- 计算机辅助视觉训练:跟踪数字/序列
- 偏心圆卡或自由空间融合卡

家庭训练:

- HTS:聚散项目
- ADR iNet 动态阅读器

第 21~22 次

训练室训练:

- 多个聚散球
- 多个偏心圆卡,自由空间融合卡或者救生圈卡

家庭训练:

- HTS:聚散项目
- ADR iNet 动态阅读器

第 23~24 次

训练室训练:

- 多个聚散球进行扫视加集合训练
- 多个整套偏心圆卡,自由空间融合卡或者救生圈卡

家庭训练:

- HTS:聚散项目
- ADR iNet 动态阅读器

优秀的程序。现使用的两个主要系统是计算机辅助视觉训练项目（Computer Aided Vision Therapy）[a]和计算机视觉矫正项目（Computer Orthoptics）[b]的软件，两者都有许多专门为训练扫视或追随设计的程序。所有这些程序都允许医生改变各种参数并准确监控进度。这种可以控制改变视觉刺激的方法，使患者从一个可以完成的刺激水平开始训练，并且可以逐渐增加刺激难度。我们强烈建议联合使用计算机视觉训练设备。在训练的第一阶段，我们建议使用计算机辅助视觉训练软件中的随机眼球运动和大幅度眼球运动进行训练，或者使用计算机视觉矫正软件中的追随和扫视功能进行训练。文献中一些综合性的综述，提供了有关这些训练程序的详细信息[74-76]。此外，还有两款新的程序（Vision Builder[c]和 ADR iNet Dynamic Reader[b]）可用于家庭训练。这两个程序均采用引导式阅读训练模式，页面内容从左到右，从上到下移动。移动速度因患者的阅读速度和理解水平而变化。

其他可以使用的常见程序包括后像反馈注视墙壁、字母表扫视、旋转小钉板和 Groffman 追随。

几乎在所有情况下，除了眼球运动障碍外，还会存在调节或集合的问题。因此，我们在训练方案中还加入了针对调节和双眼视觉的训练计划。即使调节和双眼视觉功能正常，我们也建议将这些方法结合起来，因为调节和双眼视觉功能的训练是否能做好取决于良好的注视能力和注意力。

训练终点。第一阶段训练结束时患者能够：

- 在 15 秒内完成字母表，且无错误。
- 完成 5 个 Groffman 追随，且无错误。
- 融像范围：集合需要达到 30△BO，散开需要达到 15△BI。
- 使用 20/30 视力卡，联合±2.00D 的翻转拍，调节灵敏度达到 12cpm（次/min）。

表 13.6 总结了一个视觉训练计划的范例。此过程中包含几种方法，可由患者在家中使用，以补充训练室治疗。

第二阶段

训练的第二阶段旨在完成表 13.5 第二阶段中列出的目标。这一阶段的目标是使用更精细、更详细的目标来发展更准确的扫视，并利用更大范围的目标物移动来发展更准确的追随。常用的扫视技术包括 Ann Arbor 字母跟踪和棱镜块跳跃（单眼）。对于追随功能，继续使用旋转钉板并添加手电筒追随练习。我们还建议将计算机视觉训练方法应用于扫视和追随训练。其中最有用的程序包括计算机训练方法中的扫视、追随、视觉记忆、视觉搜索、视觉扫描和视速仪训练，以及计算机辅助视觉训练程序中随机眼球运动、大角度眼球运动、数字跟踪、序列跟踪和文字跟踪的训练。单眼的功能也是非常重要的，直到双眼精细扫描和追随能力均衡为止。

训练第二阶段的目标还包括可以使用平滑或慢相集合需求和跳跃或快相集合需求，使得正融像性集合（PFV）和负融像性集合（NFV）的幅度达到正常。

训练终点。第二阶段结束时，患者能够：

- 在不到 1 分钟内成功完成文字跟踪训练的一个段落。
- 在 33cpm 的设置下成功完成旋转钉板的外圈。
- 裂隙尺训练，集合可以到 12 号卡片，散开到 6 号卡片。

表 13.6 总结了第二阶段的视觉训练方案示例。此过程中包含几种方法，可由患者在家中使用，以补充训练室治疗。

第三阶段

第三阶段的训练旨在实现表 13.5 第三阶段中所列出的目标。到这一阶段，患者应该已经具有良好的调节和融像性幅度及灵敏度，以及正常的注视技能和单眼扫视与追随能力。训练的最后阶段主要是为了将扫视和追随的眼球运动与调节和集合需求的变化结合起来。因此在这个阶段，患者应该在所有项目中都使用双眼。

使用两个或更多的聚散球是一项简单的任务，它结合了此时所需的所有必要能力。患者只需在鼻子前面放两三根绳子，而不是一根。聚散球的起点可以放在患者的右侧、左侧和正前方。每根绳子上有两个小珠，患者在不同的注视位置有多个目标。指导患者以给定的模式改变注视，使用节拍器提供听觉刺激来控制注视变化的速度。为了完成这项任务，患者必须准确地扫视，并准确地进行调节和集合。

聚散球还可以用来将追随与调节和集合功能相结合。将聚散球的末端绑在铅笔上。嘱患者将绳子的一端靠在他或她的鼻梁上，同时另一端（绑在铅笔上）用他/她的手臂伸直。指导患者以画圈方式缓慢移动他或她的手臂，同时每隔 5 秒改变一次从远球至近球的注视。如果有旋转钉板装置，聚散球的一端可以连接到旋转器上以达到相同的效果。

另一种常见的方法是使用两个或多个的红绿/偏振矢量图或偏心圆卡。患者在之前已经熟悉并成功完成了所有这些项目。这个阶段的目标是让患者从一个目标注视到另一个目标，并快速获得清晰的双眼单视。最后，患者可以手持偏心圆卡和救生圈卡，并以画圈或任何其他模式旋转。这是另一种将追随与集合和调节刺激水平变化相结合的极好的方法。

训练终点。当患者能够在融合偏心圆卡的同时进行准确的扫视和追随时，即达到该阶段训练的终点。

使用上面提出的方法可以消除患者的症状，并改善注视、扫视与追随功能。

病例研究

病例 13.1 和病例 13.2 代表了临床医生在实践中会遇到的眼球运动障碍类型。

病例 13.1

病史

　　Kevin,8 岁,三年级学生,他的阅读老师推荐他进行视力评估。老师之所以担心,是因为观察到他频繁地漏字、跳行、无法完成阅读任务,以及理解力差。她想排除引起这些行为可能的视觉原因。尽管他已经通过了之前所有的学校筛查,但 Kevin 从未进行过全面的视觉检查。他没有报告过任何眼睛疲劳、视物模糊或复视的症状。但他在学习上遇到了困难,主要是在阅读方面。阅读问题自从一年级开始就在一定程度上出现了,在今年更加严重。虽然他的视觉词汇和读音技能达到或超过平均水平,但他在阅读理解测试中的得分一直很低。另外,他的阅读速度明显低于预期。由于这些困难,他的父母开始为他请阅读家教。综合上述的观察结果,在与 Kevin 共处几周后,导师建议对他进行视觉评估。最近的医疗评估显示他健康状况正常,且无任何药物服用史。

检查结果

视力(远,未矫正)	OD:20/20
	OS:20/20
视力(近,未矫正)	OD:20/20
	OS:20/20
集合近点	
调节视标:	3~5cm
笔灯:	5~8cm
遮盖试验(看远):	正位
遮盖试验(看近):	2^Δ 外隐斜
主观屈光:	OD:+0.25D
	OS:平光
远水平隐斜:	正位
负融像范围(远):	X/6/5
正融像范围(远):	X/16/12
近水平隐斜:	3^Δ 外隐斜
加-1.00D	2^Δ 内隐斜
梯度法 AC/A:	5:1
计算法 AC/A:	4.8:1
负融像范围(近):	8/16/10
正融像范围(近):	10/15/9
聚散灵敏度:	14cpm
负相对调节(NRA):	+2.50D
正相对调节(PRA):	-1.00D
调节幅度(移近法):	OD:9D;OS:9D
单眼调节灵敏度(MAF):	OD:0cpm(-2.00D 通过困难)
	OS:0cpm(-2.00D 通过困难)
双眼调节灵敏度(BAF):	OU:0cpm(-2.00D 通过困难)
动态检影:	+1.25(双眼)
NSUCO 扫视:	头位移动 3,能力 4,精度 2
DEM:	比值得分:低于 5%
	错误得分:低于 1%
NSUCO 追随:	头位移动 2,能力 4,精度 3

瞳孔正常,内外眼均无器质性病变,共同性偏斜,色觉无异常。

病例分析

　　在这个病例中,频繁地丢字、串行和理解力差的病史表明很可能存在眼球运动问题。眼球运动组数据的分析证实了眼球运动功能障碍的诊断。Kevin 在 DEM 测试中出现困难,在速度和准确性上的得分都很低。使用 NSUCO 眼球运动测试直接观察扫视和追随也显示了眼球运动技能很差。

　　此外,对调节系统数据的分析清楚地表明,所有刺激调节能力的测试都困难。调节幅度低、动态检影高、PRA 低、MAF 困难提示诊断为调节不足。

处理

　　这是典型的眼球运动功能障碍。正如本章所强调的,通常存在相关的调节或集合异常。在本病例中,我们采用附加正镜片来解决调节不足的问题。动态检影的结果和 NRA/PRA 的关系都建议近附加约+0.75D。最终处方为右眼+0.25D,左眼平光,双眼下加+0.75D。我们让 Kevin 在学校和所有近距离工作时戴这副眼镜。另外,我们还制订了一个视觉训练方案来治疗眼球运动功能障碍和调节问题。

病例 13.1(续)

我们遵循表 13.6 中列出的治疗顺序,共需要 18 次治疗。18 次后的重新评估显示以下结果:

遮盖试验(远):	正位
遮盖试验(近):	2^Δ 外隐斜
主观屈光:	OD:+0.25
	OS:平光
近水平隐斜:	3^ΔBI
负融像范围(近):	12/24/12
正融像范围(近):	20/30/22
NRA:	+2.50D
PRA:	-2.25D
调节幅度(移近法):	OD:13D;OS:13D
MAF:	OD:10cpm
	OS:10cpm
BAF:	8cpm
动态检影:	+0.75D(OU)
NSUCO 扫视:	头位移动 5,能力 5,精度 4
DEM:	比值得分:45%
	错误得分:65%
NSUCO 追随:	头位移动 5,能力 4,精度 5

他的父母和家庭教师报告说,丢字和串行的次数显著减少。此外,老师发现他的阅读速度和理解能力都提高了,并且觉得他现在能够在 1 小时的辅导课中更有效地与他合作。我们停止了治疗,并指导患者继续配戴眼镜上学和阅读。

本病例说明了眼球运动、调节和集合异常是如何影响阅读的。这些视觉问题可能会导致具有基本阅读能力(如阅读和解码词汇技巧)儿童的阅读效率低下,阅读速度缓慢。处理好这些情况可以提高阅读速度和理解力。当然,有这类问题的孩子也可能有其他阅读问题或滞后,并且通常需要在阅读方面进行额外辅导才能解决这些问题。

病例 13.2

病史

Bernadette,14 岁,九年级学生,被另一名视光师转诊来做视觉训练。另一位视光师为 Bernadette 控制近视已经治疗 1 年半了。此外,在过去的 9 个月里,Bernadette 一直在抱怨阅读乐谱有困难,频繁出现丢字。她还抱怨说眼睛疲劳,在关于阅读和其他书面工作中感到眼睛不适。另一位视光师在大约 3 个月前给她验配了双光眼镜,试图缓解症状。然而,这种方法并不成功。

她目前的处方如下:

OD:-1.75+0.75×15
OS:-2.25-0.75×165
OU:下加光+1.00

检查结果

视力(远,矫正)	OD:20/20 -2
	OS:20/20 -2
视力(近,未矫正)	OD:20/25
	OS:20/25
集合近点	
调节视标:	8~10cm
笔灯:	8~13cm
遮盖试验(远):	正位
遮盖试验(近):	2^Δ 内隐斜,以及 2^Δ 右上隐斜

病例 13.2（续）

向下注视时，斜视角为 10^Δ 内隐斜。向左注视时有 2^Δ 右上隐斜，向右注视时有 2^Δ 左上隐斜。扫视测试显示很难发起扫视运动。患者几乎不得不做出头部运动来帮助发起扫视。扫视运动也不准确，明显欠指。

主观屈光：	OD：$-1.75-0.75\times15$
	OS：$-2.25-0.75\times165$
远水平隐斜：	正位
远垂直隐斜：	双眼等高
负融像范围（远）：	X/6/2
正融像范围（远）：	8/17/12
近水平隐斜：	3^Δ 内隐斜
加$-1.00D$	9^Δ 内隐斜
梯度法 AC/A：	6:1
计算法 AC/A：	7.2:1
近垂直隐斜：	OD：1^Δ BD（底向下）
负融像范围（近）：	X/8/4
正融像范围（近）：	X/12/6
NRA：	$+1.75D$
PRA：	$-1.75D$
调节幅度（移近法）：	OD：10D；OS：10D
MAF：	OD：3cpm；OS：3cpm
BAF：	2cpm
动态检影：	OU$+0.25D$

瞳孔正常，内外眼均无器质性病变。

病例分析

除非在不同注视位置或眼球运动测试中仔细观察遮盖试验，否则很容易像第一位视光师一样得出患者应接受视觉训练的结论。对调节和双眼视觉数据的分析表明，在近距离的融像性集合和调节灵敏度方面存在问题。虽然这些数据没有提供明确的诊断，但患者确实有融像性功能异常和调节灵敏度差的迹象。

当然，扫视测试的结果以及在不同位置注视中垂直眼位的不同是不可忽视的。这些都是重要的发现，并暗示了一个可能的严重潜在病因。基于这些发现，我们建议 Bernadette 进行神经系统评估。作为评估的一部分，神经科医生让她做了磁共振成像。测试结果显示脑干区存在蛛网膜囊肿。基于这个结果，很明显，视觉问题是继发于囊肿引起的脑干压力。推荐神经外科手术。

处理

两周后，Bernadette 在夜间呕吐醒来，并需要神经外科手术来缓解由囊肿引起的颅内压升高。手术很成功，4 周后随访发现扫视功能几乎正常。尽管向下注视时内隐斜量还是略大，但大的偏斜不存在了。

这个病例强调了仔细评估眼球运动技能的重要性，并认识到眼球运动障碍以及调节和双眼视觉疾病的鉴别诊断。

总结

由于眼球运动障碍可能会影响个体的功能能力，因此对这一异常的评估和治疗一直是临床医生比较关注的问题。尽管扫视和追随异常在病因上完全是功能性原因，但在鉴别诊断中首先排除眼球运动障碍的严重病因非常重要。一旦明确存在功能性眼运动障碍，按照本章建议的顺序进行治疗，在大多数情况下应该可以解决这些问题。

（陈丽萍 郭雅图 译）

设备来源

(a). Bernell Corporation: 4016 North Home Street, Mishawaka, IN 46545; 800-348-2225.

(b). Computer Orthoptics: 6788 Kings Ranch Rd, Ste 4, Gold Canyon, AZ 85218; 800-346-4925; www.visiontherapysolutions.net.

(c). Optometric Extension Program Foundation: 1921 E. Carnegie Ave., Suite 3-L, Santa Ana, CA 92705-5510; 949-250-8070; www.oep.org.

参考文献

1. Brookman KE. Ocular accommodation in human infants. *Am J Optom Physiol Opt.* 1980;60:91-95.
2. Birch EE, Gwiazda J, Held R. Stereoacuity development for crossed and uncrossed disparities in human infants. *Vision Res.* 1982;22:507-513.
3. Garzia RP, Richman JE, Nicholson SB, Gaines CS. A new visual verbal saccade test: the developmental eye movement test (Dem). *J Am Optom Assoc.* 1990;61:124-135.
4. Grisham D, Simons H. Perspectives on reading disabilities. In: Rosenbloom AA, Morgan MW, eds. *Principles and Practice of Pediatric Optometry.* Philadelphia, PA: Lippincott Williams & Wilkins; 1990:518-559.
5. Kulp MT, Schmidt PP. Effect of oculomotor and other visual skills on reading performance: a literature review. *Optom Vis Sci.* 1996;73:283-292.
6. Solan HA. Eye movement problems in achieving readers: an update. *Am J Optom Physiol Opt.* 1985;62:812-819.
7. Solan HA, Feldman J, Tujak L. Developing visual and reading efficiency in older adults. *Optom Vis Sci.* 1995;72:139-145.
8. Rayner K. Eye movements in reading and information processing. *Psych Bull.* 1978;85:618-660.
9. Poynter HL, Schor C, Haynes HM, Hirsch J. Oculomotor functions in reading disability. *Am J Optom Physiol Opt.* 1982;59:126-127.
10. Taylor EA. *Controlled Reading.* Chicago, IL: University of Chicago Press; 1937.
11. Gilbert LC. *Functional Motor Efficiency of the Eye and Its Relation to Reading.* Berkeley, CA: University of California Press; 1953.
12. Taylor EA. The spans, perception, apprehension and recognition. *Am J Ophthalmol.* 1957;44:501-507.
13. Taylor SE. Eye movements in reading: facts and fallacies. *Am Educ Res J.* 1965;2:4.
14. Zangwill OL, Blakemore C. Dyslexia: reversal of eye movements during reading. *Neuropsychologica.* 1972;10:371-373.
15. Rubino CA, Minden H. An analysis of eye movements in children with a reading disability. *Cortex.* 1973;9:217-220.
16. Griffin DC. Saccades as related to reading disorders. *J Learn Disabil.* 1974;7:50-58.
17. Goldrich SG, Sedgwick H. An objective comparison of oculomotor functioning in reading disabled and normal children. *Am J Optom Physiol Opt.* 1982;59:82P.
18. Raymond JE, Ogden NA, Fagan JE, Kaplan BJ. Fixational stability in dyslexic children. *Am J Optom Physiol Opt.* 1982;65:174-179.
19. Jones A, Stark L. Abnormal patterns of normal eye movements in specific dyslexia. In: Rayner K, ed. *Eye Movements in Reading: Perceptual and Language Processes.* New York, NY: Academic Press; 1983:481-498.
20. Pavlidis GT. Eye movements in dyslexia: diagnostic significance. *J Learn Disabil.* 1985;18:42.
21. Flax N. Problems in relating visual function to reading disorder. *Am J Optom Arch Am Acad Optom.* 1970;47:366-372.
22. Ludlam WM, Twarowsk IC, Ludlam DP. Optometric visual training for reading disability—a case report. *Am J Optom Arch Am Acad Optom.* 1973;50:58-66.
23. Heath EJ, Cook P, O'Dell N. Eye exercises and reading efficiency. *Acad Ther.* 1976;11:435-445.
24. Pierce JR. Is there a relationship between vision therapy and academic achievement? *Rev Optom.* 1977;114:48-63.
25. Getz D. Learning enhancement through vision therapy. *Acad Ther.* 1980;15(4):457-466.
26. Geiger G, Lettvin JY. Peripheral vision in persons with dyslexia. *N Engl J Med.* 1987;316:1238-1243.
27. Pavlidis GT. Eye movement differences between dyslexics, normal, and retarded readers while sequentially fixating digits. *Am J Optom Physiol Opt.* 1985;62:820-832.
28. Adler-Grinberg D, Stark L. Eye movements, scanpaths, and dyslexia. *Am J Optom Physiol Opt.* 1978;55:557-570.
29. Brown B, Haegerstrom Portney G, Adams A, et al. Predictive eye movements do not discriminate between dyslexic and control children. *Neuropsychologica.* 1983;21:121-128.
30. Olson RK, Kliegl R, Davidson BJ. Dyslexic and normal readers eye movements. *J Exp Psychol Hum Percept Perform.* 1983;9:816-825.
31. Stanley G, Smith GA, Howell EA. Eye movements and sequential tracking in dyslexic and control children. *Br J Psychol.* 1983;74:181-187.
32. Black JL, Collins DW, De Roach JN, Zubrick SR. A detailed study of sequential eye movements for normal and poor reading children. *Percept Mot Skills.* 1984;59:423-434.
33. Richman JE. The influence of visual attention and automaticity on the diagnosis and treatment of clinical oculomotor, accommodative, and vergence dysfunctions. *J Optom Vis Dev.* 1999;30:132-141.
34. Simon MJ. Use of a vigilance task to determine school readiness in preschool children. *Percept Mot Skills.* 1982;54:1020-1022.
35. Richman J. Overview of visual attention and learning. In: Scheiman M, Rouse M, eds. *Optometric Management of Learning Related Vision Problems.* 2nd ed. St. Louis, MO: CV Mosby; 2006.
36. Coulter RA, Shallo-Hoffmann J. The presumed influence of attention on accuracy in the developmental eye movement (Dem) test. *Optom Vis Sci.* 2000;77:428-432.
37. Solan HA, Larson S, Shelley-Tremblay J, Ficarra A, Silverman M. Role of visual attention in cognitive control of oculomotor readiness in students with reading disabilities. *J Learn Disabil.* 2001;34:107-118.
38. Solan HA, Shelley-Tremblay J, Ficarra A, Silverman M, Larson S. Effect of attention therapy on reading comprehension. *J Learn Disabil.* 2003;36:556-563.
39. Solan HA, Shelley-Tremblay JF, Hansen PC, Larson S. Is there a common linkage among reading comprehension, visual attention, and magnocellular processing? *J Learn Disabil.* 2007;40:270-278.
40. Richman JE. Use of a sustained visual attention task to determine children at risk for learning problems. *J Am Optom Assoc.* 1986;57:20-27.
41. Flax N. The relationship between vision and learning. In: Scheiman M, Rouse M, eds. *Optometric Management of Learning Related Vision Problems.* 2nd ed. St. Louis, MO: CV Mosby; 2006.
42. Sherman A. Relating vision disorder's to learning disability. *J Am Optom Assoc.* 1973;44:140-141.
43. Hoffman LG. Incidence of vision difficulties in children with learning disabilities. *J Am Optom Assoc.* 1980;51:447-451.
44. Lieberman S. The prevalence of visual disorders in a school for emotionally disturbed children. *J Am Optom Assoc.* 1985;56:800-803.
45. Jainta S, Kapoula Z. Dyslexic children are confronted with unstable binocular fixation while reading. *PLoS One.* 2011;6:e18694.
46. Berthoz A, Jones GM. Preface: a review of an unanswered question? In: Berthoz A, Jones GM, eds. *Adaptive Mechanisms in Gaze Control.* Amsterdam, The Netherlands: Elsevier Science; 1985:1-3.
47. Optican LM. Adaptive properties of the saccadic system. In: Berthoz A, Jones GM, eds. *Adaptive Mechanisms in Gaze Control.* Amsterdam, The Netherlands: Elsevier Science; 1985:71-79.
48. McLaughlin SC. Parametric adjustment in saccadic eye movements. *Percept Psychophys.* 1967;2:359-362.
49. Moidell BG, Bedell HE. Changes in oculocentric visual direction induced by the recalibration of saccades. *Vision Res.* 1988;8:329-336.
50. Vissius G. Adaptive control of saccadic eye movements. *Bibl*

Ophthalmol. 1972;82:244-250.

51. Hallett PE, Lightstone AD. Saccadic eye movements towards stimuli triggered during prior saccades. *Vision Res.* 1976;16:88-106.

52. Kommerrell G, Olivier D, Theopold H. Adaptive programming of phasic and tonic components in saccadic eye movements: investigations in patients with abducens palsy. *Invest Ophthalmol.* 1976;15:657-660.

53. Abel LA, Schmidt D, Dell'Oso LF, Daroff RB. Saccadic system plasticity in humans. *Ann Neurol.* 1978;4:313-318.

54. Wold RM, Pierce JR, Keddington J. Effectiveness of optometric vision therapy. *J Am Optom Assoc.* 1978;49:1047-1053.

55. Solan HA. The improvement of reading efficiency: a study of sixty three achieving high school students. In: Simon HA, ed. *The Psychology of Learning and Reading Difficulties.* New York, NY: Simon and Schuster; 1973:363-370.

56. Rounds BB, Manley CW, Norris RH. The Effect of Oculomotor Training on Reading Efficiency. *J Am Optom Assoc.* 1991;6:92-99.

57. Young BS, Pollard T, Paynter S, Cox R. Effect of eye exercises in improving control of eye movements during reading. *J Optom Vis Dev.* 1982;13:4-7.

58. Fujimoto DH, Christensen EA, Griffin JR. An investigation in use of videocassette techniques for enhancement of saccadic movements. *J Am Optom Assoc.* 1985;56:304-308.

59. Punnett AF, Steinhauer GD. Relationship between reinforcement and eye movements during ocular motor training with learning disabled children. *J Learn Disabil.* 1984;17:16-19.

60. Goldrich SG. Emergent textual contours: a new technique for visual monitoring in nystagmus, oculomotor dysfunction, and accommodative disorders. *Am J Optom Physiol Opt.* 1981;58:451-459.

61. Ciuffreda KJ, Goldrich SG, Neary C. Use of eye movement auditory feedback in the control of nystagmus. *Am J Optom Physiol Opt.* 1982;59:396-409.

62. Abadi RV, Carden D, Simpson J. A new treatment for congenital nystagmus. *Br J Ophthalmol.* 1980;64:2-4.

63. Flom MC, Kirschen DG, Bedell HE. Control of unsteady, eccentric fixation in amblyopic eyes by auditory feedback of eye position. *Invest Ophthalmol Vis Sci.* 1980;19: 1371-1381.

64. Fayos B, Ciuffreda KJ. Oculomotor auditory biofeedback training to improve reading efficiency. *J Behav Optom.* 1998;19:143-152.

65. Sohrab JG. Eye movement patterns and reading performance in poor readers: immediate effects of convex lenses indicated by book retinoscopy. *Am J Optom Physiol Opt.* 1976;53:720-726.

66. Leigh RJ, Zee DS. *The Neurology of Eye Movement.* 5th ed. New York, NY: Oxford University Press; 2015.

67. Lieberman S, Cohen AH, Rubin J. NYSOA K-D test. *J Am Optom Assoc.* 1983;54:631-637.

68. Griffin JR. Pursuit fixations: an overview of training procedures. *Optom Monthly.* 1976;67:35-38.

69. Groffman S. Visual tracing. *J Am Optom Assoc.* 1966;37: 139-141.

70. Burde RM, Savino PJ, Trobe JD. *Clinical Decisions in Neuro Ophthalmology.* St. Louis, MO: CV Mosby; 1985.

71. Dejong JD, Jones GM. Akinesia, hypokinesia, and bradykinesia in the oculomotor system of patients with Parkinson's disease. *Exp Neurol.* 1971;32:58-62.

72. Higgins JD. Oculomotor system. In: Barresi B, ed. *Ocular Assessment.* Boston, MA: Butterworth; 1984.

73. Griffin JR. Saccadic eye movements recommended testing and training procedures. *Optom Monthly.* 1981;72:27-28.

74. Press LJ. Computers and vision therapy programs. *Optom Ext Program Curric II, Series I.* 1988;60:1-12.

75. Maino DM. Applications in pediatrics, binocular vision, and perception. In: Maino JH, Maino DM, Davidson DW, eds. *Computer Applications in Optometry.* Boston, MA: Butterworth; 1989.

76. Vogel GL. Saccadic eye movements: theory, testing and therapy. *J Behav Optom.* 1995;6:3-12.

第 14 章

旋转垂直性隐斜

未矫正的旋转垂直性隐斜常可引起视觉症状，这也促使患者前来眼科就诊。然而很多视光师不善于也不愿意处理此类斜视，他们在认知上觉得此类病例很难理解，使用传统检查方法对隐斜的方向和大小较难做出精确评估，错误地认为治疗无效，以上这些都是部分视光师不愿对旋转垂直斜视进行处理的原因。本章将对旋转垂直性隐斜在临床方面所涉及的内容做总体描述，包括定义、简要历史回顾、发病率和诊断，以及适宜的临床处理。

背景

定义和专业术语

垂直性偏斜指的是在注视物体时一眼视轴高于或低于注视物[1]，常使用三棱镜(Δ)测量这种垂直性偏斜。旋转性偏斜指的是眼睛绕其前后轴出现旋转偏位，可以通过旋转的程度测量[2]。水平以及旋转垂直性偏位可以按以下方法分类：

- 隐斜指的是相对眼位出现的潜在偏斜，这个相对眼位是维持双眼单视的必要条件[3]，潜在的偏斜受融像性集合功能控制[4]。
- 显斜指的是眼位从双眼单视的正位偏离，从而出现的明显偏斜[5]。

记录垂直性偏斜的专业术语是用 hyper 表示上斜，用 hypo 表示下斜[6]。一般来讲，垂直性隐斜是根据垂直位上偏眼的偏斜位置来定义的。基于这种规定，习惯上都说上隐斜，而不说下隐斜。除了有引起垂直偏斜的病理诊断之外，我们一般都按照这种习惯来命名。例如，在甲状腺相关眼病中，单眼的下斜视常源自下直肌受累。临床上更准确的表示就是要明确哪只眼出现下斜并标出受累的肌肉(因为那是眼位实际的偏斜方向)，而不用说是对侧眼的上隐斜。另外，如果为显斜，要记录斜视眼别。因此，垂直性斜视描述为上斜视抑或是下斜视。

旋转性偏斜通常用外旋转性隐斜和内旋转性隐斜这样的专业术语来命名。外旋转性隐斜是指角膜垂直子午线的顶端向颞侧(外旋)旋转，而内旋转性隐斜是指角膜垂直子午线的顶端向鼻侧(内旋)旋转[7]。

历史观点

在处理双眼视觉功能异常的患者时，要考虑到旋转垂直性偏斜的存在，多年来其临床重要性已被认同。例如，早在 20 世纪 30 年代初期，有关潜在性的上隐斜的讨论就已经开始了，自 20 世纪 50 年代，就有临床文献提到了棱镜适应在确定垂直偏斜矫正中的重要性[8]。对旋转性隐斜的评估也有相似的历史过程。在 1891 年 Savage 报道了"斜肌功能不足"[9]，并详细介绍了 300 多位旋转性隐斜病例的治疗过程。Jackson[10] 与 Maddox[11] 都认为几乎所有的病例中，非麻痹性旋转性隐斜不会出现症状，因而无需治疗。Howe[12] 研究也显示常规患者中有 25% 出现轻微的近距外旋转性隐斜，然而并无临床意义。Stevens[13] 和 Savage[9] 认为旋转性隐斜在双眼视觉问题中发挥着很重要的作用，而 Maddox[11] 持有相反观点，认为旋转性隐斜作用并不重要。鉴于这两种截然相反的观点，或许我们要保持中立的观点才是正确的。

发病率

上隐斜

垂直性偏斜的发病率大约为 7%[14] ~ 52%[15]。由于文献报道的数值范围较广，我们很难评估其确切的发病率。但基于近 100 年来[16]各种研究报告的平均结果，我们也得出了垂直性偏斜的一个较合理的临床发病率，大约为 20%。在这些患者中大约仅有 10%(每 100 个人中有 1~2 个人患病)为潜在的垂直性隐斜，该类患者需较长时间的遮盖才能做出诊断。

旋转性隐斜

旋转性隐斜的测量和分析包括鉴别眼睛视线是真正的旋转还是表象的旋转。在评估旋转性隐斜时，重要的一点是旋转与融像性运动有关(旋转性集合)。使用水平马氏杆测量远距离 6m 处平均外旋转性隐斜为(0.752±1.15)度[17]。视远存在的外旋转性隐斜会随着集合的增加而增加，但在做水平同向侧方运动时不会改变。外旋转性隐斜在向上注视时会增加，向下注视时会减少[18]。

当视线由远转向看近时，外旋转性隐斜伴随集合增加而增加，也会引起散光轴位的潜在改变[18]。Scobee[19] 研究了 247 名病例，发现有 77% 的患者在看近时散光轴位会有高达 10° 的改变(表 14.1)。虽然大多数的患者在视近时有明显的可测出的轴位变化，但仅有少部分患者在伴有大散光并且散光轴位有大的改变时才会引起不适症状从而需要治疗。

表 14.1 看近时散光轴位改变
测试患者:247
看近轴位改变:189(77%)
无改变:58(23%)
轴位发生改变:247 人中的 189 人
单眼视:104(55%)
右眼:75(72%)
左眼:29(28%)
双眼视觉:85(45%)

特征

病因

明显的旋转垂直性偏斜可以由光学(屈光参差)、眼眶病、神经肌肉以及神经支配异常等引起。尽管在向下注视时出现垂直偏斜眼位与明显的屈光参差有关,并且在向下注视时有小量的外旋转性隐斜在生理学上认为是正常的,但垂直性隐斜和旋转性隐斜的确切病因却不得而知。在集合和向上方注视时外旋转性隐斜的增加[20],可能与下斜肌的神经冲动增加有关,下斜肌受第三对脑神经核支配,第三脑神经与集合密切相关(第三对脑神经同时控制调节、集合、瞳孔大小)。旋转性隐斜也可能源自斜轴散光。散光性旋转性隐斜是由于人眼对于图像水平和垂直感知的倾斜所引起,这些垂直和水平的线条更偏好于向角膜最大曲率的子午线上倾斜。在合适的屈光矫正后这种症状一般就会消失。

运动性和感觉性融像

将双眼看到的相似影像整合为单一的知觉形象,需要感觉性融像和运动性融像的参与[21]。垂直性隐斜通常在看远看近时保持不变(除非有肌肉麻痹,屈光参差因素存在,两者均可引起向下注视时,垂直偏斜的显著变化),平均的垂直运动性融像范围在视远视近时大约都为 3 度[22]。旋转集合范围中,内旋转性集合范围更好一些。例如,Sen、Singh 和 Mathur[23]等发现,使用垂直线段测量显示,在第一眼位,内旋转性集合的范围平均为 $5.25°±2.73°$,而外旋转性集合范围为 $4.15°±1.86°$。然而,旋转垂直性集合范围在不同个体以及同一个体在不同时间测量都会不同,这取决于患者出现视差的速度[24]、选择的注视目标[25]以及受试者的注意力[26]。

融像的主观测量包括感觉和运动两方面。旋转性融像和水平/垂直融像之间最主要的差异就是前者感觉性融像参与的成分较多,而后者较少[27]。例如,旋转性融像中运动性融像成分可能占总融像反应的 50% ~ 60%(对于有 $5.75°$ 的旋转视差可产生 $2.8° ~ 3.4°$ 的运动融像)[28],这主要取决于所用测试覆盖视网膜区域的大小。但事实上,确实可能只有感觉旋转性融像单独存在,而不需运动旋转性融像参与[29]。

症状

与其他眼部疾病一样,旋转垂直性隐斜引起眼部相关症状可以按照眼部症状、视觉症状及其他相关症状来分类[30]。症状表现可能多种多样,和患者的精神及全身状况有关,且多与其他双眼视觉功能异常的症状相似。因此,除了对旋转垂直性偏斜程度进行评估之外,我们还建议进行水平集合和调节系统的全面检查。

旋转垂直性隐斜的症状:

阅读时常找不到阅读位置(具有诊断意义的症状)
眼睛易疲劳
阅读时串行或常在同一行上徘徊(具有诊断意义的症状)
阅读速度慢
眼睛烧灼感
眼疲劳
头痛
阅读时模糊
晕车

眼睛(疲劳)症状与用眼直接相关。眼球牵拉感、痒、磨砂感和烧灼感是与旋转垂直性隐斜相关的一些眼睛症状。上隐斜特有的疲劳症状是晕动病[31],常表现为晕车,有时甚至在行走时也会表现出眩晕(如当穿过商场的过道时)。视觉症状(模糊和复视等主观感觉)可能与眼睛症状相关,也可能无关。旋转垂直性上隐斜特有的视觉症状包括阅读时丢字(上隐斜)、视物倾斜(旋转性隐斜)以及由远转向看近时出现的不适问题。事实上,当一个患者在阅读时报告丢字、串行,在未证明有其他症状之前,都会认为患有上隐斜,这种阅读时丢字的视觉症状在上隐斜中是非常具有诊断意义的。如果初步评估表明,患者表现为旋转垂直性隐斜相同的症状,但却没有明显的上隐斜,我们建议在消除这极有可能的原因之前,详细地进行更彻底的检查。相关的症状还包括头痛、恶心、眩晕及精神紧张。

在临床工作中,可能 15% ~ 20% 的患者存在与旋转垂直性偏斜相关的一些症状。旋转垂直性偏斜的患者可能不能被早期诊断,因而会表现得容易担心,焦虑不安。这并不奇怪,因为 75% 的眼科患者都受神经心理性因素影响,而在其他全科医疗疾病中,神经心理性因素的影响仅占 50%[32]。

体征

头位倾斜是旋转垂直性偏斜常见的体征。另一个体征是从看远转向看近散光轴位的变化,这也说明集合引起了旋转性隐斜的失代偿。如果有过度模糊或看近不适则需要采取矫正措施。

旋转垂直性偏斜另一个常见的临床表现就是患者看上去眼肌平衡正常,但是有多副眼镜,却抱怨没有一副是合适的。对其进行细致的诊断性检查可发现有旋转垂直性偏斜或不等像存在。当常规的检查并没有发现双眼视觉异常,但在屈光矫正后患者的症状仍然存在时,可以通过诊断性单眼遮盖的方法来决定处理方案,否则患者很可能会被告知:"你的眼睛没什么异常。"

诊断性测试

分离性测试

分离性测试的原理就是在融像被打破的情况下来测量旋转垂直性隐斜的大小和方向。旋转垂直性偏斜常常是非共同性的，偏斜角度的大小决定于注视方向。因此在检查旋转垂直性偏斜患者时，很重要的一点就是评估第一眼位，各个注视方位（尤其是近距离向下注视时——阅读眼位），以及头向左右倾斜时的垂直斜位。这对于确定引起垂直眼位的受累肌肉以及治疗方法的选择很有帮助。

评估垂直偏斜

评估垂直偏斜常用的 3 种技术包括：遮盖法、马氏杆法和棱镜分离法。这些测试一定至少要在第一眼位和向下注视的阅读眼位上进行检查。

遮盖测试

遮盖试验是水平隐斜和旋转垂直性斜视的常规检查方法，但它对轻微的旋转垂直性隐斜的诊断价值却不高。由于垂直性隐斜患者表现的旋转垂直眼球运动常不明显，甚至有经验的医生也很难对其偏斜视度进行准确测量。因此，马氏杆法可能是临床最常用于旋转垂直性隐斜测试的检查方法。

垂直性隐斜和旋转性隐斜的马氏杆测定

垂直性隐斜：单一的马氏杆。在测试垂直性隐斜时，将垂直马氏杆置于一眼前，该眼可看到一条水平线，另一眼注视点光源，水平线和点光源不重合，分离的距离可以使用 Risley 旋转棱镜进行中和，使点光源与水平线重合，图 14.1（见文末彩图）为用于评估上隐斜的方法。由于旋转垂直偏斜经常是非共同性的斜视，因此应该在所有的注视方位上进行评估（在表 14.2 中显示了三步测试结果）。

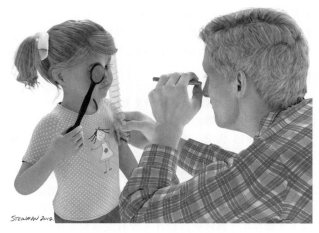

■ 图 14.1　垂直眼位的评估可以使用单一红色垂直马氏杆和笔灯。嘱患者一眼注视笔灯，另一眼注视水平红线。将基底向下的棱镜放在一眼前，从小度数开始逐渐增加棱镜度，直到患者看到灯与线重合为止

表 14.2　三步测试

上斜	注视时增加	头位倾斜时增加	受影响的肌肉
R	R	R	LIO
R	R	L	RIR
R	L	R	RSO
R	L	L	LSR
L	R	R	RSR
L	R	L	LSO
L	L	R	LIR
L	L	L	RIO

阴影行表明，上斜肌无力的三步测试结果遵循着一个规律：RSO＝右，左，右（向左注视和头向右侧倾斜时，右上斜增加）；LSO＝左，右，左（向右注视和头向左侧倾斜时，左上斜增加）。由于上斜肌无力是引起垂直性偏斜的常见原因，因此记住这个规律是很有用的。

R，右眼；L，左眼；LIO，左眼下斜肌；RIR，右眼下直肌；RSO，右眼上斜肌；LSR，左眼上直肌；RSR，右眼上直肌；LSO，左眼上斜肌；LIR，左眼下直肌；RIO，右眼下斜肌。

旋转性隐斜：双马氏杆。测试旋转性隐斜时，两只眼前分别放置垂直马氏杆，同时使用棱镜以使两眼马氏杆分离。比较两眼所看到的水平线是否平行。当旋转性隐斜存在时，某一眼前的线条表现为旋转，此时应该旋转对应眼的马氏杆，直到两眼看到的线平行为止。旋转性隐斜的量和类型可以从指示器上直接读出来，对于单侧上斜肌薄弱的患者，外旋转性隐斜通常在 3°~7°，然而双侧上斜肌薄弱的患者，外旋转性隐斜的幅度可能大于 10°；必须注意患者的注视位为第一眼位上，不得歪头。Borish[26] 建议旋转性隐斜的马氏杆检查应该在再次主觉验光和远距离单眼眼球运动检查之间进行。

旋转性隐斜的马氏杆双三棱镜测试

旋转性隐斜的另一种临床测试方法是马氏杆双三棱镜法，在眼前放置两个基底相对的低度三棱镜（3△ 或 4△），通过基底水平放置的棱镜把瞳孔一分为二，会产生单眼复视。这样，如果使用点视标，放置双三棱镜的眼将看到两个点，另一眼看到一个点，两眼同时睁开看到 3 个点。放置双三棱镜的那只眼就是被测定的眼，所以患者的注意力需要集中到中间的那个点上。图 14.2 显示的是左眼外旋转性隐斜的患者试镜架的使用测定方法。如果这些点没对齐，可以通过旋转棱镜来测定旋转斜量。旋转棱镜直到三个点垂直对齐，测出的棱镜度即反映了旋转性隐斜的度数。然而，患者的反应（尤其对于儿童）在这个测试中并不是非常的准确。

棱镜分离法

棱镜分离法是除马氏杆法外另一个临床经常使用的检查和评估垂直性偏斜的方法，但是对于旋转性隐斜，棱镜分离不太常用。当使用此种方法来测定垂直斜视时，常使用水平棱镜将融合打破，使视标分离，并嘱咐患者一旦视标垂

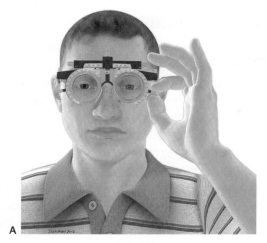

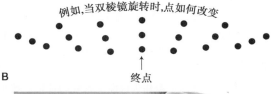

例如,当双棱镜旋转时,点如何改变

终点

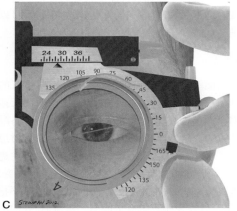

■ 图 14.2 A:使用双 4$^\Delta$ 三棱镜结合单一点光源检查评估旋转性隐斜程度。B:当使用双 4$^\Delta$ 三棱镜时患者将看到 3 个点光源—一眼前放置棱镜眼看到两个点,另一眼看到一个点。C:使用双 4$^\Delta$ 三棱镜测量旋转性隐斜量。将棱镜固定在仪器上,患者通过旋转棱镜可使看到的点光源垂直对齐,旋转的棱镜量即为其旋转性隐斜度数

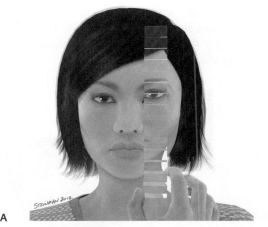

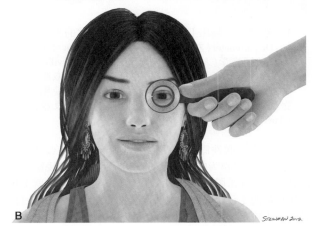

■ 图 14.3 垂直性眼位异常的评估可以使用棱镜串(A)或 Risley 旋转棱镜(B)。嘱患者观察一条短水平线,使用 8$^\Delta$ 垂直棱镜可使其发生垂直性复视。两眼所注视的目标分开,逐渐缓慢减少垂直棱镜度数,直到患者看到两目标水平对齐。事先先加少量水平棱镜度(一般 6$^\Delta$ 到 10$^\Delta$ 基底向内)以使注视目标分离

直对齐即告知医生。图 14.3 为使用棱镜分离法评估左眼上隐斜患者的偏斜程度。

注视视差测定

注视视差的原理是测量在融像存在情况下的旋转垂直性隐斜的大小和方向。由于是在患者有融像状态下进行的检查,注视视差测试的结果很可能与旋转垂直性隐斜的症状相关,这点与水平隐斜相同[33,34]。水平和垂直的相联性隐斜都应该被测定评估。另外,也应考虑少量的水平棱镜对垂直相关隐斜的影响。通常,将感知到的垂直分离量减少到零所需的棱镜量,可以作为患者的处方棱镜量,能很好地解决患者的症状;垂直相联性隐斜患者在棱镜处方后,很少再需要做视觉训练。与分离性测定(例如遮盖法和马氏杆法)一样,注视视差应该在远近距离,以及近距离向下注

视的眼位进行测定(阅读眼位)。

水平测试

通过观察一些患者发现,加小量的水平棱镜可以在很大程度上帮助融像,有些患者甚至可使其垂直性隐斜度数降为零[35]。对于这些患者,无须再加垂直棱镜。小量水平棱镜的矫正影响垂直眼位的原因尚不清楚。但是当存在小量垂直相联性隐斜时(通常小于 1.25$^\Delta$ 时)评估这种影响要谨慎小心。通常,对水平棱镜有反应的垂直偏斜患者应该是最适宜做水平融像性集合训练的病例。在视觉训练完成后,这些患者几乎不再需要任何棱镜。

垂直测试

垂直相联性隐斜

通常来说,临床上可以给患者开具能将其注视差异降为零的棱镜量,是能显著缓解其症状的。由于这种方法简便易行,故这种形式的注视视差测试已经成为垂直性隐斜

的首选测试。如果使用得当,该法对于诊断有症状的旋转性隐斜患者也有帮助。相联性隐斜量的远距离测试可以通过美国光学(American Optical, AO)偏振视力卡、偏振矢量图和 Turville 测试来实现;近距离测试通过 Mallett 近用单位、Woolf 卡和 Wesson 卡进行测定。(图 14.4)

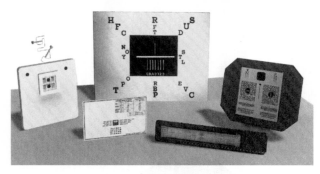

■ 图 14.4　临床上对注视视差曲线参数的测量包括:Disparometer(左)、Woolf 卡(中)、Wesson 卡(左下)、美国光学(AO)偏振视力卡(右下)、Turville 测试和 Mallett 近用单位(右)。在每项检查中,双眼可看到大部分视野,因此可以融像。然而由于使用偏振滤器或隔板时,部分中心视野仅能被单眼看到(Turville 测试中)

对垂直相联性隐斜的评估可以用来确定终点已经达到,这一点可以作为额外价值补充。原理就是用棱镜矫正患者的垂直异常眼位,在患者眨眼之后,对齐的眼位就不用发生任何的变化。眼前加入垂直向棱镜直到游标线通过棱镜看上去稳定不动,然后让患者闭上双眼 1~2 秒。再次睁眼时,患者需要注意游标线是否仍然对齐,还是要通过上下移动其中的一条游标线才能对齐。重复睁眼-闭眼的动作,并以 $0.25^\Delta \sim 0.5^\Delta$ 为一档不断改变棱镜,直到两条游标线始终稳定并对齐。与睁眼时测定的相联性隐斜棱镜量相比,闭眼后立即睁眼要达到游标线稳定对齐的结束点,需要小幅增加垂直棱镜的量。在眼睛再次睁开以后,游标线能立即对齐,此时置入的棱镜量就是处方量。

被动的集合注视视差曲线

通过不同数量的垂直棱镜测量注视视差,可以生成被动的集合注视视差曲线。垂直性隐斜患者测量出来的结果一般并不呈现为曲线,而多为线性。因此,前面提到的相联性隐斜的检查方法成为大多数患者的临床评估方法。被动的集合注视视差曲线主要用于观察和监督视觉训练项目进行。有关注视视差更详细的介绍,请参考第 15 章。

旋转注视视差

在做 Turville 测试检查时,若字母呈斜向排列,则为旋转性注视视差[36]。像美国光学(AO)偏振视力卡、成人偏振视力卡和 Mallett 远/近测试单位等,可发现水平和垂直的注视视差,并通过测试视标的倾斜显示旋转注视视差[37];这些测试并不测定旋转的量,旋转量的测定需要通过我们以前提到过的方法进行。但是,显著的旋转注视视差意味着失代偿的旋转性隐斜。对这些患者应该仔细地询问关于旋转性隐斜的症状,必要时要考虑治疗。

综合验光仪之外的测定

在治疗旋转垂直偏斜的患者时,临床医师最常遇到的挑战就是融像困难,许多屈光参差的患者可能会出现这种情况。有显著屈光参差处方的患者会经历两眼间产生的诱导棱镜,视线距离光学中心越远,诱发的棱镜效应越大。这种诱发的棱镜效应会影响双眼视觉,在屈光参差的老花患者使用双光眼镜向下阅读时影响尤其明显。很多时候,在向下注视时会出现明显的双眼视觉负担,从而导致患者出现症状。如果不清楚屈光参差诱发的这些症状,可能会导致治疗结果不成功。甚至对于没有屈光参差的患者也可能会在向下注视时表现出明显的旋转垂直性隐斜,这也常见于单侧或双侧上斜肌麻痹的患者以及甲状腺病患者和重症肌无力的患者。

经综合验光仪检查,在第一眼位上有明显的旋转垂直性隐斜的患者经常会通过倾斜或旋转头部来获得较舒服的双眼视觉。经过最佳屈光矫正后,使用框架眼镜对患者的第一眼位和向下注视的眼位(阅读眼位)进行评估,可以对患者的习惯双眼视觉状态和头位做出较好的评估。矫正合并存在的或是向下注视时诱导出来的垂直性隐斜,可以很大程度上消除症状。

诊断性遮盖

如果遮盖能缓解患者的症状,那么引起这些症状的原因通常是双眼视觉异常[38]。因此,在不能使用前面所述的常规方法对其做出最终诊断时,我们可以将其上隐斜眼试验性遮盖 24 小时,然后诊断性地评估双眼视觉异常对患者症状的影响[38]。表 14.3 列出了确定何时使用诊断性遮盖的考虑因素。通过遮盖试验包括患者对 phi 现象的报告,垂直注视视差曲线,注视视差检查中水平游标线的垂直不稳定性检查,通常可以发现哪只眼有上隐斜。遮盖后,我们可以为其开具垂直棱镜处方,处方度数以刚好能中和垂直注视视差(相联性隐斜)为宜,还要考虑结合垂直集合功能治疗。

表 14.3　何时以及如何使用诊断性遮盖
何时: 　患者有垂直性隐斜的症状,但是: 　　a. 使用下述方法检查时未发现垂直偏斜 　　　马氏杆法 　　　遮盖试验 　　　注视视差测量 　　b. 存在较小的旋转垂直性偏斜,但尚可代偿 如何: 　基于以下结果,遮盖上隐斜眼 24 小时 　　a. 遮盖试验(包括患者对 phi 现象的报告) 　　b. 垂直注视视差曲线 　　c. 注视视差检查中报告水平游标线在垂直方向上不稳定

phi 现象:似动现象,是指人们把客观上静止的物体看成是运动的,或者把客观上不连续的位移看成是连续运动的现象。当视网膜受到两个镜头光线刺激后,会引起皮层相应区域的兴奋。在适当的时空条件下,这两个兴奋回路之间发生融合,形成短路,因而得到运动的印象。

鉴别诊断

旋转垂直性偏斜的治疗最重要的是确定其病因。对于新获得的旋转垂直性偏斜,除非已知是由其他原因造成的,否则都应该考虑到严重的病因。通常,新获得的旋转垂直性偏斜都是非共同性,因此确定是哪条肌肉受累导致垂直偏斜的出现非常重要。

确定非共同性斜视受累的外肌——三步检查法

确定非共同性旋转垂直性偏斜患者哪条肌肉受累的主要方法就是,使用一种或多种方法在各个注视方位上测定斜视大小。对各个注视方位的结果进行诊断性分析的方法称作三步检查法,是因 3 个诊断性测量而得名。首先确定哪只眼有垂直性偏斜(眼位偏高的眼),其次检查该眼在向

左右注视时眼位偏高是否会加重,最后确定该眼在头向左右倾斜时眼位偏高是否会增加。表 14.2 列出了垂直功能眼肌受累时,各个注视方位三步检查的预期结果。举例说明,如果右眼下直肌受累,在向右注视和头向左倾斜时将会使右上斜增加(见表 14.2)。

上斜肌麻痹是上斜视最常见的原因,因为滑车神经比较容易受累(第四对脑神经)。上斜肌麻痹的三步检查结果很容易记住,因为它符合以下规律:RSO = 右,左,右(右上斜增加,常出现在向左注视和头向右倾斜时);LSO = 左,右,左(左上斜增加,常出现在向右注视和头向左倾斜时),见表 14.2 中的第 3 行和第 6 行。但是,三步法也可以通过画图的方法来表示,这样就不用记忆表 14.2 中不同的结果,使诊断过程简化。

三步检查法的图形分析法

三步法检查的结果可以通过三步检查法的图形绘制来分析(图 14.5A),图中的方向是从检查者一侧观察(左侧的

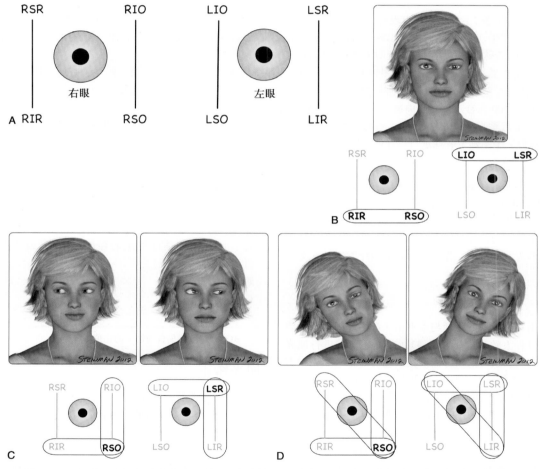

■ 图 14.5　A~D:对患者进行遮盖试验,患者在第一眼位直视前方(头位要直),如果有右眼上斜,圈出右眼下转肌群(RIR,RSO)和左眼上转肌群(LIO,LSR)(B)。执行遮盖试验,以确定向右还是向左注视时的上斜眼位偏斜增加。如果向左注视时,上斜位增加,圈出患者每只眼左侧的肌肉(RIO,RSO,LSR,LIR)(C)。确定上斜视是否随头部向患者的右肩或左肩倾斜而增加。如果随着头部向右肩倾斜时斜位增加,要圈出患者头部向右倾斜时每只眼睛对应的肌群(RSR,RSO,LIO,LIR)(D)。被圈了三次的肌肉就是受影响的肌肉。在这个病例中,在第一眼位直视前方时有右眼上斜,注视左侧和头部右侧倾斜时上斜位增加,诊断为右侧上斜肌肌无力所致的上斜视。LIO,左眼下斜肌;LIR,左眼下直肌;LSO,左眼上斜肌;LSR,左眼上直肌;RIO,右眼下斜肌;RIR,右眼下直肌;RSO,右眼上直肌;RSR,右眼上直肌

图像是患者的右侧,而右侧的图像代表患者的左眼)。两眼的 8 条垂直旋转肌肉列在图中 14.5A,代表每条肌肉的活动方向。使用图形分析时,请遵循以下步骤:

第一步:在第一眼位直视正前方,进行遮盖检查,确定是右眼还是左眼上隐斜。如果右眼上斜,圈住右眼的下转肌群(RIR,RSO)和左眼的上转肌群(LIO,LSR)(图 14.5B)。

第二步:在向左和向右注视时分别再做遮盖检查,确定在左还是右注视时,是否出现上斜视增加。如果向左注视上斜增加,则将患者每只眼左侧的肌群画圈(RIO,RSO,LSR,LIR)(图 14.5C)。

第三步:让患者的头向右侧倾斜,做遮盖检查,然后再向左倾斜,做遮盖检查,确定向哪个方向倾斜时上斜增加。如果头右倾时,上斜视增加,则将每只眼对应向右侧倾斜的肌群画圈(RSR,RSO,LIO,LIR)(图 14.5D)。

诊断:3 次画圈的肌肉就是受累的肌肉(图 14.5D)。在这个病例中,在第一眼位有右眼上斜,再向左注视时和头向右倾斜时出现上斜增加,RSO 在整个过程中被圈了 3 次,因此诊断结果就是右眼上斜是由于右眼上斜肌肌无力引起的。三步法得出的预期结果也与上斜肌麻痹的口诀一致:RSO 薄弱 = 右,左,右(右上斜增加,常出现在向左注视和头向右倾斜时),参见表 14.2 第三行。

获得性斜视的鉴别诊断要点包括新发生的复视,各个注视方位检查为非共同性偏斜,视野缺损以及新发的眼病,如视乳头水肿或视网膜病变(病例 14.1)。有此症状或发现的患者应该转诊对其全身情况(如血管病变,包括糖尿病或高血压)、内分泌系统(如甲状腺相关性眼病)及神经系统(如肌无力)进行全面评估,同时对垂直斜视继续给予治疗。

病例 14.1　新发生的垂直性复视

某男性,18 岁,主诉阅读时出现复视,复视在近两个月逐渐加重且发生频率增加。检查时患者主诉在向上注视时偶有复视发生,剧烈运动时复视出现的程度和频率增加。该患者 4 个月前曾发生车祸,但否认有眩晕、共济失调或全身性疾病,否认既往用药史。检查时未戴矫正眼镜。

检查结果显示:其为正视眼,双眼视力均为 20/15。无眼球震颤。遮盖试验显示第一眼位检查时左眼有 2^Δ 上隐斜,向下注视时左眼上斜视度数增加到 25^Δ。瞳孔对光反射正常;未发现传入性瞳孔缺陷。随机点立体视检查 40cm 处立体视为 100 弧秒。单眼肌肉视野正常,双眼视野显示向右下方注视时复视加重。

由于最近垂直斜视的发展,患者进行了神经科检查。检查结果与上述一致,后颅窝磁共振检查发现 I 型 Arnold-Chiari 畸形。手术延至暑期进行。在此期间并未给予屈光矫正。

长期先天性斜视患者一般不会抱怨有新发生的复视症状,先天性旋转垂直性偏斜患者中若存在复视症状,一般病症已经存在多年,但时轻时重。此外,与获得性旋转垂直性偏斜患者中常表现的非共同性斜视相比,很多先天性旋转垂直性隐斜为共同性的。先天性偏斜的治疗方法见下文。

治疗

旋转垂直性隐斜的处理与本书第 3 章讲述的水平性隐斜的治疗过程大致相同(表 14.4)。首先要对其进行屈光矫正以便视网膜获得清晰影像。其次还要对一些屈光状态给予矫正,例如旋转垂直性偏斜患者需要辅助水平或垂直棱镜。同时,合并有调节不足者,给予近附加正镜片也可起到重要作用,通过改变视近时的视线或清晰度来帮助患者更好地融像。通过单眼遮盖从而阻断该眼的视网膜成像来消除复视的方法,很少用于旋转垂直性隐斜的治疗。通常情况下,患者很容易建立融像功能,因此只需加强融像功能。对于依从性良好的患者,上述方法及棱镜仍无法完全消除其症状时,可以考虑进行视觉训练,视觉训练可以显著改善其隐斜和融像功能。

手术作为旋转垂直性显斜的重要治疗方法却很少用于旋转垂直性隐斜。由于大量的棱镜会造成视物变形,再加上其重量会使配戴不适。因此,手术适用于棱镜需求量大于 15^Δ 或明显的非共同性旋转垂直性隐斜患者。

表 14.4　旋转垂直性隐斜的处理过程
遮盖(诊断)
屈光矫正
光学治疗(常用垂直棱镜,若存在调节问题或高 AC/A 时可给予近附加正镜)
遮盖(治疗)
视觉训练
手术

AC/A,调节性集合与调节的比值。

屈光矫正

清晰的视网膜成像可以促进旋转垂直性偏斜的融像功能,因此存在上隐斜的患者首先应该通过检影和最大正镜化双眼屈光检查来获得最佳矫正处方。旋转性隐斜的屈光治疗取决于隐斜的类型。斜轴散光患者经屈光矫正后经常可消除症状。未戴镜矫正者为了消除所见物像的倾斜需要旋转性的融像运动来代偿;当对其进行屈光矫正后物像倾斜消失,从而不需要旋转性融像运动,症状也会随之消失。

然而部分患者对于未矫正的斜向散光感受可能比矫正更舒适一些。这些患者使用柱镜矫正后会出现两眼物像不等[32],在水平注视时,他们无法调整通过新的矫正眼镜产生的垂直棱镜差异[39],或者可能产生与未矫正前为实现融像而产生的旋转性隐斜相反的新的旋转性隐斜。对于这些患者,散光矫正后会迫使其代偿新产生的隐斜,矫正效果一般不会成功[40],而通过视觉训练来减少抑制和增加旋转融像能力往往会成功。

与集合相关的旋转性隐斜患者在看近时会引起散光轴位的变化(病例 14.2)。如果散光度数较高或轴位改变明显则会引起一些不适的临床症状。视远双眼屈光检查可提供最佳屈光矫正处方。通过视近双眼屈光检查,如果发现看近时轴位改变明显,足以引起症状,则需要用硬性透气性角膜接触镜(rigid gas permeable,RGP)或单独视远、视近的框架眼镜进行屈光矫正。有垂直相联性偏斜存在时也应仔细检查并予以矫正。

棱镜

在对旋转垂直性隐斜进行屈光矫正后,下一步的处理方式需要考虑使用棱镜。是否使用棱镜处方要综合考虑患者的症状及其存在的隐斜大小类型。如表 14.5 所示,若上隐斜患者无症状可暂不给予治疗(见表 14.5,第二行)。但是,如果患者是由于回避引起不舒适的工作才没有表现出症状,这时我们也应对其进行治疗。

病例 14.2　有症状的旋转性隐斜

某男性,35 岁,主诉长期左眼上方头痛,眼疲劳,戴镜阅读时出现间歇性视物模糊,有中度散光。内外眼检查均正常。睫状肌散瞳验光检查结果屈光度如下(同原镜):

OD:1.00-3.50×95　　20/15-

OS:0.75-4.00×105　　20/20+

OU:20/15

6m 和 40cm 处检查均有 3^Δ 外隐斜。Worth 四点灯检查左眼偶有间歇性抑制,随机点立体视检查 40cm 处为 40 秒弧。调节检查结果正常(调节幅度为 8D,滞后量为+0.25D,±2.00D 调节灵敏度为 10cpm)。6m 处无注视视差,但左眼在 40cm 处有旋转视差。近距离屈光检查散光轴位为:

OD:96

OS:112

散光轴位改为视近轴位时,尽管有视远模糊,但近距离阅读无模糊不适现象。马氏杆检查 6m 处有 1° 外旋转性隐斜,40cm 处有 8° 外旋转性隐斜。

合适的矫正方式是配戴 RGP,在视远视近时均可提供清晰的视野。但是患者不接受角膜接触镜(也称为隐形眼镜),因此开具了看远看近两副不同散光轴位的处方配镜。2 周后复查无不适症状。

表 14.5　垂直性隐斜的临床处理

垂直	症状	诊断性遮盖	治疗	患者比例/%
无	无	无	无需	80
隐斜或注视视差	无	无	无需,除非避免工作	3
隐斜和注视视差	有	无	根据注视视差结果使用棱镜	12
仅有注视视差	有	无	根据注视视差结果使用棱镜	3
常规检查没有	有	有(将上隐斜眼遮盖 1~2 天)	遮盖后根据注视视差结果使用棱镜(通常较少,<1.25^Δ)	2

明显旋转垂直性隐斜或者垂直注视视差(表 14.5 第三和第四行)的有症状患者,相比视觉训练,更容易接受棱镜处方。一般来说,棱镜处方是指棱镜量足以缓解症状的垂直棱镜。然而,对于某些患者,水平棱镜可以减少垂直相联性隐斜[35]。这种水平棱镜矫正垂直斜视的类型在注视视差一章会有更完整的介绍。

远近距需要不同垂直棱镜的患者

在远近不同情况下需要不同的垂直棱镜。这种情况多发于屈光参差的老花患者,由于诱导型垂直性隐斜出现视物困难。非老视患者通常通过将下巴向下倾斜(或抬起阅读材料),使视线接近镜片的光学中心以尽量减少棱镜效应的影响,但是老视患者要通过镜片更下的部分去使用阅读区。由于这些因素,双焦磨削(slab-off)的处理方式(这可以做在单光镜片上)更常适用于需要多焦镜片的患者,包括三焦点,甚至渐进镜片。当由于眼部肌肉无力、纤维化或神经病变而出现明显的非共同性偏斜时,就会出现融像困难。这些痛苦往往导致不同方向注视时偏差的显著差异。通常也难以进行治疗,在远近不同距离(或在左右注视)时,患者需要配戴不同的棱镜度。这可以通过 slab-off 棱镜、扇形 Fresnel 棱镜(sector Fresnel prism)和/或两副不同棱镜的眼镜来矫正,即使这样,也需要对眼镜的一部分进行扇形遮挡,以防偶尔出现复视。

处方依据标准

垂直性隐斜的棱镜处方可以通过几种方法来确定。然而尚未有一种精确的方法来确定处方的棱镜度数。在临床实践中大多数临床医生在给予棱镜处方时一般都参考以下因素:隐斜的大小、垂直或旋转性集合范围、翻转棱镜测试结果以及注视视差的测量结果。

隐斜的大小幅度

多数医生遵从了 20 世纪初期临床研究者的观点,根据隐斜的大小来开具棱镜处方。遗憾的是,前辈们所提倡的检查方法会导致处方棱镜量有相当大的变化。例如,Hansell 和 Reber[41] 认为若经屈光矫正后仍有上隐斜存在,则棱镜应为隐斜量的三分之一。Emsley[42] 和 Maddox[43] 却认为垂直棱镜处方应为垂直性隐斜的三分之二。Giles[44] 建议棱镜处方应为视近垂直性隐斜量的四分之三。Duke-Elder[45] 和 Peter[46] 认为若屈光矫正后残余上隐斜度数大于 $1^\triangle$,则棱镜应该将隐斜度数全部矫正(或比隐斜度数少 $0.5^\triangle$)。Hugonnier、Clayette-Hugonnier 及 Veronneau-Troutman 等[47] 建议小度数斜视应该使用棱镜全部矫正。

可见临床医生在开具处方时,参考的指导方法和原则并不一致。例如 Krimsky[48] 甚至认为应该针对患者个体化分析,以能缓解症状并重建双眼视觉为目的,开具最小棱镜量,而不建议使用统一标准。有人推荐确定最小棱镜处方的方法是将棱镜放在屈光矫正的试镜架上,棱镜基底方向放置正确,然后对其视力和舒适度进行评估,以此确定棱镜处方。棱镜矫正缺乏统一的标准,这也意味着可能有其他优于垂直性隐斜测量的方法,应该寻找更合适的处理方案。

棱镜集合范围

棱镜集合范围测量法是大多数视光师处理垂直性隐斜时常用的方法。但是基于棱镜集合范围确定的棱镜处方量,与 Tait 所建议的方法差异较大。Tait[49] 建议棱镜处方量应该能使患者使用五分之一的垂直融像幅度来矫正偏差,以此平衡垂直集合范围(如下文描述)。另一种推荐的方法是当恢复值与隐斜方向相同时,使用能平衡恢复值的棱镜作为处方。使用恢复值得出的棱镜量主观上更容易被接受[26]。

基于垂直集合范围确定棱镜处方时,临床医生首先要对垂直性隐斜进行评估,之后测量其垂直集合储备。通常使用综合验光仪上的旋转棱镜来测量垂直集合储备。测量时先在一眼前加基底向下的棱镜进行测定,逐渐增加度数直到融像被打破然后减小度数恢复融像,之后再加基底向上棱镜进行同样的测定。使用这种检查方法,没有垂直性隐斜的患者每只眼的上下集合范围基本相同。例如,左眼的下集合范围会等于右眼的上集合范围。因此,集合范围通常只需测量单眼。

平衡垂直集合范围来决定棱镜处方的方法被广泛应用,尤其在注视视差测量还没出现之前。处方棱镜可用于平衡垂直集合范围的破裂值;棱镜量一般为垂直性隐斜度数的二分之一到三分之二。当存在垂直上隐斜,同时伴有不相等的垂直性集合范围时,可以将垂直融像性集合范围的破裂值或恢复值用来确定棱镜处方。棱镜量可由以下公式计算:

$$矫正棱镜 = (BD 破裂值 - BU 破裂值)/2$$

(若结果为正值,棱镜基底向下;结果为负值,棱镜基底向上。)

例如,如果有 $3^\triangle$ 右上隐斜,右眼上集合幅度 $6^\triangle/3^\triangle$ 和下集合幅度 $2^\triangle/1^\triangle$,则右眼前基底向下 $2^\triangle$ 的棱镜处方可以平衡上下的破裂值:$[(6^\triangle - 2^\triangle)/2 = 2^\triangle]$。

利用垂直集合范围来确定棱镜处方的方法存在一个潜在的问题,即在确定合适的棱镜量时,集合范围并不总是有用的。垂直集合范围的测量结果差异很大,这取决于很多因素,例如测量时引入棱镜分离的速度[24]、测量距离[25] 以及实际的垂直偏斜[26]。大量研究人员发现垂直性隐斜和融像范围受残余张力的影响。对于部分垂直性隐斜患者,垂直集合范围也会受到首先刺激的肌肉的影响。例如,如果首先测定左眼上集合范围,那么左眼下集合范围值会减少,这是由首先测定的上集合刺激产生了张力所致。

临床上这种残余张力的问题可以通过测量代偿的融像储备和对侧眼的相对融像性集合范围来避免。例如,如果存在右眼上隐斜,则首先测量右眼下集合范围,并与左眼下集合做比较(左眼下集合等于右眼上集合)。这样就可以避免残余张力对融像性集合储备的影响。或者,可以将反向集合范围的检查留在最后进行,这样可以等一段时间使残余的张力性神经兴奋慢慢消失,然后再测量。

翻转棱镜测试

Eskridge[50] 建议使用 $3^\triangle$ 手持式翻转棱镜来确定上隐斜的类型和垂直棱镜量(图 14.6)。棱镜基底上下翻转,每翻转一次患者都可看到垂直分开的影像。分离的图像互相靠近时的棱镜基底方向可用以判断隐斜的类型。如果左眼前加基底向上的棱镜后看到影像互相靠近则说明右眼有上隐斜。在右眼前加基底向下的棱镜,直到两眼所见影像在垂直方向上等距,该棱镜度数即为处方度数。这种棱镜基底上下翻转上下平分视觉任务的工作,大多数患者都很容易完成,而且这种检查可以使较小的垂直性隐斜量翻倍,容易检查,故该检查的敏感性较高。当患者出现复视时可以用翻转棱镜来检查。由于融像引起集合适应位置的变化[51],所以使用翻转棱镜可能使部分患者的处方棱镜偏高。

注视视差的测量

水平棱镜矫正。一些患者加上小度数的水平棱镜后可使垂直性隐斜减为零[35]。这类患者的比例多少我们无从知晓,因为大多数医生都为这些患者开具垂直棱镜处方而并没有关注水平棱镜的影响。但是当患者有小度数垂直性隐斜时(小于 1.5),水平和垂直棱镜的效果我们都应进行评估。当患者使用小度数水平棱镜(小于 $2.5^\triangle$)能成功消

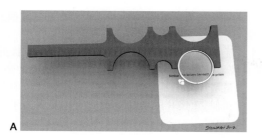

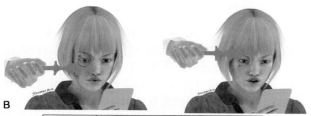

状况	患者感知右眼放 底朝上的棱镜	患者感知右眼放 底朝下的棱镜
右眼上斜 (左眼下斜) 偏斜		
右眼下斜 (左眼上斜) 偏斜		
正常 (没有偏斜)		

■ 图 14.6　A:3ᐃ 手持式翻转棱镜来确定上隐斜的类型和垂直棱镜量。B:当患者观察一条 0.75M 字体大小的水平线时,上下翻转棱镜基底。C:患者可看到垂直分开的影像,使两眼所见影像垂直方向上等距的棱镜度数即为处方度数

除垂直性隐斜时,通过加强水平集合范围的训练和抗抑制训练对患者有较好治疗效果。这样的视觉训练大多都有一定的效果,并且可以去除患者对棱镜的依赖。

垂直相联性隐斜:注视视差曲线。尽管水平注视视差曲线有 4 种类型(见第 15 章),垂直性隐斜患者典型的注视视差曲线却是线性的,这是由于每次加入的棱镜减少了相应程度的注视视差。这种线性关系最初由 Ogle[21] 报道,Rutstein 和 Eskridge[52] 认为所有具有正常双眼视觉患者的垂直注视视差都是线性曲线。Petito 和 Wick[53] 也证实大部分垂直注视视差曲线为线性的,但仍有约 5%～10% 的患者为非线性的。总之,垂直注视视差曲线一般为线性的,因此可以使用将曲线中的视差降为零(相联性隐斜)时所加的垂直棱镜度数作为处方。测试应该在远距离、近距离以及近距离的下方注视位(阅读位)进行。

被动集合曲线

有垂直性偏斜存在的情况下,在双眼同时视物(垂直相联性隐斜)时,将垂直斜视降为零时的棱镜度数为最精确,也是最易被患者接受的棱镜处方。这也是缓解症状的最小的棱镜量。被动集合注视视差曲线的基础值可以用来监测视觉训练过程(见本章后一部分)。

用仪器测量垂直注视视差后将数据绘制成图标会得出一条直线,也有部分患者表现为非线性(图 14.7A)。图 14.7B 显示了大多数垂直注视视差的线性关系特征。在患者一眼前逐渐增加棱镜度数,注视视差会减小,减小的程度与每次增加的棱镜量相近。但当相联性隐斜与分离性隐斜不相等时,这种线性关系偶尔会改变。做简单的对比就可以发现这种差异,由于非线性关系证实了棱镜适应性的存在,因此垂直性集合训练是有用的处理方法。棱镜适应我们将在第 16 章讨论。

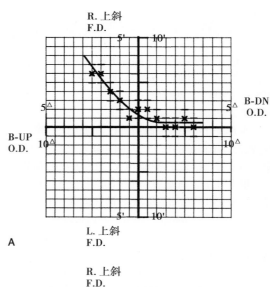

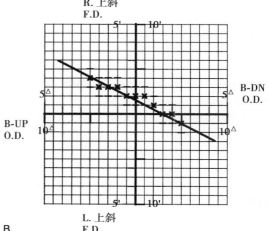

■ 图 14.7　A:尽管有 15% 的患者垂直注视视差曲线为非线性的,但仅有约 5% 的患者在临床上为典型的非线性曲线。B:有 85% 的患者垂直注视视差曲线为典型的线性。实际上通过对相联性隐斜的测量可以确定所有患者的棱镜处方(使注视视差降为零时的棱镜度数)

棱镜适应

在双眼视觉正常且无旋转垂直性隐斜的患者一眼前放置可以融合的垂直棱镜(一般是 2$^\triangle$ 或更小),诱发垂直偏差,15 分钟后重新测定,结果发现,重测垂直偏差结果小于放置在眼前的棱镜量。这种对垂直棱镜的适应性已被 Rutstein 和 Eskridge[54] 及其他学者[55,56]的研究所证明,同时也注意到了发生比率和棱镜适应量的个体差异[57]。近 80% 的患者能适应垂直棱镜[58]。但是,完全适应垂直棱镜的受试者通常没有症状[59]。此外,Schor[60] 已经证实,对棱镜不能完全适应的患者更可能出现症状。这些研究表明,适应棱镜能力较差的患者有明显的症状。

Lie 和 Opheim[61] 使用棱镜纠正长期有严重视觉症状的隐斜患者。他们发现,在这些患者中,大多数有较小的垂直偏差。此外,有 80% 的患者在确定消除症状的全部偏斜量之前,有一段时间矫正棱镜度数会增加。Surdacki 和

Wick[62] 的临床报告也表明,在完全补偿潜在的垂直偏差之前,患者可能需要多次棱镜矫正。

基于基础和临床研究,我们认为对于有症状的患者,垂直棱镜的处方一般不会导致患者对棱镜的适应。棱镜需求量增加可能不是经典意义上的适应性,而是与隐性远视相似,正镜片的增加不是适应而是因为未被完全矫正。

潜在性上隐斜患者的棱镜处方

在临床双眼视觉实践中,患者的症状提示有垂直斜视(见表 14.5),但在常规临床试验中没有明显的垂直性隐斜存在。这时很难做出临床处理决定。就像一些大的偏移量一样,小的潜在垂直性隐斜也可以导致患者出现症状,这些垂直偏差只有在长时间的遮盖下才会显现出来。因此,我们建议按照表 14.5 最后一行中列出的步骤,则可以成功治疗潜在性上隐斜患者。见病例 14.3。

病例 14.3 潜在性上隐斜

一位 11 岁男生,自觉阅读困难。主诉阅读速度慢,阅读丢字,换行时总是回到上一行,阅读约 30 分钟后感觉头痛(眼睑和额头区域),头痛后视物模糊。看近模糊眨眼后变清晰。目前配戴眼镜度数如下:

OD:-2.50DS   20/15

OS:-2.25DS   20/15

所有检查均配戴原眼镜进行。遮盖试验和马氏杆检查发现患者远近各个注视方向均有 1$^\triangle$ 外隐斜。看远为正位,看近有不稳定的 0.75$^\triangle$ 左眼相联性上隐斜,且隐斜量随时间逐渐加大。当患者在水平位移动视线时隐斜量无改变。调节检查结果正常(调节反应 = +0.75D,调节幅度 = 14D,双眼±2.00D 翻转拍 = 6cpm)。远近垂直集合范围对称。

根据检查结果,患者原眼镜的度数合适,调节和融像能力正常。由于检查过程中垂直相联性隐斜不稳定存在,提示患者存在左眼潜在性上隐斜,诊断性遮盖对于进一步评估很有帮助。患者左眼持续遮盖 24 小时后进行进一步检查。检查时去遮盖测量相联性隐斜。看远遮盖试验有 2$^\triangle$ 左眼上隐斜。相联性隐斜检查发现看远有 2.75$^\triangle$ 左眼上隐斜。

嘱咐患者只戴近视镜阅读 10~15 分钟,再在戴镜时左眼前加 2.75$^\triangle$ 基底向下的棱镜阅读 10~15 分钟。患者感觉加棱镜后眼疲劳缓解,眼球运动也较之前灵活(换行时不再回到上一行),故为其开具棱镜处方。配戴新处方眼镜后最初患者感觉有轻微不适,不到 30 分钟后不适症状消失。在随后的一年随访中,患者主诉阅读时丢字频率明显降低,且没有不适症状。最后一次检查测量相联性隐斜,左眼仍需约 3$^\triangle$ 基底向下棱镜才可将左眼注视差降为零。所有其他检查结果均在正常范围内。

通过对患者的相联性隐斜检查,症状的严重程度以及单眼遮盖进行临床评估,从而确定棱镜矫正处方。首先在注视视差曲线和分离性隐斜测量中确定哪只眼睛有上隐斜的趋势,单眼遮挡该眼 24 小时后检查,可以帮助判断是否需要矫正垂直性隐斜。转天患者就诊时(仍保持遮盖),在摘掉眼罩后马上测量(遮盖试验或马氏杆)视远视近时的分离性隐斜,同时在分离性隐斜测量时不允许其使用融像功能。使用分离性隐斜测量确定的棱镜度作为起始棱镜度,进行前面所讲到的垂直注视视差的测量。因此,最终处方棱镜是经过 24 小时遮盖后使相联性隐斜降为零时的棱镜度数。

屈光参差诱导的垂直偏位棱镜处方

屈光参差的老花戴镜患者,常因为诱发垂直偏差引起视近不舒适。对于这样的患者,配戴 slab-off 镜片可能是有用的。slab-off 或双焦磨削通常用在线性双光镜片上,其中 slab-off 线位于子镜片顶线上。当在线性三焦眼镜的镜片

上做 slab-off 设计时,水平平分镜片的可见线应与子镜片中间部分的顶部对齐,而不是像线性双光与子镜片的顶端对齐。因为镜片上可以看到一条线(双光眼镜有条线,外观不美观),且 slab-off 线与下眼睑对齐,所以这种设计很少用在渐进镜片上。

给予多少的 slab-off 棱镜量是非常重要的。对于症状逐渐减轻和拥有良好近视力的人来说,给予合适的 slab-off 棱镜处方,往往会有很好的效果。然而,双焦磨削技术会使镜片价格增加,因此,这些也都是不建议使用 slab-off 棱镜矫正的原因。表 14.6 列出了一般不应使用 slab-off 棱镜的原因和实例。如果患者属于表 14.6 中的 5 种类型之一,通常不需要考虑 slab-off 镜矫正。在决定是否对患者进行 slab-off 棱镜矫正时,参考表 14.6 的示例。虽然 slab-off 透镜有助于屈光参差老视患者的矫正,但事先一定要考虑好以确保适当的选择双焦磨削设计镜片,避免产生不必要的花费。

表 14.6　矫正垂直不平衡的禁忌证

单光眼镜配戴者

例 14-6a：22 岁，女性，无症状，患者的处方未改变，只是想换一副新的单光眼镜。其处方如下：

OD：-0.75　= 20/20

OS：+2.00　= 20/20

计算出的垂直不平衡为：2.75

Slab-off：否

原因：无症状的单光矫正患者

角膜接触镜配戴者

例 14-6b：34 岁，女性，无症状近视性屈光参差，想换接触镜。其处方如下：

OD：-0.75　= 20/20

OS：-5.75　= 20/20-

计算出的垂直不平衡为：5.00

Slab-off：否

原因：无症状的接触镜配戴者无须 slab-off 矫正

单眼视患者（仅有一眼或者仅有一眼的视力良好）

例 14-6c：54 岁，男性，旧眼镜丢失。曾在十几岁时被垒球砸伤，后左眼视觉一直有阴影。经检查，患者左眼眼底有一大片黄斑瘢痕，同侧眼显示视神经苍白。其处方如下：

OD：+2.50　-1.00×90 = 20/20-1

OS：-1.00　= 20/200

Add：+2.00 OU

计算出的垂直不平衡为：3.50

Slab-off：否

原因：左眼视力极差意味着计算垂直不平衡无须矫治

无症状患者，有垂直不平衡，以往未曾矫正，且已经耐受。

例 14-6d：47 岁，股票经纪人，一直戴着 FT-28 双焦镜片，感觉舒适，多年来未曾戴过 slab-off 棱镜。他决定第一次尝试渐进镜片。其旧处方为：

OD：-4.00

OS：-0.25-1.00×180

Add：+1.25 OU

其新处方：

OD：-3.75

OS：+0.50-0.75×5

Add：+1.75 OU

计算的垂直不平衡为：3.50

Slab-off：否

原理：尽管有计算性垂直不平衡，但该患者已经舒适地戴双光镜很多年，这个眼镜并未纠正类似的不平衡

垂直不平衡度数低（小于 1.00~1.50D）

例 14-6e：66 岁，女性。双眼均接受了人工晶状体植入术，其处方为：

OD：-0.50×90 = 20/15

OS：-0.50　　　= 20/20^{+2}

Add：+2.75 OU

计算的垂直不平衡为：0.50

Slab-off：否

原因：计算的不平衡小于 1.0D

如何确定 slab-off 棱镜量

如前所述，首先要排除患者症状是否由垂直方向的屈光参差造成。在确定双光设计适用于屈光参差患者后，再确认其是否在远近距离需要不同的棱镜量进行矫正，标准为测量的结果，而非计算的结果。因此，对于屈光参差的隐斜患者，我们建议：

1. 根据患者情况，判断 slab-off 矫正是否有效（见表 14.6），当有效时：

2. 通过粗略计算垂直屈光参差量（如下所述），判断患者是否需要矫正。不需要完全计算向下注视位的屈光参差不平衡。通过计算，确定可能需要 slab-off 棱镜后：

3. 向下注视时进行遮盖试验、马氏杆试验、垂直注视差测量，这些测量可以确定 slab-off 对屈光参差的不平衡是否有效，并确定棱镜处方量。

计算：确定可能需要的 slab-off 棱镜量，必须要知道每只镜片在 90°子午线上的垂直屈光度（这是由镜片的球镜度和在 90°子午线的散光度数确定的）和阅读高度（这是由镜架尺寸和双焦高度来确定）。

当有散光存在时，垂直子午线的散光量需要加到球镜度中去。通过一个数学公式来确定每个轴的屈光度。对于垂直子午线上的屈光度，可以使用公式：

$$90°方向的屈光度 = 柱镜度 × [Sin(\theta-90)]^2$$

（记住：柱镜的矫正轴必须从 90°及垂直位增加或减去）

公式很容易使用，但是每次应用都需要使用 sin 表来计算，一般来说，表 14.7 所示的百分比足以精确估计镜片 90°子午线的屈光度。

以下面的处方为例：

$$R：-0.25-2.00×30$$
$$L：-5.00-1.00×150$$

90°子午线屈光度的计算：右眼，散光轴位与 90°垂直轴相隔 60°（90-30=60），因此，从表 14.7 可知柱镜屈光度的 75% 在垂直位上，因此在垂直子午线上给了我们柱镜屈光度 1.4D（2.00×.75）。将此柱镜屈光度添加到球镜屈光度中，在 90°子午线上产生的总屈光度为 -1.65D [-0.25+（-1.4）]。对于左眼，散光轴与 90°垂直轴相隔 40°（90-50=40），从表 14.7 可知，柱镜屈光度的 44% 在垂直位上，因此在垂直子午线上的柱镜屈光度为 0.44D（1.00×0.44）。将此柱镜屈光度添加到球镜屈光度中，在 90°子午线上产生的总屈光力为 -5.44D [-5.00+（-0.44）]。

确定整体镜镜效应：左眼的垂直方向镜片屈光度减去右眼垂直屈光度（-1.65）-（-5.44）= 3.79D，两眼在垂直方向上存在 3.79D 的屈光差异。

这个结果仅仅是粗略的计算结果，仍然不是实际计算的 slab-off 棱镜的处方值。要确定精确的 slab-off 棱镜量，必须确定阅读深度。

阅读深度的计算：一旦在确定了 90°垂直子午线的屈光度后，就要计算阅读深度。通过在子镜片的顶端下移距离再增加上 5mm 来确定就是阅读深度。为了确定子镜片的位置，将镜框的垂直尺寸测量值除以 2，并减去子片的高度，就是子镜片的下移距离。

表 14.7 柱镜在不同轴位的 90°子午线屈光力

离散光轴的角度/°		柱镜度的百分量
0	180	0.00
5	175	0.01
10	170	0.03
15	165	0.07
20	160	0.12
25	155	0.18
30	150	0.25
35	145	0.33
40	140	0.44
45	135	0.50
50	130	0.59
55	125	0.67
60	120	0.756
65	115	0.82
70	110	0.88
75	105	0.93
80	100	0.97
85	95	0.99
90	90	1.00

例如,一个镜架高度为 45,子镜片高为 15,阅读深度为:

1. 45/2 = 22.55
2. 22.5−15 = 7.5
3. 7.5+5 = 12.5(这就是阅读深度,以 mm 为单位)

Slab-off 棱镜量的计算:在确定屈光度和阅读深度后,要将屈光度和阅读深度相乘,结果再除以 10(Prentice 规则),即可确定每只眼睛的棱镜量,然后两者相减,这个差值就是计算的 slab-off 棱镜量。

从上述内容,可得知,右眼和左眼垂直子午线的屈光度为

$$OD: -1.65$$
$$OS: -5.44$$

屈光力乘以阅读深度:

$$-1.65 \times 12.5 = -20.63$$
$$-5.44 \times 12.5 = -68.00$$

根据 Prentice 规则,上面结果再除以 10 以决定每只眼的棱镜量:

$$-20.63/10 = -2.06^{\Delta}$$
$$-68.00/10 = -6.8^{\Delta}$$

总的棱镜效应为:左眼值减去右眼值:$(-6.8) - (-2.06) = -4.74^{\Delta}$

所以计算所得的 slab-off 棱镜的处方为 -4.74^{Δ}。

测量

通过计算确认有足够的垂直屈光参差存在(超过 $1^{\Delta} \sim 1.25^{\Delta}$)时,患者可能在注视远近不同距离需要不同的棱镜矫正度,此时应该通过测试以确定所需要开具的棱镜量。由于处方量是基于测量结果,而非计算值给定,因此使用最佳矫正处方(如果度数相近的话,可以通过患者以前的眼镜进行测定)在试镜架上做评估要比通过综合验光仪更好地评估患者在向下注视眼位时习惯的双眼视觉状态。参考病例 14.4A~病例 14.4D,均为需要 slab-off 垂直棱镜治疗的患者。这些病例也表明了测量所得的处方值通常小于计算出的棱镜量结果。

病例 14.4A~D   Slab-off 棱镜的考虑

病例 14.4A:70 岁女性患者,人工晶状体摘除术后的第一次配镜。右眼做了晶状体植入手术,4 个月后做左眼。她的新镜处方如下:

OD:平光 = 20/20+

OS:+2.50−0.75×90 = 20/30−

Add:+2.50 OU

计算出的垂直不平衡为 2.50

Slab-off:也许需要

原理:由于计算出的不平衡度约为 2.5D,这位术后患者不可能忍受标准的矫正方式。但是,由于她将在几个月后将进行第二次手术,使用单眼视眼镜可以比 slab-off 棱镜要更实用。结果证明当她两只眼的度数一样时,效果很好。此患者的最终配镜度数为:

OD:+2.25　　　　　　　　　远距视力 20/70+;近距视力 20/25

OS:+2.25+0.75×90　　　　20/30−

当然,如果单眼视眼镜不能成功,患者可以配戴远近距离分开的两副眼镜(价格和 slab-off 棱镜矫正一样或更少)。

病例 14.4A ~ D　Slab-off 棱镜的考虑（续）

病例 14.4B： 一名 44 岁的女性，有早老视症状出现，她一直戴着单光、高折射率的眼镜，用于矫正远距离视力。她现在近距阅读越来越困难，想更换为双焦眼镜。之前的处方是：

OD：+3.75

OS：+1.00

新处方为：

OD：+4.25−0.50×90

OS：+1.25−0.50×90

Add：+1.25 OU

两眼垂直不平衡：3.00

Slab-off：也许需要

理由是：这是患者的第一个多焦矫正镜，并出现 $3^\triangle$ 计算性不平衡，这可能会导致出现问题。由于计算性不平衡是 $3^\triangle$，患者向下注视时的测量结果应该与之不同。此患者用 Mallet 近用单位测定向下注视时的右眼垂直性相联性隐斜显示其需要 $1.25^\triangle$BD 棱镜即可获得在阅读时最佳融像和舒适度，这比计算出来的量要少得多。这大概是因为长期的屈光参差，她已经适应这种状态。

病例 14.4C： 67 岁，男性，双侧人工晶状体植入，3 个月前配了第一副眼镜。术前其两眼的屈光不正屈光度相等；但术后的处方如下：

OD：−2.00−1.00×180　　　　20/20

OS：−1.75×88　　　　　　　20/20+

Add：+2.50 OU

计算所得垂直不平衡为：3.00

Slab-off：是

原理：患者的手术是尝试单眼视，右眼用来看近，左眼用来看远。但他觉得单靠左眼看远不太清楚，而且两眼的视力不同也让他感觉到不适。此患者想要每只眼睛在视远时都能得到清晰的视觉，所以他配了术后的第一副多焦点眼镜。因为屈光参差，他可能需要一些特殊矫正方式去矫正计算出近 3D 的不平衡量。用 Wesson 卡测定左眼近距离向下注视时的垂直相联性隐斜，其测量值为 $2.5^\triangle$BD 时（比计算性结果略低一点），显示近距离融像良好。Slab-off 棱镜可以消除症状。

病例 14.4D： 47 岁男性患者，主诉视觉疲劳，阅读时偶尔有垂直性复视，自从 5 年前他进行第一次双焦眼镜矫正以来，这些不适就一直存在。目前戴 FT-28 双焦点眼镜，没有进行 slab-off 矫正。他的旧处方如下：

OD：−3.00−0.50×175　　　　20/20

OS：−4.25−2.50×4　　　　　20/30−

Add：+1.75 OU

新处方如下：

OD：−2.75　　　　　　　　　20/20+

OS：−4.00−3.00×178　　　　20/20−

Add：+2.00 OU

计算垂直不平衡为：4.25

Slab-off：是

原理：目前，患者的长期症状可能与未矫正的垂直不平衡有关。新处方提高了他的视力，但增加了计算性不平衡。如果不使用 slab-off 棱镜，他以前的问题只会加重。用 Mallett 近用单位测定右眼近距离向下注视时的垂直相联性隐斜，其测量值为 $2.0^\triangle$BD 时（比计算性结果略低一点），显示近距离融像良好。$2.0^\triangle$ slab-off 棱镜矫正时消除症状。

双焦磨削或者 slab-off 棱镜——什么镜片可以做 slab-off 棱镜

双焦磨削可以拆分为双焦和磨削：双焦指镜片有两个中心，"中心"是指光学中心，"磨削"是指研磨镜片的表面。因此，双焦磨削意味着在透镜上研磨出两个光学中心。slab-off 指的是传统的方法，把一种光学材料附着在镜片的前表面，只研磨掉一部分，在那个区域形成一个棱镜。

玻璃镜片

玻璃镜片的加工一般是先在镜片前表面加入材料，再研磨成基底向上的棱镜。事实上，阅读子镜片在镜片的内侧，磨削对子镜片的屈光度和形状没有影响。最终在镜片前表面形成一条看起来和摸起来都像纸上折痕的线（不像一线双焦眼镜上那样的突出部分）。这需要极好的技术以保证这条线恰好位于子镜片的顶端，这些方法非常耗时，许多厂家没有经过培训的人员很难准确处理此类镜片。对于玻璃镜片，slabbed-off 棱镜用在最大负镜度或是最小正镜度的镜片上。

塑料镜片

1983 年, Younger Optics 研制出了"反转"slab-off 棱镜。"反转"slab-off 棱镜采用底向下棱镜, 模制在塑料透镜的前面, 而阅读子镜片也在前面。表面加工厂家定制有"反转"slab-off 棱镜的毛坯片, 然后进行镜片表面研磨和切边加工, 由于表面加工是常规加工步骤的一部分, 而且毛坯镜片也是预制的, 因此加工比较容易。由于反转 slab-off 棱镜底向下, 只用在塑料片中, 因此它常用在最大正镜度或是最小负镜度的镜片上。

检验 slab-off 棱镜

当从厂家收到带有 slab-off 棱镜的眼镜时, 在交给患者

之前应对其进行检验。可以使用含内置特殊棱镜环的焦度计进行检验。但有时较为困难, 并有一定的挑战性。比如, 双焦镜的子镜片往往包含一些棱镜, 恰好在直线下方, 而不在直线上方。所幸的是, 下面使用透镜钟表所描述的技术(Geneva L 镜片测量)比较准确, 且简单易行。

使用日内瓦镜度表

在透镜有双焦研磨法的一侧, 用镜度表两次确定透镜曲度, 先在远距离部分, 然后等分镜片远用和近用部分(见图 14.8A)。请务必保持镜度表上的触针在 90°子午线垂直方向。例如, 如果双焦磨削在镜片内表面(且如果处方中有棱镜):

(1) 记录在 90°子午线垂直方向上的第一次读数。

(2) 然后将镜度表的中间触针恰好放在远近区域之

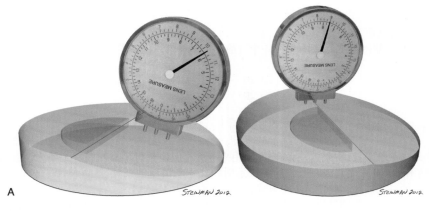

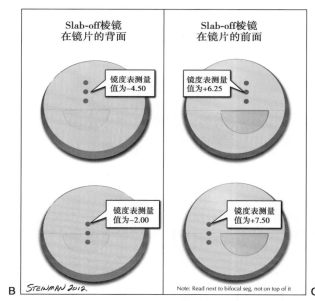

■ **图 14.8   A~C:**使用日内瓦镜度表进行 slab-off 棱镜检验。在透镜有双焦磨削的一侧, 用镜度表确定透镜曲度两次, 先在远用部分测定(**A 左上**), 然后在等分镜片的远用部分和近用部分测定(**A 右上**), 确保指针在 90°垂直子午线方向。Slab-off 棱镜量是上部曲线和 slab-off 棱镜平分处的曲线之间的差值。例如, 如果双焦磨削是在镜片的内表面, 镜度表测量值顶部为-4.50, 二分处为-2.00(**B 左下**), slab off 棱镜就是 2.5$^\Delta$[(-2.00)-(-4.50)=2.5]。如果双焦磨削是在镜片的前表面, 并且镜度表显示度数顶部+6.25, 子片旁边二分处读数是+7.50(**C 右下**), 则 slab-off 棱镜量就是 1.25$^\Delta$(7.50-6.25=1.25)

间的直线上,再一次,在 90°子午线上测量。

（3）记录第二次读数。

（4）两次读数之间的差等于 slab-off 棱镜量(图 14.8B)。

当验证塑料透镜上的反转棱镜时,棱镜差异在透镜的前表面:

（1）确保首先在子片的上面测量,然后测量旁边(不是在子片本身上,要确保测量所在位置是在远用处方的曲线弯曲处),但要在远近部分分界线上。

（2）记录两个读数。

（3）两个读数的差值就是 slab-off 棱镜量(图 14.8C)。

垂直棱镜矫正:处方棱镜量应该是多少?

过去 30 年中,垂直相联性隐斜的评估已成为垂直性隐斜棱镜处方的标准方法(病例 14.5)。Morgan[63]通过评估在打破双眼视觉后,患者使 20/30 单行视标对齐的能力,以此测定垂直相联性隐斜的大小。在 215 例受试者中,有超过 98%的受试者能感觉到由 0.5$^\Delta$ 棱镜造成的差异。Morgan 的患者中约有 15%是基于感知到的垂直错位而开具的处方棱镜,超过 90%的患者配戴棱镜很成功。Morgan 的研究结果得到了 Elvin[64]和 Tubis[65]的支持。在小型的病例研究系列中,Wick[66]发现,小到 0.5$^\Delta$ 的垂直棱镜处方即可成功缓解与垂直性隐斜相关的症状;Jackson 和 Bedell[31]在小型非临床患者样本的研究中发现,50%的受试者使用 0.75$^\Delta$ 棱镜就可减少症状。根据这些结果,我们建议患有与垂直斜视一致的症状(如晕车、阅读位置丢失等),且超过 0.75$^\Delta$ 的垂直相联性隐斜患者,应考虑棱镜矫正或视觉训练治疗。甚至可能有一些症状明显的患者仅有 0.5$^\Delta$ 大小的垂直相联性隐斜,也可以通过治疗改善症状。一般来说,对于屈光参差的老视患者,在视近向下注视(阅读位置)时相联性隐斜量超过了 1.0$^\Delta$ 时,应该考虑 slab-off 棱镜矫正。

病例 14.5　基于相联性隐斜确定垂直棱镜

17 岁,男孩,近视,主诉阅读速度慢,在阅读时丢失位置,阅读时常在一行反复,大约 30 分钟的阅读后出现头痛(眼睑/眉毛区域)。他说眨眼可以消除视近模糊。当前眼镜处方和验光结果相同:

OD:-1.50　　　　20/15

OS:-1.75　　　　20/15

所有进一步的测试都是戴着他习惯性的眼镜进行的,遮盖试验和马氏杆显示其在远近距各个注视方位均有 2$^\Delta$ 左眼上隐斜。远近距测得的相联性隐斜视结果显示左眼有 1.75$^\Delta$ 上隐斜。当患者将视线向侧方移动时,相联性隐斜量没有变化。调节结果正常(滞后=0.75D,幅度=14D,双眼调节灵敏度=6cpm,翻转拍±2.00D)。

根据检查结果,我们认为其眼镜矫正是适当的,调节和融像能力也正常。先矫正近视,然后在其左眼前附加基底向下的 1.75$^\Delta$,允许患者在两种情况下阅读 10 到 15 分钟。患者表达了使用附加棱镜后视觉紧张感减少,眼球运动也更为准确(尤其在回归运动中)。配戴新处方眼镜,患者报告说找不到阅读位置的频率减少,阅读时症状消失。

患者咨询

通常,有症状的旋转垂直性隐斜患者通过患者咨询后,其不适症状会有一定程度的减轻。在谈论患者的问题以及治疗时,切记避免用专业性的语言,如双焦磨削、棱镜效应和屈光参差等,描述问题时尽可能用简单、易于理解的、直白的语言。给予最好屈光矫正处方和必要的棱镜处方之后,在一定的注视方位上旋转垂直斜视增加的患者,可以将其头位转为舒适位置,在此位置他可获得最舒服的双眼视觉。这对于那些在工作中眼睛经常向上注视或常需使用集合的人(木匠、画家、家具制造者、一些机械师)或有业余爱好者(尤其是游泳池或台球、篮球,偶尔还有射箭或射击)尤其重要。阅读距离适当或将工作距离移远可以增强某些患者的眼睛舒适度。建议患者在工作生活中正确用眼可以减少对各种复杂昂贵的治疗方式的需求。

远近距需要不同棱镜矫正时的矫正类型

当患者向下注视,垂直偏差增加时,有多种矫正方式;所有这些都是为了减少或消除融像困难。让患者参与进来做决定很重要。有时候,作为一个临床医生,需要发挥创造力,制订一个满足患者的需要,在经济上可接受的,在光学上可行的联合解决方案:

1. 角膜接触镜常能矫正屈光参差的问题。角膜接触镜贴附在眼睛上,其光学中心随眼球运动,有效消除任何诱导棱镜。遗憾的是,这些解决方案需要成功的角膜接触镜配适,但是在患者不想或不能在一天有足够时间配戴角膜接触镜时,这个方法也可能引发问题。

（a）单光角膜接触镜+阅读老视框镜(单光镜或中近距离双焦点老视镜矫正)可以消除不平衡,因为配戴者透过角膜接触镜光学中心视物,且每只眼的老视镜屈光度是相等的。

（b）双焦点角膜接触镜通常可以解决这个问题。

2. 可以配两副单光眼镜,一副远距离使用,一副用于阅读。对于单光镜,有必要教患者如何做出正确的头部运动(透过阅读镜片的中心看,而不是往下看)。

3. 在某些两眼差异不大的病例中,有时可以在看远时略降低镜片的光学中心,在视近时稍微提高点镜片的高度。这能有效地消除远距离和阅读位置之间的不平衡。遗憾的是,这种治疗通常适用于没有明显屈光参差的患者。在明显屈光参差的患者中,这种方法在远近距离都会出现问题。而且,许多患者无法忍受较高的双焦点位置。

计算机眼镜也是一种替代方法,它能改变光学中心,或者患者可以考虑使用两幅独立的眼镜。计算机眼镜有两个磁铁位于每个鼻托上;能为视远近距离正常定位,但它们也可抬高镜片,使双焦点部分可以用于正前方注视位。这些框架对于有向下注视麻痹的患者非常有用。

4. 在双焦点区域创建与远处不同的棱镜。有几种方法:

(a) slab-off 或双焦眼镜。这是一种常见的解决方案,没有太多的形象影响。但在镜片上有一条模糊可见的横线。直线位于双焦子片的顶部,由于传统最受欢迎的平顶双光镜本身子片具有平直的顶部,所以这条线通常不是很明显。双焦磨削也可以应用在渐进眼镜上。然而,渐进的优点之一就是隐形双焦,因此对于大多数人来说,镜片上有条可见的线是不太能接受的。

(b) 每个镜片有不同的子片部分。优点是成本更低,过渡更快,因为镜片是常用的款式。缺点是在外观上较显眼。这种技术是成功的,因为不同类型的双焦子片在顶部有不同的棱镜量(因此外观看陷入几毫米)。难度在于选择有能提供近距离理想附加诱导棱镜的子片的双焦眼镜。

(c) 看起来像直的平顶双光,但是底部切断的特殊的子片,可以有不同的棱镜量。这种设计较为少见,因此可能需要更多的时间接受。值得高兴的是,它们只比传统的平顶双焦点眼镜贵一点点,却很好用,看起来比较正常。

5. 棱镜子片和富兰克林(Franklin)双焦镜

(a) 对于只在双焦部分需要棱镜的老视患者,叠层棱镜子片是一种选择。例如,如果患者在视远不需要棱镜,但右眼在视近 7^ΔBU,工厂可以磨出右眼视远单光镜片。然后,另一单光镜片可以把所需的棱镜量和下加光度一起研磨,切削成双焦点。然后将这两个透镜叠层贴合在一起(原单光镜片的双焦组件)形成合适的镜片,视远不加棱镜,视近 7^ΔBU,加上+2.00D 的下加。由于此镜片为定制,所以可

以做成平顶双光,圆顶子片或是三焦点镜片。

(b) 实现视远视近不同距离不同棱镜量的另一种技术是 Franklin 镜片(也称为 Franklin 式双光镜或上下两个镜片堆叠在一起)。在这个过程中,镜片的上下部分别研磨成远近距离处方度数,然后将两者黏合起来。由于两个镜片均为独立的处方,视远、视近距离的棱镜和/或屈光度不同;当镜片完成后,这两个单光镜被叠加在一起,其效果类似于一线双光镜片。

6. 楔形棱镜和多棱镜镜片。除了上面列出的叠层透镜外,一些厂家还可以制造多棱镜镜片。从概念上讲,这与上面提到的 Franklin 子片设计有相似的工艺技术。棱镜楔形设计采用垂直切割,可在不同位置形成不同的棱镜度。该厂家可与医生合作,共同组装镜片,在所需的位置添加适当棱镜量。

7. Fresnel 压贴棱镜。这些轻便、便宜的薄塑料片有许多不同的棱镜量,可以切割成任何形状和大小,可以在镜片上朝向任何方向。可以很容易地在订购最终的 slab-off 棱镜之前先试用一下。最常用的是低度棱镜,Fresnel 压贴棱镜可引起视力轻微下降。

遮盖治疗

使用遮盖疗法消除复视并不是处理旋转垂直性隐斜的一种必要手段。通常这种斜视的度数较小,加强融像功能就能完全消除患者的症状。但是与非共同性斜视相关的复视会引起患者极大的痛苦,故当其他治疗方法无效时,遮盖疗法也可以作为旋转垂直性复视的治疗手段。

将非主导眼全部视野或部分视野进行遮盖可以消除复视,尽管患者经常不能接受将其眼镜或眼睛遮盖住。如果必要时也可以使用硬性或软性接触镜遮盖[67]。对于需要或愿意继续使用框架眼镜矫正的患者,使用 Magic Tape[68]进行中央或区域遮盖,可以缓解复视,且患者也较为接受这种方法(病例 14.6)。

病例 14.6　使用部分遮盖和咨询治疗垂直性复视

某男性,29 岁,被篮球砸中右眼上方前额。由于损伤额骨和滑车神经导致上斜肌功能受限引起了持续的垂直性复视。面部重建手术使其外貌恢复,但其在直视前方和向下看时为双眼单视。向上看时仍存在复视,向左上方注视时右眼则不能向上看。

检查时患者未进行屈光矫正。两眼均为正视眼,视力均为 20/15。遮盖试验发现其在基础眼位有 2^Δ 外隐斜。斜视为非共同性,向左上方注视时右眼下斜量增加至 25^Δ。瞳孔对光反射正常,瞳孔无明显缺陷。Randot 立体视检查在 40cm 处其立体视为 40 秒弧。患者单眼肌肉运动为右眼向上注视受限,双眼在向左上方注视时复视增加。

嘱患者尽量将所视物体放在正前方和下方。为其开具眼镜处方并将其右眼鼻上方区域遮盖,以便消除该方向的复视。

视觉训练

由于旋转垂直性隐斜患者的斜视角都不大,治疗方法采用屈光矫正和光学(棱镜)矫正。眼镜矫正时一般所需要的小度数棱镜并不大,因此可以提供迅速有效的矫正。但视觉训练也是非常重要的治疗方法,患者通过训练可以

获得较大的垂直和旋转集合范围[69]。这一部分我们将讨论旋转垂直性隐斜患者的视觉训练计划的制订。如果垂直棱镜矫正失败、所需棱镜度数较小患者不愿戴镜、戴接触镜矫正不能接受垂直棱镜时,我们建议其进行视觉训练。另外,对已经接受垂直棱镜的患者,进行垂直性集合训练也可以增加其舒适度。

旋转垂直性隐斜患者很少使用视觉训练治疗,大多数医生对视觉训练方案设计感到困难,并且缺乏明确的目标。在进行任何训练之前我们都应首先确定最终目标。例如,处理旋转垂直性隐斜病例时,如果最终目标是要得到更舒服的双眼融像,那么视觉训练就是有效的治疗手段。但是如果最终目标是将偏斜角度降到零,那我们就要考虑其最初的棱镜需求。若最初棱镜处方需求小于 4^Δ,视觉训练较成功的话,则无须考虑棱镜需求。但是,对于高达 9^Δ 棱镜度的垂直性偏斜患者则用接触棱镜棱镜(4^Δ)结合视觉训练治疗常可获得成功。临床医生建议患者训练时一定要考虑上述因素。

水平及垂直集合训练

视觉训练的基本前提是伴随着症状减轻的同时,融像功能加强。经过适当的视觉训练可以减少抑制,增加融像性集合范围,并重建正常集合适应,从而加强其融像功能。这种视觉训练是处理旋转垂直性隐斜的常用方法。

在第一种训练方案中,最终目标就是最大限度地增加水平融像性集合范围,同时使垂直集合适应达到正常。在此方法中,通常用最小垂直棱镜量来辅助融像。这种小度数垂直棱镜须一直配戴,经过训练后,融像功能会提高,此时要逐渐减少这个垂直棱镜的度数。这种训练模式的支持者并未明确解释为何通过水平集合训练,垂直集合适应会正常化,而且对很多患者来说,去除垂直棱镜并不容易。的确,即使水平集合能力得到了大幅的改善,仍常需要增加棱镜以消除症状。在另一种训练方案中,要给予大度数的垂直棱镜处方并且经由垂直集合训练来改善其垂直融像能力,这种训练主要关注的是其垂直平滑性聚散范围的扩大。这种方法的弊端是使用的垂直棱镜量很难降低。由于两种

方法都不能保证成功,很多医生更倾向于只用棱镜矫正旋转垂直性隐斜而完全不考虑视觉训练。

由于以上两种方法都不能保证成功,我们对旋转垂直性偏斜的视觉训练方法就是基于注视视差评估来设计方案。以注视视差的评估为基础将两种方法结合起来。我们主张的训练方案对促进舒适的双眼视觉一直都比较成功,尽管仍有些患者还需要使用小到中等量的棱镜来维持症状的减轻。

训练方案的制订要考虑到相联性和分离性隐斜。该方法技术在设计治疗方案时考虑了患者的垂直集合适应能力,从而在现有治疗方案的基础上提高了旋转垂直斜视的视觉训练治疗效果。表 14.8 列出了每种情况的不同组合和治疗方案。一般来说,最初的垂直适应越正常,视觉治疗越有可能成功;垂直集合适应不太正常的患者,棱镜矫正的效果更好。

当相联性与分离性隐斜不匹配时(分离性隐斜较大而相联性隐斜较小),患者一般具有相对正常的垂直集合适应或有好的垂直斜视代偿。对这类患者,可以使用小度数(甚至不用)垂直棱镜结合水平融像性集合训练和脱抑制训练。既然患者的垂直斜视可以被很好地代偿(相联性隐斜较分离性隐斜小很多可证明这一点),或者垂直集合适应已经接近正常(非线性垂直注视视差曲线可证明这一点),那么重点就要关注水平集合的训练(见表 14.8,第一列),也可加入少量的垂直集合训练。当患者的分离性和相联性隐斜度数都较大时,由于有大量的分离性隐斜且垂直集合适应不存在,因此垂直棱镜是治疗首选。如果要采取视觉训练的话,可以考虑垂直集合训练。表 14.8 显示若分离性和相联性隐斜均为中等程度,则最好使用棱镜与水平和垂直的视觉训练相联合。

表 14.8　不同相联性和分离性隐斜情况的处理方法

分离性隐斜	相联性隐斜		
	小	中度	大
小	垂直和水平 VT 或小量垂直棱镜	垂直棱镜或垂直 VT	N/A
中度	水平和垂直 VT 或小量垂直棱镜	垂直棱镜或垂直 VT	垂直棱镜和垂直 VT
大	水平 VT 和垂直棱镜	水平或垂直 VT 和垂直棱镜	中度垂直棱镜

N/A,没有合适的方案;VT,视觉训练。

脱抑制训练

一项有趣的临床观察发现,成功进行脱抑制训练后的集合能力通常会有明显的改善。因此,旋转垂直性偏斜训练的初始第一步就应该是脱抑制治疗。可以使用红/绿偏振矢量图等进行主动积极治疗,可在训练室或家中进行。由于旋转垂直性隐斜患者大多有头位倾斜,在戴偏振眼镜训练时一眼可以同时看到两个目标,因此通常不使用偏振片进行训练。

在脱抑制治疗中,重点是对抑制线索的同时感知,以及保持每眼看到的抑制线索是清晰的。主动治疗训练包括双眼周边视网膜区域的刺激,然后刺激逐渐向中心区靠近。

如果在训练室进行训练,首先使用不同的视标(第一级功能视标,例如用 Bernell 可变棱镜度立体镜中看士兵和房子),然后让其注视另一个相似的平面融像视标(第二级功能视标)。其他有效的训练方法包括有立体感的电视训练器,补色立体彩色训练设备、红绿矢量图等。最后加入生理性和病理性复视的训练。

在运动性融像训练开始之前,其知觉性融像应该得到最大限度地发展。在运动性融像训练时,要注意质变比量变更重要(例如促进灵敏度的发展比训练其集合幅度更重要)。在设计训练方案时应注意其在自然状态下功能的恢复,故尽可能使训练环境更接近日常生活,这样才能获得双

眼视觉的改善。这些可以通过红/绿训练(如红绿矢量图系列)来完成,在早期就应加入这些训练。

水平集合训练

当分离性隐斜较大而相联性隐斜较小时我们可以考虑水平集合训练。若患者的垂直集合适应正常或垂直性隐斜可以被很好地代偿,建议进行水平融像性集合训练联合脱抑制训练,同时使用能使其注视视差(相联性隐斜)降为零的小度数棱镜。

水平集合和调节训练的最终目标是加强患者的集合反应能力,以便他能长期维持舒适的双眼视觉。理论上开始

所需要的小度数垂直棱镜最终可以去除。水平集合训练的目标取决于其水平融像异常的类型。例如,若患者集合不足,训练目标如第 9 章所述。如果水平集合训练效果不理想,需要对其所需要的垂直棱镜重新评估,如果经垂直棱镜矫正后其融像功能得到改善,则应为其开具棱镜处方以便视觉训练效果更加理想(病例 14.7)。

感知运动训练会影响到集合或调节,并进一步影响两者之间的相互作用。很多视觉训练都可以用来改善集合功能,尽管这些方法最初看起来不同,但实际上有惊人的相似之处。其重点是提高集合反应的幅度,尤其是集合反应的灵敏度。为此,我们可以使用以下许多技术。

病例 14.7　继发性垂直性偏斜

某男性,31 岁,每年常规检查发现右眼间歇性外斜。被告知需要手术治疗,但他未进行任何治疗也未戴镜矫正。内外眼检查均正常。睫状肌麻痹验光结果如下:

OD: $-1.00-1.50\times5$　　　　20/20+

OS: $+0.25-0.75\times165$　　　　20/15

OU: 20/15

在 6m 和 40cm 处有间歇性 21^Δ 右眼外斜合并 6^Δ 右眼上斜。右眼在远距离有将近 45% 的时间及近距离 10% 的时间处于外斜状态。双眼均为中心注视。Worth 四点灯检查右眼偶有间歇性抑制,Random 立体视检查 40cm 处为 40 秒弧。40cm 处无垂直注视视差,此距离用 $-4.00D$ 镜片遮盖发现有 4^Δ 外斜,无垂直斜视。

为其开具屈光处方,但并未开具垂直棱镜,因为无论是负片遮盖还是注视视差检查都显示其垂直斜视是继发于外斜的,而且在基础眼位时垂直斜视为零。患者两周后复查,视力同前,但其发生外斜的时间减少为远距离约 25%,近距离约 5%。使用 TV 训练器,阅读单位和 Brock 线来进行双眼脱抑制训练。3 周后加入调节/集合相互作用训练,训练采用翻转镜片和翻转棱镜。在接下来的 8 周,患者双眼视觉得到稳步改善,结果见下表。

时间	处理	外斜出现的时间比例	立体视
1 周	检查,最适眼镜处方	45%	40 秒弧
2 周	观察,双眼抗抑制训练	25%	40 秒弧
4 周	翻转镜片/棱镜	20%	30 秒弧
6 周	有抑制	10%	30 秒弧
8 周	监测	0	20 秒弧
10 周	15^Δ 放松融像	0	20 秒弧

经视觉训练后,遮盖试验结果显示患者仍有继发性垂直性偏斜(18^Δ 外斜合并 5^Δ 右上斜),但不需要垂直棱镜矫正。

训练室训练

Bernell 可变棱形立体镜。训练视标使用二级融像功能或立体视视标。通过改变视标的亮度或者频闪来改变视标的参数以消除抑制和减少异常反应。下面讨论的一些工具可以用来在训练室或家里进行训练。

训练室或者家庭训练

立体镜和手描实体镜。训练视标使用二级融像功能或立体视视标。立体镜视标各个参数的改变与上面提到的 Bernell 可变棱形立体镜改变的方式一样。集合功能的变化

可以通过以下方法进行:用隔板将偏振矢量图片分隔开或者在立体镜上前后推拉视标或者在融像保持不变的情况下移动目标。为了消除抑制,可以让患者用指引棒指点注视画片的细节,并通过改变画片的亮度,频闪或大小来改变参数。

集合和调节灵敏度训练

集合训练

参见第 6 章到第 8 章关于集合训练的部分。当患者合并旋转垂直性偏斜时,用以下方法可以有效训练水平集合。

红绿矢量图可以用来训练集合功能和调节灵敏度。尽管有些孩子很难学会对训练应有的反应，但单孔或双孔裂隙尺是家庭和训练室训练的极好工具。自由融合立体环（透明或不透明的偏心圆卡）或红绿环卡也是有效的训练集合功能的工具。基于棱镜串[70]或者棱镜块等可以进行平滑，阶梯和跳跃式的集合训练。

调节训练

训练中强调视标清晰与单一，因此对于调节刺激做出的调节反应要适当，而且不要对诱导的集合做过度的补偿。集合反应共分为 4 种：张力性、调节性、融像性和近感知性集合。调节性集合在幅度和灵敏度上较差，会引起整个视觉系统的问题。因此，对非老视患者，具体的调节训练像集合训练一样重要，能成功治疗水平偏斜。在训练项目中，应该尽早使用红/绿技术（比如红绿矢量图）联合球镜进行调节训练。使用正片、负片或棱镜来改变训练的调节或集合需求。

垂直集合训练

当患者有中度分离性隐斜和轻度相联性隐斜，或者有时当相联性和分离性斜视均较小但等量时，我们可以考虑垂直集合训练。这些患者的垂直集合适应均有一定程度的（或完全）异常，此时建议他们进行垂直融像性集合训练来增加垂直集合范围并使其重建正常的集合适应。为使其得到更加舒适的融像，起初通常要加上中等度数的垂直棱镜（病例 14.8）。

垂直集合训练的最终目标是加强患者的集合反应及垂直集合适应，直到患者能维持长久舒适的双眼视觉（病例 14.9）。若视觉训练成功，其垂直棱镜的量会逐渐减少，最终目标是仅仅需要小量的垂直棱镜。理想情况是最终只需要很小量的垂直棱镜就能获得舒适的双眼视觉。比如，棱镜度数小到可以通过配戴棱镜接触镜来矫正。

平滑垂直性集合训练

使用垂直支架支撑红绿矢量图比较容易进行平滑垂直性集合训练（图 14.9）。遗憾的是，这些训练并不能有效地缓解症状，故应该保守训练。训练重点应集中在跳跃式集合训练上。

跳跃垂直性集合训练

基于我们的原理设计的垂直集合训练方案，要求训练时加入突然的大的改变，要关注反应的速度和质量，而不是反应的最大幅度。因此，使用单一块状棱镜可以很好地训练阶梯性聚散。从 0.5^Δ 开始，在患者融合的过程中，将基底向下和基底向上的棱镜置于患者眼前翻转。在训练时正负两个集合方向都应训练，并且遵循 2:1 的比例进行训练，也就是说，若患者左眼有 4^Δ 上斜，训练时使用棱镜基底向上和基底向下的比例为 2:1。以 0.5^Δ 为梯度逐渐增加棱镜度数训练，直到棱镜达到最大训练目标，一般为 2.5^Δ。

病例 14.8 代偿较好的垂直偏斜

某女性，18 岁，未戴镜，主诉眼疲劳，阅读时不能准确定位。内外眼检查均正常。睫状肌麻痹验光结果如下：

OD：+0.00-0.50×15　20/15

OS：+0.25-0.25×160　20/20+

OU 20/15

在 6m 和 40cm 处有共同性的 6^Δ 外隐斜合并 4^Δ 左上隐斜。Worth 四点灯检查左眼偶有间歇性抑制，Random 立体视检查 40cm 处为 50 秒弧。40cm 垂直注视视差检查发现左眼有 0.75^Δ 基底向下的垂直相联性隐斜。

屈光处方左眼给予 0.75^Δ 基底向下的棱镜处方。患者两周后复查，症状减轻，但其阅读时长期固视目标仍有困难。进行 TV 训练器、阅读单位和裂隙尺来进行双眼脱抑制和水平集合训练。3 周后加入调节/集合相互作用训练，训练采用翻转镜片和翻转棱镜。在接下来的 8 周，实施垂直集合训练（见下表）。在训练过程中，患者的双眼视觉状况和症状逐渐改善。患者仍需使用垂直棱镜，但仅在长期阅读时需要配戴。

时间	处理	症状	立体视
1 周	检查左眼加 0.75^Δ 基底向下棱镜的屈光处方	阅读时丢字，头痛	50 秒弧
2 周	观察，双眼抗抑制训练	偶尔阅读时丢字，头痛减少	40 秒弧
4 周	翻转镜片/棱镜		30 秒弧
6 周	有抑制		30 秒弧
8 周	监测	有时头痛	20 秒弧
10 周	垂直集合训练	无	20 秒弧

病例 14.9　垂直集合训练

　　某女性,25 岁,多年忍受头痛、眼疲劳,阅读时固视困难。患者比较希望配戴接触镜,她目前配戴小度数的近视眼镜,并在左眼前加 1.5^Δ 基底向下的棱镜,症状仅得到部分缓解。内外眼检查均正常。睫状肌麻痹散瞳验光结果与其目前眼镜处方相同,结果如下:

OD:-1.50-0.50×165　　　　20/15-
OS:-1.75-0.25×5　　　　　20/15-
OU:20/15

　　在 6m 和 40cm 处有共同性的 3^Δ 外隐斜合并 7.5^Δ 左眼上隐斜。Worth 四点灯检查左眼偶有间歇性抑制,Random 立体视检查 40cm 处为 40 秒弧。40cm 注视视差检查发现在 6m 和 40cm 处左眼均有 6.5^Δ 基底向下的垂直相联性隐斜。

　　向患者解释治疗方法后,她决定仍配戴目前眼镜,同时进行视觉训练。左眼使用 0.5^Δ 棱镜每天进行 30 分钟垂直集合训练,以 2 次基底向下、1 次基底向上的比例进行训练。使用 TV 训练器和阅读单位同时进行脱抑制训练。垂直翻转棱镜的量逐渐增加至 2.5^Δ。3 周后,左眼前加 1^Δ 基底向上的负荷棱镜,继续进行翻转棱镜训练。同时使用翻转棱镜和翻转球镜进行调节/集合相互作用的训练。负荷棱镜在一个月内逐渐增加至 4^Δ。在训练过程中,患者的双眼视觉状况和症状均得到明显改善,结果见下表。通过训练后症状减轻,可以配戴接触镜,而无需加棱镜。

时间	治疗	症状	立体视
1 周	检查,配戴左眼加 1.5^Δ 底向下眼镜,0.5^Δ 垂直性跳跃集合训练和脱抑制训练	阅读时丢字,头痛	40 秒弧
2 周	进展,3 周内加垂直性跳跃难度至 2.5^Δ	阅读时偶尔丢字,头痛减少	40 秒弧
4 周	翻转镜片/棱镜		30 秒弧
6 周	有抑制		30 秒弧
8 周	监测,增大训练难度	有时头痛	20 秒弧
10 周	垂直棱镜(从底向上的 1^Δ 增加到 4^Δ)	无	20 秒弧
12 周	配戴接触镜,不加棱镜	无	

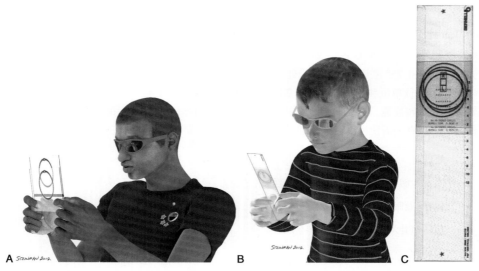

■ **图 14.9**　A:偏振矢量图或红绿矢量图可以训练垂直性集合。B 和 C:使用手持式垂直训练器,可很方便地将垂直画片分开至合适的位置

负荷垂直性集合训练

当翻转棱镜训练达到 2.5$^\Delta$ 时,可加入负荷(等张)训练。患者通过基底与他的偏斜方向相反的 1$^\Delta$ 棱镜,在红绿矢量图(如果可以控制倾斜的头位,也可以用偏振矢量图)训练工具训练融合。可以通过最大度数的翻转棱镜重复进行跳跃性集合训练,跳跃性集合训练在上文描述过,但这里的翻转棱镜度数可能比之前描述的量要小一些。随着患者融像能力的加强,逐渐增加翻转棱镜的度数。例如,一个有 4$^\Delta$ 左眼上斜的患者达到了翻转棱镜最大 2.5$^\Delta$ 的目标,在其左眼前加 1$^\Delta$ 底向上棱镜让其使用最大的棱镜继续进行翻转训练,通常可达到 1$^\Delta$ ~ 1.5$^\Delta$,比前面训练的最大棱镜度数小一些。另外要执行基底向上和基底向下棱镜 2∶1 比例训练方案。以 0.5$^\Delta$ 为梯度逐渐增加棱镜度数训练,直到翻转棱镜达到 2.5$^\Delta$,然后再增加负荷棱镜。最终目标是患者能够通过度数为其垂直性隐斜度数四分之三的负荷棱镜实现融合。

旋转柱镜和马氏杆训练

Savage[71] 在每只眼前加 2.00D 的柱镜(轴向在 180°)做家庭训练。请患者注视一个垂直线状目标,在融像状态下,朝着可以增加力量不足肌肉的活动方向旋转柱镜。Savage 的报告中指出有 300 名患者通过这种方法成功治愈。

旋转性隐斜训练

当旋转性隐斜不能被代偿,最佳屈光矫正联合垂直棱镜处方或视觉训练不能缓解症状时,可以考虑加入旋转集合训练(病例 14.10)。庆幸的是,旋转性隐斜的幅度一般都较小,视觉训练的预后好于旋转显性斜视患者,该类显性斜视患者更适合手术,有时也可以进行视觉训练。成功的训练可以使患者的症状完全消除;但有时训练不能完全成功,需要进行关于工作习惯和工作距离等问题的患者咨询,以便减少他们的症状。

很多方法都可以用来进行训练旋转性融像训练,临床上最有效的训练是马氏杆训练、立体镜、同视机、生物反馈和 Dove 棱镜。最成功的训练方法可能是(a)用后像疗法和有旋转画片的立体镜在训练室训练,或(b)马氏杆和旋转融像画片在家训练。Dove 棱镜效果也较好,但临床一般很少用。

病例 14.10　旋转集合训练

某女性,23 岁,主诉左眼上方头痛,眼疲劳,阅读时出现间断性视物模糊。戴中度散光眼镜。内外眼检查均正常。睫状肌散瞳验光结果与其目前所戴眼镜相同,结果如下:

OD:+0.50-3.50×5　　　20/15-
OS:+0.75-3.25×175　　20/20+
OU:20/15

在 6m 和 40cm 有共同性的 3$^\Delta$ 的外隐斜。Worth 四点灯检查左眼偶有间歇性抑制,Random 立体视检查 40cm 处为 40 秒弧。调节检查结果正常(调节幅度=11D,调节滞后量=+0.25,双眼±2.00D 翻转拍=12cpm)。6m 处无注视视差,但患者自述 40cm 处左眼注视目标有旋转视差。

近散光轴位为:

OD:6;
OS:165。

戴该轴位眼镜尽管看远模糊,但看近阅读清楚且较舒服。马氏杆检查发现 6m 处有 1$^\Delta$ 外旋转性隐斜,40cm 处有 9$^\Delta$ 外旋转性隐斜。

患者不愿戴远近两副眼镜,且有过敏史,不能戴接触镜。使用马氏杆和有旋转视差的散开融像卡进行旋转集合训练;患者两周后复查症状明显减轻,但长时间阅读仍出现视物模糊。使用 TV 训练器和阅读单位进行双眼脱抑制训练,并增加旋转集合训练的难度。在整个训练过程中,患者双眼视觉状态和症状明显改善,总结如下表:

时间	治疗	症状	立体视
1 周	检查,马氏杆和融像卡片训练旋转集合	阅读时模糊,头痛	40 秒弧
2 周	监测,双眼抗抑制训练,增加旋转集合训练难度	偶尔阅读时模糊,头痛减少	30 秒弧
4 周	同上	无	20 秒弧
6 周	最终检查	无	20 秒弧

也可以使用马氏杆训练。通过马氏杆可以观察到一个点光源和一条线,旋转马氏杆直到出现复视。我们可以训练旋转融像范围,重点关注反方向的旋转集合。

立体镜

使用立体镜配合旋转画片进行训练(图 14.10)。有适宜视标的散开融像画片通过立体镜观察,可以被融合并

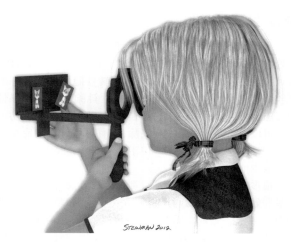

■ 图 14.10　在立体镜上用分开的两张视标来训练旋转集合。画片可以被逐渐融合并旋转来给予适当的旋转集合需求。随着患者能力的提高，画片旋转的量和速度可以增加

旋转，旋转画片增加其融像范围，主要关注在反向的旋转集合上。

生物反馈

通过后像疗法这一生物反馈技术，旋转（追随和扫视）可以发展到 30°[72]。在短期内，旋转范围可以训练到较大程度[73]。对于高达 7° 的旋转性显斜都可以成功进行训练[17]。

在这项以研究为基础的训练中，患者的头部固定，同时在一只眼前产生一个垂直的后像。患者单眼将后像与一条垂直线对齐，随着其能力的增强，垂直线会更多地旋转。这部分训练能增加旋转运动。随后这些线被极化，通过旋转这些线条，患者使用旋转集合来保持融像。这是通过让产生后像的眼所看到的线与该眼的后像对齐来实现的。旋转融像范围的训练，集中在反向的旋转集合上。

Dove 棱镜

Dove 棱镜能把人眼看到的图像颠倒过来。将棱镜进行旋转会使颠倒的像发生旋转。让患者注视一条垂直直线，在维持融像的状态下，朝着增加力量不足的肌肉方向旋转棱镜。

手术

旋转垂直性隐斜的斜视量一般都较小。所以常使用最佳屈光矫正眼镜、棱镜及视觉训练联合进行治疗。大于 15[Δ] 的垂直性隐斜患者通常需手术治疗，因为除使用大度数棱镜矫正外，其他方法很难达到满意的治疗效果。但是我们并不建议该类患者进行专业的难度性较高的手术，除非其他所有治疗方法都不能成功[74]。

旋转垂直性隐斜通常与眼肌麻痹有关，对于大于 5 度的旋转性斜视，手术是传统的治疗方法[47,75]。当旋转性显斜合并有明显的上斜视时，经手术矫正上斜视，通常可以同时矫正旋转性斜视[76]。但不合并明显垂直斜视的旋转性斜视者手术处理更为困难[77]，因为传统的减弱或加强肌肉力量的手术会产生垂直效果，这是我们不希望看到的。若想手术不影响眼睛的垂直肌肉平衡[78]，需要我们改进手术方法，如对外旋转斜视进行上斜肌前部止点的前徙术和内旋转斜视时上斜肌前部后徙术[79]。类似的有对下斜肌止点进行部分前徙，每前徙 1mm 可产生 3[Δ] 大小的影响，每后徙 1mm 可产生 2[Δ] 的影响[80]，上下斜肌前徙或后退产生的棱镜效果相同。

小结

大约 20% 的患者由于旋转垂直性隐斜未被代偿而存在症状[62]。询问病史结合仔细检查通常可以发现这些患者的问题所在。远距离和近距离（如有必要）的双眼验光以及在各个注视野进行注视视差检查，是临床上分析旋转垂直性隐斜时所要考虑的最重要因素。对于某些兴趣爱好，在专业的视觉工作和患者咨询中应给予特别考虑。多种处方（屈光度通常包括垂直和/或 slab-off 棱镜矫正）或者视觉训练，或者两者联合使用对缓解旋转垂直性偏斜患者的症状非常有效。

问题

1. 为什么在隐斜只能用上隐斜表示的情况下，辨别出上斜和下斜很重要？

2. 对于有旋转性隐斜的患者，为什么散光会成为一个问题，会成为一个什么样的问题？这对于患者的检查意味着什么（例如，你可能为那些患者担心旋转性隐斜会导致散光相关的症状）？

3. 列出 5 种上隐斜患者的典型症状？

4. 双马氏杆检查用来测定旋转性隐斜或斜视的量，测试是如何进行的？患者的感觉如何？测试者如何判定结果？

5. 为什么注视视差测试是确定给予多少垂直棱镜的测试？基于注视视差测量，多小的棱镜可以作为处方？你会根据什么标准来决定你的处方？

6. 什么时候可以使用诊断性（延长）遮盖？

7. 垂直性隐斜患者的被动集合注视视差曲线是怎样的？这对基于相联性隐斜的棱镜处方意味着什么？

8. 如何计算屈光参差患者近距离所需的棱镜量？为什么这个量可能与相联性隐斜的测量值不同？当决定是否使用 slaf-off 棱镜时，这种差异意味着什么？

9. 为什么视觉训练不是垂直性隐斜患者的首选？

10. 当分离性和相联性隐斜不匹配时，治疗注意事项有何不同？为什么会有这些区别？

11. 什么时候考虑做垂直性隐斜手术？

（陈丽萍　郝瑞　译）

参考文献

1. Cline D, Hofstetter HW, Griffin JR, eds. *Dictionary of Visual Science*. 3rd ed. Radnor, PA: Chilton Book Co; 1989:183.
2. Cline D, Hofstetter HW, Griffin JR, eds. *Dictionary of Visual Science*. 3rd ed. Radnor, PA: Chilton Book Co; 1989:169.
3. Cline D, Hofstetter HW, Griffin JR, eds. *Dictionary of Visual Science*. 3rd ed. Radnor, PA: Chilton Book Co; 1989:314.
4. Morgan MW. Accommodation and vergence. *Am J Optom Arch Am Acad Optom*. 1968;45:417-454.
5. Cline D, Hofstetter HW, Griffin JR, eds. *Dictionary of Visual Science*. 3rd ed. Radnor, PA: Chilton Book Co; 1989:315.
6. Grosvenor TP. *Primary Care Optometry*. 2nd ed. New York, NY: Professional Press; 1989:91-118.
7. Cline D, Hofstetter HW, Griffin JR, eds. *Dictionary of Visual Science*. 3rd ed. Radnor, PA: Chilton Book Co; 1989:243.
8. Ogle KN, Martens TG, Dyer JA. *Oculomotor Imbalance in Binocular Vision and Fixation Disparity*. Philadelphia, PA: Lea & Febiger; 1967.
9. Savage GC. *New Truths in Ophthalmology*. 3rd ed. Nashville, TN: GC Savage; 1896:106-109.
10. Jackson E. *Essentials of Refraction and Diseases of the Eye*. 3rd ed. Philadelphia, PA: WB Saunders, 1901; 63.
11. Maddox EE. *Tests and Studies of the Ocular Muscles*. Bristol, England: John Wright & Co; 1898:52-54.
12. Howe L. *Muscles of the Eye*. Vol 1. New York, NY: Knickerbocker Press; 1907:251-252, 263-264.
13. Stevens GT. *Treatise on the Motor Apparatus of the Eyes*. Philadelphia, PA: FA Davis Co; 1906.
14. Bannister JM. A contribution to the study of the dynamics of the ocular muscles. *Ann Ophthalmol*. 1898;7:17-32.
15. Field PC. Phorometry of normal eyes in young male adults. *Arch Ophthalmol*. 1911;40:526-531.
16. Amos JF, Rutstein RP. Vertical deviations. In: Amos JR, ed. *Diagnosis and Management in Vision Care*. Boston, MA: Butterworth-Heinemann; 1987:515.
17. Wick B, Ryan JB. Clinical aspects of cyclophoria: definition, diagnosis, therapy. *J Am Optom Assoc*. 1981;53:987-995.
18. Allen MJ. The dependence of cyclophoria on convergence, elevation, and the system of axes. *Am J Optom Arch Am Acad Optom*. 1954;31:297-306.
19. Scobee R. *The Oculorotary Muscles*. 2nd ed. St. Louis, MO: Mosby; 1952:200-212.
20. Allen MJ. *Torsional Movements of the Eyes Associated with Accommodation and Fusional Convergence* [thesis]. Ohio State University; 1942.
21. Ogle KN. *Researches in Binocular Vision*. Philadelphia, PA: WB Saunders; 1950:1.
22. Ellerbrock VJ. Experimental investigation of vertical fusional movements. *Am J Optom Arch Am Acad Optom*. 1949;26:327-337, 388-399.
23. Sen DK, Singh B, Mathur GP. Torsional fusional vergences and assessment of cyclodeviation by synoptophore method. *Br J Ophthalmol*. 1980;64(5):354-357.
24. Ogle KN, Prangen AD. Observations on vertical divergences and hyperphorias. *Arch Ophthalmol*. 1953;49:313-334.
25. North RV, Sethi B, Owen K. Prism adaptation and viewing distance. *Ophthalmic Physiol Opt*. 1990;10:81-85.
26. Borish IM. *Clinical Refraction*. Chicago, IL: Professional Press; 1970:866-872.
27. Crone RA. Human cyclofusional response [letter]. *Vision Res*. 1971;11(11):1357-1358.
28. Sullivan MJ, Kertesz AE. Peripheral stimulation and human cyclofusional response. *Invest Ophthalmol Vis Sci*. 1979;18(12):1287-1291.
29. Hooten K, Myers E, Worral R, Stark L. Cyclovergence: the motor response to cyclodisparity. *Albrecht Von Graefes Arch Klin Exp Ophthalmol*. 1979;210:65-68.
30. Duke-Elder S. *The Practice of Refraction*. 5th ed. St. Louis, MO: Mosby; 1949.
31. Jackson DN, Bedell HE. Vertical heterophoria and susceptibility to visually induced motion sickness. *Strabismus*. 2012;20(1):17-23.
32. Bahn CA. The psychoneurotic factor in ophthalmic practice. *Am J Ophthalmol*. 1943;26:369-378.
33. Sheedy JE, Saladin JJ. Phoria, vergence, and fixation disparity in oculomotor problems. *Am J Optom Physiol Opt*. 1977;54:474-478.
34. Sheedy JE, Saladin JJ. Association of symptoms with measures of oculomotor deficiencies. *Am J Optom Physiol Opt*. 1978;55:670-676.
35. Sucher D. Use of horizontal prism to correct vertical fixation disparity. *Am J Optom Physiol Opt*. 1979;56:504-508.
36. Griffin JR. *Binocular Anomalies: Procedures for Vision Therapy*. Chicago, IL: Professional Press; 1976:31-32.
37. Mallett RFJ. *The Mallett Fixation Disparity Test. Mark 2 Instruction Manual*. London, England: Archer Elliot; 1965.
38. Bannon RE. Diagnostic and therapeutic use of monocular occlusion. *Am J Optom Arch Am Acad Optom*. 1943;20:345-358.
39. Dorland G, Dorland D. Oblique cylindrical lenses as a cause of variable vertical prism. *Am J Optom Arch Am Acad Optom*. 1970;47:1006-1010.
40. Lowery JB. The retinal images in oblique astigmatism. *Ophthalmic Rec*. 1895;5:41-48.
41. Hansell HF, Reber W. *The Ocular Muscles*. Philadelphia, PA: P Blakiston's Son Co; 1913:144.
42. Emsley HH. *Visual Optics*. Vol 2. London, England: Hatton Press; 1953:111.
43. Maddox EE. Discussion on heterophoria. *Trans Ophthalmol Soc UK*. 1929;49:117.
44. Giles GH. *The Practice of Orthoptics*. London, England: Hammond, Hammond & Co; 1949:325-326.
45. Duke-Elder WS. *Textbook of Ophthalmology*. Vol 6. St. Louis, MO: Mosby; 1973:553-554.
46. Peter LC. *The Extraocular Muscles*. Philadelphia, PA: Lea & Febiger; 1941:118-119.
47. Hugonnier R, Clayette-Hugonnier S, Veronneau-Troutman S. *Strabismus, Heterophoria, Ocular Motor Paralysis*. St. Louis, MO: Mosby; 1969:675.
48. Krimsky E. *The Management of Binocular Imbalance*. Philadelphia, PA: Lea & Febiger; 1948:360-361.
49. Tait EF. *Textbook of Refraction*. Philadelphia, PA: WB Saunders; 1951.
50. Eskridge JB. Flip prism test for vertical phoria. *Am J Optom*. 1961;38:415-419.
51. Henson DB, Dharamski BG. Oculomotor adaptation to induced heterophoria and anisometropia. *Invest Ophthalmol Vis Sci*. 1982;22:234-240.
52. Rutstein R, Eskridge JB. Studies in vertical fixation disparity. *Am J Optom Physiol Opt*. 1986;63:639-644.
53. Petito T, Wick B. Linearity of the vertical fixation disparity curve. Paper presented at: Annual Meeting of the American Academy of Optometry. Orlando, FL; 1992.
54. Rutstein RP, Eskridge JB. Clinical evaluation of vertical fixation disparity. III. Adaptation to vertical prism. *Am J Optom Physiol Opt*. 1985;62(9):585-590.
55. Carter DB. Fixation disparity and heterophoria following prolonged wearing of prisms. *Am J Optom Arch Am Acad Optom*. 1965;42(3):141-152.
56. Eskridge JB. Adaptation to vertical prism. *Am J Optom Physiol Opt*. 1988;65(5):371-376.
57. Rutstein RP, Eskridge JB. Clinical evaluation of vertical fixation disparity. IV. Slope and adaptation to vertical prism of vertical heterophoria patients. *Am J Optom Physiol Opt*. 1986;63(8):662-667.

58. Allen MC. Vertical prism adaptation in anisometropes. *Am J Optom Physiol Opt*. 1974;51(4):252-259.

59. North R, Henson DB. Adaptation to prism induced heterophoria in subjects with abnormal binocular vision or asthenopia. *Am J Optom Physiol Opt*. 1981;58:746-752.

60. Schor CM. The relationship between fusional vergence eye movements and fixation disparity. *Vision Res*. 1979;19:1359-1367.

61. Lie I, Opheim A. Longterm acceptance of prisms by heterophorics. *J Am Optom Assoc*. 1985;56(4):272-282.

62. Surdacki M, Wick B. Diagnostic occlusion and clinical management of latent hyperphoria. *Optom Vis Sci*. 1991;68:261-269.

63. Morgan MW. The Turville infinity binocular balance test. *Am J Optom Arch Am Acad Optom*. 1949;26:231-239.

64. Elvin FT. The results of prescribing vertical prisms from the Turville test. *Am J Optom Arch Am Acad Optom*. 1954;31:308-314.

65. Tubis RA. An evaluation of vertical divergence tests on the basis of fixation disparity. *Am J Optom Arch Am Acad Optom*. 1954;31:624-635.

66. Wick B. Prescribing vertical prism: how low do you go? *J Optom Vis Dev*. 1997;28(2):77-85.

67. Moore B. Contact lens problems and management in infants, toddlers, and preschool children. In: Scheiman M, ed. *Problems in Optometry*. Philadelphia, PA: JB Lippincott Co; 1990:365-393.

68. Kirschen D, Flom MC. Monocular central field occlusion for intractable diplopia. *Am J Optom Physiol Opt*. 1977;54:325-331.

69. Kertesz AE, Jones RW. Human cyclofusional response. *Vision Res*. 1970;10(9):891-896.

70. Wick B. A Fresnel prism bar for home visual therapy. *Am J Optom Physiol Opt*. 1974;51:576-578.

71. Savage GC. Insufficiency of the oblique muscles. *Arch Ophthalmol*. 1891;20(1):105-107.

72. Noji R. Uber optisch Erzwungene parallele Rollungen der Augen. *Arch Ophthalmol*. 1929;122:562-571.

73. Balliet R, Nakayama K. Training of voluntary torsion. *Invest Ophthalmol Vis Sci*. 1978;17(4):303-314.

74. Duke-Elder S. *System of Ophthalmology. Ocular Motility and Strabismus*. Vol 6. St. Louis, MO: Mosby; 1973:559.

75. Bredemeyer HG, Bullock K. *Orthoptics: Theory and Practice*. St. Louis, MO: Mosby; 1968:204.

76. Burian HM, von Noorden GK. *Binocular Vision and Ocular Motility: The Theory and Management of Strabismus*. St. Louis, MO: Mosby; 1974:325.

77. Lyle TK. Torsional diplopia due to cyclotropia and its surgical treatment. *Trans Am Acad Ophthalmol Otolaryngol*. 1964;68:387-411.

78. Fells P. Management of paralytic strabismus. *Br J Ophthalmol*. 1974;58:255-265.

79. Harada M, Ito Y. Surgical correction of cyclotropia. *Jpn J Ophthalmol*. 1964;8:88.

80. Marlow FW. The technique of the prolonged occlusion test. *Am J Ophthalmol*. 1932;15:320-323.

第 15 章

注视视差

注视视差检查是测量人眼在应对双眼集合刺激或调节压力以及两种情况同时发生时的眼位变化[1]。在注视视差的检查中，无须假设其存在可测量到的潜在神经肌肉偏斜（隐斜量）以及所导致的双眼视物时引起的症状。残余斜视可以直接测得，同时我们可以评估出双眼适应外部集合和调节需求的调整能力。本章我们将讨论注视视差的评估要素以及临床常用的方法。

注视视差或注视偏斜

临床研究表明注视视差参数与一些患者的症状有关[2]，有临床报告指出根据注视视差检查结果开具的棱镜处方[3]或视觉训练[4]可以减轻或消除许多此类症状。然而，基础科学研究指出注视视差的临床测量至少由两部分组成——注视方向的变化和实际运动的变化共同构成临床所见的注视视差[5]。由于感觉因素的存在，某种程度上解释了为何基于注视视差结果开具的处方并不适合于所有患者，进一步解释了为何有些患者的注视视差结果小于通过隐斜测量所预期的结果[6]。

注视视差的测量结果来指导临床治疗已经取得了巨大成功（以前的技术也得到了改进），轻易忽视关于注视视差检查结果的临床研究也似乎是不明智的，因为该检查测量的是分离性知觉和运动成分的总和而不是单纯评估眼位的偏斜。然而，临床医生仍应意识到临床注视视差检查表现出眼睛运动异常的同时也体现了知觉的重新映射。在下面的讨论中，我们认为注视视差要考虑眼位测量的运动和知觉两方面因素，而不可将两者分开。

注视视差分析方法

有 3 种传统的分析方法可以用来判断患者的主诉症状是否与其集合或调节功能异常有关：图表分析法[7]、解析分析法[8]和标准分析法[9]。在第 2 章我们提到过综合分析法——一种新的双眼视觉分析法，它是将之前的方法与注视视差检查的特点结合起来的一种方法。本章中，对注视视差的评估并不是重点。临床上可将注视视差看作是众多检查中的重要一项，我们所开具的下加光处方、棱镜处方或视觉训练处方都是以残余知觉/运动眼位偏斜为基础的。

在双眼视觉诊断中包括注视视差测量的一个重要原因就是很多重要的调节和集合相互作用只能在双眼同时视时才能被充分测量出来。而且，双眼检查提供更精确和完整的双眼间相互作用的情况，不像传统方法那样更多只是比较单眼的检查情况。双眼分析法也使我们无须再假设任何单眼引起的双眼视觉功能异常。远近注视视差曲线的测量是临床上唯一在双眼视觉情况下对集合和调节相互作用的评估。注视视差曲线可以帮助医生评估透镜和棱镜结合的治疗效果，并帮助制定开发最佳双眼视觉功能的干预对策。

融像性集合

在对患者进行检查时，需进行远近融像性集合的测量，一般在自由空间条件下使用棱镜块或旋转棱镜测量或通过综合验光仪测量，或两者同时进行。由于注视视差测量法通过较大范围的棱镜度数来评估眼位，所以在被动性集合注视视差曲线绘制后就无须再使用综合验光仪上的旋转棱镜来测量融像范围了。在个别检查步骤中使用的棱镜块检查，可以为我们提供患者融像范围及恢复能力的有用信息。

被动集合曲线参数

曲线形态

在进行注视视差测量时，随着棱镜度的提高，融像性集合需求亦发生变化。根据测量结果绘制出的图像就是我们所说的被动性集合运动曲线。随着融像需求的改变，注视视差的量也可能改变。通常，增加基底向外的棱镜度增加外注视视差，增加基底向内的棱镜度增加内注视视差[10]。在检查有症状的患者时会发现其曲线陡而倾斜，相联性隐斜较大，而且有实质性的注视视差[11]。无症状的患者通常为 I 型曲线。其他的曲线类型通常与具有大量分离性隐斜（内隐斜为 II 型，外隐斜为 III 型）或不稳定的双眼视觉（IV 型）的患者有关[6,12]。图 15.1 为临床人群检查中的远近水平被动性集合注视视差曲线类型[13]。

大多数人群对水平棱镜的适应都是对某一方向（基底向内或基底向外）的适应优于另一方向。这些适应的变化也决定了曲线类型[14]。 I 型曲线代表对基底向内和基底向外的棱镜适应能力基本相同。然而为了很好地区分 I 型和 II 型曲线，需要将基底向外的棱镜增加到足够大，最大程度检查视差（融像）集合范围[15]，以便于充分评估融像性（视差）集合与注视视差的关系。 II 型曲线代表患者对基底向外棱镜的适应优于基底向内。而对于基底向内的棱镜适应优于基底向外的患者，使用基底向外棱镜有更大的注视视差，表现为 III 型曲线。

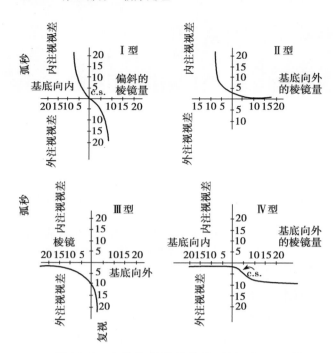

■ 图 15.1　4 种注视视差曲线,最初由 Ogle 描述[1],分为 Ⅰ 型至Ⅳ型。约 55% 的人群表现为 Ⅰ 型曲线,通常无症状。其他的曲线类型与具有大量分离性隐斜(内隐斜为 Ⅱ 型,占总人群的 30%;外隐斜为 Ⅲ 型,占总人群的 10%)或不稳定的双眼视觉(Ⅳ型)的患者有关

对称中心

对称中心(center of symmetry,CS)指的是被动性集合注视视差曲线的某一区域,在此区域视差(融像性)集合的改变最易引发融像适应[6](图 15.2)。

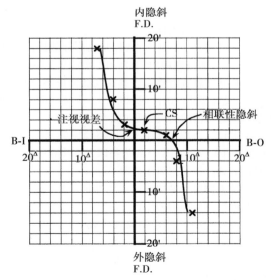

■ 图 15.2　对称中心指的是被动性集合注视视差曲线的某一区域,在此区域视差(融像性)集合的改变最易引发融像适应。将注视视差降为零(相联性隐斜)的棱镜量大约为 7^△ 基底向外,实际注视视差为 2 弧分向内注视视差

相联性隐斜:x 轴截距

相联性隐斜的定义是使注视视差降为零时所需的棱镜度数[6]。临床上通常要对相联性隐斜(x 轴截距,图 15.2)进行测量,图 15.2 体现了在被动性集合注视视差图上所标注的相联性隐斜的位置。外隐斜患者相联性隐斜度数一般明显小于分离性隐斜度数,内隐斜患者则相反[6]。但是,个别患者可能会出现矛盾的反应,如一个外隐斜的患者伴有向内的相联性隐斜(参见第 16 章,图 16.9)[6]。相联性隐斜大小受近感知性集合和融像适应的影响[16,17]。除了融像适应外,抑制、减少周边融像[17]等因素也可能通过限制周边视网膜融像刺激的反应影响相联性隐斜的大小[6,18]。

远距相联性隐斜可以通过以下方法测量:Mallett 单位、美国光学(American Optical,AO)向量图卡、Bernell 灯以及棱镜中和等方法。同样近距相联性隐斜可以使用 AO 近距离向量图卡、Borish 卡或 Mallett 近用单位进行测量(图 15.3)。

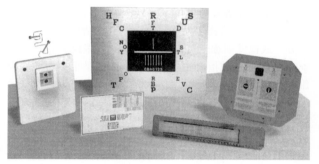

■ 图 15.3　测量注视视差的仪器包括 Sheedy 注视视差测量仪(左)、Woolf 卡(后中)、Mallett 近用单位(右)、Wesson 卡(前左)以及美国光学(AO)成人向量图卡(前右)

相联性隐斜仅为注视视差曲线的一部分。尽管测量相联性垂直隐斜是确定垂直棱镜矫正的一种可选择方法(见第 14 章),但水平相联性隐斜的临床意义则不是很大。利用注视视差评估结果来开具水平棱镜处方时,我们有必要同时考虑水平相联性隐斜以及其他被动性集合注视视差曲线参数(斜率、曲线类型和注视视差)[3]。仅考虑水平相联性隐斜是不够的,因为据此对内偏斜患者给出的棱镜处方容易过矫。

确实,对内隐斜患者,在给予远距隐斜度数的三分之一的基底向外棱镜的基础上开始棱镜分析,此方法通常是有效的。因此,若一患者有 6^△ 内隐斜,我们先给他 2^△ 基底向外棱镜,在此基础上测量其融像范围、远距相联性隐斜/注视视差以及立体视,根据测量结果我们可以知道该棱镜度数是否合适。若融像范围接近正常,相联性隐斜为零或立体视得到改善则证明我们给予的棱镜度数比较合适;通常患者还会感觉加此棱镜后视远更加清晰。起始棱镜选用三分之一的远距内隐斜度数的方法可以使我们在临床上迅速给出所需棱镜度数。我们之所以不用近隐斜度数作参考是

因为它易受调节性集合与调节的比值（AC/A）的影响，而且下加镜片也会改变他们之间的关系，而远距隐斜只能通过棱镜或视觉训练来治疗，相对来说比较稳定。

注视视差：y 轴截距

注视视差是在双眼同时视时视轴的小量偏移（通常小于 6 弧秒）[13]。当双眼注视影像没有完全在视网膜对应点，但仍都在 Panum 区内就会出现注视视差。即使中心凹处可能存在最多 30 秒的偏差，但视网膜成像仍能保持双眼单视[10]。偏差量（注视视差）取决于 Panum 区的大小。当加上镜片和/或棱镜但仍保持双眼注视时，视轴的偏移量经常会增加（但仍在 Panum 区内）[6]。

通过改变镜片/棱镜度数绘制出注视视差变化的图表即为被动性集合注视视差曲线。[6]。实际中临床上一般不测量注视视差，除非我们使用一些专门测量注视视差的仪器（例如 Sheedy 注视视差测量仪、Woolf 卡或 Wesson 卡），其测量结果就是曲线和 y 轴的交点（见图 15.2）。典型的注视视差方向和隐斜的方向一致[1]；但是，也有些患者（如典型的外隐斜患者）表现出相反的现象，即融合时表现为向内的注视视差但用遮盖试验或马氏杆测量时却是向外的分离性隐斜（见第 16 章，图 16.8）。

斜率

利用被动性集合注视视差图表可以很容易地确定曲线的斜率，通过计算使用 3^{Δ} 基底向外至 3^{Δ} 基底向内三棱镜时注视视差的变化可以得出其斜率。当患者的注视视差曲线较平时，将曲线（见图 15.2）的对称中心（曲线最平部分的中点）移到 y 轴上得到一个棱镜度数，根据此结果开具棱镜处方一般可以成功缓解患者症状，改善双眼视觉功能，且该度数小于分离性和相联性隐斜测量出的棱镜度数。该处方可以优化融像系统对集合与散开反应的适应能力[14]。

曲线较陡的患者通常可以使用视觉训练来治疗。若通过训练曲线没有变平坦，说明患者可能抵抗融像适应的发展[14]。对这类患者以相联性隐斜为基础给予棱镜（使注视视差降为零的棱镜）。测量被动性集合注视视差曲线的对称中心、注视视差和相联性隐斜后我们就可以分析慢相融合适应性异常表现。

被动性集合注视视差曲线的绘制

使用镜片或棱镜干预后测量出注视视差从而可绘制出被动性集合曲线。其结果和图表绘制组成被动性集合注视视差曲线。我们可以检查出远近以及各个注视方向的注视视差。不管用何种检查仪器，各方向远近注视视差的基本检查方法都是相同的。

仪器检查

相联性隐斜测量

使用表 15.1 中的仪器结合适当的棱镜中和可以测量出远近水平和垂直相联性隐斜。

表 15.1	测量相联性隐斜所需仪器
仪器	来源
远	
Mallett 近用单位	Bernell 公司
美国光学向量图卡	美国光学（AO）公司
Bernell 灯	Bernell 公司
近	
美国光学近用向量图卡	美国光学（AO）公司
Borish 卡	Stereo Optical Co.，Inc.
Mallett 近用单位	Bernell 公司

注视视差曲线和相联性隐斜的测量

远近水平和垂直注视视差曲线和相联性隐斜都可以用几种不同仪器测量出来。测远距离时使用 Woolf 卡[a]；测近距离时使用 Sheedy 注视视差测量仪[b] 和 Wesson 卡[c]。其中 Wesson 卡在临床上测量注视视差曲线参数时最常用，也最便宜、且容易买到。

Sheedy 注视视差测量仪由两个 1.5 度的环形视标组成，每个圆环内都有两条相对的偏振线（图 15.4）。圆环用于锁定融合。上面的圆环用来测量垂直注视视差，左边的线只能被左眼看到。下面的圆环可以分析水平偏斜，下面的线只能被左眼看到。圆环周围的字母可以帮助患者进行精确稳定的调节，通过调整游标线塑料保护壳上窄的黑色胶带来进一步帮助患者的调节保持在注视平面（图15.5）[14]。若整条线都消失证明有抑制存在。使用 Sheedy 注视视差测量仪或 Woolf/Wesson 卡可测量 40cm 处被动性集合注视视差曲线，测量步骤见后文[3]。

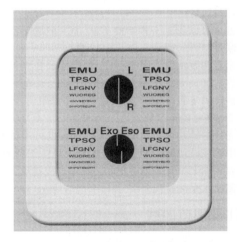

■ **图 15.4** Sheedy 注视视差测量仪由两个 1.5 度的环形视标组成，每个圆环内都有两条相对的偏振线。圆环提供融合闭锁。上面的圆环用来测量垂直注视视差，左边的线只能被左眼看到。下面的圆环可以分析水平斜视，下面的线只能被左眼看到。背部有旋钮，转动旋钮可改变游标线的位置。患者需判断出上下两对游标线哪对在垂直方向对齐

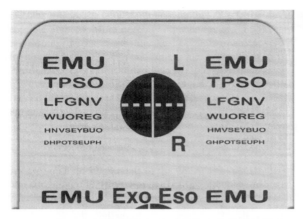

■ 图 15.5　圆环周围的字母可以帮助患者进行精确稳定的调节，通过调整游标线塑料保护壳上窄的黑色胶带来进一步帮助患者的调节保持在注视平面。（Reprinted from Schor CM. The influence of rapid prism adaptation upon fixation disparity. Vision Res. 1979; 19（7）: 757-765. Copyright ⓒ 1979 Elsevier. With permission.）

综合验光仪检查前准备

将测试卡片（Sheedy 注视视差测量仪、Woolf 或 Wesson 卡）安插在近用视标杆 40cm 处，打开测试卡片上方的灯以维持背景光照。调整好瞳距及患者屈光度数。使用综合验光仪上的偏振片或让患者戴偏振眼镜。让患者坐在综合验光仪后面，双眼前 Risley 棱镜调为零。若使用 Sheedy 注视视差测量仪，调整仪器背部的旋钮将视差调为零。

垂直相联性隐斜

垂直融像异常患者的水平方向被动性集合注视视差曲线一般较陡[19]。一些患者使用垂直棱镜矫正后会使水平被动集合注视视差曲线变平，相联性隐斜变小，注视视差变小。由于垂直融像适应较慢且经常不完全[20]，垂直棱镜一般比较容易接受。以垂直相联性隐斜的检查结果为基础制定棱镜处方可以作为一种治疗方法[21]。更加完整的关于垂直相联性隐斜的评估方法见第 14 章。

若水平和垂直偏斜同时存在，我们建议在测量水平斜视之前先对任何存在的垂直斜视进行评估和矫正[19]。所需垂直棱镜确定后，则将其放在适合的那只眼前，若所需棱镜大于 2$^\Delta$，则将棱镜度数分置于两眼前。将垂直棱镜置于综合验光仪的镜片前，或用 Fresnel 棱镜，也可用戴有棱镜的矫正眼镜或试镜架。为了分析垂直棱镜矫正的效果，我们通常要在加上垂直棱镜矫正和不加垂直棱镜矫正的情况下分别测量水平注视视差[19]。

水平注视视差曲线

测量

双眼前的旋转棱镜退回水平位置并调为零。当使用 Woolf/Wesson 卡时，注视视差的大小和方向可直接从卡片上读出（图 15.6）。例如，当患者说指针顶部偏向左，则他有右侧的外注视视差。

当使用 Sheedy 注视视差测量仪测量注视视差参数时，

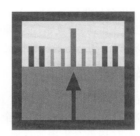

■ 图 15.6　使用 Wesson 卡时，注视视差的大小和方向可直接从卡片上读出。例如，当患者报告指针顶部偏向左，则他有右侧的外注视视差

转动上面的旋钮使垂直游标线向外视差方向偏移将近 10 弧秒。让患者说出上面一条线的相对位置。如果上面的线偏右，以每次 2 弧秒的梯度减小外视差直到患者看到线对齐。记录窗口的视差值，继续减小外视差（或增加内视差）直到线又偏向相反方向。为了减少融像（棱镜）适应，测量应该在 15 秒内完成[22]。实际的注视视差测量值即为患者在两个相反方向游标线对齐范围的中点。

病例 15.1

当把线定位在 10 弧秒外视差时患者感觉线偏左。以 2 弧秒为梯度逐渐减少外视差，4 弧秒时仍然表现为未对齐，当减少至 2 弧秒外视差时患者首次报告线已对齐。继续此过程，当内注视视差为 4 弧秒时患者首次报告线向内（反方向）偏斜，该点代表了对侧范围终点。图 15.7 用水平线连接了这两个终点。这一范围的中点（用 X 表示）为 1 秒内视差，代表了实际注视视差。

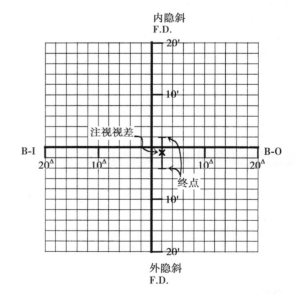

■ 图 15.7　若在 4 弧秒处仍未对齐而在 2 弧秒外视差时首次对齐，则在图上标记出该点，作为一侧范围的终点。以 2 弧秒为梯度逐渐减少外视差，当内注视视差为 4 弧秒时患者首次报告线向内偏斜，则该点代表了对侧范围终点。用水平线连接这两个终点。这一范围的中点（用 X 表示）为 1 弧秒内视差，代表了实际注视视差

下面介绍一下用旋转棱镜测量其他融像需求下的双眼反应。在 40cm 进行检查时，以 3^Δ 为梯度增加集合需求，首先在主导眼前加 3^Δ 基底向内棱镜，随后交替使用基底向内棱镜和基底向外棱镜。在 6m 处检查时，以 2^Δ 为梯度增加散开需求，以 3^Δ 为梯度增加集合需求，然后交替使用基底向内和基底向外棱镜。在两次测量之间应嘱患者闭上双眼休息 15 秒左右。出现复视或抑制则标志着测量曲线的终点。若线不能稳定存在，可以帮患者遮住一条游标线并使其短暂暴露（闪烁），直到患者报告看到线对齐。

多数患者在做集合测量时仍可保持双眼单视，在做散开测量时却会出现复视。此外，若总是给一个方向的融像刺激时，由于会产生棱镜适应，曲线形态也会被人为地改变[14]。如果复视发生过早，患者可融像的融像需求会在适当的正融像和负融像之间交替变换。此时可以绘出正融像需求曲线，在融像消失前一刻的棱镜量即为最终的负融像需求，也可以标出来。这种方法可以获得交替融像时的正融像需求及负融像需求，并帮助维持曲线形态。这样所有测量完成后我们就可以绘制出注视视差曲线。

自由空间测量

自由空间测量是指在一眼前放置棱镜串，临床医生可以测量不同注视位置的注视视差，尤其在向下注视时。尽管融像需求不对称，此法通常也是能被接受的。记录出注视位置、检查距离以及所戴眼镜屈光检查的结果。自由空间曲线测量后，通常可以获得修正注视视差曲线。

修正曲线的绘制

测量最初是在融像需求为零的情况下进行，然后交替使用 3^Δ 基底向内和基底向外棱镜进行测量，再交替使用 6^Δ 基底向内和基底向外棱镜进行测量。为了测量方便也可以使用棱镜串或翻转棱镜。由于双眼视觉分析时间有限，修正曲线也可由综合验光仪得出，先设置融像需求为零，再用 3^Δ 基底向内和基底向外棱镜，然后用 6^Δ 基底向内和基底向外棱镜，12^Δ 基底向外棱镜。通过这些测量可以迅速确定曲线基本形态、注视视差、相联性隐斜和斜率。临床经验表明这些参数往往是开具恰当棱镜处方所需的全部参数。

> #### 病例 15.2
>
> 图 15.8 记录了使用融像需求为零的棱镜，3^Δ 基底向内和基底向外棱镜，6^Δ 基底向内和基底向外棱镜，12^Δ 基底向外棱镜绘制出的修正曲线。如图所示，通过这些测量可以确定曲线基本形态、注视视差、相联性隐斜和斜率。

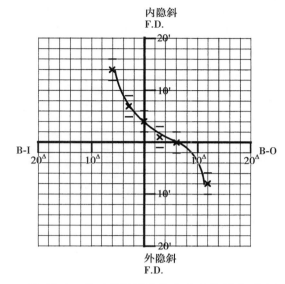

■ 图 15.8　修正曲线可由综合验光仪得出，先用融像需求为零棱镜，再用 3^Δ 基底向内和基底向外棱镜，然后用 6^Δ 基底向内和基底向外棱镜，12^Δ 基底向外棱镜。通过这些测量可以迅速确定曲线基本形态（Ⅰ型）、注视视差（4 弧分内视差）、相联性隐斜（6^Δ 基底向外）和斜率

镜片法得出注视视差曲线

改变镜片度数也可以改变注视视差反应。图 15.9 为镜片法注视视差曲线[6]。正镜标记在 y 轴左侧，负镜标记在 y 轴右侧，以 0.50D 到 1.00D 为梯度进行测量。先加正片测量，再加负片测量，范围大约为 +2.00D 到 +3.00D 或根据患者具体情况加度数。

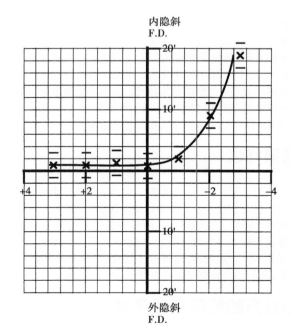

■ 图 15.9　标绘出随着镜片度数从 0.50D 到 1.00D 的改变而发生的注视视差变化，即可得到镜片法注视视差曲线

镜片法注视视差曲线结合棱镜曲线可得出双眼衍生的 AC/A(图 15.10)[6,23]。这个双眼衍生的 AC/A 包含了集合性调节与集合的相互作用(CA/C),还有助于指导老视早期患者确定更精确的近附加处方。

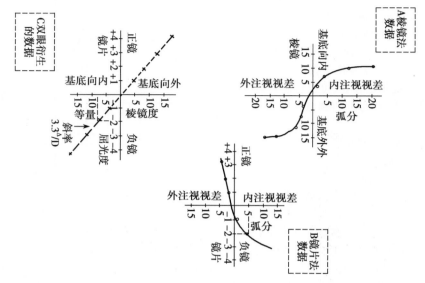

■ **图 15.10** 镜片法注视视差曲线数据和棱镜曲线数据结合可以得出双眼衍生的调节性集合与调节的比值(AC/A)。这个双眼衍生的 AC/A 包含了集合性调节与集合的相互作用(CA/C),还有助于指导老花早期患者确定更精确的近附加处方

图形结果

当绘制被动性集合注视视差曲线时,内视差在水平线以上,外视差在水平线以下;基底向外在右侧,基底向内在左侧。使用注视视差曲线绘图纸,将患者报告线已对齐范围的中点用"X"或一个圆点标记在 y 轴上,并用横杠标出间隔范围(见图 15.8)。一定要标出间隔范围,因为此范围可能会随着训练发生改变。记录 x 轴和 y 轴上的截距,并在上方记录斜率。y 轴截距代表注视视差,x 轴截距代表相联性隐斜(将注视视差降为零所需的棱镜)。斜率的测量通常选取 3^Δ 基底向内和 3^Δ 基底向外棱镜之间的 y 轴截距,它被认为可以反映出患者习惯性的融像状况。斜率以弧分为单位,每改变 6^Δ(3^Δ 基底向内到基底向外)测量和记录一次;见病例 15.2 和图 15.8。y 轴和 x 轴截距之间的斜率也可能有意义。

结果判读

经过少量实践后,对被动性集合注视视差曲线的结果就可以轻松判读。主要的参数是曲线形态、斜率、注视视差和相联性隐斜。我们应该将所有参数结合起来分析,而不能单独分析某个参数。例如,相联性水平隐斜单独的临床意义并不大。然而,若与其他注视视差参数结合起来一起分析,我们将会获得很多对患者更有用的信息。

对处方的临床指导意义

依据被动性集合注视视差曲线的结果,我们可以制定棱镜处方并修改眼镜处方,还可以监测视觉训练的进程。训练成功后曲线一般会变平。当患者使用一些专门检查注

视视差的仪器测量时通常会有小量的残余注视视差[24]。

棱镜处方的设计

水平棱镜

经过精心设计的棱镜处方可以减少所需的矫正性融像运动,并且可以将集合性调节[25]和调节性集合之间不利的相互作用最小化。注视视差曲线最平的部分(对称中心)代表了对于改变融像刺激能最快速适应的区域。棱镜处方就是要将对称中心移向 y 轴或更接近于以 y 轴为中心。

病例 15.3

图 15.11 所示的注视视差曲线斜率相对较陡,而且融像范围很窄,患者所述复视终点为 9^Δ 基底向内和 12^Δ 基底向外。表现为这种曲线形态的患者为典型的内隐斜,对称中心移向 y 轴的棱镜处方效果好。图 15.11 所示的患者视远时给予 2^Δ 基底向外棱镜处方,可以消除其开车和看电视时的不适症状,而根据 Sheard 准则计算该患者需要更大的棱镜度数(5^Δ 基底向外)。

若被动性集合注视视差曲线很平,在大面积的集合压力下会发生迅速的融像适应。棱镜处方应该使曲线的平坦部分起始部位尽可能地靠近 y 轴。这样可使患者在最大融像适应区内维持稳定的双眼视觉,并且使棱镜的需求量最小化。我们开具的棱镜处方应该是使曲线的平坦部首次穿过 y 轴的最小的基底向外(内注视视差/相联性隐斜)或基底向内(外注视视差/相联性隐斜)的棱镜量。

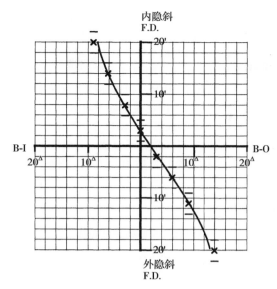

■ **图 15.11**　注视视差曲线斜率相对较陡,而且融像范围很窄,患者所述复视终点为 9$^\Delta$ 基底向内和 12$^\Delta$ 基底向外。视远棱镜处方给 2$^\Delta$ 基底向外可以将对称中心移到 y 轴上

病例 15.4

　　图 15.12 的注视视差曲线的平坦区域较大。患者的融像范围较广,融像范围在 9$^\Delta$ 基底向内到 30$^\Delta$ 基底向外。通常该类患者没有对称中心。这种曲线形态为典型的内隐斜。将曲线的平坦部分起始部位尽可能地靠近 y 轴的棱镜处方会使患者更加舒适。图 15.12 所示患者视远时给予 2.5$^\Delta$ 基底向外棱镜可以消除其打网球时偶尔出现的复视症状。而根据 Sheard 准则计算该患者的棱镜需求高达 7$^\Delta$ 基底向外。

　　若患者的曲线较陡,则他的融像范围很小,且通常没有对称中心。开具将其注视视差降为零(相联性隐斜)的棱镜处方或进行视觉训练可以增加他的融像适应。将曲线较陡的患者的相联性隐斜全部矫正可以简化双眼视觉异常的处理过程,并且无须过多考虑 CA/C 和 AC/A 之间的复杂关系[3,25]。

病例 15.5

　　图 15.13A 中的注视视差曲线较陡,而且该患者融像范围窄,为 6$^\Delta$ 基底向内到 9$^\Delta$ 基底向外。由于没有明显的融像适应故没有对称中心。这种曲线类型的患者,配戴将相联性隐斜全部矫正的棱镜处方后会感觉更舒适;故为其开具 2$^\Delta$ 基底向外的棱镜处方。然而,一般来说,最好的治疗方法是进行视觉训练,使其融像适应发展得更加完善。视觉训练(减少抑制,扩大融像范围,加强融像精准度)成功消除了他阅读困难的症状。治疗后的注视视差曲线见图 15.13B。

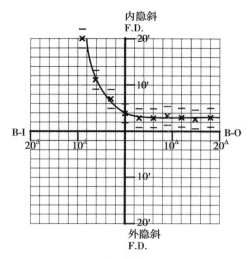

■ **图 15.12**　注视视差曲线的平坦区域较大。患者的融像范围较广,自 9$^\Delta$ 基底向内到 20$^\Delta$ 基底向外。通常该类患者没有对称中心。视远时给 2.5$^\Delta$ 基底向外棱镜以便将曲线的平坦部分起始部位尽可能地靠近 y 轴

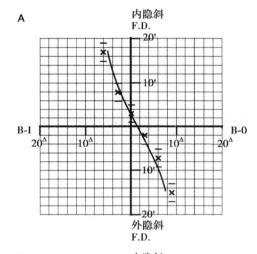

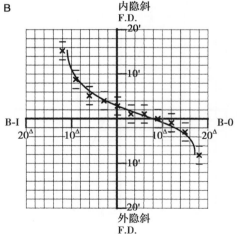

■ **图 15.13**　A:注视视差曲线较陡,而且该患者融像范围窄,为 6$^\Delta$ 基底向内到 9$^\Delta$ 基底向外。由于没有明显的融像适应故没有对称中心。B:视觉训练(减少抑制,扩大融像范围,加强融像准确度)成功消除了他阅读困难的症状。尽管注视视差与以前相同,但注视视差曲线变平且平坦部分较以前增宽

图 15.14 为一个近视的老视早期患者的远距离注视视差曲线,该患者看远内隐斜较大而看近内隐斜较小(散开不足)。这种曲线为Ⅱ型曲线,不穿过 x 轴,为伴有较大内隐斜患者的典型曲线。一般来说,这类患者的棱镜处方应该给足一些,以便曲线平坦部的起始位置在 x 轴前。将该患者与例 15.4 中讨论的病例做一下对比。

图 15.15 为一远近内隐斜相等患者的近注视视差曲

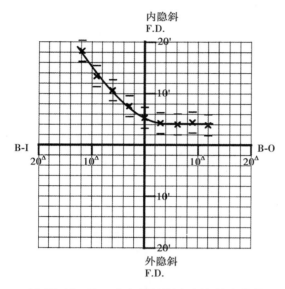

■ **图 15.14**　为一有大量远距离内隐斜患者的Ⅱ型远注视视差曲线,曲线没有穿过 x 轴。一般来说,这类患者的棱镜处方应该给足一些,以便曲线平坦部的起始位置在 x 轴前,该患者需要给大约 $3^{\triangle}$ 基底向外棱镜

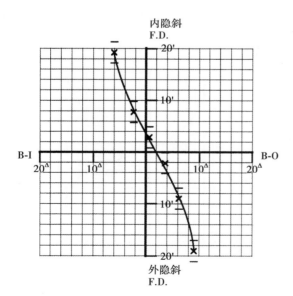

■ **图 15.15**　一远近内隐斜相等患者的近注视视差曲线。该曲线没有中心平坦部分。患者有较小的相联性内隐斜。给予该患者 $2^{\triangle}$ 基底向外棱镜将使相联性隐斜降为零

线。该曲线没有中心平坦部分。患者有较小的相联性内隐斜。当曲线较陡时,将注视视差降为零(相联性内隐斜)的棱镜度数为可缓解症状的最小度数处。给予该患者 $2^{\triangle}$ 基底向外棱镜可以使相联性隐斜降为零并消除症状。将该曲线与散开不足患者(图 15.14)的曲线进行对比,说明了若仅考虑相联性隐斜来确定棱镜处方时可能会引起的误差。通常来讲,当Ⅱ型或Ⅲ型被动集合注视视差曲线没有穿过 y 轴时,棱镜矫正经常会不合适。一般情况下,视觉训练应当是这类患者的初始治疗方法,必要时可补充棱镜。

垂直棱镜

在处理水平隐斜时首先要确定患者是否存在需要矫正的垂直性隐斜。在为垂直性隐斜确定棱镜处方时需要一些临床评估,推荐使用的一些方法包括融像范围的测定、翻转棱镜[26]、注视视差[27]。

对于能做出精确反应的患者,其棱镜处方的设计可以选择使用垂直注视视差测量,并将注视视差降为零的棱镜度数。垂直相联性隐斜的测量可以判断患者是否需要垂直方向棱镜处方。几乎所有患者检查时都会发现有 $0.5^{\triangle}$ 垂直注视视差[27],而大多数有症状的患者垂直相联性隐斜可达到 $0.75^{\triangle}$ 或更多,这类患者使用垂直棱镜矫正或垂直融像训练较好。关于确定垂直棱镜处方量在第 14 章中有完整的介绍。

球镜度数调整

近附加度的确定

大多数双眼视觉异常患者的处理方法是镜片、棱镜和视觉训练或以上三者结合。例如,对于融像异常、调节异常或两者皆有的患者给予近附加度通常是有帮助的。对于有症状的内隐斜患者,其近附加度通常是使现有内注视视差降为零所需的屈光度。如果需要的话,我们可以通过试验性的近附加度来确定出被动集合棱镜曲线,从而验证其效果。

病例 15.6

某患者使用棱镜分离法测量,在 6m 处为正视眼,在 40cm 处有 $6^{\triangle}$ 内隐斜。通过远距离屈光矫正后测量 40cm 处相联性内隐斜。用注视视差检查来确定近附加度数,经屈光矫正后,以 +0.25D 为梯度逐渐增加正片度数,直到患者报告游标线对齐(近距相联性隐斜为零)。通过注视视差检查方法发现该患者需要 +0.75D 近附加度。该眼镜处方成功消除了其阅读 20 分钟后即出现的视物模糊和眼疲劳症状。

远用球镜度数调整

15 岁以下的散开过度患者,不能积极地进行视觉训练时,可以在远用屈光矫正情况下加负度数并结合近下加的方法促进其融像。通常看远所加负片度数一般较小(最大为 1.00D 到 1.50D)。某些患者可能需要 3D(偶尔 4D)的负片过矫。由于这样经常会出现调节性视疲劳症状,远用屈光度大度数过矫应该配合视觉训练,一般仅在训练时配戴过矫眼镜而非长时间配戴。

在使用注视视差曲线来测量透镜干预对双眼融像的反应时,对于看远所加负片度数我们只能凭经验确定。然而,注视视差曲线可以帮助我们确定看远时的过矫处方,并帮助确定近附加的度数。下加的量刚好能足够促进集合和融像。

病例 15.7

10 岁的散开过度患者,图 15.16A 为其注视视差曲线。曲线为Ⅲ型,是伴有较大外隐斜患者的典型曲线形态。尽管患者外隐斜明显,我们却不能准确测出其看远的相联性外隐斜。图 15.16B 为患者看远加负片后的反应曲线。若要使看远曲线穿过 x 轴几乎需要过矫-2.00D。过矫小于-1.00D 可以使看近曲线穿过 x 轴。通过这些数据表明,若仅使用镜片处理,则需看远过矫-2.00D。然而,看远-2.00D 的过矫会引起看近有内注视视差和内相联性隐斜。所以,若使用看远加负片处方,则看近需要给+1.00D 到+1.50D 的下加,以确保两条曲线都能大约在同一点穿过 x 轴。

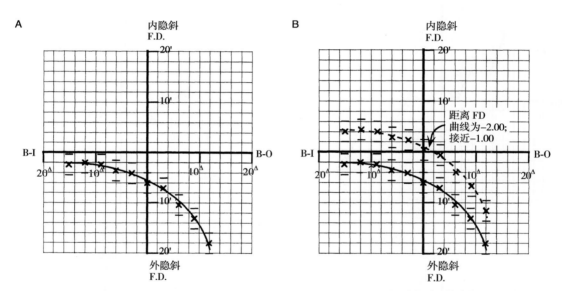

■ **图 15.16** **A**:一 10 岁散开过度患者曲线为Ⅲ型,为伴有较大外隐斜患者的典型曲线形态。尽管患者外隐斜明显,我们却不能准确测出其看远的相联性外隐斜。**B**:要使看远曲线穿过 x 轴至少需要过矫-2.00D。过矫-1.00D 可以使看近曲线穿过 x 轴。若仅使用镜片处理,则需看远过矫-2.00D。然而,看远-2.00D 的过矫会引起看近有内注视视差和内相联性隐斜。所以,若使用看远加负片处方,则看近需要给+1.00D 到+1.50D 的下加,以确保两条曲线都能大约在同一点穿过 x 轴

视觉训练的计划和监测

通过注视视差曲线的数据测量(包括融像适应能力、慢相融像、调节/集合相互作用),我们可以制订出视觉训练计划,训练可以专门有针对性地改善患者一些有缺陷的功能。有暂时的调节异常症状和高 CA/C 的患者对于对透镜的快速调节反应的训练(调节灵敏度训练)联合使用中等量的棱镜训练(部分跳跃融像训练)的视觉训练方法的反响最好。伴有大量隐斜(慢相融像异常)的患者对于棱镜的快速大幅度改变训练(主要为跳跃融像训练)和一些透镜训练(调节灵敏度训练)的视觉训练方法的反响最好。对融像适应下降的患者(曲线陡)需要训练快速持续融像反应并联合一些适应性融像训练(等量训练)[28]。融像适应下降(斜率陡)合并异常 CA/C 与 AC/A 相互作用的患者可以进行适应性融像训练(等量训练),并加强对中度融像刺激快速反应的训练(加正镜与不加正镜时的跳跃融像和平滑融像的快速反应训练)。

病例 15.8

图 15.17 为一集合不合并相关调节问题患者的远近注视视差曲线。近曲线不规则,患者报告线已对齐的每个测量点范围都很大。这种情况是由于其调节不精确引起的集合问题造成的。患者不恰当地使用调节来辅助集合,结果导致被动集合注视视差曲线形态不规则,每个测量点都有大范围的误差。该患者经过调节训练后的近注视视差曲线见图 15.17B。每个测量点都更加精确(曲线变平滑),注视视差也较前变小了(更接近截距)。这是一个通过注视视差曲线监测患者进行调节训练获得进展的例子。训练成功后曲线将会变得比较平坦以及平滑。通常,使用专门检查注视视差的仪器检查时,患者仍会存在少量的注视视差[24]。

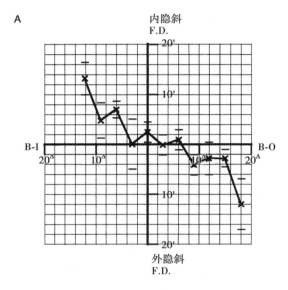

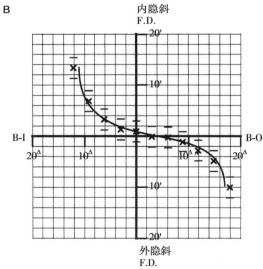

■ 图 15.17　A:曲线不规则,患者报告线已对齐的每个测量点范围都很大。这种情况是由于其调节不精确引起的集合问题造成的。B:调节训练后,每个测量点都更加精确(曲线变平滑),注视视差也较前变小了(更接近截距)。这是一个通过注视视差曲线监测患者进行调节训练获得进展的例子

病例 15.9

图 15.18 是一个 18 岁有 16 个棱镜度外隐斜合并相关融像问题的患者在视觉训练前(图 15.18A)和训练后(图 15.18B)的远(3m)注视视差曲线。上方治疗前的曲线(图 15.18A)显示这名外隐斜患者有内相联性隐斜和内注视视差,且融像范围很小(6△ 底向外时就出现复视)。患者不恰当地使用融像性集合维持融合,导致注视视差曲线表现为一个矛盾反应(内注视视差合并分离性外隐斜)。通过融像和调节训练后,患者的注视视差曲线如图 15.18B 所示。每个测量点都更加准确(曲线更加平滑),融像范围变大而且现在已经有了小的外注视视差。这就是一个应用注视视差曲线来监测接受融像和调节训练的患者训练获得进展的例子。训练成功后,虽然用专门检查注视视差的仪器检查时患者仍然存在小的注视视差,但患者的曲线已经正常化[24]。

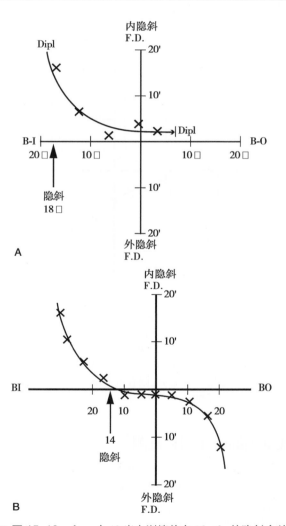

■ 图 15.18　A:一个 18 岁在训练前有 16p. d. 外隐斜合并相关融像问题的患者其注视视差曲线表现为一个矛盾反应(内注视视差合并分离性外隐斜)。B:通过融像和调节训练后,该患者每个测量点都更加准确(曲线更加平滑),融像范围变大而且现在已经有了小的外注视视差。这个例子旨在说明当视觉训练成功时,虽然用专门检查注视视差的仪器检查时仍然存在小的注视视差,但患者的曲线已经正常化[24]

结论

双眼单视的形成需要很多精细的因素结合在一起,通过一系列复杂的相互作用才能够完成。很多因素在使用双眼视觉条件下的检查技术可以进行更恰当的分析。根据对融像或调节压力的眼位反应得出的注视视差测量为准确评估这些因素提供了一种有用的技术。有了注视视差检查,我们就无需再假设在双眼视觉条件下是否有神经肌肉的偏斜(隐斜量)在起作用。而且残余斜视量也可以直接测量出来,对诱导的集合和调节需求的适应能力也可以被评估出来。

有了注视视差的数据,我们可以使用透镜、棱镜或视觉训练对患者进行治疗。改变球镜处方包括近下加正镜和/或看远加负片过矫。使用传统分析方法困难时,注视视差曲线可以很容易设计出适于患者看远或看近的棱镜处方。视觉训练的进展也可以通过被动集合注视视差曲线来进行监测。

问题

1. 描述与患者隐斜类型相关的 4 种水平注视视差曲线类型的特点。

2. 什么因素会导致远近水平注视视差曲线的形态不同?

3. 相联性和分离性隐斜有何不同?

4. 对称中心、相联性隐斜以及注视视差的结果对棱镜处方有何影响?

5. 为什么不能使用成人版向量视力卡来确定远注视视差曲线?

6. 为什么仅仅通过 6 次测量($3^\triangle$ 基底向内和基底向外, $6^\triangle$ 基底向内和基底向外和棱镜需求为零时)即可得出注视视差曲线的基本形态?

7. 经过视觉训练后被动集合注视视差曲线形态会得到怎样的预期改变?

8. 通过注视视差曲线如何得到 AC/A ? 为什么有必要鉴别相联性 AC/A 和分离性 AC/A ?

9. 为什么仅仅根据相联性隐斜的测量结果很难确定基底向外的棱镜处方量?

10. 治疗垂直性隐斜所需要的最小有效棱镜度为多少? 对于一个有良好的双眼视觉而无抑制的患者如何确定此棱镜度数?

(苑书怡　张腾月　译)

设备资源

(a). Available from Bruce Wick, 13615 Bellaire Blvd, Houston, TX 77083.

(b). Not currently commercially available; used instruments may be available from time to time.

(c). Available from Michael Wesson, OD, University of Alabama, Birmingham, College of Optometry, University Station, Birmingham, AL.

参考文献

1. Ogle KN. *Researches in Binocular Vision*. New York, NY: Hafner; 1962:69-93.
2. Sheedy JE, Saladin JJ. Association of symptoms with measures of oculomotor deficiencies. *Am J Optom Physiol Opt.* 1978;55:670-676.
3. Wick B. Horizontal deviations. In: Amos J, ed. *Diagnosis and Management in Vision Care*. Boston, MA: Butterworth-Heinemann; 1987:474-476.
4. Wick B. Nearpoint symptoms associated with a change from spectacle lenses to contact lenses. *J Am Optom Assoc.* 1978;49:1295-1297.
5. Remole A. Fixation disparity vs. binocular fixation misalignment. *Am J Optom Physiol Opt.* 1985;62:25-34.
6. Ogle KN, Martens TG, Dyer JA. *Oculomotor Imbalance in Binocular Vision and Fixation Disparity*. Philadelphia, PA: Lea & Febiger; 1967.
7. Fry GA. An analysis of the relationships between phoria, blur, break and recovery findings at the near point. *Am J Optom Arch Am Acad Optom.* 1941;18:393-403.
8. Lesser SK. *Introduction to Modern Analytical Optometry*. Duncan, OK: Optometric Extension Program Foundation; 1969.
9. Morgan MW. Analysis of clinical data. *Am J Optom Arch Am Acad Optom.* 1944;21:477-491.
10. Carter DB. Studies of fixation disparity—historical review. *Am J Optom Arch Am Acad Optom.* 1957;34:320-329.
11. Sheedy JE, Saladin JJ. Exophoria at near in presbyopia. *Am J Optom Physiol Opt.* 1975;52:474-481.
12. Wick B. Forced vergence fixation disparity curves at distance and near in an asymptomatic young adult population. *Am J Optom Physiol Opt.* 1985;62:591-599.
13. Carter DB. Fixation disparity with and without foveal contours. *Am J Optom Arch Am Acad Optom.* 1964;41:729-736.
14. Schor CM. The influence of rapid prism adaptation upon fixation disparity. *Vision Res.* 1979;19:757-765.
15. London R. Fixation disparity and heterophoria. In: Baresi BJ, ed. *Ocular Assessment: The Manual of Diagnosis for Office Practice*. Boston, MA: Butterworth-Heinemann; 1984:141-150.
16. Schor CM. Analysis of tonic and accommodative vergence disorders of binocular vision. *Am J Optom Physiol Opt.* 1983;60:114.
17. Wick B. Clinical factors in proximal vergence. *Am J Optom Physiol Opt.* 1985;62:118.
18. Mallett RFJ. The investigation of heterophoria at near and a new fixation disparity technique. *Optician.* 1964;148:547-551, 574-581.
19. Wick B, London R. Vertical fixation disparity correction: effect on the horizontal forced vergence fixation disparity curve. *Am J Optom Physiol Opt.* 1987;64:653-656.
20. Eskridge JB, Rutstein RP. Clinical evaluation of vertical fixation disparity. Part I. *Am J Optom Physiol Opt.* 1983;60:688-693.
21. Eskridge JB, Rutstein RP. Clinical evaluation of vertical fixation disparity. Part II. Reliability, stability, and association with refractive status, stereoacuity, and vertical heterophoria. *Am J Optom Physiol Opt.* 1985;62:579-584.
22. Schor CM. The relationship between fusional vergence eye movements and fixation disparity. *Vision Res.* 1979;19:1359-1367.
23. Hebbard FW. Foveal fixation disparity measurements and their use in determining the relationship between accommodative convergence and accommodation. *Am J Optom Arch Am Acad Optom.* 1960;37:326.
24. Schor CM. Fixation disparity and vergence adaptation. In: Schor CM, Ciufreda KJ, eds. *Vergence Eye Movements: Basic and Clinical Aspects*. Boston, MA: Butterworth-Heinemann; 1983:465-516.
25. Schor CM, Narayan V. Graphical analysis of prism adaptation, convergence accommodation, and accommodative ver-

gence. *Am J Optom Physiol Opt.* 1983;60:774-784.

26. Eskridge JB. The flip prism test for vertical phoria. *Am J Optom Arch Am Acad Optom.* 1961;38:415-421.

27. Morgan MW. The Turville infinity balance test. *Am J Optom*

Arch Am Acad Optom. 1949;26:231-239.

28. Vaegan JL. Convergence and divergence show large and sustained improvement after short isometric exercise. *Am J Optom Physiol Opt.* 1979;57:23-33.

第四部分

高级诊断及处理

第 16 章

调节与集合的相互作用

双眼视觉功能异常通常见于张力性集合过度,或是集合、近感性集合与调节功能之间的异常相互作用[1]和/或集合不足(棱镜)的适应[2]。对于张力性集合[3]及调节/集合相互作用的分析[2]表明经典分析理论方法往往不是很完善。通常可以使用多种方法来确定现有的双眼视觉功能异常与症状是否相关[4]。但由于当前分析技术的不足,此处我们引入了本书第2章所介绍的综合分析法(integrative analysis)。

尽管许多领域仍有待充分探索,但在本章中,我们将从理论和实践的临床角度讨论双眼视觉,以介绍综合分析法背后的概念。近感性集合量的影响、眼睛焦深、调节滞后和张力性集合的影响被认为与调节/集合的相互作用模式有关。本章节讨论了许多目前在临床上使用的双眼视觉功能检查方法,并将它们与模型联系起来。另外,我们建议可以在将来使用一些新的检查方法来提供诊断信息[例如集合性调节与集合的比值(convergence accommodation to convergence,CA/C)和近感性集合的测量]。

分析方法

传统分析方法

目前有3种方法可用于分析检查数据,来确定患者的调节功能、集合功能是否异常,以及是否存在由此引起的视疲劳症状。双眼视觉图谱法[5]强调集合功能在视疲劳病因学中的作用,分析法强调调节功能的作用[6],而标准的方法则没有选择性[7]。

双眼视觉图谱法

双眼视觉图谱法是基于 Maddox 最初描述的集合的分类机制,双眼视觉图谱的设计是为预测张力性集合、调节性集合、融像性/视差性集合[8](fusional or disparity vergence)是怎样作用导致眼睛的最终位置,近感性集合的作用并不以图谱方法表示[9]。

双眼视觉图谱法通常观察以下几项参数:

- 远距离分离性隐斜(dissociated heterophoria)
- 调节性集合与调节的比值(accommodative convergence to accommodation,AC/A)
- 正相对性集合(positive relative convergence,PRA)
- 负相对性集合(negative relative convergence,NRA)
- 调节幅度(amplitude of accommodation,AMP)

通过这些数据可以明确描绘出双眼单视清晰区[10],可直观地呈现调节系统或集合系统或两者维持双眼视觉的刺激值范围(图 16.1)。

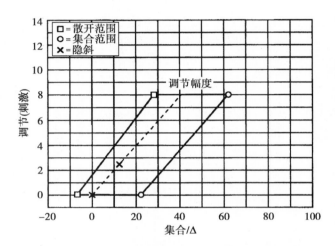

■ 图 16.1　通过使用远距离分离性隐斜、调节性集合与调节的比值、正相对性集合、负相对性集合和调节幅度等参数,可以明确描绘出双眼单视清晰区,可直观地呈现调节系统或集合系统或两者维持双眼视觉的刺激值范围

隐斜和 AC/A 与相对集合测量的关系可用于决定视觉有效性,进而计划治疗干预。在经典的方法中,双眼单视清晰区的垂直线是刺激性 AC/A 的倒数,表明双眼单视清晰区的集合范围[10]。图谱法的支持者认为,张力性集合和调节性集合的不足或过度可以被融像性(视差性)集合所代偿,而过度的视差性(融像性)集合需求则会引起视疲劳症状[11]。一些诊断性原则如:应用 Sheard[12] 准则与 Percival[13] 准则决定给予透镜或棱镜矫正,以减少融像性集合的需求从而减轻症状。不足的是,用双眼图谱法有时很难确定由于单纯的调节不足所导致的潜在问题。

分析法

分析法的生理基础是由于调节异常迫使视觉系统代偿,从而导致集合功能出现异常[14]。分析法强调调节反应(滞后),一般不考虑调节功能的其他方面,如调节灵敏度、持久力、速度、幅度。并且,即使其他病因看起来同样重要,甚至在某些情况下更有可能是其他病因导致的,也几乎认为所有的异常(高达95%)都以调节为基础的。

正常值分析法

正常值分析法包含确定个体测试结果(隐斜、集合和调节幅度、调节与集合的相互作用)[15]偏离临床正常值的程度。在诊断单一问题时正常值分析准确性最高,但当存在张力性集合过度合并异常的调节集合相互作用时,该方法就不够准确了。多重交互作用可以通过机械化方式[16]进行分析并得到部分的成功。

关键概念

当前用于双眼视觉功能分析系统的缺点是很多重要的调节与集合间的相互作用只能够在双眼单视条件下适当的测量。例如,双眼视觉条件下的视差性(融像性)集合的需求,与测量分离性隐斜的基础上预测的知觉性和运动性融像明显不同[17]。应用单眼和双眼检查造成的结果可变性可能是由于忽略了 Maddox 分类中的两个成分:集合(棱镜)[2]适应和 CA/C,以及另外一个不经常分析的因素——近感性集合。

分离性检查与相联性检查

与各种单眼(分离性)检查结果的传统方法相比,双眼测试提供了更完整的双眼集合与调节间相互作用的图像。远距离和近距离注视视差曲线为临床工作者提供了用于决定可以获得最佳双眼视觉治疗的方法。在第 15 章里描述的注视视差曲线可以直接检查残余眼位,没有必要去假设测量时存在潜在的神经肌肉偏差(隐斜)并在双眼视觉状态下引起症状。这些检测在临床上有助于确定那些内隐斜或垂直隐斜患者的棱镜处方,并且可以作为监测视觉训练进程的方法。

相互作用的理论基础

图 16.2 表示的是早期发表[18]的文献中关于调节与集合间的相互作用。下方图解描述集合系统,上方图解描述调节系统。集合系统与调节系统通过 CA/C 和调节性集合的独立交叉线而相互作用。由于交叉线的存在,正如调节系统通过 AC/A 引发集合系统,集合系统通过 CA/C 引发调节系统。近感效应被放置在两个系统中出现交叉线之前的每一个部分。

图 16.2 这一模型对正常双眼视觉有着重要的意义,在创建整合分析系统中(第 2 章)已经考虑到这些。在设计综合分析系统时,我们纳入了图 16.2 这个模型所描述的调节与集合间的交互作用,张力性集合、焦深、调节滞后,以及关于近感性集合影响的研究意义[19]。在这个系统中必须先有一个假说以便于能预测调节和集合系统。举个例子:在一个固视位置给予持续刺激时,此时应考虑局限于静态的情况下。这使得潜在的复杂相互作用变得不那么复杂。然而即使有这些限制,这一结果也仍适用于临床和实际生活中的许多情况。

应用这个模式来测量隐斜、注视视差、相联性隐斜、双眼单视区有助于解释在护理临床患者时出现的许多双眼视觉反应,包括为什么老视患者尽管没有调节性集合但通常也没有表现出症状。下面几节,我们来描述这个模式是怎样应用于第 1 章节中提到的许多检查和诊断技术的。此外,我们还讨论了未来需要进一步进行临床研究的领域,以及该模式如何指导此类研究。

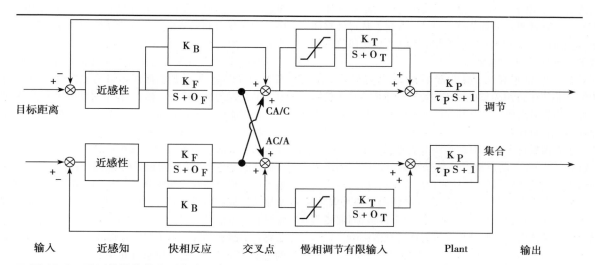

■ **图 16.2**　下面的部分代表了集合反应的组成,上面的部分描述了调节反应。调节系统和集合系统通过单独交叉的调节性集合和集合性调节相互作用。近感性作用被放置在每个系统出现交叉之前的每个部分。集合通过 CA/C 影响调节,调节通过 AC/A 影响集合。AC/A,调节性集合与调节的比值;CA/C,集合性调节与集合的比值。(Reprinted with permission from Wick B, Currie D. Dynamic demonstration of proximal vergence and proximal accommodation. Optom Vis Sci. 1991;68(3):163-167. Copyright © 1991 American Academy of Optometry.)

张力性集合

张力性集合(tonic vergence)是指在没有注视视差、模糊和近感性刺激时眼睛的位置(position)。张力性集合可以在 Von Graefe 方法测量远距隐斜时结合针孔来测量。视差和调节系统为开环状态*,由于注视远距因此无近感性刺激。张力性集合较为稳定,可以重复测量。

在临床工作中并不经常测量张力性集合。对于大多数患者来说,几乎没有必要测量张力性集合。对于正常成年人,张力性集合仅比远距隐斜多大约 2^Δ 集合量,张力性集合的分布与远距隐斜的尖峰态分布相似,它的峰值是 $1^\Delta exo$ $\pm 2^\Delta$,因此对于正常成人,张力性集合超出了 $2^\Delta exo-1^\Delta eso$ 范围即为异常。在接下来的讨论中我们可以看到,图 16.2 中这个模式表明张力性集合是影响调节与集合作用的主要因素[20],对于远距离内隐斜较大的患者,测量张力性集合能够提供有用的诊断信息。例如测量发现远距离隐斜与张力性集合有明显的区别时,需要给予 BO 棱镜处方。

焦深和调节滞后

确定调节功能所起的作用需要了解所用调节的量(或调节能力)[21]。远距离注视时调节功能最为放松,此时验光所得结果为最好视力最大正镜度数(或最小负镜度)。最大的正镜度数是将物体放置在离视网膜最远的焦点位置。由于验光技术和眼睛焦深,较小的调节刺激不会影响远距离注视时的调节活动[22]。当物体逐渐移近时,弥散圆在焦深范围内,不会产生调节刺激,直到物体的焦点落在眼睛焦深之外。

临床考虑的是调节刺激而非调节反应,然而接下来的讨论表明了调节反应通常都明显小于调节刺激,大约在最初 0.75D 调节刺激时,由于屈光和焦深的存在,没有调节功能的改变[22]。由于焦深的范围,以及在注视近距离物体时产生的 0.50D 或更多的调节滞后量[23],引起了从远处移向 40cm 注视时使用的调节量大约为 1.50D[24](图 16.3),明显低于 2.50D 的调节刺激。

对于小孩和年轻人,调节滞后量大约为 0.25D 和 0.50D,在临床中常用动态检影评估调节滞后量。动态检影对于那些抱怨看近模糊或有其他调节功能异常症状的患者进行评估具有重要意义。动态检影结果显示调节明显滞后时说明患者需要近下加暂时弥补调节或者进行调节功能训练,或两者都需要。动态检影结果显示调节过度说明患者需要最大限度地放松调节,如使用近用下加光处方,可以帮助减少调节需求至 0,或进行视觉训练时强调正镜片训练,或两者都需要。综合分析法通常包括动态检影,因此也需要结合调节功能滞后和眼睛焦深等方面的众多影响。

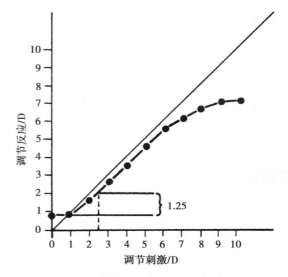

■ 图 16.3   当由远距转换到 40cm 注视时,由于焦深以及正常注视近距离物体时产生的 0.50D 或更多的调节滞后,调节变化量大约为 1.50D(Reprinted with permission from wick B. Clinical factors in proximal vergence. *Am J Optom Physiol Opt.* 1985;62(1):119. Copyright © 1985 American Academy of Optometry.)

近感性集合

近感性集合[25](proximal vergence)占近距离工作时 70% 的集合需求,且在双眼测量时会更大[24,26]。用红外边缘传感测量发现近感性集合、散开的速率(分别为 66 和 39 度/秒)[27]比融像性/视差性集合和散开的速率要快(14 和 10 度/秒)[28]。近感性集合的量值和速度表明了从视远到视近时,近感性集合在总集合反应中起主要作用。在图 16.2 关于集合和调节系统相互作用的模型中,近感性集合作为初始测量项目,已包含在内。

融像性/视差性集合与调节性集合相比潜时更短,速度更快[29]。因此,大多数临床医生认为融像性/视差性集合引起了近距离集合反应。然而,在很多情况下融像性/视差性集合不能作为看近时集合反应的起始成分。例如,如果一个物体位于仅一只眼睛能看见的位置,此时必须发生眼部运动和头部运动来获得双眼中心注视。这种情况下,了解物体的定位和"意识到近处物体"的近感性集合可能提供了初始集合和调节的成分。更常见的情况出现在孩子在学校从黑板抄写时,物像经常落在视网膜较远的周边部以致没有视差信号可以应用[30],此时近感性集合更可能为初始集合的组成部分。由于双眼近感性集合为近处集合需求的主要部分[24],它能够使系统在中心凹视觉范围内移动,而融像性/视差性集合和模糊诱导的调节可以在此做精调反应。

测量近感性集合可以将针孔片(消除调节性集合)与 Von-Graefe(消除融像性集合)方法结合,通过不同距离测量隐斜来获得。可以通过分别放置在 2.0、1.0、0.5、0.25 米处的视标获得不同的近感性刺激。测量的角度变化提供

---

* "Opening the loop"是使用任何技术来消除来自集合和调节系统的反应。例如,遮挡会打破融合,并打开视差回路,因为遮挡器会使关于双眼眼位的反馈缺失。集合环路也可以通过使受试者观察没有融合轮廓的长水平线来打开。同理,针孔消除了模糊反馈,打开了调节环路。另一种打开调节环路的方法是高斯(DOG)目标差分或弱光照,这两种方法都会使模糊驱动的调节无效。

了近感性集合的评估。对于近感性集合的最佳刺激是这个患者能准确意识到目标的定位。让患者在自然状态下观看视标，在较近处时让患者手举着视标，然后记录结果。尽管近感性集合的检测在日常的临床工作中并没有广泛应用，但对于临床诊断可以提供有用的信息。例如：在先前的研究中发现，近感性集合的不足可能引起患者阅读后持续性的视物模糊[31]。

双眼集合相互作用

在考虑到调节与集合的相互作用时，上一节讨论的关系变得更为复杂。例如，在考虑不需要调节输出时（比如将针孔片放在眼前很大程度上增加景深），这样可以减少调节滞后和景深的影响，且由于没有模糊，调节也将减少到 0，有经验的临床医生知道在生理情况下是存在由于模糊造成的调节为 0 的情况的——绝对性老视即为生理性无调节。在图 16.2 中描述的模式下对无模糊诱导的调节功能进行分析，也可以帮助解释为什么老视患者通常无症状，而在经典分析系统分析时经常会预测到双眼疼痛[32]。调节与集合的相互作用通常是不协调的；老视患者不存在调节与集合相互作用的问题，因此通常无症状。

集合性调节

通过测量 CA/C 可以了解关于从集合到调节的关系程度的信息。图 16.2 中这个模式通过 CA/C 显示了为什么调节与集合相互作用会使得经典的图谱分析系统复杂化。例如，假设在测量一位 CA/C 为零的患者的集合时（即集合不引起调节），而近感性集合一直存在。临床上，这种检测被称作相对集合检查或者调节静止状态下的集合检查。在这种情况下，图谱分析法表明融像性集合等于分离性隐斜。然而，除了老视患者，CA/C 很少为零，且随着集合的改变，调节也随之改变，迫使反射性调节变化来补偿集合性调节。因此，经典图谱分析方法不足以说明分离性隐斜和融像性集合间的相互关系。

关于 CA/C 的临床研究提示其为线性关系，但当达到集合刺激极值时，出现非线性关系——部分原因可能是由于瞳孔缩小，以及伴随集合增加而产生的景深增加[33]。集合刺激和集合反应通常区别很小，因此刺激性 CA/C 与反应性 CA/C 没有很大区别。对于年轻人，CA/C 约为 0.5D/米角［米角（MA）是指由以毫米为单位的瞳距除以 10，并用棱镜度（IPD）表示（参考第 1 章）］，对于临床而言，米角的平均值为 6$^\Delta$。CA/C 与年龄呈负相关（图 16.4）。

CA/C 在临床上可以在单眼前放置针孔片或用非调节游标视标来测量（DOG 或高斯差）（图 16.5）。这个方法打开了调节系统的循环，这样测得的调节完全是由集合引起的调节。临床上希望 CA/C 可以用 Wesson DOG 卡[34]和动态检影来评估，通过双眼注视中心亮视标区域，此时依次给予患者 12$^\Delta$BI，0$^\Delta$，12$^\Delta$BO 融像刺激，在每一集合水平获得一个动态检影值，平均变化值可以计算出 CA/C。

虽然临床上对 CA/C 的评估并不普遍，但 CA/C 的测量对于散开过度患者的治疗有一定的意义。散开过度的患者

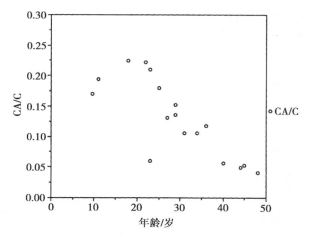

■ 图 16.4　集合性调节与集合的比值（CA/C）与年龄呈负相关。对于年轻人，CA/C 平均值为大约 0.5D/米角（米角为瞳距除以 10，并用棱镜度表示）。对于临床而言，平均值为 6 米角

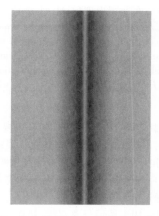

■ 图 16.5　集合性调节与集合的比值（CA/C）在临床中可以通过在单眼前放置针孔片或使用非调节游标视标（DOG，或称高斯差异）来测量

在看远集合融像时，通常会由于 CA/C 带来过度的调节刺激。散开过度患者如果不能抑制过多的调节，在单眼远距离矫正的基础上，给予少量负镜片可以有助于维持清晰双眼单视。随着年龄的增加以及 CA/C 的降低，这个问题会减轻。这就可以解释为什么有些间歇性外斜患者，即使他们只戴镜不进行别的治疗，双眼视觉功能也会随着年龄的增加而变好[35]。

AC/A

AC/A 的测定是常见的临床评估参数之一，通过测量 AC/A 可以深刻了解到调节与集合交联的相对强度。在大多数临床检查中，刺激性 AC/A 的比值是确定的，反应性 AC/A 与刺激性 AC/A 通常被简单假定为是一致的。然而反应性 AC/A 可以通过临床中的动态检影获得，或在实验室通过用于研究的隐斜计测量集合与调节反应的变化来确定。在正常患者中，由于调节反应通常略低于调节刺激，因此反应性 AC/A 高于刺激性 AC/A 大约 10%[23]。对于异常

双眼视觉的患者,例如散开过度患者,两者的差异可能更大。对于年轻人来说,AC/A 约为 $4^\Delta/D$[36]。AC/A 通常是保持不变的,直到出现老视[37](图 16.6)。

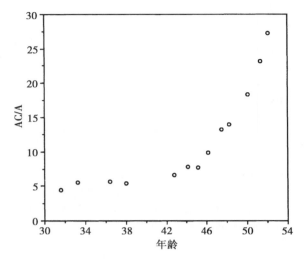

■ 图 16.6　在老视出现前 AC/A 维持不变。对于年轻人,AC/A 的平均值为 $4^\Delta/D$。(From Eskridge JB. The AC/A ratio and age-a longitudinal study. *Am J Optom Physiol Opt*. 1983; 60: 911-913; and Morgan MW. Clinical measurements of accommodation and vergence. *Am J Optom*. 1944; 21: 301-313, with permission.)

为了测量刺激性 AC/A,融像性集合或视差性集合需要处于开环状态,不管是单眼遮盖或是在单眼前应用垂直分离棱镜。正如第 1 章所描述的,通过注视近距离视标,在单眼前使用负镜片刺激调节改变(梯度法)或者测量远距和近距离隐斜,通过计算获得 AC/A(计算法)。

使用梯度法,用三棱镜分离双眼,并在注视眼前放置调节视标。分别在远距离处方以及附加 -1.00D 和 -2.00D 的状态下测量隐斜量(见下文)。为了确定 AC/A,每一个刺激水平所测量的调节性集合可以取平均值,因为 AC/A 一般为线性改变。当用计算法测量 AC/A 时,精细视标先放在远距离,然后放置在近距离。测量在这两个距离的隐斜量,并通过第 1 章描述的方法来计算 AC/A。无论使用两个方法中的任意一种,都需要在每个刺激水平多次测量,取平均值。

AC/A 通常由临床医生来测量。然而,视觉研究的发展已经在刺激性 AC/A 的检查和应用上取得了重要进展。首先,在视近进行梯度法测量 AC/A 时最好应用负镜片。负镜片刺激是在调节刺激/反应的线性区域内(图 16.3),使得刺激调节比放松调节更容易获得由实际的模糊诱导的调节的发生。当然,也可以通过测量来确定正镜片对近距隐斜、患者舒适度、相对集合以及调节范围的影响。其次,为了达到诊断和处理的目的,计算法(通过改变距离来改变调节刺激),相较于梯度法(通过镜片度数不同改变调节刺激)更佳。计算法 AC/A 包括了近感性集合的影响,由于在所有正常情况下都有近感性集合的存在,因此可以更好地评估 AC/A。

AC/A 呈正态分布(图 16.7)。当结合远距隐斜的尖峰分布时,这两种测量方法(图 16.7)可以粗略预测在任意远近距离隐斜患者的数量。表 16.1 描述了这些关系。这些数据提示仅有少数患者为基本型内隐斜或外隐斜,相对而言,集合不足和集合过度更为常见。这些预测得到了 Scheiman[38] 等临床研究结果的证实,Scheiman 等的研究对象为小学生,而 Porcar 和 Nartinez-Palomera[39] 的研究对象为大学生。

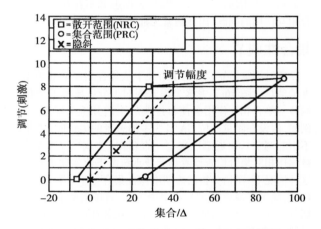

■ 图 16.7　对于融像的范围,基于近感性的相互作用模型,预示清晰单视区的边界为两条不平行的直线。与图 16.1 对比,集合较散开更倾斜,特别是在调节的最大水平,因为距离的变近引入了更多的近感性集合。另外,区域的上方与底部不平行,是因为集合引发的调节导致的调节增加

表 16.1　对隐斜预测的描绘

	斜视		隐斜								
			低 AC/A(16%)			正常 AC/A(68%)			高 AC/A(16%)		
	内隐斜	外隐斜	张力性集合			张力性集合			张力性集合		
			低(3%)	正常(94%)	高(3%)	低(3%)	正常(94%)	高(3%)	低(3%)	正常(94%)	高(3%)
每 100 预期值	3-	2+	1-	14	2	2	64	2	1	14	1
分类			集合不足		散开不足	基本型外隐斜	正常	基本型内隐斜	散开过度	集合过度	

集合性调节与 AC/A 的关系

一般来讲,图 16.2 中的相互模式预测,当调节刺激保持不变时,融像性集合与调节性集合变化方向相反。融像性集合增加时,调节性集合减少。这种相互作用的原因可以追溯到负反馈机制。由于调节与集合的相互作用和调节系统的负反馈环,当调节刺激恒定时,集合的变化会引起调节反方向的变化。

反应性 AC/A 和反应性 CA/C 会影响融像性集合与分离性隐斜。假定在测量中近感性集合是恒定的,考虑以下两个方面:

1. CA/C 与 AC/A 相关性较弱时,所需的融像性集合的量远远大于预测的分离性隐斜量。例如:需考虑将遮眼板从外隐斜患者的一眼前移开时的状态。初始融像性集合和双眼注视状态下增加的近感性集合将帮助眼睛回到恰当的双眼位置。然而,由于集合性调节的作用,集合的变化将引起调节的增加,也就意味着为了维持清晰视觉,反射性调节也必须发生改变,因为调节刺激保持不变。这反而减少了调节性集合,而同时需要更多的融像性集合。因此除了在双眼视觉条件下作为一部分补偿的近感性集合较大的这一事实之外,融像性集合量也比测量的分离性隐斜量大。

2. 当 CA/C 与 AC/A 联系紧密时,融像性集合可能是与分离性隐斜相反的方向。为了便于理解,再来看另一个外隐斜患者。假定在去除遮盖后,患者重新获得融合,在双眼状态下,近感性集合增加,融像性集合使其眼睛集合以保证重新获得融像。正如先前的例子,调节被刺激,而反应性调节被抑制。然而调节相互作用的效果可能比融像性集合更大,因此眼睛可能发生过度集合。当眼睛最终达到视标时,融像性集合必须作出与最初分离性隐斜相反的方向。相对于经典理论而言,这一解释可以帮助理解在外隐斜病例处理中,近附加有助于提高一些外隐斜患者的双眼反应。也可以解释为什么对一些外隐斜患者的测量中会观察到内注视视差和相联性内隐斜[40]。

AC/A 与 CA/C 的关系关键性地决定了上述双眼反应。当比值为 1 时,该模式表明存在不稳定关系,双眼视觉状态会受到影响[41]。临床上这种情况更多地发生在高 AC/A 患者中,当通过单眼隐斜测量预测时,常会低估融像性集合的需求。这也能解释为什么在视觉训练提高双眼视觉能力(binocularity)之前,有正常视网膜对应关系的内斜患者很有必要用三棱镜将内斜度数全部矫正。

临床检查

之前的章节已根据当前研究讨论了张力性、调节性和近感性集合。在接下来的章节中,将讨论更多与临床检查有关的模型和当前的研究。

集合近点

集合近点代表了眼睛使用最小集合时双眼视觉线的交叉点,通常为几弧分(minutes of arc)。集合近点(near point of convergence,NPC)的检测最大限度地刺激了调节性集合、融像性集合和近感性集合,并且结果中包含了这些集合的相互作用。对于正常人来说,集合幅度大约为 120$^\Delta$(约为 20 米角)。

在对一些患者进行反复或持续性的集合近点测量时会刺激张力性集合,这可以在远距离隐斜的转换中被证实。对于那些从远距离向近距离转换注视时抱怨出现短暂模糊或复视的患者,集合近点的持续性测量可以帮助鉴别是调节或是集合系统的异常。如果是集合异常,该模式预估远距离只会出现复视,而没有模糊;但如果调节系统也出现异常时,远距离模糊可能单独发生或伴随有复视。这与间歇性垂直斜视患者仅报告出现复视是一致的,因为垂直型斜视患者常无调节问题。

相对融像性集合

在检查患者的过程中,可以使用自由空间的棱镜块或综合验光仪中的旋转棱镜来测量远距离和近距离的融像性集合。棱镜块通常为阶梯式的,可以提供有效的融像范围和恢复能力。当测量被动性集合注视视差曲线时,通常不会使用综合验光仪中的旋转性棱镜测量。

在测量融像性集合时,由于调节刺激保持恒定,集合刺激是逐渐改变的。为了维持视标清晰,根据模型提示,通过 CA/C 带动的调节必须被抑制。例如,假定患者双眼注视视标,给予底朝外的棱镜迫使眼睛发生集合来维持融像。同时由于 CA/C,增加的集合带动调节反应的增加。因此集合诱导的调节反应和模糊诱导的调节反应应该被抑制以维持清晰视觉。根据图 16.2 的模型,当模糊诱导的调节不能再被抑制时,达到检查的模糊极限。当超出模糊的极限时,视差会增加,当双眼不能融像时,就会出现复视。

棱镜翻转拍检查

棱镜翻转拍与相对性集合检查相关。然而,棱镜翻转拍并没有逐渐增加视差,而是引入了相对较大的视差阶梯变化(例如底朝外 12$^\Delta$——底朝内 6$^\Delta$)。正如之前描述的,在这个检查中,会有集合刺激、集合反应和调节反应的变化。棱镜翻转拍是一项动态检查,为一定时间内的集合散开变换频率,反映动态视觉(例如从黑板上抄写)。此外在融像性集合检查中,阶梯性聚散的变化比平滑性聚散变化更容易加重异常双眼视觉系统的问题。因此,对于那些转换注视距离时有症状的患者,使用棱镜翻转拍便于更好地检测[42]。

调节性集合和集合性调节

由于图 16.2 中显示的调节和集合的相互作用,因此讨论集合系统时得出的结论也与调节系统有关。当从看远转到看近时,集合系统需要满足双眼中心凹注视视标,此时通过集合需求和 CA/C(调节和集合之间的关联)带动调节的增加。当 CA/C 达到平均值量(0.50D/MA)时[43],由集合产生的调节量为 1.25D。* 由于验光技术、眼睛的焦深以及

---

* 由集合性调节乘以集合需求所得:(0.50D/6D)×15D = 1.25D。

视近产生的调节滞后，从看远到看近时调节的变化量为1.25D~1.50D（图 16.3）。由于集合引起的调节占了调节反应的大部分，因此调节系统在模糊诱导的调节反应范围中可以精调调节反应。

当 CA/C 大于 0.50D/MA，在视近时可能会引起较所需调节更多的调节反应，通常见于学龄儿童[18]。这可能需要抑制过多的调节反应——如果没有抑制则可能会出现调节超前，由于调节功能不稳定，如果出现调节过度抑制则可能出现明显的调节滞后。当调节过度出现不恰当的抑制时，可能会在长期近距离工作后出现集合转换。这些因素可以部分解释在学生中经常出现的以调节为主的视疲劳症状。图 16.2 提示在患者发展为调节过度前，给予看近时少量正度数，可以起到预防的作用。正镜片可以中和调节与 CA/C 之间相反的关系，可以更精确的运用调节滞后获得清晰视力。综合分析可以用来判断这些关系（第 2 章）。

临床研究也描述了随着年龄增大 CA/C 会逐渐下降[18]。在 CA/C 极低的情况下，调节性集合远远小于近距离所需，类似于临床的老视眼，其中 CA/C 基本为 0，近阅读能力受损。尽管随着年龄的增长，调节和 CA/C 都减少了，但集合在一生中都比较稳定，由于集合的精确性和调节的适应性，相对集合更为活跃，调节反应取决于集合的速度。如果采用集合训练方法来利用调节的适应性，CA/C 可能会建立一个张力性调节后效应（增加）。因此只要通过一个训练项目，让患者在近距离（read）过度聚集并保持清晰的视力，有可能会提高老视眼患者的 CA/C。在这种情况下，改变不同强度的集合需求（如 5、10 和 15△ BO）10 秒，同时读取 CA/C 增加的值。让刚开始出现老视眼症状的患者进行类似的练习，可以增加 CA/C，使阅读更清晰，这基本上是一种适合老视眼的视觉训练方法。尽管这种解释似乎是一种很有希望治疗老视眼的医疗技术，但这种技术的结果至今尚未见报道。

调节参数：滞后和景深

根据一般习惯，当屈光不正完全矫正，视网膜共轭到光学无限远处时，我们认为调节反应为 0。但是必须要在真实的临床实践中考虑调节反应。由于验光技术受眼睛焦深及张力性调节的影响，通常允许出现残余调节活动，因此远距离的实际调节反应要大于调节刺激量（图 16.3）。临床测量发现，近距离调节滞后量约为 0.25D~0.50D[43]。这些发现的总效应最终通常会引起总的调节反应仅为调节刺激的一半。临床发现有症状的患者往往有更大的调节滞后量——有时甚至会在年轻患者中发现高达 1.50D 的滞后[42]。综合分析通常需要评估真实的调节滞后量，因此调节和集合相互作用模式可以应用于临床发现。

双眼调节幅度

双眼调节幅度是指在双眼正常融像注视时，在清晰视觉下最远点与最近点间的屈光度范围。简单来讲，远点认为是无限远（约 0.5D 的焦深通常被忽略）。在测量中，调节刺激逐渐向患者移近，直到患者报告出现第一次持续性模糊。这个结果通常比单眼调节幅度大 0.50D。该模型提

示这个结果的增加是由于增加的集合带动的调节（CA/C）。

相对性调节

在测量相对性调节的过程中，由于需要维持集合不变，因此双眼对调节的刺激发生系统性的变化。临床中测量时使用 0.25D 为阶梯的镜片，+ 0.25D（负相对调节）或 −0.25D（正相对调节）。在集合（融像和注视视差）维持在 Panum 空间时，逐渐改变调节反应。较小的视标距离的改变可能也会引起近感知效应。相对性调节的检查可以评估调节和集合关系的灵活性。

临床检查相对性调节时需要患者双眼注视细节视标。正如上面介绍，负镜片能够刺激调节反应增加，同时调节性集合增加。为了维持融像以及将视标重新回到 Panum 空间的中心位置，需要立即刺激负融像性集合来代偿，但同时内注视视差相对加大。如果没有集合反应来代偿，随着负镜片的增加，相对增加的集合误差会逐渐变大，直到出现复视（大多数患者都没有非常高的 AC/A 来维持融像，并报告模糊像）。因此如图 16.2 中模型所提示的，相对调节检查中的模糊点提示了在调节被刺激时，维持清晰视觉的同时，可以抑制集合功能的量。相对调节的测量值取决于集合范围和 AC/A 的比值。

在临床试验条件中，调节和集合同时进行评估，注视视差反应并不独立于调节性集合而确定；但是通过实验演示，通过针孔片来测量注视视差，将不会出现模糊反馈，而只出现融像性集合反应。在正常双眼注视时，测量注视视差中有 50% 受到调节的影响。这些发现支持调节异常可以引起集合功能失常这一理论。

未来的临床检查中可以进行结合使用或不使用针孔片的被动性集合注视视差曲线。这样检查能够使临床医生区分鉴别集合反应中调节和集合的作用差异，治疗时可能会更有针对性。

透镜翻转拍

透镜翻转拍与相对性调节的测量相关。然而，与较小的屈光度变化量相比，透镜翻转拍带来的是较大的变化，无论是对每位患者检测使用的固定变化量（通常为±2.00D，共 4.00D）或是根据调节幅度来计算的量值[44]。在透镜翻转试验过程中，调节刺激、调节反应和集合反应均发生了变化。与棱镜翻转相同，透镜反转拍检测是一个动态的过程，在维持清晰近距离的注视下，评估刺激和系统反应的时间。透镜翻转拍可以准确评估在较高需求下的相对调节能力。图 16.2 中的模式提示透镜翻转拍将产生一个相当大的集合压力，可能对诊断有特别的意义[44]。翻转拍是综合分析法中必不可少的一部分（第 2 章）。

双眼单视区

通过给予刺激使集合达到其极限就是测定集合和散开的最大融像范围。在融像范围的极限，以近感为基础的模式预示着这个清晰区域的边界线是两条直线，但不是平行的。这个区域的集合边界比散开倾斜度更大，特别是在动用最大调节时，原因在于注视距离越近引起的近感性集合

越大(图 16.7)。由于集合性刺激增加,CA/C 导致调节增加,使得在调节最大时集合达到峰值。由于 CA/C 的影响,同理在调节为 0 时,散开也为最大[45]。

同理,调节也可通过刺激达到它的界限,用斜率等于 CA/C 的一条线表示。这条线代表清晰视觉区的顶端,然而这个区与经典的清晰区不同。在经典的清晰区,顶端是一根水平线,是由调节幅度决定其位置,这里讨论的顶部是一根斜线,是由双眼调节幅度决定的,也就是说与刺激性 CA/C 有关。当然,随着年龄的增加,CA/C 接近于 0,这两个区的上限也越来越接近了。

集合适应

融像性刺激是在近感性集合带动双眼接近注视点之后,注视视标的对应角与双眼集合角之间的差异所引起的图像视差。集合适应(vergence adaptation)是由融像性集合的作用力而刺激产生的[46]。在 1 秒之内,近感性集合和融像性集合可以将视网膜图像的视差减少至低于 28 弧秒[26],集合适应就发生在这之后,且集合适应是为了将融像性集合需求减少到最小,通过重新设置零点以便于减少用于维持融像的集合。对不同棱镜的刺激(BI 或 BO)产生的集合适应不对称会引起不同的注视视差曲线类型[47],当双眼视觉功能不足时,同样的不对称性也能引起双眼不舒适症状。

用三棱镜刺激融像性集合几分钟,通常会引起较长时间的与三棱镜刺激方向相同的隐斜改变[20]。一般认为三棱镜刺激引起的隐斜变化是缓慢发生的融像性集合的变化,即脱离了双眼视觉情况下的集合适应的证据[47]。临床上,评估集合适应量可以通过评估看近一段时间后张力性集合的变化(远距离隐斜)来获得。尽管目前在临床中并不作为常规检查,但在进一步研究后,也可能会证实该检查是有意义的。

图 16.2 中的模式表明,在集合近点检查过程中不会刺激集合适应,因为在固定的近距离没有持续性的双眼注视。然而,集合近点的重复测量会影响部分患者的张力性集合。有症状且集合近点后退的患者,通过增加集合及维持融像会引发集合适应反应。这意味着这些患者有非常快速的适应性反应。因此,对这部分患者进行远距离张力性集合的测量是一个重要的诊断方法。

注视视差

注视视差(fixation disparity)是对于刺激做出的不完全/不准确的集合反应的结果。虽然双眼位于 Panum 区,但他们不能维持完全的的双眼中心凹注视;残余的未对准的部分称为注视视差。Schor[47]提出注视视差是一种使融像性集合来维持融像的稳态误差。从这一角度来看,注视视差作为集合系统的控制因素,可以用来刺激连续性集合以维持双眼中心注视。

注视视差通常为几弧秒,实际上不会大于 30 弧秒[48]。如图 16.8,注视视差通常与远距离和近距离隐斜方向相同[26]。在比较相联性隐斜和分离性隐斜时也有同样的关系,其中相联性隐斜和分离性隐斜通常为相同方向(图16.9)[17]。Ogle 提出注视视差-隐斜之间的关系是机械作

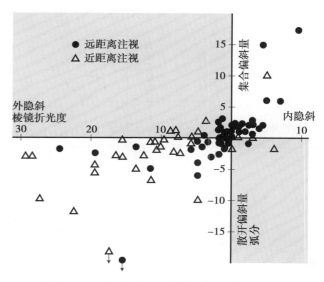

■ 图 16.8 在远距离(2.5m)和近距离(30cm)时分离性隐斜与注视视差的关系。隐斜使用马氏杆和白色注视光源测量。注视视差通过使用偏振分离的十字线,中间为维持融像的 2.5 度的融像锁来确定。"灰色区域"代表矛盾的反应,一小部分患者有分离性外隐斜和内注视视差(分离性内隐斜和外注视视差较少见)(Adapted from ogle KN. *Researches in Binocular Vision*. Philadelphia, PA: Saunders; 1950: 75. Copyright © 1950 Elsevier. With permission.)

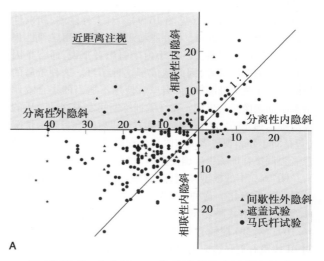

■ 图 16.9 A 和 B:200 位受试者的水平分离性隐斜和水平相联性隐斜。通过注视视差的方法分别测量近距(30cm-上图 16.9A)和远距(2.5m-下图 16.9B)。隐斜使用马氏杆和白光源测量。注视视差使用偏振分离的十字线,中间为 2.5 度的融像锁来维持融像。"灰色区域"代表矛盾的反应,一小部分患者有分离性外隐斜和内注视视差(分离性内隐斜和外注视视差较少见)。(Adapted from Ogle KN, Martens TG, Dyer JA. *Oculomotor Imbalance in Binocular and Fixation Disparity*. Philadelphia, PA: Lea & Febiger; 1967: 109.)

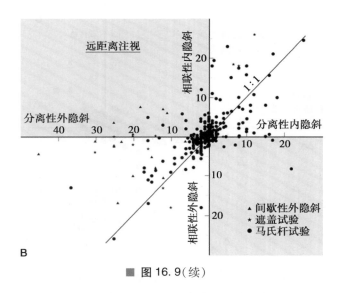

B

■ 图 16.9（续）

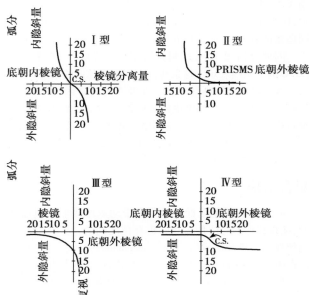

■ 图 16.10 被动性集合注视视差的非线性是由集合性调节和集合适应引起的。这些非线性关系由 4 种不同的注视视差曲线表示

用和张力性神经肌肉压力，以及融像性刺激引发的不同顺序的功能性神经支配共同作用的结果[26]。隐斜是在双眼分离状态下的一个现象，通常只是这些作用力的部分表现。

但是临床上见到的有些患者，注视视差和/或相联性隐斜的方向与隐斜方向相反[40]。当隐斜与相联性隐斜或注视视差与预期相反时，这个反应被认为是"矛盾的"。这种矛盾的反应（图 16.9）通常见于有较大外隐斜或间歇性外隐斜的患者，而内隐斜患者很少见到外注视视差（见图 16.8）或相联性外隐斜（见图 16.9）。对于外隐斜/间歇性外隐斜的患者，矛盾的结果可能与患者过度使用融像性集合来维持双眼单视有关。对于内隐斜患者来说，通常是因为对调节的控制较差，因此造成了这种结果。这种矛盾的反应也见于视觉训练期间，当患者使用不适当的集合或调节来协助融像时会出现。在视觉训练期间发现这种矛盾的反应提示视光师应调整视觉训练方案以更适合患者的情况（包括对于外斜视患者的双眼集合和散开的训练；对内斜视患者强调集合训练中准确使用调节）。

图 16.2 中的模型预测，随着集合需求的改变，注视视差呈非线性变化。这种由 CA/C[48] 和集合适应[40] 引起的非线性变化由 4 种不同类型的注视视差曲线来表示（图 16.10）。对 BO 棱镜有更强集合适应的患者为 II 型曲线，对 BI 棱镜有更强适应的患者为 III 类型曲线[49]。

临床研究[50] 发现使用被动性集合注视视差来分析双眼视觉有助于发现可能有双眼症状的患者，并能给予合适的棱镜处方，消除双眼视觉症状，获得较好的预后。检查有症状的患者时，更常发现斜率较陡，呈现高度相联性隐斜，注视视差较大的曲线[4]。无症状的患者通常为 I 型曲线。其他类型的曲线通常与较大的隐斜相关（II 型曲线内隐斜，III 型曲线外隐斜）。对于早老视的患者，IV 型曲线被认为与症状相关，是由于 CA/C 相互作用异常引起的双眼视觉不稳定所致。有 IV 型曲线的早老视患者，通常无 CA/C，因此不会有相关症状[32]。通常对于有矛盾的注视视差反应的患者（注视视差或相联性隐斜与隐斜测量的方向相反），融

像和/或调节的训练有助于恢复预期结果以及获得更正常的双眼视觉状态。综合分析法中，检测注视视差可以帮助内隐斜和垂直隐斜的患者开具棱镜处方，并用于监测各种训练的干预效果。

透镜或棱镜治疗

使用棱镜或透镜会改变调节集合的相互作用。例如，假设某患者视近内隐斜大于视远（集合过度）。由于患者集合过度，大量的集合性调节被抑制。因此，为了维持视近时的清晰视觉，必须使用调节性集合，从而刺激更大的内隐斜。近距离正镜附加或使用棱镜或两者都用，会使调节抑制更容易，将需求减少到合理水平，从而提高双眼反应。

临床中在使用这个模型时发现，对于集合过度的患者，内隐斜患者通常具有更多由模糊驱动的调节需求（AC/A），而外隐斜患者的调节多由集合引起（CA/C）。临床发现表明，集合过度患者比一般的患者有更多的近感性集合和更高的反应性 AC/A[50]。对于内隐斜患者，可以通过透镜屈光度与反应性 AC/A 和反应性 CA/C 之间关系的相联性来评估近用下加光的效果。AC/A 和 CA/C 关系的变化也可以解释为什么有较大外隐斜的年轻人可以没有症状[51]，主要是因为随着年龄的增长，他们的 CA/C 降低。

结论

本章节讨论了双眼视觉系统中的相互作用，在调节和集合两个系统中通过"串音"形成了负反馈。这个串音是指调节性集合和集合性调节。该模型结合了近感性集合，还有调节滞后、眼睛的景深，目的是更好地说明常见的临床

现象。

通过这一章节的举例可以更好地理解这一模型在临床中的应用。许多临床患者的发现可以通过图 16.2[52] 这个模型准确解释。该模型允许存在较大的调节滞后，而且可以解释为什么存在较大的滞后仍然可以维持双眼视觉。近感性集合帮助解释了为什么老视的患者没有调节性集合也可以没有症状。对于临床上的很多患者，刺激的集合和调节反应是不相等的，由于近感性集合以及调节性集合和集合性调节之间的相互作用，集合与调节的反应值与刺激量并不相等。双眼间的相互作用也有助于解释为什么分离性与相联性隐斜通常不相同。我们基于这个模型（在 2 章中介绍过）和目前其他的研究进行综合分析。因此，综合分析法可以增强对双眼视觉的评估，与以前的分析系统相比，结果更好。

问题

1. 为什么使用计算法得到的 AC/A 与梯度法所得的结果完全不同？

2. 为什么移近法测量调节幅度时单眼和双眼结果不同？

3. CA/C 对融像性集合的测量有什么影响？

4. 张力性集合的分布是否会对近距离隐斜的分布有明显的影响？

5. 在对 100 位早老视患者检查时，哪个单一因素对决定近距隐斜的分布最重要？

6. 对患者进行最大正镜化屈光矫正后，当从远距离转向近距离注视时，调节刺激/反应曲线如何预测调节变化量？

7. 集合不足的患者（隐斜；远距，1 Δexo；近距，11 Δexo）如何在使用梯度法测量时获得正常的 AC/A？

8. 为什么散开过度的患者在融像时会报告远距离视标模糊？（分别描述与 AC/A 和 CA/C 相关的原因）

9. 为什么在测量 CA/C 时使用针孔片？

10. 我们如何解释在测量融像性集合后引起的内隐斜增加？

（江洋琳　张玉倩　译）

参考文献

1. Joubert C. *Proximal Vergence and Perceived Distance* [Master's thesis]. Houston, TX: University of Houston College of Optometry; 1986.

2. Schor CM, Narayen V. Graphical analysis of prism adaptation, convergence accommodation, and accommodative vergence. *Am J Optom Physiol Opt.* 1982;59:774-784.

3. Schor CM. The analysis of tonic and accommodative vergence disorders of binocular vision. *Am J Optom Physiol Opt.* 1983;60(1):1-14.

4. Sheedy JE, Saladin JJ. Association of symptoms with measures of oculomotor deficiencies. *Am J Optom Physiol Opt.* 1978;55:670-676.

5. Hoffstetter HW. Graphical analysis. In: Schor CM, Ciuffreda KJ, eds. *Vergence Eye Movements: Basic and Clinical Aspects.* Boston, MA: Butterworth-Heinemann; 1983:439-462.

6. Hendrickson H. The why of OEP. *J Am Optom Assoc.* 1978;49:603-604.

7. Morgan MW. Analysis of clinical data. *Am J Optom Arch Am Acad Optom.* 1944;21:477-491.

8. Jones R, Stephens GL. Convergence accommodation and the zone of clear single binocular vision. Presented at the Annual Meeting of the American Academy of Optometry; December 1986.

9. Fry GA. Basic concepts underlying graphical analysis. In: Schor CM, Ciuffreda KJ, eds. *Vergence Eye Movements: Basic and Clinical Aspects.* Boston, MA: Butterworth-Heinemann; 1983:403-438.

10. Hofstetter HW. The zone of clear single binocular vision. *Am J Optom Arch Am Acad Optom.* 1945;22:301-333, 361-384.

11. Hofstetter HW. Orthoptic specification by the graphical method. *Am J Optom Arch Am Acad Optom.* 1949;26:439-444.

12. Sheard C. Zones of ocular comfort. *Am J Optom Arch Am Acad Optom.* 1930;7:925.

13. Percival AS. *The Prescribing of Spectacles.* 3rd ed. Bristol, England: J Wright & Sons; 1928.

14. Manas L. *Visual Analysis.* 3rd ed. Chicago, IL: Professional Press; 1965.

15. Haines HF. Normative values of visual functions and their application to case analysis. *Am J Optom Arch Am Acad Optom.* 1941;18:18.

16. Goss DA. *Ocular Accommodation, Convergence, and Fixation Disparity: A Manual of Clinical Analysis.* New York, NY: Professional Press; 1986.

17. Ogle KN, Martens TG, Dyer JA. *Oculomotor Imbalance in Binocular Vision and Fixation Disparity.* Philadelphia, PA: Lea & Febiger; 1967.

18. Wick B, Currie D. Dynamic demonstration of proximal vergence and proximal accommodation. *Optom Vis Sci.* 1991;68:163-167.

19. Hokoda SC, Ciuffreda KJ. Theoretical and clinical importance of proximal vergence and accommodation. In: Schor CM, Ciuffreda KJ, eds. *Vergence Eye Movements: Basic and Clinical Aspects.* Boston, MA: Butterworth-Heinemann; 1983:75-98.

20. Fisher SK, Ciuffreda KJ, Tannen B, et al. Stability of tonic vergence. *Invest Ophthalmol Vis Sci.* 1988;29:1577-1581.

21. Heath GG. Components of accommodation. *Am J Optom Arch Am Acad Optom.* 1956;33:569-579.

22. Flom MC. Variations in convergence and accommodation induced by successive spherical lens additions with distance fixation—an investigation. *Am J Optom Arch Am Acad Optom.* 1955;32:111-136.

23. Rouse MW, Hutter RF, Shiftlett R. A normative study of the accommodative lag in elementary school children. *Am J Optom Physiol Opt.* 1984;61:693-697.

24. Wick B. Clinical factors in proximal vergence. *Am J Optom Physiol Opt.* 1985;62:119.

25. Joubert C, Bedell HE. Proximal vergence and perceived distance. *Optom Vis Sci.* 1990;67:29-35.

26. Ogle KN. *Researches in Binocular Vision.* New York, NY: Hafner; 1972:76-81.

27. Wick B, Bedell HE. Magnitude and velocity of proximal vergence. *Invest Ophthalmol Vis Sci.* 1989;30:755-759.

28. Zuber BL, Stark L. Dynamical characteristics of the fusional vergence eye movement system. *IEEE Trans Syst Man Cybern.* 1968;4:72-79.

29. Semmlow JL, Hung GK, Ciuffreda KJ. Quantitative assessment of disparity vergence components. *Invest Ophthalmol Vis Sci.* 1986;27:558-564.

30. Hung GK, Semmlow JL, Sun L, et al. Vergence control of central and peripheral disparities. *Exp Neurol.* 1991;113:202-211.

31. Morse S, Wick B. Abnormal adaptation to proximal cues influences tonic accommodation. *Invest Ophthalmol Vis Sci.* 1991;30(suppl):134.

32. Borish I. *Clinical Refraction.* Chicago, IL: Professional Press; 1970.

33. Alpern M, Mason GL, Jardinico RE. Vergence and accom-

modation. V. Pupil size changes associated with changes in accommodative vergence. *Am J Ophthalmol.* 1961;52: 762-767.

34. Wesson MD, Koenig R. A new clinical method for direct measurement of fixation disparity. *South J Optom.* 1983; 1:48-52.

35. Hiles DA, Davies GT, Costenbader FR. Longterm observations on unoperated intermittent exotropia. *Arch Ophthalmol.* 1968;80:436-442.

36. Morgan MW. Clinical measurements of accommodation and vergence. *Am J Optom.* 1944;21:301-313.

37. Eskridge JB. The AC/A ratio and age—a longitudinal study. *Am J Optom Physiol Opt.* 1983;60:911-913.

38. Scheiman M, Gallaway M, Coulter R, et al. Prevalence of vision and ocular disease conditions in a clinical pediatric population. *J Am Optom Assoc.* 1996;67:193-202.

39. Porcar E, Nartinez-Palomera A. Prevalence of general dysfunctions in a population of university students. *Optom Vis Sci.* 1997;74:111-113.

40. Sheedy JE. Fixation disparity analysis of oculomotor imbalance. *Am J Optom Physiol Opt.* 1980;57:632-639.

41. Schor CM. Fixation disparity and vergence adaptation. In: Schor CM, Ciuffreda KJ, eds. *Vergence Eye Movements: Basic and Clinical Aspects.* Boston, MA: Butterworth-Heinemann; 1983:465-516.

42. Gall R, Wick B, Bedell H. Vergence facility: establishing clini-cal utility. *Optom Vis Sci.* 1998;75:731-742.

43. Fincham EF, Walton J. The reciprocal actions of accommodation and convergence. *J Physiol.* 1957;137:488-508.

44. Yothers T, Wick B, Morse SE. Clinical testing of accommodative facility. Part II. Development of an amplitude scaled test. *Optometry.* 2002;73:91-102.

45. Jones R. Horizontal disparity vergence. In: Schor CM, Ciuffreda KJ, eds. *Vergence Eye Movements: Basic and Clinical Aspects.* Boston, MA: Butterworth-Heinemann; 1983:297-316.

46. Schor CM, Homer D. Adaptive disorders of accommodation and vergence in binocular dysfunction. *Ophthalmol Physiol Opt.* 1989;9:264-268.

47. Schor CM. The influence of rapid prism adaptation upon fixation disparity. *Vision Res.* 1979;19:757-765.

48. Carter DB. Studies in fixation disparity—historical review. *Am J Optom Arch Am Acad Optom.* 1957;34:320-329.

49. Semmlow JL, Hung GK. Accommodative and fusional components of fixation disparity. *Invest Ophthalmol Vis Sci.* 1979;18:1082-1086.

50. Borish IM. *Clinical Refraction.* 3rd ed. Chicago, IL: Professional Press; 1975.

51. von Noorden GK, Morris J, Edelman P. Efficacy of bifocals in the treatment of accommodative esotropia. *Am J Ophthalmol.* 1978;85:830-834.

52. Ciuffreda KJ. Components of clinical near-vergence testing. *J Behav Optom.* 1992;3:313.

第 17 章

屈光性弱视

在 弱视(amblyopic)患者中有一部分是由于未矫正的屈光不正(refractive errors)造成的。这类弱视发病率高,预后较好,相对容易治疗,因此在临床上尤为重要。由于很多屈光性弱视的患者并没有斜视性因素,对他们的治疗仅需要进行前面章节讲述的简单双眼视觉处理即可。

弱视的研究通常是对视觉剥夺效果的研究。从 Wiesel 和 Hubel[1] 到最近的研究结果均表明,早期的形觉剥夺会对视觉系统造成长期且持续的影响[2]。动物实验研究结果显示,通过缝合动物眼睑造成其形觉剥夺会导致其视觉通路在解剖上和生理上发生多种改变[3]。眼睑缝合造成的解剖学改变多出现在外侧膝状体核[4],而生理改变在视皮质更为明显[5]。对这些结果的详细回顾通常可以为我们的临床工作提供相关信息[6],包括影响最直接的屈光参差性弱视(anisometropic amblyopia)和屈光不正性弱视(isoametropic amblyopia)。这些概念——双眼异常竞争和关键期——在病因学部分予以讨论。

本章节将对屈光性弱视的检查方法、鉴别诊断做详细阐述,并针对其制订出一系列治疗方案,以便将屈光性弱视的治疗期很好地延长至成年。事实上,所有的弱视患者都需要仔细诊断并积极治疗。对屈光性弱视患者的治疗相当重要,不能仅仅简单地监控,患者的视力和双眼视觉功能可通过以下手段得到明显改善:(a)屈光矫正;(b)下加度数和/或棱镜以改善融合;(c)主动进行遮盖(部分时间直接遮盖或使用阿托品压抑健眼);(d)视觉训练改善单眼和双眼功能。

屈光性弱视的病因学及发病率

定义

弱视是指单眼或双眼的最佳矫正视力低于 20/20,且眼部检查无器质性病变[7],但 6 岁前出现以下一种或多种情况:

- 可能导致弱视的屈光参差
- 恒定的单眼内斜视或外斜视
- 可能导致弱视的双眼屈光不正
- 可能导致弱视的单眼或双眼散光
- 物像模糊

视力低于 20/20 即具有临床意义,需进一步检查。若以上五种情况均不存在,则需检查是否存在器质性问题。

屈光性弱视可以分为两类:屈光不正性和屈光参差性

弱视。屈光参差性弱视发生在双眼存在显著不等量未矫正的屈光不正的情况下。屈光度较高眼由于该侧视网膜长期的模糊像而形成单眼弱视[8]。屈光不正性弱视发生在屈光不正度数较高但长期未矫正的患者中,双眼屈光度一般相差不大[8]。由于双眼视网膜都形成模糊像造成双侧形觉剥夺而导致双眼弱视。

分类

传统上将弱视根据器质性和功能性原因分为两大类,而每一大类又再细分为几小类[9](见表 17.1)。Von Noorden 建议根据临床病因对功能性弱视进行分类[10]。这一分类基于弱视形成的临床条件。本章我们将重点讨论根据屈光异常来分类的两种类型的弱视,屈光不正性和屈光参差性弱视。

表 17.1 弱视的分类

Von Noorden[9]	传统分类
失用性弱视	失用性弱视 屈光参差性弱视 斜视性弱视
屈光参差性弱视	
屈光不正性弱视	
癔症性弱视	屈光不正性弱视 癔症性弱视 轻度形觉剥夺
斜视性弱视	

病因

在关于视觉剥夺效应的试验中,已经对导致屈光性弱视的因素进行了相关研究。总的来说,导致弱视的主要原因是未矫正的屈光不正使得双眼视网膜所接收到的物像大小和/或形状不等,形成模糊像。这些模糊像导致视觉系统没有得到足够的刺激,从而发生弱视。尽管屈光性弱视也属于功能异常,而非器质性异常,但它的发病原因更好理解。实际上,最近的研究表明,基础神经生理学缺陷也是弱视形成的临床条件之一。

异常双眼竞争

当双眼的视觉信息输入不平衡时,剥夺的影响更为显著。在视觉发育的早期，双眼存在着竞争的关系[11]，一眼的竞争优势将导致另一只劣势眼的视觉通路发生明显改变。对这一现象的合理解释即皮质神经元突触间隙所存在的竞争[12]。这一竞争关系使劣势眼视觉通路的神经元在功能和数量上均有所下降，而优势眼的视觉通路逐渐获得更多的突触。因此，这项基础科学研究表明，基因编码决定了起始的神经通路，早期的视觉经历随后更加完善并维持这些突触连接。异常的视觉经历会干扰基本的通路并使单眼或双眼的视觉功能下降。当双眼受到相同破坏时，视觉通路的改变更难描述。

屈光参差性弱视

屈光参差未矫正的患者，双眼黄斑中心凹的物像虽然可以获得相同的视觉方向，并形成单一视，但双眼物像的清晰程度存在明显差异。因此，在未矫正的屈光参差中，度数较高眼的中心凹物像很可能被抑制。如果这种对皮质的抑制或者信号抑制发生在视觉发育的关键期并长期存在，最终将会导致弱视形成。然而，由于患者有一只眼可看到清晰物像，且无明显症状或体征，因此未矫正的屈光参差所造成的形觉剥夺在早期可能不会被发现。

屈光不正性弱视

当患者存在等量未矫正的屈光不正时，双眼不会形成不等像。这一类型有别于先天性或器质性弱视，是在视觉发育早期，视觉系统由于缺乏足够的视觉刺激（双眼视觉剥夺），导致视力下降，从而形成弱视。双眼的视觉输入明显下降会造成视觉剥夺。双眼形觉剥夺最典型的临床范例为先天性白内障。除非能够在出生后的早期去除形觉剥夺，否则最终视力将会显著低于正常[13]。屈光不正也会对视觉系统的适当刺激造成"剥夺"，但一般发生于屈光不正程度较大时，且视力的丧失一般不会很严重[14]，至少与先天性白内障患者相比是如此。

关键/敏感期

视觉发育早期双眼接受的视觉信息不平衡将造成严重的后果。动物实验模型已证实，屈光参差性弱视存在发育期，一般在 10 岁以前[15,16]。临床观察也表明弱视发展有相似的时间进程[17,18]。这一发育期大致可分为两个阶段：关键期和敏感期。关键期最为敏感，且相对较短，可能持续到 3 岁。随后为敏感期，相对较长，视觉系统对于各种改变的反应仍然敏感，但造成的损害随年龄增长逐渐减轻。敏感期一般从 3 岁开始并持续至 10 岁左右。双眼视觉发育不平衡这一状况发生得越晚，影响越小。在敏感期还会合并一些解剖学改变，故部分视觉研究者预测视觉发育至少在 10 岁之前会一直持续。

可塑期

弱视发展的关键期并非与可塑期遵循相同的时间进程，在可塑期内弱视仍可成功治疗。临床证据表明视觉系统的可塑期可以延续到 10 岁以上。例如，对成年屈光参差性弱视患者进行治疗时，其疗效也较显著[19]，说明人类视觉发育的可塑期比弱视发展的关键期要长得多。老年患者可从脑血管意外中逐渐恢复这一事实进一步证明了人类神经系统在一生中均保持一定的可塑性。最近对猫进行的基础研究[20]表明视觉系统的可塑期可延长至成年时期。

发病率

屈光参差性弱视

Flom 和 Neumaier[21] 对 2 762 名幼儿园至六年级在校儿童的弱视发病率进行了调查。调查结果发现 1% 的人群患有弱视，弱视纳入标准为单眼矫正视力 20/40 或更差，或者双眼视力相差大于一行。所有弱视儿童可分为 3 类：斜视（38%）、有 1.00D 或更大的屈光参差（34%）或两者皆有（28%）。

Schapero[8] 统计了非显斜性弱视的发病率，通过 6 项研究数据的平均结果得出，约 62% 的弱视患者双眼视轴正常。尽管并不能肯定这 62% 患者的发病都与屈光有关，但弱视在非斜视患者中似乎很常见。由于屈光参差比单侧斜视更常见，因此屈光参差性弱视也比斜视性弱视更常见。

屈光不正性弱视

关于屈光不正性弱视发病率的流行病学统计做得很少。Theodore[22] 等调查了 190 012 名入伍军人；在一组标记为"不能解释的弱视"中，他们发现 2 509 人中有 14 人（0.56%）存在双眼弱视。Agatson[23] 在一项类似的研究中发现 20 000 名入伍军人中有 7 人患有与高度屈光不正相关的双眼弱视。最近，Abraham[24] 统一将矫正视力低于 20/25 者归为弱视，并报告在 7 225 名患者中有 162 人存在双眼弱视，其中包括 5.00D 或以上的远视和/或 1.25D 的散光。

Linksz[25] 认为近视和散光对双眼弱视的影响比远视更大。然而 Abraham[24] 最终明确证实了双眼弱视发生在显著的远视和/或散光患者中。同样地，Friedman 等[26] 通过对 39 名明显屈光不正患者的检查，也认为双眼远视是引起弱视最常见的原因。

上述研究结果表明，继发于未矫正屈光不正的双眼弱视约占非显斜性弱视的 2%。尽管双眼弱视在普通人群中的发病率尚不清楚，但 Griffin[27] 认为，注重早期视力检查的国家，屈光不正性弱视的发病率在逐渐降低。

弱视的特征

体征

很不幸，我们没有明确可靠的体征可为患者、父母或临床医生提示是否存在屈光不正性弱视。弱视发生时，年龄较小的患儿可能会通过揉眼来改善视力，而较大的患儿或成人可能会通过斜眼看东西来改善视力。然而，这些体征在很多不同的屈光状态下都会出现，并非屈光参差的可靠指征，而屈光参差又是导致屈光性弱视的最主要原因。

症状

大部分相关体征的出现也提示患者存在一些临床症

状。弱视的患者可能会主诉视物模糊、头痛、眼睛不舒服，但也有可能根本没有症状。仅有少数屈光状态可以造成屈光不正或屈光参差性弱视。患者的年龄、对视力的需求以及其屈光状态都决定了他是否会出现症状，然而也有部分屈光状态虽然引发症状，但并不导致弱视。

临床特征

屈光性弱视的临床特征多种多样，所以我们有必要熟悉下面所述的屈光参差性和屈光不正性弱视的临床特征。

屈光不正

Jampolsky 等[28]对将近 200 例非显斜性弱视患者进行了检查，并指出无论是哪种类型的屈光不正，屈光度数越高的眼视力越差。然而，这一研究并未完全反映出远视在弱视发展造成的不同影响。

远视

Jampolsky 等[28]发现远视和/或散光对视力下降的影响较近视更为严重。他们的研究发现，水平或垂直子午线间的屈光度差异与视力不均衡密切相关，即屈光参差越大，弱视的程度也越严重。Sugar[29]也得出了类似的结论，并发现远视性屈光参差在非显斜性弱视的形成中占主要因素。远视性屈光参差更易患弱视，随远视度数的增加及屈光参差量的增加，弱视的程度也逐渐加重。

由于视网膜成像的清晰度不同，以及调节反应的共同作用导致远视性屈光参差患者的弱视发病率较高。远视度数较高的眼成像更模糊，模糊程度与屈光参差量呈正相关。屈光不正较低的眼可以动用调节使眼前任意距离目标清晰，而屈光度较高的远视眼总是形成模糊像。因此，大于 1.25D 的远视性屈光参差，度数较高眼由于长期形成模糊像，可能导致该眼发生形觉剥夺，如果这一现象发生在视觉发育的关键期就可能导致弱视形成。

近视

以上研究表明远视性屈光参差比近视性屈光参差更易导致弱视。实际上，单纯近视性屈光参差双眼度数相差 5D 或 6D(可能更多)时才会使物像持续模糊产生形觉剥夺，从而导致弱视[27]。Horwich[30]也同意此观点，认为近视眼度数高于 6D 才会形成弱视。他建议近视较高眼若视力下降，应考虑黄斑病变的可能。

散光

双眼散光度数不同也会导致弱视形成。未矫正的散光导致的视力下降一般比等效球镜下远视性屈光参差程度低[31]。然而，散光联合远视性屈光参差时，融像要比单纯远视性屈光参差更困难。这可能是由于 1.50D 或更高度数的散光(取决于散光轴位)会导致调节也无法代偿的模糊像的形成，从而产生了弱视[32]。

注视性质

几乎所有的屈光参差和屈光不正性弱视患者，注视均

为不稳定的中心注视[33]。考虑将中心注视作为一项基本特征，对屈光性弱视的一项重要的鉴别诊断要点即为对其注视性质的客观评估。使用有注视目标的直接检眼镜，配合适当照明来对注视性质进行评估[34](图 17.1A)。由于中心注视的特征是视觉空间中物体有稳定的主观定位，因此中心注视的患者注视投射在视网膜上的目标时，黄斑中心凹会落在目标的相应圆形区域内(图 17.1B)。如果使用检眼镜检查时，发现该眼有偏心注视但没有明显的眼位偏斜，那么可能存在微小的斜视[35]。这是一个重要的鉴别诊断要点，因为屈光参差弱视的治疗成功率要远高于微小斜视。

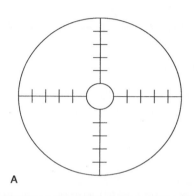
A

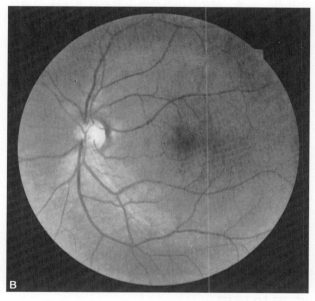
B

■ 图 17.1 A:使用直接检眼镜照明系统中包含的固定目标进行评估。临床上最常见的注视目标是带有中心网格线的圆。每条线代表 1△ 偏心注视。B:由于屈光参差性弱视患者均为中心注视，所以当中心注视者注视投射在视网膜上的目标时，中心凹将位于目标的圆形部分内。在检眼镜检查中，如果双眼对准，出现偏心注视一般提示有微小斜视

单眼高度近视

屈光参差性弱视均为中心注视，但单眼高度近视患者

却是个例外,不符合此规律。高度近视的弱视患者,近视度数较高的一眼常存在偏心注视[36]。偏心注视是该类弱视的一个普遍特征,但未必持续存在。

抑制特征

屈光参差性弱视

Pratt-Johnson 等[37]对 13 例屈光参差弱视患者的抑制特征(suppression)进行了研究。在双眼测试条件下,13 例中有 10 例患者弱视眼的中心凹存在相对较小的抑制区。这种抑制区并不是绝对的,不论视敏度如何,刺激总是可以在双眼条件下被感知。Jampolsky[38]也得出了相似的结论,并且报告了不同的发病年龄、抑制程度、注视距离以及抑制区大小之间存在着很大的差异。

屈光不正性弱视

Pratt-Johnson 等[37]还报告了 5 例屈光不正性弱视患者的抑制特征。其中 3 名患者没有抑制盲点,一名患者存在交替抑制,另一名患者表现为弱视更严重的一眼被抑制。

拥挤现象

拥挤现象或分离困难都表明分辨能力与注视目标的分离有关[39]。这一现象在所有人眼中都会存在,但在斜视性弱视患者中尤为重要。Linksz[40]发现在远视屈光参差性弱视患者中,中心注视存在且有相对正常的分离困难。Maraini、Pasino 和 Peralta 等[41]发现屈光参差性弱视和正常受训患者的分离困难没有明显的差异。然而斜视性弱视患者在准确辨认单个 E 视标与拥挤 E 视标时却存在有明显差异。因此拥挤现象可以作为屈光参差性和屈光不正性弱视与斜视性弱视之间的一种有效的鉴别诊断方法。

电生理诊断方法

如视网膜电图(electroretinogram,ERG)和视觉诱发反应(visually evoked response,VER)等电生理诊断技术已经应用于对弱视患者进行试验室评估[42,43]。这类检查通常需要花费大量的时间和金钱,但临床价值并不大。屈光参差性弱视和斜视性弱视患者在某些检查中会呈现出不同的反应[44],这些检查的临床价值在不久的将来可能会有所体现。

病程和预后

屈光性弱视的患者若不矫正屈光不正,弱视眼视力会一直下降。弱视的严重程度取决于屈光不正的发病年龄、屈光参差或者屈光不正的程度、关键期屈光状态的变化,也可能与个体对视觉剥夺敏感性的差异相关。

绝大多数屈光性弱视视力都能提高,预后一般较好。视力的提高也可能会持续到成年期[19,45-52]。Wick 等[45]观察了 19 例患者,年龄均超过 6 岁,均通过屈光矫正、下加光、遮盖以及视力治疗等方法治疗屈光参差性弱视。经过 15.2(+/- 7.7)周的治疗后,发现视力平均改善高达 92.1%,其中提高最低的是一位 49 岁患者提升了 75%,

42.1%的患者视力提升至 100%(8/19)。完成视觉训练 1 年或者 1 年以上的患者,视力提高后仍能保持。笔者得出结论:任何年龄段的屈光参差性弱视患者,视力和双眼视觉功能提高后均能长久维持。

目前虽然并没有关于成人弱视治疗的临床对照试验类文献,但有大量病例表明成人弱视也能有所改善。例如,Carl Kupfer[19]研究了 7 例年龄在 18~22 岁的斜视性弱视的患者,视力均明显提高。7 例患者的视力在治疗 4 周后,从眼前手动提高到 20/25,改善率达到 71%(20/70~20/20)。Kupfer 对住院患者进行 4 周的积极治疗,主要是连续性遮盖和注视性质的训练。自 Kupfer 的研究以来,已有其他关于年龄稍长的弱视患者视力提高的报告[45,53,54]。成年弱视患者的可塑性也很明显,据报道,当健康眼出现眼病后,弱视眼视力可恢复[55-57]。这些研究跟以往的理论一致,弱视眼仅仅是被抑制,并不是出现了损害[50]。

小儿眼病研究小组(Pediatric Eye Disease Investigator Group,PEDIG)针对 7~17 岁弱视患儿进行了一项前瞻性研究[58]和两项临床随机试验研究[59,60]。其中一项临床试验主要评估了 7~17 岁患者的弱视治疗效果,试验共 507 名弱视患者,弱视眼视力分别从 20/40 到 20/400,通过光学屈光矫正后随机分为治疗组(所有患者每天遮盖 2~6 小时并做近距离的精细训练,7~12 岁患者增加阿托品压抑治疗)和屈光矫正组(仅进行光学矫正)。弱视眼视力在 24 周内提高 10 个或者更多字母的患者被认为治疗有效。研究发现,在 7~12 岁受试者中,53%的治疗组患者视力提升较好,而屈光矫正组仅有 25%的患者视力提升较好。在 13~17 岁组中(n=103),两组的视力改善率分别为 25%和 23%,总体上在之前未行遮盖和/或阿托品压抑疗法治疗弱视的患者有效率为 47%和 20%。在对这些患者的长期随访中发现,弱视的复发率很低,仅为 5%[61]。在讨论这项研究的结果时,Chen 和 Cotter[62]提出假设,对 13~17 岁儿童的治疗效果较差,可能是因为他们无法坚持按照计划每天遮盖 2~6 小时并做近距离的精细活动,或阿托品压抑治疗。他们得出结论,13~17 岁的儿童即使有既往治疗史,也不应排除基础治疗方法。

Levi 及他的团队[46,47,49-51]开发了另外一种方法研究成人弱视的视觉可塑性,称为知觉学习训练法。Li 等人[51]研究了玩电子游戏是否可以激发弱视成年患者视觉系统的可塑性。试验共选取 20 例成人弱视患者,年龄 15~61 岁,分为 3 组:玩儿视频游戏组,不玩儿视频游戏组,两者交叉组。他们发现弱视眼通过每天短时间的视频游戏(交互或者非交互游戏)刺激(40~80 小时,每天 2 小时),从低级到高级的各种视觉功能均会出现大范围的提高,包括视力(33%)、定位能力(16%)、空间能力(37%)及立体视觉(54%)。电子游戏刺激治疗的临床价值还需要大量的临床随机试验去验证。

Holmes 和 Levi[52]在一篇题为"弱视治疗与年龄的关系"的论文摘要中指出,"平均而言,年龄超过 7 岁的患者的治疗效果通常不如低龄儿童。"基于治疗反应的高度变异性,他们推测年龄可能只是决定成功率的其中一个因素。

处理流程方案

所有弱视治疗的最终目的都是使双眼视力平衡并获得功

能性双眼视觉。Flom[63]认为,功能性治疗应基于双眼视力达到相同,从远点到正常的集合近点间任意距离均能获得舒适的单眼视,并获得正常的立体视和运动性融像范围。如有必要,可配戴矫正眼镜和小度数棱镜;棱镜度最大不超过5$^\Delta$。

本章中我们将介绍屈光性弱视的一些合理的治疗方法。对屈光参差性弱视的治疗一般建议采取以下4步处理流程:(a)全矫配镜;(b)如需改善视轴对应,可给予下加度光或棱镜;(c)每天遮盖2~6小时或阿托品抑制(每周两次阿托品,睡前点健康眼);(d)积极进行视觉训练以提高视力并改善双眼视觉功能(表17.2)。

屈光不正性弱视的最佳治疗方法即为配戴单纯的全矫处方眼镜[14,64](病例17.1)。偶尔也需要脱抑制训练,但通常全矫配镜就可获得较好效果,视力也将在戴镜后几年逐渐提高。在一项前瞻性研究中,之前从未接受过治疗的113名屈光不正性弱视儿童(平均年龄5.1岁),接受了为期1年的单纯戴镜治疗。作者报告,1年后平均视力从20/63提升到20/25,平均提高了3.9行[64]。

表17.2 屈光参差性弱视的顺序治疗

1. 全矫配镜
2. 需要时进行视轴矫正
   a. 近用附加度:
      (1) 高 AC/A
      (2) 调节不足或调节不精准
   b. 棱镜:
      (1) 远距离内隐斜(基底向外)
      (2) 上隐斜(基底向下)
3. 直接遮盖(2~6h/d)或阿托品压抑健康眼(每周两次在睡前滴健康眼)
4. 视觉训练
   a. 单眼-单眼最佳视力
   b. 双眼-提高双眼视觉功能

AC/A,即调节性集合与调节的比值。

病例 17.1 屈光不正性弱视

一个5岁女孩,其母亲主诉孩子平时看电视时距离电视屏幕较近,故前来就诊。此前从未进行过眼科相关检查。眼部常规检查均未发现异常。睫状肌麻痹散瞳验光结果如下:

OD:+8.25/-1.00×025　　　　　20/200^{-1}

OS:+8.75/-2.00×005　　　　　20/100^{-1}

OU:20/100

6m和40cm检查均存在5$^\Delta$共同性内隐斜。40cm处随机点立体视为100秒。双眼均无抑制,且为中心注视。双眼睫状肌麻痹下进行屈光检查,并嘱患者一个月后复查。全天配戴矫正眼镜主诉无明显不适。视力检查:

OD:20/60^{-2}

OS:20/60

OU:20/50

此后3年,患者视力逐步提高到20/25-,屈光度数仅有少量改变。

确定依从性

为了达到有效的治疗效果,我们需要了解患者的主动性,尤其是年龄较大患儿和成人。事实上,患者依从性的差异可能是年龄较大的弱视患者治疗效果差异的最相关因素。我们必须提前预测患者可能出现的依从性差并采取措施以避免这种可能的发生。为了提高患者的依从性和主动性,在家庭训练程序中应附有书面说明,并且在训练室指导和实施训练以便患者更加理解其任务需要。家庭训练实施后,也需要经常进行随访(每2~3周一次)以监测其训练过程。

屈光矫正

对于屈光参差性弱视,治疗的第一步是建议将两眼屈光不正全矫(病例17.2)。单纯的屈光矫正对屈光性和斜视性弱视儿童的视力改善均有显著效果,约25%的病例仅进行适当的屈光矫正就可以彻底治愈[59,65-71]。在一项前瞻性的临床研究中,共选取84例患者,年龄3~7岁,视力在20/40到20/250之间,PEDIG探讨了对从未进行过任何治疗的屈光参差性弱视患者仅给予屈光矫正治疗的有效性[71]。给予最佳屈光矫正后,以此为基线,每隔5周随访并测试矫正视力,直到视力稳定或者弱视治愈。27%的患者弱视治愈,77%的患者矫正视力提高了2行甚至2行以上。治疗效果与年龄无关,但与较好的基础视力及较少的屈光参差有关。笔者经研究得出结论,在3~7岁未矫正的屈光参差患者中,至少1/3的患者仅通过进行屈光矫正即可以消除弱视。另一个重要的结论是,在弱视治疗中,视力

病例 17.2 单纯屈光矫正

一个12岁女孩主诉,上课时视线从书本看向黑板时视物模糊,同时伴有不规则头痛,左眼比右眼更严重。父母表示在两年前曾带其接受过视力检查,但并未配戴处方眼镜。内外眼检查均未见明显异常。睫状肌麻痹后验光结果如下:

OD:平光　　　　　　　　　　20/20^{-1}

OS:+3.75/-2.00×005　　　　　20/60^{-1}

OU:20/20

6m处检查发现存在5$^\Delta$内隐斜,40cm处存在8$^\Delta$内隐斜。40cm处随机立体视觉为100秒。双眼均无抑制,且为中心注视。

根据睫状肌麻痹后验光结果开具处方,嘱患者1个月后复查,但3个月后患者才进行复诊。患者主诉戴新眼镜的前期就开始出现复视,但一直坚持配戴。复查视力

OD:20/15^{-2}

OS:20/20

OU:20/20

6m处检查发现2$^\Delta$内隐斜,40cm处发现4$^\Delta$内隐斜。40cm处随机点立体视觉为20秒。

提高 3 行,对于重度弱视的患者可以减轻弱视治疗的压力[71]。屈光参差性弱视的主要原因是单眼视网膜成像模糊,年龄较小的患儿通常要求全矫配镜。因此,我们建议对所有患者的每一只眼都进行全矫配镜,以达到最大的治疗效果。我们对于每一只眼的处方原则,都是矫正屈光参差和散光的最佳视力的最大正镜度数。

屈光不正应该在每只眼睛调节稳定的情况下确定,这是屈光参差性弱视面临的最根本问题,即弱视眼在单眼视状态下调节很不精确。一般建议对屈光状况的评估要么在双眼视觉下进行,要么在睫状肌麻痹下进行。这样的检查尤其适用于远视性屈光参差的患者,他们在单眼视时一眼存在弱视,而当调节稳定、远视全矫时视力可显示正常或接近正常。许多医师首选的检查方法是睫状肌麻痹检查。

正如第 3 章中所讨论的,全矫处方可能会引起非弱视眼明显的视远模糊,并且由于这种模糊导致远距离工作困难,从而造成戴镜困难。所以非弱视眼的屈光度需予以适当调整,以确保其清晰的远视力。一般建议略微减少球镜度数,从而保证全部屈光参差和散光的矫正。例如,假设一患者散瞳后全矫,造成其非弱视的右眼远视力下降:

OD:+2.00/1.00×180　　20/30
OS:+6.00/2.00×5　　20/70

若将右眼球镜度数减少 0.75D 即可获得清晰远视力,然后将双眼球镜度数都降低(维持其屈光参差度数和散光矫正),其最终处方为:

OD:+1.25/1.00×180　　20/20
OS:+5.25/2.00×5　　20/70

往后每 2~3 周应对其屈光不正进行重新评估。如有必要,可调整其球镜度数以使其维持最佳平衡和散光矫正,并争取给予其能接受的最大正镜度。

由于在配戴最佳矫正眼镜后,弱视眼的视力将会逐渐提升[59,65],因此通常将配戴全矫眼镜作为治疗过程中的第一阶段。仅屈光矫正后视力自发提高的屈光参差性弱视患者,通常与较好的基础视力及较低的屈光参差量[71,72]有关,如病例所示。

屈光不正可以通过框架眼镜或者角膜接触镜矫正。当两眼的屈光参差度数较大时,一般建议首选接触镜,主要是由于较厚的框架镜片会产生难以克服的物像扭曲,影响外观,或者通过两只度数差异较大的镜片偏心注视时会产生棱镜效应。棱镜效应(尤其垂直棱镜)可能会产生复视。使用接触镜会使侧方注视时产生的棱镜效应明显减小,从而重建正常的双眼视觉,这是功能治愈的一个重要部分,也是使用接触镜的重要优势。然而,双眼的等效球镜差大于 2.00D 时,通常是由于双眼的眼轴长度不等所造成。对这类患者进行接触镜矫正,理论上可能会引起物像不等(第 19 章)。临床经验显示,这两种屈光矫正(框架眼镜或者接触镜)均不会影响双眼视觉。这表明,清晰的视网膜成像有助于促进双眼视觉,即使通过框架眼镜或者接触镜矫正屈光不正会引起物像大小不等,也要全矫配镜。

附加透镜和三棱镜

当屈光状态完全矫正后,如果需要改善眼位,下一步就是附加透镜或者三棱镜。理想的眼位调整和改善有助于重建调节和集合的协调关系,进而提高双眼视觉。

在屈光全矫基础上附加透镜

附加透镜可以通过刺激或放松调节以改善眼位。如第 10 章所述,正透镜可用于减少高 AC/A 患者在近距离处的内隐斜。同样,正透镜附加也可用于治疗通常与弱视[73]并存的调节不足或调节不准确。负透镜附加可用于外隐斜合并高 AC/A 患者训练时使用(第 10 章)。

附加三棱镜

如果屈光矫正和附加透镜后仍存在眼位不正,也可加用少量的三棱镜。尤其是在矫正原发性垂直隐斜或斜视时应特别注意。内隐斜患者用 BO 棱镜矫正,垂直棱镜用于矫正垂直隐斜,外隐斜可以进行集合相关的视觉训练,通常不建议使用 BI 棱镜。

被动治疗

被动治疗主要包括对健眼的遮盖或者抑制(阿托品治疗)。这两种方法都是促使患者重新激活弱视眼的视觉通路来提高视力。因此,如果患者仅仅通过屈光矫正不能提高弱视眼视力时,一般建议患者采取被动治疗——部分时间遮盖(不是恒定遮盖)或者压抑治疗(阿托品治疗)。

遮盖

直接遮盖作为弱视治疗的方法已经应用了 200 多年。对于屈光参差性弱视的患者,若弱视眼最初的视力较好(大于 20/60 或更好),遮盖治疗后更好[74,75],这可能是因为患者已经有一部分的双眼视觉,所以遮盖治疗的效果较好[74]。尽管小于 4 岁的患儿弱视遮盖治疗的效果比大于 6 岁[59,76]的患儿要好,而 17 岁以下的儿童[58,59,75]和成年人对于遮盖[45]或者治疗的效果也不错。当对屈光参差患者进行遮盖时,大部分弱视眼的视力在最初遮盖的几周里提升较快[53,54,56]。尽管初始时提高迅速,但通常需要 200 小时的累积遮盖才能达到最好的效果[76];因此,如果患者有较好的依从性,200 个小时的遮盖疗程,每天 6 小时,约需要 5 周(6 小时/天×7 天/周×5 周=210 小时),或者每天 2 小时,约 14 周(2 小时/天×7 天/周×14 周=196 小时)。

我们建议对屈光参差性弱视患者采取部分遮盖(而不是一直遮盖),根据弱视从中度到重度的程度来决定遮盖的时间[59,60,75,77-79]。对于中度弱视,弱视眼视力大于 20/100,初期每天遮盖 2 小时[75];对于重度弱视(视力低于 20/100 或者更差),最初每天遮盖时间应为 6 小时[78]。幸运的是,即使全天遮盖对弱视的治疗也有良好的效果[80],研究发现在屈光参差性弱视的患者中,部分遮盖跟全天遮盖的效果相同[59,60,78,79]。此外,研究发现每天 2 小时的直接遮盖(伴有一些主动的视觉刺激治疗),最终治疗的效果跟每天遮盖 6 小时的效果是一样的[77]。每天遮盖的时间越长视力提高得越快[76],主要是因为这样更快地达到了所需要遮盖的累积时间(见上文),而并不是每天遮盖时长的实际作用。一般建议每 6 周对患者进行一次随访。如果视力提高至少 1

行,最初遮盖的时间可保持不变。如果视力的提高不到 1 行,则建议将遮盖的时间翻倍。

Schor 和 Wick[82]研究发现,即使遮盖 15 分钟,也能提高视力,不管 Schor 和 Wick 研究结果如何,我们建议遮盖时间不短于 2 小时,这也是临床试验得出的结论[77]。每天遮盖 1 小时,需要超过 7 个月的时间,才能累积达到 200 小时(1 小时/天×7 天/周×28 周 = 196 小时)。对于许多患者来说为了达到预期效果,这个时间太长了。

临床上对于遮盖时间的评估,主要是由初次检查时最佳矫正视力决定的。正如图 17.2 所示,当患者视力严重下降时,我们主张遮盖时间比视力无明显受损时的遮盖时间更长。这个方法跟上面所介绍的研究一致(中度弱视每天遮盖 2 小时,重度弱视每天遮盖 6 小时)。然而,当视力损害严重(低于 20/200 或者更差),患者进行遮盖时使用视力不好的眼睛完成日常工作可能出现问题,需要对治疗方案进行调整。因此,对于遮盖 6 小时非常困难的重度弱视患者,一般建议减少初期的遮盖时间。在这些病例中,我们也建议增加弱视的训练量,以快速达到弱视治疗的效果。如果视力提高至 20/100,遮盖的时间可以增加至每天 6 小时(图 17.2)。

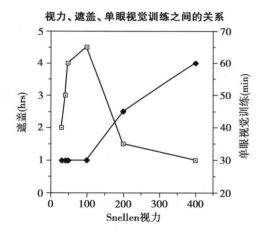

■ 图 17.2　遮盖或进行视觉治疗(或两者)所需要花费的时间由患者的矫正视力决定。当视力非常差时,最初进行训练(黑色斑点)所花费的时间相对较多,而遮盖时间相对较少(黑色方块),这样就可以促进遮盖的依从性,患者在遮盖时可以避免日常生活中出现危险。随着视力的提高,遮盖时间也会增加

阿托品

阿托品压抑治疗健眼在弱视的治疗中,已经有 100 多年的历史。虽然在屈光参差性弱视的患者中,通过阿托品压抑治疗,需要很长的时间才能达到最佳视力,但最终的视力提高效果和遮盖治疗是一样的[81]。一些研究表明 1% 的阿托品滴眼液,每周使用 2 次(每周末)和每天使用的效果是一样的[83]。在另一项对接受过遮盖或阿托品治疗的孩子的研究中,作者在每个孩子 15 岁时进行了随访[84]。比较基于原始治疗的亚组,在 15 岁时弱视和对侧眼没有显著差异。作者得出结论,在 15 岁时,大多数 7 岁前开始接受

中度弱视治疗的儿童视力都很好,即使普遍存在轻度残留性弱视。无论使用阿托品或遮盖进行初始治疗,结果都是相似的。这个结果表明,弱视治疗的改善效果至少可维持到 15 岁。

使用阿托品全身的副作用(心率增快、口和咽喉干燥、神经肌肉支配失调、血压升高、思维混乱)在常规的使用剂量中较少见。阿托品压抑治疗相对安全,很少引起明显的其他系统紊乱,患者及家属接受度良好[83]。如果患儿用 1% 的阿托品有全身副作用,可以用 5% 的后马托品替代。阿托品最重要的副作用是由于瞳孔散大而造成的畏光(在户外可以配戴防紫外线的太阳镜)[83]。

总之,这些研究结果表明,对于屈光参差性弱视的治疗,遮盖和阿托品压抑都是正确的治疗方法。因此,在屈光矫正的基础上,通过眼镜下加光或者增加三棱镜来保持双眼单视,配戴眼镜视力不再提高时,下一步可进行弱视被动治疗。基于上述的讨论结果,我们建议和患儿及其家长进一步探讨,每天遮盖 2 小时或 6 小时(根据最佳矫正视力)抑或使用阿托品压抑治疗。对于训练初期的选择,如果考虑畏光及其他治疗的副作用,想要快速提高视力,则可以选择遮盖治疗。如果一种治疗方法对视力的提升已经到了极限,那么可以考虑另外一种治疗方法。大体上,每一种治疗方法应该在视力不再提升后,持续 2 次 6 周的随访,再考虑另外更换其他治疗方法[85]。

主动弱视和抗抑制治疗

接下来我们会给予主动的单眼或双眼弱视治疗,所谓主动是相对于被动治疗而言(例如:遮盖或者阿托品压抑治疗)。目前研究已经显示主动的弱视治疗可以明显缩短获得最好视力所需要的治疗总时长(病例 17.3 ~ 病例 17.4)[86]。图 17.3 比较了单用遮盖和遮盖与训练并用的治疗结果[45]。在最近的一项研究中[87],小儿眼病研究学组完成了一项临床随机试验,主要的研究目的是探讨在遮盖治疗提高视力的过程中,是否应该同时进行一些近距离的工作。这项研究选取 425 名年龄 3 ~ 7 岁的孩子,弱视(20/40 ~ 20/400)主要是由屈光参差、斜视或者两者同时存在所引起,且坚持戴镜治疗后仍存在弱视。患者随机分成两组,一组每天遮盖 2 小时,并同时进行近距离的工作,另外一组每天遮盖 2 小时同时进行远距离工作。给患者家长发放一些需要进行的常规远近距离工作的说明。结果显示,在第 8 周时,远距离工作组的视力平均提高 2.6 行,而近距离工作组视力平均提高 2.5 行。两组在第 2、5 和 17 周的随访时间中,结果无明显的统计学差异。研究者得出结论:在治疗屈光参差性弱视、斜视性弱视过程中,每天进行 2 小时遮盖治疗,且同时进行近距离的工作训练并不能提高视力。这项研究的局限之处在于只是研究了通过"常见"的近距离活动对视力提高无效,并没有具体介绍近距离的活动内容。因此,仅仅告知家长让患儿从事一些近距离活动,比如画画、阅读、染色等,对视力并没有提高。并没有提及更具体、精细的调节、眼球运动、双眼视觉[88]的训练对视力的提高无益。所以其他评价视光学方面的视觉训练对弱视治疗的效果仍有待进一步研究。

病例 17.3　系统治疗

一个 6 岁男孩,常规学龄检查,无症状,内外眼检查均无明显异常,视力、屈光检查结果如下:

OD:+3.00/−1.00×103　　　　　　　　　　　　　　　　　　　　20/60
OS:+0.25　　　　　　　　　　　　　　　　　　　　　　　　　　20/20
OU:20/20

远距离 6m 及近距离 40cm 处检查均为恒定性 3^ΔBO 内隐斜,双眼为中心注视,Worth 4 点灯发现,右眼有间歇性抑制,40cm 处随机点立体视检查为 140″。

按照散瞳屈光检查结果配镜,2 周后复查,视力没有变化。每天遮盖 3 小时,并给予双眼脱抑制治疗。包括联合配戴红/绿眼镜(红镜片置于左眼前),进行红铅笔点对点治疗,提高右眼视力,红/绿阅读单位,以减少抑制。第 4 周开始调节训练(透镜翻转拍从±1.25D 开始)。往后 2 个月,逐渐减小字体大小,翻转拍逐渐加大度数,患者的视力和双眼视觉状态均有所提高,如下表总结:

星期	处理	弱视眼视力	立体视
1	检查	20/60	140″
	最佳矫正的眼镜处方		
2	复查;遮盖 1 天 2 小时	20/60+1	140″
	双眼视觉训练		
4	双眼视觉和调节训练	20/40	100″
6	双眼视觉和调节训练	20/30	60″
8	双眼视觉和调节训练	20/25	40″
10	双眼视觉和调节训练	20/20	20″

病例 17.4　成人弱视的系统治疗

男性,41 岁,右眼弱视,常规体检,被告知年龄太大,弱视治疗成功率不高,阅读时配戴一个与左眼平衡的小度数眼镜。其眼部常规检查均正常。视力与屈光如下:

OD:+6.00/−6.00×005　　　　　　　　　　　　　　　　　　　　20/40
OS:+0.25/−0.75×105　　　　　　　　　　　　　　　　　　　　20/15
OU:20/20。

远距离 6m 及近距离 40cm 处检查均为恒定性 3^Δ 外隐斜,双眼为中心注视,Worth 4 点灯发现,右眼有间歇性抑制,40cm 随机点立体视检查为 140″。

给予散瞳屈光处方,2 周复查,视力没有改善。1 天 2 小时遮盖,双眼脱抑制治疗,包括红铅笔填字游戏,要求戴红/绿眼镜(红镜片置于左眼前),从而提高右眼视力,阅读时用红绿阅读单位,以减少抑制。往后 8 周,逐渐减小字体大小,患者视力和双眼视觉状态均有所提高,如下表总结:

星期	处理	弱视眼视力	立体视
1	检查	20/40	140″
	最佳矫正的眼镜处方		
2	复查;遮盖 2 小时/天	20/40	140″
	双眼视觉训练		
4	双眼视觉和调节训练	20/38	100″
6	双眼视觉和调节训练	20/30	60″
8	双眼视觉和调节训练	20/26	40″
10	双眼视觉和调节训练	20/20	20″

结果表明,对于那些年龄较大,错过发育关键期的屈光参差性弱视患者,通过本章节的系统治疗后,视力也可以获得明显的提高。

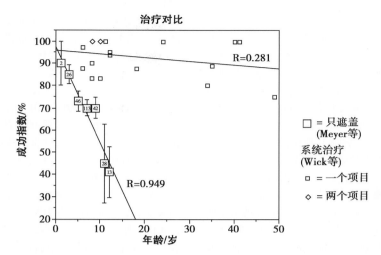

■ 图 17.3 仅使用遮盖(大方块)比系统治疗(小方块和菱形)对年纪稍大的患者的视力改善较小。当患者年龄较小时,单纯的遮盖结果会得到相同的最终视力。在所有年龄段,系统治疗可能会有最快的提升

近年来,弱视治疗研究的重点已经从涉及遮盖的单眼干预疗法转向直接针对双眼视觉功能作为主要治疗步骤的方法[89-112]。有趣的是,这个想法于 1981 年首次发表在视光学文献中[88]。Cohen 在文中指出:"由于弱视是双眼融合出现问题的结果,因此专门从事视觉训练的视光师意识到,为了使治疗得到最优效果,必须联合双眼治疗。"他描述了尝试直接从单眼治疗转向双眼治疗的挑战,并提出了添加一种中间治疗方法的重要性,他将这种方法称为"双眼视野中的单眼注视"。他建议采用的一系列治疗技术仅在双眼同时视时对弱视眼提供中心刺激。该治疗技术要求患者在对优势眼的刺激越来越大的条件下保持弱视眼的知觉。然而,Cohen 的早期创造性工作并没有得到相关研究人员的认可[90,96,100,113]。

自 2006 年以来,基于 Cohen 的观点,许多新的弱视双眼治疗方法已经被提出来[94,101,109-112]。目标是向弱视眼呈现高对比度刺激,向另一只眼呈现不同的、较低对比度的刺激[92]。这种治疗概念在下降方块视频游戏中得到了实现,在弱视儿童[106,108]和成人[93,110]中显示出较好的效果。但是,这类治疗的有效性尚未得到精心设计的随机临床试验的证实[90,96,100,113]。

PEDIG 的研究人员设计了一项研究,比较了 5~13 岁的弱视儿童进行双眼 iPad 游戏与部分遮盖治疗对视力的改善情况[113]。在第 16 周时,游戏组弱视眼的平均视力提高了 1.05 行,遮盖组提高了 1.35 行,调整后的治疗组差异为 0.31 行,遮盖组效果更好。考虑到患者的积极性是一个重要影响因素,PEDIG 研究人员在下一个研究中使用了能更好调动积极性的游戏(Dig Rush Game)[96]。这项研究的目的是比较双眼 iPad 游戏配合持续眼镜矫正与单独持续眼镜矫正治疗对于 7~12 岁弱视儿童的视力改善情况。在第 4 周时,经双眼治疗的弱视眼视力字母得分平均较基线提高了 1.3logMAR,而仅继续进行眼镜矫正的弱视眼视力字母得分就提高了 1.7logMAR。在治疗 8 周后重复进行分

析时,各组之间的得分没有差异。作者得出的结论是,对于曾经接受过除眼镜以外的弱视治疗的 7 至<13 岁儿童,使用两眼双眼 Dig Rush iPad 游戏治疗 4 或 8 周对视力或立体视没有明显帮助。

该小组针对年龄稍小的儿童设计了类似的研究[100]。这项研究与之前所述的研究相似,但参与者的年龄为 13~17 岁。双眼组平均弱视眼视力从基线提高了 3.5 个字母,而在遮盖组中,平均弱视眼视力从基线提高了 6.5 个字母。结论是,在 13~17 岁的青少年中,双眼 iPad 游戏对弱视眼视力的改善并不比遮盖好,而且可能更糟。作者表示,双眼治疗的最小治疗反应可能与患者的依从性差有关。

最后,使用电子游戏(BRAVO)对弱视进行双眼治疗的研究[90]目的是比较双眼电子游戏(运动类视频游戏)与安慰剂类电子游戏在改善大龄儿童和成年人视觉功能方面的效果。试验共招募了 115 名 7 岁及以上因屈光参差、斜视或两者都有的单侧弱视的参与者。在运动组中,平均(SD)弱视眼视力较基线提高了 0.06(0.12)logMAR,而在对照组中则提高了 0.07(0.10)logMAR。调整基线视力和年龄组后,两组之间的平均治疗差异为 -0.02。因此,这项研究还表明,该临床试验中使用的双眼运动视频游戏并没有比安慰剂类电子游戏改善视觉效果。作者还强调,考虑到患者的依从性,更具吸引力的视频游戏可能会提高治疗效果。

综上所述,[99]对于双眼治疗是否能有效治疗弱视,目前尚无定论。

单眼治疗需要一个可行的视标来刺激黄斑。该过程应在患者进行遮盖时做,每天刺激单眼 20 分钟,可以提高弱视眼的功能并且加强正常眼球运动和弱视眼的调节能力。由于屈光参差性弱视患者通常出现中度中心抑制,一般建议在治疗中尽可能地给予每天 15 分钟的双眼脱抑制治疗。通过这一治疗过程可以促使弱视眼在一个更自然且更具竞争性的双眼情况下发挥作用,以便加强正常双眼的相互作用以获得功能性缓解。

知觉运动功能

为了获得理想的治疗效果,知觉和运动融像必须尽可能地提高。对于屈光参差性弱视患者,一般建议给予视觉训练来提高集合或/和调节系统。在第9~13章节所推荐的视觉训练项目中,概述了结合训练所需遵循的流程。在简单确定弱视眼的双眼视觉异常状态后为其设计视觉训练项目,并给予聚散灵敏度训练。对于调节,给予单眼、双眼调节灵敏度的训练时,需重点强调其反应的准确性。以上训练的目的均是为了获得正常的双眼调节和集合关系。

Sherman[114]提出了一个替代的弱视治疗建议。他认为对于屈光参差性弱视需要进行2个步骤:(a)部分屈光矫正;(b)多数时间用于主动视觉训练,包括单眼视力的提高、双眼视觉功能的提高(关于Sherman治疗的详细病例报告,见病例24.7)。不使用遮盖。Sherman认为遮盖的依从性不好,且部分患者难以适应高屈光参差性框架眼镜。依从性好坏与弱视治疗成功率有直接关系,显然,任何提高依从性的治疗方法都能提高治疗效果。但Sherman的方法要求患者需投入更多的时间用于视觉训练,这一点许多患者难以实现,因此我们认为包括遮盖在内的系统治疗应该更有效并且更快见效。

手术

斜视手术

屈光参差性弱视和屈光不正性弱视患者一般不考虑手术治疗,因为他们通常仅有小度数隐斜,不适合手术。

屈光手术

对于在遮盖治疗弱视过程中,不能配戴或者不愿意使用接触镜、框架眼镜的患者,可以考虑行屈光手术[115]。但目前临床试验的数据比较缺乏,有报告显示成人弱视患者屈光手术后1/3患者的最佳视力提高了两行,立体视也有所提高[116]。在最近发表的一篇综述中[117],作者概括了一些患者(年龄1~17岁)行屈光手术的病例报告。一共15篇文章,研究包括213例弱视眼。所有患者在屈光手术术后弱视眼的视力均有明显提高。因此作者得出结论,在合并有屈光参差的患儿中,屈光手术是提高弱视眼视力的一个有效选择。

系统治疗结果维持

当患者通过持续、有计划的弱视治疗后,弱视眼的视力会有一定的提高,且视力提高后可保持长期稳定[118,119]。PEDIG随访观察了从3~7岁开始接受弱视治疗的儿童,直至他们10岁,并在10岁时分别对其视力进行测量。整个随访过程共采集169例弱视眼的视力,平均约为20/32,其中46%的弱视眼视力达到20/25,甚至更好。因此作者得出结论,尽管在3~7岁进行弱视治疗的患儿通常普遍会有残余弱视,但在10岁时弱视眼提高的视力可以保持。无论初始时是通过阿托品压抑治疗还是遮盖治疗,结果都是类似的。

对屈光参差性弱视进行系统治疗后弱视眼视力可提高,且一般不会出现回退。重新建立正常双眼视觉功能是预防视力回退的一个重要因素[120]。此外,治疗结束后,年龄较大的患者可能不太需要维持治疗,但年龄较小的患者可能会出现回退。因此,尽管获得的视力相对较为持久,但仍需要巩固治疗持续到8~10岁,减小回退的可能性。

两篇前瞻性研究对弱视复发的问题[121,122]进行了讨论。其中一篇研究发现,对屈光参差、斜视或者同时合并屈光参差及斜视的患儿,在其弱视治愈后,中断弱视治疗,弱视的复发率为24%[121]。此外,研究还发现患者每天遮盖6或者8小时,如果突然中断遮盖治疗,而不是将遮盖时间逐渐减少至2小时,再缓慢中断遮盖治疗,弱视的复发率将增加4倍。作者将这一缓慢减少的过程称为"婴儿断乳"过程[121]。他们还发现,对于弱视治疗后视力提升多的患者,或有复发病史的患者,中断治疗后弱视复发率更高。遮盖停止后,眼位正常或者立体视觉较好,对弱视的复发率没有任何保护作用[122]。

在一项针对88名7~17岁的弱视儿童的前瞻性研究中,要求所有受试者停止除屈光矫正外的其余治疗,并随访1年,发现此前通过遮盖/阿托品压抑治疗提升视力(视力提高了10个或者更多字母/2行或以上)的患者[61],其视力改善在一年内可保持稳定,这部分患者中仅有7%的视力有所下降[61]。

弱视复发的危险因素以及眼位不正、立体视觉功能下降,均提示我们对于之前接受过弱视治疗的患者,有必要进行长期的随访。

总结和结论

对于屈光参差性弱视患者给予系统性视觉训练,将产生实质性功能的提高,效果明显好于单独遮盖。要点如下:

1. 双眼均要足矫。
2. 必要时,给予下加镜片或三棱镜矫正眼位。
3. 每天2~6个小时遮盖或者使用阿托品压抑健眼(每周两次,睡前使用)。
4. 每天大约30分钟主动治疗,以提高单眼视力,改善双眼视觉功能。

经过系统有计划的训练,对于任何年龄的屈光参差性弱视患者都可以得到长期稳定的视力,以及双眼视觉功能的提高,这表明弱视治疗可塑期可延至成年,年龄不应成为决定是否着手治疗的因素。

问题

1. 弱视患者,最晚的弱视治疗时间是?
2. 区分本章节所定义的弱视治疗关键期和敏感期,并解释为什么这种差别在弱视治疗中比较重要?
3. 描述引起屈光性弱视患者的主要因素,以及它们的存在与否如何影响弱视诊断?
4. 为什么远视性屈光参差较近视性屈光参差更容易引起弱视?

5. 为什么本章节认为屈光全矫在顺序治疗中比较重要？

6. 弱视患者自身依从性的重要性？

7. 如何提高弱视治疗的依从性？在本章节所描述的方法中，哪种治疗在临床工作中效果较好？

8. 在开遮盖处方时，哪些因素影响屈光性弱视的遮盖时间？

9. 这一观点是否正确：遮盖是否成功取决于年龄？

（江洋琳　南莉　译）

参考文献

1. Wiesel TN, Hubel DH. Single cell responses in striate cortex of kittens deprived of vision in one eye. *J Neurophysiol.* 1963;26:1003-1017.

2. Boothe RG, Dobson V, Teller DY. Postnatal development of vision in human and nonhuman primates. *Ann Rev Neurosci.* 1985;8:495-545.

3. LeVay S, Wiesel TN, Hubel DH. The development of ocular dominance columns in normal and visually deprived monkeys. *J Comp Neurol.* 1980;191:151.

4. Fregnac Y, Imbert M. Development of neuronal selectivity in primary visual cortex of cat. *Physiol Rev.* 1984;64:325-434.

5. Sherman SM, Spear PD. Organization of visual pathways in normal and visually deprived cats. *Physiol Rev.* 1982;62:738-855.

6. Movshon JA, Van Sluyters RC. Visual neural development. *Ann Rev Psychol.* 1981;32:47-52.

7. Ciuffreda KJ, Levi DM, Selenow A. *Amblyopia.* Boston, MA: Butter-Heinemann; 1991.

8. Schapero M. *Amblyopia.* Philadelphia, PA: Chilton Book Co; 1971.

9. Amos JF. Refractive amblyopia: it's classification, etiology, and epidemiology. *J Am Optom Assoc.* 1977;48:489-497.

10. von Noorden GK. Classification of amblyopia. *Am J Ophthalmol.* 1967;63:238-244.

11. Livingstone M, Hubel DH. Segregation of form, color, movement, and depth: anatomy, physiology, and perception. *Science.* 1988;240:740-749.

12. Guillery RW, Ombrellaro M, LaMantia AL. The organization of the lateral geniculate nucleus and of the geniculocortical pathway that develops without retinal afferents. *Dev Brain Res.* 1985;20:221-233.

13. Cheng KP, Hiles DA, Biglan AW, Pettapiece MC. Visual results after early surgical treatment of unilateral congenital cataract. *Ophthalmology.* 1991;98:903-910.

14. Fern K. Visual acuity outcome in isometropic hyperopia. *Optom Vis Sci.* 1989;66:649-658.

15. Harwerth RS, Smith EL, Crawford ML, von Noorden GK. Behavioral studies of the sensitive period of development of visual functions in monkeys. *Behav Brain Res.* 1990;41:179-198.

16. Harwerth RS, Smith EL III, Duncan GC, et al. Multiple sensitive periods in the development of the primate visual system. *Science.* 1986;232:235-238.

17. Greenwald MJ, Parks MM. Amblyopia. In: Duane TD, ed. *Clinical Ophthalmology.* Vol 1. Hagerstown, MD: Harper & Row; 1980:12.

18. von Noorden GK. *Binocular Vision and Ocular Motility.* St Louis, MO: Mosby; 1990.

19. Kupfer C. Treatment of amblyopia exanopsia in adults. A preliminary report of seven cases. *Am J Ophthalmol.* 1957;43:918-922.

20. Chino YM, Smith EL III, Langston AL, et al. Rapid reorganization of cortical maps in adult cats following restricted deafferentation in retina. *Vision Res.* 1992;32:789-796.

21. Flom MC, Neumaier RW. Prevalence of amblyopia. *Public Health Rep.* 1966;81:329-341.

22. Theodore FH, Johnson RM, Miles NE, et al. Causes of impaired vision in recently inducted soldiers. *Arch Ophthalmol.* 1944;31:399-402.

23. Agatson H. Ocular malingering. *Arch Ophthalmol.* 1944;31:223-231.

24. Abraham SV. Bilateral ametropic amblyopia. *J Pediatr Ophthalmol.* 1964;1:57-61.

25. Linksz A. Theory of pleoptics. *Int Ophthalmol Clin.* 1961;1:749.

26. Friedman Z, Neuman E, AbelPeleg B. Outcome of treatment of marked ametropia without strabismus following screening and diagnosis before the age of three. *J Pediatr Ophthalmol Strabismus.* 1985;22:54-57.

27. Griffin JR. *Binocular Anomalies: Procedures for Vision Therapy.* 2nd ed. Chicago, IL: Professional Press; 1982.

28. Jampolsky A, Flom BC, Weymouth FW, Moses LE. Unequal corrected visual acuity as related to anisometropia. *Arch Ophthalmol.* 1955:893-905.

29. Sugar HS. Suppression amblyopia. *Am J Ophthalmol.* 1944;27:469-476.

30. Horwich H. Anisometropic amblyopia. *Am Orthopt J.* 1964;14:99-104.

31. Peters HB. The relationship between refractive error and visual acuity at three age levels. *Am J Optom.* 1961;38:194-198.

32. Amos J. Refractive amblyopia. In: Amos J, ed. *Diagnosis and Management in Vision Care.* Boston, MA: Butterworth-Heinemann; 1987:369-407.

33. Matteacci P. Strabismic amblyopia. *Br J Ophthalmol.* 1960;44:577-582.

34. Wick B. Eccentric fixation. In: Eskridge JB, Amos JF, Bartlett JD, eds. *Clinical Procedures in Optometry.* Philadelphia, PA: Lippincott-Raven; 1991:708-715.

35. Setayesh AR, Khodadoust AA, Daryani SM. Microtropia. *Arch Ophthalmol.* 1978;96:1842-1847.

36. Priestly BS, Hermann JS, Bloom M. Amblyopia secondary to unilateral high myopia. *Am J Ophthalmol.* 1963;56:926-932.

37. Pratt-Johnson JA, Lunn CT, Pop AE, et al. The significance and characteristics of ametropic amblyopia. *Trans Pac Coast OtoOphthalmol Soc.* 1968;49:231-242.

38. Jampolsky A. Characteristics of suppression in strabismus. *Arch Ophthalmol.* 1955;54:683-696.

39. Flom MC, Weymouth FW, Kahneman D. Visual resolution and contour interaction. *J Opt Soc Am.* 1963;53:1026-1032.

40. Linksz A. Pathophysiology of amblyopia. *J Pediatr Ophthalmol.* 1964;1:925.

41. Maraini G, Pasino L, Peralta S. Separation difficulty in amblyopia. *Am J Ophthalmol.* 1963;56:922-925.

42. Burian HM. The electroretinogram in strabismic amblyopia. *Doc Ophthalmol.* 1967;23:332-344.

43. Arden GB, Barnard WM, Muskin AS. Visually evoked responses in amblyopia. *Br J Ophthalmol.* 1974;58:183-192.

44. Levi DM. Patterned and unpatterned visual evoked responses in strabismic and anisometropic amblyopia. *Am J Optom Physiol Opt.* 1975;52:455-464.

45. Wick B, Wingard M, Cotter S, Scheiman M. Anisometropic amblyopia: is the patient ever too old to treat? *Optom Vis Sci.* 1992;69:866-878.

46. Li RW, Levi DM. Characterizing the mechanisms of improvement for position discrimination in adult amblyopia. *J Vis.* 2004;4:476-487.

47. Levi DM, Polat U, Hu YS. Improvement in vernier acuity in adults with amblyopia. Practice makes better. *Invest Ophthalmol Vis Sci.* 1997;38:1493-1510.

48. Polat U, Ma-Naim T. Treatment of adult amblyopia by perceptual learning. *IOVS.* 2001;42:S400.

49. Levi DM, Polat U. Neural plasticity in adults with amblyopia.

Proc Natl Acad Sci U S A. 1996;93:6830-6834.

50. Levi DM, Li RW. Perceptual learning as a potential treatment for amblyopia: a mini-review. *Vision Res.* 2009;49:2535-2549.

51. Li RW, Ngo C, Nguyen J, Levi DM. Video-game play induces plasticity in the visual system of adults with amblyopia. *PLoS Biol.* 2011;9:e1001135.

52. Holmes JM, Levi DM. Treatment of amblyopia as a function of age. *Vis Neurosci.* 2018;35:E015.

53. Birnbaum MH, Koslowe K, Sanet R. Success in amblyopia therapy as a function of age: a literature survey. *Am J Ophthalmol.* 1977;54:269-275.

54. Simmers AJ, Gray LS. Improvement of visual function in an adult amblyope. *Optom Vis Sci.* 1999;76:82-87.

55. Mallah MK, Chakravarthy U, Hart PM. Amblyopia: is visual loss permanent? *Br J Opthalmol.* 2000;84:952-956.

56. Rahi JS, Logan S, Borja MC, Timms C, Russell-Eggitt I, Taylor D. Prediction of improved vision in the amblyopic eye after visual loss in the non-amblyopic eye. *Lancet.* 2002;360:621-622.

57. Vereecken EP, Brabant P. Prognosis for vision in amblyopia after loss of the good eye. *Arch Ophthalmol.* 1984;102:220-224.

58. Pediatric Eye Disease Investigator Group. A prospective, pilot study of treatment of amblyopia in children 10 to <18 years old. *Am J Ophthalmol.* 2004;137:581-583.

59. Scheiman MM, Hertle RW, Beck RW, et al. Randomized trial of treatment of amblyopia in children aged 7 to 17 years. *Arch Ophthalmol.* 2005;123:437-447.

60. Scheiman MM, Hertle RW, Kraker RT, et al. Patching vs atropine to treat amblyopia in children aged 7 to 12 years: a randomized trial. *Arch Ophthalmol.* 2008;126:1634-1642.

61. Hertle RW, Scheiman MM, Beck RW, et al. Stability of visual acuity improvement following discontinuation of amblyopia treatment in children aged 7 to 12 years. *Arch Ophthalmol.* 2007;125:655-659.

62. Chen AM, Cotter SA. The amblyopia treatment studies: implications for clinical practice. *Adv Ophthalmol Optom.* 2016;1:287-305.

63. Flom MC. Issues in the clinical management of binocular anomalies. In: Rosenbloom AA, Morgan MW, eds. *Principles and Practice of Pediatric Optometry.* Philadelphia, PA: Lippincott-Raven; 1990:222.

64. Wallace DK, Chandler DL, Beck RW, et al. Treatment of bilateral refractive amblyopia in children three to less than 10 years of age. *Am J Ophthalmol.* 2007;144:487-496.

65. Moseley MJ, Neufeld M, McCarry B, et al. Remediation of refractive amblyopia by optical correction alone. *Ophthal Physiol Opt.* 2002;22:296-299.

66. Stewart CE, Moseley MJ, Fielder AR, et al. Refractive adaptation in amblyopia: quantification of effect and implications for practice. *Br J Ophthalmol.* 2004;88:1552-1556.

67. Pediatric Eye Disease Investigator Group. Treatment of anisometropic amblyopia in children with refractive correction. *Ophthalmology.* 2006;113:895-903.

68. Chen PL, Chen JT, Tai MC, et al. Anisometropic amblyopia treated with spectacle correction alone: possible factors predicting success and time to start patching. *Am J Ophthalmol.* 2007;143:54-60.

69. Agervi P, Kugelberg U, Kugelberg M, et al. Treatment of anisometropic amblyopia with spectacles or in combination with translucent Bangerter filters. *Ophthalmology.* 2009;116:1475-1480.

70. Pediatric Eye Disease Investigator Group. Optical treatment of strabismic and combined strabismic–anisometropic amblyopia. *Ophthalmology.* 2012;119:150-158.

71. Cotter SA, Pediatric Eye Disease Investigator Group, Edwards AR, et al. Treatment of anisometropic amblyopia in children with refractive correction. *Ophthalmology.* 2006;113:895-903.

72. Steele AL, Bradfield YS, Kushner BJ, et al. Successful treatment of anisometropic amblyopia with spectacles alone.

J AAPOS. 2006;10:37-43.

73. Wick B. Amblyopia–a case report. *Am J Optom Arch Am Acad Optom.* 1973;50:727-730.

74. Stewart CE, Fielder AR, Stephens DA, Moseley MJ. Treatment of unilateral amblyopia: factors influencing visual outcome. *Invest Ophthalmol Vis Sci.* 2005;46:3152-3160.

75. Repka MX, Beck RW, Holmes JM, et al. A randomized trial of patching regimens for treatment of moderate amblyopia in children. *Arch Ophthalmol.* 2003;121:603-611.

76. Stewart CE, Moseley MJ, Stephens DA, Fielder AR. Treatment dose-response in amblyopia therapy: the monitored occlusion treatment of amblyopia study (Motas). *Invest Ophthalmol Vis Sci.* 2004;45:3048-3054.

77. Pediatric Eye Disease Investigator Group. A randomized trial of patching regimens for treatment of moderate amblyopia in children. *Arch Ophthalmol.* 2003;121:603-611.

78. Pediatric Eye Disease Investigator Group. A randomized trial of patching regimens for treatment of severe amblyopia in children. *Ophthalmology.* 2003;110:2075-2087.

79. Pediatric Eye Disease Investigator Group. A randomized trial to evaluate 2 hours of daily patching for strabismic and anisometropic amblyopia in children. *Ophthalmology.* 2006;113:904-912.

80. Scott WE, Kutschke PJ, Keech RV, et al. Amblyopia treatment outcomes. *J AAPOS.* 2005;9:107-111.

81. Pediatric Eye Disease Investigator Group. A randomized trial of atropine vs patching for treatment of moderate amblyopia in children. *Arch Ophthalmol.* 2002;120:268-278.

82. Schor C, Wick B. Rotating grating treatment of amblyopia with and without eccentric fixation. *J Am Optom Assoc.* 1983;54:545-549.

83. Pediatric Eye Disease Investigator Group. A randomized trial of atropine regimens for treatment of moderate amblyopia in children. *Ophthalmology.* 2004:2076-2085.

84. Repka MX, Kraker RT, Holmes JM, et al. Atropine vs patching for treatment of moderate amblyopia: follow-up at 15 years of age of a randomized clinical trial. *JAMA Ophthalmol.* 2014;132:799-805.

85. Mohan K, Saroha V, Sharma A. Successful occlusion therapy of amblyopia in 11- to 15-year-old children. *J Pediatr Ophthalmol Strab.* 2004;41:89-95.

86. Garzia RP. Management of amblyopia in infants, toddlers, and preschool children. *Probl Optom.* 1990:438-458.

87. Pediatric Eye Disease Investigator Group. A randomized trial of near versus distance activities while patching for amblyopia in children aged 3 to less than 7 years. *Ophthalmology.* 2008;115:2071-2078.

88. Cohen AH. Monocular fixation in a binocular field. *J Am Optom Assoc.* 1981;52:801-806.

89. Wang J, Feng L, Wang Y, et al. Binocular benefits of optical treatment in anisometropic amblyopia. *J Vis.* 2018;18:6.

90. Gao TY, Guo CX, Babu RJ, et al. Effectiveness of a binocular video game vs placebo video game for improving visual functions in older children, teenagers, and adults with amblyopia: a randomized clinical trial. *JAMA Ophthalmol.* 2018;136:172-181.

91. Guo CX, Babu RJ, Black JM, et al. Binocular treatment of amblyopia using videogames (Bravo): study protocol for a randomised controlled trial. *Trials.* 2016;17:504.

92. Hess RF, Thompson B. Amblyopia and the binocular approach to its therapy. *Vision Res.* 2015;114:4-16.

93. Hess RF, Babu RJ, Clavagnier S, et al. The iPod binocular home-based treatment for amblyopia in adults: efficacy and compliance. *Clin Exp Optom.* 2014;97:389-398.

94. Hess RF, Thompson B, Baker DH. Binocular vision in amblyopia: structure, suppression and plasticity. *Ophthalmic Physiol Opt.* 2014;34:146-162.

95. Iwata Y, Handa T, Ishikawa H, et al. Comparison between amblyopia treatment with glasses only and combination of

glasses and open-type binocular "occlu-pad" device. *Biomed Res Int.* 2018;2018:2459696.

96. Holmes JM, Manny RE, Lazar EL, et al. A randomized trial of binocular dig rush game treatment for amblyopia in children aged 7 to 12 years of age. *Ophthalmology.* 2019;126(3):456-466.

97. Kraus CL, Culican SM. New advances in amblyopia therapy I: binocular therapies and pharmacologic augmentation. *Br J Ophthalmol.* 2018;102:1492-1496.

98. Kelly KR, Jost RM, Wang YZ, et al. Improved binocular outcomes following binocular treatment for childhood amblyopia. *Invest Ophthalmol Vis Sci.* 2018;59:1221-1228.

99. Holmes JM. Lessons from recent randomized clinical trials of binocular treatment for amblyopia. *JAMA Ophthalmol.* 2018;136:181-183.

100. Manh VM, Holmes JM, Lazar EL, et al. A randomized trial of a binocular iPad game versus part-time patching in children aged 13 to 16 years with amblyopia. *Am J Ophthalmol.* 2018;186:104-115.

101. Bossi M, Tailor VK, Anderson EJ, et al. Binocular therapy for childhood amblyopia improves vision without breaking interocular suppression. *Invest Ophthalmol Vis Sci.* 2017;58:3031-3043.

102. Dahlmann-Noor A. Novel binocular iPad game treatment for amblyopia. *J Pediatr.* 2017;184:235-238.

103. Sloper J. New treatments for amblyopia-to patch or play? *JAMA Ophthalmol.* 2016;134:1408-1410.

104. Kelly KR, Jost RM, Dao L, et al. Binocular iPad game vs patching for treatment of amblyopia in children: a randomized clinical trial. *JAMA Ophthalmol.* 2016;134:1402-1408.

105. Rajavi Z, Sabbaghi H, Amini Sharifi E, et al. The role of interactive binocular treatment system in amblyopia therapy. *J Curr Ophthalmol.* 2016;28:217-222.

106. Birch EE, Li SL, Jost RM, et al. Binocular iPad treatment for amblyopia in preschool children. *J AAPOS.* 2015;19:6-11.

107. Hunter DG. Treatment of amblyopia: the "eye pad," or the iPad? *J AAPOS.* 2015;19:1-2.

108. Li SL, Jost RM, Morale SE, et al. Binocular iPad treatment of amblyopia for lasting improvement of visual acuity. *JAMA Ophthalmol.* 2015;133:479-480.

109. Vedamurthy I, Nahum M, Huang SJ, et al. A dichoptic custom-made action video game as a treatment for adult amblyopia. *Vision Res.* 2015;114:173-187.

110. Li SL, Reynaud A, Hess RF, et al. Dichoptic movie viewing treats childhood amblyopia. *J AAPOS.* 2015;19:401-405.

111. Ooi TL, Su YR, Natale DM, He ZJ. A push-pull treatment for strengthening the 'lazy eye' in amblyopia. *Curr Biol.* 2013;23:R309-R310.

112. Eastgate RM, Griffiths GD, Waddingham PE, et al. Modified virtual reality technology for treatment of amblyopia. *Eye (Lond).* 2006;20:370-374.

113. Holmes JM, Manh VM, Lazar EL, et al. Effect of a binocular iPad game vs part-time patching in children aged 5 to 12 years with amblyopia: a randomized clinical trial. *JAMA Ophthalmol.* 2016;134:1391-1400.

114. Sherman A. Treatment of amblyopia without full refractive correction or occlusion. *J Behav Optom.* 1995;6:15-17.

115. Barequet IS, Wygnanski-Jaffe T, Hirsh A. Laser in situ keratomileusis improves visual acuity in some adult eyes with amblyopia. *J Refract Surg.* 2004;20:25-28.

116. Paysse EA, Hamill MB, Hussein MA, et al. Photorefractive keratectomy for pediatric anisometropia: safety and impact on refractive error, visual acuity, and stereopsis. *Am J Ophthalmol.* 2004;138:70-78.

117. Alio JL, Wolter NV, Pinero DP, et al. Pediatric refractive surgery and its role in the treatment of amblyopia: meta-analysis of the peer-reviewed literature. *J Refract Surg.* 2011;27:364-374.

118. Pediatric Eye Disease Investigator Group. Two-year follow-up of a 6-month randomized trial of atropine vs patching for the treatment of moderate amblyopia in children. *Arch Ophthalmol.* 2005;123:149-157.

119. Pediatric Eye Disease Investigator Group. A randomized trial of atropine and patching for treatment of moderate amblyopia: follow-up at age 10 years. *Arch Ophthalmol.* 2008;126:1039-1044.

120. Fitzgerald DE, Krumholtz I. Maintenance of improvement gains in refractive amblyopia: a comparison of treatment modalities. *Optometry.* 2002;73:153-159.

121. Holmes JM, Beck RW, Kraker RT, et al. Risk of amblyopia recurrence after cessation of treatment. *J AAPOS.* 2004;8:420-428.

122. Holmes JM, Melia M, Bradfield YS, et al. Factors associated with recurrence of amblyopia on cessation of patching. *Ophthalmology.* 2007;114:1427-1432.

第 18 章

眼球震颤

即使对于最有经验的临床医生,诊断眼球震颤(nystagmus)也很困难。其病因多种多样,既有遗传和发育异常,也有活动的病理学因素(可能发生在任何年龄)。当眼球震颤出现时,患者常经历明显的焦虑,在期待最好结果的同时,他们不得不依赖临床医生的知识、经验和处理技巧。为了正确处理眼球震颤的患者,有必要对其相关体征进行描述/诊断,对病情进行分类,找出可能的病因和相关性,并确定适当的处理方案。

本章介绍了多种临床实践中眼球震颤常见类型的检查技术、鉴别诊断和治疗。检查和诊断的重点是确定潜在的病因,因为眼球震颤通常不是独立存在的疾病。在许多情况下,临床医生的主要考虑是识别及提供潜在疾病的治疗方法。当眼球震颤发作时,治疗的目的是抑制震颤、减轻症状。对于大多数患者,功能性(有时是外观)的改善是有可能的。

事实上,所有的眼球震颤患者应在仔细地诊断后进行积极的治疗。不经治疗直接单纯地监测这些患者是不可取的。通过考虑下列方法有可能提高患者的视力、改善眼球运动控制、改善外观和视觉舒适度:(a)用眼镜或角膜接触镜矫正屈光不正;(b)用棱镜改善融合,诱导集合,并减轻头部转动;(c)通过视觉训练以提高融合能力,增强注视稳定性。外科手术及药物在某些特定情况下也有应用。

病因与患病率

定义与病因

眼球震颤(单眼或双眼的非自主节律性振荡)可能是病理性传入性视觉通路损害的表现,或者是眼球运动控制障碍的表现[1]。眼球震颤可被认为是保持注视或眼位稳定的机制紊乱[2]。追随、视动性和前庭系统的作用是在视网膜上保持稳定的图像[3]。任何造成神经系统不平衡的病变都可以使眼睛偏离目标,需要扫视运动来恢复注视;持续的漂移和再固视扫视导致水平或垂直眼球震颤。当垂直子午线上眼位不稳定,需要不断重新定位时,将发生旋转性眼球震颤。

眼球震颤的出现给父母和其他家庭成员带来相当大的痛苦,通常被解释为严重的视觉功能障碍,或可能存在脑损伤迹象。眼球震颤患者在鉴别诊断、沟通技巧和治疗方面对临床医生都是很大的考验。

患病率

每 5 000~10 000 人中约有 1 人患有眼球震颤[4]。然而,在某些眼部或全身健康状况有问题的患者中,此疾病更为普遍。例如,很大比例的白化病(albinism)患者有眼球震颤[5],13%的脑瘫(cerebral palsy)患者有眼球震颤[6]。大约10%~15%的视力受损的学龄儿童有眼球震颤[7]。6 个月龄前开始的眼球震颤被称为婴儿型眼球震颤[8]。

特征

详细的观察和全面的病史通常可以提供足够的信息以确定眼球震颤的类型和病因。眼球震颤的完整描述需要评估体位影响、震颤的类型和方向、眼球震颤的振幅和频率、双眼运动间的对称性、恒定性和潜伏性成分,以及各个注视方位眼球运动及集合运动(表 18.1)。

表 18.1　眼球震颤的临床特征

观察	姿势、头位(面转、头倾斜)
眼球震颤	
幅度	小(小于 2°)、中等(2~9°)或大(大于 10°)
方向	水平、垂直、旋转或混合
频率	慢(小于 0.5Hz)、中(0.5~2Hz)或快(大于 2Hz)
类型	冲动型、钟摆型或混合
共轭性	眼睛朝同一个方向运动;不共轭意味着眼睛独立运动
恒定性	总存在的、间歇的或周期性
对称性	对称、非对称或单眼
注视野变化	某些注视野的中间带或眼球震颤随集合而改变
潜伏性	随着单眼的遮盖而增加或改变

在斜视检查中,首先要全面观察患者的常规体位、头位和面部特征。这些观察可以通过在第一眼位的 3 个注视距离进行视觉检查来完成:(a)远距离注视(4~6m);(b)近距离注视(50~100cm,模拟一个常见的社交距离);(c)在常用阅读距离。如果患者花费很长时间完成这一检查的话,同样的观察应假定患者在最佳头位及在电脑前重复进行。

这些观察的重要性在于,它们可以确定患者在现实生活中的表现以及检查情况。因为眼球震颤的振荡在某些注视方向上减轻,许多患者有习惯性的头部倾斜或面部转向。

眼球震颤的外观和其他外观条件(例如面部不对称、上睑下垂或斜视)可能是患者及其父母的一个主要社会关注点。除了外观和功能方面的考虑外,仔细观察还可提供有关眼球震颤病因的诊断信息。

　　眼球震颤的特征应用裂隙灯放大镜、高倍透镜或环形镜,以及笔灯或检眼镜观察。通常是优先选择裂隙灯检查,适用于 2 岁及以上儿童。助手可以用声音或小玩具吸引患儿的注意力。

　　主要诊断特征包括振荡的类型和方向。眼球震颤性运动通常临床分为典型的两大类:冲动型和钟摆型。

- 冲动型眼球运动(jerk movements)既有快相又有慢相(图18.1A)。期间可能有间隔,称为中心凹注视期,在这一短暂的期间里眼球运动相对较慢,然后速度增加。在某个时刻,会有一个快速纠正扫视运动让眼睛回到目标上。如果中心凹注视期有足够的持续时间(大约 60 毫秒)和准确性,视力可能不会明显受损[9]。因此,判断治疗是否有效,取决于中心凹注视时间的准确性和持续时间。注视持续时间短而不准确的患者更容易通过视觉训练获得满意的视力提高。

- 钟摆型运动(pendular movements)由左右大致匀速的眼球运动构成(图 18.1B)。摆动波形可以是正弦波曲线(平滑过渡到相反方向)也可以是三角形(突然的方向改变)。钟摆型眼球震颤的患者通常没有明显的中心凹注视,视觉训练能在一定程度上延长中心凹注视的持续时间(60 毫秒),从而改善视敏度。

　　偶尔,波形(有时是波形的方向)随着注视位置或时间的变化而在冲动型和钟摆型之间交替。这在婴儿型眼球震颤患者中更为常见。研究[10]表明,“水平”眼球震颤通常包括旋转成分,并且在许多婴儿型眼球震颤中,其波形实际上是锯齿状的,具有较大的水平成分、小的旋转及更小的垂直成分[11]。也有患者交替改变波形快相的方向,通常呈一个

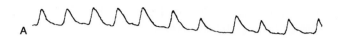

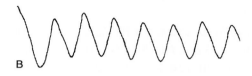

■ 图 18.1　A:眼球运动的追踪曲线显示一个患者的冲动型眼球震颤。有一个快速的阶段(扫视)向图形的顶部,然后偏离目标。B:眼球运动追踪曲线显示钟摆型眼球震颤。在两个方向上有近似相等的速度运动,在运动方向之间有一个相当平滑的过渡(正弦曲线)

时间函数(周期性交替性眼球震颤)。图 18.2 显示了许多这样的变化,如果眼球运动没有被放大检查或用眼位探测器评估,这些变化很容易被忽略。

　　眼球震颤在临床上根据水平轴(x)、垂直轴(y)和旋转轴(z 或前极轴)描述,因为眼睛可以在一个、两个或所有 3 个方向上运动。大多数时候,临床描述的是最明显的运动(如冲动右),因为其他更复杂的成分(垂直和旋转)在没有眼球运动记录的情况下难以被识别。冲动型眼球震颤的特征是快相(右、左、上、下)的方向及运动的类型(例如,冲动右眼球震颤)。基于快相的方向来描述眼球震颤可能具有误导性,因为眼球震颤的慢相通常反映了潜在异常。由于位置维持(注视)系统上的神经失衡,眼睛从目标漂移,眼球震颤的快相是一种纠正性扫视以使中心凹回到目标上[12]。

　　眼球震颤的振幅和频率是诊断的附加特征。振幅可以用毫米尺或放大的网格线来估计,用以评估眼球震颤的类

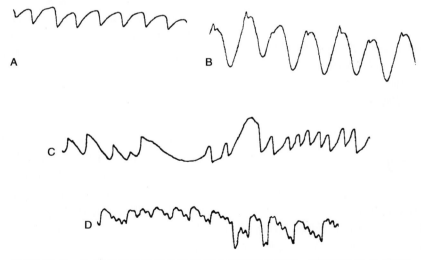

■ 图 18.2　A:眼球运动追踪曲线显示冲动型眼球震颤,有相当长的中心凹注视。显示在轨迹的平坦部分。B:眼球运动轨迹显示钟摆型眼球震颤,伴有波形顶部看到的中心凹扫视。C:患者的眼球运动是周期交替性眼球震颤的一个例子。注意在曲线中央,患者眼震方向发生了改变。D:钟摆型和冲动型眼球震颤叠加在这个患者的波形上

型。当患者注视 6m 远的固定目标时,通过将尺子放在视力好的眼睛前面来测量总的偏移量(如果是共轭运动可放在任一眼前)。角膜平面每移动 1mm 大约相当于 22^Δ(12°视角)[13]。因此,如果观察到 2mm 的运动量,眼球大约移动了 24^Δ。

1 赫兹(Hz)指波形在 1 秒内完成 1 次完整的循环。大于 2Hz 的频率被认为是快的,小于 1Hz 的频率被认为是慢频率。小于 2Hz 的频率可以在计数振荡时用秒表计时。较快的频率可以使用裂隙灯低倍率来观察估计。

需要常规检查的其他眼球震颤特征包括不同注视野的变化、随遮挡的变化及随视觉需求的变化。通常情况下,患者在左右侧注视改变时出现眼球震颤波形改变(钟摆型变成冲动型)。这类患者可能有倾向于某一注视位置的习惯性面转或头位倾斜。眼球震颤的幅度可随双眼集合运动而降低,在集合运动的检查中应观察眼球运动。许多眼球震颤的患者都有一个隐性的震颤成分,可通过遮盖一只眼睛而显现出来。在隐性眼球震颤患者中,波形的快相位指向未遮盖眼,振幅和频率经常增加。隐性成分通常是先天性而非获得性的,恢复或加强双眼视觉功能训练可以减轻眼球震颤并改善视力。与临床经验相反,客观的检测并没有显示婴儿型眼球震颤会随着视觉需求的增加而加重。然而,这些研究并不否认眼球震颤会因压力而加重[14,15]。

部分眼球震颤患者的特征是共轭、恒常性和双眼对称性的变化。评估这些特征可能需要延长观察时间。例如,点头痉挛可以是恒定性也可以是间歇性,可随机开始或停止[16]。它可能更多地出现在一只眼前,且仅限于有目的的注视时才会出现。快速钟摆型震颤是典型的共轭注视,但每只眼可能幅度不等。偶尔可见单眼痉挛的患者,密切观察"安静"眼通常显现(很小的)双眼共轭运动。

临床评估

大多数用于评估眼球震颤患者的设备和流程都用于许多临床视力检查中。然而,为获得临床相关信息必须对这些流程进行修改;如何和何时修改常用的临床评估是一种意识,以使眼球震颤患者的临床诊疗成为一门艺术。

病史

发病、相关条件及症状

当评估眼球震颤患者时,病史必须延伸包括一系列附加问题。这包括与发病有关的问题(即出生时,6 个月龄前或具体的某个时间)以及与发病相关的任何感染、毒品或药物、代谢性疾病或创伤。这些问题可以帮助确定眼球震颤的病因。我们需要父母或患者对眼球震颤的频率、振幅、注视位置或时间特征的变异性的观察信息。临床中也需评估症状,特别是与视力、视觉不适、周期性视力模糊及振荡性有关的症状。除了严重视力受损的儿童,先天性眼球震颤患者极少抱怨视觉症状。

神经病学与发育因素

除了了解眼球震颤的特征,还应询问患者关于神经学与发育因素的信息。了解一般神经体征或症状,包括头晕、局部疼痛、麻木、平衡不良、耳鸣、抽搐、不协调的运动和不正常步态,虚弱或其他最近的异常症状。一般到 7 岁或 8 岁时,大多数孩子的回答都会相当准确。在幼儿患者中,可以用丹佛发育测试(Denver Development Test)来评估发育状态,包括语言习得、社会发育以及粗略运动和精细运动的协调性和知觉。

遗传因素

许多眼球震颤的运动和知觉原因是遗传性的[17];随着对遗传学研究的增加,可能识别出更多与婴儿眼球震颤相关的基因[18]。为了确定可能的遗传性质,应该至少调查患者三代人的眼球震颤及其他视觉异常。这一信息将有助于确定一种疾病的遗传缺陷。当家族遗传模式明显时,向遗传专家咨询是处理的一个重要部分。

屈光不正

尚没有很好的文献记载眼球震颤患者有较高的屈光不正发生率。然而,在大多数情况下,假定患者存在明显的屈光不正是合理的,直至排除诊断。知觉性眼球震颤患者有时通过矫正严重的屈光不正,在眼球运动控制、双眼融合方面会有相当大的改善。

测定眼球震颤患者的屈光不正可能会是比较艰难的经历。最有效的方法是睫状肌麻痹检影验光,通常使用 1% 的环戊通(cyclopentolate)。引导患者注视能使眼睛最大程度稳定的特定位置,可以很大程度上提高检影验光的准确性。大多数患者会自动将头转到中间带位置,但有时患者父母或助手可能不得不将患者的头部保持在适当的位置。使用试镜片或透镜串镜可以沿着光轴直接测量屈光不正度,并可快速地在两眼间进行比较。有时散光会比较难测定。当眼睛注视眼球震颤最轻的位置时,使用 Placido 盘或照明角膜镜可以帮助识别角膜散光或不规则散光。在复诊时需重新评估屈光状态。

视力

眼球震颤患者的视力由接近正常到严重受损不等,取决于病因、相关条件和波形。由运动协调障碍引起的眼球震颤通常会比继发于白化病、无虹膜症(aniridia)或先天性白内障(congenital cataracts)病症的眼球震颤更轻。实际上,一些运动原因的患者可拥有正常或接近正常的视力。对于这些患者来说,眼球震颤可能是一个没有明显视觉缺陷的外观问题。没有严重知觉障碍的成人患者视力一般不低于 20/80。

对于可以读字母表视力表的患者做视力测试可按标准进行。通常更可靠的方法是与儿童一起测定单行或单个字母视力,而不是用整张的 Snellen 视力表。当患者视力下降时,可能需要 Bailey-Lovie 视力表(带有按对数比例间隔的字母)或低视力视力表(图 18.3)。在远距离(6m)和近距

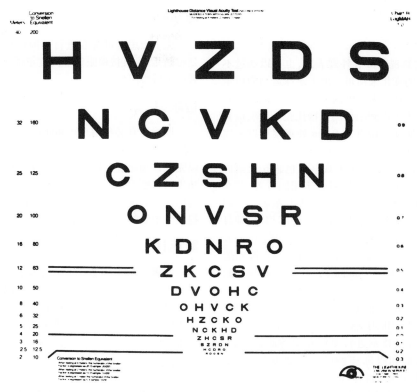

■ 图 18.3　Bailey-Lovie 视力表行间距为对数比例。由于每一行的视标数相同，间距相同，所以 Bailey-Lovie 视力表是评价眼球震颤或弱视患者视力的理想方法

离（40cm）分别对单眼及双眼进行视阈值检查。患者可在优势头位进行远近距离视力的测定。

学龄前儿童需要用手持式图片卡进行视力评估（图 18.4），而且可能无法确定 2 岁以下儿童的准确临床视力。然而，比较单眼视力和手眼的行为可以作为评估视觉能力的一个指标。例如，当婴儿抗拒遮盖一只眼睛时，应怀疑弱视或存在其他单眼视力缺损。当怀疑这些患者有视力缺陷时应考虑进行视觉诱发电位（VEP）检查。

眼球震颤患者经常出现单眼视力的差异。临床上需要

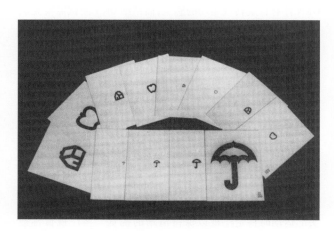

■ 图 18.4　有时候，学前班的孩子在使用 Snellen 字母时不能准确地做出反应。在这种情况下，可以用手持的视力测试卡代替

鉴别区分弱视（amblyopia，一只眼的功能性视力下降）和隐性眼球震颤（眼球震颤振幅随遮挡而增加）。如果存在高度散光、屈光参差或斜视——怀疑弱视时——比较视力，可能有助于做出鉴别诊断。轮廓交互作用条栅有助于评估视力，因为它可以降低弱视眼的视力阈值[19]。

隐性眼球震颤是由遮盖诱发的冲动型眼球震颤，快相朝向非遮盖眼。当眼球震颤随着遮挡而加重时，用不分离双眼的方法检测视力，如使用偏振分视成人视力卡，或一眼前加正透镜雾视，同时检查对侧眼视力。使用足够的正透镜（通常在+2.00D 到+5.00D 之间）雾视而不完全破坏双眼视觉，这样潜在的眼球震颤就不会造成严重的影响。

双眼视觉和眼球运动

评估双眼总是处于移动状态患者的双眼视觉常常是困难的。然而，双眼视觉评估很重要，因为知觉和运动融像（sensory and motor fusion）可以稳定有隐性或明显的隐性震颤患者的眼球震颤。

初步测试

按常规方式进行初步测试。利用点光源在 9 个注视眼位上检查患者的眼球震颤类型、频率和幅度。尽管小的字母、图片或玩具能提供更好的调节刺激（婴儿型眼球震颤经常在近距离集合时减轻[20]，但不能立即提高敏锐度[21]），但粗略的集合功能常用点光源进行评估。在暗环境下，使用笔灯来观察瞳孔反应，将显示直接的、间接的和调节性的

反射,而摇摆光测试将检测是否存在传入性瞳孔缺陷。

运动眼位

大于 $20^\Delta \sim 25^\Delta$ 的斜视通常有外观表现,也可以通过不同注视方向上斜视角的变化来衡量。由于眼球运动的恒定性,当存在小角度或隐斜时,观察单侧和交替遮盖试验常有争议。用 Bruckner 技术可得到眼位的直接比较。这项检查是通过同时用检眼镜照明双眼并在 0.5m 处观察反射来完成的[22]。如可能,观察应在原在位和最小震颤的注视位上进行。当患者注视光源时,临床医生观察红色瞳孔反射内的角膜光反射情况。如果角膜光反射处于相同位置,并在红光反射内有对称的运动限制,则建议检查双眼眼位。斜视或未矫正的屈光不正导致红色反射的亮度不相等,并且如 Hirschberg 试验,当角膜映光点不对称时,双眼每 1mm 的差值就会导致 22^Δ 斜视[13]。置棱镜于眼前直至双眼角膜映光点运动对称(Krimsky technique),以便粗略测量斜视度[23]。

尽管眼球震颤的存在可能使观察可信度不高,也仍然应该尝试在原在位和中间带用交替遮盖试验检查。通常使用标准遮挡物,采用常规技术进行单侧和交替遮盖试验。然而,当存在隐性因素和眼球震颤随遮盖增加时,尝试 +5.00D 左右透镜可替代遮挡物。正透镜可形成足够的雾视,确保注视转换,却很少增加震颤的强度。

调节评估

眼球震颤患者的主观调节评估可能不佳,因为视力下降往往会导致模糊判读困难。然而,调节功能可以使用动态检影进行客观评估[24]。调节反应的准确性可通过在被测眼睛前放置正透镜和确定中和反射运动的透镜来确定。在阅读距离上观察到的调节反应通常是一个快速顺动,提示轻微的调节滞后。将目标移近直至快速顺动突然变成慢速顺动时便可测量调节幅度。视力降低时常伴随调节功能下降,双眼(矫正远用屈光不正时)间动态检影大的差异可能提示有第三脑神经病变。准确的客观测量可能会因眼球运动和注意力不集中而受影响。因此为了保证确切诊断,经常需要反复观察有异常的反应。

知觉评估

立体视觉(stereopsis)和抑制(suppression)测试在评估眼球震颤患者时是非常有价值的。立体视功能测试很有用,因为当立体视至少是 100 弧秒时,可能会有隐斜[25]。抑制测试通常会提示哪些患者应该进行视觉训练治疗。一般情况下,伴有隐斜的眼球震颤患者,凡在 Worth 四点灯测试或近距离 Mallett 试验中表现出抑制的,都要接受治疗以减轻抑制程度。对于有隐性或明显的隐性眼球震颤的患者,通过视觉治疗减少抑制可以稳定眼球震颤,提高视力。

眼健康与全身健康

眼健康

眼健康检查按常规方式进行。

裂隙灯检查

大多数患者可配合进行裂隙灯检查。但是,如果患者是年幼儿童,直接检眼镜加高度正透镜可以替代裂隙灯,或者用手持裂隙灯。

检眼镜

散瞳后有必要用直接和间接检眼镜检查后极部及视网膜周边部。然而,即使完全散瞳,当眼球震颤太大时也不足以完成详细检查。如果患者能注视中间带位置,通常可成功进行眼底检查。当在中间带的评估不满意时,眼底照片可以详细的观察,因为闪光灯能捕捉到瞬间的眼球运动,并提供一个清晰的视网膜的照相记录。

眼压计

如果能产生读数,喷气式眼压计可能产生最好的结果。由于眼球震颤患者存在过多的眼球运动,除非全身麻醉,否则压平或压陷式眼压计经常无法获得理想的结果。如果临床医生有指压法(数字)的经验,也可以粗略地筛查眼压。

视野

由于频繁的注视改变,眼球震颤患者的视野检查通常是困难的。单眼对比法视野测量是一种利用目标从周围不同角度接近的方法,是粗略筛查视野缺损的一种合理方法。只要临床医生意识到由于注视方式的不同对结果的解释存在一定的局限性,就可以使用自动视野计。

眼动系统

眼球震颤是由于一个或多个维持中心凹注视功能系统的不平衡或紊乱所致,因此研究视动和前庭系统很重要。

视动性眼球震颤

作为眼球震颤的评估指标,确定视动性眼球震颤(opto-kinetic nystagmus,OKN)是否是功能性的很重要。真正的 OKN 伴有自旋转或运动的感觉,而精细 OKN 测试需要充满视野的运动刺激。这是不能用手持鼓或检查追随运动的测试来完成的。相反,患者必须坐在一个大的、旋转的、有图案的视动鼓内。鼓与眼球震颤方向相反旋转,以研究 OKN 反应的完整性。因此,如果患者存在水平眼球震颤,鼓应垂直缓慢旋转。降低的 OKN 反应提示相关系统的病变。

前庭系统

在患者存在头部运动时,视觉系统受相对缓慢(约 70 毫秒)的视网膜处理所限,不能足够快速反应以保持稳定的视网膜图像。前庭眼反射(vestibuloocular reflex,VOR)依赖于迷路半规管内的运动感应器,潜伏期仅为 10 毫秒[26],在头部运动时稳定注视以保持清晰的视觉。当注视目标被移除时前庭性眼球震颤加重,可观察患者睁眼时眼球运动以及闭眼时眼睑的运动。如果冲动型眼球震颤的振幅随着闭眼而增加,则怀疑是前庭性眼球震颤。摇头也会增加前庭性眼球震颤。头部剧烈摇晃 10 秒钟后,放大镜下观察眼球震颤增大。摇头试验应在水平及垂直方向上反复进行。

VOR 功能的评估包括(a)检测动态不平衡的冷热试验和(b)旋转试验;与冷热试验相比,旋转测试通常给出更准确、可重复性高的结果[27]。在冷热试验中,部分患者会感到恶心,患者的头部被抬高 60°。将水缓缓地倒入一侧耳朵,头部转向一侧,观察诱发眼球震颤快相的方向。如果冷水刺激右耳,诱发眼震的快相向左侧移动;然而,如果在同一个耳朵里使用温水,那么快相就在右边[冷水对侧,温水同侧-COWS(cold opposite,warm same)]。若两眼间有差异,应怀疑前庭系统有病变。

眼球运动评估

如果可能,应该使用红外线或基于视频的眼球运动监测器来评估眼球运动(eye movement)[27]。虽然大多数医生不常做这项检查,但这项检查于诊断和治疗非常有用。评估参数包括波形、时长和中心凹注视的准确度以及眼球震颤的速度。图 18.2 为有关眼球震颤的一些重要特征的眼位记录。

专用测试

计算机断层扫描和磁共振成像不是诊断先天性眼球震颤的常规方法。在获得性眼球震颤可能存在脑干活动性病变、小脑或皮质病变的情况下,应建议进行这些检查[28]。

鉴别诊断

一旦完成检查并注意到眼球震颤的特点和相关的条件,就必须做出适当的诊断,以便开始适当的治疗。本节回顾了在临床实践中常见的眼球震颤类型。临床观察总结见表 18.2。

表 18.2　眼球震颤各类型特征

	婴儿型(先天性)	隐性	生理性	前庭性	自主性
幅度	可变	可变	小	随注视朝向快相	小,2°~3°
恒定性	通常恒定,偶尔较安静	遮盖单眼后发生	偶发,疲劳时加重	中枢性恒定,周边性间歇	偶尔,最大至 30 秒
方向	通常水平,极少垂直	水平;快相朝注视眼	水平	经常水平或混合;如周边性绝不会仅垂直	水平
频率	可变,白化病者较低[55]	可变	快	向快相注视时加快	非常快,可达40Hz
注视方向	周边增加	向遮盖眼注视时降低	极度侧方注视时发生(>30°)	如上	集合
潜伏	通常	是	有时	小脑性无或降低;前庭性增加	无
波幅	钟摆(基因性)和/或冲动型(白化病)[57]	冲动型	冲动型	冲动型	锯齿波扫视
相关条件	内斜视(更常于白化病)[57],弱视,散光,摇头	内斜视、弱视、散光、摇头	无	中枢性有神经症状;周边性耳聋或耳鸣	无;学龄期儿童装病
病因	先天性	先天性	疲劳	前庭核或神经损坏	可能有遗传性
症状	降低视力(白化病者更差)[57],外观受影响	遮盖单眼时发生	侧方注视模糊	眩晕,呕吐	震颤性视错觉
说明	可随年龄改善,治疗有一定效果	检查复杂	休息缓解症状	热量测试,中枢性有较低的患病率	8%的受试者可发生

婴儿型眼球震颤

出生时(或出生后不久)出现的眼球震颤称为婴儿型眼球震颤(infantile nystagmus)。男婴眼球震颤的发生率是女婴的两倍[29]。虽然这种常见形式的眼球震颤有不同的表现,但它有某些特征性的临床特点(表 18.2)。由于眼球震颤,斜视可能很难被发现,因此,斜视的发病率可能被低估,尽管估计约为 40%~50%[30]。大多数时候,眼球震颤和

斜视是潜在的全身或视觉缺陷的一部分,但斜视病因学可以独立于眼球震颤。

婴儿型眼球震颤的神经病理学尚不清楚,但广义上,病因分类为传出或传入性。传入性眼球震颤约占所有婴儿型眼球震颤的 40%,与视力不良有关,通常其病因在临床检查中是很明显的。视力减退一般是实质性的,只有中度预后的改善。可能导致视力减退和眼球震颤的眼部或传入性视路病变包括色盲(achromatopsia)、无虹膜症、白内障、眼型

白化病,视神经萎缩或发育不全(optic nerve atrophy or hypoplasia)。大约60%的婴儿型眼球震颤被认为是由于眼部运动系统紊乱引起的。传出性眼球震颤可能是脑干追随系统紊乱或病变所致[26]。例如,Lo[31]报告了50%的婴儿型眼球震颤患者的脑干异常;使用CT测试和MRI扫描可以识别更多。在许多传出性病例中,病因仍然是特发性的。幸运的是,传出性婴儿型眼球震颤患者通常比传入性患者有更好的视力。此外,传出性眼球震颤儿童的视力甚至可能随着儿童的发育而提高。

在传出性眼球震颤中,患儿视力会随眼球震颤波形的不同而会受到不同程度的影响。在视力良好的情况下,用眼动监测器检查眼球震颤的特征,可以发现延长的黄斑中心凹注视。图18.5显示了冲动型眼球震颤,眼球运动记录显示中心凹停留在目标上的时间足够长以获得良好的视锐度。因此,即使他们的眼球震颤可能影响外观,但部分患者只有轻微的视觉损伤。即使这些患者的视觉活动可能不会受到严格限制,临床治疗也能帮助他们获得更好的眼部控制。这将改善外观,也许还能提高视力,舒适度和视觉效率。

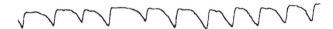

■ 图18.5   眼球运动轨迹顶部平坦的部分显示出很长的中心凹注视。这些中心凹注视是准确的,因为它们在每次的眼动周期中都出现在相同的位置。该患者的视力为20/25+,主要症状为外观上明显的冲动型眼球震颤

婴儿眼球震颤通常是共轭的和水平的,虽然偶尔有垂直的、旋转的,甚至混合波形。当眼球震颤呈水平时,即使注视上下方也依然保持水平方向震颤。最常见的震颤是冲动型,但钟摆型和自发或注视诱导的变化从一种波形转到另一种也是经常看到的。当出现冲动波形时,快相通常发生在注视方向上[32]。

在某些注视区域经常会有振幅的增加,患者经常采用转脸或头部倾斜来减轻眼球震颤。眼位较静止的注视位置被称为中间带。在所有的类型中,虽然可能会有点头或摇头,且偶尔眼睛会变得安静,但振幅和频率常常是变化的。积极的注视、增加注意力或焦虑,可以增加眼球震颤,而集合和有意识地闭睑可能会减轻震颤。即使眼睛经常持续性运动,也很少有震颤性视错觉。眼球震颤的隐性成分常见于遮盖一侧眼。治疗目的在于增加中心凹注视、减少眼球震颤幅度、增强双眼视觉功能。

隐性眼球震颤

隐性眼球震颤(Latent nystagmus)是一种先天性疾病,尽管它偶尔会独立于其他视觉问题发生,但常与斜视(特别是先天性内斜视)和弱视并发。共轭冲动型眼球震颤由单眼遮盖诱发(表18.2)。此外,先天性眼球震颤的隐性成分是常见的。冲动型隐性眼球震颤的特点是朝向注视眼方向出现快相,以及当注视被暂时引导到注视眼时振幅增加。通常情况下,双眼睁开时视力要比单眼好。治疗方法是最

大限度地提高双眼视觉力,最大限度地减少抑制。

眼球震颤阻滞综合征

眼球震颤阻滞综合征虽然其机制尚不完全清楚,但婴儿型眼球震颤患者后来发展为内斜视,被称为眼球震颤阻滞综合征(nystagmus blockage syndrome)。这些患者常表现为头位异常,头位转向注视眼侧(例如注视眼是右眼,则头向右转)。即使在对侧眼闭合状态下注视眼仍保持内转。眼球震颤在注视眼内转时减轻或消失,并随着注视眼转回原在位再至外展位而逐渐增加。这种情况类似于外直肌麻痹,但可显示外展,提示为假性外展麻痹。

其原因理论上认为是内直肌张力过强(导致内斜视并抑制对侧眼),通过内转注视的眼来"阻滞"眼球震颤。斜视通常也有调节因素。眼球震颤和内斜视在眼球震颤阻滞综合征中的治疗可能比单独治疗这两种情况更难。通常建议手术治疗以改善头位和斜视。

生理性眼球震颤

有些患者在非常疲倦的时候,会在水平(有时是垂直)注视的极端位置出现眼球震颤。小振幅的振荡是共轭的,快速的,有时双眼不相等。这种情况通常是间歇性的,但如果呈现为持续性,就必须区别于病理性眼球震颤。临床上的一个经验法则是,当共轭冲动型眼球震颤超过30度时,应将其视为生理性。对于继发于异常大的生理性眼球震颤的侧方视物模糊的患者,治疗方法包括训练他们转动头部,而不是转动眼睛注视物体,这样可以最大限度地减少周围注视的范围,并减轻症状。这些患者中有一些也没有通过路边酒驾测试,因为大的生理性眼震与清醒测试中侧方注视眼震增加的结果相似。建议这些患者永远不要在开车前喝酒,因为很难让警察相信他们在酒驾测试中"失败"是由于正常的生理状况,而不是受乙醇损坏的情况下开车。

点头痉挛

点头痉挛(spasmus nutans)的特征是眼球震颤和点头。同时,至少有一半以上的时间伴有头部转向或倾斜。弱视、斜视和屈光不正的发生频率与一般人群大致相同。点头痉挛发生的频率在男女性中相同,可能发生在数个家庭成员中。点头痉挛通常发生在出生后第4~12个月之间,持续约2年,也可能长达8年[33]。眼球震颤表现为钟摆型、高频、低振幅(2度或以下),多为水平性。眼球震颤通常不对称,一只眼振幅较大。它甚至可能是单侧的,偶尔也呈分离性。眼球震颤可以是恒定的,也可以只在有目的地注视下出现。

点头痉挛没有什么长期的后果,与其他神经系统疾病没有典型的相关性。然而,也有报道与神经异常有关,包括Leigh病和前部视路胶质瘤(anterior visual pathway gliomas)[34]。区分这种通常为良性的病症与先天性眼球震颤(表18.2)和眼颤振(一种与小脑疾病相关的罕见病症)是很重要的——预后较差的眼球震颤类型。鉴于偶有危及生命的相关情况,谨慎的做法是考虑对可能被诊断为点头

痉挛的患者进行 CT 扫描或 MRI 检查。假设 CT 扫描或 MRI 结果正常,可延迟治疗,点头痉挛通常会在数年后消失。

前庭性眼球震颤

前庭神经疾病可导致迷路、前庭神经、前庭中央核或前庭与脑干或小脑联系通路的损伤。这种损伤会导致前庭神经核输出的不平衡,导致眼睛从目标缓慢而匀速地漂移。矫正性扫视发生在眼球足够漂移后,重复的周期会产生病理性冲动型眼球震颤波形。前庭系统的不平衡也可导致恶心,振荡视和眩晕,这些症状常见于获得性前庭眼球震颤患者。

前庭性眼球震颤(vestibular nystagmus)可以是中枢性(在大脑或脑干内)或外周性(内耳相关)的。前庭性眼球震颤的特征和原因见表 18.2。中枢性前庭眼球震颤可能是脑干缺血、髓鞘脱失和肿瘤的结果。因此,经常有其他相关的神经体征[35]。涉及前庭核和相关通路的脑干中央病变是罕见的,通常会导致单一方向的冲动型眼球震颤(纯水平、垂直或旋转)。中枢性前庭病变有时会与周围疾病类似。眩晕呈中等程度持续性,不会因为试图集中注意力而减轻。适当的鉴别诊断测试包括冷热试验和旋转测试以及脑部扫描(CT 或 MRI)。治疗的目的是治愈或改善潜在疾病。

前庭器官或神经的周围病变与严重的恶心、振荡视和眩晕有关。冲动型眼球震颤的方向通常是混合的(水平旋转或垂直旋转)。眼球震颤和眩晕症状通常都是突然发作的。外周性前庭眼震的常见病因有耳聋、退行性内耳疾病、药物毒性、感染(如迷路炎)、梅尼埃病(Ménière disease)、耳鸣、外伤、血管和前庭神经病变。经常患耳部感染的儿童患周围性前庭眼球震颤的风险较高。治疗是对潜在疾病进行药物治疗。

自发性眼震

大约 5%~8% 的人可以表现出自发性眼震(voluntary nystagmus),这种能力似乎呈家族聚集性[26]。自发性眼震是一系列的快速振荡,呈钟摆型、共轭性、水平向、快速性(3~43Hz),通常幅度很小,持续时间很短。这种"眼睛技巧"是由集合引起的,并伴有震颤性视错觉。由于扫视的疲劳性质,它只能持续很短的时间,通常最多 30 秒。点头痉挛的快速振动可能与自发性眼球震颤相混淆,只是点头痉挛在学龄儿童中并不存在,而且持续时间要长得多。自发性眼球震颤可能是近反射痉挛的一部分[27]。这种眼球运动一般不需要治疗。

其他类型的眼球震颤

尚有其他类型的眼球震颤由于病理因素在任何年龄都存在,包括发育异常,如阿诺德-基亚里综合征(Arnold-Chiari syndrome)、药物毒性、内分泌失调、创伤和血管意外。表 18.3 包含模拟眼球震颤但需要神经系统评估和管理的条件。几乎所有这些病例都推荐行 CT 扫描和/或 MRI。

表 18.3　模拟眼球震颤条件的特征

	眼球摆动	辨距不良	颤振	斜视性眼阵挛	回缩
幅度	大	减弱的扫视	大	随机	小
持久性	间歇性,在睡眠中持续	间歇	间歇	间歇	间歇
方向	垂直,快相向下	水平	水平	多方向	眼眶内前后向
频率	慢,2~15 次/min	只有大扫视时	短而快速	快速,有节奏	慢
注视方向	无侧向注视可能	侧方运动向原在位或自原在位向侧方运动	发生于极侧方注视(>30°)	所有领域,自发的	所有领域,固视时加重
延迟	无	无	无	无	无
相关情况	水平注视麻痹	小脑疾病	小脑疾病	小脑体征,冲动型运动	上方视麻痹
症状	昏睡	扫视不准确,神经系统症状	视力模糊,神经系统症状	恶心,呕吐,步态不稳	不能上抬眼睛
波形	扫视和漂移	扫视不准确	摆动	共轭冲动	收缩节拍

遗传咨询

虽然可能没有导致婴儿型眼球震颤的遗传缺陷家族史,但由于自发性基因突变,病因可能是遗传性的。此外,许多可导致眼球震颤的疾病都是由常染色体显性方式遗传的,不分性别。其中包括无虹膜症、先天性白内障和先天性运动性眼球震颤。在常染色体隐性遗传条件下,下一代也有 25% 的遗传风险。可能导致眼球震颤的常染色体隐性病症包括色盲、白化病、Leber 先天性黑矇(Leber congenital amaurosis)、黄斑发育不良、色素上皮的 Stargardt 营养不良以及其他几种类型的视神经萎缩。眼球震颤也可能继发于

X 连锁眼白化病、先天性静止性夜盲症,偶尔还有色素性视网膜炎(retinitis pigmentosa)。在这些情况下,通常有 50% 的男性患病,而女性则为携带者。当怀疑眼球震颤的遗传机制(如上所列)时,需要转诊进行遗传咨询[18]。

治疗

眼球震颤常是潜在病变的特征。因此,应当对眼球震颤患者的所有基本病变进行适当的诊断和治疗。表 18.4 列出了与病理性和先天性眼球震颤相关的体征和症状[36]。在排除了(或安排)所有潜在病变的处理之后,眼球震颤的处理按第 3 章中描述的顺序考虑。治疗通过改善视力、提高双眼视觉功能以减轻眼球震颤的表现。由于许多类型的眼球震颤有隐性成分,其中眼球震颤的频率或振幅,或两者,会随着双眼视觉功能的降低而增加。提高双眼视觉功能常常可以极大程度减轻眼球震颤。可以改善眼球震颤的处理方法包括光学措施,如(a)屈光矫正、(b)附加镜片和(c)棱镜。视觉训练方法和某些药物[37]有助于眼球震颤控制的改善。最后,眼外肌手术将有助于特定病例[38]通过调整眼位,减轻眼球震颤,增宽中间带、改善功能(更广阔的视野里有更清晰的视觉,同时没有头部转动),并减少头部转动。

表 18.4　眼球震颤患者的相关症状和体征及其诊断

症状	体征					
	钟摆型	冲动型	正常	注视诱发	交互性	向下拍
眩晕	–	前庭起源	前庭	Bruns 紊乱;镇静剂或抗惊厥药	交叉的	颈髓交界处病变
耳鸣	–	听神经瘤,腮腺炎,麻疹,或感染性单核细胞增多症	前庭或第八脑神经	Bruns 紊乱		
震颤性视错觉	脑干病变,血管脱髓鞘肿瘤	前庭起源,包括梅尼埃病	中脑异常,包括缺血性肿瘤	如果上视性(眼球震颤),考虑药物诱导性,脑干,或小脑紊乱,偏盲,Bruns 紊乱	交叉性,双颞侧视野	阿-基综合征,扁颅底
视力减退	如果近距离改善,先天性;如果远距离差,获得性	白内障,致密角膜瘢痕,婴幼儿青光眼,眼型白化病,视神经萎缩,Leber 视神经萎缩	屈光介质不清或视力损坏	大听神经瘤	视(神经)隔发育不良	中脑病变伴脑脊液梗阻
复视	无抑制的隐性眼球震颤	多发性硬化,中脑病变或脑炎	创伤或集合不足	Bruns 紊乱,镇静剂或抗惊厥药	交叉性病变	抗癫痫药物过量、后颅窝病变或韦尼克(Wernicke)脑病
恶心	–	前庭或小脑病变	前庭	Bruns 紊乱,镇静剂或抗惊厥药	交叉性病变	软骨肉瘤,第四脑室
头痛	–	小脑或中脑异常	偏头痛,鼻窦,非代偿性隐斜	寻找脑神经麻痹	如果同时有复视,中脑创伤	软骨肉瘤,第四脑室;小脑肿瘤或枕叶肿瘤

注意每个患者体征并不总是与特定的症状相匹配的。如果对诊断有任何疑问,检查人员应向神经科医生或眼神经科医生适当转诊。

屈光矫正

适当的屈光矫正处方常常可以减轻眼球震颤的影响。由于视网膜成像的质量可以直接影响维持准确固视的能力,因此纠正显著的屈光不正在眼球震颤治疗中的重要性不容忽视。应用宽松的处方标准是合理的,因为屈光矫正很少会造成任何伤害,尽管它可能不像预期一样改善病情。对于眼球震颤患者,应使用以下标准来确定何时需要进行屈光矫正:大于 1~2D 的远视,≥0.50D 的散光,或≥0.50D 的近视或屈光参差。这些数值通常具有临床意义,光学矫正应该是首选治疗方式。在某些情况下,屈光矫正处方在这些指南的后方显然没有多少帮助,许多临床医生都希望推迟这种小矫正。

当矫正屈光不正有合理改善视力和改善眼球震颤体征的可能时,临床医生应考虑评估角膜接触镜对视力和眼球震颤的控制。已有报道对于一些患者,硬性透气性角膜接触镜可立即较强地控制眼球震颤,并且远期控制效果更好。这一效果可归因于两个因素。第一,先天性眼球震颤常伴有未被发现的散光;在这些情况下,角膜接触镜提供了更清晰的视网膜成像,从而可能减少眼球震颤。第二,当眼睛移动时,镜片可能会引起眼睑的感觉,并提供反馈信息,从而使控制效果得以改善。软性角膜接触镜可能没有同样的反馈效果,但往往被认为是矫正显著屈光不正的首选,例如先天性白内障摘除后出现的屈光不正。

附加镜片

正镜片附加

当患者视力减退或有视近需求时,正附加镜片可能非常有用(病例 18.1)。年轻患者为了完成学校的作业,通常要将阅读物拿得很近,以此使印刷物上的字体相对放大。但是,他们通常需要近附加才能帮助他们维持调节,因为随着学校生活的延长,他们会有更多的学习任务。丧失调节力的较年长患者以及所有视力非常差的患者可能需要比正常情况更多的近附加,特别是当需要显著放大来改善近视力时。

病例 18.1　高度数近附加

11 岁男孩,主诉不能轻松阅读或看黑板。其父母提及他在 2 年前曾接受视力检查,但未遵处方配戴眼镜。内外眼检查均正常。睫状肌麻痹的视力和屈光度如下:

OD:+2.75-2.75×015　　　　20/80-1

OS:+3.00-2.25×178　　　　20/80

OU:20/70 -1

在 6m 处有 $1^\triangle$ 共同性内隐斜,40cm 处正位。在 40cm 处使用 Titmus 检查,立体视为 140 秒。无抑制,双眼中心注视。有大约 5° 幅度和 1Hz 的钟摆型眼球震颤。中心凹准确持续时间为 65 毫秒。近距离附加 +2.50D 后 35cm 处视力为 20/30。远距单筒助视器和双筒助视器因外观而被拒绝。

根据睫状肌麻痹检影后处方再给予+2.50D 近附加。嘱患者在 1 个月内返回复查。患者全天配戴新镜片,感到自己的阅读能力大大提高。他的座位被移到距离黑板更近的地方,这有助于他远距离视物更清晰。辅助视力如下:

OD:20/70-2

OU:20/60-1

OS:20/70

通过近附加,35cm 处的近视力为 20/30。

负镜片附加

众所周知,部分患者在集合状态下眼球震颤减轻(以及改善视力和美观)。因此,一些临床医生建议使用比屈光矫正更高的负透镜,以减轻眼球震颤。理论上,负透镜会使人处于集合的状态。在显斜视和调节性集合与调节的比值(accommodative convergence to accommodation,AC/A)中或高的情况下,通过增加负透镜使患者产生调节,通常可以显著改变集合状态。然而,在治疗隐斜时,这种方法缺乏对调节、集合和融合之间相互作用的考虑。如果眼球震颤患者有双眼视觉并保留融合功能,则附加负镜片不会增加集合,因为负镜片刺激带来的融像性散开抵消了 AC/A 引起的集合,因此,增加负镜片对隐斜患者没有减轻眼球震颤的帮助。而实际上,在近处产生内隐斜使双眼视觉更差,在近距离阅读和工作时会更加不舒服。这种方式可能会明显增加眼球震颤。

棱镜矫正

棱镜矫正用于治疗眼球震颤,以改善患者双眼视觉并减少眼球震颤样震荡。如果棱镜矫正可以改善眼位及融合功能,那么就可以成功改善内隐斜或上隐斜患者的双眼视觉。棱镜矫正通过诱导集合或将眼睛置于中间带以减轻眼球震颤。当眼球震颤的强度随集合而减轻时,应测试基底向外棱镜对眼球震颤强度的影响。在这些情况下,小到中等量的底向外棱镜往往会减轻眼球震颤,改善视力。所需棱镜量因人而异。通常以经验确定的棱镜量大多在 10~20 个底向外棱镜之间。压贴三棱镜通常用于度数较高的处方。

也可将棱镜的基底朝向同一方向(联合或共轭棱镜),以此来改善视力或治疗与眼球震颤关联的头位异常(病例18.2)。包括在右眼上配戴一个底向外棱镜,在左眼上配戴一个度数相同的底向内棱镜,将双眼都向左移动。如果这样的联合棱镜可以使眼睛位于或接近中间带,视力就会更清晰,头位右转的症状也能缓解。虽然共轭棱镜可以消除一定的面转症状,但他人能透过棱镜看到配戴者眼睛偏位,影响美观,因此这种方法常常不被患者接受。当患者头位偏斜在 15° 以内时,共轭棱镜的配戴最易成功。因此,如果患者的头位右偏 15°,那么 10 个棱镜度底向左的棱镜能使头位偏转减少 5° 左右,此时残余的面转在外观上是可以接受的。当眼镜框架尺寸小而且屈光度不大时,这种低度棱镜的边缘可以磨成可接受的厚度,镶嵌在框架眼镜上。压贴三棱镜能在 30 个棱镜度内纠正一般程度的头位偏转,但患者视力会随棱镜度加大而下降。

病例 18.2　共轭棱镜

一个 8 岁的男孩主诉头位右转,十分引人注目,并遭到同学们取笑。他也不能够轻松阅读。其父母说,他曾在 3 个月前接受了视力检查,医生建议进行手术以改善头位。但他们希望得到有关手术的其他意见。内、外眼部健康均正常。患儿在头位代偿下检查的睫状肌麻痹状态下的视力和屈光度如下:

OD:-1.75-1.25×010　　　　20/30-1

OS:-1.00-0.75×180　　　　20/30

OU:20/30

病例 18.2　共轭棱镜（续）

患儿正前方注视视力为 20/70。在 6m 和 40cm 处，都是 $1^\triangle$ 外隐斜。在 40cm 处使用 Titmus 检查，立体视为 100 秒。无抑制，双眼中心注视。有大约 6°振幅和 1Hz 频率的眼球震颤以及 10°右侧面转。稳定的中心凹注视持续时间为 80 毫秒。给予患者新处方：下加+1.25D，右眼前加 $8^\triangle$BO，左眼前加 $8^\triangle$BI（共轭棱镜，基底朝右）。患儿全天配戴眼镜，1 个月后复查，诉头位大幅度好转，且阅读更容易。由于症状的减轻和头位不正的改善与矫正，手术推迟。

遮盖

由于隐性成分的高发生率，通过遮盖以改善视力对隐性斜视眼球震颤患者的价值不大。当有隐形成分时，遮盖会增加眼球震颤，并造成视力下降。因此，对隐性眼球震颤合并屈光参差性弱视患者的治疗是以雾视为遮挡物或在双眼睁开时通过视觉训练的方法治疗弱视（通过使用红绿补色片或偏振片）。当雾视用于遮挡时，使用足够的正度数以使得"好"眼视物模糊；但若使用不足，当弱视眼注视时，眼球震颤增加。所需的雾视强度由经验决定，但要足够，以便弱视的眼睛被迫注视。

阿托品（atropine）可用于隐性眼球震颤遮盖。Calcutt 和 Crook[36] 报道了 6 例患有内斜视、弱视和隐性眼球震颤患者直接遮盖前 2 周使用双侧每日 1%阿托品滴注，结果显示隐性眼球震颤减少到足以使用直接遮盖。阿托品的使用贯穿治疗全程。所有患者的视力均有明显改善，并且有数例患者隐性眼球震颤永久减轻。Windsor、Burian 和 Milojevic 等报道了类似的结果[39]。

视觉训练

许多视觉训练可以用来减轻或消除眼球震颤的影响。这些治疗可分为两大类：(a) 使用脱抑制和融合范围训练加强融合的视觉训练方法；(b) 反馈技术（如后像治疗（afterimage therapy）、间歇性光刺激、听觉反馈）增加眼球震颤的自主控制和稳定注视。参加训练者需要有足够的依从性，所以积极的视觉训练通常推迟到学龄期（即 5～7 岁）。然而，如果患者足够合作，年龄就不是训练的障碍，训练可以在任何年龄开始，并取得理想的结果。因此，在同样的眼球震颤条件下，60 岁和 6 岁的患者在本质上有相同的预后改善。其原理是除年龄外的因素（例如运动病因有更好的预后）决定开始积极训练的适当性。

融像增强疗法

脱抑制疗法

多个针对眼球震颤强度的临床观察表明，眼球震颤随着双眼视觉的改善而减弱。因此，治疗伴有隐斜的眼球震颤患者的一个重要初始步骤是脱抑制治疗。抑制训练采用

积极疗法，包括偏振或红绿（红蓝）TV 训练器、补色立体着色活动（anaglyphic coloring activities）、红绿矢量图和偏振矢量图。主动治疗包括双目（双眼视觉）刺激周边视网膜区域，然后逐渐过渡到中央区域。同时注意抑制线索的感知和每只眼睛所看到线索的清晰性。最后，加入生理和病理性复视的训练。

在运动融合训练开始之前，应最大限度地进行知觉融合训练。这些隐斜合并眼球震颤患者，聚散灵敏度的改善比训练更大的集合幅度重要。训练方案应该尽可能利用最自然的环境，与控制治疗一致，从而实现双眼视觉的改善，并将成果转移到自由空间环境。这可以通过使用第 6 章中所讲的红/绿或偏振程序来尽快完成目标（即红绿矢量图和偏振矢量图）训练计划。

水平聚散训练

当现有隐斜足够大以至于可能导致融合困难时（病例 18.3），将考虑水平聚散疗法。水平集合和调节功能训练的最终目标是增加集合反应，以便患者在较长时间内保持舒适的双眼眼位。理想情况下，这种改善可减轻眼球震颤并提高视力。

病例 18.3　明显的隐性眼球震颤

一个 8 岁男孩主诉在校期间视物困难且存在眼球震颤，外观引人注目。他的父母报告说，他从 2 岁首次发现孩子眼球震颤起就每年进行一次视觉检查。他没有接受矫正。内、外眼健康均在正常范围内。视力与睫状肌麻痹下的屈光度如下：

OD：+0.75-0.50×010　　　20/80-1

OS：+1.00-0.25×005　　　20/100

OU：20/80

在 6m 和 40cm 处有一个交替性 $10^\triangle$ 共同性外斜视。在 40cm 处使用 Titmus 检查，立体视为 200 秒。有交替抑制，双眼中心注视。冲动型眼球震颤的快相朝向注视眼，有大约 5°幅度和 1.5Hz 的频率。中心凹注视不稳定，持续时间为 45 毫秒。近附加+3.00D，在 35cm 时的视力为 20/30。

视觉训练通过减少抑制和改善集合能力来改善双眼视觉。经过 3 个月的治疗后，患者有 $8^\triangle$ 外隐斜，融合良好且无抑制。立体视在 40cm 处为 30 秒，使用偏振分视法测得单眼视力为 20/30，双眼为 20/25。双眼视觉物时眼球震颤几乎消失（1°振幅和 0.5Hz），但仍然存在较大的隐性眼球震颤。当使用遮盖来消除双眼视觉时，每只眼睛视力为 20/60。

该患者是具有明显隐性眼球震颤的典型实例，隐性眼球震颤被定义为因显斜视或抑制或两者都有所导致的达不到或没有正常双眼视觉进而引起的震颤。当这些患者的融合功能得到改善时，眼球震颤变为隐性并显著减轻。许多眼球震颤患者都具有这样的隐性成分，这就是为什么我们建议将最大限度地提高患者双眼视觉作为治疗的第一步。

知觉-运动疗法包括旨在影响集合或调节的项目,然后利用这些流程影响它们之间的相互作用。许多视觉训练方法可以用来提高集合能力,尽管他们最初看起来不同,但他们有着显著的相似之处。主要强调的是改善幅度,尤其是集合反应的灵敏度。第 6~8 章讲述的许多集合训练技术可以应用。

眼球控制的反馈治疗

由于在完成改善患者双眼视觉的视觉训练计划后,眼球震颤经常会明显减轻,因此我们建议在屈光矫正和任何可帮助融合的棱镜处方后最大限度地增强双眼视觉。然而,即使最大限度地改善双眼视觉,也很少有完美的眼球运动控制,除非眼球震颤的隐性成分在最初时占比非常高。因此,大多数眼球震颤患者也将从附加使用的反馈疗法以增加对眼球运动控制的治疗中受益(病例 18.4)。

病例 18.4　生物反馈疗法

一名 20 岁的白化病女生在大学时视物困难,并出现引人注目的眼球震颤。她自从 2 岁时眼球震颤首次被发现开始每隔几年就进行一次视觉检查。除白化病和色素沉着不足外,内、外眼健康均在正常范围内。睫状肌麻痹的视力和屈光度与她目前的矫正视力相似:

OD:+3.75-4.50×178　　　　20/80-1

OS:+4.50-4.25×004　　　　20/100

OU:20/80

在 6m 和 40cm 处有恒定的 $10^\triangle$ 内显斜。存在交替抑制,并且在 40cm 处用 Titmus 检查,没有立体视觉。双眼中心注视。有大约 7 度振幅和 1.75Hz 的钟摆样眼球震颤。中心凹注视非常不准确,持续时间约 35ms。近附加+3.00D,在 35cm 时的视力为 20/30。

生物反馈治疗(Biofeedback therapy)被用于减少眼球震颤幅度并改善中心凹注视能力。经过 2 个月的治疗后,眼球震颤减轻到外观上可接受的 3 度振幅和 0.75Hz。每只眼睛的视力已提高到 20/60+2。中心凹注视更精确,持续时间约 30~50 毫秒。

改善眼球运动控制的前提是眼球运动的质量直接影响眼球震颤患者的视敏度。基础研究表明,较长和更准确中心凹注视的受试者通常具有更好的视力[40]。我们观察到,中心凹注视很短(小于 20 毫秒)或非常不准确(很少在目标)的患者有更好地提高视力的治疗预后。因此,我们习惯性地在融合增强治疗结束后推荐增加中心凹注视精度和控制的治疗。

一般来说,眼球震颤患者并不能意识到自己的眼睛在晃动。除了获得性病例外,视觉世界似乎是稳定的——没有明显的图像运动[震颤性视错觉(oscillopsia)]。因此,加强对眼球运动控制的治疗必须向患者提供某种形式的反馈,即眼睛在运动。成功的治疗假设为可以通过所使用的治疗控制眼球震颤。最常用的治疗方法将在后面讨论;从后像疗法到垂直线计数。虽然听觉生物反馈是相当成功的,但这一种技术不容易被大多数临床医生使用。可能最成功的临床可用的技术是两种视觉反馈技术,即间歇性光刺激和垂直线计数。

后像

后像(afterimages)是一种实用的治疗方法,可以提高眼球震颤患者的固视稳定性。理论上,后像提供了关于眼球震颤强度的视觉反馈。可以使用离眼睛约 40cm 中间带位置的照相机闪光灯产生后像。通常,后像是双目的,因此在产生后像所需的遮挡过程中,不会引发隐性的眼球震颤成分。但是,如果不存在明显的隐性成分,则可以使用单眼后像。背景中的闪烁光用于增强对后像的感知,患者在观察空白屏幕时注意后图像的移动。然后引入目标,患者的任务是降低后像运动的强度,解决目标的细节问题。理论上,通过让患者在试图维持减轻的眼球震颤时让患者的头部逐渐向原在位移动,也可以将中间带区域扩展至原在位[41]。

当患者有中间带,眼球震颤强度明显降低时,后像技术就取得了令人满意的效果。然而,当出现严重的眼球震颤或患者没有中间带时,后像治疗的意义则相对不大。在这些情况下,后像通常不会产生在黄斑(甚至附近)中心凹。因为治疗的目的是提高固视效果,而中心凹是驱动固视的视网膜区域,因此在周边视网膜产生后像降低了这项技术的成功率。

听觉生物反馈

听觉生物反馈(auditory biofeedback)背后的原理是,通过反馈患者可以改变运动输出并稳定眼睛。在这种技术中,使用红外眼动监视器监视眼睛的位置和动作,并转换成可听见的音调。这种音调可以是连续的音调(随着眼睛的变化而改变音高),或者利用一个"安静区",这样当眼睛接近目标时就没有声音,并且当固视偏离时[42]就发出信号。在每种情况下,反馈都允许患者"听见"眼球震颤。

患者通常学会相当迅速地减轻眼球震颤的幅度。Kirschen[42]使用"安静区"方法治疗 3 名受试者,并在 1 小时的训练中实现了眼球震颤减少 41%~73%。振荡频率没有受到很大影响。这些治疗的长期效果是中等的。Ishikawa 等[43]报告说,29 名患者中有三分之一的患者保持完全缓解,三分之一的患者长期有中度改善,其余患者主诉效果不佳。鉴于在治疗停止后经常出现反弹[43],我们建议在完成最初的训练室训练后,患者应继续进行长期的家庭训练(如线计数和脱抑制治疗)。

听觉生物反馈在治疗眼球震颤患者方面取得了快速的短期成功。但是,如果需要长期结果,则可能需要在听觉生物反馈之前(或同时)使用其他形式的治疗,以最大限度地提高通过生物反馈可以获得的效果。此外,临床生物反馈系统是无从购买的。因此需要采购研究模型或眼动监视器、计算机、数据采集板和扬声器,并聘请计算机程序员。

线计数

Leung、Wick 和 Bedell[44]描述的线计数技术包括单目刺激,每只眼睛 15~20 分钟,目标由垂直线组成,等量分开(图 18.6)。患者的任务是数出位于 30~40cm 处的目标上的每一条线。随着能力的提高,线越来越远,且间隔越来越小。开始时患者注意到维持固视的精确性以舒服地数线是

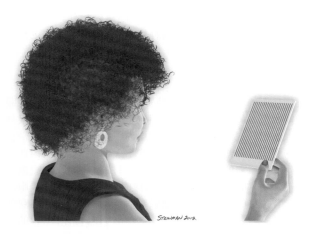

■ **图18.6** Leung、Wick 和 Bedell[44] 描述的垂直线计数任务由许多相等间距的高对比度暗线组成。患者的任务是对线进行计数,此过程因眼球震颤而变得复杂。随着能力的提高,通过移远线条、减少线条分离或减小线条的对比度,使得任务变得更加困难。计数训练的价值在于患者完成院内治疗后可以持续在家里治疗以保持在治疗期间获得的成果

相当困难的。通过训练大量线的分离和对比,提高了固视精确度和视力。

垂直线计数似乎给许多患者带来了令人印象深刻的好处(病例18.5)。它价格低廉,几乎任何患者都能轻易地完成。在双眼视觉训练完成后,将此技术引入眼球震颤的治疗是合适的。

> ### 病例18.5　垂直线计数
>
> 一名16岁的男孩主诉难以在学校看书和阅读,并且驾驶执照考试不合格。他的父母说自从4岁首次发现眼球震颤后每隔几年他就接受一次视力检查。患者有眼镜,但很少配戴。内、外眼健康均在正常范围内。睫状肌麻痹的视力和屈光度如下:
>
> OD:+1.75-1.50×005　　　20/80-1
> OS:+2.00-2.25×170　　　20/100+1
> OU:20/80
>
> 在6m 米和40cm 有共同的8△外隐斜。在40cm 处使用 Titmus 检查,立体视为200 秒。有间歇性交替抑制,双眼中心注视。冲动型眼球震颤具有约5度的振幅和1.5Hz 的频率。中心凹注视非常不准确,持续时间约25毫秒。近附加为+3.00D 时,在35cm 处视力为20/30。
>
> 视觉训练通过减少抑制和改善集合能力来改善双眼视觉。训练2个月后,患者融合功能良好,无抑制,视力提高至20/60。我们在他的训练方案中引入了垂直线计数。经过2个月的双眼视觉增强和线计数训练后,其立体视觉在40cm 处为30 秒,并且使用双眼分视测试,每只眼睛的视力为20/30-。训练室训练结束后他被要求一直进行每两周一次的家庭训练,包括线计数和红绿脱抑制治疗。

间歇性光刺激

Mallett[30] 描述的闪光技术是对弱视训练技术的改进(病例18.6)。治疗适用于除癫痫(epilepsia)及可能对闪光灯敏感的所有患者。通常它是在同视机上完成的,任何具有可变闪光速率的背景都可以使用。治疗过程包括单眼刺激15~20 分钟,目标以3~4Hz 闪烁。患者的任务是识别和计算详细的目标,如一组点、线、字母或数字(图18.7,见文末彩图)。所有的目标都有红色背景,因为红色倾向于促进中心凹注视。患者最初很难在目标细节之间准确地转移注视。据报道,大约在6~8 个治疗疗程后,各年龄段患者的固视精确度和视力均有所提高。为了防止回退,患者应该在视力稳定后再训练六次。

> ### 病例18.6　间歇性光刺激
>
> 一名18岁的女士表示希望获得非受限驾驶执照。她最近一次视力检查在2 年前。内、外眼健康均正常。睫状肌麻痹的视力和屈光度与她现有的屈光矫正相似:
>
> OD:-1.25-1.50×180　　　20/80-1
> OS:-2.00-2.25×180　　　20/80
> OU:20/80
>
> 在6m 和40cm 处有4△内隐斜。在40cm 处用 Titmus 检查,立体视为140 秒。有间歇性交替抑制,双眼中心注视。冲动型眼球震颤大约6°幅度,频率为1.5Hz。中心凹注视非常不准确,持续时间大约为20ms。近附加为+3.00D 时,在35cm 处的视力为20/30。
>
> 间歇性光刺激用于门诊治疗,而垂直线计数被用于家庭治疗。治疗2 个月后,使用双眼分视测试,每只眼睛的视力为20/30-。

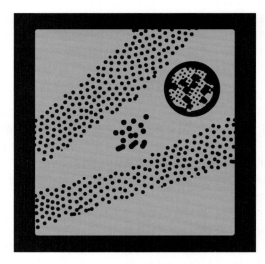

■ **图18.7**　由 Mallett 设计的目标在红色背景上有许多小而细致的目标。使用同视机,目标在3~4Hz 闪烁15~20 分钟。患者的任务是在闪光期间计数目标数量

光刺激是治疗眼球震颤的一种有价值的辅助治疗,其效果往往令人印象深刻。例如,Mallet[30] 报告说,在对 54 名患者进行 12 周的治疗,其中 83% 的患者视力提高到 20/40 以上。一旦双眼视觉得到最大程度的增强,该技术就应纳入先天性眼球震颤的长期治疗方案中。

增视疗法

有一些作者提倡使用增视方法。可参阅 Shapiro[45] 对增视技术的详细说明。Stegall[41] 观察到,当弱视眼通过柯达 92 号红色滤光片观察目标时,直接遮盖是有效的。如果通过这种方法减轻隐性眼球震颤,可能会刺激中心凹注视。Brinker 和 Katz[46] 的红色滤光片和弱视遮盖治疗技术也可能是治疗弱视并发隐性眼球震颤的合理考虑因素。

药物治疗

运动的视觉感觉(震颤性视错觉)是一种特别痛苦的症状,是获得性眼球震颤的常见后遗症。当眼球震颤的病因是传染性疾病、代谢或中毒障碍或血管紊乱,全身药物有时可有效治疗。例如,前庭眼球震颤、向下眼球震颤和罕见的先天性眼球震颤引起的震颤性视错觉和眩晕症状。Currie 和 Matson[47] 描述了 10 例垂直震颤性视错觉和向下眼球震颤的患者,他们使用 1~2mg 氯硝西泮(clonazepam)治疗成功。每次给药可缓解 2~6 小时症状,1 例患者每剂缓解 72 小时。药物副作用,如嗜睡和镇静,限制了长期的应用。

巴氯芬(baclofen)抑制兴奋性神经递质系统,在某些先天性眼球震颤[48]、周期性交替性眼球震颤(PAN)和摆动性眼球震颤中被用于减少震颤性视错觉。副作用包括头晕、嗜睡、低血压、恶心和虚弱。由于大多数先天性眼球震颤患者未患有震颤性视错觉,因此这种昂贵的药物不经常被使用。巴氯芬疗法通常用于经上述方法不能提升视力的患者。

在一项为期 56 天的随机、双盲、安慰剂对照研究中,Shery 等[37] 证实,美金刚(memantine)和加巴喷丁(gabapentin)等药物可以改善视力,减轻眼球震颤强度,改善先天性眼球震颤的中心凹注视。患者随机分为美金刚(n=16),加巴喷丁(n=16)或安慰剂组(n=15)。治疗组间平均视力改善有着显著的效果(P=0.004),美金刚和加巴喷丁组均有改善。眼球运动记录显示眼球震颤强度(P=0.001)和中心凹注视(P=0.000 7)有所改善。与安慰剂组相比,参与者主观报告美金刚和加巴喷丁治疗后视力改善更多(P=0.03)。治疗组与视功能(VF-14)或社会功能问卷组之间没有显著差异。

手术

眼球震颤的常见外观后果是面转、头位倾斜、下颌上抬、下颌内收或混合存在。患者通过头部位置将眼球移动到注视区域,震颤减弱或视力提高。Kestenbaum[49] 设计了一种外科手术,将所有水平直肌相同数量的切除和后徙移位。成功的手术可将中间带点转移到原在位,并且消除所有头位转动。偶尔,原在位视力增加,眼球震颤强度减弱,

且中间带的注视范围更宽[50]。改良 Kestenbaum 手术也已问世。例如,当患者有垂直头位时,4 条垂直直肌同时手术[51]。据报道,这些术式在减轻面转至原在位 15° 以内的成功率约为 80%。

在一个前瞻性的、非对照的、干预性的 10 名成人患者病例中,Hertle 等[38] 探讨先天性眼球震颤患者水平直肌断腱术的效果。对所有 4 条水平直肌行单纯切断,在原附着点处重新附着,并进行眼动扫描和临床检查。术后 1 年,双眼注视状态下 10 例患者中有 9 例术后注视(优势)眼眼球震颤视功能明显改善。9 只眼的平均中心凹注视时间都增加了。用 ETDRS 图测量的双眼视力增加 5 例,未受影响 5 例。

在患者考虑对继发于先天性眼球震颤头位的手术干预价值时,需要讨论 4 个要点。第一,大多数权威认为只有面部转动大于 15° 时才推荐手术[31]。较小数量的异常头位由共轭棱镜处理。第二,需要考虑中间带的位置和头位扭转的程度。对于年龄较大的患者,这些位置可能并不相同,因为社会压力经常会导致患者采取有益的,但不是最佳的头位[52]。在这些情况下,手术被设计成将中间带放置在原在位,而不是消除头位异常本身。第三,最好的手术结果是在 4 岁以上的患者中报道的;在儿童年龄小于 4 岁时,过度矫正更常见。第四,当有异常头位患者患有显斜视和眼球震颤时,手术通常在主导眼上进行,因为头位的变化将由注视眼介导。手术同时或后期在另一只眼睛上矫正斜视。对于这些较复杂的病例,成功的预后略有下降。

眼球震颤阻滞综合征合并内斜视患者通常在遮盖消除弱视后行手术治疗,建立正常的眼球运动。50% 的时间在原在位上有不错的外观预后。虽然大约 25% 的微小斜视患者有一些双眼视觉功能,但很少有功能性治愈的报告。或者采用少量后退的 Faden 手术,或者采用双侧内直肌后退术。手术结果通常不如先天性内斜视那样好。过矫和欠矫频发,再次手术次数超过 50%。

总结

眼球震颤的诊断具有一定的难度和挑战。除病理因素外,病因还包括发育和遗传异常[53]。眼球震颤通常是由传入和传出性视觉缺陷引起。获得性眼球震颤,如斜视眼阵挛、跷跷板式(seasaw)、前庭性等,需要立即诊断和治疗基础疾病,以减少长期后果。视力损害的严重程度并不总取决于病因[54]。实际上,许多患者的视觉功能比根据视网膜图像运动(眼球震颤)预测的要差,这提示有其他感觉的丧失[55]。据推测,这种缺损是双侧弱视的一种,由持续性视网膜图像运动和(经常)大量散光模糊[56] 所产生的早期异常视觉体验所造成;这些情况可以通过下列系列方法来治疗。

尽管眼球震颤一般无法治愈,但我们建议临床医生积极治疗眼球震颤患者。按照顺序处理,隐斜患者的功能性和外观性改善通常有非常好的预后。治疗包括:(a)使用眼镜或角膜接触镜矫正屈光不正;(b)给予棱镜以诱导集合或矫正头位;(c)增强融像并减少抑制的视觉训练。在双眼

视觉得到最大改善后,如果需要,则使用视觉训练以改善注视稳定性。药物和手术在特定病例中发挥重要作用。

问题

1. 裂隙灯为什么有助于眼球震颤的诊断?

2. 什么是中心凹注视,为什么可能对眼球震颤患者很重要?

3. 周期交替性眼球震颤的特点是什么?

4. 关于眼球震颤,还有哪些重要的病史问题需要询问患者或家长?

5. 如何测试隐性眼球震颤患者的视力?

6. 描述自发性眼球震颤。

7. 集合可减少眼球震颤,底向外棱镜可能会导致集合。你对下面这一陈述持赞成还是反驳态度:底向外棱镜是眼球震颤的治疗方法。

8. 为什么每只眼前加底朝右棱镜会帮助眼球震颤患者?

9. 描述脱抑制视觉训练如何帮助眼球震颤患者。

10. 比较线计数和间歇性光学刺激治疗眼球震颤患者的治疗方法和总体治疗目标。

(孙春华　郭瑛　译)

参考文献

1. Cline D, Hofstetter HW, Griffin JR. *Dictionary of Visual Science*. Radnor, PA: Chilton; 1989:478.

2. Casteel I, Harris CM, Shawkat F, et al. Nystagmus in infancy. *Br J Ophthalmol*. 1992;76:434-437.

3. Gelbart SS, Hoyt CS. Congenital nystagmus: a clinical perspective in infancy. *Graefes Arch Clin Exp Ophthalmol*. 1988;226:178-180.

4. Anderson JR. Latent nystagmus and alternating hyperphoria. *Br J Ophthalmol*. 1954;38:217-231.

5. Siegel IM. The albino as a low vision patient. In: Faye EE, ed. *Clinical Low Vision Care*. Boston, MA: Little, Brown and Company; 1976:255-261.

6. Schachat WS, Wallace HM, Palmer M, et al. Ophthalmologic findings in children with cerebral palsy. *Pediatrics*. 1957;19:623-628.

7. Mehr EB, Freid AN. *Low Vision Care*. Chicago, IL: Professional Press; 1975:39.

8. Hertle RW. *A Classification of Eye Movement Abnormalities and Strabismus (CEMAS)*. Bethesda, MD: National Eye Institute, National Institute of Health; 20012:1-56.

9. Currie DC, Bedell HE, Song S. Visual acuity for optotypes with image motions simulating congenital nystagmus. *Clin Vis Sci*. 1993;8:73-84.

10. Averbuch-Heller L, Dell'Osso LF, Leigh RJ, et al. The torsional component of "horizontal" congenital nystagmus. *J Neuroophthalmol*. 2002;22(1):22-32.

11. Dell'Osso LF, Jacobs JB, Serra A. The sub-clinical see-saw nystagmus embedded in infantile nystagmus. *Vision Res*. 2007;47(3):393-401.

12. Dell'Osso LF, Daroff RB. Congenital nystagmus waveforms and foveation strategy. *Doc Ophthalmol*. 1975;39:155-182.

13. Eskridge JB, Wick B, Perrigin D. The magnitude of the Hirschberg correction factor. *Am J Optom Physiol Opt*. 1988;65:745-750.

14. Wiggins D, Woodhouse JM, Margrain TH, et al. Infantile nystagmus adapts to visual demand. *Invest Ophthalmol Vis Sci*. 2007;48(5):2089-2094.

15. Tkalcevic LA, Abel LA. The effects of increased visual task demand on foveation in congenital nystagmus. *Vision Res*. 2005;45(9):1139-1146.

16. Gresty MA, Lech J, Sanders M, et al. A study of head and eye movement in spasmus nutans. *Br J Ophthalmol*. 1976;60:652-654.

17. Pearce WG. Congenital nystagmus—genetic and environmental causes. *Can J Ophthalmol*. 1978;13:1.

18. Tarpey P, Thomas S, Sarvananthan N, et al. Mutations in FRMD7, a newly identified member of the FERM family, cause X-linked idiopathic congenital nystagmus. *Nat Genet*. 2006;11:1242-1244.

19. Flom MC, Weymouth FW, Kahneman D. Visual resolution and contour interaction. *J Opt Soc Am*. 1963;53:1026-1032.

20. Dickinson CM. The elucidation and use of the effect of near fixation in congenital nystagmus. *Ophthalmic Physiol Opt*. 1986;6(3):303-311.

21. Hanson KS, Bedell HE, White JM, et al. Distance and near visual acuity in infantile nystagmus. *Optom Vis Sci*. 2006;83(11):823-829.

22. Griffin JR, Cotter SA. The Bruckner test: evaluation of clinical usefulness. *Am J Optom Physiol Opt*. 1986;63:957-961.

23. Krimsky E. *The Management of Binocular Imbalance*. Philadelphia, PA: Lea & Febiger; 1948:204.

24. Rouse M, London R, Allen D. An evaluation of the monocular estimate method of dynamic retinoscopy. *Am J Optom Physiol Opt*. 1982;60:234-239.

25. Parks MM. The monofixation syndrome. In: Symposium on Strabismus. *Transactions of the New Orleans Academy of Ophthalmology*. St. Louis, MO: Mosby, 1970:121-153.

26. Leigh RJ, Zee DS. *The Neurology of Eye Movements*. Philadelphia, PA: FA Davis Co; 1983.

27. Ciuffreda KJ. Voluntary nystagmus: new findings and clinical implications. *Am J Opt Physiol Opt*. 1980;57:795-800.

28. Scheiman MM. Optometric findings in children with cerebral palsy. *Am J Opt Physiol Opt*. 1984;61(5):321-323.

29. Anderson JR. Cases and treatment of congenital eccentric nystagmus. *Br J Ophthalmol*. 1953;37:267-281.

30. Mallett RF. The treatment of congenital idiopathic nystagmus by intermittent photic stimulation. *Ophthalmol Physiol Opt*. 1983;3:341-356.

31. Lo C. Brain computed tomographic evaluation of noncomitant strabismus and congenital nystagmus. In: Henkind P, ed. *ACTA 24th International Congress of Ophthalmology*. Vol 2. Philadelphia, PA: JB Lippincott Co; 1982:924-928.

32. Shibasaki H, Yamashita Y, Motomura S. Suppression of congenital nystagmus. *J Neurol Neurosurg Psychiatry*. 1978;41:1078.

33. Miller NR. *Walsh & Hoyt's Clinical Neuro-Ophthalmology*. 4th ed. Baltimore, MD: Williams & Wilkins; 1985.

34. Lavery MA, O'Neill JF, Chu FC, et al. Acquired nystagmus in early childhood: a presenting sign of intracranial tumor. *Ophthalmology*. 1984;91(5):425-434.

35. Lavin PJ. Nystagmus. In: Walsh TJ, ed. *Neuroophthalmology: Clinical Signs and Symptoms*. 2nd ed. Philadelphia, PA: Lea & Febiger; 1985.

36. Calcutt C, Crook W. The treatment of amblyopia in patients with latent nystagmus. *Br Orthopt J*. 1972;29:70-72.

37. Shery T, Proudlock FA, Sarvananthan N, et al. The effects of gabapentin and memantine in acquired and congenital nystagmus: a retrospective study. *Br J Ophthalmol*. 2006;90(7):839-843.

38. Hertle RW, Dell'Osso LF, FitzGibbon EJ, et al. Horizontal rectus tenotomy in patients with congenital nystagmus: results in 10 adults. *Ophthalmology*. 2003;110(11):2097-2105.

39. Windsor CE, Burian HM, Milojevic B. Modification of latent nystagmus: part 1. *Arch Ophthalmol*. 1968;80:657-663.

40. Bedell HE, White JM, Abplanalp PL. Variability of foveations in congenital nystagmus. *Clin Vis Sci*. 1989;4:427-452.

41. Stegall FW. Orthoptic aspects of nystagmus. Symposium on

nystagmus. *Am Orthopt J.* 1973;23:30-34.

42. Kirschen DG. Auditory feedback in the control of congenital nystagmus. *Am J Opt Physiol Opt.* 1983;60(5):364-368.

43. Ishikawa S, Tanakadate A, Nabatamte K, et al. Biofeedback treatment of congenital nystagmus. *Neuroophthalmology.* 1985;2:58-65.

44. Leung V, Wick B, Bedell HE. Multifaceted treatment of congenital nystagmus: a report of 6 cases. *Optom Vis Sci.* 1996;73(2):773.

45. Shapiro M. *Amblyopia.* Philadelphia, PA: Chilton; 1971.

46. Brinker WR, Katz SL. A new and practical treatment of eccentric fixation. *Am J Ophthalmol.* 1963;55:1033-1035.

47. Currie JN, Matson V. The use of clonazepam in the treatment of nystagmus-induced oscillopsia. *Ophthalmology.* 1986;93:924-932.

48. Yee RD, Baloh RW, Honrubia V. Effect of baclofen on congenital nystagmus. In: Lennerstrad G, Zee DS, Keller EL, eds. *Functional Basis of Ocular Motility Disorders.* Oxford, England: Pergamon; 1982:151-157.

49. Kestenbaum A. Nouvelle operation de nystagmus. *Bull Soc Ophthalmol Fr.* 1953;6:599.

50. Dell'Osso LF, Flynn JT. Congenital nystagmus surgery: a quantitative evaluation of the effects. *Arch Ophthalmol.* 1979;97:462-469.

51. Scott WE, Kraft SP. Surgical treatment of compensatory head position in congenital nystagmus. *J Pediatr Ophthalmol Strabismus.* 1984;21:85-95.

52. Flynn JT, Dell'Osso LF. The effects of congenital nystagmus surgery. *Ophthalmology.* 1979;86:1414-1427.

53. Russell GE, Wick B, Tang RA. Arnold Chiari malformation. *Optom Vis Sci.* 1992;69(3):242-247.

54. Grisham D. Management of nystagmus in young children. *Probl Optometry.* 1990;11:496-527.

55. Bedell HE, Loshin DS. Interrelations between measures of visual acuity and parameters of eye movement in congenital nystagmus. *Invest Ophthalmol Vis Sci.* 1991;32:416-421.

56. Dickinson CM, Abadi RV. Corneal topography of humans with congenital nystagmus. *Ophthalmic Physiol Opt.* 1984;4:3-13.

57. Kumar A, Gottlob I, Mclean RJ, Thomas S, Thomas M, Proudlock FA. Clinical and oculomotor characteristics of albinism compared to FRMD7 associated infantile nystagmus. *Invest Ophthalmol Vis Sci.* 2011;52(5):2306-2313.

第 19 章

不等像

虽然不等像这一课题经过认真而广泛的研究发展起来,临床也能经常见到不等像患者,但我们却很少给予等像镜片的处方。因此,我们很难回顾诊断和治疗不等像所需的程序。本章简要描述了不等像,并提出了一种等像透镜矫正设计的简化方法。

不等像的定义

不等像,顾名思义就是"双眼物像不相等"[1],定义为两眼的视觉图像在大小、形状或两者上均存在相对差异的一种双眼视觉状态[2]。不等像表示为左眼感知到的物像相对于右眼的大小差异。因此,当不等像差异大小为 2.5% 时,右眼的图像必须放大 2.5%(或左眼的图像缩小 2.5%,或其组合)以"矫正"不等像。引起症状的大小差异(通常为 0.75% 或更多)被定义为有临床意义的不等像[3]。更小的图像尺寸差异通常不具有临床意义,尽管它们相对较常见。甚至对于某些患者,即使图像尺寸差异大也不会导致不等像症状。

每个眼睛成像的大小取决于由眼睛的屈光系统形成的视网膜图像、视网膜接收器的分布以及与视觉相关的生理和视皮质处理的过程。因此,双眼的视觉图像很少完全相等。当用左眼或右眼注视物体,以及物体位于离眼睛不同的距离时,图像大小有些许差异是正常的[4]。这些正常的图像大小差异构成了立体视觉的基础,并提供表示一个物体相对于另一个物体位置的信号。

静态不等像与动态不等像

不等像可以认为是由两个不同但相关,由放大率引起的问题组成——静态不等像和动态不等像[5],静态不等像的测量是评估两眼图像大小的实际差异;我们通常关注的是这些测量结果,而不是图像的正常大小或生理差异,这是临床确定不等像的主要指标。动态不等像的测量是通过分析患者在进行屈光参差矫正后注视不同眼位方向产生的复视差量而确定的[6]。患者可以是静态的不等像,也可以是动态的不等像,或者同时出现这两种。例如,一个正视眼或屈光不正的患者(双眼的屈光矫正一样)都可以测量到物像不等,这是静态的不等像。另一位患者,如果用框架镜片矫正较大的近视性屈光参差,则会因眼镜镜片的屈光力不同而出现动态不等像。显然,接触镜矫正是减少动态不等像的首选方法。

不等像的研究历史

在 1945 年之前,临床医师必须通过 Dartmouth 眼科研究所的理论和实践才可以获得一个物像计算方法[7]。随着现在仪器的简化和测量不等像技术的改进,Dartmouth 必修课已经停止开课,但 Dartmouth 团队起初的调查为专业学校教学和不等像的讨论教材提供了技术和临床基础。

视网膜图像尺寸的差异可源于屈光不正的矫正,包括屈光不正和屈光参差。Donders[8] 描述了矫正屈光参差引起的双眼图像相对大小的差异,并提出这些差异可能会干扰双眼视觉。Lippincott[9]、Green[10]、Friedenwald[11] 和 Koller[12] 也讨论了矫正屈光不正引起的视网膜图像变化。Hess[13] 认为框架眼镜矫正屈光参差时出现的症状是由镜片周边的棱镜效应引起的。Von Rohr[14] 计算了单侧无晶状体眼和高度屈光参差患者成像的大小差异。Erggelet[15] 指出,散光矫正也会引起视网膜图像之间的大小差异。他认为这些大小差异并不重要,因为它们很少超过 4% 或 5%。早些时候,Erggelet[16] 曾考虑过两眼中视网膜成分分布不均匀可能导致生理图像大小差异的可能性。通过对 Carleton 和 Madigan[17] 的统计分析,证明了这一猜想的正确性。结果表明,正视眼、斜视和屈光参差等均存在不等像。

Knapp 定律

一些临床医生对 Knapp 定律仍有疑惑,Knapp 定律认为轴性屈光不正眼矫正后,如果将眼镜放置于眼睛的前焦点处,其视网膜图像大小与正视眼的视网膜图像相同[2]。然而,大量的轴性屈光参差患者由于动态不等像(矫正后患者注视不同方向时,两眼棱镜效应不同)并不能舒适地配戴框架眼镜。但事实上,屈光参差患者中的大部分没有不等像症状,这说明 Knapp 定律仅仅是个指南。视网膜图像大小的最终决定因素是基于视网膜光感受器的间距以及其在视皮质的映射区,而不仅仅取决于屈光矫正度数或形式。因此,在许多情况下,Knapp 定律并不适用,因为简单地矫正屈光参差及提供清晰的视网膜图像比潜在的不等像大小对双眼融合的影响更大。

诊断

通常不难确定患者是否患有不等像。通过仔细询问病史及一些基本的临床检查即可对不等像的患者进行初步诊断。患者有相关不等像症状时,首先考虑屈光状态和角膜曲率。如果这些不能进行准确的诊断,那么可进行诊断性遮盖一段时间或配戴夹式等像镜片检查或两者同时检查,为进一步的诊断提供依据。

如果条件允许,可通过空间影像检测,例如空间等像计,或直接比较不等像,例如不等像检测器,测量图像尺寸进行确定性诊断。空间影像检测的目的是抵消由不等像产生的空间变形。直接比较不等像方法的原理是使每只眼感知的不同目标的大小相等,典型方法是改变其中一个目标大小,有时通过在眼前放置尺度镜。当无可用测量设备时,可以根据所需的屈光矫正或通过比较两只眼睛看到的图像来评估不等像矫正。

病史

患者的症状对于不等像的诊断非常重要。不等像患者的症状与未矫正的屈光不正和隐斜患者的症状相似。下面列出了 500 名不等像患者报告的症状发生率。虽然局部眼睛不适(眼疲劳)和头痛是最常见的症状,但其他原因引起的症状也可能与不等像的症状类似[18]。因此,我们建议在考虑等像镜矫正之前,对可能引起患者症状的其他可能原因进行调查和治疗。

不等像患者的症状包括以下几点:

视疲劳	67%
头痛	67%
畏光	27%
阅读难度	23%
恶心	15%
运动困难	11%
精神紧张	11%
头晕	7%
全身疲劳	7%
空间变形	6%

为了更好地进行检查,我们需要确定患者的主要症状以及其持续时间和发生频率。首先以询问问题的方式让患者描述当前的症状,如:"你的眼睛在哪方面最让你烦恼?"指导患者准确地描述他或她的问题,此时需要医生敏锐的判断力,因为有些患者急于表述各种视觉现象或将他们的多次就诊与各种专家联系起来,所以很容易忘记真正让他们烦扰的问题。

最重要的症状是患者配戴屈光矫正眼镜时的症状。眼部症状可以方便地归因于眼疲劳。典型症状包括与眼睛直接相关的症状,如疼痛,灼痛,眼痛,瘙痒,牵拉感和疲倦。这些症状还可能包括主观观察,例如视力模糊或复视,甚至倾斜或水平表面的倾斜。诸如这些视觉体验可能会伴有疼痛或其他不适,但常引起患者极大的关注。眼部症状通常与用眼有关,并且通常是由于未矫正的屈光不正,隐斜或不等像引起的。因此,他们通常可以通过适当的视觉矫正来缓解。

相关的症状包括头晕、头痛、恶心和紧张,很难确定是否与用眼直接相关,如果存在此类症状,屈光矫正或等像矫正不易缓解症状。这些症状通常认为由眼部引起,促使患者咨询眼科专家,觉得头痛可能由眼睛引起,而眼科医生可以"治好"它们。然而,临床医生仔细询问可能会发现头痛是由于其他原因,如过敏或鼻窦疾病。临床医生的任务是确定所提及的症状是否有眼部病因,或者是否应该转诊至其他专家。

症状出现的时间也应该考虑在内。长期存在的症状,未成功治愈的,往往强烈提示是由于不等像造成。这主要是因为有长期症状的患者通常已寻求过各种治疗。如果以前的治疗都不成功,就会排除其他可能导致症状的原因,从而使不等像的可能性增加。

屈光状态

患者无屈光不正或双眼屈光度相等,则少有不等像及其症状[19,20]。不等像常出现在单侧白内障摘除术和白内障手术后进行了人工晶状体植入术的患者[21]。然而,在没有进行屈光手术或白内障手术的患者中,除非患者有屈光参差,否则一般不会出现不等像。一旦屈光参差被矫正,就极可能出现物像不等。在存在未矫正的屈光参差的情况下,由于其中一个眼部图像通常很模糊以至于患者仅使用一只眼,所以不会出现不等像症状。

角膜曲率

患者两眼的角膜曲率不同,表明至少一部分屈光参差是屈光性的。一般来说,角膜形状是相等的,差异不常见。然而,屈光手术后通常会发生角膜形状不均匀,包括 LASIK 或 PRK。术后角膜形状不均匀常引起不等像。因此,询问患者是否有屈光手术史是很重要的。当用框架眼镜矫正这些患者时,图像大小会有所差异。散光大部分来源于角膜,或少数来源于晶状体。这两种类型的散光都可以被认为是屈光问题,在这种情况下,框架眼镜矫正会导致不等像。在屈光性屈光参差中,用角膜接触镜矫正而非框架眼镜矫正屈光不正可以最大限度地减少这些图像大小的差异,特别是当屈光参差不太高(小于 6.00D),且角膜曲率的差异与屈光参差量相当时。角膜接触镜矫正对屈光参差患者的另一个优点是减少了由垂直眼动引起的棱镜效果(减少动态不等像)。

当为屈光参差和角膜曲率相等的患者下处方配镜时,只要这些镜片不产生形状放大效果,静态不等像应该是最小的。这可以通过规定相同的镜片前表面曲率和中心厚度来避免。然而,在角膜曲率相等时,镜片前表面曲率和中心厚度均衡的理论认为,屈光参差必然是由轴向长度的差异引起的。不幸的是,这种情况并不总是如此,因为屈光性屈光参差也可能与晶状体或角膜后表面有关。不能仅仅因为角膜曲率相等就排除不等像。此外,由框架眼镜引起的动态不等像往往对双眼视觉功能有很大的影响。一般来说,这些因素表明接触镜应该是首选处方。

视网膜状况(视野相关不等像)

目前,一些在过去无法得到有效治疗的视网膜疾病

（如：视网膜前膜）现今已找到治疗方法。这些治疗通常能恢复患者的视力，但有时治疗或基础条件导致眼睛的光感受器呈现出与最初不同的相对位置。视网膜光感受器位置的这种变化可能会导致轻微的不对称的不等像，也可能非常大（>15%）。患者主诉一眼图像明显大于另一眼图像，并且图像大小的差异可能在视网膜的不同部分和不同距离有所不同。当患者报告图像大小差异时，由于每个距离或方向都没有一个单独的值，通常不是简单的"不等像"，这一问题与视野相关。

当检测出患者有视野相关的不等像时，使用只测量静态不等像的方法是很重要的。当有较大的图像大小差异时（>5%~7%），必须使用直接比较测量法（不等像检测器）短时间完成测量。视野相关不等像的一个重要临床问题是它不能用传统光学方法完全矫正，因为传统光学表现出相对恒定的放大倍率和视野角度的功能[22]。而且整体图像大小差异往往因太大而无法矫正（眼镜上最大可纠正6%~7%差异），没有可用的镜片能在视野内提供可变的矫正[23]。

幸运的是，对部分视野进行不等像光学矫正通常可以大大提高视觉舒适度[24]（见病例19.1）。在等像镜片矫正不成功的情况下，其他的"解决方案"可能会有帮助；这些方法通常包括促使患者逐渐变为适应单眼视，直到症状可以忍受为止。这些步骤包括：

1. 一眼用于视远，另一眼用于视近。这可以通过简单地在远视力最佳矫正的一只眼前放置正镜片并观察患者的症状是否减轻。如果可行的话，可以一眼矫正视远，一眼矫正视近（交替视）。如果不成功，请尝试：

2. 远处和近处注视时均使非优势眼离焦。在远视力已矫正的非优势眼前放置大约−1.50D，使其视力模糊（对于这些典型的老视患者）。这通常会使中心视力模糊不清，图像尺寸的症状被最小化，如果成功，可以用双焦点处方。如果不成功，请考虑：

3. 阻断一只眼睛的中心视力（阻断变形严重的那只眼）。可以用一个小圆圈（直径约25毫米）的透明贴膜完成。这种类型的部分单眼遮挡通常在美观上和视觉上都是可接受的。如果不成功，请使用：

4. 全视野遮挡（透明贴膜）。

当无法进行等像矫正并且早些考虑了上述步骤时，让患者参与决策具有重要的临床意义。患者希望他们的问题得到解决（并且解决方案通常意味着恢复到病情和手术治疗之前的正常状态），而这通常是不可能的。如有必要，向患者证明为什么他不能进行等像矫正（因为同样的视觉在不同视野图像尺寸不同），并描述"常规"眼镜不起作用的原因（没有可用于矫正图像尺寸全部差异的眼镜/或者解释为什么没有可以在整个视野内可变放大率的眼镜）。展示"单眼"视力如何减轻症状（注意如何使一眼注视近处或使一只眼睛模糊可以减轻症状），然后共同确定哪一种单眼矫正效果最佳。如果未向患者交代这些，可能会导致患者和医生不必要的失望。

病例19.1　使用不等像检测器

2年前，一名67岁的男性患有右侧黄斑视网膜前膜。摘除膜后，他随后出现视网膜脱离。在右眼进行修复视网膜脱离及白内障手术并植入人工晶状体后，他主诉右眼远、近距离的视力模糊，垂直方向复视伴图像大小差异，右眼的像比左眼小20%左右。除了右眼的像越来越小外，他还报告说，像的大小从视野的顶部到底部不等，可能是视网膜在前膜上不对称伸展或其脱离的结果。由于垂直复视和视网膜图像大小差异，戴镜后视力不佳。屈光状态如下：

OD：+1.25−1.50×105　　　　　　6/8
OS：−1.25−0.25×090　　　　　　6/6^{+2}
OU：6/6^{+2}

角膜曲率测量读数如下：

OD：43.25 @ 173；43.00 @ 083
OS：44.00 @ 001；43.87 @ 091

斜视量的测量值是右侧6.5^ΔBD（右眼斜视：中度的共同性右上斜视，在左右注视或左右头部倾斜时没有明显增加）。知觉性融合有间歇性的右侧抑制[用美国光学（American Optical，AO）成人偏振视力卡测得]。

患者右眼有一个透明的、中心定位良好的后房型人工晶状体，左眼有早期晶状体核硬化。根据Goldmann压平眼压计测量法确定的眼压为18（右眼）和16（左眼）。右侧显示斑片状黄斑和视网膜脱离修复，左侧显示为正常的眼底。

由于图像大小差异较大，使用不等像检测器对患者进行评估。右眼图像比左眼小约16%，反映出显著性差异，可能是由于视网膜的变化和垂直斜视初始矫正的不稳定所致。他的不等像问题无法通过传统的光学器具完全矫正，因为整个图像尺寸太大，并且纵向子午线上的图像尺寸可变。定制的等像矫正眼镜最大限度地增大了右眼的图像（在眼镜矫正中只能达到约7%），并且在右眼前合并了6.5^ΔBD（OD，3.5^ΔBD；OS，3.0^ΔBU）。

患者在适应镜片3周后复查。他感觉适应期间症状减轻了。视力如下：

OD：6/7.5^{−1}
OS：6/6^{−1}

在6m处，没有任何抑制。增加棱镜后融像功能良好，立体视为3弧分（AO偏振视力卡）。在40cm时，双眼融合得很好，立体视为80弧秒（AO近距系列）。配戴新眼镜再次使用不等像检测器评估到约4%的残余不等像。尽管存在残余不等像，患者仍对他的视力感到满意，阅读的视觉舒适度也有所提高，在此时的残余不等像情况下，和预期相比双眼视觉问题较少。

遮盖

遮盖可以有助于诊断不等像。如果患者的症状因戴遮盖眼罩而消除，可能是由于双眼视觉问题。一旦所有其他双眼视觉问题均被治疗或排除，则可能是由于不等像的原因。

夹式不等像矫正镜片——用"尺度镜"验证结果

在设计等像镜片之前，我们建议用夹式等像矫正镜片验证是否真正有助于矫正患者的不等像。这种镜片是平光镜片，其原理基于镜片前表面曲率和中心厚度的不同所产生的放大率差异。当放置尺度镜后症状减轻，则很有可能为不等像。为了进一步检验这个假设，尺度镜可以放在另一只眼睛的前面。如果症状加剧，则诊断可确定。不幸的是，当放置尺度镜没有作用时，仍可能是不等像问题，因为症状可能是由夹式镜片的重量和其表面的反光引起。表19.1 显示了各种夹式镜片[25]的透镜厚度和前后表面屈光力。

表 19.1　镜片规格

放大率/%	透镜厚度/mm	前表面屈光力	后表面屈光力
0.5	3	+2.50	−2.50
1.0	3	+5.00	−5.00
1.5	3	+7.50	−7.62
2.0	4	+7.50	−7.75
2.5	4	+9.37	−9.62
3.0	5	+9.00	−9.25
3.5	5	+10.50	−10.87
4.0	6	+10.00	−10.50
4.5	6	+11.25	−11.75
5.0	6	+12.50	−13.12

尺度镜需使用上表参数进行定制制造。

不等像矫正的最小量

尺度镜试验对视网膜引发的（视野相关）不等像也很重要，因为对这些患者来说，尚不清楚需要多少不等像矫正度以恢复舒适视觉。此外，当存在较大的不等像（>5%）时，应评估最终的矫正镜外观可能带来的影响。在这两个病例中，尺度镜的主观试验可以帮助确定为了缓解症状而进行不等像矫正的最小量。首先使用尺度镜，它可以提供一个可接受的矫正镜外观，并逐渐加量，直到患者报告症状得到缓解。

确定不等像的存在

有几种方法可用于确定不等像是否存在。包括应用双眼复像评估图像大小、交替遮盖试验、Turville 测试或马氏杆和两点光源。评估也可以使用新不等像测试、不等像检测器或空间等像计。虽然各种检查方法都在临床应用，但空间等像计可能是最准确和实用的。然而，目前少有空间等像计，因此目前检查仍选用不等像检测器。

双眼复像大小比较法

双眼复像大小比较法是一种简单的、相对不敏感的对比双眼图像大小差异的测试方法，可以用来评估水平、垂直或总体的不等像。

1. 患者配戴适当的矫正眼镜，并通过大约 5^Δ 的垂直棱镜，看到一个方形的目标成复像。如果患者存在水平隐斜，目标将发生水平移位。

2. 患者将上方目标的水平范围与下方目标的水平范围进行比较。如两者存在区别表明存在水平不等像。

3. 评估水平不等像，将不同尺度镜置于像较小的眼前（表 19.1），改变尺度镜放大率大小，直到两个目标的水平长度相同为止。

4. 垂直方向重复此过程。

5. 记录结果，表明两眼图像尺寸相等时所需的放大率（如 OD 水平图像为 2.0%，OS 垂直图像为 1.0%，OD 总体图像为 1.5%）。

交替遮盖试验

Brecher[26] 提出使用交替遮盖试验来检测和评估不等像的大小。

1. 患者配戴合适的矫正眼镜并注视视野范围内唯一的正方形目标。

2. 交替遮盖双眼，并让患者比较每只眼睛所看到目标的水平方向大小。在遮盖时，遮挡板要在双眼前迅速移动，并在各眼前保持 1 秒左右时间，以方便进行比较。

3. 如果在大小上有差异，将尺度镜置于像较小的眼前并重复此过程。改变尺度镜大小，做交替遮盖直到两眼像大小相等。

4. 在垂直方向上重复这个测量步骤。

5. 记录下每个子午线方向上所加的使两眼像相等的镜片放大率。

Turville 实验

Turville 实验可以通过滑动 Morgan 发明的两条水平线检测和测量垂直方向上的不等像[27]（图 19.1）。

1. 在患者配戴合适的矫正眼镜后，放置一隔板，使患者右眼看到右半部分，左眼看到左半部分。

2. 让患者比较左右两边横线间的垂直距离，若有差异表明有垂直方向上的不等像。

3. 将尺度镜置于像较小的眼前，改变尺度镜大小，直到左右两边横线间的垂直距离相等。

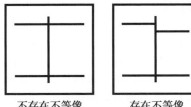
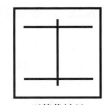

不存在不等像　　　存在不等像　　　不等像被尺
　　　　　　　　　（左眼＞右眼）　度镜矫正

■ 图 19.1　Morgan 为 Turville 测试开发的画片显示为从一条中心垂直线发出的两条平行的水平线。患者的任务是报告垂直线两侧水平线的相对距离。报告的距垂直线不同的距离可被尺度镜矫正,提供确定处方的放大率的估计值

4. 记录垂直方向上的不等像测量结果。

马氏杆和两点光源

用马氏杆和两点光源进行测试如下:

1. 两个小光源水平间隔约 20cm,放置在离患者约 60cm 处。患者戴着合适的矫正眼镜,两眼同时看两个光源,180°马氏杆置于一眼前。这样一只眼睛看到两个光源,而另一只眼(放置马氏杆)看到两条垂直光带线。

2. 让患者比较两光源之间距离和两光带之间距离。距离不同表明了存在不等像。如果患者存在隐斜造成判断困难,使光源与光带发生位移,可在患者眼前加棱镜。

3. 将尺度镜置于光源和光带之间距离较小的眼前,可用来测量不等像。改变尺度镜大小,直到光源和光带之间的距离相等。

4. 使用垂直分离的光源,90°马氏杆置于一眼前,重复该测试,以确定垂直不等像的存在并测量。

5. 记录使光源和光带之间产生相同距离的尺度镜大小,可作为一种测量不等像的方法。

新不等像测验

新不等像测验[28]步骤如下:

1. 患者在所戴矫正眼镜前加戴红绿滤光片。

2. 让患者对照小册子(图 19.2,见文末彩图)中红色和绿色的半圆,来确定垂直方向上看起来直径大小相等的半圆。

3. 将小册子旋转到水平位置,并重复测试。

4. 记录每个子午线方向上不等像的百分比。此测验所测值一般小于空间等像计的测量值。

不等像检测器 *

不等像检测器的检测方法是基于直接比较影像[2]的大小,测试结果往往偏小[29,30],但其灵敏度低于 0.5%[31]。虽然检测结果偏低可能是一个问题,但其对测量较大的不等像(高达 25%)有很大优势,例如由单侧无晶状体眼、视网膜

* Available from:Optical Diagnostics,Zwaluwweg1,4112 PK Beusichem,The Netherlands. Website http://www.opticaldiagnostics.com

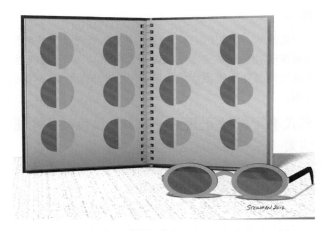

■ 图 19.2　新不等像测验包括一本有许多对红色/绿色半圆的册子。当用红/绿眼镜观看时,右眼看到一个半圆,左眼看到另一个。患者的任务是确定哪一对目标包含两边垂直直径相同的半圆,提供确定处方的放大率的估计值

膜脱离和视网膜前膜等病症引起的不等像(见病例 19.1)。此类患者由于保护视力的治疗而导致了较大的不等像。如此高的不等像很难由其他方法测量,比如空间等像计(只能测量≤5%的图像尺寸差异)。相对大的测量范围和临床可用性(与空间等像计相比)使得该方法成为非常有价值的临床试验方法。

使用不等像检测器评估不等像:

1. 检查在暗室照明下进行,患者坐在电脑显示器前 40~60cm 处。

2. 患者通过红绿眼镜观看电脑显示屏,这样每只眼睛都能看到屏幕上分离的一部分(通常是红色的眼镜放在右眼前方,但是检查者也可以决定哪只眼睛前加红色镜片)。

3. 患者的任务是辨别比较哪个目标比较大。一种不等像设置是通过用键盘或鼠标改变两个半圆(版本 1)或两个条带(版本 2 或 3)其中之一的大小,直到两个目标的大小相等(图 19.3,见文末彩图)。

4. 在垂直、水平、和斜向测量不等像,若有需要,补偿注视视差。在每一个方向测量两次,一次从预设-25%不等像开始,一次从预设+25%不等像开始。

5. 这两个测量值的平均值为不等像量,电脑自动计算确定不等像总量。

6. 电脑可以模拟潜在的不等像矫正,以验证患者的症状是否减轻。也可以调整不等像矫正度来最大限度地提高患者满意度。

比起使用空间等像计[30],这个检测方法倾向于评估更小的不等像。

空间等像计

对不等像最精确的测量是基于对图像大小差异的测量,而不是猜测当前的不等像大小。从临床的角度看,对不等像进行测量是确定患者的症状是否与不等像有关的最佳方法。空间等像计可以非常精确地测量高达 5%的图像尺

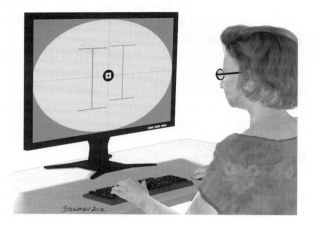

■ **图 19.3** 不等像检测器是一个有红/绿半圆(版本 1)或红/绿条带(版本 2)的计算机程序。当用红/绿眼镜观看时,右眼看到一个半圆(条),左眼看到另一个。患者使用键盘或鼠标使目标每侧具有相同的尺寸。这项任务在 3 条子午线(垂直、水平和斜向)中的每一个完成两次,每一组测量的平均值就是该方向的不等像量。然后,计算机程序计算出总体的放大率来确定处方

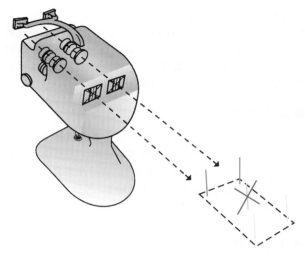

■ **图 19.4** 空间等像计的视标是红色交叉线后有两条亮白色(或淡黄色)的垂直线,红色交叉线前有两条暗绿色的垂直线。在使用等像计测量不等像时,患者的任务是报告控制杆改变相对放大率时线条的相对位置,当患者报告各对视标位置相等时即完成该测量

寸差异。使用等像计也有助于给出不等像矫正的处方。例如,检查者有时不愿给患者屈光参差的处方,因为这会导致不等像。然而,完全矫正较大的球性屈光参差未必会引起严重的不等像。解决这一难题的方法是,在怀疑患者存在不等像时频繁使用等像计。在患者屈光矫正后进行影像测定,常常会出乎意料地发现并不存在或者仅存在很小的不等像。如果患者的视觉需求允许为了舒适度或费用问题而牺牲最佳视力和双眼视觉功能时,由等像计评估患者试戴矫正眼镜的反应也能使临床医生调整屈光度,将不等像减至最低。

空间等像计是非常精确的——也许是双眼视觉功能最精确的临床测量。此测量完全基于双眼单视和立体视的生理光学研究。空间等像计目前已不再作为一种新仪器购买。然而,随着从业人员退休的人数增加,有相当数量的等像计可用。因为这个仪器有时仍可购得,而且许多临床医生不熟悉它的使用,我们用了一个简短的章节来介绍等像计的使用,这样检查者就能更容易地熟悉它的特性来测量不等像。

视标

空间等像计的视标显示为红色交叉线后有两条亮白色(或淡黄色)的垂直线,红色交叉线前有两条暗绿色的垂直线(图 19.4,见文末彩图)。视标所见位置由控制杆改变。用仪器顶部的×90 杆(图 19.5)移近左边外侧线改变右眼放大率,移远改变左眼放大率。用×180 杆移近红色交叉线的右侧改变右眼放大率,移远改变左眼放大率。偏转轮将红色交叉线的顶部转向观察者的位置上设为正值,并将转离观察者设为负值。临床医生应该通过单眼和双眼观察仪器,熟悉本节中描述的现象。

在使用等像计测量不等像时,患者的任务是报告控制

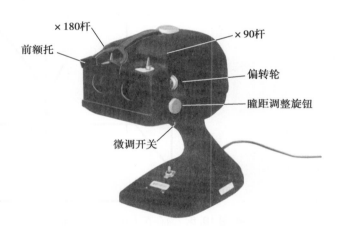

■ **图 19.5** 视标所见位置由控制杆改变。用仪器顶部的×90 杆移近左边外侧线改变右眼放大率,移远改变左眼放大率。用×180 杆移近红色交叉线的右侧改变右眼放大率,移远改变左眼放大率。偏转轮将红色交叉线的顶部转向观察者的位置上设为正值,并将转离观察者设为负值。在控制杆设置的变化范围内,用等像计底部的微调开关调整视标的可见度

杆改变相对放大率时线条的相对位置,当患者报告各对视标位置相等时即完成该测量。

操作设置

请患者舒适地坐在空间等像计前,进行合适的屈光矫正并在仪器上设置好瞳距(图 19.5)。将所有设置归零,让患者观察视标并报告线条的位置。首先要注意外侧线条。通过使用高低射标技术(bracketing technique),90° 位置的齿轮可以被移动,直到最外侧线是等距的。在控制杆设置

的变化范围内用微开关(图 19.5)调整视标的可见度,可以得到更准确的结果。重复测量过程,红色交叉线使用×180 杆,斜向的红色交叉线使用偏转轮。该方法适用于确定控制杆和偏转轮的最终位置。患者对以上 3 部分测试的敏感度估计为报告视标对齐范围的一半以内。该仪器的手册提供了关于常规情况下检测程序的更多细节。

确定图像大小

在基本设置确认后,通过使用放大率表格从 3 次测量(×90、×180 和斜轴)中获得不等像矫正度。基于测量值和专业的判断,同时考虑矫正的有效性、费用及患者成功缓解症状的可能,来决定给患者下完全矫正、部分矫正、或不矫正不等像的处方。这些要点将在后面的一节中进一步讨论。接下来,我们将讨论在使用空间等像计进行的测量中遇到的一些困难。

不等像的检测中遇到的困难

单眼抑制

在检查时缺乏足够立体视觉反应的患者会报告视标在同一平面上。单眼抑制的其他指征是患者报告明亮的白

(淡黄)色垂直线出现在红色交叉线前面,或者暗绿色垂直线出现在红色交叉线的后面。这表明患者使用单眼视而不是立体视觉,由亮度来估计视标的位置。

如果不确定是否有抑制,让患者用一眼观察目标,再用另一眼观察。用右眼看,两条右边垂直线比左边的看起来更近。用左眼看,两条左边垂直线比右边的看起来更近。因此,睁开双眼,可以通过询问患者左边或右边的垂直线哪条看起来更近来确定抑制眼。

隐斜

对于一些融像和立体视觉功能良好的患者,空间等像计检测显示存在少量的隐斜,上隐斜最常见。甚至当只有 0.5^Δ 上隐斜未矫正时,交叉线其中的一条斜线常看起来在另一条前(图 19.6)。如果出现这一现象,则应进行注视视差检测,以确定将注视视差减少到零所需的垂直棱镜量(第 15 章)。然后,确定棱镜(通过高低射标的方法)以确保斜线完全重合。这是通过在一只眼前交替放置 0.5^Δ 底朝下以及底朝上的棱镜完成的。如果没有未矫正的上隐斜,在棱镜从基底向下翻转到基底向上时一条斜线会出现在另一条前面(反之亦然)。将适当大小的棱镜(可能需要超过 0.5^Δ)置于试镜架,可继续进行不等像检测。

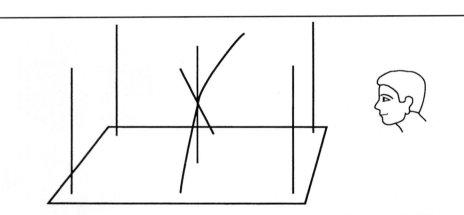

■ 图 19.6　当存在未矫正的上隐斜时,空间等像计视标可能会出现扭曲,交叉线其中的一条斜线将靠近观察者。有关这一现象的报告提示检查者应将少量的垂直棱镜加在上隐斜眼前,使交叉线以恢复对称的感觉,从而可以对交叉线的位置作出更准确的判断

处理

不等像矫正处方与屈光不正和棱镜处方相同,都需要临床判断。需要考虑包括患者的年龄、旧镜性质和患者对其的反应、工作类型、爱好、性格、对矫正镜外观和价格的考量等方面,最重要的是考虑症状的性质以及通过矫正不等像消除或减轻症状的可能性。

实际考虑

在设计等像处方时,很容易会使解决光学问题的愿望掩盖过患者可能在处方矫正后出现的问题。记住患者的主要症状,并试图在不带来新问题的情况下解决这个问题。光学上正确的处方可能是患者无法接受的。在某些情况

下,最好不要给予完全的屈光矫正处方,而要对它们进行轻微修改。柱镜轴位或度数的微小变化可能会轻微地降低视力,但是比带有不可接受的外形或重量的昂贵处方更好。一般情况下,都要求使用最简单的解决方案,并且确定成功与失败的不同处理。

镜片处方

虽然没有严格的规则规定,但我们建议在决定是否给予不等像矫正时考虑以下因素。

以下情况不建议开具不等像处方:

- 在重复测量后不等像大小不确定
- 深度知觉差
- 不等像与屈光参差的预期情况相反
- 症状与用眼无关,或者屈光或隐斜矫正不能改善症状

- 即使有明显的不等像,但仍感舒适的患者。如果患者长期配戴一眼欠矫的眼镜,这种情况可能会发生

以下情况建议开具不等像处方:

- 不等像可测的敏感度低于所测的大小差异值(例如 1.0%±0.50%而不是 0.75%±1.5%)
- 症状明显与用眼有关
- 排除有临床意义的水平或垂直隐斜,单眼遮盖后症状有明显缓解
- 配戴临时的夹式不等像矫正镜片 1~2 天后,症状有所缓解
- 屈光参差完全矫正引起(或可能引起)不适
- 尝试其他矫正方式,不能减轻症状

不等像患者处方的确定

在设计不等像矫正时,有两种稍有不同的观点:消除两眼之间预估的全部放大率差异,或消除两眼之间实际测得的全部放大率差异。这两种观点都有其优点,而且在临床上每一项工作都表明等像镜片的设计往往不是一门精确的科学,更多的时候是一种临床处理的艺术。

预估的放大率处方

当开处方消除两眼之间预估的全部放大率差异时[32],实际的不等像通常不是被测量出的,但常认为与镜片放大率的差异有关。在实际操作中,这种方法经常被用于没有不等像检测器、空间等像计等仪器设备时。临床上,使用这种方法下处方的医生通常会选择比预期更低的放大率而不是减少镜片放大率差异至零。通常,两眼屈光度每相差 1D,对应大约 1.0%的放大率处方。不幸的是,这一方法在为近视性屈光参差的患者开具处方时往往不太准确。然而,从总体上看,基于这一理念所设计的处方所包含的放大率要比基于实际测量的不等像处方测出的要稍微大一些。

测量的不等像处方

当用不等像检测器或空间等像计测量不等像时,处方可被设计为消除两眼之间像放大率的差异。在这项技术中,经常通过患者的最佳镜片矫正进行测量。根据对旧眼镜参数(顶点距离、前表面曲率、厚度、折射率)的了解,改

变这些参数来设计等像矫正,将测量的放大率差异减小到零。只要可以测出不等像,这种方法能同时满足近视性屈光参差和远视性屈光参差。基于这一理念所设计的处方,通常比由眼镜度数所计算的放大率稍低一些。根据经验,在大多数病例中,残余不等像矫正后应该小于 1%~3%。

等像镜片设计

无论基于哪种理念给不等像的患者下处方,都必须正确设计等像矫正。有两种方式可以完成等像镜片设计。

不等像检测器

到目前为止,最可取的方法是使用不等像检测器,由计算机交互完成等像处方的设计[33]。使用所有影响眼镜镜片放大率的参数(顶点距离、前表面曲率、厚度、折射率)来计算并且每个参数都可使用滑条自由调节。改变镜片参数时,由此产生的不等像(以及光学诱导的垂直向隐斜)会实时显示。此外,它提供的镜片的图像和边缘厚度图有助于确定所建议的矫正外观和镜片设计是否适合镜框。

转化

将设计镜片矫正不等像与屈光矫正相结合的过程称为转化。当开具处方以消除预估的放大率差异时,只需决定想要留下多少残余放大率,并设计出能达到这个要求的镜片。如果进行了不等像测量,可以用表格设计等像矫正,将测量的差异值降低到零,这虽然耗时但并不困难。当进行了不等像测量并且测量包括静态成分和动态成分时,静态和动态不等像问题也并不是难题。

当设计不等像矫正镜片时,可以通过改变患者当前眼镜镜片的参数(前表面曲率、厚度和顶点距离)来获得理想的等像矫正。该方法无须考虑镜片的放大特性,简化了等像镜片的设计。当患者已经戴上眼镜时,唯一需要确定的是需要多大的放大率。

在设计等像镜片后,制作镜片之前,应该尝试两个步骤。每一步都有其优点,它们共同消除了许多等像矫正的需要。第一,尽可能开具接触镜处方。很多时候,接触镜处方可以消除动态不等像的问题,当存在中到高度静态不等像时双眼视觉更舒适。病例 19.2 说明了这一前提的成功。

病例 19.2　接触镜矫正不等像

一名 39 岁的妇女右眼于 2 年前进行了放射状角膜切开术(radial keratotomy,RK)。由于第一次手术的视觉效果不佳,故而她没有对左眼进行手术。她的主诉是看远看近模糊。她在术前大约有 1D 近视,偶尔戴眼镜,从未戴过接触镜。术后有一副眼镜,但已经把眼镜弄坏了。由于视力的频繁波动,戴镜视力并不理想。屈光状态如下:

OD:+7.25c−2.50×080　　　　　　　　　6/7.5

OS:−1.25c−0.25×090　　　　　　　　　6/6+2

OU:6/6+2

角膜曲率测量读数如下:

OD:33.25@ 173,30.00 @ 083

OS:39.00 @ 173,38.87 @ 083　　　　　　形态严重扭曲

病例 19.2 接触镜矫正不等像(续)

由于有较大的屈光参差,建议配戴角膜接触镜。右眼的接触镜为了与 RK 术后的平坦的角膜中央曲率(30.00D)相匹配形成拱顶,使用前表面曲率为 9.0mm(38.50D)的镜片。这会造成高度数的泪液透镜,结合接触镜,可以矫正屈光不正。由于 RK 术后中心角膜测量读数的不可靠性,因此需要通过试戴和追加矫正来确定度数。

患者适应了镜片三个星期后复诊。在适应期内未遇到困难。配戴接触镜后,她的视力如下:

OD:6/6+1   追加矫正:OD:平光

OS:6/6-1   OS:-0.50 6/6

在 6m 处,未出现抑制,眼位正位,立体视是 2 弧分。在 40cm 处,眼位正位,立体视是 80 弧秒(用 AO 偏振视力卡和近视力卡)。尽管有屈光参差,但她戴接触镜进行空间等像计检测显示出极少或没有任何不等像。她对自己的视力很满意,并没有出现这种情况下可能会出现的双眼视觉问题。建议此患者继续配戴接触镜并增加配戴时长,在一个月后或必要时复查。

当患者不想或不能配戴接触镜时,合理改变处方可以减少潜在的问题。因此,我们的第二个建议是对于年纪较大的患者,尤其是存在空间感知困难或散光度数、轴位不稳定的患者,可考虑轻微改变度数或轴位。当需要时进行适当的修正,将最大限度地减少患者的感知变形。这样修正后常常可以不用给双焦镜片处方。病例 19.3 说明了这些问题。

病例 19.3 轻微的度数或轴位改变

H. B. ,某男性,61 岁,定期来进行视力检查。主诉过去的几个月里远视力下降,并且存在阅读障碍。他注意到在使用多焦镜片时,抬头看远视力会好一点。患有青光眼,用丙氨酸(0.1%盐酸地匹福林)控制,之前用噻吗洛尔(0.25%马来酸噻吗洛尔)但发生了严重的全身性副作用。他目前的眼镜参数如下:

OD:+0.50DS   20/40+2   +2.25 下加

OS:+0.25c-0.25×90   20/40   50%三焦

眼底正常,双眼轻微白内障早期。根据美国光学非接触式眼压计(AONCT),眼压为 20mmHg(右眼)和 21mmHg(左眼)。视野完全正常。屈光状态如下:

OD:+1.25c-1.00×75   20/20+2

OS:+1.00c-0.75×109   20/15-2

患者在 6m 处有 6^Δ 外隐斜,40cm 处通过下加光镜片检测出 14^Δ 外隐斜。在 6m 处无注视视差,立体视为 240 度(AO 成人偏振视力卡)。近用附加+2.50D。近立体视 200 度(随机点立体视检测),未出现抑制。

患者报告说试镜时新的屈光矫正度数可以达到清晰视觉,但他感觉桌面倾斜,并且走路时很难判断落脚位置。修改镜片度数,将柱镜轴位改为 90 度,降低柱镜度数,使之具有良好的视敏度,消除了视物变形。与患者讨论这些改变,并告知选择等像镜片可获得最清晰的视力并消除变形。患者不愿花多余的钱来配戴等像镜片。最终处方如下:

OD:+1.25c-0.50×90   20/20-2   +2.25 下加

OS:+1.00c-0.50×90   20/20-1   50%三焦

患者在两周后复查,视力效果良好,并没有感知到变形。由于无明显症状,没有进行进一步的不等像检查。

对潜在不等像的担忧不能作为减少双眼视觉异常患者所需的眼镜屈光力的依据。例如,完全矫正(第 17 章)的情况下可能成功治疗有屈光性弱视的患者。对这些患者来说,完全矫正的好处大多数情况下会大于诱发不等像可能造成的损害。

我们的第三个建议适用于那些需要完全矫正的处方以获得清晰的视力和最佳的双眼视觉,但又不愿意戴接触镜的患者。在这种情况下,我们建议给予完全矫正的处方。这样做有两个原因:

1. 有些人群很容易适应(20^Δ 内隐斜和 5^Δ 内斜视);如果患者能适应常规矫正,就可以避免设计等像镜片的困难。

2. 如果患者不能适应常规的眼镜镜片,那么就有了测试的依据,调整眼镜镜片的参数以产生必要的放大率变化。通常,2~4 周的时间就足以确定镜片矫正是否令人满意。如果在这段时间后仍有严重的症状,可能需要进行不等像矫正。

为了达到不等像的完全或接近完全的矫正,在调整患者框架镜片度数时,要遵循以下 3 个基本规则[34,35]:

1. 改变镜片顶点距离(h)可改变放大率。

2. 增加透镜的前表面曲率(D_1)可增加放大率。

3. 增加镜片的厚度(t)可增加放大率。

任意单一变量的改变都有物理学上的限制(例如 t 不能下降到 1.5mm 以下,否则影响镜片强度)。这些限制适用于所有镜片,并且上述的基本规则同样适用于所有的矫正设计,无论是转化设计还是通过不等像检测器设计。因此,在设计不等像镜片时,应在所有相关的变量上做微小的改变,而不是试图通过修改某一个参数来产生期望的放大率变化。

通过改变镜眼距和尖边位置来改变放大率

改变镜眼距

表 19.2 列出了不同屈光力下,随着镜片的镜眼距的变化(Δh),放大率的近似百分比变化。当眼镜片远离眼睛时,Δh 是正值。h 不等于镜眼距(图 19.7),但可以近似看作镜眼距。

例如表 19.2,假设一顾客配戴如下处方眼镜:

OD:-6.00DS   镜眼距:14.5mm

OS:-2.00DS

基于临床判断,总体放大率为 1.25%(右眼),小于估计的放大率 4%(4D 屈光参差×1%/D),判断该镜可以舒适配戴。镜片越靠近眼睛会增加其镜片放大率,但因右眼的屈光力更大,右眼的放大率会比左眼大。这与前表面曲率和中心厚度无关。如果镜片靠近眼睛 3mm(11.5mm 的镜眼距),放大倍率变化(表 19.2)右眼将增加 1.8%,左眼将增加 0.6%,两者的差值[(+1.8%)-(+0.6%)]为 1.2%,近似预期变化。

表 19.2 不同屈光力下,随着镜眼距变化(Δh),近似放大率(百分比)的变化

镜眼距(h)/mm	屈光度(V_0)					
	1D	2D	4D	6D	8D	10D
1	0.1	0.2	0.4	0.6	0.8	1.0
2	0.2	0.4	0.8	1.2	1.6	2.0
3	0.3	0.6	1.2	1.8	2.4	3.0
4	0.4	0.8	1.6	2.4	3.2	4.0
5	0.5	1.0	2.0	3.0	4.0	5.0

负镜片:移近眼睛,放大率增加,远离眼睛,放大率降低。

正镜片:移近眼睛,放大率降低,远离眼睛,放大率增加。

基于公式:$m\% = \dfrac{V_0(h)}{10}$

$m\%$:放大率变化(%)

V_0:镜片的顶点屈光力(D)

h:顶点距离变化(mm)

10:由米到毫米换算以及表示放大率百分比产生。

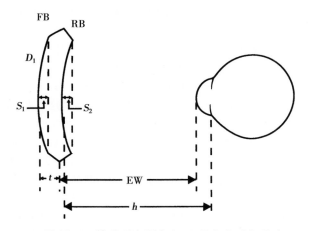

图 19.7 镜片顶点距离(Δh)的变化引起放大率的变化。当镜架远离眼睛时,镜眼距的变化(Δh)为正值。镜眼距不是 h,但可以近似计算,根据镜片位置的变化确定图像大小的变化。D_1,前表面曲率;FB,前尖边位置;h,从镜片后极到入瞳的顶点距离;RB,后尖边位置;S_1,前垂度;S_2,后垂度;t,镜片中心厚度

改变尖边位置

由于负透镜边缘较厚,可以通过改变左右镜片的尖边位置来改变放大率。表 19.3 显示了通过从中心到 $\frac{1}{3}$ 至 $\frac{2}{3}$ 或 $\frac{2}{3}$ 至 $\frac{1}{3}$ 尖边位置的改变而实现的放大率变化。$\frac{1}{3}$ 至 $\frac{2}{3}$ 尖边位置使镜片向眼睛移近,增加了负透镜的放大率,而前表面尖边位置($\frac{2}{3}$ 至 $\frac{1}{3}$)使镜片远离眼睛,减少了负透镜的放大率。

当患者配戴以下镜片时,改变尖边位置产生的影响非常明显:

OD:-8.00DS(中心尖边位置)

OS:-8.00DS

然后计算出通过改变尖边位置可以改变的镜片位置的量(h),再使用公式 $m\%$(放大率百分比的变化)= $V_0(h)/10$(表 19.2)计算通过改变尖边位置可以实现的放大率变化。

镜框的最小尺寸决定了尖边位置变化对负透镜放大率的影响(正透镜反之)。44mm×40mm 大小的镜框,40mm 决定了负透镜尖边位置的可变量和因此产生的放大率变化。

| 表19.3 | 从中心到$\frac{1}{3}$至$\frac{2}{3}$或$\frac{2}{3}$至尖边位置的改变产生的近似放大率(%)变化(2.1mm 中心厚度) | | | | | |

镜片尺寸/mm	屈光度/D					
	−1.00	−2.00	−4.00	−6.00	−8.00	−10.00
36	0.03	0.10	0.22	0.37	0.56	0.77
38	0.03	0.10	0.23	0.40	0.61	0.84
40	0.04	0.10	0.24	0.43	0.67	0.92
42	0.04	0.10	0.25	0.46	0.72	1.05
46	0.04	0.11	0.28	0.52	0.82	1.19
48	0.04	0.11	0.29	0.54	0.87	1.26
50	0.05	0.11	0.30	0.57	0.92	1.36
52	0.05	0.11	0.31	0.60	0.96	1.44

负镜片:移近眼睛,放大率增加,远离眼睛,放大率降低。
基于计算镜片边缘厚度:

2.1=镜片中心厚度(mm)
V_0=镜片顶焦度[屈光度(D)]
h=镜片半径(mm)
n=镜片材料折射率(玻璃镜片=1.523)减去空气折射率(1.000)

调整尖边位置,使右眼的镜片移近($\frac{1}{3}$至$\frac{2}{3}$斜角)和左眼的镜片移远的($\frac{2}{3}$至$\frac{1}{3}$斜角),可以使一个尺寸52mm 的镜框产生接近2.0%(1.92%)放大率改变。

通过改变基弧来改变放大率

当前表面屈光力(D_1——前表面曲率)改变时,镜片放大率的变化如表19.4所示。该表以2.1mm 最小镜片厚度为基准。对于配戴正(远视)镜片的患者来说,通过增加镜片前表面曲率增加放大率是最合适的。当近视度数超过−2.50D 时,随着镜片前表面曲率的增加,镜片放大率会随之减小(其他参数保持不变的情况下),因为镜片前表面曲率的增加会使镜片顶点远离眼睛。对于正镜片,放大率的改变来自于顶点距离和前表面曲率的增加。对于负镜片,由前表面曲率增加导致的放大率增加被由顶点距离变化导致的放大倍率减小所抵消。

作为改变镜片前表面曲率以增加放大率的一个例子,一个患者配戴以下镜片:

OD:+3.00 DS+7.50 前表面曲率
OS:+5.00 DS+9.50 前表面曲率

右眼需要增加1.5%放大率。从表19.4中可以看出,右眼镜片前表面曲率增加+4D(到+11.50)就可以增加大约1.5%的放大率。+2.00D 镜片的前表面曲率改变4D 将会增加1.13%的放大率,而对于+4.00D 镜片将会增加1.9%的放大率。因此,+3.00D 镜片大约增加1.57%:(1.13+1.9)/2=1.57。由于该表采用2D 为一个阶梯,所以中间变化的结果必须通过计算来确定。

通过改变镜片的厚度改变放大率

表19.5和表19.6显示,在其他因素(尖边位置、顶点距离等)保持不变的情况下,特定前表面曲率和屈光力的镜片,镜片厚度的变化(Δt)所引起的放大率变化。这些表格还显示,Δt 的增加会造成顶点距离(Δh)的变化。

然后计算出通过改变尖边位置可以改变的镜片位置的量(Δh),并将其用于表19.2 的公式中,可以计算出通过改变尖边位置可以实现的放大率的变化。

利用表19.5和19.6,考虑患者配戴以下镜片:

OD:平光/+6.25 前表面曲率/2.1mm 厚度
OS:−2.00DS/+4.50 前表面曲率/2.1mm 厚度

左眼镜片需要增加0.75%放大率。要使用这些表,需要从表19.5中减去表19.6中的值,以确定放大率的变化。增加厚度可以增加放大率,为了达到我们想要的放大率,必须增加左眼镜片的厚度。由表19.5可知,前表面曲率为+4.50D,厚度增加为+2.0mm,其值为+0.600%。

由表19.6可知,镜片屈光力为−2.00D,厚度增加+2.0mm,其值为−0.20。因此通过厚度改变,可达到+0.80%[A(+0.60)−B(−0.20)]的放大率变化,接近+0.75%的放大率需求。

增加镜片厚度,同时会相应增加镜片边缘厚度。增加的边缘厚度可改变尖边位置大小进而改变放大率。表19.7显示了增加镜片厚度后,尖边位置变化引起的放大率变化。这种效应在镜片顶点屈光力大于−4.00D 或+6.00D 时,或者厚度增加显著时更为有意义。

表 19.4　屈光度与前表面曲率变化引起的近似放大率(%)改变

Δ基弧 (D_1)	屈光度/D												
	-10 $t=2.1$	-8 $t=2.1$	-6 $t=2.1$	-4 $t=2.1$	-2 $t=2.1$	-1 $t=2.1$	0 $t=2.1$	+1 $t=2.6$	+2 $t=3.1$	+4 $t=4.1$	+6 $t=5.1$	+8 $t=6.1$	+10 $t=7.1$
-4	+1.46	+1.04	+0.64	+0.24	-0.16	-0.36	-0.56	-0.90	-1.23	-1.90	-2.56	-3.24	-3.88
-2	+0.72	+0.52	+0.32	+0.12	-0.08	-0.18	-0.28	-0.45	-0.61	-0.95	-1.28	-1.62	-1.94
+2	-0.72	-0.52	-0.32	-0.12	+0.08	+0.18	+0.28	+0.45	+0.61	+0.95	+1.28	+1.62	+1.94
+4	-1.46	-1.04	-0.64	-0.24	+0.16	+0.36	+0.56	+0.90	+1.23	+1.90	+2.56	+3.24	+3.88
+6	-2.18	-1.56	-0.96	-0.36	+0.24	+0.54	+0.84	+1.35	+1.84	+2.85	+3.84	+4.86	+5.82
+8	-2.92	-2.08	-1.28	-0.48	+0.32	+0.72	+1.12	+1.80	+2.46	+3.80	+5.12	+6.48	+7.76

基于公式：$\Delta m\% = \Delta D_1\left[\dfrac{t}{15}+0.05V_0\right]$

$\Delta m\%$ = 放大率变化(%)

ΔD_1 = 镜片前表面曲率变化[屈光度(D)]

t = 镜片中心厚度(mm)

15 = 修正常数，由玻璃的折射率折算，由于放大率表示为百分比并且镜片厚度单位表示为毫米而加以修正

0.05 = 前表面曲率改变 ΔD_1 引起近似为 1 的顶点距离改变

V_0 = 镜片顶点屈光力(D)

表 19.5 厚度和前表面曲率变化引起的放大率改变

厚度 Δt/mm[a]	基弧													
	0.50	1.50	2.50	3.50	4.50	5.50	6.50	7.50	8.50	9.50	10.50	11.50	12.50	13.50
−1.5	−0.05	−0.15	−0.25	−0.35	−0.45	−0.55	−0.65	−0.75	−0.85	−0.95	−1.05	−1.15	−1.25	−1.35
−1.0	−0.03	−0.10	−0.17	−0.23	−0.30	−0.37	−0.43	−0.50	−0.57	−0.63	−0.70	−0.77	−0.83	−0.90
0.5	−0.02	−0.05	−0.08	−0.17	−0.15	−0.18	−0.22	−0.25	−0.28	−0.32	−0.35	−0.38	−0.42	−0.45
+0.5	+0.02	+0.05	+0.08	+0.17	+0.15	+0.18	+0.22	+0.25	+0.28	+0.32	+0.35	+0.38	+0.42	+0.45
+1.0	+0.03	+0.10	+0.17	+0.23	+0.30	+0.37	+0.43	+0.50	+0.57	+0.63	+0.70	+0.77	+0.83	+0.90
+1.5	+0.05	+0.15	+0.25	+0.35	+0.45	+0.55	+0.65	+0.75	+0.85	+0.95	+1.05	+1.15	+1.25	+1.35
+2.0	+0.06	+0.20	+0.33	+0.47	+0.60	+0.72	+0.87	+1.00	+1.13	+1.26	+1.40	+1.52	+1.66	+1.80
+2.5	+0.08	+0.25	+0.42	+0.58	+0.75	+0.92	+1.08	+1.25	+1.41	+1.58	+1.75	+1.92	+2.08	+2.25
+3.0	+0.10	+0.30	+0.50	+0.70	+0.90	+1.10	+1.30	+1.50	+1.70	+1.90	+2.10	+2.30	+2.50	+2.69
+3.5	+0.11	+0.35	+0.58	+0.82	+1.05	+1.28	+1.52	+1.75	+1.98	+2.21	+2.45	+2.68	+2.91	+3.14
+4.0	+0.13	+0.40	+0.67	+0.92	+1.20	+1.46	+1.73	+2.00	+2.26	+2.52	+2.80	+3.06	+3.33	+3.59
+4.5	+0.14	+0.45	+0.84	+1.03	+1.35	+1.65	+1.95	+2.25	+2.54	+2.84	+3.15	+3.48	+3.74	+4.03

[a] +，代表厚度增加；−，代表厚度减少。

表 19.6 屈光度和厚度变化引起的放大率改变

厚度/mm	镜片屈光力/D										
	-10	-8	-6	-4	-2	0	+2	+4	+6	+8	+10
-1.5	+0.75	+0.60	+0.45	+0.30	+0.15	0.0	-0.15	-0.30	-0.45	-0.60	-0.75
-1.0	+0.50	+0.40	+0.30	+0.20	+0.10	0.0	-0.10	-0.20	-0.30	-0.40	-0.50
-0.5	+0.25	+0.20	+0.15	+0.10	+0.05	0.0	-0.05	-0.10	-0.15	-0.20	-0.25
+0.5	-0.25	-0.20	-0.15	-0.10	-0.05	0.0	+0.05	+0.10	+0.15	+0.20	+0.25
+1.0	-0.50	-0.40	-0.30	-0.20	-0.10	0.0	+0.10	+0.20	+0.30	+0.40	+0.50
+1.5	-0.75	-0.60	-0.45	-0.30	-0.15	0.0	+0.15	+0.30	+0.45	+0.60	+0.75
+2.0	-1.00	-0.80	-0.60	-0.40	-0.20	0.0	+0.20	+0.40	+0.60	+0.80	+1.00
+2.5	-1.25	-1.00	-0.75	-0.50	-0.25	0.0	+0.25	+0.50	+0.75	+1.00	+1.25
+3.0	-1.50	-1.20	-0.90	-0.60	-0.30	0.0	+0.30	+0.60	+0.90	+1.20	+1.50
+3.5	-1.75	-1.40	-1.05	-0.70	-0.35	0.0	+0.35	+0.70	+1.05	+1.40	+1.75
+4.0	-2.00	-1.60	-1.20	-0.80	-0.40	0.0	+0.40	+0.80	+1.20	+1.60	+2.00
+4.5	-2.25	-1.80	-1.35	-0.90	-0.45	0.0	+0.45	+0.90	+1.35	+1.80	+2.25

A 和 B＝给定的基弧、厚度变化和屈光力引起的放大率变化百分比

基于公式：$\Delta m\% = \dfrac{\Delta t D_1}{15} + \dfrac{2V_0}{10}$

公式适用于镜片头尖边位置居中，镜片厚度增加而不改变镜片曲率和镜眼距的情况下。

$\Delta m\%$＝放大率变化（%）

Δt＝镜片厚度变化（mm）

ΔD_1＝镜片前表面曲率变化（屈光度[D]）

15＝修正常数，由玻璃的折射率折算，由于放大率表示为百分比并且镜片厚度单位表示为毫米而加以修正

V_0＝镜片顶点屈光力（D）

10＝由于顶点屈光度表示放大率百分比产生

为了计算 $\Delta m\%$，要用表 19.5 中表示放大率百分比"A"的数据减去表 19.6 中被记为"B"的数据。

表19.7 通过改变尖边位置获得近似放大率的变化(%)[从标准厚度(最小2.1 mm)按固定梯度改变镜片厚度,基于46 mm镜片最小尺寸]

厚度/mm	屈光力(D)												
	−10	−8	−6	−4	−2	−1	0	+1	+2	+4	+6	+8	+10
−1.5	0.94	0.62	0.36	0.18	0.05	0.02	0.00	0.01	0.02	0.04	0.06	0.08	0.10
−1.0	1.02	0.68	0.41	0.21	0.07	0.03	0.00	0.02	0.04	0.07	0.11	0.14	0.18
−0.5	1.11	0.75	0.46	0.24	0.09	0.04	0.00	0.03	0.05	0.11	0.16	0.22	0.27
+0.5	1.28	0.89	0.56	0.31	0.12	0.05	0.00	0.04	0.09	0.18	0.26	0.35	0.44
+1.0	1.36	0.95	0.61	0.34	0.14	0.06	0.00	0.05	0.10	0.21	0.31	0.42	0.52
+1.5	1.45	1.02	0.67	0.38	0.15	0.07	0.00	0.06	0.12	0.24	0.36	0.48	0.60
+2.0	1.52	1.09	0.71	0.41	0.17	0.08	0.00	0.07	0.14	0.28	0.41	0.55	0.69
+2.5	1.61	1.16	0.77	0.44	0.19	0.09	0.00	0.08	0.16	0.31	0.46	0.62	0.77
+3.0	1.68	1.22	0.82	0.48	0.20	0.09	0.00	0.09	0.17	0.34	0.51	0.68	0.85
+3.5	1.78	1.29	0.87	0.51	0.22	0.10	0.00	0.09	0.19	0.38	0.56	0.75	0.94
+4.0	1.85	1.35	0.91	0.54	0.24	0.11	0.00	0.10	0.20	0.41	0.61	0.82	1.02
+4.5	1.94	1.42	0.96	0.57	0.26	0.11	0.00	0.10	0.21	0.44	0.66	0.89	1.10

负镜片:移近眼睛,放大率增加;远离眼睛,放大率降低。

正镜片:移近眼睛,放大率降低;远离眼睛,放大率增加。

基于计算镜片边缘厚度:

负镜片边缘厚度 $= 2.1 - \dfrac{V_0 h^2}{2(\Delta n)} + \Delta t$

2.1 = 最小镜片厚度(mm)

V_0 = 镜片顶点屈光力(D)

h = 镜片半径(mm)

正镜片边缘厚度 $= 2.1 + \Delta t$

Δn = 镜片材料折射率(玻璃镜片=1.523)减去空气折射率(1.000)

Δt = 镜片厚度变化(mm)

然后计算出通过改变尖边位置可以改变的镜片位置的量(Δh),并将其用于表19.2的公式中,可以计算出通过改变尖边位置可以实现的放大率的变化。

等像处方的注意事项

增加+2.0mm 厚度及增加+4.00D 前表面曲率均会产生很大改变。因此,3 个参数——顶点距离(h)、前表面曲率(D_1)和厚度(t)都应该进行改变以达到期望的放大率变化。这样一来,每个参数都可以做出更小的改变,由此得到的处方在镜片外观上会更令人满意。表 19.8 总结了通过改变各种参数可以实现的效果。然而,尽管有各种措施,有时仍需要使用非常陡峭的前表面曲率或非常厚的镜片,或者两者兼而有之,以达到理想的放大效果。为了达到最美观的效果,应注意使用镜片镀膜和最小尺寸镜框。

表 19.8 镜片参数的改变对放大率的影响

	高度数负镜片	低度数负镜片	低度数正镜片	高度数正镜片
顶点距离				
远	减少	影响较小	影响较小	增加
近	增加	影响较小	影响较小	减少
尖边位置				
向前	增加	影响较小	影响较小	减少
向后	减少	影响较小	影响较小	增加
前表面				
变陡	少量减少	增加	增加	增加
变平	少量增加	减少	减少	减少
厚度				
变厚	增加	增加	增加	增加
变薄	减少	减少	减少	减少
	折射率		**材料**	
	1.498 5		CR-39 塑料	
	1.523		冕牌玻璃	
	1.556		高光线材料(Hi Lite)	
	1.577		真实光线材料	
	1.586		聚碳酸酯 PC	
	1.601		玻璃/塑料	
	1.701		高折镜片	
	1.805		Index Eight(X 线)	

减反射膜层和镜片边缘涂膜

陡峭的前表面曲率和/或增加的镜片厚度会引起不必要的内部反射,并导致眼镜看起来相当奇怪。减反射膜层是一种可以用来消除一些过度反射的技术。涂减反射膜层和为边缘厚度超过 2.6~3.1mm 的镜片涂上与镜框尺寸匹配的边缘涂层,将减少内部反射并且改善外观,大大提高等像镜处方的可接受性。

镜框尺寸和材料

仔细选择不等像处方的镜框非常重要。配戴合适且较重的镜框会是很好的选择,因为镜眼距的微小变化会对放大倍率有很大的影响,尤其是对屈光参差的患者。为了达到最小的镜片厚度和重量,镜框应该尽可能小。等像镜片的厚边可以更好地隐藏在塑料全框镜架内,而不是无框或金属镜架。

镜片设计的病例

达到所需放大率的转化过程非常复杂,需要通过具体的病例展示。我们将讨论两个病例,一个球镜和一个散光(病例19.4和病例19.5)。为了获得准确的结果,请按照以下顺序[34]:

1. 首选改变镜眼距,相对而言在外观上更容易接受。因此,我们建议最初,最大限度地改变镜眼距(表19.2),通过镜眼距的变化尽可能多地实现放大率的变化。当不等像矫正与屈光参差方向相同时,尽量减少镜眼距(记住9~10mm是实际最小值)。当不等像矫正与屈光参差所预计的方向相反时,尽量增加镜眼距。

2. 尽量改变镜片前表面曲率(表19.4)。过于陡峭或过于平坦的前表面曲率并不美观,所以尽量保持在+10.50D和+2.00D之间。选择当地镜片制造商能提供的前表面曲率可以节省时间和金钱。

3. 改变镜片的厚度(表19.5和表19.6),使用步骤2所选的前表面曲率。

4. 如有必要,使用表19.3或/和表19.7,进行尖边位置调整。

病例 19.4

一名23岁的女性在配戴旧眼镜时,存在长期头痛和视疲劳症状。她尝试过接触镜,缓解了疲劳,但过敏迫使她停止了接触镜的配戴。她的屈光矫正结果如下:

OD:-1.00DS

2.1-mm 最小镜片中心厚度　　　　　　　　+5.25 前表面曲率

15-mm 镜眼距

OS:-4.00DS

2.1-mm 最小镜片中心厚度　　　　　　　　+3.50 前表面曲率

15-mm 镜眼距

角膜曲率计读数如下:

OD:44.50/180 44.75

OS:46.25/180 46.50

根据角膜曲率,该患者的屈光参差至少有一部分是屈光性的。Ogle[36]指出,平均每1.00D的屈光参差会造成1.5%的不等像。由于屈光参差多数(至少有一部分)是由于眼轴长度的差异导致的,通常采用欠矫的规则,我们决定给左眼增加3.0%的放大率,而不是4.5%。要做到这一点,按照前面的步骤:

1. 将镜眼距(表19.2)从15mm减少到10mm(通过调整当前镜框或选择一个新镜框),增加右眼0.5%放大率,增加左眼2.0%放大率。左眼镜片相对增加了1.5%的放大率[(+2.0)-(+0.5)]。

2. 改变前表面曲率(表19.4)。增加前表面曲率可以在厚度改变时获得更大的放大率变化。然而,表19.4表明几乎不会发生任何变化,我们决定遵循表格,并没有做出任何前表面曲率的变化。

3. 改变厚度(表19.5和19.6)。最终需要的放大率主要靠增加左眼镜片的厚度。前表面曲率+3.50,厚度变化为+2.5mm;由表19.5得0.582;-4.00D镜片的厚度改变了+2.5mm,由表19.6得-0.50。因此,厚度改变+2.5mm放大率变化为+1.082%[A(+0.582)-B(-0.50)]。

4. 改变尖边位置(表19.7)。-4.00DS,厚度增加+2.5mm,使镜片更靠近眼睛(尖边位置靠前),放大率的变化为+0.44%。

镜片参数的改变改变了双眼镜片的放大率,使整体的放大率增加了3.02%。这是由以下几个方面决定的:

改变镜眼距　　　　　　　　　　　　　　1.50%

改变前表面曲率　　　　　　　　　　　　无改变

改变厚度　　　　　　　　　　　　　　　1.08%

改变尖边位置　　　　　　　　　　　　　0.44%

最终处方

OD:-1.00DS

2.1mm 镜片中心厚度　　　　　　　　　　+5.25 正常尖边位置

10mm 镜眼距

OS:-4.00DS

4.6mm 镜片中心厚度　　　　　　　　　　+3.50 尖边位置靠前

10mm 镜眼距

减反射膜,镜片边缘涂膜

病例 19.5

一位 19 岁女性,视远视近均有 2^{Δ} 外隐斜,存在明显症状。她的屈光不正和视力与现在的矫正状态相同。目前的矫正状态如下:

OD:+1.00　　　　　　　　　　20/20−　　　　　　　PD=62

OS:−1.00 c−2.00×180　　　　20/20

镜片前表面曲率:右眼+6.50,左眼+4.50

镜片中心厚度:右眼 2.6mm,左眼 2.1mm

镜眼距:14.0mm

24 小时的诊断性遮盖消除了患者的症状。没有发现明显的水平或垂直隐斜。空间等像计提示以下的需求:

左眼 1.25% OA c 1.75%×180

患者有中到重度的季节性过敏,裂隙灯检查显示在两眼上眼睑存在中等滤泡。

由于患者的过敏和眼部状况不适合接触镜,所以设计了等像处方。当各子午线均需要矫正时,每个主子午线必须分开考虑。对于右眼镜片,各个方向屈光度相同,都为+1.00D。对于左眼镜片,90°方向屈光度为−3.00D,180°方向屈光度为−1.00D。

按照前面的步骤进行设计,但是,这一次必须比较主子午线上的放大率。

水平方向

1. 改变镜眼距(表 19.2)。+1.00D 镜片移近 4mm 造成该子午线方向放大率减少 0.4%。−1.00D(左眼,180°方向)镜片移近 4mm 放大+0.4%。这样在 180°方向上,有 0.8%的差异,左眼镜片放大率增加 0.8%。

2. 改变前表面曲率(表 19.4)。由于在水平子午线(左眼镜片)的放大倍数增加了 0.8%,满足了大部分在这一子午线上所需要的 1.25%的变化量。前表面曲率不变,直到第 3 步评估厚度变化。

3. 改变厚度(表 19.5 和表 19.6)。从表 19.5 和表 19.6 中可知,增大−1.00D 镜片(前表面曲率+4.50)的厚度 1.5mm,放大率增加 0.52%[A(+0.45)−B(−0.07)](左眼,180°方向)。

垂直方向

1. 改变镜眼距(表 19.2)。在第 1 步 180°子午线中,镜眼距减小了 4mm,这也必须用于分析 90°方向。镜眼距从 14.0mm 减小到 10.0mm,右眼减少放大率 0.4%(+1.00/90°),左眼增加放大率 1.2%(−3.00/90°)。这出现了 1.6%的差异。即在 90 度的子午线上,左眼放大率相对增加 1.6%。

2. 改变前表面曲率(表 19.4)。减少右眼镜片(+1.00)前表面曲率(90°方向)2D,放大率减少 0.45%。之前讨论的增加镜片的前表面曲率−2.50D 或更多,证明有降低放大率的效果。然而对于前表面曲率陡峭的镜片,增加厚度更有意义。因此,应增加左眼(−3.00/90°)镜片前表面曲率。−3.00 镜片前表面曲率增加+4.0D,放大率减小 0.04%,因此左眼镜片 90°子午线相对放大率增加 0.41%。

3. 改变厚度(表 19.5 和表 19.6)。180 度子午线上镜片增厚 1.5mm,厚度改变也用于 90°子午线上的计算。180°子午线上前表面曲率+8.50(第二步中 4D 的增加)没有改变。90°子午线−3.00 左眼镜片增厚 1.5mm,放大率在 90°子午线增加 1.072%[A(+0.847)−B(−0.225)]。

4. 改变尖边位置。在评估所有其他的参数变化后,再改变尖边位置。为了满足额外所需的放大率,最后一步进行尖边位置的改变。

放大率的改变如下:

	180°子午线	90°子午线
镜眼距	0.80%	1.60%
前表面曲率	无变化	0.41%
厚度	0.52%	1.072%
尖边位置	无改变	无改变
总和	增加 1.32%(左眼镜片)	增加 3.082%(右眼镜片)

最后的结果是 1.32% OA c 1.76%×180,与左眼所需要的 1.25% OA c 1.75%×180 的放大率基本接近。

最终处方

右眼:+1.00DS

中央厚度 2.6mm,前表面曲率+6.25/180;+4.25/90

镜眼距 10.5mm 中央尖边位置

L:−1.00−2.00×180

中央厚度 3.6mm,前表面曲率+4.50/180;+8.50/90

镜眼距 10.5mm 中央尖边位置

减反射膜;镜片边缘涂膜

双环曲面镜片

双环曲面镜片在不同子午线上有不同的放大率。通常,设计为双环曲面的等像镜片,前表面环曲面用于矫正散光。因此,为矫正屈光不正及所需的放大率,镜片通常前后表面都是环曲面,因为镜片只能有一个中心厚度。每个镜片前后环曲面轴向必须严格对齐以达到所需的屈光力,即使0.5°的偏移也能引起屈光力的显著误差。双环曲面镜片制作非常困难,只有极少数制造商能加工。当从车间定制环曲面镜片时,应该尽量简化订单使其更容易理解。比如,用屈光力分解(光学十字),指定前表面曲率、中心厚度和总屈光力。制造商会依此决定合适的后表面曲率。收到加工好的镜片后,需核对屈光力(用焦度计)、中心厚度是否与订单匹配,检查前表面基弧是否有正确的屈光力和轴向。

意外不等像的矫正

如果患者现在的屈光矫正无(或有极少的)不等像症状,那么开具新处方时需注意不要产生或加剧这个问题(详见动态不等像)。首先要考虑的是患者现在是否已经配戴了矫正眼镜。如果患者已有框架眼镜,而且眼镜的度数与新处方接近,为了避免出现问题,可以开具与旧眼镜相等的前表面曲率和中心厚度。如果处方变化较大或者第一次配镜,以负柱镜的形式开具相等的前表面曲率和中心厚度,来消除远视性屈光参差。当两个镜片都是负度数时,可以优先考虑库存片,因为库存片几乎有相同的中心厚度。对于开具的负度数处方,库存片同样有合适的前表面曲率。负镜库存片为标准前表面曲率,随着负镜度数的增加也可引起少量的放大率变化,这是由于负镜度数越高,前表面曲率越平坦。如果不需要这种少量的放大率,应该定制相同的前表面曲率和中心厚度的镜片。

在开具新处方时,可能由其他途径意外引入不等像。即使实际的屈光改变非常小,或者相同的处方只是由于患者选择了一副新的镜架,这种情况也会发生。这种意外的不等像产生可能是由于镜架尺寸的改变、新旧处方镜片材料折射率不同(比如旧处方是玻璃镜片,新处方是树脂镜片)、镜眼距的不同以及由于镜架的调整导致面弯和/或前倾角不同。为了尽量减少这些潜在的问题,我们应确保新镜与旧镜保持相同的顶点距离,并且调整至与旧镜尽可能接近(相同的面弯或前倾角等)。

病例 19.6

S.S.,68岁,女性,被转诊来接受评估,18年前她右眼做过LASIK手术,8年后接受了左眼角膜基质镜片植入术。移植后初期单眼视阅读效果良好。自从这两个手术完成后,她一直没有进行视力矫正。目前她主诉远视力轻微下降,并且在过去的几个月里阅读问题越来越严重。此外,在戴上新眼镜后,她出现了视疲劳的症状(戴眼镜时),并被转诊来治疗这些症状。她戴新眼镜向四周看时会引起视疲劳和头晕。新眼镜的矫正状态如下:

OD:+0.50DS	20/25+2	下加+2.25	20/20
OS:−1.00	20/25	下加+2.25 渐进	20/20−

在右眼角膜上可见一个模糊的LASIK创面,在左眼角膜上可见一个小的中央角膜移植痕迹。双眼均有非常轻微的早期晶状体核硬化,眼底外观正常。眼压分别为16(右眼)和17(左眼)。视野完全且正常。屈光状态如下:

OD:+0.50−0.50×85	20/20
OS:−1.00−0.50×104	20/20−2

在6m处存在2$^\triangle$外隐斜,40cm处通过下加光镜片测得7$^\triangle$外隐斜。在6m处无注视视差,立体视为240度(AO成人偏振视力卡)。近用附加2.25D。近立体视为60度(随机点立体视),未出现抑制。患者报告说戴试镜架视力清晰,但她注意到有空间变形现象(她戴着试镜架时,桌面倾斜)。修改镜片矫正度数,去掉柱镜,患者可以获得良好的视力并消除了视物变形;然而,这并没有减少她环顾四周时的头晕感。在每只眼前加屈光力相同的镜片,并将近附加度减少到+1.75D,得到了可接受的注视距离和近视力,并消除了头晕。最终处方是一副改良过的单眼视眼镜,屈光度如下:

OD:+0.50	20/25+2	下加+1.75	20/25−
OS:+0.50	20/40−2	下加+1.75 渐进	20/25−

患者于2周后接受复诊进展评估,称她偶尔配戴新眼镜,戴镜期间视力良好、没有视物变形或眩晕现象。由于改良后的眼镜是单眼视的,提供了令人满意的视力,且没有动态不等像症状(从通过屈光参差矫正后环顾四周的症状来看),因此未考虑进一步的不等像评估。

镜架尺寸的改变

当所选的新镜架与之前的眼镜尺寸明显不同时,可能会引起意外的不等像。在这样的病例中,患者感受到的镜片放大率的变化是由于尺寸改变造成的顶点距离的变化。由于镜片矢高的变化,更大的镜片尺寸导致镜片位置变远(图19.8)。表19.9显示了使用不同尺寸和前表面曲率的镜片时矢高的变化。矢高的变化引起了镜眼距的不同,并

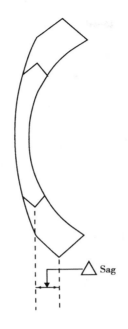

■ **图 19.8**　镜片尺寸的增加会引起镜片矢高的变化。矢高的变化会改变镜片顶点距离，并改变患者所感受到的放大率。由于这个因素，当选择的镜框尺寸与原先的矫正眼镜大不相同时，可能会导致意外的不等像

表 19.9　镜架尺寸和表面曲率引起的镜片矢高变化（mm）

镜框尺寸/mm	表面曲率											
	1.50	2.50	3.50	4.50	5.50	6.50	7.50	8.50	9.50	10.50	11.50	12.50
36	0.4	0.7	1.0	1.4	1.7	2.0	2.3	2.6	2.9	3.3	3.6	3.9
38	0.4	0.8	1.1	1.5	1.9	2.2	2.6	2.9	3.3	3.6	4.0	4.3
40	0.5	0.9	1.3	1.7	2.1	2.5	2.9	3.3	3.7	4.1	4.4	4.8
42	0.5	1.0	1.5	1.9	2.3	2.7	3.2	3.6	4.0	4.5	4.9	5.3
44	0.5	1.1	1.5	2.0	2.5	3.0	3.5	4.0	4.4	4.9	5.4	5.9
46	0.6	1.2	1.8	2.2	2.8	3.3	3.8	4.4	4.9	5.4	6.0	6.5
48	0.7	1.3	1.9	2.4	3.0	3.6	4.2	4.7	5.3	5.9	6.5	7.1
50	0.7	1.4	2.1	2.6	3.2	3.9	4.5	5.2	5.8	6.5	7.1	7.8
52	0.8	1.5	2.2	2.8	3.5	4.2	4.9	5.6	6.3	7.1	7.8	8.6
54	1.0	1.7	2.4	3.1	3.8	4.6	5.3	6.1	6.9	7.7	8.4	9.3

改变了患者感受到的放大率。

作为显示表 19.9 用处的一个病例，考虑患者配戴如下眼镜：

　OD：+1.00 2.6mm 中心厚度　　　+6.50 前表面曲率
14mm 镜眼距

　OS：+4.00 4.1mm 中心厚度　　　+10.50 前表面曲率
14mm 镜眼距

　镜架尺寸：42×40mm

矫正处方未发生变化，只是患者想换一副更加时尚的新镜架。镜片参数未发生变化，但是患者选择了一幅 52×48mm 镜架，双眼镜片矢高增加。由于双眼都是正度数，镜架最大的尺寸决定矢高的大小。+1.00D 镜片，前表面曲率为+6.50D，后表面曲率为-5.50D。+4.00D 的镜片前表面曲率为+10.50D，后表面曲率为-6.50D。

由表 19.9 可知，右眼镜片的后表面曲率为-5.50D，42mm 镜框矢高为 2.3mm。当镜框尺寸增加到 52mm 时，矢高为 3.5mm。矢高（顶点距离）增加了 1.2mm（2.3 至 3.5）。这会导致放大率增加 0.12%（表 19.2）。根据表 19.9，左眼镜片的后表面曲率为-6.50D，42mm 镜框矢高为 2.7mm。当镜框尺寸增加到 52mm 时，矢高为 4.2mm。矢高（顶点距离）增加了 1.5mm（2.7 至 4.2），导致放大率增加 0.6%（表 19.2）。仅仅是镜框尺寸的改变引起了左眼镜片放大率增加 0.48%（0.12 至 0.6）。这种差异可能引起患者的感知问题，很可能导致患者的不适，除非做出调整。最简单的改变就是调整镜架。如果调整镜眼距靠近 1.5mm，大镜架引起的放大率增加（0.48%）能够抵消（0.45%）（表

19.2）。

对于负镜片也是同样的效果。镜框尺寸增大，镜片矢高（顶点距离）增加，放大率减小（图 19.8）。对于屈光参差患者的矫正，屈光度数大的镜片放大率减少更多，这使得两眼的放大率较之前不同，可能引起感知问题。消除这种影响的一个途径就是将镜眼距调小（有时用更小的镜框重新制作眼镜）。

镜框尺寸发生改变时，矫正镜片的类型决定了矢高影响。负镜片，镜框最小径决定矢高的影响；正镜片，镜框最大径决定矢高的影响。

镜片折射率的改变

镜片折射率的改变也可能会导致意外的不等像。但是由于镜片折射率不同造成的放大率变化很小。例如冕牌玻璃镜片换成树脂镜片，放大率减少大约 0.05%。放大率的减小意味着，随着镜片折射率的增大，可以将前表面曲率变平或/和镜片变薄，以达到相同的放大率变化。

对于框架眼镜来说更换折射率高的镜片通常是为了改善镜片的外观。虽然放大率变化很小，但是很多患者还是主诉有空间感知变化。这通常是由于镜片材料的改变（折射率）、为了使边缘厚度最小化而减小中心厚度及开具新处方时对前表面曲率不谨慎造成的。为了尽量减少空间感知变化，最好将新的负镜片前表面曲率比旧镜片增加 0.5~1.0D，然后尽可能地将镜片调整到靠近眼睛的位置。常将两镜片沿面部弯曲并在垂直方向将倾斜度调至与原眼镜相同，可以将等像矫正造成的感知变形减至最低。

总结和结论

虽然很多患者有不等像症状，但是不常给予等像镜片处方。仔细询问病史和临床检查可以提供充足信息来进行不等像的诊断。当可能存在不等像时，建议首先给予接触镜或者是框架眼镜矫正，以确定是否能通过简单的屈光矫正解决患者的问题。偶尔，对于老年人，稍微调整柱镜轴向或度数可能减轻物像不等的症状。类似这样的改变应常作考虑，因为它们通常可以极大改善患者的症状，并可能消除对等像镜片矫正的需要。

当需要进行等像镜片矫正时，运用一般规则改变患者镜片的参数来矫正不等像。

1. 改变顶点的距离（h）来改变放大率
2. 增加前表面曲率（D_1）来增加放大率
3. 增加厚度（t）来增加放大率

对这些因素的认识使临床医生能够决定改变哪些镜片参数，简化了等像镜片矫正的设计。当需要诊断和镜片设计时，我们建议使用不等像检测器，因为它减小了验配不等像患者的困难和复杂性。

不等像检测器

由于不等像检测器的开发和使用，大大降低了诊断测试和治疗患者报告与不等像相关的症状的难度。当确定需

要进行等像镜片设计时，不等像检测器的计算机化等像镜片设计功能可以通过滑块改变镜片参数（包括顶点距离、前表面曲率、厚度和折射率），并"看到"这些变化对患者不等像的影响和光学诱发的垂直隐斜的变化。由此得到的镜片和边缘厚度的图像有助于评估镜片设计变化对镜片外观的影响。

考虑到空间等像计的相对缺乏和不等像检测器在诊断和治疗上的易用性，我们建议那些有兴趣验配不等像患者的医生购买并使用不等像检测器。虽然治疗通常可以按照经验法则进行等像镜片矫正（稍微修改柱镜轴向或度数和调整镜架往往可以缓解不等像症状），但不等像检测器能够使医生轻松和准确地设计出最终的矫正方案。

问题

1. 为什么鉴别动态或者静态的不等像很重要？
2. Knapp 规则是什么，为什么在一些疑似不等像病例中不能使用？
3. 不等像的症状和隐斜患者的症状有哪些相似？
4. 什么类型的眼部手术会导致不等像？
5. 没有不等像检测器如何确定图像大小的差异？
6. 为什么会决定采用部分等像矫正？这个决定会影响医患之间的互动吗？
7. 为了增加镜片的放大率，需要改变镜片的哪些参数？
8. 对于负镜片来说，为什么基弧的改变不能改变放大率？
9. 为什么对于等像镜片，镜框的尺寸很重要？
10. 当开具新处方时，如何使患者对空间感知改变的症状最小？

（刘芮佳　丁冬冬　译）

参考文献

1. Cline D, Hofstetter HW, Griffin JB, eds. *Dictionary of Visual Science*. 3rd ed. Radnor, PA: Chilton Book; 1989:36.
2. Ogle KN. *Researches in Binocular Vision*. Philadelphia, PA: WB Saunders; 1950.
3. Bannon RE. *Clinical Manual on Aniseikonia*. Buffalo, NY: American Optical Co; 1954:100.
4. Reading RW. *Binocular Vision Foundations and Applications*. Boston, MA: Butterworth–Heinemann; 1983:219-249.
5. Remole A. Anisophoria and aniseikonia. I. The relation between optical anisophoria and aniseikonia. *Optom Vis Sci*. 1989;66:659-670.
6. Remole A. Anisophoria and aniseikonia. II. The management of optical aniseikonia. *Optom Vis Sci*. 1989;66:736-746.
7. Burian HM. History of the Dartmouth Eye Institute. *Arch Ophthalmol*. 1948;40(2):163-175.
8. Donders FC. *On the Anomalies of Accommodation and Refraction of the Eye*. London, England: New Sydenham Society; 1864.
9. Lippincott JA. On the binocular metamorphopsia produced by correcting glasses. *Arch Ophthalmol*. 1899;18:18.
10. Green J. On certain stereoscopical illusions evoked by prismatic and cylindrical glasses. *Trans Am Ophthalmol Soc*. 1888/1890;5:449-456.
11. Friedenwald H. Binocular metamorphopsia produced by correcting glasses. *Arch Ophthalmol*. 1892;21:204.
12. Koller C. The form of retinal images in the astigmatic eye. *Trans Am Ophthalmol Soc*. 1892;6:425.

13. Hess C. Anisometropia. *Graefes Handb. d. ges. Augenheild*. ch XII; 1903.

14. Von Rohr M. In: Henker O, ed. *Introduction to the Theory of Spectacles*. Jena, Switzerland: Jena School of Optics; 1924.

15. Erggelet H. Ein Beitrag zur Frage der Anisometropie. *Zsch Sinnesphysiol*. 1916;49:326-364.

16. Erggelet H. Brillenlehre. In: Schieck F, Brückner A, eds. *Kurzes Handbuch der Ophthalmologie*. Vol 2. Berlin, Germany: Springer-Verlag; 1932.

17. Carleton EH, Madigan LF. Relationships between aniseikonia and ametropia—from a statistical study of clinical cases. *Arch Ophthalmol*. 1937;18(2):237-247.

18. Bannon RE, Triller W. Aniseikonia—a clinical report covering a ten-year period. *Am J Optom Arch Am Acad Optom*. 1944;21(5):173-182.

19. Wray AT. Clinical report of the correction of aniseikonia in cases of low refractive error. *Am J Optom Arch Am Acad Optom*. 1955;32:535-539.

20. Wick B. Case report—an emmetrope with aniseikonia. *Am J Optom Physiol Opt*. 1974;51:51-55.

21. Wick B. Aniseikonia following unilateral intraocular lens implant. *J Am Optom Assoc*. 1983;54:423-424.

22. de Wit GC, Muraki CS. Field-dependent aniseikonia associated with an epiretinal membrane a case study. *Ophthalmology*. 2006;113:58-62.

23. de Wit GC. Retinally-induced aniseikonia. *Binocul Vis Strabismus Q*. 2007;22:96-101.

24. Currie D. Partial correction of irregular aniseikonia secondary to retinal traction. *Optom Vis Sci*. 2012;89(7):1081-1086.

25. Eskridge JB. Eikonometry. In: Eskridge JB, Amos JF, Bartlett JD, eds. *Clinical Procedures in Optometry*. Philadelphia, PA: JB Lippincott; 1991.

26. Brecher GA. A new method for measuring aniseikonia. *Am J Ophthalmol*. 1951;34:1016-1021.

27. Morgan MW. The Turville infinity balance technique. *J Am Optom Assoc*. 1960;31:447-450.

28. Katsumi O, Miyanaga Y, Hirose T, et al. Binocular function in unilateral aphakia. *Ophthalmology*. 1988;95:1088-1093.

29. McCormack G, Peli E, Stone P. Differences in tests of aniseikonia. *Invest Ophthalmol Vis Sci*. 1992;33:2063-2067.

30. Rutstein RP, Corliss DA, Fullard RJ. Comparison of aniseikonia as measured by the Aniseikonia Inspector and the space eikonometer. *Optom Vis Sci*. 2006;83(11):836-842.

31. de Wit GC. Evaluation of a new direct-comparison aniseikonia test. *Binocul Vis Strabismus Q*. 2003;18:87-94.

32. Polaski M. *Aniseikonia Cookbook*. Columbus, OH: Ohio State University; 1974.

33. de Wit GC. Clinical usefulness of the Aniseikonia Inspector: review. *Binocul Vis Strabismus Q*. 2008;23:207-214.

34. Wick B. Iseikonic considerations for today's eyewear. *Am J Optom Physiol Opt*. 1973;50:952-967.

35. Wick B. Iseikonic considerations for today's eyewear—addendum. *Am J Optom Physiol Opt*. 1974;51:683-685.

36. Ogle KN. The problem of the horopter. In: Davson H, ed. *The Eye*. Vol 4. New York, NY: Academic Press; 1962:325-348.

第 20 章

计算机应用相关的双眼视觉及调节问题

在视屏终端(video display terminal,VDT)使用者暴露出的健康问题之中,最常见的是视觉问题。长期使用计算机工作会导致眼睛不适、疲劳、视物模糊和头疼[1]。当患者因使用计算机导致不适前来就诊时,应精确诊断和治疗他们所有的不适症状,而不是仅针对视觉问题。计算机视屏终端综合征相关症状大致可分为 4 个基本类别:屈光状态异常、双眼视觉异常、眼部及全身健康异常和人体工程学相关异常。而由这些异常引发的症状可以通过适当的护理或者改善周围环境而缓解。

计算机使用率

在进行眼部常规检查的人群中,有接近 15% 的患者存在计算机终端相关视觉问题[2]。这并不奇怪,在 2003 年,约 7 000 万(62%)美国人拥有一台或多台计算机;到了 2010 年,这个数字增加到 9 170 万(76.7%)人[3]。调查显示,超过 10% 的患者主诉不适症状与计算机使用相关,但超过 20% 的人未得到确切的诊疗方案[4]。

根据美国人口普查局的研究,在 2010 年,15 岁以上的青少年中,68% 在家使用电脑,35% 在工作时使用电脑,15% 在学校使用电脑[3]。数字设备的使用,尤其是移动媒体的使用,近年来已大幅增加[5]。2016 年,在 30～49 岁之间的美国成年人中,约有三分之二在电子设备上花费 5 个小时或更长时间[6];在英国,成年人每天使用数字设备近 5 个小时[7]。老年人群中电子设备的使用也迅速增长;在 2011—2017 年期间,被归类为"新兴互联网用户"的人口(最近 3 个月内)在 75 岁及以上年龄段的人群中增加了 1 倍以上,并在 65～74 岁的人群中由 52.0% 增加到 77.5%[8]。美国最近的数据表明,年龄在 60 岁以上的成年人中,有 37% 的人群每天花费 5 个小时或更长时间使用数字设备。这一年龄段的人更喜欢使用台式机和笔记本电脑进行上网浏览,而年轻人则倾向于使用智能手机[6]。在 20～29 岁的成年人中,数字设备的多任务处理尤为重要,其中 87% 的人报告同时使用两个或多个数字设备[6]。

数字设备的使用不仅限于成年人。许多儿童将计算机用于教育和娱乐。欧洲一项多国研究发现,到 3 岁时,有 68% 的儿童会定期使用计算机,而 54% 的儿童会进行在线活动[9]。儿童使用计算机的方式可能使他们更容易出现与计算机相关的视觉症状。孩子们经常不间断地使用数字设备,例如玩电子游戏直到他们精疲力尽。这种长时间的活动可能会增加眼睛聚焦问题和眼睛刺激感。另一个问题是

计算机工作桌通常是为成年人设计的。因此,在特定办公桌上使用计算机的孩子通常必须比成年人向上看更多。这可能会导致儿童视力出现问题,并导致其出现手臂、颈部和背部不适的症状。此外,使用平板电脑的孩子可能将其放在膝盖上或躺下(图 20.1),这两种方式都可能会导致工作距离过近,因此不应长时间保持。

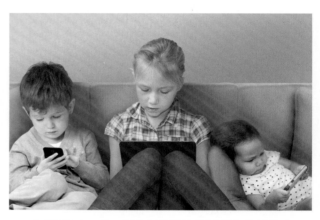

■ 图 20.1 现在所有年龄段的孩子都在使用数字设备。这些孩子通常没有采取"理想"的姿势,很多时候他们会长时间维持不适当的工作距离

计算机视觉综合征 vs 计算机使用综合征

计算机使用带来很多问题,其中与视觉相关的部分被称为计算机视觉综合征(computer vision syndrome,CVS),用以描述由于计算机的使用带来的一系列相关症状[10]。CVS 具有一系列与眼睛和视觉相关的症状,近二十余年一直是公认的健康问题[11]。为了反映在任务上花费的时间量以及与潜在问题相关数码设备的多样性,我们还使用了视觉疲劳(visual fatigue,VF)和数码眼疲劳(digital eye strain,DES)这两个术语。

依照 Stedman 医学词典[12],"综合征"是对一种特殊疾病引起的一系列症状的总称,这就产生了一个问题,计算机视觉综合征,是由于使用计算机引起的症状,随之而来的还有颈部、背部、腕部的不适,比如腕管综合征[1],而不仅仅与视觉相关。并且视觉症状还与眼睑疾病相关,比如瞬目减少、干眼等更甚于视觉症状本身[2]。

在医学上,由相同病因引发的一系列疾病或症状称为

综合征。因此,伴随计算机使用出现的相关症状应更确切地表述为"综合征"而不是"综合症"。出于这些原因,我们用计算机使用综合征(computer use complex, CUC)这个术语来描述所有因使用计算机而引起的视觉和生理的体征和症状。本章主要讨论与 CUC 中与视觉相关的体征和症状——通常被称为 CVS[13]。然而,尽管我们广泛使用 CUC 或 CVS,但是在与经常不将智能手机和/或平板电脑视为计算机的患者进行沟通时,使用 VF 或 DES 术语可能同样有用,甚至可能更有用[13]。

特征

症状及患病率

与计算机使用相关症状的存在已在科学文献中广泛记录了 20 多年。但是,计算机和其他数字设备的广泛应用,使用环境的不断变化,以及用于检测的各种仪器和程序,使得确定实际症状的流行率具有一定的挑战性。在大多数情况下,当工作的视觉需求超出患者舒适完成工作的视觉能力时,就会出现症状。每天花两个或两个小时以上时间使用计算机的患者出现症状的风险最大。

根据美国视光协会的资料[14],最常见的症状是视力模糊、眼睛干涩、眼睛疲劳、头痛以及颈部和肩膀的疼痛。其他常见的主诉包括注意力不集中、复视、理解力逐渐失去、屏幕上文字有跳动感、眼周牵拉感和嗜睡。尽管具有计算机相关症状的患者也经常主诉阅读或其他近距离工作带来的症状,但是大多数症状与计算机的使用有关。

2016 年《数字眼疲劳》报告[6]包括来自 10 000 多名美国成年人的调查问卷,总体上从这些自我报告的症状发现患病率为 65%;女性发病率比男性高(分别为 69% 和 60%)。同时使用两个或更多设备(75%)比仅使用一个设备的患者(53%)症状更为明显。在经过有效问卷调查的 426 名西班牙公务员中,总体患病率为 53%[15]。在使用计算机 6 个小时或更长时间后,角膜接触镜配戴者(65%)比非配戴者(50%)更容易受到影响[15]。

Sheedy 等[16]描述了两种不同的症状:内部症状,如疼痛、眼后部的头痛,被认为与调节和/或双眼视觉压力相关;而灼烧、干燥、刺激和流泪的外部症状与干眼密切相关。Portello 等[11]还确定了计算机相关症状的分类:与调节相关的症状(视近模糊,使用计算机后远距视觉模糊以及从转移注视距离后难以重新聚焦)和与干眼相关的症状(眼干,眼睛不适,眼疲劳,头痛,眼睛刺激感/灼烧感,眼睛疲倦以及畏光)。

Portello 等[11]记录了超过 50% 的受访者在计算机使用过程中至少"在某段时间内"出现特殊症状的频率(在前一周内)(表 20.1)。重点强调症状的频繁性和持续性,有 17.3% ~ 39.8% 的受访者报告在计算机使用过程中超过 50% 的时间中至少出现过一种症状。女性计算机相关症状发生率较高,可能与干眼患病率的性别差异有关[17,18]。

表20.1	在过去 1 周中至少有一半时间使用计算机的受试者(N = 520 纽约市办公室工作人员)中;使用计算机期间出现症状的百分比
症状	至少有一半时间使用计算机的受试者报告的症状的百分比
干眼	31.5
眼疲劳	30.6
眼部刺激感或灼烧感	27.5
望远时视物模糊	23.4
转移注视距离时难以聚焦或较缓慢	21.6
看电脑时模糊	17.3

摘自 Portello 等[12]。

考虑到计算机用户的干眼(DED),最近的一项 Meta 分析(16 项研究, n = 11 365 名受试者)估计总体患病率为 49.5%,范围为 9.5% ~ 87.5%[18]。数字设备的使用不仅限于成年人。一项韩国研究表明,较长时间使用 VDT[19]和智能手机[19,20]是儿童干眼的危险因素。7~12 岁儿童在停止使用智能手机 4 周后,非侵犯性泪膜破裂时间(breakup time,BUT)、点状上皮糜烂和眼表疾病指数评分得到了显著改善,在控制手机使用 4 周后,受影响的儿童不再被归类为干眼患者[20]。

总之,当前关于使用设备的最新数据表明,数百万成年人在使用计算机后出现症状。尽管尚未广泛评估其患病率,但儿童也经常出现与使用计算机有关的症状。对儿童视疲劳相关数据的 Meta 分析(5 项研究,2 465 名受试者)[21]报告合并患病率为 19.7%。这强调了该领域数据的稀缺性,以及由于方法的不同而难以进行比较研究[21]。鉴于视疲劳可能对学习和在校表现产生影响,以及儿童使用数字设备的日益增加,需要进行进一步的研究以评估使用计算机会给儿童带来的后果。

体征

视觉相关症状还可能与屈光不正有关。老视眼患者的症状可能与其双眼视觉状态或者使用计算机时的眼镜处方有关。因此对于临床医生来说,评估患者屈光不正的矫正方式(双光或单光)并开具合理的处方是至关重要的。

双眼视觉及调节功能的相关数据分析

计算机视觉综合征患者通常有调节功能的异常。虽然在许多病例中发现视近时患者会有明显的隐斜,但临床医生在诊断前,除了要确定远近隐斜量外,还要依靠患者的体征作出判断。

融像范围的直接检查,包括阶梯式、平滑式和跳跃式范围,对诊断起着极其重要的作用。另外,一些间接检查也不容忽视。采用负镜片评估双眼刺激调节的能力以及使用负融像性集合(negative fusional vergence,NFV)控制双眼正位的能力[使用负镜片测量正相对调节(positive relative accommodation,PRA)和双眼调节灵敏度(binocular accommodative facility,BAF)]。计算机视觉综合征的患者常主诉模糊,而不是复视,就像测量 PRA 和 BAF 的测量终点一样。

PRA 或 BAF 下降,可能是因为无法动用调节,也可能是 NFV 下降。我们可以通过评估单眼状态下的调节力来进行鉴别诊断。方法为:在患者 PRA 检查过程中,报告模糊时遮盖一只眼,若仍然主诉模糊,则通常是调节问题(调节不足或调节不能持久);若主诉清楚,则通常是双眼视觉问题(NFV 异常)。单眼调节灵敏度正常表明 NFV 下降。

另一种间接测量 NFV 的方法是动态检影法(MEM)[22],计算机视觉综合征的患者在该项检查中通常表现出异常。动态检影的检查结果表现为显著的滞后,说明患者使用尽可能少的调节,以减少调节或调节性集合的使用。

鉴别诊断

无需将 CUC 相关视觉症状的潜在病因考虑得太严重,同其他疾病一样,我们需要根据患者症状的特征做出不同的诊断(表 20.2)。其他疾病继发的视觉问题通常起病急,

表 20.2　计算机视觉综合征的症状和体征

症状	
这些症状通常和计算机的使用相关,也与阅读和近距离工作有关。	
眼疲劳	难以将注意力集中在阅读材料上
头疼	理解力下降
视物模糊	眼周牵拉感
复视	感到字迹在移动
嗜睡	

体征:外隐斜	体征:内隐斜
NPC 远移	NPC 远移
基本型外斜视	基本型内隐斜
近距离外隐斜量大于远距离外隐斜量	近距离内隐斜量大于远距离内隐斜量
低 AC/A	高 AC/C
直接法测量 PFV	
平滑性聚散范围降低	
阶梯性聚散范围降低	
聚散灵敏度降低	

症状	
间接法测量 *PFV*	
NRA 低	
动态检影超前	
BAF,正镜片通过困难	
若同时存在调节过度	
MAF 测试正镜片通过困难	
若同时存在调节不足	
MAF 和 BAF 测试负镜片通过困难	
PRA 低	
AMP 低	
加正镜片测量集合近点,可能近移	

　　AC/A:调节性集合与调节的比值

并伴有其他医学问题或神经症状,而 CUC 相关的视觉症状总是表现为长期顽固的慢性不适。他们无明显疾病史,尽管有患者可能正使用已知会影响调节的药物(比如抗过敏性药物氯雷他定),我们也不能把这些症状简单地归因于药物的使用,必须先鉴别出基本的视功能紊乱类型:斜视(内隐斜、外隐斜和/或垂直隐斜)、集合不足、聚散灵敏度异常以及调节异常(调节灵敏度异常、调节不准确、调节不足)造成视觉紊乱。

大多数视觉相关的 CUC 症状都是由良性疾病引起的,除了视觉症状外没有其他严重后果(表 20.2)。鉴别双眼视觉功能的紊乱相对容易。鉴别时需要对所有调节和双眼视觉功能数据进行仔细地分析。第 2 章病例 2.1~2.4 提供了所需遵循的分析过程的示例。

一些眼部炎症,比如睑缘炎和睑板腺炎,会在近距离工作后引起视物模糊的症状,这提示我们在对 CUC 引起的双眼症状鉴别时,裂隙灯检查是非常重要的。

CUC 相关视觉异常的一般诊疗方案

诊疗思路

关于 CUC 的治疗可以参考先前对于双眼视觉功能异常诊疗思路的探讨(表 20.3),以下几方面至关重要:

表 20.3　CUC 诊疗思路

屈光不正的矫正	知觉运动功能的视觉训练
附加镜片	水平棱镜
垂直棱镜	手术
弱视遮盖治疗	眼健康的管理
弱视的视觉训练	人体工程学问题

- 屈光矫正
- 附加镜片
- 棱镜
- 视觉训练
- 眼部健康
- 人体工程学问题

屈光矫正

眼疲劳和调节性疲劳多数情况下是因为诸如远视、散光的屈光不正没有矫正导致的。比如一个没有进行矫正的远视患者在进行计算机工作时,要付出额外的调节来克服没有矫正的远视度数。长时间持续调节产生的肌性疲劳,必然会导致调节的异常。轻度未矫正的散光和屈光参差也经常导致视觉症状。一些近视患者戴镜长期在计算机屏幕前工作时也会出现不适症状。这些症状都是由于调节疲劳引发的。因此,我们首先需要考虑的就是精确的屈光矫正方案。

在一些病例中,某些日常生活中不需要屈光矫正的人群,在使用电脑时配戴合理处方的眼镜也会感到舒适。另

外,进行常规屈光矫正的人群也许会发现眼镜处方在从事电脑工作时可能并不舒适:他们需要针对电脑使用的屈光矫正方案。有关包括计算机使用者在内的所有患者屈光矫正方案的探讨,建议参考第 3 章的处方原则。特殊的镜片设计、镜片的屈光度乃至镜片的颜色甚至膜层,都能最大限度地提升视觉质量和舒适度。

镜片膜层-蓝光防护

超阈值[23,24]蓝光(400~500nm)暴露可能会引起视网膜损伤[25]。蓝光不太强烈的情况下,长时间的暴露也可能会引起光化学损伤[26]。尽管长时间处于低水平的蓝光下可能不会造成严重的生物危害[27],但是当前许多形式的低能耗照明均会发出大量的蓝光,因此也可能会导致有害蓝光的累积暴露[25,28]。

光暴露是调节昼夜节律的重要因素。睡前(包括数字设备)暴露的短波长光会破坏睡眠状态[29,30];晚上使用能阻挡短波光的眼镜会改善睡眠时间和质量[31,32],并降低主观的深夜警觉性[33]。数字设备的蓝光也被证实了导致干眼症状的出现。Isono 等[34]发现,当年轻人从棕褐色背景(与现代数字平板电脑的传统白色背景相比,蓝光减少了)上阅读时,主观上的抱怨减少了。

尽管如此,在对蓝光影响的研究中并没有强烈的共识。最近的一项系统文献综述要求进行随机对照试验,以研究防蓝光镜片对健康的效果[35]。在此类试验完成之前,鉴于现代数字设备发出的蓝光与眼部不适之间的关联,我们建议给使用数字设备和计算机的患者考虑防蓝光镜片的处方。此类滤光片的添加可在不降低视觉表现的前提下将光毒性降低多达 23.6%[36],这是相对经济、又可提供有效保护、防止可能发生蓝光危害的方法。

附加镜片

附加正镜片在 CUC 相关视觉异常的治疗中扮演着一个非常重要的角色。当然,高 AC/A 的患者,视近时有显著的内隐斜(例如集合过度),可以通过附加正镜片得到改善。除了老视引起的视近问题,老视前期相关的各种调节问题,比如调节不足和调节不能持久,引起 CUC 相关症状多数也可以通过下加正镜片得到治疗。调节异常中最难解决的是调节放松困难(调节过度、调节灵敏度差),附加正镜片治疗效果不佳,通常需通过视觉训练辅助治疗(第 12 章)。

在开具双光眼镜处方时,我们要明确电脑使用者如果配戴传统有远用区、近用区设计的双光镜会出现的问题。电脑屏幕与使用者的距离通常为 50~75cm 的中距离,而非 40cm 的近距离,所以采用一般设计的双光镜观看屏幕时,近用区的下加光度过大。因为传统的双光镜和渐进多焦点镜片并不是为了观看电脑屏幕而设计的,所以患者为了看清屏幕,会被迫歪头或者屈身,这些姿势会导致肌肉痉挛,以及颈部、肩部、背部的酸痛。

棱镜

在双眼视觉异常的治疗中,棱镜的应用非常重要,另外,它也可以用于 CUC 相关双眼视觉功能异常的治疗。因此,对于 CUC 相关内隐斜视和垂直斜视者,使用棱镜也要作为治疗方案的一部分。参看第 11 章和第 15 章,内斜隐视和垂直隐斜视者的棱镜治疗方案。

视觉训练

最终,我们要考虑通过双眼视觉训练来重新建立正常的双眼视觉功能。这对于解决调节和集合问题是至关重要的一步。在许多病例中,视觉训练对于治疗 CUC 相关视功能异常是非常关键的。

手术

对那些由于隐斜视较大而产生双眼视觉异常的患者,也可以考虑手术治疗。而这通常与 CUC 相关视觉异常无关。

眼部健康

眼睑的健康和泪膜的完整与 CUC 相关症状密不可分。从事计算机工作时,由于用眼强度加大,人们的眨眼频率会下降,Yaginuma[37]和 Patel[38]等的研究证实了这一点。大多数正常人的眨眼频率大约为每分钟 18 次,而 Patel 等的研究发现,计算机使用者的眨眼频率只有每分钟 4 次[38]。

低频眨眼有助于他们聚精会神地注视电脑屏幕。对于一些患者来说,即便只是在短时间内从事计算机工作,眨眼次数减少仍然会影响视觉舒适度,特别是对于患有眼睑疾病和干眼的人群[39]。此外,办公环境过于干燥,也会在眨眼频次降低的情况下加重干眼的症状。

考虑到眨眼频率的降低和与计算机使用相关的干眼的发生,客观地确定患者症状的严重性非常重要。经过验证的问卷[40]即标准干眼状评估量表(standard patient evaluation of eye dryness questionnaire,SPEED)就是为此目的而设计的(表 20.4)。此问卷内含 8 个问题,以 0~3(频率)或 0~4(严重性)量表回答。频率和严重性分数加在一起得出总分。脂质层厚度与症状评分之间存在很强的统计相关性[41]。超过 6 分的症状评分强烈建议应采取治疗措施以更好地控制病情。

对于有症状的患者,请进行仔细的裂隙灯检查,评估眨眼、眼睑缘、睑板腺和睑板腺开口。然后进行染色查看泪膜稳定性、泪液完整性和 BUT,以及 LipiView 影像的结果(如果可能的话)[42]。此测试有助于区分泪液分泌不足的干眼患者(相对少数)和大多数与睑板腺功能障碍和/或阻塞(眼泪蒸发性干眼)有关的泪膜不稳定的患者。对于睑板腺功能障碍的患者重要的是实施能够恢复睑板腺功能的干眼治疗。同时,泪液不稳定的患者可以考虑使用人工泪液、营养剂和眼药水来改善泪液的健康状况或泪液量(例如环孢素眼液)。

人体工程学

当高度怀疑患者存在 CUC 相关视觉异常时,最重要的一点就是要了解他们是如何使用计算机的。因为对于许多患者来说,改变他们使用计算机的方式,就可能帮助他们缓

表20.4	标准干眼状评估量表			
1. 使用下面的评分列表报告您的症状的频率：				
症状	0	1	2	3
眼干,砂砾感或刺痒感				
疼痛或刺激感				
灼热感或含泪				
眼疲劳				
0,从不 1,有时 2,经常 3,持续				
2. 使用下面的评分列表报告您的症状的严重程度：				
症状	0	1	2	3
眼干,砂砾感或刺痒感				
疼痛或刺激感				
灼热感或含泪				
眼疲劳				

0,没问题
1,可忍受-不是完全没有问题,但是没有不适感
2,不舒服-有刺激感,但是对生活没有干扰
3,感到心烦-有刺激感并且扰乱生活
4,无法忍受-无法完成日常工作
　　SPEED 总分(频率+严重程度)= _____ /28;大于 6 分需要进一步评估

解或者消除症状。图 20.2 描述了人体工程学设置的一些重要细节,包括光照条件、眩光、工作距离、椅子的舒适度、参考资料的位置、显示器的位置、休息时间的利用、各种工作的时间分配以及视角。

　　当然,让患者用胳膊演示一下他们使用计算机时与屏幕的距离就可以粗略估计他们的工作距离。这对于显示屏放置的距离和方位提供了一个参考,也对屈光矫正和近附加镜片种类,光度和样式的选择起到了决定性作用。然而,更有效的方法是让患者完成一份调查问卷(附件 20.1),进而去解决已经暴露出的问题和缺陷。

光照条件与眩光

　　在多数工作区域,引发视疲劳的光照因素有以下几种:来自墙面或其他表面的眩光,计算机显示器的反光,以及来自室内或者室外较强的光线。合理摆放电脑显示器避免眩光,特别是避免来自窗外或者头顶上方的眩光是非常重要的。我们可以通过拉上窗帘或者关闭百叶窗减少杂光。

- 在使用计算机时,外界照明通常应该是正常照明情况下的一半左右。使用更少数量或更低功率的灯泡来减少照明,改变光照条件以减少电脑屏幕上的眩光。通过移动显示器位置或者拉上百叶窗来确保房间里的窗户不会造成电脑屏幕的眩光。必要时,可在头顶上方安装一个变光开关(如果光照过强的话),或者使用有灯罩的台灯,使工作区域的光线得以均匀地分布。

- 如果来自光源的眩光不能减少,可以考虑使用一个屏幕

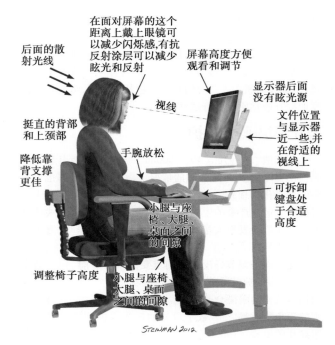

■ **图20.2**　评估人们在使用电脑的需求时,需要进行多方面的测评。除了上图中所提及的部分,还要考虑从事电脑工作相关的时间分配,这一点也非常重要

眩光过滤器。这些过滤器可减少从屏幕反射的光线。
- 在外界光线不能减少的情况下,使用计算机遮光罩可以减少眩光和折射。另外,在患者的镜片上镀上减反射膜层也可以起到相同的作用。

工作距离和姿势

　　许多人发现,在电脑屏幕前工作时,眼睛向下注视会感到更加舒适。显示器的最佳摆放位置为:屏幕中心距人眼50.8~71.1cm,略向眼下方 10.2~12.7cm,视轴与水平线的夹角约为 15~20 度的位置。这样,大部分人就不需要伸着脖子并且有合适的视力,来轻松地阅读电脑上的资料。

　　文件尽可能摆放得离显示器近一些,并且使待查阅的材料位于键盘与显示器之间的高度。如此,人们无需转头,只要转动眼球,就可以将视线从文件夹转移到电脑屏幕上。这减少了人眼不断重新聚焦的需求以及转动头部的动作,进而减缓肌肉疲劳、头痛以及视疲劳的症状。

工作座椅

　　座椅应该配有衬垫,并且符合人体的生理曲线。高度要调整得当,使工作者的双脚能踩到地面上。如果座椅设有扶手,则使其刚好可以在人们打字时为手臂提供一个支撑。与此同时,还要注意调整键盘的位置,不至于在打字时将手腕贴在上面。

电脑显示器

　　注视电脑显示器与阅读纸质材料不同。特别是对于笔记本电脑来说,屏幕上的文字不是那么明朗,文字与背景的

对比度下降,另外各种杂光的存在也会影响阅读。

刷新频率(频率)是指电脑显示屏的视频卡板每秒钟会进行刷新的次数,大多数电脑显示器的刷新速率为60Hz,这个速率会使电脑屏幕产生滚动和闪烁,刺激人眼的调节,产生视疲劳。因此,在使用电脑时调整屏幕的亮度、对比度以及字号的大小可以使人眼在工作时更加舒适。为了解决这些潜在的问题,可以重设字体大小并且将电脑屏幕的刷新速率调整为70~85Hz(可通过检索计算机硬件指南查看能否修改这些设定)。

改变电脑显示屏设置及刷新率:

- 在 Microsoft Windows XP 中打开屏幕字体平滑工具(ClearType)。

屏幕字体平滑工具(ClearType)可以让传统字体看起来更平滑,字体显示质量更好。它提高了带有数字界面的彩色 LCD 显示器的可读性,比如笔记本电脑以及高品质的平板显示器。显示器的可读性也可以得到改善。

- 增加显示器刷新频率。

显示器频闪可能导致眼睛疲劳。许多用户适应了显示器闪烁或眼睛没有足够的敏感度去察觉。刷新频率越高,越不易引起眼睛疲劳。

更改刷新频率

在 Windows 10 中,从“开始”菜单:

设置>系统>显示>显示器属性

显示器>屏幕刷新频率

1. 选中“该显示器无法显示的隐藏模式”复选框,以避免硬件争端。
   - 下拉列表将提供显示器安全支持的刷新率,以便对其进行设置以避免报错。
   - 可能需要阅读制造商的说明以获取有关显示器支持设置的信息。
2. 将显示器的刷新率提高到 75Hz 或更高。

休息

为了减轻眼睛疲劳,建议用户在长时间使用电脑后“让眼睛休息”。目前还没有研究明确提供推荐的时长,而且我们也不确定“休息”是否有帮助。然而,许多患者说,他们在使用电脑期间休息一段时间,舒适度有所提高。建议采用“20-20-20 规则”:每 20 分钟将眼睛集中在 20 英尺(6 米)外的物体上 20 秒。这个规则为病人提供了一个适当的距离和时间框架,在没有更好建议的情况下,我们建议长期使用电脑的用户根据这个时间表“休息一下”。偶尔使用电脑的用户观看屏幕超过 1 小时,应遵循相同的时间表。

计算机使用的调查问卷

对于人体工程学进行评估的最佳方式就是针对性的问卷调查(附件 20.1,计算机使用的问卷调查)。在为患者进行视觉检查之前,先请他们填写问卷。最好在患者家里或办公室里填写,以便更接近真实的情况。当患者在做检查期间填写问卷时,他们通常会试图猜测距离,造成结果不准确,进而影响诊断和治疗。有时,临床医生甚至有必要到患者的工作环境进行实地考察,从而更有效地解决问题。

病程和预后

目前还没有研究证实,有哪一种治疗手段可以有效缓解 CUC 相关的视觉异常症状。然而,就像之前所讨论的,我们可以通过矫正屈光不正、双眼视觉和调节功能异常,治疗眼睑疾病和干眼,以及改善人体工程学的方法,来缓解相关症状。如果上述问题可以得到解决,那么由这些问题引起的 CUC 综合征,对于大多数患者来说是可以治愈的。

对于屈光不正、双眼视觉和调节异常的治疗不是此章讨论的内容,但贯穿了全书。若能够针对性地解决这些问题,CUC 相关视觉异常的症状亦可得到缓解。若注意眼睑卫生、联合药物和泪小点栓塞术,也可以成功治愈眼睑疾病和干眼。通过附件 20.1 的问卷调查确定患者存在人体工程学相关问题后,即可进行早期干预。

CUC 患者治疗要点小结

治疗 CUC 相关视觉异常的重中之重在于屈光矫正和正镜附加。由于大多数问题都是由于长时间的近距离工作引起,因此提供远距离(最佳矫正)和近距离(附加正镜片)的清晰视觉,是缓解症状的有效方法。对于 CUC 患者来说,附加三棱镜(水平和垂直)和视觉训练都是非常重要的治疗方式。垂直三棱镜适用于矫正小度数的垂直隐斜,而对于集合不足和调节功能异常的患者,视觉训练则是最好的治疗手段。眼部健康(尤其是眼睑和睫毛的健康,泪液的质和量)需要认真评估,有任何问题都需要进行治疗,这些治疗能够改善 CUC 相关视觉症状,同时应该评估患者使用计算机时的人体力学,如果有问题也应提出改善建议。

临床评估

病史和症状

除了在第 12 章讨论过的双眼视觉和调节异常的相关病史之外,我们还需要适当询问患者工作环境的状况,以获取必要信息,做出准确诊断。我们建议对每一个患者进行问卷调查。附件 20.1 罗列了关于计算机使用的重要信息。这些问卷是用来评测可能存在的各类症状(视觉上的和身体上的)以及人体工程学的问题。若患者没有在检查前完成问卷,那么在检查过程中要进行适当的问诊。询问所有患者使用计算机的习惯,除了出于工作需要而使用计算机的人群,儿童和退休人员的计算机使用者也不容忽视。

工作环境

在检查患者时,我们要从人体工程学的角度去评估他们使用计算机的方式。比如附件 20.1 中的问卷的第二部分(工作及环境)提到了关于注视距离及屏幕位置的重要细节。问卷还增加了一些其他有关工作环境的问题,包括光照条件、眩光、其他工作距离、不同工作时间的分配及注视角度。

问卷调查可以让临床医生快速评判出工作环境是否可能为引发 CUC 相关异常症状的原因。如果工作环境设计不合理,比如说椅子过高、过低、不能调整,这些都可能导致不适症状(图20.2)。另外,工作环境干燥或者室内空气质量差也有可能激发干眼。照明不足或光线不适的问题不应被低估。适当的照明条件也不容忽视,这往往是室内设计中最容易被忽视的一环。灯光的应用是为了解决我们工作生活当中的障碍,而不是引发折射和眩光等问题的。

检查评估

本书第3章罗列出了评估双眼视觉功能的常规检查,为 CUC 相关视觉症状的诊断提供了重要依据。我们需要通过问卷调查,综合考量患者工作时的照明条件和周边环境,来决定是否需要改变检查时的条件。

比如:特殊情况下,要在患者习惯的工作距离和照明条件下检查其调节和集合功能,而非标准的 40cm。我们通常需要酌情改变一些检查条件,以确保诊断结果的准确性。

调节范围(NRA/PRA)

调节范围的正常值同样适用于评估早老视患者的调节能力。但是,这是在标准检查距离 40cm 的正常值,并不适用于 VDT 工作距离。解决的办法是在 40cm 和 VDT 工作的距离均作检查。通常情况下,VDT 检距与 40cm 检距的检查结果应大致相近,若二者差异过大,则说明患者存在调节功能异常。

调节准确性

用动态检影法测量调节准确性是很有意义的[22]。这种方法可以评估出患者在 40cm 处或者模拟在 VDT 工作条件(房间照明、水平注视、特定距离)下的调节状态。在 VDT 距离检查时,使用接近屏幕上字体大小的视标来测试(根据问卷调查的信息)。比如 20/60 大小的视标,也许还会用到更大的单个视标。

PRIO 设备[a]可以刺激出工作时的状态,在适当的距离上进行动态检影法来评估人眼的调节准确度。(图20.3)

使用 PRIO 确定患者使用计算机时的距离(从附件

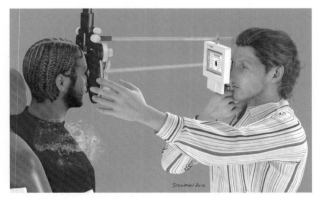

■ 图20.3　当确定使用计算机的近用处方时,通过动态检影进行近距离检查很重要。PRIO 设备提供的目标类似于计算机屏幕,临床医生可以在适当的工作距离上进行检查。诸如 PRIO 之类的测试可能会提高患者对最终处方的信心

20.1 的答案中得出),并在该距离下进行动态检影。若该项检查显示出异常,则可作为近用屈光矫正的处方依据基础,该处方将得出更加容易聚焦的计算机近用处方。在同样的距离用同样的视标进行检查时,PRIO 的检查结果通常比传统动态检影滞后 0.25~0.50D,该结论与基础研究一致,客观证实了 VDT 比阅读纸质材料少用 0.33D 的调节[43]。使用 PRIO 设备的另一个优点是,患者会认为他们在进行一项专门针对 CUC 相关症状的"特殊检查",而患者的这种印象对检查者而言尤其重要。

其他测量因素

瞳孔直径

使用计算机时,患者需要在正常的光照(或者略微昏暗)条件下注视屏幕。若光照不足,会使瞳孔散大,焦深减小,屏幕上的文字扭曲变形以致失真。要告知患者存在这种可能性,并建议其关注 VDT 亮度和房间照明,显示屏幕和背景灯光的亮度差异应该小于 3:1。由于患者通常无法度量出确切的亮度,估测即可。

眼部健康

眼部健康,尤其是泪膜质量,对于 VDT 使用者是非常重要的。由于用眼强度大,计算机使用者更应该频繁眨眼。需要评估眼睑的健康状况并适当地对患者进行治疗。

治疗步骤

最佳屈光矫正

目前,还没有相关文献清楚地阐述 CUC 患者屈光不正的矫正原则。对于很多患者来说,小度数散光的矫正就像小度数远视的矫正一样有意义,尤其是逆规和斜轴散光。因此,治疗过程中最重要的一步就是为患者开具最佳矫正处方。这一步就能解决很多患者的 CUC 相关视觉症状。最佳矫正的效果和镜片的重要性将在病例 20.1 中阐述。当为 CUC 患者开具屈光矫正处方时,应考虑具有防蓝光功能的镜片。

此病例说明对于 CUC 患者来说,光学矫正是常见的方案。若患者视远时没有明显的屈光不正,却存在调节异常、内斜或者老视,可以开具视近的屈光矫正处方。当为 CUC 相关视觉症状患者开具处方时,视光师必须决定是验配单光眼镜还是验配双光眼镜。

我们建议双光处方,主要是考虑到此患者从电脑上抬头视远时不必来回摘戴眼镜。虽然在我们往常的经验中也有许多特例,但配戴近用单光眼镜的 CUC 患者通常会因视远时要摘戴眼镜感到麻烦。

虽然对于计算机使用者来说,双光镜是首选,但有的时候,有些患者会拒绝该建议,尤其是早老视患者。我们尽可能告知患者双光眼镜的好处,若他们不能接受,则为其开具单光处方。在患者感受到不断摘戴眼镜的麻烦后,通常会改变观点,配戴双光眼镜。

病例 20.1　近距离附加正镜片

Samantha,30 岁,办公室职员,主诉从事 4 小时计算机工作后眼疼,视物模糊。这种情况开始出现是在她需要增加计算机使用时间后。无眼部检查史,无既往病史,曾因过敏症状服用过氯雷他定(通常在秋天)。

问卷调查结果

Samantha 主诉她经常出现中等程度的头痛和视近模糊。每天在电脑前工作 7 小时,中间有正常的休息。眼睛与键盘的距离为 43.2cm,到计算机屏幕的距离为 58.4cm。工作环境的照明为中等照度的荧光灯。

检查结果

VA(远,裸眼)	OD:20/20 OS:20/20
VA(近,裸眼)	OD:20/20 OS:20/20
集合近点:	
调节视标:	2.5~5.1cm
笔灯:	2.5~5.1cm
遮盖试验(远):	正视
遮盖试验(近):	4^Δ 内隐斜
主观验光:	OD:平光 20/20　　OS:平光 20/20
远隐斜:	正位
近距离负融像范围:	x/7/4
远距离正融像范围:	14/21/15
近隐斜:	5^Δ 内隐斜
-1.00D:	12^Δ 内隐斜
梯度法 AC/A:	7:1
计算法 AC/A:	8:1
BI 集合(近):	x/8/1
BO 集合(近):	11/25/18
NPA:	+2.50D
PRA:	-1.75D 出现复视
调节幅度(推进法):	OD:15D,OS:15D
单眼调节灵敏度:	OD:12cpm,OS:12cpm
BAF:	-2.00D
动态检影:	OD/OS:+1.50D

瞳孔正常,内外眼检查均正常,眼位检查和色觉检查正常。眼睑、睫毛和泪膜 BUT 试验均正常。

病例分析

由于患者在视近时存在小度数内隐斜,且排除眼部器质性病变,分析病例时要重点分析 NFV 数据。Samantha 的检查结果,直接或者间接地提示其 NFV 存在异常。直接指标——近距离 NFV 降低。间接指标——PRA、BAF 和动态检影,提示该患者存在内隐斜或者 NFV 下降。该患者远距离眼位为正位,计算性 AC/A 与梯度性 AC/A 均偏高,张力性集合正常,诊断为集合过度。

治疗

由于患者没有屈光不正,我们初步考虑开具视近附加正镜片的处方,综合考虑 AC/A、NRA/PRA 的关系、融像性集合和动态检影的结果给出最恰当的正附加度数。针对此病例,根据 NRA/PRA 的关系和动态检影的结果,我们建议在该患者视近时附加+1.00D。该患者的计算性 AC/A 表明若在其视近时附加+1.00D,视近眼位表现为略大于 2^Δ 棱镜度的外隐斜。我们为她开具渐进处方,视远平光,视近+1.00D。

镜片设计、涂层和材质

对于 CUC 患者来说,平顶双光眼镜的设计存在一个问题,就是双光顶点恰好位于或者低于眼睑边缘。当他们要透过子片看计算机时,需要抬高下巴。长此以往,可能引起颈部和背部的疼痛,从而降低工作效率。这个问题可以通过使用渐进镜片(progressive addition lens,PAL)解决,PAL 渐进区在镜架较高的位置开始(瞳孔中央)。只要 PAL 的下加光度等于或者小于+1.50D,大多数患者在观看电脑屏幕时能保持正常的头位,使头和颈部的不适症状减到最轻。对于 Samantha,我们建议配戴 PAL,渐进区域开始于瞳孔中心。

考虑患者的年龄(老视),特殊设计的 PAL 或中距离/近距离双光是最好的选择。对于严重老视的患者,PAL 选择短通道设计(若通道过长,近用区偏低)。当然还要考虑到患者在计算机前工作的时长。对于每天在电脑前工作超过 2 小时的老视患者,可以选择 PAL,镜片上部的远用区用于观看计算机屏幕,近用区用于近距离阅读。例如,对于绝对老视患者,远距离平光,近距离工作需要附加+2.50D 可以选择为计算机使用者设计的 PAL 处方(+ 1.25,下加+1.25D)(图 20.4)。一些老视患者,在电脑前工作少于 1~2 个小时,又需要多副眼镜,出于对价格的考虑,他们通常随便购买镜片而不是进行恰当的屈光矫正。对于老视患者

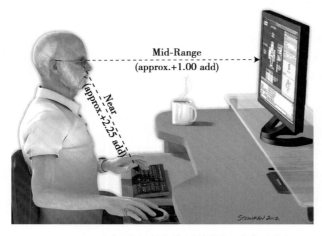

Mid-Range
(approx.+1.00 add)

Near
(approx.+2.25 add)

■ 图 20.4   老视眼患者在使用计算机时需要进行视觉矫正,应将镜片设计为底部包含所需的总近用光度,而降低顶部的度数,以使焦点位于计算机屏幕上。可以使用平顶双光或渐进多焦点设计的镜片

而言,一个便宜的选择就是 PC Peeker(是一种改善双光、三焦点眼镜或渐变焦眼镜在电脑距离时清晰度的眼镜)[b],在全矫光度的基础上附加+1.12D 以便能清晰注视电脑屏幕。

镜片膜层,比如说防紫外线(ultraviolet, UV)膜和减反射(antireflective, AR)膜,通常认为也是对 CUC 相关视觉症状有治疗意义的。晚上使用防蓝光眼镜可改善睡眠时间和质量[31,32]以及干眼候群的症状[34]。这种滤光镜片相对便宜,可将光毒性降低至 23.6%,又不会降低视觉性能[36]。我们建议对需要视觉矫正的患者开具有防"蓝色"光谱的膜层或材质的镜片处方。

AR 膜有助于提高视觉质量,尤其是在光照较强的情况下。AR 膜本身不能减少电脑屏幕的反射,但是它可以减少来自窗外或者室内光源的反射,确实能解决一些问题。AR 膜联合最佳的镜片处方(比如附加光度)和最佳的镜片设计(PAL 或计算机专用眼镜),是非常有用的。

通常滤光片是装饰性的,对于彩色显示器没有显著的作用,如黄光或红光滤光片。但是 Kundart 等的研究发现,在 36 名受试者中,相比于对照组,配戴滤光镜可以改善眼部的灼烧感和刺激感、改善流泪、溢泪、干眼、视疲劳等症状[44],这说明特定人群适宜配戴滤光片。

Samantha 的 PAL 有 AR 涂层和防蓝光功能。在 4 周后随访时,她表示戴镜效果非常好,症状消失。不需要其他治疗。

三棱镜

有时候 CUC 患者需要棱镜治疗,如病例 20.2。

病例 20.2   棱镜矫正

病史

Diane,24 岁,泳池设计者,主诉最近在长时间电脑工作后,抬头看客户时出现短暂视物重影。她说这个现象最早出现在高中(至少有 7 年时间),但是从未接受任何治疗。她的健康状况良好,也未服用任何药物。

计算机使用问卷

Diane 说视物重影频繁发作。每天在 VDT 前工作 2~3 个小时,中间可以休息。眼睛与键盘的距离为 43.2cm,与计算机屏幕的距离为 61.0cm。患者工作环境的照明是多变的,因为她经常去不同客户的办公室,用她的便携电脑展示她的泳池设计。

检查结果

瞳距:	58mm
VA(远,裸眼)	OD:20/20 OS:20/20
VA(近,裸眼)	OD:20/20 OS:20/20
集合近点:	2.5~5.1cm
遮盖试验(远):	7$^\triangle$ 内隐斜
遮盖试验(近):	6$^\triangle$ 内隐斜
主观验光:	OD:+0.25 20/20,OS:+0.25 20/20
睫状肌麻痹后验光:	OD:+0.50,OS:+0.50
远隐斜:	7$^\triangle$ 内隐斜
远距离负融像范围:	复视,5$^\triangle$BO 融合
远距离正融像范围:	复视,5$^\triangle$BO 融合,破裂点 26BO,恢复点 18BO
近隐斜:	6$^\triangle$ 内隐斜

病例 20.2 棱镜矫正（续）

−1.00D：	10$^\triangle$ 内隐斜
梯度法 AC/A：	6：1
计算法 AC/A：	5：1
近距离负融像范围：	x/8/−1
近距离正融像范围：	x/23/18
NPA：	+2.50D
PRA：	−1.25D
调节幅度（推进法）：	OD：12D，OS：12D
单眼调节灵敏度：	OD：10cpm，OS：10cpm
BAF：	−2.00D 间歇性复视
动态检影：	OU：+0.50D

用 AO 偏振画片测定远距相联性隐斜为 4$^\triangle$BO。瞳孔正常，眼前节及眼底检查正常，眼位检查和色觉检查正常。眼睑、睫毛和泪膜 BUT 试验都正常。

病例分析

由于眼部健康没有问题，此病例分析数据的切入点是视近和视远时的中度内隐斜。近距远距 NFV 都有轻微下降，远距离 BI 测试时有复视。该患者近距远距内隐斜量相近，NFV 降低和 AC/A 正常，可以诊断为基本型内隐斜。

治疗

虽然表 11.3 的治疗步骤中建议最先考虑最佳矫正，但是有时远距离矫正很少使用；小度数远视的矫正对于改善偏斜的程度只有微小的作用。由于屈光矫正的作用不大，Diane 的治疗应该由附加三棱镜或视觉训练组成。经过考虑，Diane 认为她没有时间来进行视觉训练。因此，基于注视视差试验的检查结果，我们开具双眼 4$^\triangle$BO 的棱镜处方。最后的处方为 OD：+0.25D，OS：+0.25D，两眼各加 2$^\triangle$ 底向外三棱镜。Diane 戴镜 4 周后来复查，症状明显缓解，不需要其他治疗。戴镜 2 年以后，她决定进行视觉训练。

视觉训练

对 CUC 患者来说视觉训练是非常重要的治疗方法之一（见病例 20.3）。需要视觉训练的患者通常有隐斜、调节或融像性集合问题。

病例 20.3 视觉训练

Jack，36 岁，股票经纪人，主诉 2 小时的计算机工作后出现视疲劳和视物模糊。他出现这个症状已经很多年了，早期戴眼镜对他没有帮助，所以他戴镜 4 周后就停止配戴了。患者无既往病史，现在也没有服用任何药物。

计算机使用问卷

Jack 主诉视疲劳和视物模糊频繁出现，且严重。每天在 VDT 前工作超过 12 个小时，中间不规律地休息。眼睛与键盘的距离为 43.2cm，与计算机屏幕的距离为 61.0cm。房间照明为荧光灯。

检查结果

旧镜处方：	OD：+0.50，OS：+0.50
瞳距：	62mm
VA（远，裸眼）：	OD：20/20 OS：20/20
VA（近，裸眼）：	OD：20/20 OS：20/20
集合近点：	
调节视标：	5.1~10.2cm
笔灯：	5.1~10.2cm
遮盖试验（远）：	正位
遮盖试验（近）：	3$^\triangle$ 外隐斜
主观验光：	OD：+0.25−0.25×180 20/20
	OS：+0.25−0.25×180 20/20
睫状肌麻痹后验光：	OD：+0.75−0.25×180 20/20

病例 20.3　视觉训练（续）

	OS：+0.75-0.25×180 20/20
远隐斜：	正位
远距离负融像范围：	x/4/2
远距离正融像范围：	6/10/6
近隐斜：	3^Δ 外隐斜
−1.00D：	1^Δ 内隐斜
梯度法 AC/A：	4：1
计算法 AC/A：	4.8：1
近距离负融像范围：	4/8/6
近距离正融像范围：	6/10/2
NPA：	+1.50D
PR：	−1.25D
调节幅度（推进法）：	OD：9D，OS：9D
单眼调节灵敏度：	OD：11cpm，OS：11cpm
BAF：	2cpm
聚散灵敏度/近（3BI/12BO）：	7cpm

聚散灵敏度的测试与其他测试一起在列中，其结果与其他结果一起在列中。
所以：

BAF：	2cpm
聚散灵敏度（近）：	7cpm
动态检影：	OU：+0.25D

瞳孔正常，眼前节及眼底检查正常，眼位检查和色觉检查正常。眼睑、睫毛和泪膜 BUT 试验都正常。

病例分析

　　远近距离斜视度正常，眼睑和睫毛无明显异常，无干眼症状，表明调节功能异常最可能为 Jack 产生不适症状的原因。因此，分析此病例的切入点在调节检查的数据上，调节幅度、调节灵敏度和调节反应正常。NRA 和 PRA 均降低，调节功能正常，说明为融像性集合的问题。直接或间接检查显示 PFV 和 NFV 下降。NRA、PRA 及 BAF 降低，也印证了融像性集合功能异常的诊断。

治疗

　　我们告知 Jack 屈光矫正没有明显作用，也没有垂直斜视，所以不用配眼镜。眼部无器质性病变，意味着不需这方面的治疗。我们建议进行视觉训练来锻炼融像性集合的功能以减缓症状。

　　由于患者不愿来诊所进行治疗，我们为他提供视觉训练的工具以便回家治疗。我们依据表 11.8，并要求 JACK 到诊所进行 6 次视觉训练来评估 Jack 的训练进展并提供改进方案。治疗结束后，Jack 说他能在电脑前工作 12 小时而且没有不适。

治疗完成后检查结果：

远距离负融像范围：	x/8/6
远距离正融像范围：	x/20/16
近隐斜：	2^Δ 外隐斜
近距离负融像范围：	14/26/22
近距离正融像范围：	20/32/28
NRA：	+2.50D
PRA：	−2.50D
BAF：	10cpm
聚散灵敏度（近）（3BI/12BO）：	18cpm

聚散灵敏度的测试与其他测试一起在列中，其结果与其他结果一起在列中。
所以：

BAF：	10cpm
聚散灵敏度：	18cpm

　　建议 Jack 按照第 9 章（表 9.10）的训练方案进行维持训练。安排 6 个月后进行复查。Jack 在 9 个月后来复查，他表示视觉训练 3 个月后便已停止训练。症状重新出现以后，Jack 自己重新开始做训练。症状又得以缓解，各项指标恢复正常。

药物治疗

CUC 相关视觉症状的很多患者有眼部健康的问题,影响视力也引起症状。有时候症状是由双眼视觉功能异常引起的,也可能是眼部健康问题引起。有时症状是由两者共同引起(如病例 20.4)。

病例 20.4 药物治疗

Jeremiah,15 岁,高中二年级学生,主诉 20 分钟的电脑工作后出现视疲劳和视物模糊。这个问题已经出现两年,早先看过眼科医生,但是没有解决。一年前配镜没有帮助所以停戴。以前有过眼睑问题,无用药史。

计算机使用问卷

Jeremiah 说在阅读和电脑工作以后出现中度的视疲劳和短暂视物重影,尤其是电脑工作以后症状加剧。遮盖一眼后发现是单眼视物重影。每天在 VDT 前工作超过 2 个小时,中间不规律地休息。眼睛到键盘的距离为 45.7cm,到计算机屏幕的距离为 53.3cm。房间照明为荧光灯。

检查结果

旧镜处方:	OD:+0.50,OS:+0.50
瞳距:	62mm
VA(远,裸眼)	OD:20/20,OS:20/20
VA(近,裸眼)	OD:20/20,OS:20/20
集合近点:	2cm
调节视标:	5.1~10.2cm
笔灯:	5.1~10.2cm
遮盖试验(远):	正位
遮盖试验(近):	2^Δ 外隐斜
主观验光:	OD:+0.25−0.25×180 20/20
	OS:+0.25−0.25×180 20/20
睫状肌麻痹后验光:	OD:+0.75−0.25×180 20/20
	OS:+0.75−0.25×180 20/20
远隐斜:	正位
远距离负融像范围:	x/6/4
远距离正融像范围:	16/21/16
近隐斜:	3^Δ 外隐斜
−1.00D:	1^Δ 内隐斜
梯度法 AC/A:	4:1
计算法 AC/A:	4.8:1
近距离负融像范围:	16/21/17
近距离正融像范围:	16/20/15
NPA:	+2.00D
PRA:	−1.25D
调节幅度(推进法):	OD:11D,OS:11D
单眼调节灵敏度:	OD:11cpm,OS:11cpm
BAF:	8cpm
动态检影:	OU:+0.25D

瞳孔正常,眼前节及眼底检查正常,眼位检查和色觉检查正常。裂隙灯检查显示有睑缘炎 2+,泪液质量较差。BUT 泪膜破裂时间显示右眼 4 秒,左眼 6 秒。

病例分析

该患者远近斜视度正常,调节功能轻微异常,造成 Jeremiah 的症状最可能的原因是眼部健康问题(干眼)。调节检查显示该患者调节幅度、调节灵敏度、调节反应均正常。PRA 降低,但是考虑到正常的调节功能,这可能是一种异常现象,而不是融像性集合的问题。另一个可能的假设就是融像性集合功能异常。在关于融像性集合的直接和间接检查中 PFV 和 NFV 结果是正常的。降低的 PRA 和正常的 BAF,显示融像性集合正常,这表明可能是由于眼健康问题导致 CUC 相关症状。

病例 20.4　药物治疗(续)

治疗

　　我们告诉 Jeremiah 先前的处方对减轻他的症状没有作用。屈光矫正没有太大必要,他也没有垂直斜视,所以不建议配眼镜。嘱患者注意眼睑卫生(一天擦拭眼睑两次)并坚持用药(SOP 和 HS)14 天,使眼睑和泪液质量正常化,减轻症状。

　　Jeremiah 2 周后来复查,他的睑缘炎好转,主诉能长时间看书、在电脑前工作而不出现症状。眼睑擦拭一天两次,坚持 14 天停止用药。2 周以后,睑缘炎得到控制,Jeremiah 可以想工作多久就多久,没有任何不适。

人体工程学

　　许多 CUC 患者存在人体工程学问题,这与他们的工作环境有关,从而影响工作效率,引发不适症状。有时这些症状看似是由双眼视觉功能异常或者眼部疾病引起的,实质上却与人体工程学有关,必须加以考虑。病例 20.5 将阐释这一问题。

病例 20.5　人体工程学

　　Jamal 是一个 23 岁的年轻人,在电脑前工作 2 小时就会出现头疼和颈部疼痛。他身体健康,没有服用任何药物。他作为诊所的患者已经有年头了,最近的一次检查是两年以前,那时他还没有其他症状。最近他得到一份工作,需要每天在电脑前工作大概 6 小时。以下是他以前和近期的检查结果。

检查结果——计算机问卷

　　在以前的检查中,Jamal 没有表现出明显的症状。在最近的检查中,患者主诉在电脑前工作 3 小时以后会出现头痛以及颈部的不适。每天在 VDT 前工作超过 6 个小时,中间不规律地休息。眼睛到键盘的距离为 38.1cm,到计算机屏幕的距离为 38.1cm。房间照明为荧光灯。

检查	先前结果	近期结果
集合近点	10.2~15.2cm	10.2~17.8cm
调节范围	15D	15D
远距隐斜	正位	正位
近距隐斜	$5^\triangle$ 外隐斜	$6^\triangle$ 外隐斜
计算 AC/A	4:1	3.6:1
BO(近)	10/18/10	14/20/14
NRA	+2.50	+2.50
PRA	−2.50	−2.75
BAF	12cpm	13cpm
动态检影	+0.25OU	+0.50OU
IPD	58mm	58mm

　　两次检查都显示瞳孔正常,眼前节及眼底检查正常,眼位检查和色觉检查正常。眼睑、睫毛和泪膜 BUT 试验都正常。

病例分析

　　通常鉴别诊断的关键是正常的双眼视觉和眼部健康检查。在 CUC 患者中,这些检查可能都是正常的,但是患者仍然有不适症状。由于 Jamal 有正常的双眼视觉,眼部并无器质性病变,他描述的 CUC 相关症状很可能和人体工程学有关。计算机使用调查问卷显示,38.1cm 远的电脑屏幕上方在眼睛水平面上方 22.9cm。房间荧光照明明亮,屏幕前没有保护屏,屏幕后面有一扇窗户。另外,他工作距离过近(距离屏幕和键盘都是 38.1cm)。因此人体工程力学很可能是导致他症状的原因。

病例 20.5　人体工程学（续）

治疗

此病例阐述了在 CUC 相关症状的治疗中,电脑工作台的合理设计也是非常重要的。当然,我们也要治疗存在的双眼视觉问题和眼表疾病。对于所有患者来说,这些治疗都是同样重要的。但是我们要经常考虑电脑工作台的人体工程力学设计。仔细检查计算机的高度和屏幕的角度。屏幕和键盘的位置决定了患者的身体姿势。当坐在电脑前时,屏幕的高度应该和视线平行或低于视线。我们建议 Jamal 改变电脑屏幕(降低 12.7cm)和椅子(抬高 5.1cm)的位置,一低头能看到屏幕中央。同时加大工作距离至少到 45.7cm。

适当灯光照明的重要性也是不能忽视的。注视电脑屏幕时注意照明也非常重要。当坐在屏幕前面时,窗户或其他光源不能直接对着眼睛。Jamal 的病例中存在两方面的问题——房间照明太亮,屏幕后有一个窗户。美国视光协会(american optometric association,AOA)已经评估和接受可以在电脑前配备一个遮光屏,我们对 Jamal 提出了这个建议。然后建议 Jamal 重新布置工作室使计算机背后为墙壁而不是窗户。但是减少房间光线的照度是办不到的。

通常房间照明应该和计算机屏幕产生的照度相匹配。这一点在家里比在办公室里容易做到,在家里,我们可以在头顶加一盏小灯取代大灯,而在办公室里,已存在的灯光照明不可能和新增加的计算机的位置相匹配。大多数的办公室里,将计算机移动到背光的位置比改变房间的照明更容易。当 Jamal 把计算机屏幕降低,配备遮光屏,并移动计算机到墙壁前面背光的位置后,Jamal 说他的颈部疼痛减轻,不再头疼了。

小结和讨论

CUC 患者通常主诉一些干扰他们学习和工作的症状。这些症状频繁出现,通过视光学的方法可以取得一些满意的疗效。我们要强调双眼视觉评估、眼表健康检查和人体工程力学评估的重要性。只要能够对 CUC 做出准确诊断,并针对性地治疗,通常都会取得疗效。患者若存在双眼视觉功能异常,则通过屈光矫正、附加正镜、使用棱镜和视觉训练的方法加以治疗;若存在眼表疾病,则以药物治疗;若需改善工作环境,则从人体工程学的角度进行评估。

问题

1. VDT 的典型症状主要由什么原因引起?

2. 对于计算机使用者来说老视的症状与处方的设计有什么关系?

3. 为什么说 CUC 相关视觉症状的患者没有必要考虑有严重的潜在病因?

4. 对于 CUC 相关视觉症状的患者最主要的是鉴别哪种类型的视觉功能异常?

5. 为什么说眨眼的频率和眼睑的健康影响计算机使用者的症状?

6. 何种检查可用来评估计算机使用者的眼部健康状况?

7. 为什么仔细分析 CUC 患者的计算机使用习惯是非常重要的?

8. 工作环境的设计会对 CUC 患者产生何种影响?

9. 在 40cm 处检查患者的集合范围正常,但该结果并不适用于 VDT 工作距离,临床上该如何处理?

10. 当为计算机使用者做检查时,PRIO 的优势和缺点有哪些?

（巩朝雁　王玉莹　译）

设备来源

(a). Available from PRIO Corporation, 8285 SW Nimbus Avenue, Suite 148, Beaverton, OR 97008.

(b). Available from PC Peekers, 13321 North Meridian, Suite 110, Oklahoma City, OK 73120.

参考文献

1. Sheedy JE. How do eye problems rank with other VDU disorders? In: Grieco A, Molteni G, Occhipinti E, et al., eds. *Work with Display Units*. Vol 2. Milan, Italy: University of Milan; 1994:47-54.

2. Collins MS, Brown B, Bowman KJ, et al. Task variables and visual discomfort associated with the use of VDTs. *Optom Vis Sci*. 1991;68:27-33.

3. US Bureau of the Census. Computer and Internet use in the United States: current population survey. October 2010. Available from: https://www.census.gov/data/tables/2010/demo/computer-internet/computer-use-2010.html

4. Dain SJ, McCarthy AK, Chan-Ling T. Symptoms in VDU operators. *Am J Optom Physiol Opt*. 1988;65:162-167.

5. eMarketer. Digital set to take majority share in UK time spent with media in 2016. 2016. Available from: https://www.emarketer.com/Article/Digital-Set-Take-Majority-Share-UK-Time-Spent-with-Media-2016/1013039

6. The Vision Council. Eyes overexposed: the digital device dilemma: digital eye strain report. 2016. Available from: https://visionimpactinstitute.org/research/eyes-overexposed-digital-device-dilemma/

7. eMarketer. Mobile takes majority share of UK time with digital media. 2016. Available from: https://www.emarketer.com/Article/Mobile-Takes-Majority-Share-of-UK-Time-with-Digital-Media/1014676

8. Office for National Statistics. Internet users in the UK 2017. 2017. Available from: https://www.ons.gov.uk/releases/internetusersintheuk2017

9. Palaiologou I. Children under five and digital technologies: implications for early years pedagogy. *Eur Early Child Educ Res J*. 2016;24:5-24.

10. American Optometric Association. *Guide to the Clinical Aspects of Computer Vision Syndrome*. St. Louis, MI: American

Optometric Association; 1995:1.

11. Portello JK, Rosenfield M, Bababekova Y, et al. Computer-related visual symptoms in office workers. *Ophthalmic Physiol Opt.* 2012;32:375-382.

12. Stedman TL. *Stedman's Medical Dictionary.* 26th ed. Baltimore, MD: Williams & Wilkins; 1995:1746.

13. Rosenfield M. Computer vision syndrome (A.K.A. digital eye strain). *Optom Pract.* 2016;17:1-10.

14. American Optometric Association. Computer vision syndrome. 2017. Available from: https://www.aoa.org/patients-and-public/caring-for-your-vision/protecting-your-vision/computer-vision-syndrome

15. Tauste A, Ronda E, Molina M-J, et al. Effect of contact lens use on computer vision syndrome. *Ophthalmic Physiol Opt.* 2016;36:112-119.

16. Sheedy JE, Hayes JN, Engle J. Is all asthenopia the same? *Optom Vis Sci.* 2003;80:732-739.

17. Guillon M, Maïssa C. Tear film evaporation—effect of age and gender. *Cont Lens Anterior Eye.* 2010;33:171-175.

18. Courtin R, Pereira B, Naughton G, et al. Prevalence of dry eye disease in visual display terminal workers: a systematic review and meta-analysis. *BMJ Open.* 2016;6:e009675.

19. Moon JH, Lee MY, Moon NJ. Association between video display terminal use and dry eye disease in school children. *J Pediatr Ophthalmol Strabismus.* 2014;51:87-92.

20. Moon JH, Kim KW, Moon NJ. Smartphone use is a risk factor for pediatric dry eye disease according to region and age: a case control study. *BMC Ophthalmol,* 2016;16:188.

21. Vilela MA, Pellanda LC, Fassa AG, et al. Prevalence of asthenopia in children: a systematic review with meta-analysis. *J Pediatr.* 2015;91:320-325.

22. Rouse MW, London RF, Allen DC. An evaluation of the monocular estimate method of dynamic retinoscopy. *Am J Optom Physiol Opt.* 1984;61:693-697.

23. Ham WT, Mueller HA, Sliney DH. Retinal sensitivity to damage from short wavelength light. *Nature.* 1976;260:153-155.

24. Jaadane I, Boulenguez P, Chahory S, et al. Retinal damage induced by commercial light emitting diodes (LEDs). *Free Radic Biol Med.* 2015;84:373-384.

25. Marshall J. Light in man's environment. *Eye.* 2016;30:211-214.

26. Tosini G, Ferguson I, Tsubota K. Effects of blue light on the circadian system and eye physiology. *Mol Vis.* 2016;22:61-72.

27. O'Hagan JB, Khazova M, Price LL. Low-energy light bulbs, computers, tablets and the blue light hazard. *Eye.* 2016;30:230-233.

28. Krigel A, Berdugo M, Picard E, et al. Light-induced retinal damage using different light sources, protocols and rat strains reveals LED phototoxicity. *Neuroscience.* 2016;339:296-307.

29. Touitou Y, Touitou D, Reinberg A. Disruption of adolescents' circadian clock: the vicious circle of media use, exposure to light at night, sleep loss and risk behaviors. *J Physiol Paris.* 2016;110:467-479.

30. Cajochen C, Frey S, Anders D, et al. Evening exposure to a light-emitting diodes (LED)-backlit computer screen affects circadian physiology and cognitive performance. *J Appl Physiol.* 2011;110:1432-1438.

31. Ostrin LA, Abbott KS, Queener HM. Attenuation of short wavelengths alters sleep and the ipRGC pupil response. *Ophthalmic Physiol Opt.* 2017;37:440-450.

32. Ayaki M, Hattori A, Maruyama Y, et al. Protective effect of blue-light shield eyewear for adults against light pollution from self-luminous devices used at night. *Chronobiol Int.* 2016;33:134-139.

33. van der Lely S, Frey S, Garbazza C, et al. Blue blocker glasses as a countermeasure for alerting effects of evening light-emitting diode screen exposure in male teenagers. *J Adolesc Health.* 2015;56:113-119.

34. Isono H, Kumar A, Kamimura T, et al. The effect of blue light on visual fatigue when reading on LED-backlit tablet LCDs. Proceedings of International Display Workshops; 2013.

35. Lawrenson JG, Hull CC, Downie LE. The effect of blue-light blocking spectacle lenses on visual performance, macular health and the sleep-wake cycle: a systematic review of the literature. *Ophthalmic Physiol Opt.* 2017;37:644-654.

36. Leung TW, Li RW, Kee CS. Blue-light filtering spectacle lenses: optical and clinical performances. *PLoS One.* 2017;12:e0169114.

37. Yaginuma Y, Yamada H, Nagai H. Study of the relationship between lacrimation and blink in VDT work. *Ergonomics.* 1990;33(6):799-809.

38. Patel S, Henderson R, Bradley L, Galloway B, Hunter L. Effect of visual display unit use on blink rate and tear stability. *Optom Vis Sci.* 1991;68(11):888-892.

39. Pimenidi MK, Polunin GS, Safonova TN. Meibomian gland disfunction in computer vision syndrome [in Russian]. *Vestn Oftalmol.* 2010;126(6):49-52.

40. Ngo W, Situ P, Keir N, Korb D, Blackie C, Simpson T. Psychometric properties and validation of the Standard Patient Evaluation of Eye Dryness Questionnaire. *Cornea.* 2013;32(9):1204-1210.

41. Blackie CA, Solomon JD, Scaffidi RC, Greiner JV, Lemp MA, Korb DR. The relationship between dry eye symptoms and lipid layer thickness. *Cornea.* 2009;28(7):789-794.

42. Korb DR, Blackie CA. "Dry Eye" is the wrong diagnosis for millions. *Optom Vis Sci.* 2015;92(9):350-354.

43. Wick B, Morse S. Accommodative accuracy to video display monitors [Poster 28]. *Optom Vis Sci.* 2002;79(12s):218.

44. Kundart J, Hayes JR, Tai Y-C, Sheedy J. Gunnar Optiks Study: accommodation and symptoms (2007). VPI Research. Paper 2, Pacific University, 2007.

双眼视觉和调节检测的准备与管理

I. 症状

视觉

VDT 工作中或工作后症状的频率和程度	工作		家里	
视远模糊	频繁	从不	频繁	从不
	1 2 3	4 5	1 2 3	4 5
	无症状	严重	无症状	严重
	1 2 3	4 5	1 2 3	4 5
视近模糊	频繁	从不	频繁	从不
	1 2 3	4 5	1 2 3	4 5
	无症状	严重	无症状	严重
	1 2 3	4 5	1 2 3	4 5
眼疲劳	频繁	从不	频繁	从不
	1 2 3	4 5	1 2 3	4 5
	无症状	严重	无症状	严重
	1 2 3	4 5	1 2 3	4 5
干眼	频繁	从不	频繁	从不
	1 2 3	4 5	1 2 3	4 5
	无症状	严重	无症状	严重
	1 2 3	4 5	1 2 3	4 5
重影	频繁	从不	频繁	从不
	1 2 3	4 5	1 2 3	4 5
	无症状	严重	无症状	严重
	1 2 3	4 5	1 2 3	4 5
畏光	频繁	从不	频繁	从不
	1 2 3	4 5	1 2 3	4 5
	无症状	严重	无症状	严重
	1 2 3	4 5	1 2 3	4 5
颜色失真	频繁	从不	频繁	从不
	1 2 3	4 5	1 2 3	4 5
	无症状	严重	无症状	严重
	1 2 3	4 5	1 2 3	4 5

身体

VDT 工作中或工作后症状的频率和程度	工作		家里	
头疼	频繁	从不	频繁	从不
	1 2 3	4 5	1 2 3	4 5
	无症状	严重	无症状	严重
	1 2 3	4 5	1 2 3	4 5
颈/肩/背疼	频繁	从不	频繁	从不
	1 2 3	4 5	1 2 3	4 5
	无症状	严重	无症状	严重
	1 2 3	4 5	1 2 3	4 5
腕疼	频繁	从不	频繁	从不
	1 2 3	4 5	1 2 3	4 5
	无症状	严重	无症状	严重
	1 2 3	4 5	1 2 3	4 5

Ⅱ. 工作状况和环境

工作状况

	工作		家里	
VDT 工作时是否配戴矫正眼镜	不戴镜	单光镜	不戴镜	单光镜
	双光镜	渐变焦眼镜	双光镜	渐变焦眼镜
	软性角膜接触镜	硬性透气性角膜接触镜	软性角膜接触镜	硬性透气性角膜接触镜
有 VDT 工作时的矫正眼镜但未配戴	不戴镜	单光镜	不戴镜	单光镜
	双光镜	渐变焦眼镜	双光镜	渐变焦眼镜
	软性角膜接触镜	硬性透气性角膜接触镜	软性角膜接触镜	硬性透气性角膜接触镜
每天 VDT 前工作几小时				
多长时间清理显示屏	频繁	从不	频繁	从不
	1 2 3	4 5	1 2 3	4 5

工作习惯：
a）间歇-少于 1 小时
b）间歇-超过 1 小时
c）持续-需要时,随意休息
d）持续-规律休息
e）持续-不休息,除非吃饭
从事这个 VDT 工作量需要多久?

工作距离

	工作	家里
眼睛到 VDT 屏幕距离	＿＿＿＿ cm	＿＿＿＿ cm
屏幕可以倾斜	N　　Y	N　　Y
屏幕高度可调	N　　Y	N　　Y
VDT 屏幕的高线和眼睛高度	高/平行/低＿＿＿＿ cm	高/平行/低＿＿＿＿ cm
注视距离:眼睛到键盘	＿＿＿＿ cm	＿＿＿＿ cm
注视距离:眼睛到阅读物	＿＿＿＿ cm	＿＿＿＿ cm
参考材料	屏幕旁/低于屏幕 如果屏幕旁,挨着屏幕或键盘 N　　Y 高度可调 N　　Y	屏幕旁/低于屏幕 如果屏幕旁,挨着屏幕或键盘 N　　Y 高度可调 N　　Y
屏幕位置	站立/桌子/CPU(电脑处理单元) 可调 N　　Y ＿＿＿＿ cm	站立/桌子/CPU 可调 N　　Y ＿＿＿＿ cm
是不是可以不用明显移动头或颈部就看到 电脑上的材料 其他(描述)	N　　Y	N　　Y

工作室环境

	工作	家里
显示器		
字体颜色		
字体尺寸		
背景颜色		
是否能注意到屏闪?		
是否使用 Clear Type?(基于 Microsoft 的阴极射线管)		
屏幕刷新率是多少?(最优 75~80,最低 60)		
眩光过滤器	无　眼镜　网格状贴膜	无　眼镜　网格状贴膜
光源类型(列出所有情况)		
头顶仅荧光灯		
头顶仅白炽灯		
头顶荧光灯和白炽灯		
头顶荧光灯,直接白炽灯照明		
亮度(列出所有情况)		
房间亮度	亮　中等　暗	亮　中等　暗
窗户光线	前面　后面　旁边	前面　后面　旁边
窗外光线控制		
窗帘	垂直　水平	垂直　水平
百叶窗	垂直　水平	垂直　水平
台灯	N　　Y	N　　Y
环境		
墙壁	颜色　暖　暗	颜色　暖　暗
桌子表面	颜色　暖　暗	颜色　暖　暗
椅子	可调 N　　Y 靠背 N　　Y	可调 N　　Y 靠背 N　　Y
其他(描述)		

(巩朝雁　王玉莹　译)

第 21 章

获得性脑损伤相关的双眼视觉及调节问题

获得性脑损伤(acquired brain injury, ABI)相关的双眼视觉、调节及眼动障碍等异常的治疗,已经成为视光临床实践中极具挑战的一个方面。ABI 患者通常患有多种问题,包括认知、心理、运动及知觉异常等方面。即使将双眼视觉、调节及眼动异常与认知和心理问题分开讨论,它们也仍然很复杂。旋转垂直斜视和非共同性斜视、感觉融合异常、调节不等及视野缺损可能伴随着基础的视觉问题。

这一章节的目的是回顾与 ABI 相关的最为常见的非显斜性双眼视觉、调节、眼动障碍的诊断和治疗。该诊疗的重点在于考虑各种因素,以确定治疗的潜在效果。正如前面章节所述,提出诊疗流程以便临床工作者遇到这些状况时有序进行治疗。我们也会用一系列的病例来论证本章节阐述的重要概念。

本章节并不是要全面讨论与脑损伤相关的所有视觉问题。根据轻微外伤性脑损伤机制(mild traumatic brain injury, mTBI),Ciuffreda 和他的同事们[1-3]建立了一个眼科视觉保健的概念模型,包括以下 4 个方面:①基础的眼科检查(视力、屈光不正、眼健康);②与眼动相关的视觉问题(眼球运动、调节、集合);③与眼动无关的视觉问题(空间定位异常、运动灵敏度、感光灵敏度、前庭功能障碍、视野缺损以及视觉信息处理);④非视觉性问题(抑郁症、认知障碍、行为问题、姿势问题、注意力问题、神经问题)。本章只对眼动相关的视觉问题进行讨论。

获得性脑损伤的概述

获得性脑损伤通常指的是外伤性脑损伤、卒中或脑血管损伤。

外伤性脑损伤

Thurman 等[4]定义外伤性脑损伤(traumatic brain injury, TBI)为记录在病历档案中的头部损伤,伴有以下一种或多种症状:

- 观察或主诉意识水平下降
- 记忆减退
- 颅骨骨折
- 客观神经系统或神经心理异常
- 颅内病变

外伤性脑损伤 TBI 可造成身体、认知和心理社会功能明显损害。

每年美国有高达 280 万人患 TBI[5]。大部分患者年龄介于 5~18 岁,青少年发病率最高[6,7]。即使大部分患者的

脑震荡可以在 2~4 周完全恢复,但还有一少部分人的症状会持续,影响他们的正常生活[8-13]。每年有超过 150 万的美国人遭受非致命性的外伤性脑损伤,他们不需要住院治疗[4,14]。另外有 30 万人遭受重度脑损伤,需要住院治疗,其中 9.9 万人永久残疾,5.6 万人死亡[4]。TBI 的患病人数大约为 250 万~650 万[15]。

近些年来,TBI 患者治愈率明显升高,这归功于更快速有效的急诊服务,更快更安全的专科转诊治疗以及快速发展的医疗管理。TBI 可累及任何年龄段,是导致儿童和青年长期残疾的主要原因。

15~24 岁的人有更高的患病风险[4],并且 TBI 在男性中的患病率是女性的两倍。此外,男性患者的死亡率也更高,这表明男性比女性更容易遭受严重损伤[4]。

虽然大多数的 TBI 幸存者是那些刚参加工作的年轻人,但是许多幸存者,尤其是遭受严重 TBI 的幸存者都没有再回到工作岗位。粗略估计 12.5%~80% 不等的人不能回到工作中。那些有能力回到工作岗位的人中,很多伴随着创伤后的急性功能障碍[16,17]。

TBI 可分为轻度、中度和重度[18]。轻度 TBI 是一种非常常见的损伤,如前文所述,轻度 TBI 常常可以和脑震荡进行术语互换使用[19]。大多数被认为是轻度 TBI 的患者,不需要住院治疗。因此,无法获得每年轻度 TBI 患者的准确数量。被诊断为 TBI 的住院患者中约 80% 为轻度[20]。在一项对 100 名连续患者的前瞻性研究中,Master 等的报告中指出,在他们的儿童和青少年样本中,69%的患者有脑震荡相关的眼动问题[13]。最常见的视觉问题为调节异常(51%)、集合不足(49%)和扫视功能障碍(29%)[13]。Hellerstein、Freed 和 Maples[21]研究了轻度 TBI 患者的特征,发现 TBI 组患者和年龄相关的非 TBI 组患者存在明显不同。他们得出结论:"轻度创伤性脑损伤"这个词很有误导性,并不一定代表"轻度功能丧失"。这一点非常重要,因为大多数的视光师在私人诊所多遇到轻度 TBI 患者。较严重的损伤需要住院治疗,以及各种各样的康复治疗。一旦患者出现这种情况,他们往往求助于眼科医师。然而,轻度 TBI 患者如果在 TBI 之后出现视觉症状可能更需要家庭视光师的帮助。

卒中/脑血管损伤

卒中/脑血管损伤(cerebrovascular accident, CVA)临床定义为血管因素引起的局部脑神经功能损伤的症状或体征的综合征,偶尔表现为全脑功能损伤[22]。症状与严重程度相关,可于 1 天内痊愈,也可不完全康复,严重可致残

疾甚至死亡[22]。目前,卒中根据流行病学研究进行分类。Wolf、D'Agostino、Belanger 和 Kannel[23]指出,在 Framingham 的研究中,55~84 岁男性中,45%归类为动脉粥样硬化,19%为脑栓塞,19%为短暂性脑缺血,5%为脑内出血,4%为蛛网膜下出血,2%为其他。

导致美国成年人死亡和慢性残疾的病因中,卒中排在第三位[24]。在美国,每年有超过 79.5 万人承受着卒中的痛苦[25],其中有 61 万人是首次卒中[25]。而目前共有 350 万~400 万人幸存下来[23]。在这些幸存者中,约 1/3 表现为轻度功能损伤,1/3 为中度功能损伤,其余为重度功能损伤。卒中可发生于任何年龄段,但在年长者中更常见。在 55~85 岁之间,死亡率每 10 岁就会翻 1 倍[24]。卒中的发病率也与地域有关。例如,法国第戎的发病率为 238/100 000,美国明尼苏达州罗契斯特市的发病率为 362/100 000,俄罗斯新西伯利亚的发病率为 627/100 000[22]。自 20 世纪 30 年代起,美国东南部地区的发病率逐渐上升[26]。随着人口老龄化的进程,卒中在将来会变得更加常见。因此,考虑到卒中后相关视觉问题的高发率,视光师在这些人的视觉保健中将起到重要作用。

视光师的角色

ABI 后的视觉问题很常见,而且会对日常生活产生负面的影响,例如阅读、书写、购物、打扮、运动和驾驶[21]。以前,视光师并不是医院内康复治疗小组的成员[27]。小组内主要包括多名内科医师和康复治疗专业人员,例如职业理疗师(occupational)、物理理疗师(physical)、休养治疗师(recreation)以及演讲/语言病理学家。通常由眼科医生提供眼部保健,包括基本的视力和眼病[28]。因此,与 ABI 相关的一些视觉问题通常未被发现或治疗,给患者造成明显的功能问题[28-32]。

然而,在过去 10 年中,视光师越来越多地参与 ABI 相关视觉问题的管理中[21,27,30,31,33-43]。视光师在屈光不正、双眼视觉、调节、眼动障碍、视野缺损、眼病及其他与 ABI 相关的视觉表现中发挥作用。由于 ABI 的复杂性,视光师与其他康复治疗人员的密切合作至关重要。这种合作关系随 ABI 术后的时间推移而变化。

积极康复阶段

在积极康复阶段期间,视光师与职能理疗师、物理理疗师和语言训练师的密切合作至关重要。由于 ABI 后高发的视觉问题,康复专家们经常会遇到这类问题影响患者的康复进程。有专业特长的视光师作为顾问,通过及时鉴别和解决 ABI 患者的视觉问题,从而提供重要的服务。在康复的早期阶段,通常会进行被动治疗(镜片、棱镜、遮挡),提高患者的舒适度。视光师也应就视力问题的性质对康复小组进行指导教育,主要包括视觉问题对日常生活各种活动的影响,以及训练师如何改变环境,最大程度恢复患者的功能。

在这一阶段,视光师很难进行积极的视觉训练。但是部分视光师关于积极视觉治疗的建议也被康复医院的专业训练师所采用[44]。在这种情况下,视光师需鉴别问题,决定和安排积极视觉治疗,监督训练师实施视觉训练,并进行定期的回访。当积极康复阶段结束,患者回到家中后,视光师便可完全负责患者功能性视觉的保健。积极的视觉训练安排可在视光师诊室继续进行。

后期康复阶段

另一种情况也有可能。因为大多数的康复医院没有专业的视光师,他们更多的可能性是参与那些没有接受住院治疗的 ABI 患者(轻度 TBI)或者已经完成积极康复阶段的患者。还有部分情况是,在 ABI 患者出现眼部问题后的几个月甚至几年内,视光师可能没有机会去检查他们,因此患者可能最后才会求助于视光师。通常大多数的患者都曾接受过眼科检查,且被告知没有异常或者无法治疗[28,29,31,32]。在这种情况下,视光师是主要的护理人员,本章节所述的顺序疗法即可适用。如果患者是最近才结束康复计划的,那么与患者的康复师保持密切联系也是很重要的。

Ciuffreda 等[29,31]总结了视光师在 ABI 患者的治疗中所扮演的潜在角色:

"为缺乏关照和缺乏了解的人群提供全范畴的视光保健,是视光师的职责所在。通过联合康复小组其他成员的方法,TBI 患者能更快地回到社会和工作领域,再次成为社会生产力。"

常见的与 ABI 相关的双眼视觉、调节和眼动异常

双眼视觉异常

如前面章节所述,常见的非显斜性双眼视觉异常通常也与 ABI 有关。ABI 后患者发生旋转垂直隐斜(第 14 章)的现象比一般临床患者更常见。此外,我们有时也会遇到一种双眼视觉问题,即"感觉融合失调症",在 ABI 中很少见[45-47]。感觉融合失调症是指在隐斜量很小的情况下,患者即使聚焦良好也不能进行融像[45]。这种融像异常类似于斜视,即"horror 融合",此类病例预后一般不好。尽管仍有病例报告显示部分患者能自发性或通过治疗恢复融像,但利用镜片、棱镜、视觉训练或手术通常不能成功[45,47]。

据报道,双眼视觉异常是 TBI 后普通人群及军人中最常见的视觉问题[13,27,39,48-55]。Gianutsos 等[27]对康复机构接受长期治疗的 55 位严重脑损伤患者进行了视觉评估,发现最常见的问题是双眼视觉异常。Cohen 等[49]发现,38%的急性 TBI 患者和 42%的患者在 TBI 3 年后被重新评估为集合不足。Suchoff[48]等对 62 名居住在长期护理机构的脑损伤患者进行检查,发现外斜视发病率极高(41.9%),包括集合不足、间歇性外斜视及恒定性外斜视;同时,也有部分患者存在垂直斜视(9.7%)。Ciuffreda 等[39]对 220 例 TBI 及 CVA 病例进行了回顾性研究,发现 TBI 患者中最常见的是集合不足(56.3%),CVA 患者中最常见的是斜视(36.7%)和脑神经损伤(10%)。两组患者中最常见的功能异常均为集合不足,其中 TBI 组患者为

42.5%，CVA 组为 35%。

有研究[50-52,54,55]表明在伊拉克和阿富汗战后回来的军人中有相似的情况，TBI 后最常见的视觉异常是集合不足，发病率为 23%～42%。

在唯一一项关于儿童脑震荡的研究中，Master 等[13]对医学诊断为脑震荡的 11～17 岁患者进行了一项横断面研究，研究方向为相关视力问题的患病率。此次试验共招募100 名青少年，平均年龄为 14.5 岁。研究发现，69%的病例诊断为患有一项或多项视觉问题。

调节异常

TBI 患者主要由早老视、普通人群和 ABI 患者组成。与普通临床患者相比，TBI 患者更容易出现调节异常，如调节不足、调节过度和调节灵敏度不良[56,57]。据 Al-Qurainy[57]报道，大约有 20%的 TBI 患者存在调节功能异常。Suchoff 等[48]对 62 名连续 TBI 患者进行研究，结果发现 10%的患者存在调节问题。Kowal[58]发现在 161 个头部受伤的患者中，36%的人有调节问题。Ciuffreda 等[39]在对220 例 TBI 或 CVA 患者病历的研究中发现，41.1%的 TBI 患者有调节功能异常，且几乎所有患者表现为调节不足；与此相反的是，CVA 患者中仅有 12.5%发现调节功能异常。许多病例研究也曾对调节功能异常进行过报道[21,32,59,60]。

近期 Goodrich 等[54]、Brahm 等[52]、Stelmack 等[50]及 Magone 等[55]在对 TBI 军人患者的研究中，分别发现有22%、42%、47%和 23%的患者患有调节功能异常。在一个对脑震荡患儿的研究中，Master 等发现 51%的患儿有调节功能障碍[13]。

眼动障碍

ABI 后表现的眼动障碍与儿童发育性眼动障碍不同（见第 22 章）。扫视和追随的异常可能与这两种功能的核上控制中枢及眼外肌的连接异常相关。扫视和追随系统有分离独立的神经通路（见第 13 章）。基于上述原因，所以ABI 患者可能出现一个系统异常，而另一个不受影响。因此如果患者追随运动异常而扫视功能正常，可能是顶叶核上中枢受损。相反，如果追随功能正常而扫视功能异常，则很可能是额叶视觉区域受损。本书在第 13 章节总结了ABI 后不同种类的扫视与追随功能障碍（见表 13.2 和表13.3）。

根据经验判断，ABI 后患者的眼动障碍很少独立发生，通常与调节、双眼视觉和视觉知觉障碍相伴随。因此眼动障碍的治疗通常贯穿于其他眼部问题的整个治疗过程。

在一项对脑震荡患儿的研究中，Master 等根据发展性眼动（developmental eye movement，DEM）测试的结果，发现29%的患儿有扫视功能障碍[13]。Suchoff 等[48]发现约有40%的 ABI 患者存在眼动异常。在一项对 ABI 普通患者的研究中，Ciuffreda 等[39]发现 51%的 TBI 后患者及 57%卒中后患者存在扫视功能异常。近期 3 个有关军人中 TBI 后患者的研究显示追随和扫视异常的发生率很高，为 6%～33%[50,52,54]。Scheiman 和 Gallaway[32]回顾了 9 例 ABI 后患者的治疗结果，2 例患者显示有扫视和追随异常，并存在双

眼视觉和调节异常。Cohen[38]认为这两例报告的 1 例存在眼动障碍、外斜和上斜视。Ciuffreda 等[30]则指出，尽管扫视和追随功能的严重异常可以通过常规测试和观察进行诊断，但对于 ABI 后的患者而言，有必要采用更复杂的测试手段。他们认为，对 ABI 后的患者就非侵入式红外治疗进行客观记录也很重要，第 1 章提及的 Visagraph 就是一个很好的例子。Suchoff 等[48]报道了大量与 CVA 相关的眼动异常，包括扫视过快或过慢、难以转移注意力、难以固视。

ABI 相关视觉问题的症状

大多数患者的症状与阅读和其他近距离工作相关，表现为双眼视觉、调节或眼动的异常症状（表 21.1）。最常见的主诉包括短时间阅读后眼疲劳、头疼、视觉模糊、复视、空间缺失、易困及难以集中注意力。此外，ABI 患者还有一些主要症状，包括平衡性和协调性不良[21,30,31,61]、眩晕[21,31]和畏光[21,31]。当此类患者出现垂直隐斜、散开不足、旋转隐斜等双眼视觉异常时，也常常出现远距离的症状，比如看电视、驾驶、走路及运动。眼动和调节异常也会引起远距离相关症状，如视觉模糊、视力不稳定和空间定位困难。

表 21.1 与获得性脑损伤相关的视觉症状
视疲劳
头疼
视觉模糊
复视
阅读障碍
阅读时难以集中注意力
阅读时丢字落字
平衡性及协调性不良
眩晕
畏光

评估

常规双眼视觉评估测试是最常用的一种检测方法，可为该类人群提供大部分信息，具体检测方法已在第 1 章中描述，同时在表 21.2 中列出。该测试的重点在于对融像性集合，调节系统以及表现能力的长期动态监测，对 ABI 后患者尤为重要。在眼动测试方面，Ciffreda 等[29]曾强调，在评估眼动能力时，主觉测试（Northeastern State University College of Optometry Oculomotor Test，NSUCO）检测和 DEM 测试与客观眼动记录同样重要。据经验看来，除非测试时间足够长且记录反应速度足够快，否则很容易忽略一些细微的问题。由于旋转垂直隐斜很常见，如双马氏杆试验（第 14章）的一些诊断手段也非常重要。在处理一些更细微的双眼视觉异常时，注视视差测试可以辅以帮助，必要时也可为出示合适的棱镜处方提供数据。当患者出现症状，而所有检查结果均为阴性时，需进行诊断性遮盖试验（第 14 章）。

表 21.2	用于鉴别与获得性脑损伤相关视觉问题的推荐性测试
测试方法	
双眼视觉评估	
隐斜,共同性斜视,AC/A 的测量	在远距离、近距离及阅读距离进行所有诊断眼位的遮盖试验
评估正融像性集合及负融像性集合	
直接检测方法	阶梯性聚散检查 聚散灵敏度检查
间接检测方法	负相对调节 正相对调节 双眼调节灵敏度 动态检影
集合幅度	集合近点
知觉状态	Worth 四点灯 立体视
调节功能评估	
直接检测方法	单眼调节幅度 单眼调节灵敏度
间接检测方法	双眼调节灵敏度 正负相对调节 动态检影
眼动功能评估	
	发育性眼动测试 NSUCO 眼动测试
其他重要检查方法	
注视视差检查	
双马氏杆检查	
客观眼动检查记录(Visagraph)	
诊断性遮盖试验	

AC/A,调节性集合与调节的比值。

在过去 10 年里,研究人员和治疗脑震荡的医疗保健工作者已经指出,眼动异常筛查/测试在常规脑震荡检查中非常重要[19,62-76]。Mucha 等[70] 开发了名为前庭/眼动筛查评估(Vestibular/Ocular Motor Screening,VOMS)的临床筛查测试,用来评估视力和前庭系统。该测试旨在供非眼部护理专业人员对平滑追踪、水平和垂直扫视,集合近点(near point of convergence,NPC)、水平前庭眼反射和视觉运动敏感度进行评估。在测试结束后,检查者需要询问是否出现异常症状。同时,他们建议对运动相关的脑震荡后患者进行 VOMS,作为大致的前庭/眼动筛查。Kontos 等[77] 对 263 例样本进行了 VOMS 的内在一致性检查,样本均为健康、无脑震荡的大学生运动员。他们发现 VOMS 在一级健康的大学生运动员中具有内在一致性和可接受的假阳性率。

然而,VOMS 的一个问题是,它对于集合近点的测量与执行评估的公认方法不一致[78,79]。作者建议如下:"将一小视标(约为 14 字体大小)置于患者眼前一臂处,要求患者集中精力注视,并将其缓慢移至鼻尖处。"他们一般要求患者手持视标,进行自我测试。另外,VOMS 建议检查者指尖应距离患者 90cm,手指应位于左右方向距中线 45cm 处。尽管方向是特定的,但除非仔细测量这些距离,否则利用这些方向去准确进行测试还是存在问题的。NPC 测试的结果可能存在大量的假阳性或阴性。此外,VOMS 中并不包含对调节或融像性集合的评估。因此,需要一种测试方案,能给予适当的刺激,并对双眼视觉、调节、眼动异常、集合不足、调节不足和扫视异常进行准确鉴别的评估。

为了解决这个问题,Yaramothu 研发了一种用于脑震荡相关视觉障碍评估的标准化仪器,名为眼动评估测试仪(oculomotor assessment test,OMAT)。它可以用来评估水平和垂直扫视、NPC、调节幅度和聚散灵敏度。OMAT(图 21.1,见文末彩图)是一个 T 型仪器,有两个 25cm 长的杆,连接成 T 型,可以旋转和锁定。仪器的末端有固定的可视视标,还有一个可移动的视标用于跳跃性集合测试。仪器的底座放在受试者的眼前眉间位置。这样的放置是为了使得中线横木平行于地面,并且要求受试者注视所呈现的视标。测试水平扫视功能时,OMAT 被放置在横木上,中线的左右两侧呈现两个视标,持续 1 分钟。测试垂直扫视功能时,杆旋转 90 度并锁定,因此视标在中线横杆的上方和下方,此过程同样持续 1 分钟。

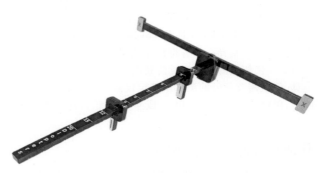

■ 图 21.1　眼动评估测试装置,用于扫视性眼动测试(从绿色背景的 X 看向红色背景的 X)或聚散灵敏度(从远垂直线看向近垂直线)

测量 NPC 时,用集合度滑块从 40cm 处开始,以每秒 2cm 的标准速度向受试者的眉间移动,选择的固定视标是 20/30Snellen 单个视标。测量聚散灵敏度时,要求患者将 20/30 的单视标固定在眼前 5cm 处的第一个集合度滑块上,然后在中线横杆上再向外延伸 50cm 处放置第二个集合度滑块。受试者被要求在两个目标之间交替注视,同时也要保持目标单一清晰。该过程持续 1 分钟,并确定受试者能够完成的周期数。

测量调节近点时,受试者将非测试眼进行遮挡,中线横杆从受试者眉间移至眉上方的眶上凹处,20/30 的 Snellen 单视标从 40cm 处逐渐移向受试者,直至无法看清。

Yaramothu 制订了 OMAT 的标准数据,如表 21.3 所示。研究的样本量为 103 名受试者,平均年龄为 20.8±4.7 岁,年龄范围为 11~34 岁。

表21.3	眼动评估测试仪的标准数据		
	第一个 30 秒	第二个 30 秒	1 分钟
水平扫视	60~80	53~77	116~152
垂直扫视	62~77	54~73	115~151
集合运动	38~50	33~47	70~98

症状调查

第 9 章中描述的症状调查,如集合不足症状调查(Convergence Insufficiency Symptom,CISS)和视光师学院的视力发展生活质量调查(College of Optometrists in Vision Development Quality of Life,COVD-QOL),适用于无 TBI 病史的双眼视觉患者和其他眼动异常的患者。如前所述,脑震荡患者通常不仅仅会有眼动异常。因此,CISS 和 COVD-QOL 对于有 TBI 病史的患者来说,可能不是最适合的症状调查。为满足这一需求,Laukkanen 等制订了一种症状问卷,即脑损伤视力症状调查(Brain Injury Vision Symptom Survey,BIVSS),以帮助医疗保健工作者记录成年患者轻度至中度脑损伤后的视力问题[80]。他们对 107 名自我报告患有轻度至中度 TBI 症状的成年受试者(平均年龄 42.1 岁,标准差 16.2 岁,年龄范围 18~75 岁)和两组成人对照组进行了一项 BIVSS 验证研究。几乎所有的 TBI 成年受试者都能够自我完成 BIVSS,并且在 TBI 组和非 TBI 组之间有显著的平均得分差异。作者得出结论,BIVSS 对于更好地理解与脑损伤相关的复杂视觉症状而言,可能是一种不错的工具,但还需要额外的测试来确定仪器的可重复性。就此而言,BIVSS 可以作为 ABI 后成年人群症状评估的首选工具。

其他特殊测试注意事项

由于 ABI 患者通常伴随神经系统、认知和心理障碍,因此检查难度很大。而双眼视觉、调节和眼动功能大多是主觉验光检查,在实施检查和解释结果时均需要保持头脑清醒。例如,Hellerstein、Freed 和 Maples[21,30,31] 报告了为 TBI 患者检查时所遇到的情况:

- 如果患者在进行集合和调节功能检查期间自觉恶心,需终止检查。
- 如果患者在被检查过程中出现不适或恶心,要求检查者在移动或旋转棱镜时减慢速度。
- 如果患者认知反应时间延迟,测量的融像性集合会高于实际值。

部分情况下,患者在被检查过程中会出现不适、恶心或其他症状,但测试结果正常。那么此时我们建议再次检查,如聚散灵敏度、调节灵敏度、集合近点和调节幅度。当再次检查时,延长灵敏度的测试时间范围。例如,调节灵敏度与聚散灵敏度的检查应持续 2 分钟。集合近点和调节幅度检查重复 5~10 次。这些改变可以帮助临床医生发现细微的调节或双眼视觉异常。

有关获得性脑损伤治疗的系统流程

在前面章节已对双眼视觉异常的治疗顺序进行过讨论,同样也适用于 ABI 相关的双眼视觉异常(表 21.4)。

表21.4	非显斜性双眼视觉、调节和眼动异常的处理流程
屈光不正的光学矫正	
近附加	
水平棱镜	
垂直棱镜	
复视时进行遮盖	
视觉训练	
手术	

第 9~15 章提到的非显斜性双眼视觉、调节和眼动障碍均可能发生在 ABI 后。对 ABI 患者的治疗顺序考虑几乎与前面章节所述一致。以下内容描述了 ABI 患者的一些额外注意事项。

视觉表现的可变性及潜在的恢复性

ABI 患者与非 ABI 患者的鉴别因素之一是 ABI 患者的双眼视觉、调节或眼动障碍随着时间可能逐渐改善。有文献[81,82]指出 ABI 患者在伤后 6~12 个月后可自然改善。基于这一理念,一些临床医生最初会选择拒绝为患者进行积极的视觉训练。他们可能会告诉患者"视觉情况即使不训练在 6~9 个月以后也会有提高,可以不用积极训练。"如果出现复视,医生可能仅仅会告诉患者去配戴眼罩。我们并不认同这种处理方式,相反,我们认为与 ABI 相关的双眼视觉、调节和眼动障碍应进行积极的训练且越早越好。当然,此类训练应该与其他康复治疗紧密相结合。因此,一旦患者准备接受职能的、物理理疗和语言的治疗,视觉训练也应当同时开始。

然而 ABI 患者的治疗需考虑到病情随时间的不断变化。即使没有制订积极的视觉训练方案,也仍需进行随访观察,是否适合光学矫正、近附加、棱镜或遮盖等方案。

认知功能

除常见的 ABI 相关的视觉问题外,患者还可能出现认知、注意力、语言、记忆和情绪等问题[30,83]。这些问题的出现会直接影响积极视觉训练的效果(见第 3 章)。因此,在确定训练方案后,考虑患者的认知、注意力、语言能力以及他们的情绪状态和动机非常重要。许多患者可能无法进行积极的训练室训练,临床工作者将不得不用一些被动的方法(镜片、棱镜和遮盖)。也有许多患者可能不适合进行训练室训练,但可考虑家庭训练。在不明确患者情况时,3~5次训练室训练就可以确定患者是否仍需进行训练室视觉训练。

屈光不正的光学矫正

少量未矫正的散光、远视或屈光参差对普通人没有影响,但可导致 ABI 患者出现一些视觉症状,这可能是由于 ABI 患者容易发生调节功能障碍。此外我们还发现,ABI 患者对少量屈光不正、双眼视觉和调节异常很敏感。也许是因为患者本身有很多问题需要去克服,即便轻微的视觉问题也无法忍受。因此,年轻患者和早老视患者无法克服少量未矫正的屈光不正带来的视觉问题。所以,首先要解决的问题是矫正屈光不正,即使很小也仍需矫正(表 21.5)。

表 21.5 ABI 后屈光不正矫正指南

屈光状态	以下屈光度给予处方配镜
远视	+0.50 或更多
近视	-0.50 或更多
散光	-0.75×180 或更多
	-0.50×90 或更多
	-0.50 斜轴或更多
屈光参差	+0.75 或更多

近附加

由于调节不足和调节不能持久的高发率,近附加尤为重要。尽管在第 3 章(见表 3.2)中描述的规则适用于一般普通人,但 ABI 患者可能需要更大的近附加。我们一般建议患者在近附加情况下,进行阅读试戴 10~15 分钟。如若患者出现视疲劳及视近模糊,则增加近附加。对于调节过度和调节灵敏度不良的患者使用近附加无明显效果,通常需要视觉训练(见第 12 章)。

对于 ABI 后的调节功能障碍,近附加的使用对于治疗至关重要。在部分病例中,可能出现调节功能暂时的失常,这种情况下,近附加在治疗潜在疾病或逐渐出现的问题时,可以作为一种临时的解决方案。如若引起调节障碍的原因得不到解决,患者可能需要永久地使用近附加。如果出现双眼调节不等(原发性或继发性因素)时也可使用近附加,此时,两眼需给予不同的附加度。

当然,看近明显内隐斜(例如集合过度),伴有高 AC/A 的患者,也可给予近附加。

棱镜

ABI 患者出现双眼视觉异常时,需考虑给予棱镜处方。ABI 患者中垂直隐斜和非共同性斜视发病率较高,因此,视觉训练效果不佳,棱镜通常作为治疗的选择(见第 14 章)。与屈光不正的光学矫正类似,即使棱镜量很小,也要考虑对患者进行棱镜补偿。ABI 后第一年患者需频繁复诊,以便观察双眼视觉变化,及时更改棱镜处方。

遮盖

如果使用镜片、近附加或棱镜都不能消除复视,则需要进行遮盖。一般来说,恢复双眼视觉、融像和立体视比起简单的遮盖更重要。然而,某些患者融像时会产生不适或不能融像(如知觉融合异常综合征或明显的非共同性斜视)以及非常难处理的复视,在这种情况下,遮盖是一种很重要的治疗选择。如需长期进行遮盖,最好选择一种最美观的方式进行。遮盖方法的讨论在第 14 章中进行过讨论。

视觉训练

ABI 相关的双眼视觉、调节及眼动障碍的所有概念在前面章节均已描述过。然而,对于这一类人群,还必须考虑其他因素。首先是确定改善的预后和估计训练的时间。其次是在遵循前几章节概述的任务顺序下,训练师还需在训练顺序的末尾加入下文描述的各种类型的调整方案。

ABI 后视觉训练效果的影响因素

用镜片、棱镜和视觉训练的方法治疗 ABI 相关的双眼视觉、调节和眼动问题已经进行了大量的研究及报道[1,29,32,36-38,40,41,43,49,59,60,84-89]。这些报告显示视觉训练能有效地缓解患者的症状,提高视觉功能。然而也有很多研究者认为,与双眼视觉、调节和眼动障碍的普通患者治疗结果相比,ABI 患者治疗结果多变且无法预测。因此,临床工作时在 ABI 患者的治疗中面对的首要问题是如何确定预后和治疗时间。

目前仅有 Krohel 等[87]、Anderson[60]、Candler[90] 根据各自的病例研究,进行了有关 ABI 患者预后影响因素的讨论。Krohel 等[87] 认为患者的集合检查结果变化大,通常不能完成检查,结果不可预测,且发现没有严重神经问题后遗症的患者比神经损伤严重的患者治疗效果要好一些。然而,治疗效果并不能根据外伤的类型或严重程度进行预测,且集合问题的严重程度与头部创伤的严重程度也没有直接关系。Anderson[60] 提出头部损伤前双眼视觉状态,患者的年龄及受伤的时间都是影响预后的因素。Candler[90] 认为 ABI 患者受伤前的智力是预后的重要影响因素。

Scheiman 和 Gallaway[32] 对文献进行整理并用 9 个病例研究回顾了可能影响视觉训练对 ABI 相关的双眼视觉、调节及眼动障碍效果的因素。在他们的研究中,6 个患者经过视觉训练后得到非常好的效果。影响预后的 4 个基本因素有认知和知觉问题、视野缺损、外旋及知觉融合异常综合征(表 21.6)。

表 21.6 影响 ABI 患者治疗效果的 4 个主要因素

认知和知觉问题
视野缺损
外旋
知觉融合异常综合征

认知和知觉问题

Scheiman 和 Gallaway[32] 的病例中有 5 个患者基本诊断为集合不足。其中 4 个患者获有非常好的治疗效果。但另一个集合不足的患者合并有认知、记忆和注意力问题,训练后基本无进展。

视野缺损

视野缺损不会影响融像性集合范围的提高，但会影响阅读舒适度和速度。其中一位患者在集合和调节不足治疗之后，右侧同向偏盲仍然会影响阅读速度和理解能力。然而，另一位有上象限偏盲的患者治疗效果很好，并且阅读舒适度及速度都有提高。视野缺损的关键因素在于缺损是否会影响视功能。因为视野上方偏盲不会影响阅读，所以这类患者预后很好。右侧偏盲会导致逐字阅读困难，因此预后更差。

与视觉训练计划相关的其他问题

仔细监控症状情况

许多表现为脑震荡相关眼动异常的患者也存在视觉运动敏感性和前庭问题。以我们的经验看来，一些患者在进行传统的视觉训练时会感到非常难受。尽管我们预计了这些不适情况的发生，但仍不希望这些症状严重到患者不得不中断治疗的程度。因此，意识到这一情况的存在，并在治疗过程中仔细监测症状，对训练师而言至关重要。

将运动融入传统的视觉训练中

根据我们的经验，一些与脑震荡相关的眼动异常的患者需要比第 9~13 章概述的传统治疗项目更多的治疗。例如，一旦患有集合不足的患者完成了表 9.8（见第 9 章）中概述的 3 个阶段序列，我们就增加第四阶段。在第四阶段，根据以下动作，做不同的视觉训练：

1. 左右移动头
2. 上下移动头
3. 前后走
4. 绕圈走路
5. 使用两个视标，使得患者从一个看到另一个需要转动身体
6. 在转椅旋转时

示例：Quoit 矢量图

训练流程遵循第 6 章中的描述。患者将 Quoit 矢量图握在手持握持器中，缓慢地左右转动头部，同时保持融合并达到预期的正负融像性集合终点。一旦感觉可以适应，在保持融合的同时让患者上下移动头部。下一步可以让患者站起来，手持 Quoit 矢量图，在保持融合的同时缓慢向前和向后走。适应后，可以要求患者先顺时针再逆时针地绕圈行走。使用两个矢量图进行训练也是可行的。患者可以先融合第一个矢量图，保持融合几秒钟后，再转动身体融合身后的另一张矢量图。最后，也是最具有挑战性的任务是让患者手持矢量图并保持融合，同时在旋转 360° 的椅子上缓慢旋转。同样，患者也可以手持矢量图选择先顺时针旋转身体 360°，再逆时针旋转。手持裂隙尺和偏心圆环也同样适用此训练流程。

外旋运动

共同性垂直斜视的存在不一定是负面的因素。在这种情况下，可以使用棱镜来进行视觉训练，预后较好。不幸的是，头部外伤后常见的后天性垂直问题是上斜肌或双侧上斜肌麻痹。此类情况通常与外旋运动有关，外旋运动是这两个病例矫治成功的关键阻碍。

知觉融合异常综合征

影响视觉训练结果的最后一个因素是知觉融合异常综合征。当患者在 ABI 后出现获得性复视时，证明融合的存在是至关重要的。而随机点立体图便是其中重要的测试之一。根据我们的经验，随机点立体图的存在是视觉训练结果的一个强有力的预测因素。

小结

上述提及的影响预后的一系列因素也支持了 Krohel[87] 等的报告，该报告表明，根据创伤的类型或严重程度，不能在个体基础上可靠地预测成功。在以上视觉训练效果不佳的两个病例中，患者遭受的创伤均相对较轻。

以上病例报告（病例 21.1～病例 21.5）回顾了在评估和治疗与 ABI 相关的双眼视觉、调节和眼动异常时应考虑的关键问题。

病例 21.1　视觉训练治疗间歇性外斜

病史

患者 T. N.，男性，34 岁，被 180 斤重的混凝土片击中后脑。事发时患者没有失去意识，但被要求留在急救室观察，伤口处理后出院。此后主诉在短时间阅读后便会出现视物模糊和频繁的头疼，超过 15 分钟的阅读就会出现短暂的水平复视。

在受伤后 9 个月对其进行视光相关检查，当时患者配戴软性角膜接触镜，屈光度为 OD-2.00D 和 OS-2.00D。

检查结果

VA（矫正）	OD：20/20
	OS：20/20
VA（矫正）	OD：20/20
	OS：20/20
集合近点	15cm 破裂 22cm 恢复
遮盖试验（远距离，未矫正）	正位

病例 21.1　视觉训练治疗间歇性外斜（续）

遮盖试验（近距离，未矫正）	$10\sim12^{\Delta}$，近距离间歇性交替性外斜（1%时间处于偏斜位）
主觉验光	OD：-1.75D，20/20
	OS：-1.75D，20/20
近距离水平眼位	10^{Δ} 外隐斜
-1.00D 眼位	7^{Δ} 外隐斜
梯度性 AC/A	3:1
负融像范围（近距离）	x/14/12
正融像范围（近距离）	x/18/12
聚散灵敏度	8cpm，12^{Δ}BO 困难
负相对调节	+2.50D
正相对调节	-0.50D
调节幅度（移近法）	OD：5D；OS：5D
单眼调节灵敏度（MAF）	OD：3cpm，OS：3cpm，-2.00D 通过困难
双眼调节灵敏度（BAF）	4cpm，-2.00D 通过困难
立体视	Wirt 环：20 弧秒，随机点立体视：250 弧秒

瞳孔正常，内外眼均无器质性病变，共同性偏斜，色觉无异常。

诊断

遮盖试验显示远距离正位，近距离间歇性外斜，直接检查（阶梯型集合和聚散灵敏度）和一些间接检查显示正融像性集合（positive fusional vergence，PFV）数值低。此外患者所有的调节数据均偏低。以上这些数据支持集合不足和调节不足的诊断。

治疗

为解决患者调节不足问题，考虑给予其+1.00D 阅读眼镜，但由于患者同时存在间歇性外斜和复视，因此，我们决定进行视觉训练。在前四次就诊中，我们仔细监测了患者的病情进展和症状。一旦症状在首次复查中没有提高，便给予近附加。视觉训练方案遵循在第 9 章介绍的对集合不足患者的治疗流程。

结果

患者 T.N. 共完成 11 次诊室视觉训练，在复诊中主诉所有的集合问题都已经消失，并且能够长时间的阅读，没有头疼或眼疲劳问题。视觉训练前后的数据见病例表 21.1。

病例表 21.1　视觉训练前后检查结果

测试	视觉训练前	视觉训练后
遮盖试验（远）	正位	正位
遮盖试验（近）	10^{Δ}，间歇性，交替性外斜（1%的时间处于偏斜位）	6^{Δ} 外斜
集合近点	15cm 破裂，22cm 恢复	4cm 破裂，6cm 恢复
负融像性集合（近）	x/14/12	12/16/14
正融像性集合（近）	x/18/12	x/35/25
聚散灵敏度	8cpm	18cpm
（12BO/3BI）		
调节幅度	左右眼均为 5D	左右眼均为 10D
双眼调节灵敏度	8cpm	8cpm

BO，基底向外；BI，基底向内。

影响治疗结果的因素

该病例短时间便获得非常好的效果。其视觉训练次数与非 ABI 集合功能不足的患者训练次数相同。脑损伤并未影响患者的认知能力，并且患者本身有很强烈的意愿去重获舒适视觉。双眼视觉与调节功能数据均为阳性结果，包括无复杂的垂直或旋转因素的间歇性外斜，且随机点立体视正常，眼动功能正常，视野正常。

该患者代表了视光师工作中遇到的大多数 ABI 患者。可能患者 T.N. 在头部受伤之前就存在轻微的集合不足，但自身可以代偿，在 ABI 后造成了先前状态的失代偿，因此加剧了他的视觉症状。由于其他检查都正常，因此通过很短时间的训练就可取得非常好的效果。

病例 21.2　棱镜和镜片处理集合不足与垂直斜视

病史

患者 M.I.,29 岁,女,行脑动脉瘤切除术。术后主诉轻微语言表达障碍,并且所有近距离工作都很难聚焦。由于聚焦问题一直无改善,于术后 8 个月进行了眼部检查,被诊断为调节不足并建议配戴阅读镜。1 个月后复诊发现阅读能力提高不明显,决定进行视觉训练。

首次训练检查是在术后 10 个月,当时患者抱怨近处聚焦困难,主诉在开始阅读时会有一种"奇怪"的感觉,一旦继续阅读会出现头疼。由于聚焦困难,因此她在看报纸时需要坐在椅子上,将报纸放在地板上,保持一个较远的距离。

检查结果

眼镜处方	OD:+1.25D;OS:+1.25D
VA(矫正)	OD:20/20
	OS:20/20
VA(矫正)	OD:20/20
	OS:20/20
集合近点	10cm 破裂,25cm 恢复
遮盖试验(远距离,未矫正)	2^Δ 右上斜,各个诊断眼位注视
遮盖试验(近距离,未矫正)	6^Δ 外斜 4^Δ 右上斜,各个诊断眼位注视
主觉验光	OD:平光,20/20
	OS:平光,20/20
注视视差测试	OD:1^ΔBD,相联性隐斜
负融像范围(近距离)	x/18/16
正融像范围(近距离)	10/14/8
注视视差测试	OD:2^ΔBD,相联性隐斜
聚散灵敏度	使用 12^ΔBO,5cpm 慢
调节幅度(移近法)	OD:3D,OS:3D
MAF	OD:3cpm OS:3cpm,−2.00D 通过困难
BAF	3cpm,−2.00D 通过困难
动态检影	OD 和 OS 均为+1.50D
立体视	Wirt 环 40 弧秒,随机点立体视 250 弧秒

瞳孔正常,内外眼均无器质性病变,共同性偏斜,色觉无异常。

诊断

在此病例中,患者视近外隐斜,伴有直接检查参数(阶梯性聚散范围和聚散灵敏度)和间接检查参数 PFV 的下降。此外,还存在视远视近右上隐斜,所有调节功能检查均降低。以上这些数据均支持集合不足、右上隐斜和调节不足的诊断。

治疗

之前的医生未查出或查出未处理上隐斜和集合不足。由于最初的主诉主要与阅读有关,我们决定为其配一副单光近用阅读眼镜。根据动态检影及注视视差结果,眼镜处方为+1.00D 联合 OD 1^ΔBD 和 OS 1^ΔBU。配戴眼镜后有一定缓解,但是患者仍有症状。因此我们制订了相关训练方案,针对其集合不足及调节不足问题遵循第 9 章的介绍,针对其右上隐斜问题遵循第 14 章节提及的内容。

结果

患者 M.I. 共接受并完成了 22 次诊室训练。在复诊中主诉所有症状均消失,能戴镜长时间阅读,不会眼疲劳、模糊。训练前后的结果总结见病例表 21.2。

病例表 21.2　视觉训练前后检查结果

测试	训练前	训练后
遮盖试验(远距离)	2^Δ 右上斜	2^Δ 右上斜
遮盖试验(近距离)	4^Δ 右上斜	4^Δ 右上斜
集合近点	10cm 破裂,25cm 恢复	4cm 破裂,6cm 恢复
负融像范围(近距离)	x/18/16	x/18/16
正融像范围(近距离)	10/14/8	12/22/14
聚散灵敏度(12BO/3BI)	5cpm	12cpm
调节幅度	3D OD 和 OS	7D OD 和 OS

BI,基底向内;BO,基底向外。

病例 21.2　棱镜和镜片处理集合不足与垂直斜视(续)

影响因素

　　该例患者与病例 21.1 相似,只是该患者存在共同性垂直偏斜。由于 ABI 引起了患者轻微的认知和记忆问题,且垂直偏斜和认知问题很可能会延长训练治疗的时间,此患者所需的训练时间是病例 21.1 的 2 倍(病例 21.1 为单纯集合不足)。值得重视的是,该例患者存在的垂直偏斜视无外旋,因此预后良好。

病例 21.3　伴有右侧盲的集合不足

病史

　　患者 J. F. ,男性,19 岁,9 个月前由于车祸造成头外伤。昏迷 1 个月,随后接受了 6 周的专业体能及语言训练,主诉阅读时难以集中注意力,视远视近转换困难,且阅读速度很慢。阅读十分钟后出现眼疲劳、模糊并且存在间歇性复视。患者在康复医院时,视光师曾对其进行了眼部检查,并验配了一副棱镜眼镜,但未能缓解他的症状。患者主诉希望能提高阅读舒适度和速度,以便重返大学校园。

检查结果

眼镜处方	OD:−1.00D 联合 1^{Δ}BI;OS:−1.00D 联合 1^{Δ}BI
VA(矫正)	OD:20/20
	OS:20/20
集合近点	20cm 破裂,25cm 恢复
遮盖试验(远距离,未矫正)	正位
遮盖试验(近距离,未矫正)	$10\sim12^{\Delta}$,间歇性外斜(50% 的时间处于偏斜位)
主觉验光	OD:−1.00D,20/20
	OS:−1.00D,20/20
负融像范围(近距离)	16/18/4
正融像范围(近距离)	x/6/−2
聚散灵敏度	0cpm,12^{Δ}BO 复视
调节幅度(移近法)	OD:8D,OS:8D
MAF	OD:0cpm;OS:0cpm;−2.00D 模糊
BAF	0cpm;−2.00D 困难
动态检影	OD 和 OS 均为+1.75D
立体视	Wirt 环:20 弧秒;随机点立体视:250 弧秒
DEM 测试	速度和准确度均低于 1%
视野分析	右侧同侧偏盲

　　瞳孔正常,内外眼均无器质性病变,共同性偏斜,色觉无异常。

诊断

　　直接检查参数如看近间歇性外斜、集合近点后退,间接参数如 PFV 值低等检查结果支持集合不足的诊断。此外患者 J. F. 对所有需要刺激调节的检查,结果均显示偏低,提示了调节功能不足。DEM 测试结果表明眼动功能障碍,并有明显的视野缺损(右侧同侧偏盲)。

　　以上的结果就是导致患者出现阅读困难的原因,包括视疲劳和文字定位困难。

治疗

　　建议患者不戴镜阅读并进行视觉训练,训练方案针对集合、调节不足及眼动异常。为了帮助患者弥补右侧的偏盲,我们建议他在阅读时把书的倾斜角度保持在 45°~90° 之间。这种补偿策略由 Hellerstein、Scheiman 和 Fishman[28] 提出,旨在从左往右阅读时,将盲点出现的概率降至最低。对于右侧偏盲患者,由于右侧视野缺损,阅读时很难进行扫视运动,因此从左往右阅读非常困难。而这部分患者可以很流畅地进行垂直阅读,在这一过程中主要需要垂直扫视,从而解决了患者从左到右扫视的问题。

结果

　　患者 J. F. 接受了 32 次诊室视觉训练,复诊时主诉所有的聚焦问题均已解决,且长时间阅读后无头疼和眼疲劳的症状。尽管舒适度有所提高,但患者自述阅读速度仍无改善,且经常丢字落字。据患者所言,将书置于某一角度可以提高阅读的准确性,但仍达不到预期效果。训练前后的结果总结见病例表 21.3。

病例 21.3　伴有右侧盲的集合不足（续）

病例表 21.3　视觉训练前后检查结果

测试	训练前	训练后
遮盖试验（远距离）	正位	正位
遮盖试验（近距离）	$10\sim12^\Delta$，间接性外斜（50%的时间处于偏斜位）	$6\sim8^\Delta$ 外隐斜
集合近点	20cm 破裂，25cm 恢复	2cm 破裂，5cm 恢复
负融像范围（近距离）	16/18/4	20/25/20
正融像范围（近距离）	x/6/-2	15/25/20
聚散灵敏度（12BO/3BI）	0cpm	15cpm
调节幅度	左右眼均为 8D	左右眼均为 13D
双眼调节灵敏度	0cpm	8cpm
单眼调节灵敏度	0cpm	10cpm
DEM 错误得分	30	4
DEM 速度得分	3.10	2.77

BO，基底向外；BI，基底向内；DEM，发展性眼动测试。

影响因素

尽管患者遭受过严重的头部创伤，但只有轻微的认知障碍。由于患者有强烈重回校园的意愿，且精神及身体状态、记忆力均良好，因此进行训练的时机近乎完美。

患者的双眼视觉和调节问题较简单，且仅有很小棱镜度的间歇性外斜，立体视正常且双眼调节功能平衡，与病例 21.1 的患者有类似的双眼视觉和调节问题。

尽管存在诸多有利因素，但由于明显的右侧偏盲导致的扫视障碍，患者 J. F. 仍未完全恢复。DEM 出错率明显下降（从 30 到 4），但阅读速度并没有明显提高。右侧偏盲患者出现阅读困难也可能与左半球脑损伤引起的语言问题有关。显然，偏盲对视觉训练的效果有很大的影响。

病例 21.4　伴随视觉信息处理异常的集合不足

病史

患者 D. B.，44 岁，学校负责人，获得博士学位，遭遇严重车祸。事故发生时，患者正在红灯等待区，由于后车追尾，车后座公文包砸至后脑，出现头晕，迷失方向。几天后又出现头疼、颈痛、肩痛、左手感觉异常、畏光、模糊及复视。患者在当地社区康复医院进行了检查，X 线和 CT 检查均未见明显异常。在门诊接受头部、颈部和左上肢的康复治疗，随后开始出现语言、记忆、注意力等方面的问题以及沮丧和易怒等情绪。

在伤后 1 年，我们对其进行了检查。患者自述即使短时间阅读，也会出现不适。一旦尝试阅读，就会出现视物模糊、复视及头疼。6 个月前曾进行检查及配镜，但没有帮助。

检查结果

眼镜处方	OD：+0.25D；OS：+0.25D；ADD：+2.25D
VA（矫正）	OD：20/60
	OS：20/60
集合近点	20cm 破裂，60cm 恢复
遮盖试验（远距离，未矫正）	正位
遮盖试验（近距离，未矫正）	6^Δ 外隐斜
主觉验光：	OD：平光，20/20
	OS：平光，20/20
负融像范围（近距离）	x/10/6

病例 21.4　伴随视觉信息处理异常的集合不足（续）

正融像范围（近距离）	x/8/6
聚散灵敏度	0cpm,12^{Δ}BO 出现复视
调节幅度（移近法）	OD:1D,OS:1D
立体视	无
DEM 测试	检查时多次出现错行,情绪沮丧,最终未完成测试
TVPS	7 个亚组的检测结果均低于 15%
视觉运动整合发育测试	20%

瞳孔正常,内外眼均无器质性病变,共同性偏斜,色觉无异常。Amsler 格子测试阴性。

诊断

患者存在很多问题,因此无法将视力矫正至 20/20。PFV 值低、NPC 明显移远表明患者集合不足;调节幅度低于 44 岁人群平均水平表明患者调节不足;扫视检查结果显示低于 1% 表明患者扫视运动功能障碍;且视觉信息技能处理测试得分低于 15% 表明患者视觉信息处理异常。

治疗

针对集合、调节不足及扫视功能障碍制订视觉训练。12 次训练后复查所有功能,无明显改善。集合近点仍在移远位,集合范围小,扫视速度慢、准确性差及调节幅度低。因此,我们得出结论,视觉信息处理问题可能会干扰患者的训练效果。根据 Rouse 及 Borsting[91] 的建议,我们对患者开始进行视觉分析技能训练。接下来的 12 次视觉训练时间平均分配给视觉信息技能及扫视、集合、调节训练。

24 次诊室训练后再次评估仍显示进展甚微。我们决定为其验配 BI 棱镜（OD+2.75D 联合 1^{Δ}BI;OS+2.75D 联合 1^{Δ}BI）并再增加 12 次训练。

结果

36 次训练后所有功能仍改善甚微,因此患者决定放弃治疗。在最后一次复诊时,患者主诉即使配戴新的眼镜进行短时间阅读后仍存在头疼及模糊,终止视觉训练的时机很难掌握。一般来说,我们预计在 12 次训练后症状和体征能有显著的提高。即使治疗进展不明显,但若伴有很多复杂的因素时,如该病例（记忆、注意力、情绪、视觉信息处理异常）,我们仍然建议继续进行训练。训练本应在 24 次之后停止,但由于我们从 13~24 次之间花了很长的时间进行视觉信息技能的训练,所以我们决定继续进行训练。训练前后效果见病例表 21.4。

病例表 21.4　视觉训练前后检查结果

测试	训练前	训练后
遮盖试验（远）	正位	正位
遮盖试验（近）	6~8^{Δ} 外隐斜	6~8^{Δ} 外隐斜
集合近点	20cm 破裂,60cm 恢复	20cm 破裂,30cm 恢复
负融像范围（近距离）	x/10/6	x/12/6
正融像范围（近距离）	x/8/6	x/10/8
聚散灵敏度（12BO/3BI）	0cpm	0cpm
调节幅度	OD 和 OS 均<1D	OD 和 OS 均为 2D

BO,基底向外;BI,基底向内。

影响因素

患者 D. B. 存在的双眼视觉和调节问题预期效果良好,然而训练师发现,由于记忆问题、疗程之间的衔接不良,注意力经常不集中及无法全身心投入训练,导致患者频繁缺席（安排的 52 次训练完成 36 次）。

另外,患者出现视觉信息处理及认知困难,同样影响其预后效果。有趣的是,尽管该例患者的 ABI 程度并没有前面的病例严重,但治疗效果却不佳。这符合 Krohel 等[87] 的理论,他们认为训练的成功与外伤的严重程度和类型无关。

病例 21.5 知觉融合异常综合征

病史

患者 R. F. ,61 岁,男,超市仓储员,整理货架时货物坠落,3kg 重物从 2m 处上方落下,击中患者左枕骨区。事发时患者并未失去意识,之后很快出现耳朵嗡鸣、平衡性差,大多数时间存在复视,神经系统检查显示轻微脑震荡。

在伤后 18 个月,我们对其进行了检查,患者最初主诉是复视,并就诊过多位眼科医生,最后一位大夫给予棱镜眼镜处方,并且一直戴着,但患者自觉并无改善。

检查结果

眼镜处方	OD:+1.00D 联合 1^ΔBD 和 2^ΔBI
	OS:+1.00D 联合 1^ΔBU 和 2^ΔBI
	ADD:+2.50D
VA(矫正)	OD:20/20
	OS:20/20
VA(矫正)	OD:20/20
	OS:20/20
集合近点	所有距离都复视
遮盖试验(远距离,未矫正)	$2\sim4^\Delta$ 间歇性右上斜
遮盖试验(近距离,未矫正)	6^Δ 间歇性外斜,$2\sim4^\Delta$ 间歇性右上斜
主觉验光	OD:+1.00D,20/20
	OS:+1.00D,20/20
负融像范围(近距离)	复视,任何棱镜度无法融合
正融像范围(近距离)	复视,任何棱镜度无法融合
注视视差	复视,任何棱镜度无法融合
调节幅度(移近法)	OD:3D,OS:3D
MAF	OD:3cpm;OS:3cpm;−2.00D 通过困难
BAF	复视
动态检影	OD 和 OS 均为+1.50D
Worth 四点灯	在中和垂直隐斜后,尝试用水平棱镜获得融合。患者偶尔出短暂的融合,大多数时间图像刚要融合就会分开
立体视	无

瞳孔正常,内外眼均无器质性病变,共同性偏斜,色觉无异常。

诊断

基于该例患者无法使用透镜和棱镜融合任何类型的融像目标(一级、二级、三级融像目标),因此诊断为间歇性右上斜、外斜视及知觉融合异常综合征。

治疗

由于患者 R. F. 检查期间表现出短暂的融合,我们决定对其进行试验性训练。初始方法是使用大的周边目标(一级、二级),设备主要包括同视机、电脑视觉矫正软件,偏振矢量图远处投影。

结果

12 次诊室训练之后评估发现无进展,仅能融合片刻。于是放弃建立融合,选择遮盖方式消除复视。训练前后结果见表 21.5。

病例表 21.5 视觉训练前后检查结果

测试	训练前	训练后
遮盖试验(远)	$2\sim4^\Delta$ 间歇性右上斜	$2\sim4^\Delta$ 间歇性右上斜
遮盖试验(近)	6^Δ 间歇性外斜	6^Δ 间歇性外斜
	$2\sim4^\Delta$ 间歇性右上斜	$2\sim4^\Delta$ 间歇性右上斜
集合近点	所有距离复视	所有距离复视
负融像范围(近距离)	无法测量	无法测量
正融像范围(近距离)	无法测量	无法测量
聚散灵敏度(12BO/3BI)	无法测量	无法测量

BO,基底向外;BI,基底向内。

病例 21.5　知觉融合异常综合征(续)

影响因素

即使患者的间歇性外斜和间歇性上斜显示斜视量较小,提示预后良好,但患者仍无法进行持续性融合。这一表现被称为知觉融合异常综合征[35,37],指的是严重的闭合性脑外伤患者即使在最佳状态双眼黄斑中心凹对应的情况,仍无法融合。这种融合障碍与临床上所谓的"horror 融合"类似。

这类病例的预后通常不佳。尽管部分病例报告提示一些这样的患者能够通过治疗或自发地重新获得融合[35,37],但通常来说,镜片、棱镜、视觉训练或手术治疗效果均不佳。另一种可行的治疗方法是遮盖或矫正单眼视力。由于这种方法感觉更不舒服而常被患者拒绝。因而在出现难治性复视时可考虑该方法。

由于无法预测哪些问题可以通过治疗来解决,因此可以尝试一个阶段的治疗。这是另一个轻度脑外伤患者最终训练效果不佳的病例。

总结

以上病例说明了 ABI 相关的双眼视觉、调节和眼动异常训练中可能遇到的问题。可能影响预后的因素包括认知和心理障碍、积极性差、视野异常和复杂的运动知觉融合障碍。然而这些病例也证明,很多情况下通过视光学手段训练可改善症状并且提高生活质量。

基于这些病例报告,我们建议 ABI 相关双眼视觉问题应进行循序渐进的治疗。当患者的认知、记忆和注意力良好、有立体视、无外旋斜视或偏盲时视觉训练是个很好的选择。如果存在这些情况,视觉训练依然适合,但治疗效果相对较差。针对此类情况,一般建议进行短时间的试验性训练,并通过复诊决定是否有必要进行额外的治疗。

(刘蕊　闫怡静　译)

参考文献

1. Ciuffreda KJ, Ludlam DP. Conceptual model of optometric vision care in mild traumatic brain injury. *J Behav Optom.* 2011;22:10-12.
2. Ciuffreda KJ, Ludlam DP, Nadav NK, Thiagarajan P. Traumatic brain injury: visual consequences, diagnosis, and treatment. *Adv Ophthalmol Optom.* 2016;1:303-333.
3. Ciuffreda KJ, Ludlam DP, Yadav NK. Conceptual model pyramid of optometric care in mild traumatic brain injury (mTBI): a perspective. *Vis Dev Rehab.* 2015;1:105-108.
4. Thurman DJ, Sniezek JE, Johnson D, et al. *Guidelines for Surveillance of Central Nervous System Injury.* Atlanta, GA: U.S. Department of Health and Human Services, Centers for Disease Control and Prevention; 1995.
5. Taylor CA, Bell JM, Breiding MJ, Xu L. Traumatic brain injury-related emergency department visits, hospitalizations, and deaths—United States, 2007 and 2013. *MMWR Surveill Summ.* 2017;66:1-16.
6. Centers for Disease Control and Prevention. Nonfatal traumatic brain injury from sports and recreation activities—United States 2001-2005. *MMWR Morb Mortal Wkly Rep.* 2007;56:733-737.
7. Gilchrist J, Thomas KE, Xu L, et al. Nonfatal traumatic brain injuries related to sports and recreation activities among persons aged<19 years—United States 2001-2009. *MMWR Morb Mortal Wkly Rep.* 2011:1337-1342.
8. Zuckerman SL, Odom M, Lee YM, et al. 145 Sport-related concussion and age: number of days to neurocognitive baseline. *Neurosurgery.* 2012;71:E558.
9. Sim A, Terryberry-Spohr L, Wilson KR. Prolonged recovery of memory functioning after mild traumatic brain injury in adolescent athletes. *J Neurosurg.* 2008;108:511-516.
10. Field M, Collins MW, Lovell MR, Maroon J. Does age play a role in recovery from sports-related concussion? A comparison of high school and collegiate athletes. *J Pediatr.* 2003;142:546-553.
11. Moser RS, Schatz P, Jordan BD. Prolonged effects of concussion in high school athletes. *Neurosurgery.* 2005;57:300-306; discussion 300-6.
12. Makdissi M, Darby D, Maruff P, et al. Natural history of concussion in sport: markers of severity and implications for management. *Am J Sports Med.* 2010;38:464-471.
13. Master CL, Scheiman M, Gallaway M, et al. Vision diagnoses are common after concussion in adolescents. *Clin Pediatr (Phila).* 2016;55:260-267.
14. Sosin DM, Sniezek JE, Thurman DJ. Incidence of mild and moderate brain injury in the United States. *Brain Inj.* 1991;10:47-54.
15. National Institutes of Health. *NIH Consensus Statement on Rehabilitation of Persons with Traumatic Brain Injury.* Bethesda, MD: National Institutes of Health; 1998.
16. Greenspan AI, Wrigley JM, Kresnow M, et al. Factors influencing failure to return to work due to traumatic brain injury. *Brain Inj.* 1996;10:207-218.
17. Ip RY, Dornan J, Schentag C. Traumatic brain injury: factors predicting return to work or school. *Brain Inj.* 1995;9(5):517-532.
18. Alexander MP. Mild traumatic brain injury: pathophysiology, natural history, and clinical management. *Neurology.* 1995;45:1253-1260.
19. Master CL, Mayer AR, Quinn D, Grady MF. Concussion. *Ann Intern Med.* 2018;169:ITC1-ITC16.
20. Kraus JF, McArthur DL, Silverman TA. Epidemiology of mild brain injury. *Semin Neurol.* 1994;14:1-7.
21. Hellerstein LF, Freed S, Maples WC. Vision profile of patients with mild brain injury. *J Am Optom Assoc.* 1995;66:634-639.
22. Warlow CP. Epidemiology of stroke. *Lancet.* 1998;352(suppl 3):1-4.
23. Wolf PA, D'Agostino RB, Belanger AJ, Kannel WB. Probability of stroke: a risk profile from the Framingham Study. *Stroke.* 1991;22:312-318.
24. Association Heart Association. *Heart and Stroke Statistical Update.* Dallas, TX: American Heart Association; 2001.
25. Benjamin EJ, Blaha MJ, Chiuve SE, et al. Heart disease and stroke statistics—2017 update: a report from the American Heart Association. *Circulation.* 2017;135:e146-e603.
26. Kuller LH. Epidemiology of stroke. *Adv Neurol.* 1978;19:281-311.
27. Gianutsos R. Rehabilitative optometric services for survivors of acquired brain injury. *Arch Phys Med Rehabil.* 1988;69:573-578.

28. Hellerstein LF, Scheiman M, Fishman IB. Visual rehabilitation for patients with brain injury. In: Scheiman M, ed. *Understanding and Managing Visual Deficits: A Guide for Occupational Therapists*. 3rd ed. Thorofare, NJ: Slack; 2011.

29. Ciuffreda KJ, Suchoff IB, Marrone MA, Ahmann E. Oculomotor rehabilitation in traumatic brain-injured patients. *J Behav Optom*. 1996;7:31-37.

30. Ciuffreda KJ, Ludlam D, Thiagarajan P. Oculomotor diagnostic protocol for the in TBI population. *Optometry*. 2011;82:61-63.

31. Ciuffreda KJ, Ludlam DP. Objective diagnostic and interventional vision test protocol for the mild traumatic brain injury population. *Optometry*. 2011;82:337-339.

32. Scheiman M, Gallaway MF. Vision therapy to treat binocular vision disorders after acquired brain injury: factors affecting prognosis. In: Suchoff I, Ciuffreda, KJ, Kapoor N, eds. *Visual and Vestibular Consequences of Acquired Brain Injury*. Santa Ana, CA: Optometric Extension Program; 2001.

33. Hellerstein LF, Freed S. Rehabilitative optometric management of a traumatic brain injury patient. *J Behav Optom*. 1994;5:143-148.

34. Suchoff IB, Gianutsos R, Ciuffreda KJ, Groffman S. Vision impairment related to acquired brain injury. In: Silverstone B, Lang M, Rosentahl BP, Faye EE, eds. *Vision Impairment and Vision Rehabilitation*. Oxford, England: Oxford University Press; 2000:517-539.

35. Cohen AH. Optometry: the invisible member of the rehabilitation team. *J Am Optom Assoc*. 1992;63:529.

36. Cohen AH. Optometric management of binocular dysfunctions secondary to head trauma: case reports. *J Am Optom Assoc*. 1992;63:569-575.

37. Cohen AH, Soden R. An optometric approach to the rehabilitation of the stroke patient. *J Am Optom Assoc*. 1981;52:795-800.

38. Cohen AH. Visual rehabilitation of a stroke patient. *J Am Optom Assoc*. 1978;7:831-832.

39. Ciuffreda KJ, Kapoor N, Rutner D, et al. Occurrence of oculomotor dysfunctions in acquired brain injury: a retrospective analysis. *Optometry*. 2007;78:155-161.

40. Ciuffreda KJ, Han Y, Kapoor N, Ficarra AP. Oculomotor rehabilitation for reading in acquired brain injury. *NeuroRehabilitation*. 2006;21:9-21.

41. Kapoor N, Ciuffreda KJ, Han Y. Oculomotor rehabilitation in acquired brain injury: a case series. *Arch Phys Med Rehabil*. 2004;85:1667-1678.

42. Kapoor N, Ciuffreda KJ. Vision disturbances following traumatic brain injury. *Curr Treat Options Neurol*. 2002;4:271-280.

43. Ciuffreda KJ, Rutner D, Kapoor N, et al. Vision therapy for oculomotor dysfunctions in acquired brain injury: a retrospective analysis. *Optometry*. 2008;79:18-22.

44. Hellerstein LF, Fishman B. Collaboration between occupational therapists and optometrists. *J Behav Optom*. 1999;10:147-152.

45. London R, Scott SH. Sensory fusion disruption syndrome. *J Am Optom Assoc*. 1987;58:544-546.

46. Pratt-Johnson JA, Tillson G. Acquired central disruption of fusional amplitude. *Ophthalmology*. 1979;86:2140.

47. Pratt-Johnson JA, Tillson G. The loss of fusion in adults with intractable diplopia (central fusion disruption). *Aust New Zealand J Ophthalmol*. 1988;16:81-85.

48. Suchoff IB, Kapoor N, Waxman R, Ference W. The occurrence of ocular and visual dysfunctions in an acquired brain-injured patient sample. *J Am Optom Assoc*. 1999;70:301-308.

49. Cohen M, Groswasser Z, Barchadski R, Appel A. Convergence insufficiency in brain-injured patients. *Brain Inj*. 1989;3:187-191.

50. Stelmack JA, Frith T, Van Koevering D, et al. Visual function in patients followed at a Veterans Affairs polytrauma network site: an electronic medical record review. *Optometry*. 2009;80:419-424.

51. Goodrich GL, Flyg HM, Kirby JE, et al. Mechanisms of TBI and visual consequences in military and veteran populations. *Optom Vis Sci*. 2013;90:105-112.

52. Brahm KD, Wilgenburg HM, Kirby J, et al. Visual impairment and dysfunction in combat-injured service members with traumatic brain injury. *Optom Vis Sci*. 2009;86:817-825.

53. Cockerham GC, Goodrich GL, Weichel ED, et al. Eye and visual function in traumatic brain injury. *J Rehabil Res Dev*. 2009;46:811-818.

54. Goodrich GL, Kirby J, Cockerham G, et al. Visual function in patients of a polytrauma rehabilitation center: a descriptive study. *J Rehabil Res Dev*. 2007;44:929-936.

55. Magone MT, Kwon E, Shin SY. Chronic visual dysfunction after blast-induced mild traumatic brain injury. *J Rehabil Res Dev*. 2014;51:71-80.

56. Leslie S. Accommodation in acquired brain injury. In: Suchoff IB, Ciuffreda KJ, Kapoor N, eds. *Visual & Vestibular Consequences of Acquired Brain Injury*. Santa Ana, CA: Optometric Extension Program; 2001:56-76.

57. Al-Qurainy IA. Convergence insufficiency and failure of accommodation following midfacial trauma. *Br J Oral Maxillofac Surg*. 1995;32:71-75.

58. Kowal L. Ophthalmic manifestations of head injury. *Aust N Z J Ophthalmol*. 1992;20:35-40.

59. Berne SA. Visual therapy for the traumatic brain-injured. *J Optom Vis Dev*. 1990;21:13-16.

60. Anderson M. Orthoptic treatment of loss of convergence and accommodation caused by road accidents ("Whiplash" injury). *Br Orthop J*. 1961;18:117-120.

61. Zost M. Diagnosis and management of visual dysfunction in cerebral injury. In: Maino D, ed. *Diagnosis and Management of Special Populations*. New York, NY: Mosby; 1995:75-134.

62. Master CL, Master SR, Wiebe DJ, et al. Vision and vestibular system dysfunction predicts prolonged concussion recovery in children. *Clin J Sport Med*. 2018;28:139-145.

63. Feddermann-Demont N, Echemendia RJ, Schneider KJ, et al. What domains of clinical function should be assessed after sport-related concussion? A systematic review. *Br J Sports Med*. 2017;51:903-918.

64. Ellis MJ, Leddy J, Willer B. Multi-disciplinary management of athletes with post-concussion syndrome: an evolving pathophysiological approach. *Front Neurol*. 2016;7:136.

65. Heinmiller L, Gunton KB. A review of the current practice in diagnosis and management of visual complaints associated with concussion and postconcussion syndrome. *Curr Opin Ophthalmol*. 2016;27:407-412.

66. Storey EP, Master SR, Lockyer JE, et al. Near point of convergence after concussion in children. *Optom Vis Sci*. 2017;94:96-100.

67. Howell DR, Brilliant AN, Storey EP, et al. Objective eye tracking deficits following concussion for youth seen in a sports medicine setting. *J Child Neurol*. 2018;33:794-800.

68. Howell DR, Kriz P, Mannix RC, et al. Concussion symptom profiles among child, adolescent, and young adult athletes. *Clin J Sport Med*. 2018. doi: 10.1097/JSM.0000000000000629.

69. Pearce KL, Sufrinko A, Lau BC, et al. Near point of convergence after a sport-related concussion: measurement reliability and relationship to neurocognitive impairment and symptoms. *Am J Sports Med*. 2015;43:3055-3061.

70. Mucha A, Collins MW, Elbin RJ, et al. A Brief Vestibular/Ocular Motor Screening (VOMS) assessment to evaluate concussions: preliminary findings. *Am J Sports Med*. 2014;42:2479-2486.

71. DuPrey KM, Webner D, Lyons A, et al. Convergence in-

sufficiency identifies athletes at risk of prolonged recovery from sport-related concussion. *Am J Sports Med.* 2017;45:2388-2393.

72. Ventura RE, Balcer LJ, Galetta SL, Rucker JC. Ocular motor assessment in concussion: current status and future directions. *J Neurol Sci.* 2016;361:79-86.

73. Ventura RE, Balcer LJ, Galetta SL. The concussion toolbox: the role of vision in the assessment of concussion. *Semin Neurol.* 2015;35:599-606.

74. Ventura RE, Jancuska JM, Balcer LJ, Galetta SL. Diagnostic tests for concussion: is vision part of the puzzle? *J Neuroophthalmol.* 2015;35:73-81.

75. Galetta KM, Morganroth J, Moehringer N, et al. Adding vision to concussion testing: a prospective study of sideline testing in youth and collegiate athletes. *J Neuroophthalmol.* 2015;35:235-241.

76. Swanson MW, Weise KK, Dreer LE, et al. Academic difficulty and vision symptoms in children with concussion. *Optom Vis Sci.* 2017;94:60-67.

77. Kontos AP, Sufrinko A, Elbin RJ, et al. Reliability and associated risk factors for performance on the Vestibular/Ocular Motor Screening (VOMS) tool in healthy collegiate athletes. *Am J Sports Med.* 2016;44:1400-1406.

78. Scheiman M, Gallaway M, Frantz KA, et al. Near point of convergence: test procedure, target selection and expected findings. *Optom Vis Sci.* 2003;80:214-225.

79. Hayes GJ, Cohen BE, Rouse MW, De Land PN. Normative values for the nearpoint of convergence of elementary schoolchildren. *Optom Vis Sci.* 1998;75:506-512.

80. Laukkanen H, Scheiman M, Hayes JR. Brain injury vision symptom survey (BIVSS) questionnaire. *Optom Vis Sci.* 2017;94:43-50.

81. Rutkowski PC, Burian HM. Divergence paralysis following head trauma. *Am J Ophthalmol.* 1972;73:660.

82. Syndor CF, Seaber JH, Buckley EG. Traumatic superior oblique palsies. *Ophthalmology.* 1982;89:134.

83. Ciuffreda K J, Ludlan DP. Conceptual model of optometric vision care in mild traumatic brain injury. *J Behav Optom.* 2011;22:61-63.

84. Hoffman L, Cohen A, Feuer G. Effectiveness of non-strabismic optometric vision training in a private practice. *Am J Optom Arch Am Acad Opt.* 1973;50:813-816.

85. Krasnow DJ. Fusional convergence loss following head trauma: a case report. *Optom Monthly.* 1982:18-19.

86. Beck R. Ocular deviations after head injury. *Am Orthopt J.* 1985;35:103-107.

87. Krohel GB, Kristan RW, Simon KW, Barrows N. Post-traumatic convergence insufficiency. *Ann Ophthalmol.* 1986;18:101-104.

88. Padula WV, Shapiro JB, Jasin P. Head injury causing post trauma vision syndrome. *N Eng J Optom.* 1988:16-21.

89. Padula W. *Neuro-Optometric Rehabilitation.* 3rd ed. Santa Ana, CA: Optometric Extension Program; 2000.

90. Candler R. Some observations on orthoptic treatment following head injury. *Br Orthopt J.* 1944;2:56-62.

91. Borsting EJ, Rouse MW. Management of visual information processing. In: Scheiman M, Rouse MW, eds. *Optometric Management of Learning Related Vision Problems.* 2nd ed. St. Louis, MI: Mosby; 2006:513-583.

第 22 章

学习/阅读相关的双眼视觉和调节问题

这一章不涉及与学习/阅读相关的视觉功能异常的新诊断方法或处理方法。与学习/阅读相关的调节、双眼视觉和眼球运动障碍与本书前部分所述相同。相反，本章的重点是介绍视光师在协同处理学习/阅读相关视觉问题中的独特作用。

在处理大多数与学习/阅读相关的视觉问题的患者时，协同处理是关键，为了最大限度地发挥作用，视光师需要与众多其他方面的专家合作。这种协同处理的需求使这一部分成为视光护理中更具挑战性的一个方面，为了成功地扮演好这个角色，视光师必须充分理解以下几点：

- 阅读功能障碍
- 视觉问题和阅读功能障碍间的联系
- 应用于阅读功能障碍诊断的心理教育测试
- 视光介入的目的

只有视光师充分理解以上问题后，才能在询问病史时提出适当的问题，将主诉与测试结果联系，并做出适当的处理决定。

视光师在处理与学习/阅读相关的视觉问题中的作用

视光学参与到视觉和学习/阅读的领域已经有很长的历史[1]。这主要由于家长的担忧以及老师、心理教育学家和其他专业人士的推荐，他们通常会询问我们，小孩有视觉方面的问题是否会导致他/她在学校的表现不好[1,2]。

1997年，美国视光学组和美国视光协会发表了有关视觉、学习和阅读障碍的立场声明[3]。这项声明得到了视光领域绝大多数组织的接受和认可。最近，美国视光协会出版了针对与学习相关的视觉问题处理的临床工作指南[4]。这两项文件都详细叙述了视光学在诊断和治疗与视觉相关的学习困难中的角色。这两项文件都强调了视光师并不治疗学习或阅读问题。视光师的主要工作是诊断和治疗可能影响在校表现的相关视觉问题。"对于干预的期望应该是减少或消除与特殊视觉缺陷有关的症状和体征"[4]。视光师不会直接治疗阅读或学习问题。

集合不足治疗实验（Convergence Insufficiency Treatment Trial，CITT）调查组最近完成了对具有集合不足症状的三到八年级、9~14岁儿童的大范围、多角度随机临床试验，确定了基于训练室的集合/调节训练对阅读能力和注意力的治疗效果。320名伴有集合不足症状的9~14岁儿童被随机以2:1比例分为基于训练室集合/调节训练组和基于训练室的安慰治疗组，分别独立进行。对16周治疗前后的阅读能力进行了对比。依据韦氏个人成就测验第3版（WIAT-Ⅲ）的阅读理解子项目，与16周治疗前的基线相比，最主要的结果是阅读理解能力的变化。有意思的是阅读方面的词汇识别、阅读流畅度、听力以及扩展词汇的变化。两组之间WIAT-Ⅲ的阅读理解改善并没有显著区别。尽管训练组的儿童在视力治疗方面有很显著的改善，但WIAT-Ⅲ阅读理解方面，训练组获得了3.7的分数，安慰组为3.8分。在次要的阅读结果中，没有令人满意的显著提高。调查组做出了具有集合不足症状的9~14岁儿童经过16周基于训练室的集合/调节训练后，并没有明显改善效果的结论。因此，对于大部分病人来说，单纯依靠视觉训练并不能直接提高阅读能力。阅读和其他教育方面的补救措施对于学业成绩是必须的。

因此，视光学干预的目标必须明确，面向问题，而不是模糊的——如"提高学习成绩"[4]。这个原理的关键因素是认知学习困难的多样性。小孩往往需要多种辅导，如教育辅导、心理咨询、专业治疗和言语语言干预，来解决实际的学习困难。

与以往的研究和报告[2,6]一样，在这些文件中讨论的另一个重要概念就是视光师应该把视觉概念定义为3个相互关联的领域（视觉三元素模型），如表22.1所示。为充分解释与学习或阅读相关的视觉问题，必须完整评估3个领域[3]。

表22.1 视觉的三元素模型

成分	相关视觉功能
视觉通路完整性	眼部健康
	视锐度
	屈光状态
视觉效能	调节
	双眼视觉
	眼球运动能力
视觉信息处理	视觉空间能力
	视觉分析能力
	视觉运动整合能力

我们非常赞同这两个基本概念，并认为视觉障碍会导致阅读困难，但是它们不是主要的病因。相反，视觉障碍是可能影响个人学习成绩并使其难以发挥潜能的因素之一。为了思考视觉和阅读之间的关系，我们将使用表21.1中描述的模型。这一章节不打算全面讨论与学习和阅读障碍有

关的所有视觉问题。例如,在本章中没有涉及视觉信息处理障碍问题。对此有兴趣的读者可以参考其他可用的教科书[2,7-9]。

学习/阅读困难:定义和流行病学

1987 年,美国国立卫生研究院学习困难委员会上提出了学习困难(learning disabilities)的定义,如下[10]:

"学习困难是一个通用术语,指的是一组异质性障碍,表现为获取和使用听力、阅读、书写、理解或数学能力方面有严重困难。这些疾病是个体固有的,推测是由中枢神经功能障碍引起的。即使学习困难可能伴随其他障碍条件(如知觉损伤、神经传导阻滞、社会和情绪困扰)或环境影响(如文化差异、教育不足或不当、心理因素),但学习困难不是这些障碍条件或影响的直接结果。"

Solan[11]批判了这个定义,因为它概念模糊且不可测,并且很难根据这一概念建立一个诊断学习困难的具体标准。这就是为什么几乎不可能确定受学习困难影响人群的确切人数的主要原因之一[11]。根据诊断过程和之前所使用的定义来评估,学龄儿童的学习困难流行率从 2% 到 10%[10,12]。在美国,所有在校学生诊断有学习困难的发生率大约为 5%(相同或更大数目患有轻度学习困难)[4]。其中,75%有阅读问题[13]。

本章节的目的就是回顾与最常见的学习困难相关的常见视觉效率问题的处理。最常见的学习问题是阅读功能障碍[4],这是本章节要详细解释的问题。我们也会使用一系列病例来演示这章节讨论的一些重要概念。

阅读功能障碍

学习阅读(learn to read)失败是学习困难最主要和重要的一个亚型[11]。即使被关注了一个世纪,这个神秘的教育问题依然没有得到解决[11]。部分困难来自定义和专业术语的混淆和不统一。在本章中,我们把阅读功能障碍(reading dysfunction)定义为尽管智力水平达到均值或高于均值,受教育机会充足甚至充裕,知觉发育(听觉和视觉)正常,文化背景正常,无直接大脑损伤,无情绪困扰,但依旧无法学习阅读[14]。因此,如精神发育迟滞、情绪困扰、教育匮乏、听觉和视觉障碍等因素在初步诊断时需要被排除[11]。

讨论阅读问题时常用的另一个专业术语是"阅读障碍(dyslexia)"。这个词存在争议,因为许多临床医师对这个词有不同的理解,导致研究和临床工作相当的混乱[8]。一些临床医师把"阅读障碍"当作阅读功能障碍的同义词。但是,大多数学者认为,把"阅读障碍"与以上提及的比较常见的非特异性或一般形式的阅读功能障碍区别开来非常重要。Griffin 等[15]认为阅读障碍可以作为阅读功能障碍的一种特殊类型,特点是缺乏个人能力来解释符号或书面语言的象征意义,原因是大脑轻微功能障碍或特异的大脑功能。阅读障碍由于受大脑功能障碍的影响,倾向于发展为较严重的阅读问题,预后较差。

根据神经解剖学的描述鉴别阅读障碍的 3 种基本类型,每一种都有其特定的解剖学位置[16]。阅读障碍的 3 种类型以及大脑功能障碍的假定解剖位置见表 22.2。

表 22.2　阅读障碍的类型

阅读障碍的类型	假定的解剖位置	受影响的编码过程
识字障碍(dyseidesia)	左顶叶角回(对右撇子)	• 视觉认知单词能力下降 • 依靠耗时文字技巧解码许多单词
语音障碍(dysphonesia)	左颞侧区和顶叶 Wernicke 区(对右撇子)	• 语音能力受损 • 依赖视觉理解单词
左右颠倒(dysnemkinesia)	额叶(左脑)的运动皮质(对右撇子)	• 出现高频率颠倒字母

阅读障碍的诊断测试[15]和 Boder 阅读-拼写配对测试[17],需要 30 分钟测试时间,可以帮助临床医师判断阅读障碍的特定类型。阅读障碍筛查测试只需 5 分钟,可以快速筛查阅读障碍的 3 种类型[18,19]。

阅读障碍已获得大量的大众媒体宣传,当家长谈到他们小孩的阅读问题时,可能会使用这个词,即使阅读障碍实际上并不存在。大多数病例显示,真正的阅读障碍预后不良,即使进行了干预,也不会获得正常的阅读能力。幸运的是,视光工作中遇到的大多数阅读问题都是不那么严重(较常见)的非特异性阅读功能障碍的类型。在适当的干预后,这些病例都有很好的预后。

视觉问题和阅读功能障碍的关系

Flax[1,20]强调,当尝试将视觉问题与阅读功能障碍相联系的时候,使用任务分析方法的重要性。他认为这种方法不仅可以理解患者的主诉,更重要的是,可以解释患者的行为,并且可以预测视光干预的结果[20]。

表 22.3 列出了视光师经常遇见的一些非特异性阅读功能障碍儿童家长的主诉。病史和任务分析方法的目标是获得对阅读障碍(disorder)本质的具体共识。

表 22.3　常见的主诉

我的孩子:

• 在学校表现不好
• 考试不及格
• 无法发挥潜能
• 阅读有困难
• 讨厌上学
• 不喜欢阅读

Flax[1]描述了两个很好的例子,小孩存在主诉"理解能力差的阅读问题"。我们在表 22.4 总结了这两个例子。

表22.4	阅读问题的特性
视觉基础上的阅读理解	**无视觉基础的阅读理解**
• 能独立有效地辨别单个词	• 能读出单词,但是不能加以解释
• 能译解不熟悉的单词	• 无视疲劳迹象
• 较长功课后表现出能力下降	• 能学习数小时,但是不理解阅读的内容
• 阅读较小字体时理解能力下降	• 阅读材料被大声读出来,表现也未提高
• 频繁漏词,重复阅读同一行,跳行	• 试图解释刚阅读的内容时,患者会重复文章中相同的单词,但不能提供同义词、替换词或其他深刻见解的词
• 喜欢阅读材料,大声朗读材料时,可以高效地讨论和回顾内容	• 阅读机制似乎完整无损
• 能解释单词,给出同义词,对听见的东西有很好的理解力	

为了了解儿童面临的阅读问题的本质,Flax[1,20]、Borsting 和 Rouse[21] 提出了一个区分"学习阅读(learning to read)"和"阅读学习(reading to learn)"的模型。这两个阅读阶段总结在表22.5 和表22.6 中。

表22.5	学习阅读
任务要求	
重点是单词的认知和回顾	
每一页仅有少数单词,大号字体	
重视视觉记忆中"看和说"的教学方法	
语音方法需要仔细审查每个字的内部细节	
阅读通常不需要很长时间	
写作可能被用来强化阅读	
重要的视觉因素	
准确的眼动控制	
视知觉和记忆	
除非大量使用同上的纸张或类似的教学辅助工具,否则调节和双眼视觉往往不是重要因素	
整合听觉和视觉刺激的能力	

表22.6	通过阅读学习
任务要求	
较长的阅读任务	
较小号的字体	
上下文提示变得越来越重要	
语音和语言线索更加容易获得	
能下意识进行单词分析,不过多依赖于形状知觉	
重点转化为理解和速度	
重要的视觉因素	
调节和双眼视觉变得更重要	
眼球运动控制对保持阅读位置和信息输入的连续性非常重要	
视知觉的作用逐渐降低	

通过这个模型可以很清楚地了解视觉效率问题(调节、双眼视觉和眼球运动异常)很大可能会影响到4年级及以上年龄儿童在阅读学习中的阅读行为[22]。在较低年级时,儿童在学习阅读时不需要长时间集中注意力和专注于阅读;教师经常改变阅读内容;并且为大号字体。当然,重要的是要记住,学校系统对不同年级孩子的要求各不相同。因此,对于视光师来说,了解儿童各自学校系统的教学理念是至关重要的,以便了解阅读障碍的儿童在他/她学习中的阅读需求。

表22.7 列出了与视觉效率问题和阅读相关的常见症状和体征。

表22.7	与视觉效率问题相关的症状和体征
临床体征(与阅读相关)	
眯眼	
皱眉	
过度眨眼	
揉眼	
遮住一只眼	
歪头	
阅读时候工作距离过近	
避免阅读	
症状(与阅读相关)	
模糊	
复视	
眼部不适	
头痛	
全身性的疲劳	
阅读时犯困	
漏掉小个单词,颠倒字母或单词的顺序	
频繁丢失注视位置	
漏掉文章的整行或重复阅读相同行	
使用手指来维持阅读位置	

视觉效率问题和阅读之间关系的科研支持

虽然出现了相当多的文献用于确定视觉效率技能与阅读是否存在关系,但是结果差异很大,每个之间都不同[22]。一些调查人员报告了确定的关系,另一些调查人员则表明不存在任何关系,第三组调查人员认为这两种说法都没有确定的证据。Garzia[23] 的观点是:

不幸的是,这种混淆被错误地解释为视觉,更具体地说是视觉功能在阅读成绩中只起到很小的作用,或者根本没有作用。这个观点扩展到临床领域,容易忽略在学习过程中由于视觉效率导致的阅读困难。

然而,尽管在研究工作中存在一些困难,视觉技能和阅读能力之间出现了一种可靠的联系模式[23]。Grisham 和 Simons[24,25] 在对文献叙述性回顾的广泛研究中得出结论,屈光状态与双眼视觉和阅读之间存在关系。对同一文献的 Meta 分析进一步支持了这一观点[22]。

眼动和阅读之间似乎也有关系。在评价阅读困难者在阅读时的眼动模式时,出现了一种特征模式。与正常读者相比,阅读能力差的读者眼球运动的特点是:每行文本向前注视的次数增多,回退(regressions)的次数增多,注视时间延长,字内反复识别的次数更多[26]。Pavlidis[27-29]的研究表明,阅读困难者的眼球运动控制能力较差。他要求受试者在一系列依次照射的等距目标之间来回扫视。与正常对照组相比,阅读困难受试者的不当眼动次数显著增加,尤其是回退运动,注视时间越长,反应时间也越长。

其他视觉功能尚未被彻底研究,但它们也有可能对阅读能力产生不利影响。举一个直观的例子,调节不足会使课堂阅读相关的活动变得困难,这些活动需要快速改变从黑板或教师到桌面的注视距离[22]。任何对学习困难儿童的视力评估不仅必须包括视力和屈光状态的检查,还应包括与阅读相关的近点视觉技能的测试。应详细研究调节、集合和眼球运动的视觉效率技能,以确定是否存在任何功能障碍,这些功能障碍不仅可以诱发视觉症状或体征,而且还可能影响阅读表现。

彩色滤光片/眼镜与阅读

视光师在处理阅读相关视觉问题过程中,都遇到有关使用彩色滤光片或眼镜治疗阅读功能障碍的问题。有关这种方法治疗阅读问题的信息定期出现在大众媒体上,这种方法已被美国多数阅读专家和学校系统所认可。因此,视光师必须了解这种治疗方法。

Meares[30]、Irlen[31,32]和 Wilkins[33,34]描述了一种可以通过彩色滤光片缓解的视觉症状综合征。这种综合征被称作 Meares-Irlen 综合征。有这种情况的人往往是无效的阅读者,他们在阅读时必须付出更多的努力和精力,因为他们看到的打印页面与没有患上这种综合征的读者不同。阅读时患有此种综合征的人遇到的困难可能包括对光的敏感性、眼疲劳、对焦困难、印刷品外观不稳定、印刷页变形、页面上出现移动的单词以及出现褪色的单词[32]。这些问题可能会导致疲劳、视觉不适,以及无法长时间保持必要的注意力。

Irlen[32]声称,大约 50% 的阅读困难和阅读障碍人群患有这种综合征,并且这是干扰这些人阅读过程的一个关键因素。她建议近 90% 患有该病的人可以使用被称为 Irlen 滤光片的适当染色镜片成功治疗。她治疗的目的是消除与阅读相关的不适,提高阅读能力。Irlen[32]还认为,暗视敏感综合征是一个独特的实体,不能通过标准化的教育和心理评估、视力检查、医学检查或其他标准化诊断测试来识别。

几位视光师[35~40]对 Irlen 的理论和方法提出了质疑。一个重要的问题是,Irlen 认为与暗视敏感综合征相关的症状与调节、双眼视觉和眼球运动障碍相关的症状惊人地相似。具体来说,以下症状被报道与暗视敏感综合征或 Irlen 综合征[41]和视觉效率问题[39,42,43]有关:头痛,眼疲劳,过度眨眼,过度揉眼,斜视,间歇性模糊,复视,页面上的单词出现移动,经常丢失位置,串行,无法维持和集中精力,无意中重读同一行内容。被诊断为"Meares-Irlen 综合征"的受试者是否只是由于屈光不正、调节、双眼视觉或眼球运动障碍未被正确诊断?

Blaskey 等[40]调查了这一具体问题,发现 95% 的受试者(n = 39)被认为是适合于 Irlen 滤光片的,其均有显著(易于识别)的视力异常。Lopez 等[42]对 39 名儿童进行了研究,发现患有更严重的暗视敏感综合征的受试者明显倾向于接受视觉训练。必须强调的是,Irlen 的拥护者特别声称,暗视敏感综合征是一个实体,它不同于在验光评估中可以识别的视力问题。Irlen 患者手册暗示每位患者首先接受完整的视力检查,在 Irlen 诊断测试之前应先解决视力问题。Blaskey 等的研究[40]解决了这个问题。他们发现 57% 的受试者在研究的前 1 年中要么接受定期的视力检查,要么至少进行过一次眼部检查。在这些受试者中,90% 的人仍然有严重的未矫正的视力问题。另一项随机试验排除了所有具有明显视力障碍(包括屈光、双眼和调节异常)的患者,并发现彩色滤光片覆盖的阅读速度显著提高[44]。很明显,一些寻求彩色滤光片治疗的人可能有未矫正的视力问题需要治疗。

Taub 等[42]测量了 60 名成人受试者在阅读中的眼球运动。通过调查问卷来确定两个试验组(症状组与无症状组)。每名受试者接受两次单独的测试,分别使用 10 篇短文和 10 个彩色滤光片覆盖物进行测试。未发现彩色滤光片对测量的任何变量有影响。73% 的有症状患者和 27% 的无症状患者存在可识别的双眼疾病。这些数据支持一种理论,即许多有 Meares-Irlen 综合征症状的患者实际上都有潜在的双眼/调节视觉问题。

在过去的 10 年里,研究人员研究了使用彩色滤光片治疗阅读功能障碍的方法。1991 年,Evans 和 Drasdo[45]回顾了所有关于使用染色镜片提高阅读性能的研究。他们发现在 1983—1991 年间完成了 17 项研究。作者得出的结论是,由于大部分研究的质量较差(没有对照、没有统计分析、细节有限、数量少、没有病例报告、群体匹配性差),这些研究有效性的主张不能被证明或被否定。Menacker 等的对照研究[46]无法证实染色镜片疗法在一组定义明确的阅读障碍儿童中的有效性。1992 年,Wilkins 等[33]报告了一种新仪器的开发情况,该仪器旨在为每一位患者提供适当颜色的彩色滤光片。这种被称为直观色度计的仪器,可以让受试者查看被光照过后的文本,光的色相、饱和度和亮度可以在很大的颜色范围内独立变化。使用该仪器,Wilkins 等[47]进行了第一次双盲对照试验,研究染色镜片对阅读困难的治疗作用。在 55 名受试者中,82% 的受试者报告染色镜片有效,10 个月后仍在使用。此外,研究表明,彩色滤光片的好处并不仅仅归因于安慰剂效应。作者还发现,在研究对象中,双眼视觉问题和调节问题很常见,并得出结论:治疗 Irlen 综合征患者的首要任务是治疗任何显著的视觉效率问题[48]。Harris 和 MacRow-Hill[49]完成了一项双盲对照研究,研究了染色镜片(ChromaGen 镜片)在改善 Meares-Irlen 综合征患者阅读率方面的有效性,发现阅读速度提高了 17%。这种效应只出现在伴随有视觉不适的阅读困难受试者身上。

因此,这些结果作为证据,表明使用彩色滤光片可能对治疗一些阅读功能障碍和有症状的患者有价值。然而,所有包括视力综合评估在内的研究都得出结论,大多数寻求染色镜片治疗的患者首先需要解决视力问题。在经过适当的眼部护理后仍有症状的少数患者可能会受益于染色镜片。

研究的另一个重要问题是:为什么有些人能通过彩色滤光片减轻症状并提高阅读能力。尽管我们对这个问题仍然没有一个明确的答案,但在过去的十年里,我们已经进行了大量的研究来试图回答这个问题,并已经提出了一些理论。最流行的理论是,一些阅读困难的人在瞬时视觉系统中有一个处理缺陷,可以通过使用彩色滤光片覆盖或减少印刷材料对比度的覆盖物加以改进[50]。

有两个平行的视觉通路:瞬时(transient)(M 或 magnocellular 通路,也称大细胞通路)和持续(sustained)(P 或 parvocellular 通路,也称小细胞通路)处理系统。瞬时系统是一个对中低空间频率和高时间分辨率最敏感的快速操作系统。它在短时间内对快速移动的目标作出反应。它的响应持续时间短,延迟时间短。瞬时系统为视觉系统的输入做好准备,将信息输入到持续系统缓慢的、面向细节的信息处理中。持续的系统反应较慢,对高空间频率最敏感。它在形状的识别和精细细节的辨识中起着主要作用。它对静止目标更敏感。持续系统响应瞬时输出,在阅读时起着重要作用。

瞬时视觉系统处理缺陷理论表明,在阅读过程中,持续系统用于获取有关被注视的一组字母的信息,而瞬时系统用于组织下一次扫视。瞬时系统也被认为有助于清除在扫视过程中来自持续系统先前注视的持续的图像。该理论表明,如果瞬时系统不能产生正确的扫视或清除上一次注视的图像,可能会引起严重的阅读问题,从而导致 Meares、Irlen 和 Wilkins[30,32,34] 报告的症状。Williams、Lecluyse 和 Rock-Faucheux[50] 认为,某些颜色可以改变两个系统中的信息流,并可以重新平衡两个路径中的活动。Solan 等[51] 已经证明光的波长和阅读理解之间以及亮度和阅读能力之间存在联系。作者还证明,蓝色滤光片能显著提高阅读功能障碍患者的眼球运动效率。Solan 及其同事最近的研究表明,视觉训练旨在改善时间视觉处理,对阅读障碍和 M 细胞缺陷的儿童[52-54] 的大细胞处理和阅读理解有积极影响。尽管在瞬时/持续系统研究中仍存在一些不一致之处,但似乎有足够的证据来接受这样一个前提:有缺陷的瞬时系统路径可能是影响某些患者阅读技能的因素之一。

Evans 等[48] 对 Irlen 综合征提出了一个不同的机制,称作“眩光模式”。眩光模式描述了当大多数人看重复的条纹图案(包括文本)时遇到的症状。Wilkins[34] 提出,皮质的高兴奋性解释了眩光模式,特定色度的彩色滤光片可能会降低这种高兴奋性并减轻相关症状。

尽管仍然存在许多问题,但一些患者确实受益于使用彩色滤光片来提高阅读舒适度和表现。我们认为,绝大多数寻求染色镜片治疗的患者只需要良好的视光护理就可以解决他们的症状。一旦使用合适的镜片和视觉训练,他们就会感到舒适,并且在阅读时的注意力、关注度和维持能力都会提高。然而,在有些情况下,即使在接受了镜片和视觉训练后,染色镜片的使用似乎仍然有助于患者。尽管目前

还不清楚这是为什么,但瞬时系统不足理论似乎正在取得进展。随着研究人员继续研究这一现象,视光师应在考虑使用这些镜片之前,教育他们的患者进行全面视觉检查的重要性。如果没有发现视觉问题,再探索染色镜片的使用。虽然目前还没有一种广泛接受的方法来确定合适的颜色,但我们希望这种情况在不久的将来会有所改变。

用于诊断阅读功能障碍的心理教育学测试

在本章的前面,我们将阅读功能障碍定义为智力和表现之间的差异。因为视光师必须决定如何处理可能与阅读有关的视觉效率问题,所以有必要对教育者和心理学家如何确定孩子的潜力和表现水平有一个基本的了解。心理教育评估通常由经过认证的学校心理学家(即专门研究学校相关问题的心理学家)进行。

心理教育学测试的基本组成部分

标准的心理教育评估包括 4 个主要部分[55]。表 22.8 列出了每个类别的不同评估内容。每个内容都与儿童的整体功能有关。在大多数国家,要被归类为学习或阅读困难并接受特殊教育服务,儿童的能力(或智力水平)与实际学业成绩[56]之间必须存在差异。因此,要做出这一决定,必须对智力水平和学业表现进行全面评估。此外,对于被视为阅读困难的阅读问题,学业问题不能主要由情绪障碍、视力或听力问题或环境剥夺引起。然而,这种困难可能伴随着阅读障碍而存在。因此,从获取服务资格的角度来看,也必须彻底理解这些领域。

表 22.8　心理学评估的组成部分

1. 病史
2. 知觉功能
   IQ 水平
   语言能力
   注意力和集中力
   记忆力
   视觉认知功能
   听觉认知功能
   知觉类型
   处理速度
3. 学习成绩
   阅读-解码和理解
   数学
   拼写
   写作-手写、段落书写、主题成熟性、语法、标点符号
4. 情绪功能
   自我评估
   受挫忍受力和应对机制
   与他人的关系
   真实性检验
   情绪障碍的诊断分类

IQ,智商。

评估知觉功能、学习成绩和情绪功能的另一个重要原因与适当矫正方法的发展有关。如同前面提及的，为了使治疗策略有效，必须考虑功能相互联系的领域。

综合心理教育评估包括上述 4 个方面，一般需要 5~8 个小时完成。根据被测儿童的年龄和注意力，测试通常分 2 或 3 个阶段完成。

病史

收集全面病史的过程对于理解儿童存在的问题、诊断和制订干预策略至关重要。这也是一个寻找影响因素并决定在测试过程中应进行哪些测试的机会。必须收集 3 个常规信息，包括关于孩子、学校历史和家庭的信息。心理学家所获得的病史通常总结在他/她提供的书面报告中"背景信息"部分。视光师可以将这些信息作为获取他/她认为的相关细节的基础，探索与转诊问题相关的方面。对于寻找视觉和阅读之间联系的视光师来说，了解学业问题的发病年龄以及这些问题是如何显现的尤为重要。

认知测试

认知测试包括对多种能力的评估，包括语言、记忆力、听觉和视觉认知能力、视觉-运动能力、注意力和集中力以及知觉类型。通过进行智力测试和其他补充测试收集资料。智力测验可以提供智商（IQ），以及前面提到的有关认知功能的多方面信息。

智力功能一般按照以下方式分类：IQ 分平均值为 100，标准差（SD）为 15。因此，大约 2/3 的人 IQ 分值在 85~115（均值 1 个标准差范围内），95% 分值在 70~130（均值 2 个标准差范围内）[57]。

最常用的智商测试是韦氏儿童智力量表 Ⅳ（WISC-Ⅳ）、韦氏学前和初级智力量表 Ⅲ（WPPSI-Ⅲ）和韦氏成人智力量表 Ⅲ（WAIS-Ⅲ）。这些测试提供了一个整体的智商分数，针对不同量表的各种指数或标准年龄的分数，以及针对量表内每个单独子测验的子测验分数。

韦氏量表是 3 个独立的测试，以其覆盖的年龄范围区分。WISC-Ⅳ 是视光师在一份报告中最可能遇到的测试，它适用于 6~16 岁的儿童。该测试有 10 个核心子测试和 5 个补充子测试。这些子测验分为 4 个等级，即：（a）语言理解指数；（b）知觉推理指数；（c）工作记忆指数；（d）处理速度指数。四个指标得分和全量表的智商是从这个测试中获得的。全量表的智商分数是 4 个指数分数的组合，如下所述。

通过比较言语理解指数、知觉推理指数和处理速度指数，可以比较儿童在与言语相关的子测验和非言语或视觉-空间任务上的能力。显然，对于一个正在探索视觉在学习中的作用的视光师来说，这样的比较是非常有价值的。视光师可以判断语言和非语言能力是否一致，或者一个区域是否比另一个区域弱。这是在决定针对视觉处理技能是否需要进行视觉训练时要考虑的一个重要方面。当知觉推理指数明显弱于言语理解指数时，即表示需要进行干预。例如语言理解指数为 110，知觉推理指数为 90。

成绩测试

教育测验在完整的心理教育评价中占有重要地位。这种测试旨在确定所有学术领域的成就水平。在阅读能力方面，第一阶段的评估包括评估儿童的认字能力和应用单词分析策略的能力。如果孩子在这些方面有很大的困难，那么这会对他/她的整体功能产生很大影响。通过对使用孤立词和无意义词的模式下的单词识别和解码策略的分析，有助于评估儿童在阅读有代表性的文本材料时如何处理单词阅读需求。最后，对阅读理解进行评价。

前面，我们讨论了理解阅读问题本质的重要性。阅读评估提供了确定视觉效率问题是否与阅读功能障碍有关的必要信息。

情感/性格测试

情绪问题会干扰和加剧阅读问题。例如，阅读是一项发展性的任务，只有在青少年准备好之后才能完成。这包括一个假设，即中枢神经系统足够成熟才能够处理阅读行为的复杂需求。对一些青少年来说，迈出下一步是令人生畏的，并且情感问题会浮出水面。阅读可能被认为是一种只有"大人才能做到的行为"，而这个小朋友可能觉得自己没有能力应付这样的成人活动。

典型的心理教育评估从直接询问某人对某个问题感受的客观测量到更间接或更具投射性地获取信息，从一个连续的过程评估情绪和个性。在更直接的方法中，人们会在所谓的临床交谈中被问到一系列问题。通过谈话，可以了解此人对自己生活中的关键人物、学校等的感受。

了解一个人情感生活的其他方法包括一些更具投射性的方法。句子完成测试要求测试者用想到的第一件事来完成句子的主干，例如"我的一生……"。其他方法包括投影绘图，用绘图来解释与个人相关的主题和问题。

当视光师考虑报告中的情感/个性部分时，应用了成绩部分中讨论过的相同的基本概念。情绪问题有多严重？视光师对这个年轻人有什么期望？他/她在视力治疗中会很难管理吗？孩子是否过于孤僻？家庭系统中是否有太多的愤怒和紧张情绪，而无法期望其持续复诊？

诊断测试和病史

阅读相关视觉障碍的诊断测试与第 1 章中提到的测试相同，但有两个重要的点有所不同。首先，如果儿童出现阅读问题，在患者阅读时进行红外线眼睛跟踪评估非常有用。目前可用的临床仪器是 visagraph Ⅱ 和 readalyzer。与直接观察和定时或标准化测试相比，客观的眼球运动记录具有多个优势。visagraph Ⅱ 和 readalyzer 提供评估的永久记录，其使用是一个客观程序，不依赖于测试者的技能。从客观记录中获得的信息也更加复杂。它提供有关注视次数、回退、注视持续时间、读取速率、相对效率和等级等效性的信息。所有这些信息都可以与从小学到成人的不同阶层人群的平均水平进行比较。我们发现在干预后重复这项测试有助于证明阅读眼球运动模式的变化。

当关注视力障碍是否会影响阅读表现时，病史尤其重要。关于病史，Cotter[58] 说："作为一种诊断工具，它的重要性不能被低估。"作为评估的一个组成部分,病史为病例制订提供了丰富的数据来源,而其他形式的评估无法提供这些数据。"病史信息决定了检查策略、管理计划的制订和预后的制订。"

界定阅读/学习问题的性质

如果主诉与阅读有关,那么视光师必须尽可能多地了解阅读问题的具体性质。这些信息可用于确定阅读问题是否与视觉效率、视觉信息处理或非视觉(语言)问题有关。该决定是评估的关键部分,并指导必须做出的管理决策。例如,如果病史表明存在语言问题,治疗计划的一部分可能包括向心理学家、教育者或言语/语言病理学家转诊。如果病史表明视觉信息处理问题可能与儿童的学习困难有关,则建议进一步测试以评估这种可能性。

表 22.9 列出了一些建议问题,可以帮助确定阅读问题是否与视觉效率、视觉信息处理或语言障碍有关。最基本的问题是,这个问题是从一年级到三年级,还是从四年级及以上开始的。当一个孩子为了学习而达到他/她阅读的水平,阅读速度变得重要、需要阅读较长的段落,以及阅读较小的印刷品时,双眼视觉、调节能力和眼球运动问题往往会干扰阅读过程。如前所述,这往往发生在四年级或以上的年级。

表 22.9　教育史决定阅读/学习问题的性质

问题	回答	提示潜在的问题
什么时候出现的?	从一年级就存在	视觉处理或语言
	四年级或以上	视觉效率
孩子喜欢你阅读给他/她听吗?	是	视觉效率
	否	语言
孩子能口头讨论阅读文章并询问明智的问题吗?	是	视觉效率
	否	语言
单词发音有困难吗?	是	语言
看单词有困难吗?	是	视觉处理或语言
在理解长篇文章时有困难吗?	是	视觉效率
阅读速度有问题吗?	是	视觉效率
是否有频繁丢失注视位置、漏词、跳行现象?	是	视觉效率
随着字体变大,阅读能力是否提高?	是	视觉效率
随着时间的增加,阅读能力是否下降?	是	视觉效率
阅读水平?	低于平均水平 2 年或更多	语言
	低于平均水平少于 2 年	视觉效率
你的孩子是否回避阅读?	是	视觉效率
你的孩子从黑板上抄写是否有困难?	是	视觉信息处理
你的孩子在写作方面是否有困难?	是	视觉信息处理
你的孩子是否比他/她相应年龄更频繁地出现颠倒或调换字母、数字现象?	是	视觉信息处理
你的孩子对数字和字母的识别是否有困难?	是	视觉信息处理

询问表 22.9 中建议的一系列问题也很重要,以便于确定阅读问题是基于语言还是基于视觉。例如有听单词和发音问题的孩子往往有听觉语言问题。阅读困难包括理解力差、速度慢、长篇幅阅读后出现疲劳、丢失阅读位置以及印刷字体小而恶化,这更可能与视觉障碍有关。

最后,临床医师应询问任何其他的学习问题,如书面语言或从黑板抄写的问题、颠倒字母和数字识别困难。对这一系列问题的阳性表现往往往表明视觉信息处理存在问题。

以前的测试

有阅读问题病史的儿童通常都曾接受过心理学家、特殊教育者、言语/语言病理学家、职业治疗师、神经学家、发育儿科医生或其他医生的测试。表 22.10 列出了可在哪些方面进行探测，以获取先前测试信息。

表 22.10　病史：以前的测试

以前的视觉保健

调节、双眼视觉、眼球运动问题的病史

视觉信息处理问题的病史

神经学方面

神经问题的证据

注意力的问题

心理教育学

IQ 总和分值

语言 IQ

行为 IQ

阅读、数学、拼写水平

注意力和集中力问题

情绪、行为问题

诊断

建议

听觉/言语和语言

语言或言语问题

以前的言语或听觉处理治疗

职业治疗

精细运动问题

体态

肌张力

感觉整合失调

职业治疗史

其他治疗

IQ，智商。

目的是确定阅读或学习困难的性质和严重程度。当病史表明存在一个孤立的轻度到中度的阅读问题，且这个问题似乎与阅读速度、理解力、疲劳和阅读时丢失位置有关时，视光干预往往会产生最大的影响。在这种情况下，成功地处理视觉效率问题可能会使阅读更舒适，消除疲劳和丢失位置现象。这种舒适性和视觉效率的提高，加上适当的阅读补救，通常会对阅读效率产生积极影响。其他积极迹象包括智商正常、语言智商和表现智商之间的差异最小、轻度到中度的阅读表现延迟（少于 2 年），并且在表 22.10 中所列的任何其他领域中均无明显问题。

病史/发育问题和家族史

病史中最后一个应该解决的问题是确定儿童是否有任何可能影响治疗预后的病史、发育问题或家族史，或儿童是否有阅读或学习问题的风险。Cotter[58] 将"处于危险中的儿童"定义为儿童期出现感觉运动障碍或智力障碍的概率高于平均水平的儿童。"风险"本身不是疾病，而是一种增加某种疾病发生概率的特殊情况。表 22.11 和表 22.12 列出了这些因素。

表 22.11　孩子有存在阅读问题的风险吗？

病史

产前和围产期健康状况

　怀孕期间的状况

　分娩过程的状况

　环境因素

母亲年龄

社会经济水平

受孕期间药物使用、抽烟情况

孩童期病史

　感染

　　髓膜炎

　　中耳炎

　新陈代谢紊乱

　环境污染

　　铅

　　二氧化碳中毒

　危险的医疗事件

　　脑伤

　　癫痫

　　虐待、忽视

发育史

见表 22.12

家族史

学习/阅读问题

Reprinted from Cotter S. Optometric assessment: case history. In: Scheiman MM, Rouse MW, eds. *Optometric Management of Learning- Related Vision Problems*. 1st ed. St. Louis, MO: Mosby-Year Book; 1994. Copyright © 1994 Elsevier. With permission.

表 22.12　发育过程中里程碑事件的举例

技能	大约的年龄
运动发育	
翻身	5~6 个月
独自坐立	6 个月
爬行	9~13 个月
独自行走	12~14 个月
脚踏三轮车	3 岁
上下楼梯（两脚交替）	4 岁
骑两轮自行车	7 岁
精细活动发育史	
两手互传东西	3~5 个月
握瓶子	6 个月
抓钳	10 个月
朝地板扔东西	12~15 个月
模仿画圈	3 岁
扣扣子	3.5 岁
接球	4~5 岁
系鞋带	5~6 岁

表22.12 发育过程中里程碑事件的举例（续）

技能	大约的年龄
语言：表达和接收	
不适、疼痛和饥饿时哭声不同，头转向感兴趣的声音	1个月
注意力转向熟悉的声音	3~6个月
牙牙学语	3~4个月
正确使用"妈妈""爸爸"	5~6个月
完成简单的要求	12个月
识别常见物体的名字	18个月
组合单词；2个单词的句子	13~15个月
简单的"核心句"包括主语、谓语和宾语	2岁
准确命名所有原色	3岁
词汇量达2 000~2 500个，会问"为什么"	4岁
解释单词意思，能数到10	5岁

From Flax N. Vision and learning：optometry and the academy's early role, an historical overview. *J Optom Vis Dev.* 1999；30：105-110 and Flax N. Problems in relating visual function to reading disorder. *Am J Optom Arch Am Acad Optom.* 1970；47：366-372.

医学史使我们有机会确定可能导致孩子学习困难或目前使他/她面临未来学业问题风险的特定情况[58]。此外，视光师可以利用这些信息来帮助确定治疗方案和评估预后。

重要的是要了解大多数患者通过使用镜片、棱镜和视觉训练通常可以成功治疗视觉效率问题。尽管在大多数情况下，成功治疗潜在视觉效率问题的预后都很好，但这种成功治疗对学校或阅读成绩的影响可能取决于其他因素（例如医学或发育问题和家族史）。对于一个有正常医学、发育和家庭史、智商正常、只有轻度到中度阅读问题的儿童，通过适当的干预来改善阅读能力的预后无疑是最好的。相反，在这些方面有消极因素的儿童可能无法从适当的干预中获得同样多的好处。

使用家长问卷（图22.1）是收集这些信息的有效方法。此问卷是在检查前填写的，因此视光师可以通过回答来寻找在制订治疗策略时需要考虑的医学或发育问题的迹象。

我们还涵盖了Borsting和Rouse[21]提出的病史补充（图22.2）。本问卷包括25个需要回答"是"或"否"的问题。包括以下3个方面：学校表现（问题1~2）、与视觉效率障碍相关的体征和症状（问题3~19）以及与视觉信息处理障碍相关的体征和症状（问题20~25）。使用这种问卷可以让视光师快速筛选出回答并确定是否应该怀疑视觉效率问题。

姓名：_____　生日：_____
学校：_____　年级：_____
教师：_____
父母：_____
职业：母亲：_____　父亲：_____
医疗保险：_____

A. 进入主诉/主要担心的问题：
1) 请简要表述您主要关心的问题和您孩子的主要问题：
_____
_____
_____

2) 谁最先注意到可能存在视觉问题？_____
3) 谁将您转诊来我的诊所？_____

B. 视觉病史
1) 这是您孩子第一次视觉检查吗？
2) 如果不是的话，最近的一次视觉检查是什么时候？
请描述您的孩子目前接受的视觉治疗、包括眼镜、视觉训练、眼罩、手术或药物治疗
_____
_____

3) 请确认您或教师观察的症状，或您孩子抱怨的症状：

___看远模糊	___阅读时模糊	___字母和数字颠倒
___复视	___单词移动或重叠	___弄错开头相似的单词
___阅读时闭一只眼	___歪头	___学习数学基本概念困难
___眼球向内、外、上、下转	___频繁头痛	___阅读理解力差
___近距离工作时疲劳	___眼部酸痛	___看过的资料很难回忆起来
___眯眼或过度眨眼	___眼红或流泪	___拼写和看单词有困难
___离书本或纸张很近	___避免近距离工作	___书写马虎
___阅读时丢失注视位置	___跳行或重复阅读同一行	___将黑板上内容抄写到书本上困难
___阅读时使用手指	___频繁颠倒	___过多的擦除动作
___眼-手协调力差	___从左向右学习困难	___口头反应比写字好

■ 图22.1　家长问卷

C. 教育史

1) 您的孩子复读过吗? _____

如果有过,哪个年级? _____

2) 您的孩子在学校或其他特殊课程中受到过额外的帮助吗?请描述一下。

_____

3) 是否在学校或被学校建议去做过相关评估(心理、教育、语言/言语、职业治疗、神经、内科)?

_____

如果有,请描述一下是什么时候,结果怎样?

_____

4) 请确认,您的孩子有以下方面的困难吗?

__阅读　　　　　　　　__书写　　　　　　　　__数学
__拼写　　　　　　　　__从黑板抄写　　　　　__注意力
__行为和积极性

_____

5) 请确认,在阅读时,您注意到孩子有以下方面的阅读困难或行为吗?

__阅读理解力　　　　　__认识单词　　　　　　__发音
__阅读速度慢　　　　　__丢失注视位置　　　　__疲劳
__使用手指　　　　　　__避免阅读　　　　　　__长时间阅读后理解力下降
__当我阅读给他时,他的理解力很好,但是自己阅读时,理解力低下

6) 您觉得您的孩子在学校有发挥他/她的潜能吗?

_____

7) 您的孩子喜欢阅读吗?

_____

D. 发育史

1) 在受孕或生育时,有没有并发症? _____
2) 孩子是足月产吗?如果是的话,分娩时间多长? _____
3) 孩子出生时的重量? _____
4) 您的孩子多大时开始独立行走的? _____
5) 您的孩子多大时开始说2~3个单词的短语的? _____
6) 现在或过去有语言问题吗? _____
7) 有精细运动协调问题吗? _____
8) 您的孩子有没有手脚不灵活?或者在需要平衡感的活动中有困难吗? _____
9) 您的孩子喜欢参加如画画、图色、拼图、积木等活动吗?

_____

E. 病史

1) 在孩童时期,有没有严重的疾病、受伤或身体损伤?

_____

如果有,请描述一下 _____

2) 您的孩子会不会经常发生耳部感染? _____如果有,实施了怎样的治疗方法?

_____

3) 当前有没有任何健康问题?

4) 有没有服用任何药物? _____如果有,列出处方医生的名字以及药物

_____

5) 有没有严重过敏症?如果有,请列出

_____

F. 家族史

家族中是否有任何一个人有以下疾病?

__斜视　　　　　　　　　　　　　　　　　　__弱视
__高度近视、远视或散光
__学习或阅读问题
__眼部疾病(请列出)

您想要一份书面报告吗?

如果您想要我们寄送给您检查报告,请留下名字和地址。

■ 图 22.1(续)

患者姓名：_____

	是	否	
1	——	——	在校表现没有发挥出潜能
2	——	——	按照年龄分到相应年级
3	——	——	跳行或反复阅读同一个单词或字母
4	——	——	阅读和书写时抱怨视物模糊
5	——	——	抱怨与视觉任务相关的头痛
6	——	——	抱怨字体"拥挤现象"或"漂浮"
7	——	——	感觉两眼没有一起工作
8	——	——	一眼随时出现向内、外、上或下转动
9	——	——	视觉集中后出现不正常的疲劳
10	——	——	随时出现眼睛或眼周围疼痛
11	——	——	眼睛或眼睑发红
12	——	——	频繁流泪和揉眼
13	——	——	频繁眨眼
14	——	——	皱眉、绷着脸或眯眼
15	——	——	频繁歪头或侧脸
16	——	——	强光下或阅读时闭上或遮住一只眼
17	——	——	阅读时,使用手指作为阅读引导
18	——	——	避免近距离工作
19	——	——	书拿得很近
20	——	——	阅读或书写时颠倒顺序(was当作saw,on当作no)(b当作d,p当作q)
21	——	——	对刚看的视觉材料回忆起来困难
22	——	——	调换字母或数字的顺序（21当作12）
23	——	——	手写能力差
24	——	——	手脚不灵活
25	——	——	从黑板往纸上抄写出错

■ **图 22.2**　病史补充问卷。（From Borsting E, Rouse MW. Detecting learning-related visual problems in the primary care setting. *J Am Optom Assoc.* 1994；65：642-650, with permission.)

治疗

视光学干预的目的

如果评估发现与阅读相关的视觉效率问题,视光师的作用就是治疗潜在的视觉问题。干预的预期效果应该是减少或消除与特定视觉缺陷相关的体征和症状[4]。需要重申的是视光师并不直接治疗阅读或学习问题[6]。CITT-ART 最近的随机临床试验的结果支持这一方法。相反,纠正这些视力问题可以使儿童和成人更充分地受益于来自教育的干预[6]。预期是随着视疲劳和其他症状的减轻,孩子可以更舒适、更快地阅读,并有更好的理解力。然而,对阅读水平和性能的实际影响取决于阅读问题的性质以及上面讨论的许多其他相关问题。

在理想情况下,轻微到中度的阅读问题,不涉及解码问题,儿童智商正常,注意力好,无情绪问题。在这种情况下,视觉训练后改善阅读的预后良好(病例 22.1)。然而,理想情况很少。大多数儿童表现出一个或多个复杂的因素,使得很难预测治疗对视觉效率障碍的影响。因此,在向患者介绍替代治疗方案时,必须明确界定治疗目标。治疗目标是消除潜在的视觉效率问题。其余的治疗工作应交给其他参与儿童护理和教育指导的专业人员。这可能涉及阅读指导、心理咨询、言语/语言治疗、职业治疗、视觉信息处理障碍的其他验光干预、注意力多动障碍的药物治疗或这些干预的任何组合(病例 22.2)。

病例 22.1　学习相关的视觉效率问题:训练可能会直接提高阅读表现

病史

　　Paul,9 岁,五年级,由于今年在学校的学习表现下降显著,被带来做检查。在今年以前,他成绩还在中等水平,各科成绩都可以达到平均分。Paul 的一个具体问题是不能舒适阅读,阅读理解有困难。他主诉阅读 10~15 分钟后,就会感觉到眼睛疲劳和疼痛,有时会出现眼部灼烧感。如果他继续阅读的话,他甚至会头痛,最终单词变模糊,在纸上飘动。由于不能舒适阅读,他无法完成他的作业,他觉得不得不反复读文章才能理解材料的意思。他发觉今年所需的阅读量明显增加了。由于他在今年以前成绩都很好,没有近期的阅读评估。

　　他没有内科病史,也没有服用任何药物。他在学年早些时候通过了儿科医生和学校的视力检查。没有一份完整的视觉评估。

　　没有明显的学习问题家族史。父母都是大学毕业生,对 Paul 的教育有很高的期望。

病例 22.1　学习相关的视觉效率问题：训练可能会直接提高阅读表现（续）

视觉效率测试：检查结果

VA（远距，裸眼）	右眼：20/20-2，左眼：20/20-2
VA（近距，裸眼）	右眼：20/20，左眼：20/20
集合近点	笔灯：破裂点：20cm 恢复点：30cm
遮盖试验（远处）	正位
遮盖试验（近处）	10^{Δ}exo
主觉验光	右眼：-0.25DS，20/20
	左眼：0/-0.25×90，20/20
远距水平隐斜	正位
负融像范围（远距离）	X/18/10
正融像范围（远距离）	10/18/10
近距水平隐斜	9^{Δ}exo
-1.00D 梯度	7^{Δ}exo
负融像范围（近距离）	12/22/10
正融像范围（近距离）	4/6/1
负相对调节（NRA）	+1.50
正相对调节（PRA）	-2.50
调节幅度	右眼：13D，左眼：13D
单眼调节灵敏度（MAF）	右眼：0cpm，正片不能通过
	左眼：0cpm，正片不能通过
双眼调节灵敏度（BAF）	0cpm，正片不能通过
动态检影	右眼：-0.25，左眼-0.25

评估和诊断

病史特征清晰地显示，这个病例是一个继发于视觉效率障碍的阅读问题。视光师分析后发现，患者集合近点回退、外隐斜偏大、负相对调节偏低以及双眼调节灵敏度正片通过困难。基于这些数据，可诊断为集合不足。此外，患者单眼调节灵敏度正镜困难，动态检影值偏低，可诊断为调节过度。患者的症状与诊断相符，最近出现的阅读困难也就不令人意外了。视觉效率问题有可能在今年以前就存在，只是在五年级时随着阅读需求的增加，字体变小以及需要阅读并理解的文章变长，使得孩子在此时表现出症状。

治疗

我们建议按照第 9 章介绍的方法进行基于训练室的视觉训练。需要 18 次训练室训练，45 分钟/次。9 周后，Paul 说以前的症状都消失了，阅读时更舒适、速度更快、理解力也更好了。他没有要求其他干预治疗。

重要的是，要意识到这个病例是一个个例。大多数情况下，阅读功能障碍的患者的阅读问题更加复杂，伴随多种其他病因因素。在成功治愈视觉效率问题后，患者阅读时可能更舒适，但是阅读功能障碍仍然存在，需要阅读治疗。

病例 22.2　学习相关的视觉效率问题：训练不太可能会直接提高阅读表现

病史

Jimmy，8 岁，三年级，心理医师刚对其完成了一个心理教育学评估。Jimmy 很早就学会了说话，总是喋喋不休。尽管父母对他给予厚望，但是自从 Jimmy 进了幼儿园开始，就有了学习相关问题。在幼儿园里，Jimmy 在认识字母和数字以及精细运动的协调方面都有困难。一年级时，写字和从黑板抄写也有极大的困难。他经常把字母和数字颠倒，对辨认形似的单词词汇也有困难。他的父亲注意到，当父母给他读书的时候，他的理解力非常好。由于以上的原因，他被留级了。尽管是留级了，但是他依然存在这些问题，他的父母最终带他找心理医师做心理教育学测试。Jimmy 说阅读时他没有症状。但是，他每次阅读很少超过 10 分钟，而且从来不觉得阅读很快乐。

家长带来了心理教育学评估的报告副本。报告显示，患者没有明显的情绪问题，WISC-Ⅲ 结果语言 IQ 是 128 分，行为 IQ 是 104 分。根据测试视觉运动完整性的 Gestalt 试验结果来看，Jimmy 的结果比自身年龄落后了两年。Jimmy 的听觉处理和语言能力很好。

病例 22.2　学习相关的视觉效率问题:训练不太可能会直接提高阅读表现(续)

　　成绩测试也作为心理教育学测试的一部分。这个测试显示阅读能力比相应年龄落后 1.5 年,包括形似的单词词汇、理解力和数学技能。在心理医师的总结里,诊断主要是学习能力障碍,视觉处理较弱,语言能力较强。她建议,部分时间进行阅读辅导。此外,她建议做一个完整的视觉评估。

　　Jimmy 的病史显示母亲在孕期正常,但是分娩时间长,难产。没有其他明显的病史。发育史表现出他的语言能力发育比正常水平快。例如,Jimmy 在 18 个月时已经可以使用 2 个单词的句子,而且总是很能说。但是,精细运动功能发育比正常慢。他总是抓不住蜡笔,不喜欢涂色或玩拼图。到 4 岁还不能模仿画圆圈。

　　没有发现有学习问题的家族史,未做过其他测试。

视觉效率测试:检查结果

VA(远距,裸眼)	右眼:20/20-2,左眼:20/20-2
VA(近距,裸眼)	右眼:20/20,左眼:20/20
集合近点	笔灯:破裂点:2.5cm 恢复点:5cm
遮盖试验(远距)	4△eso
遮盖试验(近距)	8△eso
主觉验光	右眼:+1.25DS,20/20
	左眼:+1.25DS,20/20
远距水平隐斜	正位
负融像范围(远距离)	X/7/4
正融像范围(远距离)	10/16/10
近距水平隐斜	2△eso
梯度-1.00D	14△eso
负融像范围(近距离)	8/12/8
正融像范围(近距离)	14/25/14
负相对调节(NRA)	+2.50
正相对调节(PRA)	-2.00
调节幅度	右眼:12D,左眼:12D
单眼调节灵敏度(MAF)	右眼:10cpm,左眼:10cpm
双眼调节灵敏度(BAF)	0cpm,-2.00D 复视
动态检影	右眼:+0.75,左眼+0.75
发育性眼动(DEM)测试	15%(错误)
	15%(比率)

评估和诊断

　　视光师的评估结果是远视和近距内隐斜较大,伴随直接和间接的负融像性集合偏低,可以诊断为远视和集合过度。从 DEM 测试来看,也可以诊断为眼球运动障碍。与病例 22.1 相比,尽管这些临床表现很明显,但是不足以去解释这个孩子的许多症状和体征。这些症状和体征更有可能与视觉信息处理问题相关。

治疗计划

　　我们建议上学、阅读和做家庭作业时都配戴眼镜(右眼,+1.25;左眼,+1.25)。另外,我们建议进行视觉信息处理能力的评估。结果显示视觉-空间、视觉分析和视觉-运动整合能力有明显的问题。我们建议进行基于训练室的视觉训练来处理眼球运动障碍和视觉信息处理问题。

　　Jimmy 需要进行 42 次训练室训练,45min/次。此外,配合进行适量的家庭训练。连续进行了 6 个月,每周两次训练室训练。此时评估结果是 DEM 测试的错误和错误率有明显改善,视觉信息处理技能有明显提高。Jimmy 在学校也获得了帮助,同时接受私人阅读指导。在视觉治疗期间,我们要求教师暂时淡化他的书面作业,尤其是黑板抄写。

　　在 6 个月的教育和视光干预联合治疗中,Jimmy 有了明显的进步。治疗结束后,他能够很轻松地用文字表达他的思想,黑板抄写也有了很大进步,不再频繁地发生颠倒现象。他的阅读水平连续 18 个月有所提高,在学校不再有像治疗前那样的挫败感。我们结束了他的视觉训练,他继续接受学校的帮助以及个人阅读指导。

　　这个病例展现了一个视觉效率和视觉信息处理问题同时存在的比较复杂的学习困难,这种情况会更普遍。对于这种病例,重要的是要治疗视觉效率问题,同时也要确保进行了视觉信息处理检查的同时采取了适当的教育补充治疗。

阅读相关视觉效率问题的处理顺序

根据特定的诊断会采取相应的处理顺序。我们推荐书中前面所描述的针对各种双眼视觉、调节和眼球运动障碍的特定顺序。在处理与阅读相关的视觉效率障碍时，必须考虑的另一个问题是与其他专业人员的协调。

与教育工作者沟通时的角色

Hoffman[5]讨论视光师在与教育工作者合作时的两个重要职责。一是提供有关视觉障碍对学习影响的一般信息；二是提供教育者的学生视觉障碍的具体信息。这可能包括了视觉障碍与儿童症状和体征之间的关系、推荐的治疗方法和预估的治疗时长。在视力问题得到解决之前，视光师也应该给教育者提出短期内的教学调整的建议。典型的课堂安排调整包括放大字体的打印材料、线条标记、缩短任务时间和延长笔试时间。

与其他专业人员的角色

在许多情况下，患者会被另一位专业人士转诊，以排除可能干扰学习的视力问题。在这种情况下，视光师必须提供一份总结了评估结果和建议的书面报告，并为课堂管理提供建议。如果建议进行视觉训练，视光师也要将训练与患者正在接受的任何其他治疗进行协调。

在某些情况下，视光师可能会在儿童向其他专业人士咨询他们的阅读问题之前，就发现孩子在阅读方面有困难。在这种情况下，确定阅读功能障碍的性质尤为重要。如果阅读问题看起来是中度到重度的，或者是基于语言的，或者如果由于注意力和注意力集中问题，孩子很难进行检查，那么就需要转诊其进行心理教育测试。视光师的职责是就此类测试的目标和重要性向儿童及其父母提供建议，并鼓励家庭向儿童学校或通过私人心理学家要求进行测试。

总结

与阅读相关的视觉效率问题的管理是视光保健中一个更具挑战性的方面。除了能够诊断和治疗视觉效率问题外，视光师还必须了解阅读功能障碍、视力问题与阅读功能障碍的关系以及心理教育测试。对这些问题的理解使视光师能够在病史收集过程中提出适当的问题，将测试结果与患者的主诉联系起来，并做出适当的处理决定。

本章强调的另一个重要问题是视光师不处理学习或阅读问题。相反，他们的主要作用是诊断和治疗可能影响学校表现的视力问题。预期是随着视疲劳和其他症状的减轻，患者将能够更舒适、更快地阅读，并具有更好的理解力。因此，纠正这些视力问题可以使儿童和成人更充分地受益于心理教育干预。

问题

1. 一位视光师正在治疗一个患有阅读相关视觉效率问题的孩子，他告诉家长和老师，他认为孩子的阅读能力在接受视觉训练后能得到显著提高，不需要额外的干预。陈述你是否同意这一说法并解释你的理由。

2. 当孩子出现与阅读相关视觉效率问题时，应该评估视功能的哪些方面？

3. 描述非特异性阅读功能障碍和阅读障碍之间的差异。

4. 描述阅读障碍的 3 种不同形式。

5. 列出 5 个你可以在病例中总结出的有助于确定阅读问题是否与双眼视觉有关的问题。

6. 解释"学习阅读"与"阅读学习"概念，并描述视光师如何在实践中使用。

7. 一位家长问你彩色滤镜对阅读功能障碍的有效性。你会怎么回答？

8. 描述一下当你从一个有严重语言问题孩子的心理教育报告中阅读智商测试的结果时，你会发现什么。如果视觉处理出现问题，你会怎么看？

9. 列出心理教育评估的组成部分，并描述每个组成部分对视光师的重要性。

10. 列出 5 个可能使孩子面临阅读或学习困难的风险因素。

（陈晓琴　刘洁　译）

参考文献

1. Flax N. Vision and learning: optometry and the academy's early role, an historical overview. *J Optom Vis Dev.* 1999;30:105-110.
2. Scheiman MM, Rouse M. *Optometric Management of Learning Related Vision Problems.* 2nd ed. St. Louis, MO: CV Mosby; 2006.
3. American Academy of Optometry. Vision, learning and dyslexia: a joint organizational policy statement. *J Am Optom Assoc.* 1997;68:284-286.
4. American Optometric Association. *Optometric Clinical Practice Guideline: Care of the Patient with Learning Related Vision Problems.* St. Louis, MO: American Optometric Association; 2000.
5. CITT-ART Investigator Group. Effect of Vergence/Accommodative Therapy on Reading in Children with Convergence Insufficiency: A Randomized Clinical Trial. *Optom Vis Sci.* 2019. In Press.
6. Hoffman LG. The role of the optometrist in the diagnosis and management of learning-related vision problems. In: Scheiman MM, Rouse MW, eds. *Optometric Management of Learning Related Vision Problems.* 2nd ed. St. Louis, MO: CV Mosby; 2006:217-225.
7. Garzia RP. *Vision and Reading.* St. Louis, MO: Mosby; 1996.
8. Griffin JR, Christenson GN, Wesson MD, et al. *Optometric Management of Reading Dysfunction.* Boston, MA: Butterworth-Heinemann; 1997.
9. Press LJ. *Applied Concepts in Vision Therapy.* St. Louis, MO: Mosby-Year Book; 1997.
10. Interagency Committee on Learning Disabilities. *Learning Disabilities: A Report to the U.S. Congress.* Washington, DC: National Institutes of Health; 1987.
11. Solan H. Overview of learning disabilities. In: Scheiman MM, Rouse MW, eds. *Optometric Management of Learning Related Vision Problems.* St. Louis, MO: CV Mosby; 2006:88-123.
12. Kavale KA. FSH, definition, and diagnosis. In: Singh NN, Beale IL, eds. *Learning Disabilities: Nature, Theory, and Treatment.* New York, MY: Springer-Verlag, 1992.
13. McCormick S. *Remedial and Clinical Reading Instruction.* Columbus, OH: Merrill Publishing; 1987.

14. Stark LW, Giveen SC, Terdiman JF. Specific dyslexia and eye movements. In: Stein JF, ed. *Vision and Visual Dyslexia*. Boca Raton, FL: CRC Press; 1991.

15. Griffin JR, Walton H. *The Dyslexia Determination Test (Ddt)*. Los Angeles, CA: Instructional Materials and Equipment Distributors; 1987.

16. Boder E. Developmental dyslexia: a diagnostic approach based on three atypical reading patterns. *Dev Med Child Neurol*. 1973;15:663-687.

17. Boder E, Jarrico S. *The Boder Test of Reading-Spelling Patterns*. New York, NY: Grune & Stratton; 1982.

18. Griffin JR, Walton HN, Christenson GN. *The Dyslexia Screener (Tds)*. Culver City, CA: Reading and Perception Therapy Center; 1988.

19. Christenson GN, Griffin JR, De Land PN. Validity of the dyslexia screener. *Optom Vis Sci*. 1991;68:275-281.

20. Flax N. Problems in relating visual function to reading disorder. *Am J Optom Arch Am Acad Optom*. 1970;47:366-372.

21. Borsting E, Rouse MW. Detecting learning-related visual problems in the primary care setting. *J Am Optom Assoc*. 1994;65:642-650.

22. Simons HD, Gassler PA. Vision anomalies and reading skill: a meta-analysis of the literature. *Am J Optom Physiol Opt*. 1988;65:893-904.

23. Garzia R. The relationship between visual efficiency problems and learning. In: Scheiman MM, Rouse MW, eds. *Optometric Management of Learning Related Vision Problems*. St. Louis, MO: CV Mosby; 2006:153-178.

24. Grisham JD, Simons HD. Refractive error and the reading process: a literature analysis. *J Am Optom Assoc*. 1986;57:44-55.

25. Simons HD, Grisham JD. Binocular anomalies and reading problems. *J Am Optom Assoc*. 1987;58:578-587.

26. Pirozzolo FJ. Eye movements and reading disability. In: Rayner K, ed. *Eye Movements in Reading*. New York, NY: Academic Press; 1983.

27. Pavlidis GT. The "Dyslexia Syndrome" and its objective diagnosis by erratic eye movements. In: Rayner K, ed. *Eye Movements in Reading*. New York, NY: Academic Press; 1983.

28. Pavlidis GT. Eye movement differences between dyslexics, normal, and retarded readers while sequentially fixating digits. *Am J Optom Physiol Opt*. 1985;62:820-832.

29. Pavlidis GT. Diagnostic significance and relationship between dyslexia and erratic eye movements. In: Stein JF, ed. *Vision and Visual Dyslexia*. Boca Raton, FL: CRC Press; 1991.

30. Meares O. Figure/ground, brightness contrast, and reading disabilities. *Vis Lang*. 1980;14:13-29.

31. Irlen H. Successful treatment of learning disabilities. In: 91st Annual Convention of the American Psychological Association; Anaheim, CA; 1983.

32. Irlen H. *Reading by the Colours: Overcoming Dyslexia and Other Reading Disabilities by the Irlen Method*. New York, NY: Avery; 1991.

33. Wilkins AJ, Milroy R, Nimmo-Smith I, et al. Preliminary observations concerning treatment of visual discomfort and associated perceptual distortion. *Ophthal Physiol Opt*. 1992;12:257-263.

34. Wilkins AJ. *Visual Stress*. Oxford, England: Oxford University Press; 1995.

35. Stanley G. Coloured filters and dyslexia. *Aust J Remed Ed*. 1987;19:8-9.

36. Rosner J, Rosner J. The Irlen treatment: a review of the literature. *Optician*. 1987;194:26-33.

37. Rosner J, Rosner J. Another cure for dyslexia? *J Am Optom Assoc*. 1988;59:832-833.

38. Howell E, Stanley G. Colour and learning disability. *J Clin Exp Optom*. 1988;71:66-71.

39. Scheiman M, Blaskey P. Vision characteristics of individuals identified as Irlen filter candidates. *J Am Optom Assoc*. 1990;61:600-604.

40. Blaskey P, Scheiman M, Parisi M, et al. The effectiveness of Irlen filters for improving reading performance: a pilot study. *J Learn Disabil*. 1990;23:604-612.

41. Irlen H, Lass MJ. Improving reading problems due to symptoms of scotopic sensitivity using Irlen lenses and overlays. *Education*. 1989;109:413-417.

42. Taub MB, Shallo-Hoffman J, Steinman S, Steinman B. The effect of colored overlays on reading eye movements. *J Behav Optom*. 2009;20:143-149.

43. Hoffman LG, Rouse MW. Referral recommendations for binocular and/or developmental perceptual deficiencies. *J Am Optom Assoc*. 1980;51.

44. Bouldoukian J, Wilkins AJ, Evans BJ. Randomised controlled trial of the effect of coloured overlays on the rate of reading of people with specific learning difficulties. *Ophthalmic Physiol Opt*. 2002;22:55-60.

45. Evans BJ, Drasdo N. Tinted lenses and related therapies for learning disabilities—a review. *Ophthal Physiol Opt*. 1991;11:206-217.

46. Menacker SJ, Breton ME, Breton ML, et al. Do tinted lenses improve the performance of dyslexic children? *Arch Ophthalmol*. 1993;111:213-218.

47. Wilkins AJ, Evans BJ, Brown J, et al. Double-masked placebo-controlled trial of precision spectral filters in children who use coloured overlays. *Ophthal Physiol Opt*. 1994;14:365-370.

48. Evans BJ, Wilkins AJ, Brown J, et al. A preliminary investigation into the aetiology of Meares-Irlen syndrome. *Ophthal Physiol Opt*. 1996;16:286-296.

49. Harris D, MacRow-Hill SJ. Application of ChromaGen lenses in dyslexia: a double-masked placebo controlled trial. *J Am Optom Assoc*. 1999;70:629-640.

50. Williams MC, Lecluyse K, Rock-Faucheux A. Effective interventions for reading disability. *J Am Optom Assoc*. 1992;63:411-417.

51. Solan HA, Ficarra A, Brannan JR, Rucker F. Eye movement efficiency in normal and reading disabled elementary school children: effects of varying luminance and wavelength. *J Am Optom Assoc*. 1998;69:455-464.

52. Solan HA, Hansen PC, Shelley-Tremblay J, Ficarra A. Coherent motion threshold measurements for M-cell deficit differ for above- and below-average readers. *Optometry*. 2003;74:727-734.

53. Solan HA, Shelley-Tremblay J, Hansen PC, et al. M-cell deficit and reading disability: a preliminary study of the effects of temporal vision-processing therapy. *Optometry*. 2004;75:640-650.

54. Solan HA, Shelley-Tremblay J, Larson S, Mounts J. Silent word reading fluency and temporal vision processing: differences between good and poor readers. *J Behav Optom*. 2006;17:149-157.

55. Blaskey P, Selznick R. Psychoeducational evaluation. In: Scheiman MM, Rouse MW, eds. *Optometric Management of Learning-Related Vision Problems*. 2nd ed. St. Louis, MO: CV Mosby; 2006:336-371.

56. Silver LB. *The Assessment of Learning Disabilities: Preschool through Adulthood*. Boston, MA: College Hill Publication; 1989.

57. Wechsler D. *Manual for the Wisc-Iv*. New York, NY: Psychological Corporation; 1990.

58. Cotter S. Optometric assessment: case history. In: Scheiman MM, Rouse MW, eds. *Optometric Management of Learning-Related Vision Problems*. 2nd ed. St. Louis, MO: CV Mosby; 2006:226-266.

第23章

屈光不正的发展与处理：基于双眼视觉基础的治疗

人自出生开始，屈光状态(refractive state，RS)会发生很大的变化[1,2]；然而随着发育，多数人在 5 岁时眼睛可以达到正视化，不需要做任何矫正[2,3]。在随后的几年中，有超过 30%(甚至多达 80%)的人在某一阶段会发展为近视[4]，而那些没有发展为近视的人群之中，大多数会在老了以后出现远视状态。除了加强对潜在屈光状态发育的遗传因素的了解外，还可以通过以下几方面了解异常屈光状态的发展及其后续治疗：

- 组成屈光系统的眼部各结构之间的关系，以及这些结构的变化如何影响屈光状态的稳定性。
- 单眼模糊和双眼模糊分别会对屈光状态造成什么影响。
- 集合和调节之间的相互作用如何影响屈光状态的变化[2]。

本章使用正视化的概念模型，研究稳定屈光状态的发育和维持。同时，也提出了结合基于双眼视觉方法的屈光状态治疗的管理方案[2]。

基于双眼视觉的屈光发展

早期视觉发育的正视化模型认为调节是影响正视化的重要因素。但是，这些模型并不能够解释这样一个事实：多数物体比无限远要更接近我们的眼睛，因此也就会刺激到调节。如果调节因素在最终的屈光状态中如此重要，那么为什么不是每个人都会发展成近视？很显然，正视化的重要因素包括：遗传基因决定的眼球发育对屈光状态的影响；视网膜周边离焦对眼球发育的作用；以及视网膜黄斑中心凹功能和眼的精确调节能力在出生时均未得到良好发育[2]。

调节和模糊像的来源

Schor[2,5]描述了调节和集合的双重相互作用模型，如图 23.1 所示。调节与集合的控制系统之间存在相互作用和前反馈交联。前反馈交联为调节性集合与调节的比值(accommodative convergence to accommodation，AC/A)与集合性调节与集合的比值(convergence accommodation to convergence，CA/C)。慢相集合(集合适应)发生在集合性调节交联后，因为集合适应不影响暗焦点，因此会前反馈到集合系统中[2,6]，并减少融像性集合量，集合性调节也因此减少，从而减少持续的集合对 AC/A 过高的影响[2,7]。这些结果会引起过多的调节性集合，但是它们之间的相互作用是

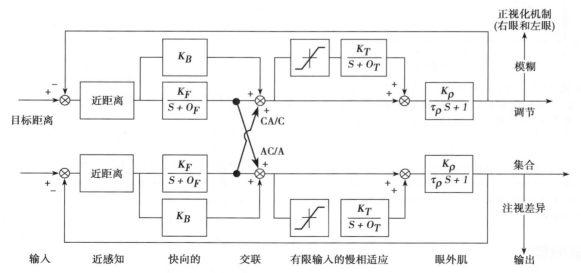

■ **图 23.1** 在调节与集合的相互作用模型里，调节和集合的调控系统存在相互作用和反馈联系。集合适应发生在 CA/C 后，并反馈到集合系统。集合适应减少了融像性集合量，减少了集合性的调节，并在 15 秒内减小了持续性集合对 AC/A 的影响。有必要意识到刺激发生的位置(近端输入)，因为近感性集合能够增加集合和调节反应，以及 CA/C 和 AC/A。(Reprinted from Wick B. On the etiology of refractive error—part I. A conceptual model. *J Optom Vis Dev.* 2000;31(1):5-21 with permission from the College of Optometrists in Vision Development.)

很短暂的,15 秒内慢相集合的反应会缓解这个相互作用[2,8]。意识到刺激发生的位置(近端输入)会增加眼睛的集合和调节反应。这些效应发生在前反馈交联之前,因为近感性集合效应增加了 CA/C 和 AC/A[2,9]。

调节刺激和调节反应之间的关系用调节刺激-反应曲线来表示(图 23.2)[2]。这一关系可能由目标的颜色[2,10]、亮度[2,11]、空间频率内容[2,12]和人的年龄[2,13]等因素的变化而不同。然而,一般来说,在注视远距离目标时存在一定的调节超前(相对近视),而在看近距离目标时会发生调节滞后(相对远视),这一点在最大正镜化后尤为明显。因此,近距离物体会使眼睛产生类似远视的状态,刺激调节反应以使图像重新聚焦。然而,基于负反馈系统的控制系统并不能完全消除误差信号,视近时调节反应不在调节刺激(集合需求)的平面上。例如,由于在远处存在约 0.5D 的调节超前量,物体在 40cm 处(相当于 2.5D 的刺激)时通常仅产生约 1.25~1.50D 的调节,随后出现 0.5D 的调节滞后(误差信号为 0.5D,这是一个稳定状态的有效远视)。由于 0.5D 调节滞后这个误差在眼睛的焦深范围之内,故通常不会将其视为模糊[2]。

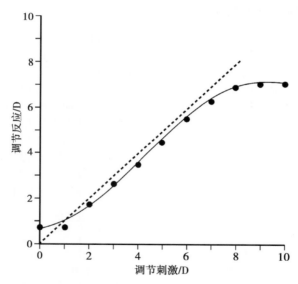

■ 图 23.2　调节刺激和调节反应之间的关系用调节刺激-反应曲线来表示,它反映了看远距离目标时的调节超前(相对近视),以及看近距离目标时的调节滞后(相对远视)。这些与目标颜色、亮度、空间频率、年龄等因素相关。(Reprinted from Wick B. On the etiology of refractive error—part I. A conceptual model. *J Optom Vis Dev.* 2000;31(1):5-21 with permission from the College of Optometrists in Vision Development.)

概念模型

概念模型设计为双交叉反馈环路的形式,在这种形式中,每只由基因编码的眼球的发育都会被视觉驱动的眼球发育所改变。视觉驱动的眼球发育是由于平均时间的视网膜模糊造成的,(主要)来自周边视网膜离焦,

(较小程度上)来自中央图像聚焦的准确性,而中央图像的聚焦是由调节和集合之间的相互作用而产生的(图 23.3)[2]。调节系统模糊量的输出被输入到视觉发育机制中,因为周边视网膜图像的焦点(在较小程度上为中央视网膜),而不是调节,被假设为可以改变基因编码的眼球发育。视觉发育机制中,连续的相对性远视模糊(视近时的调节滞后和周边视网膜离焦)增加了巩膜的弹性并且促进眼轴的增长,晶状体生长被同时减少的悬韧带张力所抑制。晶状体变薄(随着屈光度的增加)和眼轴长度(axial length,AL)的增加减少了视近的调节需求。视觉的发育与基因编码的眼球发育相结合,形成了最终的屈光状态[2]。

两种交联出现了。首先,模糊机制之间的交联表明了抑制对视觉定向的眼球发育的潜在影响(屈光状态的反应,主要是对周边视网膜模糊像的反应)。其次,药理作用(例如阿托品)表现在视觉和基因编码的眼球发育之间的交联。眼睑缝合造成的近视中,阿托品可以阻止眼轴的增长[2,14]。这一结果似乎自相矛盾,因为阿托品显然是放松调节的。然而,长期使用阿托品会使发育中的小猫视网膜血管发生改变[2,15]。阿托品还会引起睫状体悬韧带数量的增加,同时增加弹性纤维肌原纤维的数量[2,14]。因此,很可能不是调节阻滞导致眼轴生长速率下降和近视进展变慢,更确切地说,是阿托品的其他药理作用的结果。

以下章节介绍并描述了 3 个命题的含义,即每只眼睛基因编码的眼球发育如何被视觉驱动的眼球发育(周边视网膜离焦状态以及调节和集合之间的相互作用所产生的模糊)所改变。

- 假设 I:最终形成的屈光状态是基因编码的眼球发育被视觉驱动的眼睛发育所修饰的结果(这个命题暗示,这两种发育是同时进行的,并不是单独发生的)。
- 假设 II:基因编码(非视觉的)眼球发育,双眼通常是同步的,并且会随着年龄的增长而降低发育速度,到 14~16 岁时停止(尽管在总体的增长速度和发育终止年龄上会有个体化差异)。
  - 推论 II-a:基因编码(非视觉的)的眼球发育可以通过药物、饮食,也许在未来可以通过基因治疗来改变。
- 假设 III:视觉驱动的眼球发育,是(主要)由周边视网膜离焦产生的平均时间视网膜模糊和(次要)调节和集合之间的相互作用产生的中央调节准确度导致的。视觉驱动的眼球发育在 21 岁速度下降到最慢,而且双眼可能并不对称。
  - 推论 III-a:视觉驱动的眼睛发育会因屈光矫正的改变而改变,因为新的屈光矫正会干预模糊像驱动的反馈系统,而每一次反馈系统的修正都会重新启动模糊像驱动的眼球发育。
  - 推论 III-b:远距离注视的焦点引导会导致远距离有效近视,并刺激眼睛发育减慢或停止,而视近调节滞后和相对远视性周边视网膜离焦会导致近距离有效远视,刺激眼睛发育。由于这两种信号相互矛盾,当眼

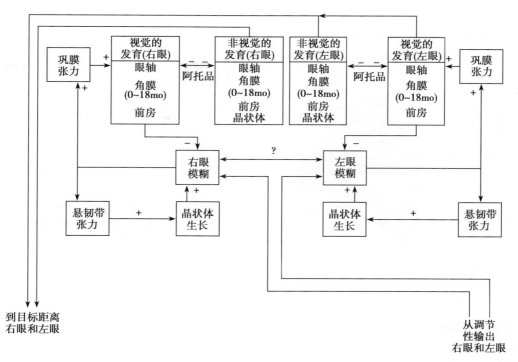

■ **图 23.3**　概念模型采用双交叉反馈环的形式，在这种形式中，每只由基因编码的眼球的发育都会被调节与集合之间的相互作用所改变。模糊机制之间的交联会指导屈光状态对模糊像反应抑制的潜在影响。在视觉发育机制中，持续的相对远视性模糊（例如视近调节滞后和周边视网膜相对离焦）增加了巩膜弹性，促进轴向增长；晶状体生长被同时减少的悬韧带张力所抑制。晶状体变薄（随着屈光度的增加）和眼轴长度的增加减少了视近的调节需求。视觉的发育与基因编码的眼睛发育相结合，形成了最终的屈光状态。（Reprinted from Wick B. On the etiology of refractive error—part I. A conceptual model. *J Optom Vis Dev.* 2000；31（1）：5-21 with permission from the College of Optometrists in Vision Development. ）

睛针对视觉环境对屈光状态进行微调时，基因编码的眼球发育会被视觉发育所改变。

屈光状态：屈光不正的分布和屈光不正量

出生时屈光状态平均约为 2D 的远视，大致呈正态分布（图 23.4）[1,2]。在接下来几个月里，随着眼球的迅速发育，屈光状态会向正视眼方向快速发展（图 23.5）[2,16]。近视和远视屈光状态的降低造成了一个更高的峰值分布，到 6 岁时，人群中平均球镜屈光度和屈光状态的标准差也会相应降低（图 23.4 和表 23.1）[2,3]。

眼睛结构的发育

屈光状态从婴儿时期开始发生巨大变化，发展到接近成年人时达到正视化水平，这种改变归因于眼部各组织的协调生长。例如，Sorsby 等[2,17]提出了一个概念：人群中屈光量和屈光状态标准差的减少涉及与眼球发育相关的四个部分：眼轴长度、角膜屈光力、晶状体屈光力、前房深度。这些部分发育协调时产生正视，而相关部分发育失常则会产生屈光不正。在出生的第一年，婴儿的眼轴长度从平均17mm 增长到大于 19mm[2,18]，而角膜曲率从 50D 下降到 43D[2,19]，这种变化很少发生个体差异。Hofstetter[2,20]提出的屈光状态峰值分布的发育过程，通常描述为正视化[2,21]，

其实是一种数学产物，因为眼睛无论大小都可以达到正视化，只要生长的方式是角膜半径和眼轴成比例增长。不幸的是，人类的眼睛并没有以这种方式生长（见下文），这使这个说法受到质疑[2]。

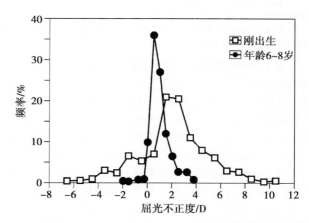

■ **图 23.4**　屈光不正的分布。出生时的屈光状态平均为 2D 远视，大致呈正态分布，但到 5 岁时，大多数人已接近正视化。（Reprinted from Wick B. On the etiology of refractive error—part I. A conceptual model. *J Optom Vis Dev.* 2000；31（1）：5-21 with permission from the College of Optometrists in Vision Development. ）

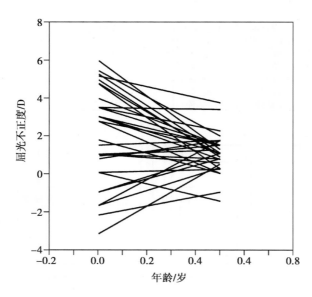

■ 图 23.5　随着眼睛在出生后的最初 6 个月迅速发育,屈光状态发生了实质性的改变。近视和远视屈光状态的降低造成了一个更高的峰值分布,人群中屈光状态的标准差也相应降低。(Reprinted from Wick B. On the etiology of refractive error—part I. A conceptual model. *J Optom Vis Dev.* 2000;31(1):5-21 with per-mission from the College of Optometrists in Vision Development.)

表 23.1　年龄相关的球性屈光不正度的平均值与标准差

年龄	球镜屈光度			
	平均值/D	低于 95%	高于 95%	标准差
新出生[a]	2.2	-1.1	5.5	3.1
6 个月	1.8	-0.8	4.4	2.4
1 岁	1.6	0.0	3.1	1.5
2 岁	1.2	-0.5	3.1	1.8
3 岁	1.0	-0.6	2.6	1.5
4 岁	1.1	-0.6	2.9	1.7
6 岁[b]	1.3	当患者沟通受限时,95% 的置信区间对于处		0.6
12 岁	0.4	方决策最有用;通常患者年龄在 4 岁及以下		1.1

Abstracted from:

[a]Mayer DL, Hansen RM, Moore BD, et al. Cycloplegic refractions in healthy children aged 1 through 48 months. *Arch Ophthalmol.* 2001;119:1625-1628(ages newborn to 48 months).

[b]Pi L-H, Chen L, Liu Q, et al. Refractive status and prevalence of refractive errors in suburban school-age children. *Int J Med Sci.* 2010;7(6):352-353(ages 6 and 12 years).

　　从 1~8 岁,眼轴长度继续增加到约 24mm,接近成人水平,而屈光状态[2,22]变化不大。眼轴长度的增长,可能导致高达 15D 的近视,必须在很大程度上通过使晶状体变平(增加前房深度)来抵消,因为角膜的屈光力在 2 岁之前就接近了成人的水平。晶状体扁平化是晶状体发育的一部分,这会降低晶状体的屈光力(同时导致晶状体厚度、直径、半径的减小)。因此很难将保持正视化完全归因于相关组织的协调生长,因为似乎只有幼儿时期眼轴长度和晶状体屈光力的变化是相关的。事实上,大量的基础(动物)研究表明,视觉反馈对婴儿期屈光状态的发育存在影响(例如 Ni 和 Smith[2,23]的文章)。

　　根据屈光状态的临床差异可以推断出眼部发育的变化。例如,2%~5% 的婴儿出生就有并保持着显著近视或远视[2,17]。这些儿童的眼部发育与 80% 以上的儿童的眼部发育有很大的不同,80% 以上的儿童先达到正视化,随后上小学或中学阶段才会发展为近视眼。高度近视或远视的婴儿通常有一个非常长或非常短的玻璃体腔,这是 Sorsby 等[2,17]认为的非协调发育的眼睛。在小学发生近视的儿童很少超过 6~8D;这些儿童在眼睛发育方面似乎与正视化 16~20 年之后才发生 1~3D 近视(迟发性近视)的年轻人有很大的不同。

　　Van Alphen[2,24]认为,当皮质-皮质下睫状肌收缩的控制系统被扰乱时,小学生就可能会发展为近视眼,不管是被视觉因素(角膜、视神经或大脑)还是非视觉因素(自主的、心理因素和压力)干扰。成人近视的发展与大量近距离工作[2,25]和一些潜在的生理因素有关[2,26]。不管怎样,所有类型的近视都有一个共同的结构相关性,即与正视眼[2,27]相比,眼轴长度增加。

　　对于成年人(20 岁之前),晶状体屈光力的变化与屈光状态无关(图 23.6A)[2,28-33]。前房深度和角膜曲率与屈光状态呈线性相关（图 23.6B 和 C）[2]，眼轴长度的变化与屈光状态有着复杂的关系[2,34]。图 23.7 是 20~35 岁成年人的眼轴长度[2]与屈光状态之间的关系，表明对于接近正视眼的受试者（屈光状态在 +0.75D 至 −0.25D 之间），眼轴长度存在较大差异。对于屈光状态在 +1.75D 至 −1.75D 之间的患者（斜率 B 至 C），与 2~6D 远视（斜率 A 至 B）或 2~7D 近视（斜率 C 至 D）的患者，他们的屈光状态和眼轴长之间关系的斜率存在统计学差异（$F = 10.91$；$P = 0.0052$）。对于高度远视（>6D）或近视（>7D）的患者，虽然没有足够的数

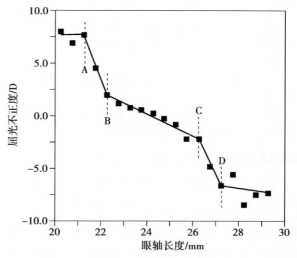

■ 图 23.7 眼轴长度的变化与屈光状态相关。数据中的 4 个明显转折点（标记为 A 到 D）中的 3 个进行单因素方差分析多项式回归检验后，结果具有统计学意义（B,C,D；$df = 1$，$F = 12.61$，$P = 0.0004$）。现有数据不足以充分检验转折点 A 的意义。接近正视眼的患者（斜率 B 至 C），与 2~7D 远视（斜率 A 至 B）或 −6D 近视（斜率 C 至 D）的患者相比，他们之间屈光状态和轴长关系的斜率是不同的，这种差异具有统计学意义（斜率 C 至 D）（$F = 10.91$；$P = 0.0052$）。数据来自 Stenstrom（$N = 1\ 000$）[28-33]。（Reprinted from Wick B. On the etiology of refractive error—part I. A conceptual model. *J Optom Vis Dev.* 2000；31(1)：5-21 with permission from the College of Optometrists in Vision Development.）

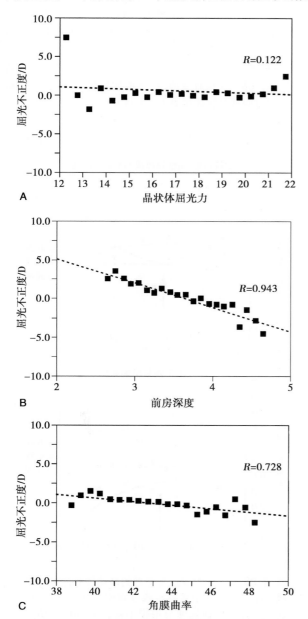

■ 图 23.6 当我们 20 岁时，晶状体屈光力（A）的变化与屈光状态无关。前房深度（B）和角膜曲率（C）与屈光状态线性相关。数据来源于 Stenstrom（$N = 1\ 000$）[28-33]（Reprinted from Wick B. On the etiology of refractive error—part I. A conceptual model. *J Optom Vis Dev.* 2000；31(1)：5-21 with permission from the College of Optometrists in Vision Development.）

据来进行精确的统计分析，这些人在相似的屈光状态下眼轴长度却会有很大的变化。

接受假设 I 的含义（即最终形成的屈光状态是基因编码的眼球发育经视觉驱动的眼球发育修饰后的结果），接近正视化的眼睛，眼轴长度的巨大变化是由于视觉驱动和基因编码的眼球发育之间的生理平衡所致。这种观点认为，高度屈光不正的人很可能天生就有很大的屈光不正度，以至于视觉驱动机制无法充分影响基因编码的眼球发育，并且这种异常的屈光状态会伴随他们的一生。此外，中度远视（2~6D）和近视眼（2~7D）眼轴长与屈光状态关系的斜率相似（图 23.7，斜率 A 至 B 和斜率 C 至 D）[2]，表明这些类型的屈光状态是眼球发育机制上的异常所致。例如，中等强度的基因编码的眼球发育可能会被视觉驱动的眼球发育所压制，并导致中度近视。相反，如果存在非常弱的基因编码的眼球发育，相应地，较弱的视觉驱动的眼球发育可能不足以导致中度远视的屈光状态†。中度远视和近视的眼轴长度与屈光状态的关系（图 23.7，斜率 C 至 D 和斜率 A

---

† 这里参考文献提到的屈光状态不只是由隐性和显性基因决定，因为它是遗传性质上的多个因素综合起来的结果，更是与基因编码的眼球发育的相对强度有关。因此，当所有其他因素都相同时，基因编码或视觉驱动的眼睛发育过度很可能导致近视，而基因编码或视觉驱动的眼睛发育不足则可能导致远视。

至 B)[2]无统计学差异(F=0.62;P=0.44),再一次验证了一个观点:视觉驱动的眼球发育和基因编码的眼球发育不匹配是导致这些屈光状态的原因。还有两种其他因素也可能导致中度近视[2,35]:

1. 有些眼睛一旦开始发生近视,屈光度就可能会不可抑制地继续增长。

2. 最初的眼球发育可能会充分拉伸脉络膜/巩膜胶原蛋白的弹性,这会促进随后的眼球发育[2]。

基因编码的眼球发育

在临床上,基因编码的(非视觉)眼球发育在刚出生时就存在并始终保持严重屈光不正的婴儿中占 2%~5%;他们的眼睛在最初的几年中明显发育,但却没有形成正视。此外,在两个不同的生命时期,人类的眼睛发生了明显的遗传性眼发育:婴儿期——在成长到 3 岁时[2,36],眼前节各组织的大小和功能几乎可以达到成人水平;儿童期——眼睛在 3~14 岁期间缓慢生长,在这段时期,大部分眼睛结构的屈光状态保持稳定,眼轴增长造成的屈光度改变大部分可以由晶状体变平和前房加深所抵消[37]。之后的生长发育也可能有遗传影响,这就解释了为什么近视眼会有"家族聚集"趋势[2,38],并且往往表现在同龄人的代代相传[2,38-40]。

基因编码眼球发育的相对强度:眼轴长度与角膜半径之比

如果能够对基因编码的眼球发育的相对强度进行估算,那么就可以通过遗传性眼发育的概念预测谁会成为近视,近视可能在什么年龄发生,以及近视的程度。眼轴长度与角膜半径的比值(AL to corneal radius,AL/CR)通常接近 3:1[例如,AL=22.5mm,CR=7.5mm(或 45.00K),则 AL/CR 为 22.5/7.5=3.0/1]。一些临床观察发现,当这个比值高于 3:1 时易患近视[2,41-43]。AL/CR 的有用之处在眼部各组织结构生长发育的相对时间差异很大。例如,根据 York

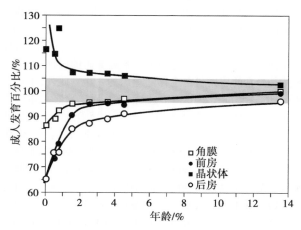

■ **图 23.8** 眼部各结构的发育。角膜和前房在 2 岁前达到成人曲率的 95%。晶状体厚度和眼轴长度会持续增长很长时间,分别在 6 岁和 11 岁达到成人的 95%。(Reprinted from Wick B. On the etiology of refractive error—part I. A conceptual model. *J Optom Vis Dev*. 2000;31(1):5-21 with permission from the College of Optometrists in Vision Development.)

和 Mandell[2,19]的数据,角膜在 2 岁前就达到成人曲率的 95%;而 Larsen[2,36]在前房深度的发育上也发现了类似的结果(图 23.8)[2]。然而,晶状体厚度和眼轴长度持续增长的时间要长得多,分别在 6 岁和 11 岁时才与成人相差不超过 5%(图 23.8)[2,36,44,45]。

假设 Ⅰ 将最终的屈光状态描述为基因编码的眼球发育和视觉驱动的眼球发育之间的平衡。例如,对于可能患近视的人,角膜的发育和前房深度的变化通常在 2 岁左右停止。如果要保持正视,眼轴长度的持续增长必须由晶状体屈光力的相应降低来代偿(图 23.9A)[2]。如果眼球继续增长,它最终将到达一个其他眼睛结构不能弥补的水平。因此,AL/CR 具有临床预测价值,因为它能估计出眼轴发育到什么程度的时候无法被眼部其他结构代偿(例如随着晶状体发育,晶状体相对变薄,这会增加晶状体直径、厚度和半径,同时降低晶状体屈光力;图 23.9A,箭头)[2]。

考虑到 AL/CR,假设 Ⅱ[即基因编码的(非视觉)眼球发育,在两眼中通常是同步的,随着年龄的增长而降低,在

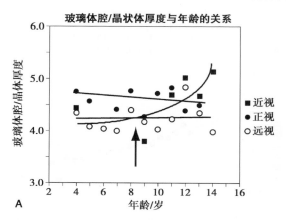

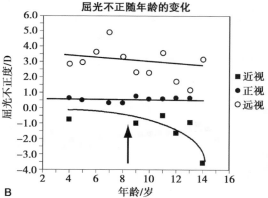

■ **图 23.9** A:中度近视患者的玻璃体腔深度与晶状体厚度之比高于正视眼或远视眼的患者。此外,这些患者的眼轴长度与角膜半径(AL/CR)比值高于 3.0,表明高的 AL/CR 是发生近视的信号。B:AL/CR 高于 3.0 的年龄和近视的发生年龄大致相同,再次验证了两者之间的密切关系。(Reprinted from Wick B. On the etiology of refractive error—part I. A conceptual model. *J Optom Vis Dev*. 2000;31(1):5-21 with permission from the College of Optometrists in Vision Development.)

14~16 岁时停止]，认为基因编码眼球发育的强度由显著高于或低于 3.0[2,46] 的数值来表示。临床上测量眼轴和角膜半径可进行屈光状态的预测。对于正视眼的儿童来说，较高的 AL/CR（≥3.0）表明视觉驱动的眼球发育可能会压制基因编码的眼球发育，那么就很可能发生近视（图 23.9B，箭头）[2]。对于正视眼的成人来说，高 AL/CR 表明维持正视眼的最大眼轴长度还可能被视觉驱动影响导致眼轴的进一步生长发生（迟发性）近视。因此，临床测量眼轴长度和角膜曲率半径可以确定是否以及何时需要进行干预，以维持一个理想的屈光状态[2]。

遗传

较强的遗传性眼发育的另外一方面体现在父母近视与儿童近视发展之间的关系[2,47-49]。表 23.2 列出父母近视时儿童近视的发生率[2,50]。这种明显的遗传影响表明，父母传递了一种强烈的遗传性眼发育趋势（尽管也可能是他们培养了一种"阅读环境"）。在某些情况下，这种趋势可能被视觉驱动的眼球发育所克服，这解释了为什么不是所有父母是近视眼的孩子都患有近视[2]。

表 23.2　父母近视时儿童近视的发生率		
父母近视的数量	发生率/%	可能性增加
0	3	-
1	8	2.67x
2	12	4x

Adapted from Zadnik K, Satariano WA, Mutti DO, et al. The effect of parental history of myopia on children's eye size. *JAMA*. 1994;271: 1323-1327.

在婴儿中，眼睛向正视屈光状态的发育会迅速发生，而在童年或成年期偏离这种正常状态的变化的发生要慢得多。基础研究的证据表明，基因编码的眼球发育的生长机制有助于维持眼的屈光状态[2,51]。根据假设 I，视觉驱动的眼球发育加强了基因编码的眼球发育的机制，导致正视化的婴儿快速达到正常的眼球比例。如果这是正确的，那么在成年人中，只有模糊驱动的（即视觉）机制才会保留下来（因为基因编码的眼球发育在 14~16 岁时就完成了），从而产生一个更稳定和更不易变化的屈光状态。通过这种方式，视觉驱动的眼球发育改变了基因编码的眼球发育（如下所述）[2]。

视觉驱动的眼球发育

按照假设 III [视觉驱动的眼球发育，是（主要）由周边视网膜离焦产生的平均时间视网膜模糊和（次要）调节和集合之间的相互作用产生的中央调节准确度导致的。视觉驱动的眼球发育在 21 岁速度下降到最慢]，每只眼睛的发育都会受模糊像的刺激（尤其是周边视网膜存在相对远视性离焦）。少量持续的周边视网膜模糊像会促进眼轴增长，据推测是由于巩膜弹性增加、悬韧带弹性降低阻碍了晶状体的发育造成的[2,52]。眼轴增长，晶状体厚度减少，通过增加折射率相应地增加晶状体屈光力[2,53]，这些都会减少视物模糊程度（减少调节滞后）。根据观察到的眼部各组织的发育速率（图 23.8）[2]，视觉发育引起的大多数变化都会影响眼轴长度和晶状体屈光力。前房深度和角膜形态也可能受到较小的影响，尤其是在婴幼儿时期。

模糊对调节的影响

假设 III 表明，刺激眼轴生长的因素是持续性的周边和较小程度上的中央视网膜模糊像，而不是调节。这一结论在对幼猴的研究中得到证实，模糊的周边视网膜图像导致幼猴眼睛出现远视或近视，这取决于模糊的类型[2,54,55]。当在婴儿眼睛前放置一个负透镜时，眼轴增长（远视相对减少或近视相对增加）和晶状体引起的调节刺激同时发生，说明调节可能是近视发展的刺激因素。然而，调节不太可能有助于消除因正镜引导而形成的近视或者远视性适应而产生的模糊。此外，与对侧未经治疗的（非白内障）眼相比，术后无晶状体眼几乎没有与调节相关的变化，因此最终会发展为较短的眼轴和相对远视[2,56]。此外，在发育过程中拟副交感神经药物（如毛果芸香碱）的刺激调节不会促进眼睑缝合近视的发展[2,57]。此外，儿童近视过度矫正似乎并未增加近视的进展速率[2,58]。最后，Zadnik[2,59] 表明近距离用眼引起的调节量（通过用眼的类型及时间的权重计算的）对发展性近视的影响并不显著。综合起来，这些研究有力地支持了这一假说，视网膜像持续模糊是视觉驱动正视化的主要刺激，而非调节（通过用眼的类型及时间的权重计算的调节量）本身[2]。

基因编码的眼球发育与视觉驱动的眼球发育机制的相对强度

如图 23.8 所示，眼部发育参数的数据（Larson 数据[2,36,44,45]）和 Sorsby 的近视眼患者数据[2,17,60,61] 基本上呈指数衰减曲线。因此，基因编码的眼球发育和视觉驱动的眼球发育有一条综合的生长曲线，呈指数衰减曲线的数学形式。这与 Goss[2,62] 观察到的近视眼屈光曲线是一致的，即在屈光状态快速变化时期，儿童近视屈光度的变化基本上是呈线性的。

屈光发展的速度

近视

Kent[2,63] 的数据表明，成人近视患者的屈光状态变化平均约为每年 0.112D。按照假设 I 和 II，成人屈光状态的变化完全归因于视觉驱动的眼球发育，因为基因编码的眼球发育在 14~16 岁左右就停止了[2,36]。根据假设 I，遗传性眼球发育和视觉性眼球发育都与 14~16 岁前的屈光度变化有关。近视眼儿童每年屈光度变化平均为 0.4D[2,64] 到 0.5D[2,65]，标准差约为 0.3D。Larson 的数据[2,45] 表明眼轴长度每年约产生 0.53D 的变化。Smith[2,66] 的幼猴实验表明婴儿眼睛的发育速度在镜片矫正逐步变化的刺激下，每年大约有 3D 改变（以人类年为基础）。这些数值的价值在于，当这些值的变化大大超过了上面这些数据（例如，6~14 或 16 岁的儿童近视每年增加 0.75~1.0D），可能意味着需要更积极的处理[2]。

远视

对于远视患者,也会出现类似的关系。婴儿远视的屈光度下降速度与婴儿近视的屈光度[2]变化相似(见图23.5)[2,3]。但是,3岁之后的远视几乎不会大幅度降低,这可能是由于视觉性眼球发育和遗传性眼球发育的合并率降低(也许还有屈光矫正的影响,见下文)。这也提示我们,如果可能的话,针对远视患儿的治疗应该从3岁开始[2]。

透镜矫正的效果

根据假设Ⅲ的推论,配戴矫正眼镜会改变屈光状态的发展,是因为视觉反馈系统所使用的模糊信号被视觉矫正所改变,为屈光状态的发展带来了新的刺激。矫正眼镜对屈光状态的影响被Medina[2,67,68]证实,他用统计学原理证实了如果矫正眼镜对屈光状态的发展有重要影响,那么最终的屈光状态是可以进行更好地预测的(P<0.001)。Ong等[69]也证实了这一点,他的研究表明,不戴近视矫正眼镜者在3年里近视的发展比一直配戴眼镜者约快了一半(虽然统计分析显示他们的结果没有显著性差异,大概是由于样本规模小)[2]。

一般来说,矫正镜片对近视发展中的患者的总体效果是增加屈光状态的量,具体取决于周边视网膜影像离焦引起的增长率的相对强度和未经矫正的患者可能发展的屈光状态的量。对于远视患者,矫正镜片往往能最大限度地减少视觉驱动下的正视化,因为对于远视患者来说,传统的正镜片屈光矫正的方法成像于视网膜黄斑中心凹,而周边视网膜的屈光状态未经矫正,处于相对近视的状态(图23.10,第二行第二张所示)。因此,一旦进行传统的视力矫正,就无法期望进一步减少远视,除非最大限度地利用持续的近模糊(调节滞后)或通过矫正提供周边的相对远视状态刺激眼轴长度增长[2],降低远视屈光度(模糊驱动的正视化)。

对于近视患者来说,传统屈光矫正的方法成像于视网膜黄斑中心凹,而周边视网膜屈光状态未经矫正,处于相对远视的状态(见图23.10,第一行第二张)。在全矫(full correction,FC)状态下,周边视网膜残余的相对远视(对眼球生长造成较强刺激)会向眼球传达生长信号,加重近视的程度。近视未矫正会造成眼球生长速率减慢,一旦眼球的生长达到某一个点,即周边视网膜的相对远视的屈光状态消失,周边视网膜刺激眼球生长的信号停止,只留下遗传性眼发育的生长机制发挥作用。我们不建议轻度或者中度的欠矫(under-correction,UC),轻度的欠矫无法清晰地成像于视网膜黄斑中心凹,也无法矫正周边视网膜相对远视的屈光状态。临床上,通过轻微欠矫减缓近视进展的方法也是不成功的[70],可能是因为周边视网膜仍然存在刺激眼球生长的信号。本章节稍后将就此做更多讨论。

矫正方案

综上所述,近视患儿的最佳矫正方案,是在不欠矫的情况下,提供最佳视力(visual acuity,VA)的最低负镜度。对

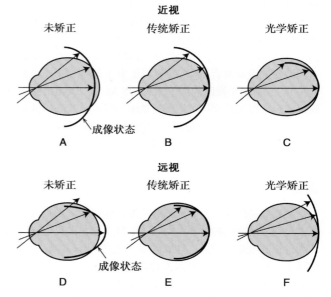

■ 图23.10　使用周边光学治疗方法减缓近视进展(上方)以及减少最终远视屈光度(下方)的示意图。第一行左一图示,展示了未矫正的近视眼在视远时,视网膜的成像状态。第一行中间图示,展示了在传统负镜片屈光矫正状态下,物像成像于视网膜黄斑中心凹,但周边视网膜相对远视的屈光状态并未得到矫正。第一行右一图示,展示了周边光学治疗的最终目标,既清晰的成像于视网膜黄斑中心凹,又消除了周边视网膜刺激近视进展的生长信号。第二行左一图示,展示了未矫正的远视眼在视远时,视网膜的成像状态。第二行中间图示,展示了在传统正镜片屈光矫正状态下,物像成像于视网膜黄斑中心凹,但周边视网膜相对近视的屈光状态并未得到矫正。第二行右一图示,展示了周边光学治疗的最终目标,既清晰地成像于视网膜黄斑中心凹,又通过制造周边视网膜相对远视的屈光状态,刺激眼球生长,降低患儿远视的程度。(Adapted with permission from Smith EL III. Prentice award lecture 2010:a case for peripheral optical treatment strategies for myopia. *Optom Vis Sci.* 2011;88(9):1029-1044. Copyright © 2011 American Academy of Optometry.)

于远视患儿,可在保证其双眼视觉的前提下,轻微欠矫。这种矫正方式,可让患者有机会达到相对正常的屈光状态。适当刺激(远视)或是抑制(近视)视觉驱动的眼球发育的最佳治疗时机(例如从何时开始进行屈光矫正)和矫正方式(例如为什么使用OK镜(orthokeratology)或者软性多焦点角膜接触镜而不是框架眼镜)将由浅入深地在本章节进行讨论。

屈光不正发展速度

图23.11显示了青少年近视[2]、迟发性近视和远视进展的一般情况。在每种情况下,虚线表示屈光矫正变化的预测值,这个矫正度数是根据标准临床测量方法获得的(矫正度数每年的变化量,或将超过0.5D屈光状态的改变定为超过1年必须重视的改变量),实线表示如果未进行镜片矫

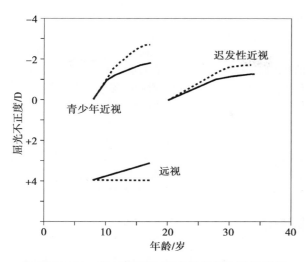

■ 图 23.11　青少年近视、迟发性近视和远视的屈光状态（RS）进展的一般情况。虚线表示戴镜矫正患者随着年龄可能产生的屈光变化，实线表示未戴矫正镜片的情况下所预测的屈光变化。曲线由平均增长（k）和屈光状态（c）常数构建而成，它们预测的屈光状态发展与临床观察到的相似。如果不考虑配戴矫正镜片的影响（实线），那么近视的屈光度结果就会大大减少。（Reprinted from Wick B. On the etiology of refractive error—part I. A conceptual model. *J Optom Vis Dev*. 2000;31(1):5-21 with permission from the College of Optometrists in Vision Development. ）

正，预计会发生的变化量。3 个临床例子（图 23.12）[2] 如下：

这 3 个临床病例是由 Goss 和 Winkler[2,71] 报告的 3 例典型近视进行性增长的女童的屈光状态的临床变化。在每幅图中，连接黑色方格的实线代表临床数据[2,71]，虚线表示患者在不同年龄接受新镜片（每年或至少 0.5D 的变化量）矫正时屈光变化的预测值。而单一的实线则表示在未进行镜片矫正时预测的变化量[2]。

如图 23.12 所示[2]，假设将矫正镜片的效果考虑进去，并且屈光度的指数增长在 14~16 岁时停止，那么屈光状态变化的预测值（虚线）与临床观察到的屈光度变化（黑色方格的实线）是基本一致的。如果不考虑矫正镜片的效果（实线），则预测的近视屈光度变化比实际发生的要小得多。应该注意的是，正如 Goss[2,62] 所描述的那样，对于每一位患者，只要定期进行屈光矫正，那么近视的增长在生长发育期间基本上是呈线性的。增长停止后，指数衰减函数使变化平稳减少，未来近视不再呈线性变化[2]。

何时开始治疗

表 23.3 列出了在不同年龄段进行治疗，预期屈光状态[72] 的变化情况。在婴儿期出现急速的正视化，在儿童期屈光状态变化缓慢，而在成人期其变化更为缓慢，因为对于成人来说，仅存模糊视觉驱动机制（基因编码的眼球发育在 14~16 岁就已经完成）。因为根据假设 I，视觉驱动的眼球发育修饰了基因编码的眼发育，对于年龄较小的患儿，屈光状态改变得更大更快，应尽早进行干预治疗。此外，从近视

表 23.3　视觉驱动的眼球发育造成的屈光状态的改变

年龄/岁	时期	最大变化量	改变频率	预测依据（选取的病例）
0~1	婴儿期	11D	月	基础研究[54,55]与临床测量[43]
1~5	幼儿和学前班	9D	月或年	基础研究[54,55]与临床测量[61]
6~12	小学	7D	年	临床观察[33,35]
12~19	青春期	5D	年	临床观察[47,59]
20~44	成人	3D	年	临床观察[63]
44+	中老年	1.5D	年	临床观察[153]

From Wick B. On the etiology of refractive error—part II. Prediction and research implications of a conceptual model. *J Optom Vis Dev*. 2000;31(2):48-63.

治疗的角度来看，如果最终的治疗目的是达成正视的屈光状态，那么一旦近视开始发生，达成该目的就会变得非常困难，我们可以减缓近视的进展，但仍可能会有低度数的近视残余。这也再次证明，早期干预治疗（最好是在近视发生之前开始）会为达成正视或者接近正视，提供最佳的机会[72]。

模型的临床应用

回顾假设 I，最终形成的屈光状态是基因编码的眼球发育被视觉驱动的眼球发育所修饰后的结果。这两种机制很有可能并非独立发生，而是协同发生的，因此，如果我们的治疗方法能兼顾基因编码的眼球发育和视觉驱动的眼球发育，那么该治疗方法可能会更成功。

基于改变基因编码眼发育方向的治疗方法

眼睛和大脑之间的视觉联系的基本组成部分在出生时就存在。然而，这些成分可以因为环境的影响而发生显著的改变。例如，我们都知道，在动物的婴儿时期一只眼睛的视觉经验下降（例如单侧眼睑缝合）会导致该眼视皮质细胞的信息输入减少[73]。在屈光状态中很可能存在类似的机制；也就是说，屈光系统的基本成分在出生时就已经形成，遗传性眼球发育会继续进行但有概率会被视觉驱动的眼球发育所改变。在出生后的第一年里，眼睛拉长，角膜变平——这在很大程度上是一种机械的改变。到 18~24 个月左右，角膜曲率基本不会再发生变化[19]，晶状体结构的改

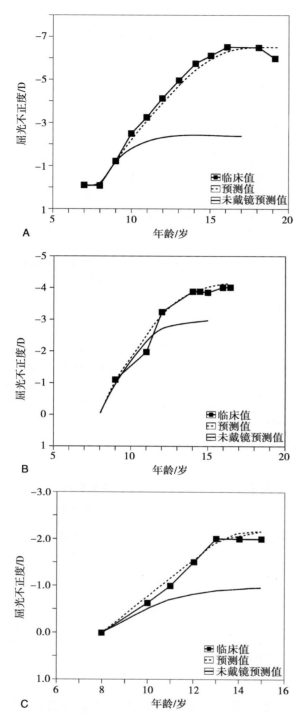

■ 图23.12　A~C:这3个例子涵盖了典型近视进行性增长的女童屈光状态的临床变化。这些曲线是通过改变增长率(k)和屈光状态常数(c)来构建的。对于A,在增长率和屈光状态常数中同时增加了1SD;对于B,在增长率中增加了1SD,在屈光状态常数中增加了0.5SD;对于C,在增长率中增加了1.5SD,从屈光状态常数中减去了0.5SD。假设矫正镜片有效,并且指数性增长在14~16岁时就停止,那么预测值(虚线)与临床结果(连接黑色正方形的实线)可以很好地对应。在发育期间,只要定期进行屈光矫正,那么这近视屈光度的增加基本上是线性的。单实线表示未进行镜片矫正时预测值的变化(Reprinted from Wick B. On the etiology of refractive error—part I. A conceptual model. *J Optom Vis Dev.* 2000;31 (1):5-21 with permission from the College of Optometrists in Vision Development.)

变主要是为了补偿眼轴长度的增加[72]。

虽然最终的屈光状态的发展是多基因遗传性的,但最终可能存在可以对基因编码的眼球发育速率产生积极影响的基因修饰技术。这种方式在目前还未得到应用。但一些药物治疗和饮食的调整也会影响眼部的生长发育。例如,许多临床研究表明,每日使用1%的阿托品可以大大减缓近视的进展[74-76],甲基黄嘌呤[77][如可可碱(3,7-二甲基黄嘌呤)和7-甲基黄嘌呤]也被证实有效。除此之外,也有研究表明饮食和某些营养元素的摄入也可减缓近视进展。药物治疗可有效降低近视患者眼球生长的速率,但对于希望降低远视度数的远视患者(通过增加眼球生长速率)无效。

阿托品

目前美国食品药品管理局(Food and Drug Administration,FDA)尚未将控制近视列为阿托品的适应证。临床试验证明,1%阿托品对多数近视患者来说,可以有效减缓近视进展。在两项大规模的临床研究中,Bedrossian[78,79]发现定期使用阿托品者,其近视进展几乎停止。虽然1%的阿托品有效减缓了基因编码的眼球发育[72],但由于其存在睫状肌麻痹和瞳孔散大的症状(使用阿托品的两大缺点),还未在临床上广泛应用于近视防控。

1%阿托品

其他研究[80-85]也再次证实了阿托品使用的早期发现。其中,较具代表性的是关于阿托品治疗近视(Atropine in the Treatment of Myopia,ATOM1)的研究[84],该研究评估了1%阿托品对400名6~12岁亚洲儿童近视进展的影响。试验中,每个孩子每晚一只眼睛使用1%阿托品,一只眼睛使用安慰剂。在随机、双盲、安慰剂对照试验中,最初的400名儿童中,有346人(86.5%)完成了为期两年的综合研究。两年后,使用1%阿托品的眼睛未见近视进展,使用安慰剂的眼睛近视增长了(阿托品,+0.28±0.92D;安慰剂,−1.20±0.69D)。此外,相对于使用安慰剂眼的眼轴(0.38±0.38mm),使用阿托品眼的眼轴(−0.02±0.35mm)几乎未见改变。

低浓度阿托品

Yam等[85]进行了一项为期1年的研究,随机分配438名儿童(4~12岁,近视度数≥−1.00D,散光≤−2.50D)每晚对每眼滴0.05%、0.025%、0.01%阿托品或者安慰剂。主要观察睫状肌麻痹状态下的等效球镜度和眼轴长。1年后,发现阿托品控制近视进展的情况与其浓度相关[使用0.05%、0.025%、0.01%阿托品和安慰剂等效球镜度变化的均值分别为−0.27±0.61D、−0.46±0.45D、−0.59±0.61D和−0.81±0.53D(P<0.001),眼轴变化分别为0.20±0.25mm、0.29±0.20mm、0.36±0.29mm和0.41±0.22mm(P<0.001)]。以上对视力和视力相关的生活质量均未发现不良影响,所有浓度的药物均无不良影响,其中0.05%阿托品控制效果最为显著。

在ATOM Ⅱ研究中,评估使用3种低剂量阿托品后的近视进展和视觉副作用[86]。其中,86名6~12岁的亚洲儿童被随机分为两组,每晚分别接受 0.5%、0.1%或 0.01%的阿托品治疗。两年后,结果显示 3 种浓度的阿托品均能有效减缓近视进展。尽管治疗效果与浓度相关,但临床差异很小(0.01%阿托品组近视进展,−0.49±0.63D;0.5%阿托品组近视进展,−0.30±0.60D)。

Shih 等[81]研究者随机为 200 名儿童(6~13 岁)开具 0.5%、0.25%、0.1%阿托品或者 0.5%托吡卡胺,嘱其每晚点眼。0.5%阿托品组的近视进展为每年 0.04±0.63D,0.25%阿托品组的近视进展为每年 0.45±0.55D,0.1%阿托品组的近视进展为每年 0.47±0.91D,对照组的近视进展为每年 1.06±0.61D。两年后,使用 0.5%阿托品的儿童中,61%未见近视进展;使用 0.25%阿托品的儿童中,49%未见近视进展;使用 0.1%阿托品的儿童中,42%未见近视进展;Gong 等[87]研究者表明,所有低浓度阿托品在控制近视进展上,效果大致相当。

在另一项研究中表明,应用阿托品的浓度随冬(0.5%)夏(0.1%)而变化,这基于一种假设,即近视在夏天进展缓慢(可能与夏天户外光照强烈,或者阅读需求减少有关)。这一治疗方案使近视进展减缓 77%,让儿童在夏季光线最为强烈,最容易畏光的时期,减少瞳孔的扩张[88]。本章后续将就此做更深入的讨论。

阿托品的安全性和副作用

1%的阿托品

使用 1%的阿托品最大的缺点就是继发于睫状肌麻痹和瞳孔散大的一系列症状。临床上最显著的副作用就是由于瞳孔散大造成的对光敏感。如果没有干眼或者其他眼表疾病,使用 1%阿托品造成的对光敏感的症状,可通过在户外配戴框架眼镜或者防紫外线(ultraviolet)的眼镜来补偿。

在弱视患者的临床试验中,1%的阿托品无明显的副作用[89-91]。但是可能会有眼部或者全身性的反应。眼部反应包括过敏性结膜炎、接触性皮炎、泪液减少和眼睑水肿。在 ATOM1(N=400)的研究中,没有关于使用 1%阿托品出现严重不良反应的报道[84],受试者退出的原因包括不适(4.5%)、物流的困难(3.5%)、眩光(1.5%)、视近模糊(1%)、罕见的过敏反应或超敏反应,以及其他各种原因(0.5%)。最佳矫正视力未见下降。

1%阿托品[92]眼内滴注后可能出现系统性毒性过量,由于全身吸收引起血压升高以及其他全身不良反应,包括谵妄、面部和颈部皮肤发红、易怒、口、喉、皮肤干燥、躁动和心动过速。由于潜在的高血压危象,1%阿托品不建议与单胺氧化酶抑制剂一起使用。由于潜在的全身反应,3 个月以下的儿童不建议使用 1%阿托品;对于 3 岁以下的儿童,建议每天每只眼使用量不超过 1 滴。

早前列出的后遗症在标准的临床使用剂量中很少见。阿托品治疗通常是安全的,很少引起明显的全身不适。此外,对于在 6 岁以后开始近视治疗的患儿,这些问题不太可能作为一个重要的临床考虑因素。然而,孕妇使用阿托品存在潜在问题,阿托品被列入美国 FDA 妊娠 C 类药品。阿托品在人类妊娠中的应用还没有对照研究,阿托品穿过胎盘可能引起胎儿心动过速。然而阿托品已被大量孕妇使用,但胎儿畸形发生率并未增加,也未见其他对胎儿造成损伤的报道(尽管长期使用阿托品对胎儿发育的影响尚未明确)。

视网膜功能和调节功能

作为 ATOM 1 研究的一部分[84],在停止为期 2 年治疗后的 2~3 个月,对儿童进行多焦视网膜电图(multifocal electro-retinogram,mfERG)检查。mfERG 结果显示,1%阿托品治疗对视网膜功能无明显影响[93]。由于视网膜中的阿托品浓度会随着时间的推移而降低,因此认为 1%阿托品导致视网膜异常的可能性不大。1%阿托品停药 6 个月后,调节幅度较用药前提高,使用阿托品眼的近视力较先前无明显变化。

低浓度阿托品的副作用

眼部反应

在几项涉及不同浓度阿托品(从 1.0%到 0.01%不等)的研究中,未见严重不良事件的报道[84,94,95]。Chua[84]等研究者观察到,在使用 0.5%和 0.1%阿托品时,会出现过敏性结膜炎和过敏性皮炎。Shih[96]等研究者报道,使用 0.5%阿托品,副作用的发生率为 22%,主要与对光敏感有关。使用 0.25%或 0.1%阿托品,无眼部或全身并发症的报告。使用 0.25%阿托品的儿童中有 7%出现畏光或视近模糊的症状,使用 0.1%阿托品的儿童未见。在一项对使用 0.05%阿托品的儿童进行的研究中,7 名儿童主诉在早上有畏光症状(只有一名患者在下午持续出现这种症状),2 名儿童主诉视力模糊[84],没有刺激或过敏反应的报告。在另一项使用 0.025%阿托品的研究中[97],700 名儿童有 6 名(治疗组 4 名)主诉畏光。未见视力模糊或全身副作用的报道。

视觉副作用

使用 0.01%阿托品所见的视觉副作用和不良事件最少,其次为 0.1%阿托品和 0.5%阿托品。在 ATOM 2 研究中,0.01%阿托品组的调节力测量结果为 11.8D,而 0.1%和 0.5%组的调节力测量结果分别为 6.8D 和 4.0D[84]。0.01%阿托品组的近视力(logMAR)值为 0.01,而 0.1%阿托品组和 0.5%阿托品组分别为 0.10 和 0.29。Cooper[98]等研究者研究了不同剂量阿托品引起的调节功能减弱和瞳孔扩张等视觉副作用,结果表明,受试者未出现相关症状的最大阿托品使用剂量为 0.02%。Loughman 和 Flitcroft 报道,白人在使用 0.01%阿托品时未见副作用或症状[99]。经分析,Gong[87]等研究者发现越大的阿托品使用剂量相应会带来更多的症状。

浓度

尽管 1%的阿托品能显著减缓基因编码眼的眼球发育,但较低浓度的阿托品也有显著效果。实际上,临床研究表明,即使是 0.01%的阿托品也能有效控制近视的进展,而且与更大剂量的阿托品相比,副作用也更小[84]。Cooper 等研究者认为 0.01% 的阿托品在临床上并不总是有效,0.02% 的阿托品是可以使用的最大剂量,不会引起与瞳孔散大或调节功能下降相关的症状[98]。

反弹效应

Chia 等在停止(0.5%、0.1%、0.01%)阿托品治疗 12 个月后,对 ATOM 2 研究的儿童进行了检查[100]。一些患者出现近视进展,近视进展最少的为 0.01% 阿托品组(−0.28±0.33D),其次为 0.1% 阿托品组(−0.68±0.45D),0.5% 阿托品组增幅最大(−0.87±0.52D)。在使用 0.01% 阿托品组中,76% 不需要再治疗(相比之下,0.1% 阿托品组和 0.5% 阿托品组分别为 41% 和 32%)。近视进展者继续使用 0.01% 阿托品,3 年后(共 5 年)重新评估。研究结束时,0.01% 阿托品组的眼轴增幅最小。使用 0.01% 阿托品组的患者瞳孔大小和调节能力也恢复得更快。

综上所述,阿托品似乎具有抑制眼球生长的药理作用。根据该模型,这种药物治疗为基因编码眼的眼球生长提供了一个"停止信号",并同时减缓了近视的进展。虽然阿托品抑制眼球生长的确切作用机制目前尚不清楚,但使用阿托品后近视进展减缓可能与两个因素有关:

- 阿托品对视网膜、脉络膜和悬韧带的作用尚不明确。
- 当出现长时间的睫状肌麻痹(1% 阿托品)或调节症状(低剂量的阿托品)时,使用双焦眼镜协助视近。

双焦眼镜(与阿托品联合使用)可以抑制视觉驱动的眼球生长,阿托品治疗时可减缓基因编码的眼球生长。配戴双焦眼镜的患者,会减少近视的刺激因素。双焦眼镜可有效地消除视近时的调节滞后,减少长时间近距离工作时产生的刺激近视进展的因素,在适当的工作距离做出相应的调节量(而不是滞后)。远距离正常聚焦,近距离得到近附加度,逆转了典型的近视进展性视觉驱动而使屈光状态改变的刺激,最大限度地减少屈光状态中向近视的转移。

甲基黄嘌呤

甲基黄嘌呤在有限的植物物种中含量可观,包括可可(*Theobroma cacao* L.)、咖啡(*Coffea* sp.)和茶(*Camellia sinensis* L.)。最相关的天然甲基黄嘌呤是咖啡因(1,3,7-三甲基黄嘌呤)、茶碱(1,3-二甲基黄嘌呤)和可可碱(3,7-二甲基黄嘌呤)[101]。可可碱的中枢神经系统活性明显低于咖啡因和茶碱,这可能是由于其理化性质阻碍了其在中枢神经系统中的分布[102]。由于可可碱是甲基黄嘌呤同分异构体的一个较弱的同源物,因此它不能用于治疗呼吸系统疾病,如慢性阻塞性肺疾病和哮喘。

由于人们普遍认为可可碱对人体无害,因此对其慢性影响的研究有限。然而,由于到达大脑的可可碱含量极低,对行为几乎没有刺激作用。因此,使用可可碱时,其他腺苷类拮抗剂(如咖啡因)的兴奋作用就不那么频繁了。总体来说,从日常饮食中摄入适量的甲基黄嘌呤对人体来说是安全的[103],尽管甲基黄嘌呤对狗来说有毒,因为它们的代谢速度要慢得多[104]。

可可碱

Cornish 和 Christman[105] 检查了摄入可可碱后从尿液中排出的甲基黄嘌呤。两名受试者的饮食中排除可可、咖啡和茶,然后每隔 4 小时服用两剂 500mg 剂量的可可碱,并在 3 天内收集 24 小时的尿样。随尿排出的可可碱主要代谢物(以剂量百分比表示)为 7-甲基黄嘌呤(28/30%)、3-甲基黄嘌呤(14/21%)和未改变的可可碱(11/12%)。Rodopoulos 等在研究健康成年人时,发现了类似的尿液分析结果。7-甲基黄嘌呤占总排泄量的(36±5)%[106]。

Trier 等[107] 用着色的兔子研究可可碱(3,7-二甲基黄嘌呤)和 7-甲基黄嘌呤对巩膜的影响。可可碱可使巩膜前后羟脯氨酸和脯氨酸水平显著升高,而 7-甲基黄嘌呤对巩膜后羟脯氨酸和脯氨酸水平的影响更大。结果表明,可可碱和 7-甲基黄嘌呤均能增加兔巩膜胶原的浓度和胶原纤维的厚度。轴性近视是由于巩膜过度伸长引起的。如果人类轴性近视的发展是由于巩膜纤维不足或下巩膜纤维不足所致,那么使用可可碱或 7-甲基黄嘌呤进行预防性治疗可能是有效的。

7-甲基黄嘌呤

7-甲基黄嘌呤是咖啡因的天然代谢物(如巧克力的成分),它能增加兔子巩膜中的胶原蛋白[108,109],还能防止豚鼠近视的发生[109,110]。14 只 3 周大的豚鼠单眼形觉剥夺,试验组喂食 7-甲基黄嘌呤(300mg/kg;$n=7$),对照组喂食生理盐水(与 7-甲基黄嘌呤等体积;$n=7$)。与对照组相比,喂食 7-甲基黄嘌呤的豚鼠,形式剥夺产生的近视和眼轴伸长率显著降低。7-甲基黄嘌呤治疗可使近视度数减少约 50%,消除因形觉剥夺而引起的眼轴伸长,预防与形觉剥夺近视相关的巩膜改变(如减少巩膜变薄,减少后巩膜胶原纤维直径变小)。

Hung[111] 等饲养的幼猴在治疗眼上配戴 −3.00D 或 +3.00D 镜片,在另一只眼上配戴平光镜片(plano-powered lense,PL)。在整个饲养期间,猴子每天两次口服 7-甲基黄嘌呤 100mg/kg。并与配戴透镜正常饮食的猴子做对照。每两周评估屈光状态、角膜曲率和眼轴。配戴 −3.00D 和 +3.00D/PL 透镜饲养的对照组猴子分别出现代偿性近视和远视性屈光参差。服用 7-甲基黄嘌呤猴子的治疗眼未表现出代偿性近视,这表明 7-甲基黄嘌呤可以减缓近视的进展。此外,7-甲基黄嘌呤似乎增大了对由于近视性离焦产生的眼轴增长的治疗效果。这些结果表明,抑制基因编码性眼球生长(7-甲基黄嘌呤)和视觉驱动性眼球生长(光学透镜)的治疗均能有效地减少眼轴伸长和近视进展。此外,该结果证明,将针对基因编码性眼球生长和视觉驱动性眼球生长的治疗方法结合起来,比单独使用某一种方法来干预眼的屈光状态要更为有效。

为了验证 7-甲基黄嘌呤的巩膜胶原增强作用是否会影响近视儿童的眼轴增长,Trier 等[76] 对平均年龄 11.3 岁的近视儿童进行研究,他们眼轴生长速度的最低基线数值为每 6 个月 0.075mm。儿童每天服用 400mg 的 7-甲基黄嘌呤片或安慰剂。12 个月后,所有受试者接受为期 12 个月的 7-

甲基黄嘌呤治疗。24 个月时，持续使用 7-甲基黄嘌呤治疗的儿童与仅使用 12 个月 7-甲基黄嘌呤片的儿童相比，眼轴生长明显减慢。服用 7-甲基黄嘌呤治疗期间，眼轴生长持续下降，当治疗停止时，这种现象消失了，这证实了 7-甲基黄嘌呤可减缓近视患者的眼轴伸长[77]。

甲基黄嘌呤的安全性和副作用

7-甲基黄嘌呤无法到达大脑，它对行为没有刺激作用。因此，使用 7-甲基黄嘌呤不会引起其他腺苷类拮抗剂（如咖啡因）的兴奋效应；它具有低毒性[112,113]、无致癌性[114]，也未见对儿童有不良副作用的报道[76]。总体来说，7-甲基黄嘌呤治疗似乎是安全有效，无副作用的。日常饮食来源的可可碱也被认为是对人体安全无害的。

然而，孕妇使用可可碱和 7-甲基黄嘌呤可能存在问题。虽然与咖啡因相比，可可碱和 7-甲基黄嘌呤具有更少的兴奋作用，但它们仍然与咖啡因有关。咖啡因可穿过胎盘，而胎儿无法完全代谢咖啡因。因此，在受孕期间，任何剂量的咖啡因都可能导致胎儿睡眠模式的改变。此外，每天摄入超过 200mg 咖啡因女性的流产概率是不摄入咖啡因女性的两倍。在没有确凿的研究，证明长期使用可可碱或 7-甲基黄嘌呤对胎儿健康无有害影响之前，孕妇应该将每日摄入量限制在 200mg 以下。

饮食和营养元素

假设 I（即最终的屈光状态是基因编码性眼发育被视觉驱动性眼发育所修饰的结果），近视的发生必须（至少）有功能性和遗传性两方面影响因素。本章的宗旨是通过视觉经验来改善功能层面的因素，从而影响眼球的发育。然而，遗传因素（受阿托品和 7-甲基黄嘌呤影响的基因编码性眼球发育）也可能被饮食改变。对于那些认为环境不会影响健康的人，我们可以打个比方：许多人一生都在吸烟，但大多数长期吸烟者不会患肺癌；因此，我们应该得出肺癌一定是遗传性的而不是由吸烟引起的结论吗？我们将这种推理应用于近视的发展也可能是合理的；与近视发展相关的因素可能是遗传的，但也会受到环境（饮食）的影响。

高蛋白、低碳水化合物

近视发展中的结构性缺陷通常是眼轴的增加[27]，更丰富的营养可以增加巩膜结缔组织的稳定性，从而相应减少近视的进展。Gardiner[115] 发现，与正视的儿童相比，近视儿童更容易拒绝摄入来自鱼、牛奶、奶酪和鸡蛋中的蛋白质。此外，在拒绝通过这些食物获取动物蛋白的儿童中，近视更为常见，也更为严重。其中，牛奶的摄入在两组间差异最显著；与正视儿童（5%）相比，拒绝喝牛奶的近视眼患者（16%）人数是前者的 3 倍以上[115]。高蛋白饮食可减缓近视进展，是考虑改变饮食结构的重要原因；然而，目前还不清楚高蛋白饮食对整体健康有什么影响，因为有研究表明它有负面影响[116]，而在其他研究中发现高蛋白饮食对心脏健康有正面影响[117]。

碳水化合物和蛋白质

精制碳水化合物

与高摄入膳食纤维可能具有保护作用的假设一致，动物和人类的研究都有证据表明，高摄入精制碳水化合物可能促进近视进展。与对照组相比，在断奶后摄入高糖饮食的大鼠的生理性远视明显减少（相对近视发展）。当我们把两组互换，发现食用高蔗糖饮食的老鼠也发生近视，而且当他们摄入不含蔗糖的饮食时，这种近视并没有得到逆转[118]。在研究 7~38 岁人群的饮食时，发现近视者对精制碳水化合物的摄入比例明显高于远视者。与正视者相比，远视者摄入的精制碳水化合物占总碳水化合物的比例也更低[119]。

高蛋白

Gardiner[115,120] 和 Lane[119] 认为高蛋白（低碳水化合物）饮食可以减缓近视的进展。这可能是由于饮食中碳水化合物含量高导致的慢性高胰岛素血症增加[119]。尽管饮食中的其他成分，包括锌和维生素的摄入，似乎也有助于控制近视的发展[121]。

营养元素

酪蛋白酸钙

在一项临床试验中[119]，近视的学龄儿童（n = 91）摄入动物蛋白占总热量 10% 的饮食，总热量没有变化。并对 72 例拒绝食用动物蛋白的儿童补充酪蛋白酸钙。1~2 年后，接受治疗儿童的近视增加明显少于未接受治疗的儿童。对于年龄较小的儿童，对照组近视进展更大，平均每年增长 0.5D，对于年龄较大的儿童，治疗组的近视进展基本停止。6 个月后，16 名儿童服用了适当剂量的酪蛋白酸钙，其屈光度基本不变（年改变 0.02D）；在 42 例服用"少量"酪蛋白酸钙的患者中，近视度数平均每年增加 0.32D；在未摄入酪蛋白酸钙和动物蛋白的 14 名患者中，近视度数每年增加 0.44D[119]。

一杯 8 盎司的牛奶大约含有 8g 蛋白质——2g 快速代谢的乳清蛋白和 6g 缓慢代谢的酪蛋白（酪蛋白酸钙）蛋白。当胎儿的骨骼快速发育时，孕妇对钙的需求会增加。在受孕期间摄入酪蛋白酸钙不仅是安全的，而且是值得推荐的。酪蛋白酸钙在许多国家被广泛接受为安全的食品添加剂，包括美国。美国食品药品管理局确认酪蛋白酸钙"公认的安全"；相反，Campbell 认为酪蛋白酸钙是一种强致癌物[122]。

膳食纤维/叶酸

在非显斜性屈光不正患者的回顾性研究（N = 120，7~38 岁）中[123]，膳食纤维的摄入量与屈光状态有相关性，远视者的摄入量是近视者的 2.56 倍（13.55g vs 5.3g）。这可能是因为高纤维摄入的远视者食用较多粗粮，摄入微量矿物元素，可以与唾液充分混合，更好地吸收营养元素。此外,膳食纤维通常与膳食叶酸相关,而膳食叶酸摄入量与预防/逆转近视高度相关[123]。孕妇通常会摄入产前维生素,服用至少400μg叶酸,以预防胎儿大脑和脊髓的先天缺陷。天然富含叶酸的食物包括芦笋、豆类、水果(如香蕉、瓜类和柠檬)、果汁(如橘子和番茄)、多叶蔬菜(如甘蓝、西蓝花、生菜和菠菜)、肉类(如牛肝和牛肾)、蘑菇、秋葵和酵母。

维生素D

Choi等[4]利用韩国国家健康与营养调查(Korea National Health and Nutrition Examination Survey)的数据,检测了13~18岁人群的维生素D水平,并记录了近视的发生率和严重程度。2 038名参与者中,80.1%患有近视,8.9%患有高度近视(>-6.00D)。在受试者中,维生素D摄入水平较低与高度近视相关,这表明通过补充维生素D和户外活动提高维生素D水平可以减缓近视的发展。在白种成年人中,缺乏维生素D也已被证明与近视进展相关。[124]在受孕的最后20周,胎儿对维生素D的需求增加,此时骨骼生长和骨化非常明显。胎儿完全依赖于母体的营养储备,维生素D通过被动转运传递给胎儿。孕妇常规服用产前维生素片,每片至少含有400国际单位(international units,IU)的维生素D(尽管通常建议服用4 000IU)。

Omega-3

Omega-3是一种重要的膳食成分,指的是多不饱和脂肪酸,包括亚麻酸、二十二碳六烯酸(docosahexaenoic acid,DHA)和二十碳五烯酸(eicosapentaenoic acid,EPA)。亚麻酸是DHA和EPA的前体。Omega-3脂肪酸对维持机体包括心血管、免疫、神经和生殖系统的健康至关重要。Omega-3脂肪酸对眼睛健康也有重要作用。DHA自然地集中在视网膜上,维持健康的视网膜功能。几项研究的结果表明,食用大量的鱼或Omega-3脂肪酸可能有助于黄斑健康[125],另外也有研究表明Omega-3可以缓解干眼。虽然研究显示Omega-3对眼睛健康有积极的影响,但目前没有证据表明摄入Omega-3会影响近视进展。面包、鱼油、坚果、富油鱼类以及鸡蛋和果汁等食品中都含有Omega-3。

基于改变视觉驱动性眼发育方向的治疗方法

1. 通过最大限度减少或提供周边视网膜离焦,抑制(对于近视患者)或刺激(对于远视患者)视觉驱动性眼球生长。

2. 通过控制调节和集合的相互作用,最大限度减少视近调节滞后或者制造调节超前(对于近视患者),或最大限度地提高调节准确性/保留调节滞后(对于远视患者)。

图23.10描述了近视眼(上方)和远视眼(下方)的眼部情况。在左上角(见图23.10A)中,可以看到,对于近视眼来说成像界面比视网膜表面[126,127]更平坦(相对远视离焦)。当进行传统镜片矫正时,中心视力清晰,但随着离心率的增加周边视网膜远视性离焦进一步增大(见图23.10B)[128,129]。这种情况会刺激近视的增长[130,131]。这种关系在远视患者中正好相反(见图23.10下方)。因此,

该模型和临床研究都表明,传统框架眼镜和角膜接触镜的矫正方法都可能会增加近视进展。

如右上方(图23.10C)所示,周边视网膜治疗法的目标是:提供清晰的远视力,同时增加成像界面的曲率,以减少视觉性眼轴生长(即近视离焦,而不是传统的视网膜远视离焦)。对于远视患者,远视的矫正通过制造一个相对远视的周边图像离焦,来刺激视觉驱动的眼球发育,会使患者"克服"远视(见图23.10F)。这些矫正方法,包括特殊设计的眼镜镜片、OK镜和/或双焦角膜接触镜,与传统的负(近视)或正(远视)透镜有很大的不同。传统的框架眼镜矫正方法,虽然提供了清晰视觉,但通常会造成不适当的周边视网膜信号,通过视觉驱动促进眼球生长[132,133]。

框架眼镜控制近视

如前文所述,任何造成周边视网膜离焦的视觉矫正方式都会影响视觉驱动性眼球生长。然而,可以影响近视进展的框架眼镜的成功开发一直难以实现。这可能是镜片后眼球运动造成的。为了影响视觉驱动的眼球生长,眼镜镜片必须提供清晰的中心视觉,并同时改变成像界面的形态,以提供刺激信号来改变视觉驱动的眼球生长。如果有稳定的周边矫正方法(如角膜接触镜矫正,即镜片随眼睛移动),这一点很容易实现。然而,通过固定的框架眼镜矫正,眼球在固定的镜片后转动,有大量的时间是通过镜片周边去注视物体,这可能减少了镜片周边的刺激,以减少视觉驱动的眼轴生长。

尽管存在眼球运动的困难,但框架眼镜镜片设计目的是降低视觉驱动眼球生长的相对强度,减少近视的进展。Sankaridurg等[134]研究了一种用于减少周边远视离焦的镜片。亚洲近视儿童(n=210,-0.75~-3.50D)被随机分配到一项双盲研究中。观察指标分别为睫状肌麻痹状态下的屈光状态和眼轴长的改变。整体的近视进展率没有统计学上的显著差异。然而,在父母有近视病史的100名年龄较小的儿童(6~12岁)中,试验组的近视进展(-0.68±0.47D;P=0.038)相对于对照组(-0.97±0.48D)降低了30%。

Lam等设计了一种多点(Defocus Incorporated Multiple Segments,DIMS)离焦眼镜,该眼镜可矫正屈光不正,并在中心光学区周围设计了许多近视性离焦区[135]。在一项对160名亚洲儿童(8~13岁,近视-1.00D到-5.00D)的随机双盲研究中,他们发现DIMS镜片可使近视进展减缓59%,眼轴增长减缓60%。

角膜塑形镜和多焦点软性角膜接触镜

临床试验并未发现传统的角膜接触镜[软性角膜接触镜和RGP(rigid gas permeable)]可以减缓近视的进展[136,137]。但是,正如后文所述,OK镜和多焦点软性角膜接触镜都可以提供相对于中心矫正的周边近视性离焦(相对于中央,周边度数偏正)。根据该模型,这种周边的附加,为视觉驱动的眼球生长制造了一个"停止信号",这会导致近视进展得相对减缓。

角膜塑形镜

OK镜[也被称为角膜屈光疗法(corneal refractive therapy,CRT)]是一种非手术性的近视矫治方法,使用 RGP 角膜接触镜(通常在夜间配戴)来重塑角膜表面曲率。该方法主要针对近视患者,有时也应用于远视和散光者。其原理为:角膜上皮细胞的水平外周运动(位移)[138,139],产生于镜片中周承载区产生密封和负压,以及由于机械压平导致的角膜中央曲率的改变。

OK 镜可迅速减少每日配戴眼镜或角膜接触镜的需求,并达到了一种"令人惊叹的效果",对中度(- 1.25 至 -4.00D)近视和瞳孔较大的患儿最有效。较低度(可能是由于中间附加量较少)或高度近视(无法达到目标的处方)更难以取得成功[140-142]。无法适配者约为 20%。然而,与儿童配戴传统角膜接触镜相比,持续配戴 OK 镜的患者满意度更高[143]。其矫正视力较好,大多数患者可达到 20/20,超过 90% 的患者在白天摘镜后可达到 20/30 的裸眼视力[144]。

这种屈光改变并不是永久性的。如果不能持续配戴 OK 镜,屈光不正就会恢复,为了保持可接受的日间视力,必须无限期配戴框架眼镜。框架眼镜的配戴时间取决于塑形结果的稳定性——可以是每周一次,也可以是每隔一晚一次。

在一项针对 253 名 6~18 岁儿童的回顾性研究中,OK镜被证实可以将近视的发展速度减缓到每年 0.5D[145]。在一项为期 1 年的交叉设计研究中,Swarbrick 等[146]比较了 26 名亚洲近视儿童(11~17 岁)使用传统硬性透气性角膜接触镜(RGP)和 OK 镜治疗的效果。每名受试者的一只眼睛均夜间配戴 OK 镜,另一只眼睛白天配戴传统的 RGP 角膜接触镜。6 个月后,双眼配戴镜片的种类互换,再持续配戴 6 个月。前 6 个月后,配戴 RGP 的眼睛平均眼轴增加了0.04mm;配戴 OK 镜的眼眼轴无变化。互换后,配戴 OK 镜的眼眼轴无变化;配戴 RGP 的眼眼轴平均增加 0.09mm。

其他的前瞻性临床试验通过监测眼轴和睫状肌麻痹的屈光力来证明 OK 镜可以将近视的进展速度降低约40%[140,147,148]。也有数据证实了配戴 OK 镜的近视儿童联合使用低浓度阿托品的疗效。在一项为期 1 年的研究中,联合使用 OK 镜和阿托品的受试者,眼轴增加了0.09mm[149],而只配戴 OK 镜的受试者,眼轴增加了0.19mm。根据模型,这种疗效的产生是因为 OK 镜和阿托品对近视进展的不同"停止机制"有影响。

周边附加的软性接触镜(软性多焦点中心看远设计)

还有一些研究者对使用软性角膜接触镜控制近视进展感兴趣,软性角膜接触镜镜片的外周部设计有正附加区,这种组合产生的光学效果类似于 OK 镜产生的光学效果[150-152]。该模型表明,当近视小于 - 2.00D 时,软性多焦点角膜接触镜可能比 OK 镜更成功。该结论已被证实,配戴 OK 镜的低度近视患者近视控制的效果不明显[140],可能是因为低度近视者在配戴 OK 镜时无法在周边视网膜提供足够的抑制信号。

多焦点软性角膜接触镜的外周正附加足够大,才能对近视进展产生明显的抑制作用。最佳的设计方式为:较小的中央光学区和较大较强的外周附加区刺激视网膜,以达到更好的控制效果。一般情况下,在保证远视力的情况下,双眼的正附加量应在不小于+2.50D 的情况下尽可能大。

Aller 等[153]使用安视优的一种双焦软性接触镜治疗视近内隐斜的近视患者,1 年后,近视进展减少了近 70%。近视患者视近内隐斜的高发率使这一发现更为适用(见本章后面的讨论)。

Paune 等[154]将经过 1 年传统光学矫正(角膜接触镜或框架眼镜)后近视发生发展的儿童分为 3 组:

1. 中央视远和中周边正镜附加(distance center and plus mid-periphery,DC/+MP)多焦点软性接触镜。

2. OK 镜。

3. 单焦眼镜(single vision glasses,SVG)。

2 年后,与 SVG 患者相比,DC/+MP 和 OK 镜治疗组患者的近视进展分别减少了 43% 和 67%。与 SV 组相比,DC/+MP 组和 OK 组的眼轴增长分别下降了 27% 和 38%。这些结果与 8 项研究(587 名受试者)的分析结果相似,这些研究表明,在 24 个月的时间里,中心看远多焦点设计软性接触镜使近视进展速度减缓了 30% 以上,眼轴增长率降低了 31% 以上[155]。

Turnbull[156]等对 110 名近视受试者进行回顾性分析,确定 OK 镜和多焦软镜治疗同样可延缓近视进展:在 OK 镜治疗前,屈光度变化为每年 - 1.17D,治疗后减少至每年 - 0.09D;多焦软性接触镜治疗前,每年近视进展为-1.15D,治疗后减少至-0.10D。在一项小样本(32 例)的回顾性分析中,Cooper 等[157]发现,使用中心看远多焦点软性角膜接触镜,可将右眼的近视进展由每年 - 0.85D 控制为每年 - 0.04D,左眼由每年-0.90D 控制为每年-0.04D。

Walline 等[158]比较了配戴中心看远多焦点软性角膜接触镜(Proclear Multifocal "D";附加:+2.00D)儿童(n = 40)和与之年龄匹配的对照组——配戴单焦软性接触镜儿童的数据。配戴单焦软性接触镜组,2 年后的近视进展为-1.30±0.06D,配戴多焦角膜接触镜组为 - 0.51 ± 0.06D(P = 0.000 1)。单焦角膜接触镜组眼轴平均增长 0.41 ± 0.03mm,多焦角膜接触镜组眼轴平均增长 0.29±0.03mm(P=0.001 6)。

配戴 OK 镜和软性多焦点角膜接触镜的副作用和安全性

与配戴任何一种角膜接触镜一样,无论是 OK 镜还是软性多焦角膜接触镜,都要注重适当的清洁和卫生。如果护理得当,所有的角膜接触镜都是相当安全的;然而,有一个潜在的风险,即微生物角膜炎(microbial keratitis,MK)。一般来说,OK 镜相对于其他类型的角膜接触镜更安全,尽管所有类型角膜接触镜配戴者 MK 发病率都高于非角膜接触镜配戴者(1.4/10K)。OK 镜相关 MK 的发生率为 7.7/10K,低于每日配戴硅水凝胶角膜接触镜配戴者 11.9/10K,长时间软性接触镜配戴者为 25.4/10K(MK 发生率最高)[159]。软性多焦和单焦角膜接触镜的 MK 发生率相似。也许是由于护理的差异,MK 的发病率在低龄儿童中较低,在青少年中较高,而在接受 OK 镜治疗的成人中又较低[160]。

OK 镜配戴的相对安全性受到这样一个事实的影响,即镜片通常是在睡眠期间配戴的(每天 8~10 小时),而不是每周连续配戴 160 小时。角膜浸润只有在配戴 OK 镜时才偶尔发生,可以通过使用过氧化氢溶液和精心设计镜片中周部,防止镜片过紧,保证足够的泪液交换来最大限度减少此类情况的发生。OK 镜片比软性角膜接触镜透氧性更好,而且生物被膜不易附着在镜片光滑的表面。发生感染可以用积极的抗菌疗法治疗。虽然由棘阿米巴或镰刀菌引起的感染可导致严重的角膜损伤并发的严重视力丧失,但此类病例很少见(0.4/10K)[161]。

OK 镜配戴者通常会主诉配戴镜片带来的不适和继发于球差的头晕(可能会造成对比敏感度和视力下降)[162],配戴软性角膜接触镜者主诉干眼和视力波动的更多。

反弹效应

Cho 和 Cheung[163] 通过对比眼轴,评估两组患者停用 OK 镜后的反应。第一组配戴 OK 镜 24 个月,然后停戴,改戴单光框架眼镜 7 个月,再恢复配戴 OK 镜 7 个月。第二组为配戴单光眼镜的对照组。与配戴框架眼镜的受试者相比,暂停配戴 OK 镜导致眼轴增长更快。恢复配戴 OK 镜后眼轴增长减慢。

在一项交叉设计的试验中,Swarbrick 等[164] 发现,配戴 RGP 眼的平均眼轴增加了 0.04mm,而配戴 OK 镜的眼睛眼轴没有变化。双眼互换后,配戴 OK 镜眼的眼轴没有变化,配戴 RGP 眼的眼轴平均增加 0.09mm。因此,停戴 OK 镜会导致两倍的眼轴变化(0.09~0.04mm)。综上所述,这些研究表明,正如停用阿托品后会出现反弹效应一样,停戴 OK 镜也会出现类似的反弹效应。虽然没有类似的数据显示停戴多焦点软性角膜接触镜会出现反弹效应,但我们没有理由不做如此怀疑。

近视——治疗相关因素

随着时间的推移,大多数人眼睛的远视度数会降低,甚至发展为近视,因为视近调节滞后所引起的相对远视,以及典型的周边视网膜相对远视性离焦,都是屈光状态中对近视发展的初级刺激。这一结果已被临床验证,远视在出生之后会减少,屈光状态最终会形成近视[2,3]。然而,关于近视的发展,有一些有趣的因素值得考虑。

一个重要的临床问题涉及儿童和成人屈光不正的稳定性。具体来说,为什么有些人在屈光状态中有近视的变化,而另一些人在相同或相似的环境下却没有呢?答案可通过对以下方面的研究来确定:

- 每只眼周边视网膜相对离焦的量和方向;
- 近距离的相对模糊量(调节滞后)以及这种模糊是如何受到调节和集合之间相互作用影响的;
- 正视机制对模糊的敏感性范围;
- 近距离工作量及由此产生的平均视物模糊时间;
- 户外活动/暴露在光线下的时长;
  视觉训练对近视及近视进展相关情况的影响[72]。

每只眼周边视网膜离焦的量和方向

越来越多的基础研究将周边视网膜信号作为视觉引导屈光改变的重要因素。在完全黑暗环境中饲养的动物不会出现正视化[164],形觉剥夺导致开放性眼轴生长[165],动物可以从诱导生长中恢复[166,167],用已知量的光学镜片可以改变眼睛的屈光状态[168],这些研究都提供了强有力的证据,证明眼睛的生长和屈光发育是由视觉反馈调节的。此外,调节屈光发育的视觉依赖机制以区域选择性的方式运作。当视神经受损,视网膜图像受损后,屈光改变仍然发生的实验证明了选择性方式(即改变视网膜图像本身就足以改变屈光状态)[169]。此外,这些视觉依赖的视网膜机制可以通过区域选择性的方式刺激,同时眼轴长和屈光状态也会发生变化。这只在视网膜的一部分[170]中可以看到。这些结果表明,仅周边视网膜的改变就能改变屈光状态,很难想象调节是如何造成眼球形态或屈光不正的区域性改变的。

从黄斑中心凹发出的视觉信号对于视觉依赖性生长的许多方面来说并不是必需的。可以将一只眼睛的中心凹信号消除,例如采用激光消融,然而两只眼睛[171]的屈光状态仍发育相似。所以,周边视觉在调节眼球发育、优化屈光不正方面起着重要的作用。

在视网膜中央和周围的信号相互冲突的情况下,周边视觉信号可以支配中心屈光的发展。中心视力清晰、周边视力被剥夺的猴子,比正常猴子更易发育成为近视眼[172]。这表明来自周边的视觉信号可以覆盖中央视网膜的视觉信号,改变屈光状态的发展。最终,屈光不正随偏心度的变化而变化,而周边光学误差则会改变中心屈光的发展。眼睛的等效球镜度通常随偏心度变化而变化[173]。如果有相对的远视需求,那么这种变化可能会影响近视的发展。然而,这种关系是复杂的,除非掌握更多周边屈光状态与屈光发育之间的关系,否则很难确定屈光状态变化与周边屈光不正之间的因果关系。

调节滞后量以及调节和集合之间相互作用的影响

任何时候,异常高的近距离调节滞后出现,都会增强对近视变化的刺激。视近调节滞后是临床上常见的近距离双眼视觉功能异常的后遗症[72,174]。例如,如果调节受到抑制,近距离内隐斜更容易融像;这种抑制会导致严重的近距离调节滞后。临床研究结果证实,不管在儿童时期[72,175]还是成年期[72,176],看近内隐斜(运动失调)往往与近视的发展有关[84]。Jiang[72,176]在研究迟发性近视和非迟发性近视年轻人的运动融合系统特定参数不同这一假设时,对此进行了验证。Jiang[72,176]发现暗焦点出现暂时性地向内移动,AC/A 增加,并且在后来发展为近视的患者中 AC/A 很高,他推测 AC/A 变大导致调节滞后增加,这反过来在双眼视网膜上产生同样模糊的图像(从而激活视觉驱动的眼球发育和近视增加)[72]。

通过 CA/C 比可以使调节滞后最小化。例如,增加看近集合量(例如,通过基底向外的棱镜或扩大瞳孔距离的镜子,图 23.13)[177]可以通过 CA/C 比刺激调节,使看近调节滞后减少甚至引发看近的调节超前。如果患者在阅读时能保持调节超前,那么对近视发展的刺激就会减弱。通过阅读时给予附加镜片,能够使其集合量增加,从而进一步减少对近视的刺激。这些任务可能需要每 15~30 秒改变一次,以减少集合和调节之间相互作用的影响,这将随着时间的推移而减少需求[176,177]。这一要求可以通过仪器来实现(即图 23.13 中的工具)[177]。

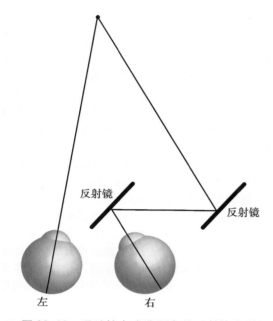

■ 图 23.13　通过扩大瞳孔距离的反射镜来增加双眼视觉近时的集合。由此产生的不成比例的视近集合将通过 CA/C 来刺激调节,从而减少视近时的调节滞后甚至引发调节超前。在患者阅读时长时间保持这种状态可减少对近视进展的刺激。(Reprinted from Wick B. On the etiology of refractive error—part III. Clinical treatments. *J Optom Vis Dev.* 2000;31(3):93-99 with permission from the College of Optometrists in Vision Development.)

同样地,高度调节滞后可以提供足够的近距模糊来刺激屈光状态向近视眼改变,患有间歇性外斜视(intermittent exotropia,IXT)的正视儿童,为了在视远和视近的时候维持双眼单视而产生的集合会刺激近视增长。当间歇性外斜视患者将两眼的视网膜像进行融合时,需要动用大量的集合。这种过度集合通过 CA/C 带动调节。例如,如果有一个 18 棱镜度远距离间歇性外斜和正常 CA/C(0.5D/MA‡)[72]的人,那么看远融像时会有大约 1.5D 调节被刺激(3MA×0.5D=1.5D)。如果间歇性外斜视患者要保持清晰的视力,就必须抑制这种调节。给定正常焦深,刺激调节使间外

---

‡MA(meter angle),是米角的缩写,是双眼在 1m 处注视(融合)物体所需的眼球会聚单位。临床上,米角的值等于瞳孔间距(IPD,以毫米为计算单位)除以 10。例如,如果患者的 IPD 为 60,则该患者的 1 个 MA 为 6.0 个棱镜度。如果患者集合了 18 个棱镜度,那么他们集合了 3 个 MA(18/6)[72]。

患者在视远和视近都有调节滞后,导致强烈的视觉刺激促进近视的发展。临床上,超过 50% 的间歇性外斜患者最终会成为近视[72,178]。

正常视力和对模糊的敏感度范围

正常视力范围在钟状曲线内,视力略好于 20/10~20/30[72,179]。这个视力范围可能与对模糊做出反应和认知的能力有平行关系。据推测,最终成为近视的人对模糊的敏感度降低[72,180];因此,他们倾向于忍受更模糊的视网膜像。如果是这样的话,这些人也可能由于无法很容易地识别近距离的模糊像而导致较严重的视近调节滞后[72,181]。这种由近距离模糊引发的高度调节滞后会反过来为视觉驱动的正视化控制系统提供更多输入,以及为促进近视增长提供更多的刺激。

近距离工作量和由此产生的平均时间视物模糊

如果进行大量的近距离用眼工作,那么哪怕是一个正常的远隐斜、正常的看近调节滞后或者周边视网膜对视觉性眼发育的轻微刺激,对近视的改变来说都是一种强烈的刺激,可能导致近视增加[72,182,183]。此外,Zadnik 发现通过近距离工作量并不能很好地预测近视的进展[59]。因此,减少近距离工作对我们社会中的大多数患者来说不太可能作为一种有效的治疗方法[72]。

户外活动/暴露在光线下的时间

户外活动可以延缓近视发病年龄[184-187],降低近视进展的速度[188]和发生率[187](图 23.14)。由于户外体育活动与近视的进展没有显著的相关性,因此户外光照似乎是主要影响因素[18]。一项户外活动对近视眼影响因素的调查表明,更明亮的光线和多巴胺水平的增加是主要影响因素[189,190]。较亮的光强会导致瞳孔收缩,焦深增加;这些变化减少了光学模糊,增加对比度。对比度的改变会影响视网膜细胞的功能,这可能解释了多巴胺在近视发展中的作用[188,189]。

Torii 等[191]通过回顾性测量配戴不防紫外线光(violet light,VL,360~400nm 波长)或部分防紫外线(violet light,VL)角膜接触镜近视儿童的眼轴,发现 VL 透过型角膜接触镜比阻隔 VL 透过型角膜接触镜更能抑制近视进展。也有证据表明,增加教室照明可以降低近视的发病率[192]。尽管 VL 和教室照明有积极的影响[191,192],但紫外线照射似乎对抑制近视的发展没有显著作用[193]。然而,全身性维生素 D 水平(通过暴露在阳光下而增加)似乎在抑制近视的发展中起着重要作用[194](尽管尚未发现全身性维生素 D 水平在近视发展后有显著作用[195]）。

在评估户外活动时间和近视发展的研究中并没有监测太阳镜的使用情况。使用太阳镜可以减少视网膜光暴露,突出室内和室外活动之间视觉环境的实质性差异[196]。与户外活动相比,室内活动更容易造成视网膜远视性离焦(近视眼)。户外活动最大限度地减少了近视引起的视网膜离焦[197](可能部分是由于视远时的调节引起的),并为眼球

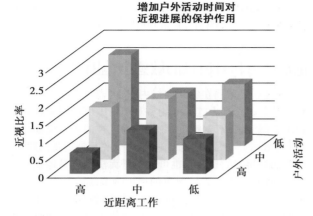

增加户外活动时间对
近视进展的保护作用

■ 图 23.14 根据 12 岁儿童每天近距离工作的平均小时数与户外活动的平均小时数（根据性别、种族、父母近视、父母职业和教育程度进行调整），多个变量影响近视比率。依据户外活动时间分为低、中和高三组。近距离工作水平低、户外活动水平高的组别为参照组。高水平的户外活动对所有水平级别近距离工作儿童的近视发展均有保护作用。（Adapted from Rose KA，Morgan IG，Ip J，et al. Outdoor activity reduces the prevalence of myopia in children. *Ophthalmology*. 2008；115（8）：1279-1285. Copyright ⓒ 2008 American Academy of Ophthalmology. With permission. ）

的生长提供一个相对的"停止"信号，抑制近视的发展。

视觉训练对近视及近视进展相关情况的影响

视觉训练已经作为屈光不正的一种治疗方法被提出，但尚未得到普遍认可。在 20 世纪早期和中期，眼科医生 WH Bates[198]、他的患者和学生 Margaret Darst Corbett[199]、英国作家 Aldous Huxley[200]，提倡"眼球锻炼"以减少对眼镜的需求。这些练习包括"sunning（目视阳光）""swinging（转动眼球）""palming（双手掌遮眼放松）"和"centration（集中注意力）"。据报道，这些训练能改变眼睛的形态，而且有传闻称其视力有显著改善，有时甚至不需要戴眼镜。

严格的临床研究通常无法重现这些改善[201-204]。Koslowe 等[202]进行了一项生物反馈训练控制近视调节的随机对照试验，未发现明显的统计学意义。Balliet 等[203]报道了 17 例患者（近视-1.50～-7.25D；散光≤-3.00D）平均接受了 35 次计算机生物反馈治疗。与 Galloway 等[201]的发现相似，所有患者在没有明显屈光变化的情况下，视力明显提升（平均变化约 3.4Snellen 线）。Abdel Rahman Mohamed[204]对 15 名女学生（年龄在 12～15 岁之间）进行了为期 6 周的眼部训练（手掌遮眼、转动眼球、集中注意力）。双眼屈光度改善均有统计学意义，右眼（由-1.43±0.66 至-1.33±0.67，P=0.028）和左眼（由-1.43±0.64 至-1.12±0.69，P=0.020）。

Marg 评论 Bates 的理论，"所有视觉科学家都认为他的大部分主张和几乎所有的理论均是错误的"[205]，并指出贝

茨（Bates）的方法之所以流行，主要是因为许多使用它的人都经历了"清晰的视觉"。这些结果也可能与误矫有关。那些视力有显著改善的人，能够"扔掉他们的眼镜"，可能是因为被误矫了，而"训练"使他们减少了对戴一个错误处方眼镜的需要（和愿望）。

自从 Bates 在 1920 年首次提出他的治疗方法以来，屈光能力得到了改善，大大降低了误矫的可能性，并降低了贝茨衍生疗法能获得显著收益的可能性。支持这一假设的是 Abdel Rahman Mohamed（前面讨论过）的研究结果，他发现在视觉训练后，近视屈光度在临床上虽然不太可能有显著的下降，但在统计学上是有统计学意义的[204]。尽管如此，对于不经常配戴明显过矫眼镜的人来说，在训练过程中仍可能偶尔出现有明显"视力改善"的情况（如果屈光度一开始就不正确，那么这并不是真正的屈光改变）。

视觉训练也包括中国眼保健操、针灸、气功眼操和眼部按摩。这些干预是以经络理论为基础的，经指的是贯穿人体内、外、上、下的路径，络指的是将这些路径关联起来的网络。针灸（和其他干预措施）声称可以影响气血的循环，减少眼疲劳，改善眼部神经营养，预防近视。尽管许多中国人相信这些疗法，但几乎没有科学依据[206,207]。

近视的潜在结构缺陷通常被认为是眼球拉长[27]。而视觉训练并非针对这种结构缺陷进行，这种方法对于近视的治疗通常无效（如前所述）。目前还没有以视觉训练方法治疗近视的临床试验，可见视觉训练不该被视为主要的近视治疗手段。然而，在某些情况下，可以考虑使用视觉训练的方法治疗近视。

开具视觉训练处方的基本原理

我们认为为近视患者开具视觉训练处方与为学习障碍患者开具视觉训练处方的情况相似。对于有学习障碍的患者，视光师通常支持把视觉训练作为多学科治疗方法的一部分。这是因为，在许多情况下，有学习障碍的儿童也有潜在的视觉问题，这些问题导致了他们的学习问题，可以通过视觉训练来提高整体的学习能力（见第 22 章）。在许多情况下，进展性近视患者也伴有相关的视觉问题，如严重调节滞后，内隐斜，间歇性外斜视，可能会影响屈光状态的稳定性。现在的问题是，我们是否可以把视觉训练作为近视合并视觉相关问题治疗的一部分。

这一章描述了基因编码的眼球发育是如何被视觉驱动的眼球发育所修饰的（模糊来自周边视网膜的离焦，以及调节和集合之间的相互作用）。假设Ⅲ（视觉驱动的眼球发育，是（主要）由周边视网膜离焦产生的平均时间视网膜模糊和（次要）调节和集合之间的相互作用产生的中央调节准确度导致的。视觉驱动的眼球发育在 21 岁速度下降到最慢，而且双眼可能并不对称。这表明，严重调节滞后、内隐斜、IXT 的相关问题可能影响近视发展。

调节滞后

近视者比正视眼者更容易出现调节滞后[208-211]。在近距离工作过程中，近视患者的这种异常的高度调节滞后使光线投射在视网膜的位置比正视眼患者更远，这可能是近

视进展的一个因素。然而，许多研究表明，调节滞后与近视进展速度之间并没有关系[211]。

Koomson 等[212]对 150 名受试者（近视屈光度基线 1.98±0.50D；年龄 10~15 岁）的研究中调查了调节滞后与近视进展之间的关系。在为期 2 年的单盲随机对照试验中，受试者被随机分配为配戴单焦镜片，FC（$n = 75$）或 +0.50D UC（$n = 75$）。使用开放式电脑验光仪进行屈光不正的测量，并通过 A 超扫描进行眼部生物测量评估。2 年后，两组近视进展无明显差异（FC −0.54±0.26D；UC −0.50 ±0.22D；$P = 0.31$），初始调节滞后量（−0.74±0.17D）和 24 个月后测得的调节滞后量（−0.72±0.15）之间也没有显著差异（$P = 0.44$）。此外，初始调节滞后量与 2 年后的屈光变化之间未发现显著相关性。

Mutti 等[208]将近视者与正视者进行了比较，并评估了 568 名近视儿童（至少−0.75D）和 539 名正视儿童（−0.25~+1.00D）在近视发生前、发生时和发生后的调节滞后状况。用自动验光仪测量调节滞后，并在睫状肌麻痹的状态下检查屈光不正。在发生近视前的任何一年，近视儿童与正视儿童的调节滞后量并没有显著差异。在 3 种测量条件下，调节滞后在发生近视时均未显著升高（$P<0.82$）。然而，在近视发生后，儿童的调节滞后量始终较高（$P<0.004$）。

在一项为期 1 年的纵向研究中，Weizhong 等[213]调查了 62 名儿童（10.81±1.60 岁；屈光不正−1.70±0.76D）的近距离调节滞后与近视进展之间的关系。重复测量包括屈光不正（全自动验光仪）、眼生物测量（A 型超声扫描）和 33cm 调节反应（开放式电脑验光仪）。近距离调节滞后，近视进展与屈光改变三者之间无统计学意义（$P>0.10$）。近距离调节滞后高于均值、等于均值和低于均值的近视儿童，近视进展无显著性差异（$P = 0.36$）。

先前的研究表明，在进展性近视的儿童中，近视进展和近距离调节滞后之间没有统计学上的显著关系。假设Ⅲ（视觉驱动的眼球发育，是（主要）由周边视网膜离焦产生的平均时间视网膜模糊和（次要）调节和集合之间的相互作用产生的中央调节准确度导致的。）表明，视觉驱动的眼球发育最重要的驱动因素是周边视网膜图像离焦现象[172]，和基因编码的眼球发育一起，构成屈光状态变化的主要因素。因此，根据该模型，我们实际上认为，在未经治疗的患者中，近视进展与调节滞后之间没有关系。

内隐斜

Chung 和 Chong[214]对 144 名受试者进行了回顾性研究，以检验内隐斜和近视之间的关系。受试者按年龄、性别、种族和近距离隐斜（由 Maddox wing 检测，分为>6△ 外隐斜、0~6△ 外隐斜和内隐斜）进行分组。发现近视在内隐斜组的发生率明显高于其他两组。Wajuihian[215]还发现，内隐斜与近视显著相关（$P = 0.01$）。

视觉训练在近视治疗中的作用

如前文对未经治疗的患者所述，在轻度进展性近视的患儿中，近视进展与近距离调节滞后之间没有统计学上的显著关系（并且内隐斜往往与近视同时发生），因此在这些

患者屈光状态治疗期间，为特定患者开具视觉训练处方可能是合理的。这可能是因为在为这些患者进行治疗时合理地开出视觉训练方案。当周边视网膜图像离焦治疗与药物治疗（用于近视患者）同时使用时，可以将基因编码的眼球发育速率降至最低，视觉驱动和基因编码的眼发育机制都会受到影响。患者接受这些联合治疗，遗留唯一刺激屈光状态改变的因素，包括调节滞后、视近内隐斜（这常常导致很大的调节滞后），以及集合刺激的调节。在这些条件下近视的发生率以及对屈光改变的刺激表明，在某些特定条件下，视觉训练是有用的。

近距离调节滞后与内隐斜

视近高调节滞后、高 AC/A、高度内隐斜，更容易发生近视[216]。Gwiazda 等[217]测量了 18 名近视和 44 名正视受试者（7~21 岁）的调节量（红外自动电脑验光仪）和隐斜量（马氏杆和棱镜）。内隐斜近视者的调节量明显小于外隐斜近视者的调节量（$P<0.05$）。在近视患者中，调节与远距离隐斜量（$P<0.01$）和近距离隐斜量（$P<0.03$）均有显著性相关。因此，进展性近视合并近距离内隐斜者，易发调节不足，而双焦或渐进眼镜（progressive addition lenses，PALs），据称可以减缓近视进展，消除调节不足引起的模糊[217]，减少近视进展。其他研究也表明，近视进展往往与更大的调节滞后相关[218]。

如果调节滞后可能影响近视进展，那么视觉训练也可以有类似的效果。这一预期结果由 Ma 等[219]证实，他们评估了视觉训练对调节反应差的近视儿童调节功能的影响。在他们的前瞻性非盲试验研究中，14 名有至少 1D 调节滞后的中国近视儿童（8~12 岁）接受了训练室的调节集合训练（配合家庭强化训练）。主要观察指标为单眼调节滞后的变化，次要观察指标为调节幅度和单眼调节灵敏度的改变。12 周视觉训练后，调节滞后降低了−0.46±0.22D（$P<0.0001$），调节幅度增加了 3.66±3.36D（$P=0.0013$），单眼调节灵敏度从 8.1cpm 增加到 13.6cpm（$P=0.0001$）。

间歇性外斜视

Noha 等[220]对 135 例间歇性外斜患者进行了 20 年的随访，发现他们在 5 岁时发生近视的比例为 7.4%，10 岁时发生近视的比例为 46.5%，20 岁时发生近视的比例为 91.1%，提示间歇性外斜患者与近视的发展存在显著的相关性。针对间歇性外斜患者，最常见的治疗方法有负透镜、棱镜、遮盖、视觉训练和手术干预。Coffey 等[221]比较了这五种治疗方案的治疗结果，发现视觉训练的成功率最高（59%）。

Schor[222]描述了慢相和快相疗法，该疗法改变了 AC/A 和 CA/C，并通过减少过度适应的疲劳而恢复了异常 AC/A 和 CA/C 的适度振幅；这种疗法能够在提高 AC/A 的同时，使 CA/C 出现相应的下降。我们建议屈光状态和间歇性外斜视的治疗顺序包括：

1. 通过屈光矫正造成周边视网膜图像离焦，减少视觉驱动的眼球生长。

2. 药物治疗（如阿托品和甲基黄嘌呤）以减少基因编

码的眼球生长。

该模型表明,这些治疗方法减少了视觉驱动的近视进展(周边视网膜图像的离焦)和基因编码的眼球生长(阿托品和甲基黄嘌呤)。然而,阿托品的副作用之一是降低调节幅度,从而提高 AC/A(更详细的解释见第 16 章)。根据 Schor 的发现[222],这种 AC/A 的增加可能伴随着 CA/C 的相应降低。当 IXT 患者动用集合融像时,会刺激调节(见第 16 章)。CA/C 的降低(使用阿托品后)会导致集合刺激的调节减少,从而导致模糊对近视进展的刺激减少。研究发现,视觉训练在改善 IXT 患者[221]的融像功能方面是成功的,并在视远视近时重建准确的调节反应,有望将近视的进展最小化。

暂时性近视

Vasudevan 等[223]评估了 10 名患有进展性近视的年轻人,在接受了 6 周的家庭视觉训练后,近距离工作诱发暂时性近视的变化。调节训练包括 Hart 图(6m 至 40cm)和翻转拍(±2.00D 在 40cm 处使用)。动态调节反应功能通过训练得到了显著改善[Hart 图(22~33cpm,OD;P = 0.01)和翻转拍(8~11cpm,OU;P = 0.03)]。

综上所述,早期的临床研究结果表明,对于一些使用甲基黄嘌呤/低剂量阿托品和/或配戴离焦眼镜治疗进展性近视的患者来说,视觉训练可能是一种有用的治疗方法。我们不建议将视觉训练作为屈光状态进展的主要治疗手段。然而,在缺乏临床试验的情况下,视觉训练似乎适用于患有进展性近视并伴有高调节滞后、内隐斜、间歇性外斜视和暂时性近视的患者。对于患有严重远视的儿童,我们不建议将全矫作为屈光状态的治疗方法,在治疗期间,视觉训练可最大限度地维持融像功能。

临床治疗

治疗方案

尽管目前对异常屈光状态的治疗还没有普适具体的干预措施,但我们通常可以制订合理有效的治疗方案。该模型的关键点是,基因编码的眼球发育受到视觉驱动的眼球发育的影响;这两者共同影响屈光系统,并影响最终的屈光状态。以下给出了治疗方案的基本原理,包括:

1. 屈光矫正(近视眼:最佳视力的最低负镜度;远视眼:在保证双眼视觉力的情况下采用最低正镜度),通过特殊设计造成周边视网膜像离焦抑制(近视患者)或刺激(远视患者)视觉驱动的眼球发育[66,224]。

2. 药物治疗(例如,阿托品和/或甲基黄嘌呤),根据发生(或预期)的近视进展而改变剂量,以降低基因编码的眼球生长速度。药物治疗目前还不适用于远视。

3. 必要时附加正镜片(近视时保持视近调节超前,远视时保持视近调节滞后)。

4. 积极持续的治疗,确保患者保持:

(a) 理想的阅读距离;

(b) 最小抑制的双眼视觉力;

(c) 精准的调节。

5. 调整饮食结构(以保持适当的眼球发育速率),同时尽量多接触阳光。

这些治疗方法主要通过改变视觉体验以影响屈光状态的发展,但大多数疗法现在才开始在临床中广泛研究,还需要前瞻性研究来验证它们的应用。与此同时,本章提出的模型为屈光状态的联合治疗提供了理论基础,并建议进行随机临床试验,以研究这种治疗方法及其可能的有效性。

近视或者有近视发生危险因素患者的治疗方法

近视眼发生的危险因素包括父母均有近视[43,47,48,177,225],AL/CR 高于 3.0[42]。此外,对于一个 AL/CR 正常的孩子来说,如果存在看近内隐斜[43,48,177,225,226],看远高度外隐斜[72,179],看近严重调节滞后[25,43,48,177,225],或者近距离过度用眼[47,177],那么他的视觉性眼发育就会受到强烈刺激从而发生近视。此外,老视早期的成人如果使用大型仪器工作(缺乏近距离调节超前),或每天需要长时间近距离工作也可能面临近视风险[72,227]。轻度逆规(against-the-rule,A-T-R)散光的增加可能是近视发展的征兆[8],特别是在小学低年级时期[72,177,228]。对于有可能发展成近视的患者,治疗应针对视觉驱动的眼球发育(使用离焦框架眼镜、OK 镜、多焦软性角膜接触镜)和基因编码的眼球发育(使用阿托品或者甲基黄嘌呤)两种机制。尽量减少调节滞后、提高对模糊像的分辨能力、最大限度减小周边视网膜相对远视信号、减少近距离工作量(或使其与远距离工作量相等),用这些方法进行持续治疗可以进一步减少视觉驱动的眼球发育对近视进展的增长信号(通过减少持续的视近相对远视性模糊来减少视觉驱动的眼球生长),使屈光状态尽可能地接近正视眼。理想情况下,治疗应该在近视发生之前,或者在近视发生实质性改变之前进行。

一个重要的临床决策是否建议采用特殊设计的框架眼镜、OK 镜、多焦点软性角膜接触镜或药物治疗(低剂量阿托品和/或甲基黄嘌呤)。虽然临床研究表明,OK 镜、多焦软性接触镜和每日使用低剂量阿托品的效果大致相当,但阿托品治疗会影响基因编码的眼球发育,而 OK 镜和多焦软性接触镜会影响视觉驱动的眼球发育。因此,从治疗的角度来看,联合治疗才是最有效的[111]。

儿童近视的治疗,通常建议持续到 16 岁左右,直到基因编码的眼球发育停止,这通常会导致治疗持续几年的时间。因此,有时最初的治疗方案可能会变得不适用。例如,阿托品和/或甲基黄嘌呤是治疗儿童近视的理想药物,但孕妇可能不适用。下面列出的治疗方法适用于大多数患者——在接下来的阐述中,我们将用一节介绍适用于育龄期或受孕期妇女的近视治疗方法。

病患指导

一般来说,患者和家属越了解情况,治疗的依从性就越高,最终的结果也就越令人满意。因此,在开始治疗之前,应向每个患者及其家属介绍可能出现的症状以及治疗的风险和益处。医生和患者达成对治疗期望的一致性是至关重要的，若治疗的各方面问题在开始时就被仔细地讲清楚，这种一致性更有可能达成。

长期益处

控制或者减缓近视进展的益处往往被简单认为是可以摆脱眼镜，或者是可以不戴高度数的眼镜。然而，除了屈光不正之外，近视还与一些眼疾有关，包括白内障、青光眼、周边视网膜变性和视网膜脱离。

Tideman 等[229]基于来自北欧人的数据（$N = 15\,693$），研究了视觉障碍患病率（视力≤20/40）与眼轴增长的相关性。以正常眼轴 24~26mm[26]作为参考，26~28mm 眼轴者，60岁视力损害的风险翻了 1 倍，28~30mm 眼轴者的患病风险

增加了 11 倍，而 30mm 眼轴者的患病风险增加 25 倍。26~30mm 眼轴者，在 75 岁时视力受损的可能性为 25%，30mm以上眼轴者在 75 岁时视力受损的可能性为 90%。

我们使用优势比来描述不同程度近视者和正视者患眼病的风险。Flitcroft[230]发现，同正视者相比，−1.00D 近视者患白内障和黄斑病变的风险是其两倍，患视网膜脱离的风险是其 3 倍。−3.00D 近视者患后囊膜下白内障（posterior sub-capsular cataract，PSC）的风险是其 3 倍，患黄斑病变和视网膜脱离的风险是其九倍。高度近视意味着更高的患病风险。这些数据表明，"生理性"近视和"病理性"近视之间没有区别；"生理性"意味着"安全的"近视水平，根据Flitcroft 的数据编制的表 23.4 表明，没有所谓"安全的"近视水平。

表 23.4　与近视增长相关的眼部疾病患病概率（RX 单位：屈光度）

黄斑病变		视网膜脱离		PSC		青光眼	
RX	优势比	RX	优势比	RX	优势比	RX	优势比
−1.00 至−2.99	2.2	−0.75 至−2.99	3.1	−1.00 至−3.49	2.1	−1.00 至−2.99	2.3
−3.00 至−4.99	9.7	−3.00 至−5.99	9.0	−3.50 至−5.99	3.1	>−3.00	3.3
−5.00 至−6.99	40.6	−6.00 至−8.99	21.5	>−6.00	5.5		
−7.00 至−8.99	126.8	−9.00 至−14.99	44.2				
>−9.00	348.6	>−15.00	88.2				

Compiled from Flitcroft DI. The complex interactions of retinal, optical and environmental factors in myopia aetiology. *Prog Retin Eye Res.* 2012;31(6):622-660.

由于先前所列举的眼病常与严重威胁视力的并发症有关，因此在指导患者近视进展的风险和近视治疗的益处时，讨论眼病与近视的关系是至关重要的。虽然许多人在生活中不具备"长远眼光"，但如果他们意识到他们或子女会因近视增长而面临（患老年眼部疾病的）风险，可能会有更多的人愿意开始治疗（以减缓近视进展）。

患者的观点和偏好

患者对所推荐治疗的看法对治疗的成功起着至关重要的作用，有时由于患者/家长对一种治疗方法持有支持或反对的偏见，治疗会无法进行。在临床护理中，开始治疗前，了解患者（儿童）对其病情的想法和顾虑，并确保他们对治疗的配合和认可非常重要。当患者不想戴角膜接触镜时，那么一般来说，无论是 OK 镜还是多焦点软性角膜接触镜，都无法配戴足够长的时间以获得疗效。当患者不想使用药物时，必须考虑其他的处理方法。

一些近视儿童喜欢戴眼镜，因此药物治疗（低浓度阿托品和/或甲基黄嘌呤）、近附加度和视觉训练均可获得疗效。低度近视（−0.25 至−1.25D）患者可能不适合配戴角膜接触镜，即使他们对角膜接触镜感兴趣，也不是利用 OK 镜控制近视的理想人选。因此，建议考虑使用药物、阅读/多焦点软性角膜接触镜、视觉训练、调整饮食、补充营养元素以及增加户外活动时间来治疗。

对于偏好戴角膜接触镜的儿童，可以考虑 OK 镜或软性多焦点角膜接触镜。若家长担心配戴 OK 镜过夜的风险，或担心停戴 OK 镜后度数回弹，可以考虑使用药物治疗和/或软性多焦点角膜接触镜。担心药物长期影响的家长/患者，可能更倾向于使用角膜接触镜（OK 镜或软性多焦点角膜接触镜），同时调整饮食、补充营养元素以及增加户外活动时间。

临床上，常有患者在成年期（18 岁及以上）出现近视，一般称为成人发病型近视[25]。大约 10% 的近视在成年期出现，尽管没有研究支持大龄患者使用药物治疗，但对于想要控制近视进展的成人发病近视患者来说，将药物（阿托品和/或甲基黄嘌呤）作为治疗的一部分是合理的。需告知患者目前尚没有研究来支持这一方法，并每间隔 6 个月对其进行跟踪研究。一定要评估近用附加，这些患者似乎对此需求更高。

预期治疗效果

想要"满足患者的预期"，首先是向患者解释治疗的效果，以及如果不治疗可能出现的近视状态。如果最终的屈光状态比患者预期的要严重，会令他非常失望。即便医生认为已经达到了极佳的治疗效果，但如果患者期望过高他仍会对结果感到不满。同样，若一个患者取得了比预期更好的结果，他们往往会感到非常满意。若可行，可使用在线的计算软件帮助患者模拟预期效果。

然而，在不进行治疗的情况下，也有可能快速估计近视的最终程度。例如，假设一个 8 岁的孩子去年是+0.25D 的远视，今年是−0.25D 的近视。这个患者的近视度数增加了

-0.50,如果这种增加一直持续到正常的近视生长期(14~16 岁),在大约 13 岁之前会有一个线性的变化,然后在接下来的 2~3 年内变化的速度会缓慢下降[71]。因此,如果该患者在 8 岁时近视为 -0.25D,并且在 13 岁前每年变化 -0.50D,那么在 13 岁时,近视度数将增加(5×-0.50 = -2.50)。近视的变化一般在 13~14 岁时逐渐减少,并在以后 2 年以较慢的速度持续增加。这两年的度数变化与之前一年的度数变化大致相同。因此,13~15 岁之间会额外增加 -0.50D,最终近视度数为 -3.25D[-0.25(8 岁时的初始度数)+-2.50(8~13 岁期间的变化)+-0.50(15 岁期间的进一步变化)]。

通常情况下,若接受治疗干预,最终屈光状态是不接受治疗的 50% 左右。表 23.5 说明了前面提到的例子,以及在其他年龄段不同初始度数,最终形成的近视度数。如果不进行近视治疗,预期的屈光状态为 -5.00D,那么患者治疗后的最终屈光状态可能为 -2.50D 或更少。那些最初接受了适当的指导,并在坚持治疗后最终屈光状态为 -2.50D 的患者不太可能感到失望;而一个 -5.00D 的患者如果预期为正视,仍可能对最终 -2.50D 的屈光状态不满意,即使他的治疗效果已经相当好了。

表 23.5   治疗与未经治疗的近视预期

年龄/岁	初始度数(等效球镜度)	预期年增长	13 岁后近视增长缓慢(13-当前年龄)×预期年增长	14 至 15 岁近视增长基本停止,这两年的度数变化等于先前的预期年增长	未经治疗的最终度数(±15%)将初始度数,13 岁前的预期增长,14 至 15 岁预期增长的度数加和治疗的近视预期=未经治疗的近视预期/2
8	-0.25	-0.50	13-8=5 5×(-0.50)=-2.50	-0.50	未治疗的近视预期为 -3.25 范围 -2.75 至 -3.75 治疗后的近视预期为 -1.75 或更低
10	-1.00	-0.25	13-10=3 3×(-0.25)=-0.75	-0.25	未经治疗的近视预期为 -2.00 范围 -1.75 至 -2.25 治疗后的近视预期为 -1.00
6	-0.50	-0.75	13-6=7 7×(-0.75)=-5.25	-0.75	未经治疗的近视预期为 -6.50 范围 -5.50 至 -7.50 治疗后的近视预期为 -3.25 或更低

仅用数据简单地向患者陈述治疗与不治疗的近视预期(治疗后预期的较小近视量)之间的差异是不够的,使用镜片(用 +5.00D 镜片模拟未矫正的 -5.00D 的屈光状态),患者可以直观地感受到区别。对于患者和家属来说,都会印象深刻。让一个期望达到一定效果的孩子通过镜片看清 50% 视力的差异,并得知这就是他们在治疗后可以预期的结果,可以激发他们强烈的开始并坚持治疗的渴望。

进行全面咨询的另一个优点是,仍然有大量视觉治疗者不遵循当前的研究,不相信近视进展可以被有效地减少。对患者和家长进行咨询,让他们了解到未经治疗的预期屈光状态和治疗后可能出现的屈光状态,以及使用阿托品后可能出现的对光敏感和视近模糊的症状,可以避开偶尔出现的反对意见,提高对这种疗法的接受程度。

初始治疗

当开始治疗时,屈光状态的变化幅度在儿童时期较慢,而在成年期则更慢(见表 23.3),因为对于成年人来说,只有模糊驱动的(即视觉)机制仍然存在(因为基因编码的眼球发育在 14~16 岁左右就已完成)。根据假设 I,视觉驱动的眼球发育修饰了基因编码的眼球发育,因此年龄越小,屈光状态变化越大越快,提示屈光状态的治疗应该尽早开始。此外,多方法联合治疗可能比单一方法治疗效果更好。例如,仅使用阿托品(改变基因编码的眼球发育)或仅使用中心看远多焦点软性角膜接触镜(提供适当的周边离焦),可能不如同时使用阿托品和中心看远多焦点软性角膜接触镜效果好[111]。

开始治疗的建议

对于近视眼来说,除了眼轴/角膜曲率比值大于 3.0/1 外,在上学初期仅存的低度远视是未来近视发展的一个重要指标[27,231]。在三年级(平均年龄 8.6 岁)等效球镜度为 +0.50D 或更低的儿童中,Zadnik 等[27]发现他们到 4 至 8 年级发展为近视的敏感性为 86.7%,特异性为 73.3%。因此,小学阶段的儿童是否会发展为近视的一个预测指标是小学低年级阶段的远视量;通常这个节点(睫状肌麻痹后的等效球镜度)为:

- 一年级(主要为 6 岁,7 岁以下),低于 +0.75D
- 二年级(主要为 7 岁,8 岁以下),低于 +0.50D
- 三年级(主要为 8 岁,9 岁以下),低于 +0.25D

理想情况下,我们希望在近视开始前就开始治疗,最好的方法是根据上面提到的年龄和屈光状态的节点,决定何时开始治疗。总的来说,这些建议强调了儿童早期眼部检查的重要性。

屈光矫正

中央视网膜/视远最佳矫正

在屈光矫正中应强调,近视者矫正至最佳视力的最低负镜度,远视者在不影响双眼视觉力的情况下,矫正为最佳视力的最低正镜度。在视远最佳矫正处方的决策中,应适当考虑近视欠矫的影响:

- 近视轻微欠矫的有效性是有限的,传统屈光矫正状态下的周边远视性成像界面(见图 23.10)仍然(轻微欠矫时)会刺激视觉驱动的眼球增长,视近时相对远视形成的模糊(例如调节滞后)仍然是近视进展的刺激因素。因此,近视仍会发展[70]。
- 中度欠矫(约 0.75D 或以上)实际上没有控制效果,而且还会导致更严重的近视[70]。这一结果可能是因为,虽然中度欠矫将远处的焦点移出了中央视觉系统可反应的范围之外,但是经过传统屈光矫正后的周边相对远视的成像界面(见图 23.10)仍然会刺激视觉驱动的眼球生长。另外,随着相对近用附加度增加(相对视远的矫正量减少),视近调节滞后减小,对近视进展的刺激减少。因此,总的来说,中度欠矫可能导致近视进展的轻度增加。
- 高度欠矫(如不戴近视矫正眼镜)确实能使近视改变最小化[69];外周相对远视成像界面最终成为聚焦于视网膜,不再刺激视觉驱动的眼球发育,最大限度地减少了对近视进展的刺激。但是高度欠矫也可能导致视远模糊,因此往往不能满足患者远距离工作的需求(例如上课或驾驶)。

因此,近视欠矫的方法要么是无效的(轻微或者中度欠矫),要么在临床上是不可接受的(高度欠矫)。因此,欠矫不可作为一种治疗方法来减缓近视的进展。

周边视网膜离焦的屈光矫正——针对视觉驱动眼球发育的治疗

框架眼镜

该模型认为,传统的近视眼镜只矫正了远距离屈光不正,而使周边视网膜仍残余未矫正的相对远视的成像界面,这种矫正非但没有控制近视进展,反而促进了它的发生。因此,理想的矫正眼镜,应具备适当影响周边视网膜焦点的设计(见图 23.10)。

Sankaridurg 等[134]研究了一种旨在减少周边远视性离焦的近视矫正眼镜,发现父母有近视史的 6~12 岁的儿童配戴后近视进展明显变少(P=0.038)。Lam 等使用一种特殊设计的眼镜镜片(DIMS),该镜片可矫正屈光不正,在中心光学区周边设计有多个离焦区,最终发现配戴者近视进展下降了 59%,眼轴增长下降了 60%[135]。

这些创新型镜片上市后可用于近视患者的常规矫正(代替传统眼镜,该模型认为传统框架眼镜矫正会导致近视加深,而非控制近视进展)。目前在售的蔡司 MyoVision 镜片采用 Sankaridurg 设计[134]。DIMS 镜片将通过 Hoya 代理,计划 2018 年在中国大规模供应,2019 年在欧洲、日本和美国大规模供应。

角膜接触镜

多焦点软性角膜接触镜(中心看远设计),在中心和周边提供了不同的焦点,以减少视觉驱动的眼球生长。OK 镜也被证明有类似的效果。为了最大限度地减少近视的进展,对于愿意配戴角膜接触镜的患者来说,这些类型的角膜接触镜应该用于代替传统框架眼镜。

中心看远多焦设计的软性角膜接触镜

目前市面上有许多多焦设计的软性角膜接触镜,中央光学区用于矫正屈光不正,周边附加正镜度形成相对离焦,包括:

- Biofinity Multifocal "D" 多焦角膜接触镜(coopervision.com);ADD,+2.50D;光度,+6.00 到-10.00。
- Proclear Multifocal "D" 多焦角膜接触镜(coopervision.com);ADD,+2.50D;光度,+6.00 到-10.00。
- Natural Vue Multifocal 多焦日抛角膜接触镜(Visioneering Technologies)。

该模型表明,针对视觉驱动眼球发育的近视者的治疗,可以使用上述任何一种中心看远多焦点软性角膜接触镜,并使用最高的正附加。事实上,大多数多焦点软镜都获得了相对成功的应用[133,157,158]。

对于近视每年增长(或预期增长)≤0.50D 者,我们建议使用+2.50D 附加的中心看远多焦角膜接触镜。当近视进展更加迅速时,常用的市售中心看远多焦角膜接触镜可能没有足够的外周光度以使视觉驱动的近视进展最小化。对于近视快速进展的患者,我们建议使用 Natural Vue Multifocal 多焦日抛角膜接触镜(Visioneering Technologies)。这些镜片在瞳孔边缘设计了 8~11D 的相对附加,在视觉区域边缘设计了高达 20D 的相对附加。这种平滑、渐进、连续的相对附加,创造了层层递进的焦点,并被证明可以提供一个强大的刺激来减少视觉驱动的眼球发育。Cooper 等认为,当其他软性多焦点角膜接触镜不能治疗快速进展的近视时,Natural Vue lens 可以成功治疗[158]。

处方光度

为了确定近视者获得最佳矫正视力所需的屈光度,Schulle 等[232]让 294 名近视儿童(-0.75D 至-5.00D;7~11 岁——平均 10.3±1.2 岁)配戴中心看远多焦点软性角膜接触镜(+2.50D 附加,Biofinity Multifocal "D" 角膜接触镜)。初始角膜接触镜的屈光度为主觉验光的等效球镜度,以 0.25D 步距为基准四舍五入。片上验光追加度数使单眼矫正至最佳视力。获得最佳矫正视力的平均追加度数为 OD -0.61±0.24D/OS -0.58±0.27D。双眼高对比度视力在框架眼镜与最佳矫正角膜接触镜中无差异(P=0.59)。

如前所述,经仔细地片上验光追加度数后,+2.50D 附加的中心看远多焦点软性角膜接触镜可提供良好的远视力,是近视控制的合适选择。对于想要用软性接触镜矫正近视的年轻患者,应使用精确片上验光追加度数后的中心看远软性多焦点角膜接触镜。事实上,所有年轻的近视患者最终都可能适合将中心看远多焦点角膜接触镜作为减缓近视进展的首选角膜接触镜(见图 23.10)。在任何情况下,角膜接触镜都应使用最佳视力的最低负镜度以及临床上不影响远视力的正附加(+2.50D 或更多)。

OK 镜——逆几何设计的角膜接触镜

OK 镜是一种硬性透气性角膜接触镜,通过在患者熟睡时重塑角膜形态来暂时矫正近视,该过程是可逆的,这个过程被称为角膜塑形术(ortho-k)、CRT、视力整形治疗或屈光矫正[233]。大多数患者在治疗期的前几天视力迅速改善,并在 7~14 天几乎达到最佳视力。一般来说,OK 镜已被证实可以减缓近视进展和眼轴的生长[143,144]。对于中度近视(-1.25 至-4.00D)和瞳孔较大者,使用 OK 镜控制近视进展是最有效的。对于想要在白天获得清晰的裸眼视力的中度近视者,可考虑该治疗方法。应告知这些患者,若停戴OK 镜,近视度数将会回弹。

其他与接触镜相关的影响——色差误差信号:透气性硬镜与软镜的区别

角膜因素可能与维持稳定的屈光状态有关的一个例子来自硬性透气性(RGP)角膜接触镜在儿童中的应用研究的结果,其典型的临床观察是即使在角膜曲率变化不大的情况下,近视进展也会有小幅减缓[72,234]。这可能是由于 RGP 角膜接触镜的球形表面成为眼睛屈光系统的前表面,向正视化控制系统提供与非球面光学控制系统不同的周边视网膜图像离焦信息。如果是这样的话,这种"球面"反馈会导致近视进展减少,即使在角膜曲率没有实质性变化的情况下也是如此。这一点在临床报告中已经提到,配戴 RGP 的儿童显然有相对稳定的屈光状态[72,137,235]。我们的期望是,配戴 RGP 的患者,即使是在角膜变化不大的情况下,其屈光状态也应该比配戴软镜者的屈光状态更稳定。然而,尽管传统上配戴 RGP 能轻度减慢儿童近视的进展,但它对眼轴长度的发育是没有作用的;这种屈光效果是由于角膜扁平化造成的,可能是暂时性的[72,234]。因此,传统上配戴 RGP 角膜接触镜对有近视风险的年轻患者来说可能只是一种略微有效的治疗方法[72,138,235]。

相比之下,OK 镜确实可以减缓近视的发展,如果使用这种类型的接触镜,最好在患者近视发展之前就着手治疗,除非患者需要保留少量的近视屈光状态(例如缓解老视对近视的需求)。为了获得最佳疗效,OK 镜应该联合其他干预措施(合适的双焦眼镜,模糊干预治疗,适当的工作距离,药物治疗,调整饮食,补充营养元素,增加户外活动时间)共同使用,而不是作为减缓近视进展的唯一治疗方法[149]。

药物治疗——减缓基因编码的眼球发育的治疗方法

药物治疗是为了减缓基因编码的眼发育;目前可用的治疗方法包括阿托品和甲基黄嘌呤。治疗需要持续到 14~16 岁(或至少 2 年,以较晚者为准)。在这个年龄之后,基因编码的眼球发育基本完成,患者进一步发展近视的风险降到最低。此外,如前所述,为了达到最大的治疗效果,应将针对基因编码的眼球发育的治疗(药物)与针对视觉驱动眼球发育的治疗(中心看远多焦点软性角膜接触镜或者

OK 镜)相结合[111]。若近视和眼球生长得到抑制,当前的药物治疗就是有效的。药物治疗不适合远视患者,他们眼球生长需要刺激,以达到更正常的屈光状态。

一般来说,药物治疗宜早不宜迟,在越早的年龄开始治疗,最后的近视预期度数越低。治疗基于:

- 临床发现
- 已经发生(或预期会发生)的进展速度
- 儿童和家长对安全性和视物模糊、对光敏感等临床症状的担忧

阿托品使用指导

使用浓度

关于阿托品使用浓度这一重要临床问题由于有效性与副作用的矛盾因素而复杂化的——通常发现,在控制屈光状态和眼轴进展方面,高浓度阿托品比低浓度更有效;然而,浓度越高,与瞳孔扩张和调节功能丧失相关的症状就越多。尽管 Cooper 等[98]认为 0.01%阿托品的浓度对延缓近视进展不一定有足够的疗效,但是为了最大限度地减少症状,0.01%阿托品是亚洲使用的典型的低剂量治疗浓度。然而,基于实现最大药效的愿望,我们建议在阿托品治疗应用浓度上,实现最大的有效性,最小的副作用,而不是简单地对所有患者使用相同低浓度的阿托品。

考虑到临床上想要使用阿托品最大限度地减缓近视进展的愿望,1%阿托品是较为合理的,许多研究[78,81,84]表明这是最有效的浓度。然而,临床试验[85,86]和 Meta 分析[87]表明,低浓度阿托品在控制近视(屈光状态)和眼轴进展方面也相当有效[85]。存在浓度依赖性反应,0.05%阿托品控制眼轴生长的效果是 0.01%阿托品的两倍(平均眼轴进展分别为 0.20±0.25mm 和 0.36±0.29mm,$P<0.001$)[85]。

选择使用低浓度(而不是 1%)阿托品的一个主要优势是,低浓度所导致的视力或视觉相关生活质量方面的症状较少[85]。Yam 等[85]在一项 438 名受试者的随机临床试验中发现,与安慰剂相比,0.05%阿托品可导致 1.03±1.02mm 的瞳孔扩张和 1.98±2.82D 的调节下降,这表明 0.05%阿托品通常不会引起症状。事实上,Yam 等[85]发现 0.5%阿托品对瞳孔和调节的影响低于 Cooper 等[99]发现的 0.02%阿托品(他们认为这通常不会导致明显的相关症状)。与前面的讨论不一致的是,Gong 等[87]的 Mata 分析表明,即使低浓度阿托品很少出现症状,但较高浓度的阿托品往往与更多的症状相关。

考虑到 0.05%阿托品在控制近视和眼轴生长方面的有效性,以及 0.05%和 0.02%阿托品诱发的症状最少[85,98],我们建议将这些浓度的阿托品作为除高危患者之外所有患者的理想初始治疗药物。使用 0.05%阿托品可有效控制眼轴进展,但对个别患者可能诱发症状。如有必要,可以通过配戴染色眼镜、正附加镜、视觉训练以及降低阿托品浓度来缓解相关症状。为了达到最大的药效,我们建议使用以下阿托品治疗处方。

预防性治疗——0.02% 阿托品

低浓度阿托品的副作用小,治疗效果佳,可以减缓基因

编码的眼球生长,因此我们建议进行预防性治疗的年轻近视患者,每日睡前使用一次(once daily at bedtime, QHS)0.02%阿托品。长远来看,0.02%阿托品几乎和高浓度阿托品一样有效,并且引起瞳孔扩张或调节功能丧失的继发症状最少。在使用 0.02%阿托品开始预防性治疗时,要定期监测近视进展情况,如果有明显的进展,应准备将浓度增加到 0.05%甚至 1%。

进展性近视(大多数患者)——0.05% 阿托品

绝大多数接受治疗的患者都有低或中度近视进展(≤0.25~0.75D/年)。对于这些患者,0.05%阿托品 QHS 应作为其初始治疗方法。使用 0.05%阿托品治疗时,要定期监测进展,如果有明显的近视进展,则将浓度增加到 1%。如果进展较快,考虑在冬季使用较高浓度的阿托品(1.0%或0.5%),在夏季使用较低浓度的阿托品(0.05%或0.02%),此时患者的阅读需求通常较低;这种"分块疗法"已经被证明可以减缓超过 75%的近视进展[88]。在某些罕见的情况下,患者无法通过配戴染色眼镜、正附加眼镜和视觉训练来缓解使用阿托品带来的相关症状,那么,我们将浓度降低到0.02%也是合理的。

快速进展性近视(>-0.75D/年)——1% 阿托品

一般来说,1%阿托品的药物治疗是针对有发展成严重近视(6D 以上)风险的患者,此类高度近视患者视网膜脱离等临床后遗症的风险较为显著。这些儿童在很小的时候就患上了近视,且父母通常都患有近视,AL/CR 比率大于3.0。由于他们的近视进展存在极高风险,因此,应考虑最大限度地治疗(病例 23.3)。若在 6~12 个月内这些儿童的近视迅速增加(>-0.75D),应提高警觉,建议使用 1%阿托品长期治疗[236]。

成人近视——0.02% 阿托品

虽然目前还没有关于低浓度阿托品对成人发病型近视中的疗效的数据,但临床研究确实表明,持续的视觉驱动的眼球生长是潜在的问题[237]。因此,考虑到 0.02%阿托品对眼球生长的影响(及其使用的副作用最小),使用 0.02%阿托品 QHS 治疗成人发病型近视在临床上似乎是合理的。让患者进行为期 2 年的治疗,每隔 6 个月随访一次。如有进展,应改变治疗方法。如果 2 年后无进展,则逐渐减少治疗(见下文)。如果停药后近视仍无进展,应继续定期随访;如果再次出现近视进展,可恢复使用阿托品。

何时使用

阿托品通常是在每日睡前使用一次(QHS)。睡前滴眼可以最大限度地减少瞳孔扩张和调节的影响。然而,在临床中,患者定期规律地使用滴眼液要比在特定时间使用重要得多。要与患者(及家长)讨论滴眼液的使用及使用的重要性,尽可能让使用药物的时间符合患者的生活方式。如果患者能遵循一个时间规律,在早上或放学/下班后使用滴眼液也是可以的。

单眼用药

阿托品的一个有趣的优点是,就是可以单眼用药,并减少该眼别的近视进展[84]。这种"单侧效应"可用于近视性屈光参差的治疗。使用阿托品治疗近视度数较大的那只眼睛,可减缓该眼的近视进展,随着另一只眼(非治疗眼)近视度数的增加,最终减少屈光参差。

阿托品滴眼液的可用性

在美国,根据联邦食品、药品和化妆品法(Federal Food, Drug, and Cosmetic Act, FFDCA),一种药物只有在其安全性和有效性得到 FDA 认可和批准后才能进行标识、推广和宣传。这些通常被称为"获批使用"。然而,市场上已有药物的新用途往往是通过治疗调查发现的,这些会在医学文献中被广泛报道§。阿托品用于近视控制已被广泛研究;然而,获得"获批使用"标签需要 FDA 评估的证实数据。这个过程需要时间,而且如果没有相关药品制造商的主动参与,这项工作永远无法完成。

然而,FFDCA 并不限制已批准药物的使用方式。一种被批准的药物通常被用于治疗未被列入 FFDCA 标签的情况(称为"超说明书"使用),因为开处方者认为尽管没有被特别批准用于特定的使用情况,但这种药物会是有益的。公认的医疗实践通常包括"超说明书"的使用。事实上,据估计,美国 20%~30%的处方药被"超说明书"使用[233]。因为控制近视不是 FDA 认定的阿托品的适应证[92],这种将是一种"超说明书"使用(完全合法,但有时受国家规定限制)。

低浓度阿托品(0.01%)可在亚洲买到,每瓶 5mL,每盒30 支,单支独立包装。因为在美国阿托品用于控制近视是"超说明书"的,所以阿托品滴剂只有 1%浓度(装在 2、5 和15mL 的瓶子里)。亚洲的低浓度阿托品很难订购运送到美国,而低剂量阿托品必须在北美合成。复合药剂由专门的药方配制,虽然并不是每个地方都有这种药店,但互联网上列出了许多。低浓度阿托品的价格一般为 50~70 美元/10mL(约 3 个月的用量)。

如果没有专门的药店,或者由于某些原因,不能通过互联网订购低浓度阿托品,患者可以将 1%的阿托品稀释到适当的浓度。一滴被定义为"一滴水"中的液体量,普遍用于医药和烹饪。这个定义从 19 世纪开始使用,可能是最粗略的体积单位之一。大多数情况下,一滴的量约为 0.05mL。我们通常接受这个估计值,向一瓶人工泪液中加入足够多的 1%阿托品来达到所需的浓度是相对简单的。一个 10mL的瓶子(例如 Systane 平衡液、Refresh Advanced 或其他10mL 的人工泪液)大约包含 200 滴(10/0.05mL)液体;2 滴1%阿托品加到 10mL 的瓶子中,得到 0.01%(2/200)阿托品溶液,3 滴 1%阿托品稀释成 0.02%(4/200)阿托品溶液。

---

§ 低浓度阿托品已经进行了广泛的临床研究,结果都是积极的。因此,低剂量阿托品已成为控制近视进展的药物治疗的选择(特别是在亚洲)。还有其他药物,如哌仑西平,似乎可以模仿阿托品减少近视的效果[238,239],但不会引起瞳孔扩张和光敏感。然而,哌仑西平可能不如阿托品有效[238],其他可能的候选药物,包括维甲酸类似物,可能最终会被开发出来。

毫无疑问,液滴的体积取决于生产液滴的方法或设备,上述数值是液滴量的粗略近似值。尽管如此,只要在治疗期间保持不变,可适用于临床应用。然而,阿托品并不是一种"越多越好"的药物;如果可能的话,应该使用精确的浓度。此外,由于潜在的法律问题,医生不应稀释滴剂。滴剂最好是从配药药房订购,所以配方的准确性和使用的安全性都不成问题。

低浓度阿托品经过了广泛的临床研究,并取得了一致的积极效果。因此,低浓度阿托品已成为控制近视进展的首选药物治疗方法(尤其是在亚洲地区)。还有一些其他药物,如哌仑西平,似乎也有类似阿托品减缓近视进展的作用,但不会引起瞳孔扩张和对光敏感。然而,哌仑西平可能不如阿托品有效,其他可能的候选药物,包括视黄酸类似物,最终可能被研发。

甲基黄嘌呤使用指导

甲基黄嘌呤是口服的,在延缓近视进展方面具有双侧抑制效应,可以用于治疗基因编码的眼球发育引起的近视进展,对每只眼都有延缓近视进展的作用。由于甲基黄嘌呤的双侧效应,在近视性屈光参差或其他需要单侧治疗的病例中,不宜使用甲基黄嘌呤。对于近视性屈光参差,应考虑单眼滴用低浓度阿托品,这只会影响用药眼的近视进展。甲基黄嘌呤抑制眼球生长,也不适用于治疗远视,因为远视者眼球的发育需要刺激。

7-甲基黄嘌呤/可可碱

研究发现,在为期 24 个月的 7-甲基黄嘌呤治疗中,儿童眼轴的生长速度持续下降[76]。可可碱较为廉价,可安全服用,并通过代谢提供足够的 7-甲基黄嘌呤来有效影响(减缓)近视的进展速度,特别是与低剂量阿托品联合使用时疗效明显。而且,根据 Trier 等[76]和 Hung 等[111]的研究结果,如果患者/家长非常反对使用阿托品,一些患者可能会选择单独使用可可碱,而不是阿托品。然而,总的来说,最好是将针对基因编码眼球发育的治疗方法(药物)与针对视觉驱动眼发育的治疗方法(例如 OK 镜或中心看远多焦点软性角膜接触镜)结合起来[111]。

甲基黄嘌呤通常以药丸或胶囊的形式服用。由于 7-甲基黄嘌呤在北美不容易获得,我们建议近视进展患者考虑服用可可碱补充剂,剂量为 200mg,每天 2 次(每天 400mg),同时联合使用阿托品。可可碱价格低廉,可以购买散装(精确剂量到 200mg)或 200mg 胶囊。虽然很少有患者会对 200mg(每天 2 次)的剂量有不良反应,但如果出现紧张、恶心、胃部不适或心率加快,应减小剂量。

阿托品滴剂使用后随访,以评估和最大限度减少症状

阿托品应用后畏光

评估阿托品治疗前和开始后 1 周的对光敏感度。症状问卷(表 23.6)如视觉光敏感问卷(Visual Light Sensitivity Questionnaire,VLSQ-8)[240]可用于评估光敏感症状(得分大于 10 表示明显的对光敏感)。在确定对光敏度和无干眼的情况下,在户外配戴变色镜片和/或太阳镜通常是有效的。有时,也可以考虑降低阿托品使用浓度。

表 23.6　视觉光敏感问卷

这份问卷是为了检测视觉对光的敏感度而设计的。每个问题圈出一个答案。选择最能描述您情况的答案。回答所有问题,就像你戴着普通眼镜或角膜接触镜一样。回答问题时间没有限制。所有的答案都是保密的。

1. 在过去的 1 个月里,你白天在户外多久会发生一次视觉上的对光敏感?
   从不
   很少
   有时
   经常
   总是
2. 在过去的 1 个月里,你的眼睛多久会产生一次眩光感?
   从不
   很少
   有时
   经常
   总是
3. 在过去的 1 个月里,你因闪烁的光线或明亮的颜色而产生视觉光敏感的频率是多少?
   从不
   很少
   有时
   经常
   总是
4. 请评价您在过去 1 个月中感受到最严重的一次视觉光敏感。
   1-无
   2
   3-中度
   4
   5-重度
5. 当您对光敏感时,是否同时感到头痛?
   从不
   很少
   有时
   经常
   总是
6. 当你对光敏感时,多久发生一次视力模糊?
   从不
   很少
   有时
   经常
   总是
7. 对光敏感的程度影响到阅读、看电视或使用电脑的情况多久会发生一次?
   从不
   很少
   有时
   经常
   总是
8. 在过去的一个月里,您想要在阴天或室内配戴墨镜(有色镜片)的情况多久会发生一次?
   从不
   很少
   有时
   经常
   总是

评分中位数 = 10±8,评分>18 分(SD 大于平均值 1 分)。
此处问题 8 在原始问卷的基础上进行了修改,以反映可能使用有色镜片的情况。

双眼视觉

无论使用何种浓度的阿托品控制近视,所有接受治疗的患者在开始治疗后 1 周都应进行双眼视觉评估。除了畏光,第二大与低浓度阿托品使用有关的最常见症状,是由调节能力下降而导致的视近模糊。虽然 1%阿托品通常会引起调节功能丧失及相关症状,但 0.05%或更低浓度的阿托品也可引起轻微的临床症状[85,98]。

近用附加度

当使用低浓度阿托品时,调节功能受损(部分麻痹)。这就需要更多调节增加 AC/A 的比例(见第 15 章)。低浓度的阿托品(如 0.05%或更少)只会最低限度地减少调节。然而,即使是最低限度地减少调节也可能影响双眼视觉,导致一些患者需要近用附加度。因此,实际上存在两个"近附加"问题——"功能性"附加(此处定义为在视近时产生调节超前)和因调节功能减弱所需的最小近附加。最高正镜度/最低负镜度(见第 587 页)和近距离测试(近遮盖试验、调节精度、幅度和灵敏度、正负相对调节、注视视差测试)可用于确定是否需要近附加以及近附加的度数。

功能性近附加

如果可能,应该进行评估以确定并开出近附加量,确保接受小剂量阿托品治疗的近视患者在阅读时激发最小量调节。使用动态检影法(见第 1 章)可以轻易实现这一点。

以患者的习惯阅读距离为标准配戴与距离相符的习惯度数眼镜矫正,并在双眼前加+1.50D。在此距离下进行动态检影验光,双眼每次以 0.25D 为梯度增加或减少度数,直到动态检影观察到轻微的逆动(为轻微的调节超前状态)。由此产生的度数将在阅读时最大限度减少对近视持续发展的刺激,因此我们建议工作中尽可能采用这种功能性近附加。

最小近附加

如果没有使用功能性近附加,仍应进行调节功能检查。在管理近视治疗中使用小剂量(0.05%或 0.02%)阿托品引起的轻微调节功能障碍的患者时,确定最小的近附加量通常是有帮助的。对于使用小剂量阿托品的近视患者,通过找到将现有的内注视视差降至零或恢复先前存在的外注视视差的附加镜片,通常很容易确定大致的近附加量。在开始阿托品治疗前,使用 Wesson、Woolf 或 Borish 卡(见第 15 章)测量近注视视差,并在使用阿托品点眼 1 周后再次测量。为了通过该注视视差测试确定近附加量,将 Wesson、Woolf 或 Borish 卡拿在患者的近阅读距离处,并在矫正距离上以每次+0.25D 为梯度双眼调整附加镜片,直到患者报告非游标线对齐(相联性隐斜为零)或恢复了最初测量的注视视差。这种注视视差测试方法通常提示需要近附加量,当验光处方和使用方式都正确时,通常可以成功缓解阅读后视物模糊或疲劳的症状。

我们需要经常进行随访,以确保患者保持适当的工作条件,并且要根据视觉反应的变化而改变矫正方案。一些关于双焦眼镜在延缓近视发展方面的调查研究会得到不同的结果,是因为没有达到和保持这些条件[104,107,109]。

工作距离

若要使看近附加处方起作用,应分别评估每个患者调节滞后的程度,然后确定近附加处方,使视近调节滞后尽可能降至接近零(病例 23.1)。虽然增加近附加可能对那些较严重的看近调节滞后,看近内隐斜[176,177,241,242],或因使用小剂量阿托品引起相关问题的患者有用,但这样的处方可能并不适用于所有进展性近视患者[177,242,243]。例如,除非实际减少了看近的调节滞后,否则开出的近附加处方不太可能有所帮助[177]。

病例 23.1 近视治疗成功病例

一个 9 岁的女孩因在校园筛查时发现问题所以来做检查。她的裸眼视力(VA)为 20/30,非睫状肌麻痹下的屈光检查结果为:

OD:-0. 50

OS:-0. 50VA 20/20⁺¹

遮盖试验远距离为 2△ 外隐斜,近距离 5△ 内隐斜。计算性 AC/A 为 7.2:1(瞳距=60)。两眼眼轴长度均为 23.0mm,角膜曲率半径为 7.65(曲率=44.12),AL/CR 为 3.01。

在这个病例中,轻度近视应该被重视,需要进行矫正以使远视力变得清晰。在这个患者的治疗中使用附加镜片是有效的。由于 AC/A 高,可以使用镜片来控制隐斜。双眼+1.25D 的附加将显著减少视近的内隐斜。但是在治疗近视时,我们希望她在读书时处于调节超前的状态。使用动态检影法进行的临床检查显示,给予+2.25D 近附加能够使其在正常 37cm 工作距离下,产生调节超前。双焦点处方书写方式为:

OD:-0. 50

OS:-0. 50

+2. 25Add

病例 23.1　近视治疗成功病例(续)

在这个病例中,使用-0.50D 联合双眼+2.25D 近附加,是使其达到视近调节超前的有效方法,同时视远屈光足矫也保证了远距离的调节超前。因此,只要能够引导孩子在正确的距离上阅读,她就会有持续的刺激,使屈光不正度向较小近视方向发展。随着时间的推移,她的近视只有轻微增长,到上大学时她只在阅读时需要戴镜。

年龄	屈光处方	其他治疗方法
9	OD:-0.50 OS:-0.50 近附加+2.25	保持工作距离在 37cm
10	不变	工作距离不变,建议并鼓励阅读时保持全程戴镜
12	OD:-0.25 OS:-0.25×180 近附加+2.25	保持工作距离在 40cm
14	近附加+1.75 以下远距离屈光不正未被矫正: OD:PL OS:-0.25×180	保持工作距离在 40cm,在学习时保持适当的照明 鼓励阅读时保持全程戴镜
18	近附加+1.50 以下远距离屈光不正未被矫正: OD:PL OS:-0.25×10	鼓励阅读时保持全程戴镜 保持工作距离在 40cm 鉴于当代文献中报道的使用低剂量阿托品的成功效果,目前对该患者的治疗方法是在睡前加用低剂量(0.05%至 0.01%)阿托品与上述治疗方法相结合,持续 5 年,或直到 14~16 岁。虽然上述治疗是成功的,但加用低剂量阿托品的成功率更高

Raphaelson[177,244] 报告说,57% 的小学生(503 人中的 287 人)25.4cm 以上的距离开始看书写字,但仅仅过了几分钟,超过 80% 的孩子(503 中的 425 人)将看近距离保持在了 15.25cm 或以下。因此,许多人可能会通过新的双焦点矫正眼镜来调整他们的近工作距离,以保持一种习惯性的视近少用调节的状态,完全违背了矫正的目的。即使开出渐进式附加镜片处方也不能解决这个问题。这个处方必须用于所有的近距离工作,而禁止患者通过调整工作距离使其继续处于视近调节滞后的状态,并有足够的时间使视觉驱动刺激正视化,从而才能减少近视的发展速度。

近距离附加的形式及随访

通常以平顶或一线双光开具近用附加度处方,因为这对减少近视进展有最好的效果[245]。当使用平顶/一线双光双焦点眼镜时,应将其设置得略高于平常(不低于瞳孔下缘),以便在阅读时使用。也可以考虑渐进型、阅读型,或半眼镜型镜片(只有下方有镜片)。对所有病患,都应该利用频繁的随访,确保患者保持适当的近工作距离,以最大限度地减少近距离调节滞后(如果可能的话,保持超前)。仔细地指导、持续的治疗和随访有助于确保患者保持适当的工作条件,并随着视觉反应的改变而改变矫正处方。未能达成并维持这些条件可能部分解释了为什么使用双焦眼镜来

减缓近视进展的研究取得了模棱两可的结果[177,242,246]。

视觉训练推荐

我们不建议将视觉训练作为屈光状态进展的首要治疗方法。然而,综上所述,先前公布的临床视觉训练研究结果表明,对于一些使用甲基黄嘌呤/小剂量阿托品和提供适当周边离焦的镜片治疗近视的患者来说,视觉训练可以作为一种有用的治疗方法。

在缺乏临床试验的情况下,我们建议将第 6 章(融像性集合、自主集合和脱抑制)和第 7 章(调节机制)中描述的方法适用于伴有内隐斜、高度调节滞后、IXT 和短暂性调节症状的进展性近视患者[219,221,223]。对于这类患者,适宜考虑视觉训练与视觉驱动和基因编码的眼球发育治疗相结合的疗程。对于年幼的远视儿童,我们不建议将全矫作为屈光状态的治疗方法,在屈光状态的治疗过程中,针对抑制(第 6 章)和内隐斜(第 11 章)的治疗方法是合适的,以基本维持和尽可能地融像。

针对上述情况的视觉训练通常包括基于训练室的调节/集合训练(结合家庭巩固训练),最长疗程为 12~16 周。然而,在训练室训练完成后,家庭巩固训练可能会持续很长一段时间,而且在频繁的长期屈光状态治疗期间,偶尔可能需要重复基于训练室训练的疗程。

饮食、营养元素和户外活动时间

饮食和营养元素建议

儿童时期营养不足——特别是动物蛋白和牛奶、膳食纤维和一些营养元素的摄入量不足，似乎是近视发展的一个危险因素。然而，在研究文献中有足够多的相互矛盾的结论，因此很难提出关于饮食的建议（高蛋白饮食改善心脏健康[115]；高蛋白饮食对心脏健康有害[116]），而提出关于营养元素的建议几乎是不可能的（Omega-3 对心脏[247]和眼睛疾病[248]是健康的；Omega-3 可能有血液稀释作用[249]，而且含有大量的汞，均是有害的[250]）。这些相互矛盾的报告使得临床医生和患者/家长有必要共同努力，找到合适的护理选择——每个患者都有不同的需求和顾虑，最好提出尽可能多的考虑因素，让患者/家长根据他们认为最安全和最有效的方式做出最终决定。有时研究结果相互冲突，不仅没有真正的方法来决定——一个最初看起来正确的决定可能会根据后来的研究结果变成"错误的"。因此，关于是否改变饮食或营养元素以及改动多少量的重要决定必须基于当前的研究，以及临床医生、患者和家长对这些改变的适应程度。根据目前的研究，仅从减少近视进展的角度来看，有必要考虑以下因素：

饮食

- 通过少摄入碳水化合物、多摄入蛋白质和牛奶，近视进展率可能会降低。鉴于这些证据（甚至在没有临床试验的情况下），患者可能会谨慎地选择饮食，包括增加蛋白质摄入，减少碳水化合物摄入，最低限度摄入精制糖，以及每餐至少一杯 8 盎司的牛奶。

营养元素

- 酪蛋白酸钙。1~2 年后，在饮食中拒绝肉类并服用酪蛋白酸钙作为营养元素的儿童，与未经治疗的对照组相比，近视增加的幅度明显较小。鉴于这些结果，可以考虑给不吃肉的儿童补充 1~2g 的酪蛋白酸钙，以减缓近视进展的速度。
- 叶酸。饮食叶酸摄入量与近视预防/反弹高度相关[123]。成人推荐的叶酸日摄入量为 400μg，儿童也可以服用该剂量的叶酸以减缓近视进展。
- 维生素 D。对使用维生素 D 预防近视进展的研究结果不明确，有理由对过量使用维生素 D 的安全性表示担忧；然而，这种营养元素显然对眼睛健康起到了作用。确保患者服用适量的维生素 D_3 是合理的：儿童每 11kg 体重可以摄入 1 000IU；根据 25-羟基维生素 D 的检测结果调整剂量，使血液中的维生素 D 水平常年保持在 50~80ng/mL（或 125~200nmol/L）之间。
- Omega-3。对 Omega-3 使用情况的调查表明，这种补充剂在维持眼睛健康方面起着重要作用。它尚未被证明会影响近视的进展。然而，考虑到对一般眼睛健康的可能影响，确保患者服用适量的 Omega-3 是合理的——通常情况下，除非患者吃大量的冷水鱼，否则剂量为每天

1g，每天 2 次（总共 2g）。

户外活动时间建议

户外活动对抑制近视发展有显著影响的具体因素仍不完全清楚。然而，户外活动的时间和暴露在外的光线波长[191]显然对近视发病年龄[184-187]有显著的治疗作用（也可能对近视进展的速度有显著的影响）[187]。因此，我们建议儿童，特别是那些显示出近视即将发展的迹象和/或父母均近视的儿童[197]，每天至少有 40 分钟的户外活动时间[186]。此外，当需要矫正视力时，年轻的近视患者可以戴上不过滤 VL 的镜片；虽然 VL 的暴露通常会被眼镜、一些角膜接触镜和太阳镜过滤掉，但也有一些镜片可以允许 VL 透射而不是过滤 VL。应该对 VL 透视性镜片[191]可能带来的减缓近视的益处与蓝光可能产生的有害影响[251]进行权衡。

育龄女性患者的近视治疗方法

前面列出的治疗方法适用于男性患者和 11~13 岁以下的女性患者。在 11~13 岁之后，一些女性患者可能会变得性活跃，任何年龄段的女性在近视治疗期间受孕，都会增加胎儿的安全风险（如下所述）。推荐的近视治疗方法包括阿托品和/或甲基黄嘌呤类药物，以阻止基因编码的眼球生长；OK 镜或中心看远多焦点软镜，以减少视觉驱动的眼睛生长，同时补充营养元素并增加户外时间。

阿托品和甲基黄嘌呤

标准剂量的阿托品已被大量孕妇使用，并没有增加胎儿畸形的频率或其他对胎儿有害的影响。用于近视治疗的小剂量阿托品不超过大多数全身性或眼部阿托品治疗剂量的二十分之一（而且可能要少得多）。然而，在人类妊娠期间长期使用小剂量阿托品的安全性以及部分剂量的阿托品会引起胎儿心动过速的对照研究尚未见报道。

虽然可可碱和 7-甲基黄嘌呤是咖啡因的同系物，但一般认为它们对全身的影响比咖啡因要小得多。然而，每天摄入超过 200mg 咖啡因的女性流产的可能性是不摄入咖啡因的女性的两倍。到目前为止，还没有关于可可碱或 7-甲基黄嘌呤对胎儿健康影响的研究。

视觉驱动的眼球生长

即使不使用小剂量的阿托品、可可碱或 7-甲基黄嘌呤，近视的治疗也可以包括 OK 镜或中心看远多焦点软镜，以减少视觉驱动的眼球生长。据报道，角膜接触镜在受孕期间不耐受，因此对于一些患者来说，戴角膜接触镜直到产后几周都很困难。干眼，是由泪腺泡细胞破裂引起的，在受孕期间也有报道。只要角膜接触镜能耐受或干眼不明显，无论是 OK 镜还是中心看远多焦软镜都是合理安全的治疗方法。

营养元素和户外活动时间

受孕期间摄入诸如酪蛋白酸钙和维生素 A 等营养元素不仅是安全的，而且是值得推荐的。增加户外活动的时间同样是安全的，这对延缓近视的发展有显著的效果。

建议

关于安全使用阿托品和甲基黄嘌呤的问题，理想的解决方案是防止患者受孕——例如，通过节育或避孕。如果可以做到这一点，前面列出的推荐治疗方法均适用。如果患者不愿意（或由于各种原因不能）采取避孕措施，则需要特别注意近视治疗的处方，以免治疗无意中损害胎儿健康。

希望确保胎儿健康发育的孕妇，至少应该就长期使用小剂量阿托品、可可碱或7-甲基黄嘌呤可能对胎儿健康造成的有害影响进行咨询。事实上，在进行结论性研究之前，受孕（或可能受孕）的妇女可能不应该考虑使用小剂量阿托品、可可碱或7-甲基黄嘌呤进行长期治疗。如果可能的话，可以使用OK镜或中心看远多焦软镜来治疗视觉驱动的眼球生长。建议最大限度地依赖使用营养元素，增加户外活动的时间。

监测近视进展

希望通过处方治疗可以最大限度地减少近视的临床进展。然而，小量的进展经常发生，因此仔细监测是必不可少的。一般来说，最好通过评估眼轴和屈光不正来监测进展情况。

眼轴长度

应使用激光干涉生物测量仪（IOLMaster或Lenstar）监测眼轴变化，因为它对±0.01mm（C.A.0.025屈光度）眼轴的变化也很敏感[252,253]。进行至少15次测量，并以仪器给出的计算平均测量值作为结果。大于0.1mm（约0.25D）的增加是有临床意义的。

屈光状态

睫状肌麻痹下电脑验光（1%环戊通）可用于监测屈光进展。使用两滴环戊通；每只眼睛注入一滴1%的环戊通，10分钟后注入第二滴。在滴入第一滴后1小时[254]，进行至少10次电脑验光测量，并使用10个读数的计算平均值作为最终结果。屈光度比以前的测量变化大于0.25D是有临床意义的。理想情况下，应该同时评估AL和屈光状态，但是当激光干涉生物测定不可用时，可以单独使用屈光状态评估。

随访

后续随访是根据过去发生的进展速度和未来预期可能出现的进展情况而定的。对于有快速进展史（>-0.75D/年）的患者，3个月的随访是合适的。对于进展率较低（-0.25D/年至-0.50D/年）的患者和接受预防性治疗的患者（他们未出现近视，但已经开始使用0.02%阿托品治疗作为预防措施），通常在6个月内随访。如果近视按照规定的治疗仍进展，请毫不犹豫地修改治疗方法。治疗方法可能的改变包括如果最初没有使用甲基黄嘌呤，可以增加阿托品剂量的浓度，改变近附加的度数，改变屈光矫正的类型（例如开始使用OK镜或多焦点软性角膜接触镜），或者在治疗中加入更多的视觉训练。

停止药物治疗

阿托品治疗通常使用多年，我们建议将阿托品或甲基黄嘌呤与其他近视控制疗法，如OK镜或多焦点软性角膜接触镜联合使用。在长期使用1%阿托品的研究中，它在整个治疗过程中都是有效的，没有证据表明效果会消失[255,256]。对阿托品治疗反应最小的患者通常有：

- 双亲近视
- 较小的年纪发展为近视
- 治疗前近视进展≥-0.75D/年

正如前面提到的，药物治疗一般应该持续到14~16岁，那时基因控制的眼球生长通常会停止。在14~16岁（或至少治疗2年）之后，考虑停止药物治疗（阿托品和/或甲基黄嘌呤）。

当停用阿托品滴眼液治疗时，近视进展通常会恢复[100]，有时会以很快的速度发展[84]。目前还没有关于停止使用甲基黄嘌呤的影响的报道。由于尚无临床试验表明停止药物治疗是理想的实施方法，所有患者都应该被劝说接受有关突然停止药物治疗后近视反弹增加的可能性。

根据停止阿托品治疗时观察到的反弹效应，在临床试验可用之前，谨慎的做法是逐渐降低到"最低"浓度点眼，最终停用阿托品。停用0.01%阿托品后的反弹效应小于停用较高浓度阿托品时的反弹效应。而且，超过75%的患者在停用0.01%阿托品后不会恢复进展[100]。因此，我们建议在使用0.02%或更高的阿托品滴注浓度时，在完全停药前，应在6个月的时间间隔内将滴注浓度降低至0.01%阿托品，然后完全停止治疗。例如，在使用1%阿托品多年后，将滴注浓度降至0.05%阿托品6个月，然后降至0.02%阿托品6个月，然后降至0.01%阿托品6个月，最后停止。如果使用的初始浓度为0.02%阿托品，将其降至0.01%阿托品6个月，然后停止。在最终停用阿托品前6个月停止甲基黄嘌呤治疗（如果使用）。在终止期间每隔6个月进行一次定期随访可以表明近视是否恢复进展。如果进展确实复发，0.01%阿托品每日睡前使用一次（QHS）可以再恢复1年（或更长时间）。

不幸的是，并不是所有的患者都能通过上述治疗变为或维持正视。许多有可能发展为近视危险因素的患者，他们的基因编码眼球发育足以压倒所有的干预措施；其他人没能保持适当的工作距离，或者不戴眼镜或不按指示进行治疗（病例23.2）。

角膜塑型术：使用OK镜矫正近视

使用OK镜，RGP接触镜减少近视对于有近视发展风险的年轻患者来说是一种有效的治疗方法[144,257]。并且从OK镜的治疗效果来看，似乎中度数比低度数近视患者效果更好。但是考虑到其潜在的可逆性[147]，为获得最大的长期治疗结果，治疗应在较高近视发生前开始，并与其他干预措施（药物治疗、适当处方的双焦点眼镜、压抑疗法、改变生活方式等）相结合（病例23.4）。

病例 23.2　近视治疗失败病例

一名 11 岁的女孩因视力模糊来进行检查。她的裸眼视力为 20/30,屈光检查结果如下：

OD:-0.75

OS:-0.75VA 20/15

远距离遮盖试验为正视眼,近距离覆盖试验为 $4^\triangle$ 内隐斜。计算性 AC/A 为 8.4:1(PD=60)。两眼眼轴长均为 23.5mm,较平坦的角膜曲率半径 7.62(K=44.25)。AL/CR 为 3.02。

为了让她在学校能保证清晰的远视力,需要进行矫正。由于担心长期影响,即便是在对低剂量阿托品的安全性进行了大量讨论后,她的父母也不愿意让她使用任何眼药水。由于 AC/A 较高,附加镜片对该患者的治疗有一定的帮助。临床用动态检影显示,在她的正常工作距离 35cm,近附加度+3.00 的情况下会出现调节超前。为了确保她在学校有清晰的远视力,我们为她开具的渐进式附加眼镜处方如下：

OD:-0.75

OS:-0.75

+2.50Add

在这个病例中,使用-0.75D 联合双眼+2.50D 近附加度以增加患者的工作距离,是一种有价值的光学技术,可以使其达到视近调节超前的状态。因此,只要能够引导孩子在正确的距离上阅读,她就会有持续的刺激,使屈光不正度向较小近视方向发展。

该患者在使用近附加度时表现出不同程度的依从性,并且经常不能保持正确的工作距离。随着时间的推移,她的近视度数增加,但她不愿意配戴角膜接触镜。最后,17 岁的时候,她想配戴角膜接触镜,医生给她开具了多焦(中心看远)软性角膜接触镜。

年龄	屈光处方	其他治疗方法
11	OD:-0.75 OS:-0.75 近附加+2.50	保持工作距离在 37cm
2	不变	工作距离不变,建议并鼓励阅读时保持全程戴镜 拒绝低浓度阿托品
4	OD:-1.00 OS:-1.00/-0.25×10 近附加+2.75	保持工作距离在 40cm 拒绝配戴角膜接触镜和低浓度阿托品
6	OD:-1.75/-0.25×180 OS:-1.75/-0.25×10 近附加+2.25	保持工作距离在 40cm,在学习时保持适当的照明 鼓励阅读时保持全程戴镜 拒绝配戴角膜接触镜和低浓度阿托品
7	OD:-2.00/-0.25×175 OS:-2.00/-0.25×15	配戴中心看远多焦点软性角膜接触镜 鼓励阅读时继续配戴+1.50 附加镜片,并且保持适当的工作距离
18	OD:-2.25/-0.25×175 OS:-2.00/-0.25×10	继续配戴中心看远多焦点高软性角膜接触镜 依照患者的选择停止配戴+1.75D 近附加镜片

病例 23.3　联合阿托品的近视治疗

一名 8 岁的女孩因其远视力下降来进行检查。在 1 年前的检查中,她的屈光度为-0.25 度,裸眼视力为 20/20。现在的裸眼视力为 20/70,屈光状态如下：

OD:-1.25

OS:-1.25VA 20/20[+1]

病例23.3　联合阿托品的近视治疗(续)

远、近距离遮盖试验结果均为 3^Δ 外隐斜。计算性 AC/A 为 6.2∶1(PD=62)。两眼眼轴长均为 24.0mm,角膜平坦曲率半径为 7.85(K=43.00);AL/CR 是 3.06。父母双方均是中高度近视眼(>4.00D)。用1%阿托品和1%环戊通进行睫状肌麻痹,屈光检查结果如下:

$$OD:-1.00$$

$$OS:-1.00VA\ 20/20^{-1}$$

本病例的近视度数较明显,需要矫正才能在学校里得到清晰的远视力。考虑到屈光状态和视力的快速变化以及父亲对女儿最终发展为高度近视的担忧,讨论的治疗方案包括使用1%阿托品。近附加镜片对该患者的治疗也有帮助。由于1%阿托品的使用,如果进行了远距离屈光矫正,那么同时也必须进行矫正以提供清晰的近视力。双眼使用 +2.25D 能够使近距离做作业清晰。在这个病例中,我们希望她在阅读时处于调节超前状态(如果可能的话)。在使用阿托品进行睫状肌麻痹的情况下,动态检影检查表明,给予+2.75D 近附加能够使其在正常 36cm 工作距离下,产生调节超前。治疗讨论还包括 OK 镜和多焦点软性角膜接触镜,但患者对角膜接触镜不感兴趣。平顶形式的双焦点眼镜处方为:

$$OD:-1.00\quad 20/20^{-}$$

$$OS:-1.00\quad 20/20^{-}$$

$$+2.75Add$$

在这个病例中,在1%阿托品睫状肌麻痹期间使用−1.00D 联合双眼+2.75D 近附加是有效的,使其达到视近调节超前的状态,同时远距离屈光矫正也使视远处于调节超前。因此,只要能够引导孩子在正确的距离上阅读,她就会有持续的刺激,使屈光不正度向较小近视方向发展。

随着时间的推移,患者的近视略有下降。她目前在读高中,屈光状态为−0.25D,在学校期间继续使用 0.5%的阿托品,在夏天使用 0.02%的阿托品。

年龄	屈光处方	其他治疗方法
8	OD:−1.00 OS:−1.00 近附加+2.75	1%阿托品 QHS 治疗,保持工作距离在 37cm
9	OD:−0.50 OS:−0.50 近附加+2.75	1%阿托品 QHS 治疗,保持工作距离为 37cm
10~13	不变	不变
14	OD:−0.25 OS:−0.25 近附加+2.75	1%阿托品 QHS 治疗,保持适当距离的 40cm 治疗方法 在学习中保持适当的照明 鼓励阅读时全程戴镜
15~16	不变	由于屈光状态看似稳定,1%阿托品在学校期间降至 0.5%阿托品,仅在夏季降至 0.02%阿托品 QHS。在学习时保持 40cm 的工作距离,并保持适当的照明。鼓励阅读时全程配戴眼镜 如前所述,阿托品治疗正在停止。为了最大限度地减少停用后近视反弹的可能性,这位患者需要继续减少阿托品的用量。初步方案是先用 0.02%阿托品治疗 1 年(上学期间用 0.02%阿托品代替 0.5%阿托品),然后降至 0.01%阿托品治疗 6 个月,然后停止。每隔 6 个月随访一次,如果没有恢复近视进展,将表明治疗可以停止;若恢复近视进展表明需要恢复 0.01%阿托品治疗

QHS,每日睡前使用一次。

病例 23.4　用阿托品和逆几何设计非球面 RGP 角膜接触镜治疗近视

一名 10 岁的男孩因远视力下降来进行检查。在 1 年前的检查中，他的屈光度为−1.00D，裸眼视力为 20/50。现今裸眼视力为 20/100，屈光结果如下：

$$OD:-2.00$$
$$OS:-2.00VA\ 20/20^{+1}$$

远、近距离遮盖试验结果均为 1^{Δ} 外隐斜。计算性 AC/A 为 5.9:1（PD=59）。两眼眼轴长均为 23.75mm，角膜曲率半径 7.46（K=45.25）；AL/CR 为 3.18。父母均近视，父亲高度近视（>−6.00D）。用阿托品和环戊酸酯进行睫状肌麻痹验光，结果如下：

$$OD:-1.75$$
$$OS:-1.75VA\ 20/20^{-2}$$

本病例的近视度数较明显，矫正对患者在学校中得到清晰的远视力十分重要。考虑到屈光度和视力的快速变化以及父母对孩子最终发展为高度近视的担忧，讨论的治疗方案包括使用 0.02%阿托品（如果屈光状态继续快速变化，可能需要增加到 1%的阿托品）。近附加镜片对该患者的治疗也有帮助。由于阿托品的使用，可能需要配戴眼镜来提供清晰的近视力。使用 0.02%阿托品 QHS 进行睫状肌麻痹 1 周后，动态检影检查表明，给予 +1.50D 近附加能够使其在正常 40cm 工作距离下，产生调节超前。这是用以减少屈光状态的 OK（逆几何设计）RGP 镜片，以及在他学习时配戴的 PAL 处方。

$$OD:OK\ 镜；片上验光\ PL\ VA\ 20/20^-$$
$$OS:OK\ 镜；片上验光\ PL\ VA\ 20/20^-$$
$$PAL\ 联合+1.50\ 附加度镜片$$

在这个病例中，使用 OK 镜联合 0.02%阿托品 QHS 睫状肌麻痹治疗方法是很有效的。附加的眼镜可以使看近处于调节超前状态，而 OK 镜可以使看远调节超前。这样做可保证只有较小的屈光不正并维持这种状态。因此，只要能够引导孩子在正确的距离上阅读，她就会有持续的刺激，使屈光不正度向较低的近视方向发展。

随着时间的推移，患者的屈光状态保持稳定，他目前在读高中，未矫正的屈光状态为−0.25D，在学校期间继续使用 0.2%的阿托品，并每周两晚配戴 OK 镜，以保持白天不戴角膜接触镜的清晰远视力。

年龄	屈光处方	其他治疗方法
11	OD:OK 镜 OS:OK 镜 渐进式镜片+1.50Add	0.02%阿托品 QHS；保持工作距离 37cm；第 1、3、7 和 14 天随访。他在 14 天内达到裸眼视力 20/20，并继续夜间配戴。裸眼验光： R+0.25　20/20 L+0.25−0.25×42　20/20−2
12	OD:逆几何设计非球面 CL OS:逆几何设计非球面 CL 渐进式镜片+1.50Add	0.02%阿托品 QHS 治疗；保持工作距离 37cm；鼓励阅读时全程配戴眼镜，晚上戴 CL
13	不变（换新镜片）	不变
14	不变（换新镜片）	不变，左眼镜片丢失-替换
15	不变（换新镜片）	不变
16	不变（换新镜片）	上学和假期 0.02%阿托品 QHS 治疗；在学习中保持 40cm 的距离和适当的照明；鼓励阅读时全程配戴眼镜；每隔一晚戴接触镜，裸眼视力保持在 20/20 在 1 年内，阿托品将逐渐减量至 0.01%阿托品 6 个月，然后停止使用。在学习期间继续保持 40cm 工作距离和适当照明。继续最低限度配戴 CL，以保证整个星期内 20/20 的裸眼视力

软性多焦点角膜接触镜联合阿托品治疗近视

对于近视治疗，软性多焦点角膜接触镜的目标是为周边视网膜提供持续的相对近视刺激（见图 23.12）。现在市面上投入使用的所有具有中心看远设计的软性多焦点角膜接触镜，都可以实现此目的[157]。中心看远设计能提供相对清晰的远视力，而周边的附加度数会提供相对近视离焦，减少对视觉驱动的眼球发育的刺激（见图 23.12）。通常，角膜接触镜的远用光度应使用远距离的最低负度数（不欠矫），周边附加度的选择以不影响看远时的临床矫正效果为准（一般来

说，中心看远设计的多焦点角膜接触镜，看远的矫正视力应该与框架眼镜的最佳矫正视力差距在一行以内）。

提高模糊像的辨别能力

通过训练可以增强眼睛分辨模糊像的能力[177,258]。这种训练可能对那些由于模糊识别能力降低而导致高度滞后的近视眼患者有效。如果训练有效，调节滞后会减少，对近视进展的刺激会相应减少。这种治疗方法可能需要与其他治疗方法相结合，如双焦点眼镜，以最大限度地发挥有效性。可以使用第 7 章（调节训练）中的调节训练治疗方法[177]。

屈光参差

双眼的屈光状态之差称为屈光参差,通常小于1.0D[72,259]。例如,在一般临床人群中,尽管近视者的患病率较高[260],但只有10%左右的成年人屈光参差超过1D,而屈光参差在老年人中更为常见[72,261]。按类型划分,屈光参差的患病率约为55%的近视性屈光参差,35%的远视性屈光参差和10%的斜视性屈光参差[72,261]。

近视性屈光参差

典型的近视屈光参差的发展混淆了试图解释青少年时期发展的屈光参差模型[72,259]。Laird[72,260]证明显著的近视性屈光参差(>2.00D)是双眼生长速率不相等的结果。在他对60例屈光参差超过2.00D的患者的回顾性研究中,他发现屈光状态进展速率(即变化较小的眼睛与变化较大的眼睛的生长速度的比较)高度相关(r=0.856,P>0.025)。这意味着,尽管每只眼睛基因编码或视觉驱动的眼球生长速度相似,却并不相同,视觉系统无法维持屈光相等。在屈光参差性近视的情况下,这种机制在两只眼睛中都会失效;两只眼睛都不能维持正视,一只眼睛比另一只眼睛更快地发展为近视。不相等的基因编码眼球生长速率可以解释2.5%的屈光参差高于2D的患者[72,260],但可能并不能代表双眼差异较小的其他大量患者[72]。

病例23.5

一名13岁的女孩由于远视力下降和想戴角膜接触镜来检查。在1年前的检查中,她的屈光度为-0.75D,裸眼视力为20/40。目前裸眼视力为20/80-,屈光度为:

$$OD:-1.50$$

$$OS:-1.50VA\ 20/20^{+1}$$

远、近遮盖试验结果均为2Δ外隐斜。计算性AC/A为6.1:1(PD=61)。双眼眼轴长度均为22.75mm,角膜平坦曲率半径为7.54(K=44.75),AL/CR为3.02。母亲为中度近视,担心女儿戴角膜接触镜。使用阿托品和环戊酸酯进行睫状肌麻痹后的屈光度为:

$$OD:-1.50$$

$$OS:-1.50VA\ 20/20^{-2}$$

在学校需要矫正才能提供清晰的远视力。考虑到屈光度的变化和患者对角膜接触镜的渴望,讨论的治疗方法包括OK镜和多焦点软性角膜接触镜。她的母亲不希望她戴OK镜,因为担心戴着镜片睡觉可能会出现问题。经讨论,选用中心看远软性多焦点角膜接触镜联合0.02%阿托品。近用附加镜片的使用对这个患者的治疗很有帮助。由于阿托品的作用,眼镜有助于提供清晰的近视力。使用0.02%阿托品QHS 1周后,动态检影的临床检查显示,给予+1.50D近附加能够使其在正常40cm工作距离下,产生调节超前。她的母亲不想让她同时配戴框架眼镜和角膜接触镜;为了减少屈光状态进展,给予的角膜接触镜处方如下(软性多焦点,中心看远,+2.00Add)。

OD:多焦软性接触镜,中心看远,+2.00Add;片上验光PL VA 20/20⁻

OS:多焦软性接触镜,中心看远,+2.00Add;片上验光PL VA 20/20⁻

在这个病例,使用软性多焦点角膜接触镜联合0.02%阿托品是一种有价值的干预方式。配戴附加眼镜产生近距离的调节超前状态可能会有所帮助,但患者的母亲拒绝了这些建议。孩子被告知,她可以不戴镜在家里阅读和学习,并进行了训练,以确保当孩子不戴眼镜阅读时,能以正确的距离阅读。

随着时间的推移,患者的屈光状态略有增加;她目前在上高中,未矫正的屈光状态为-1.75D。她在16岁时停用了0.01%的阿托品,但继续全天配戴她的软性多焦点角膜接触镜(尽管她经常不戴镜在家学习)。

年龄	屈光处方	其他治疗方法
13	OD:中心看远多焦软镜 OS:中心看远多焦软镜	0.02%阿托品QHS;保持工作距离37cm
14	不变(换新镜片)	0.02%阿托品QHS治疗;保持工作距离37cm
15	不变(换新镜片)	0.02%阿托品QHS治疗;保持工作距离37cm
16	不变(换新镜片)	阿托品通过减量逐渐停用;浓度降低到0.01%6个月,然后停止使用,近视没有增加。在学习期间继续保持40cm工作距离和适当照明。继续配戴中心看远多焦点软性角膜接触镜。每年随访——如果屈光状态再次进展,恢复使用0.01%阿托品

头位

单眼屈光的不均衡变化可能是对于一侧眼睛的单眼模糊而发生的应答，单眼模糊是由一侧图像的长时间模糊所致，如当习惯性地将头部转向近处的目标或近距离工作一直位于一侧时[72,262]（例如一些计算机用户和一些习惯转头的儿童）可能会发生这种情况。据报道，这一结果是对持续在办公桌一侧近距离工作的成年人（例如会计师，他们的近距离工作总是保持在右侧）的临床观察。这种屈光参差的持续光学矫正将会导致更大的屈光参差[72]。

单眼抑制

临床上，IXT 患者经常出现与 IXT 相关的单眼抑制。

眼睛的抑制可能导致模糊驱动的正视化机制部分或全部停用。如果 IXT 发生单侧失活，斜视眼将只经历基因编码的眼球生长，而另一只眼则同时具有基因编码和视觉驱动的眼球生长。在近视性屈光参差的情况下，惯用眼会继续通过视觉驱动的正视化机制进行正视化，而模糊眼可能会因为受到抑制，模糊驱动的机制无法抵消基因编码的眼球生长，从而使其生长速度猛增。最终，可能会出现明显的近视性屈光参差。临床上，已经观察到这一情况；超过 50% 的 IXT 患者最终会发展为屈光参差性近视，其中外斜眼通常近视更深[72,178,220]。该类患者的治疗方法在病例 23.6 中有详细的描述[72]。

病例 23.6　屈光参差患者的近视治疗

一名 12 岁的女孩，因为医生在视力检查中发现她的右眼出现了眼球外转的现象，所以被转诊接受视觉训练检查。在过去的几年中，家长已经注意到了孩子的眼球外转现象，并感觉眼球外转的时间比例越来越多。他们觉得在一天快结束时以及孩子感到疲劳时，眼球外转的频率会更频繁。屈光状态如下：

$$OD：-1.25$$
$$OS：-0.50VA\ 20/20^+$$

远距离遮盖试验结果为右眼 25$^\Delta$ 间歇性外斜视（偏斜 10% 的时间）。近距离遮盖试验结果为 5$^\Delta$ 外隐斜。计算性 AC/A 为 14:1（PD=60）。

这个病例中屈光不正较明显，需要矫正。近附加镜片的使用对这个患者的治疗也有帮助。鉴于 AC/A 较高，可以配戴眼镜来帮助控制偏斜。使用全矫会显著改善远距离融合的情况。由于它也可能导致近距离高度内隐斜，所以双焦点眼镜的使用也是适合的。在这个病例中，规定使用具有 -1.00 OD 联合 +1.75Add OD 和 -0.50 OS 联合 +1.50Add OS，同时进行工作距离训练。这会导致在远距离调节超前（右眼更多），在近距离出现滞后（右眼更多）——这两种情况都会刺激右眼向屈光参差减少的方向发展。这个病例的特点是，患者的每只眼睛需要非常微小的差异才能保持在正视范围内，并结合实质性的融合和脱抑制治疗，以帮助融合和增强屈光变化治疗的效果。

患者使用 OD -1.00D，OS -0.50D 结合不同近附加量，同时进行融合、脱抑制训练，疗程 1 年。在接下来的一次检查中，她的屈光度为 OD -0.50D，OS PL。她的眼镜换成了新度数，用同样不相等的近附加量；她继续在家中做这样的矫正，并每周两次进行融合和脱抑制训练，持续了 1 年多，那时她所需的屈光度为 OD -0.25D，OS PL。随后停止了戴镜，但继续在家中进行融合和脱抑制训练，每周两次。到她 17 岁的时候，她继续不做屈光矫正，并可以在所有清醒的时间里保持直视而不受抑制。

年龄	屈光处方	其他治疗方法
12	远验光结果： OD：-1.25 OS：-0.50 处方： OD：-1.00 OS：-0.50 近距离附加： OD：+1.75， OS：+1.50	脱抑制和集合训练以促进融合，为期 12 周；坚持训练，每周两次。在学习时保持 45cm 的工作距离，并使用适当的照明 调整饮食-增加蛋白质，减少碳水化合物。营养物质（如果验血结果有提示后尤其要补充维生素 D）
13	远验光结果： OD：-0.50 OS：Pl 处方： OD：-0.50 OS：Pl 近距离附件： OD：+1.75， OS：+1.50	坚持每周两次脱抑制训练和集合训练以促进融合。在学习时保持 45cm 的工作距离，并使用适当的照明

病例 23.6 屈光参差患者的近视治疗（续）

续表

年龄	屈光处方	其他治疗方法
14~16	不变	坚持每周两次脱抑制训练和集合训练以促进融合
17	远验光结果： OD：-0.25 OS：PI 不给予处方	坚持每周两次脱抑制训练和集合训练以促进融合 这个患者经过治疗后好转了。另一种选择方法，基于模型的预测，特别是对于屈光参差的患者，可以开出 IXT 的融合训练，并考虑右眼配戴中心看远软性多焦点角膜接触镜，以减少对该眼睛的外周视网膜生长刺激。如果需要，甚至可以联合 0.02% 阿托品治疗同侧眼睛。随着屈光参差趋于平衡，更换角膜接触镜和/或减少阿托品的使用来减少治疗

面部对称性

Martinez[72,263] 报道了一种临床观察，即屈光参差的患者往往有不对称的单眼鼻瞳距（尽管不对称性相对于屈光参差程度并不一致）。屈光参差可能是由于眼眶位置不对称而引起的。例如，如果一只眼睛发生侧向移位，那么在完成近距离工作时，这只眼睛必须比另一只眼睛会聚更多。随着时间的推移，这种不对称集合会导致对一侧眼睛的模糊刺激不均等（假设尽管面部不对称，但近距离工作是对称进行的），这可能会导致屈光参差的发生[72]。

软性多焦点角膜接触镜

对于屈光参差的治疗，软性多焦点角膜接触镜的目的是给周边视网膜提供一个持续的相对刺激，并且每只眼睛的相对刺激不同。现在市面上投入使用的所有中心看远设计的软性多焦点角膜接触镜，都可以实现此目的。例如，近视患者可以为每只眼睛配备不同的中心看远设计，或者为近视程度较低的患者配备标准镜片，为近视程度较高的眼睛配备高附加度的中心看远镜片。它可以为每只眼睛提供相对清晰的远视力，而在外围增加的屈光力会为每只眼睛提供不同的相对周边远视离焦，并为每只眼睛提供不同的视觉驱动眼球生长的刺激（见图 23.10）。对于屈光参差的远视患者，情况正好相反——远视患者可以为每只眼睛配备不同的中心看近设计，或者为远视程度较低的眼睛配备标准镜片，为远视程度较高的眼睛配备高附加度的中心看近镜片。外周增加的屈光力可以为每只眼睛提供不同的视觉驱动眼球生长的刺激（见图 23.10）。

远视

大约 50 年前，Grosvenor 写了一篇文章（"被忽视的远视者"）[264]，25 年后，Rosner 就同样的主题写了一篇社论[265]，他把这篇社论命名为"仍然被忽视的远视者"。正如 Rosner 当时指出的那样，"这些标题表明，在屈光不正方面，眼保健人员对近视的关注度远远高于远视。"即使在今天，这种对近视的过度关注依然存在。

在屈光状态的治疗方面，已经有大量的临床试验和基础研究评估了许多减少眼球生长（阿托品和/或甲基黄嘌呤、OK 镜、软性多焦点角膜接触镜等）并可以治疗近视进展的治疗方法。目前还没有类似的关于远视治疗的人体试验；但是，有许多动物研究表明，适当的周边视网膜离焦可

以刺激眼球生长（和减少远视），也可以抑制眼球生长（和减少近视进展）（例如 Qiao-Grider 等[266]、Tigges 等[267]）。这表明，至少我们在这里使用的可行的近视治疗方法的模型中的某些方面也可以被应用于远视的治疗。

然而，将目前的动物研究应用于周边视网膜离焦治疗远视存在一个潜在的问题。使用周边视网膜离焦疗法治疗远视假设远视眼在所有其他方面都是正常的；该模型表明情况并非如此。基于该模型，我们认为导致远视眼正视化的机制与正视者或近视者的"强度"不同。当弱化的基因编码的眼球发育联合弱化的视觉驱动的眼球发育不足以实现正视时，可能会导致远视的发展和维持。此外，传统的附加矫正镜片处方似乎改变了远视的正视化过程[68]，推测其是通过最大限度地减少视觉驱动的眼球发育来实现的。

临床研究表明，近视患者通常在生命早期就会经历正常的正视化[即（接近）正视是在 5~6 岁时实现的，这表明负责正视化的视觉依赖机制似乎功能正常]。然后，当学习/近距离工作正式开始时，近视就会发展起来（可能主要是由于周边视离焦的影响）。因此，用于开发近视控制疗法的基础研究数据是通过对具有"正常"正视化机制的幼年动物的研究而适当收集的。然而，远视眼没有正常的正视化，必须认识到，使用基于"正常"正视化机制的幼年动物研究数据的理论对远视眼施加周边远视离焦时，可能不会产生类似于治疗近视的视觉驱动的屈光改变的效果。

虽然通常不认为远视是一种威胁视力的情况，但 5 岁时出现的远视（>2D）在未来的眼球发育过程中很少减少[268]。在目前尚无临床试验的情况下，有两组"临床上显著远视"的患者，他们的潜在问题很大，需要考虑远视治疗。远视大于 95% 置信区间（>+5.50D 远视，见表 23.1）的婴儿（小于 12 个月）以及大于 +3.50D 远视的幼儿和学龄前儿童（12~48 个月），其中 20% 或更多最终会发展为内斜视[269]。必须认真考虑忽视这种屈光状态可能对幼儿造成的长期影响，这一点十分重要。

因为也有证据表明低度到中度远视与感知功能发育和学校表现有关[270,271]，因此在临床试验证明治疗方法有效之后[270,271]，其他程度的远视患者也会得到治疗。尽管临床试验可能会有困难，因为年轻的远视患者往往会拒绝配戴眼镜，但关于远视治疗的决定（无论何种屈光不正的程度）不应该建立在没有科学依据的理念上。现在已经到了认真研究的时候了[265]。

远视的治疗

在假设 I 中，我们假设，最终形成的屈光状态是由基

因编码的眼球发育被视觉驱动的眼球发育修饰后的结果。该模型的关键临床概念是基因编码的眼球发育会受到视觉驱动的眼球发育的影响。许多已经研究过的近视治疗方法对于远视屈光状态的治疗要么没有用，要么未经研究过。因此，以下部分考虑到目前研究的不足，并描述了一种潜在的针对临床显著远视的屈光状态的治疗方案，该方案包括：

1. **屈光矫正**(不影响双眼视觉力的最低正镜度)设计，使周边视网膜图像离焦刺激视觉驱动的眼球发育。虽然动物研究表明，适当的周边视网膜离焦可以刺激眼睛生长以降低远视，但只有少数病例报道了周边视网膜图像离焦治疗远视的方法(例如 Aller[272])，而且必须进行临床试验，以确定治疗是否有效，如果有效，则确定使用的最佳镜片度数组合。

对于近视治疗，+2.50D 的周边离焦通常就足够了。对于远视患者，他们基因编码和视觉驱动的眼球发育似乎都较弱，更高的周边视网膜离焦(中心看近的 +3.00 或更高近附加度的多焦软镜)可能会增加产生积极效果的机会。此外，在没有适当的临床试验结果的情况下，我们建议，由于年纪越小治疗效果越好(参见表 23.3)，所以在尽可能年轻的时候开始治疗可能是非常重要的。

- **药物治疗**(如阿托品和甲基黄嘌呤)作为一种降低进展性近视中基因编码的眼球生长速率的方法，已被广泛研究，但不适用于刺激轴向生长的远视治疗。目前还没有研究发现可以用来促进轴向生长的制剂。事实上，可能在这一领域还没有进行过认真的研究。然而，最终的临床试验可能会发现可以安全有效地刺激眼睛生长的药物，从而得以治疗远视。

2. 必要时用**近附加镜片**(以维持远视眼在看近时的调节滞后)。

3. **积极地持续治疗**，以确保患者保持：
- 理想的近阅读距离
- 最小抑制的最佳双眼视觉
- 精确的调节

4. **调整饮食**(促进眼球生长)。研究表明，高糖低纤维饮食会增加近视患者的眼部生长。而且，这些相同的饮食可以降低大鼠的远视(相对近视发展)[118]。也许临床试验会表明，这样的饮食可以提高远视儿童的眼球生长速率。

这些治疗主要涉及改变视觉体验以影响屈光状态的发展，其中大多数还没有在远视治疗的临床研究中进行研究，需要进行前瞻性研究来验证它们的使用。然而，同时，本章中提出的模型为前面提到的患有"临床显著远视"的患者提供了谨慎使用联合屈光状态治疗的理由：远视大于 +5.50D 的非常年幼的儿童(小于 12 个月)和远视大于 +3.50D 的略大的儿童(12~48 个月)，其中 20% 或更多会发展为内斜视[269]。

初始治疗建议

3 岁以后出现的远视很少大幅下降，这可能归因于视觉驱动和基因编码眼球生长的联合比率降低，也可能有屈光矫正的影响。早期诊断对于发现年轻的远视患者很重要，对他们来说治疗可能是很重要的。

远视治疗的挑战往往是如何治疗那些通常没有正确正视化的幼儿。该模型表明，给定的镜片矫正需要刺激眼球生长，并将正镜度数降至最低(因为全矫可能会复位并使视觉驱动的眼球生长最小化)[67,68]。此外，如果可以诱导这些儿童花大量时间使用包含无限远的光学元件玩具(较少的远距离调节超前)，如果仪器聚焦在零调节需求或更近的位置，应该可以增加刺激以减少远视。这有效地消除了通常的远距离调节超前，并提供了一个持续的刺激，可以随着时间的推移减少远视度数。这些治疗方法的目标是在临床上降低远视，并使屈光状态更接近正视眼[177]。

框架眼镜

该模型表明，用眼镜完全矫正远视，不矫正周边视网膜近视图像，似乎可以稳定远视。因此，3 岁时出现的远视在眼镜矫正后很少减少。不幸的是，目前还没有能够适当影响周边视网膜焦点的远视矫正眼镜(见图 23.10)。

药物治疗

目前还没有研究出可用于刺激眼球生长的药物。阿托品和甲基黄嘌呤均有抑制眼球生长的作用，不适用于刺激眼球生长的远视治疗。

中心看近软性多焦点角膜接触镜

对于远视治疗，配戴软性多焦点角膜接触镜的目标是通过向周边视网膜提供持续的相对远视刺激来刺激眼球生长。这可以通过中心看近设计的软性多焦点镜片来完成。中心看近设计可以提供相对清晰的远距离视力，而镜片周围附加的负镜度可以提供相对周边离焦，从而增加对视觉驱动的眼球生长的刺激(参见图 23.10)。

市面上有许多在售的中心看近多焦点软性角膜接触镜。其中包括：

- Air Optix Aqua(airoptix.com)；高度数附加度 +2.50；屈光度 +6.00 至 -10.00。
- Biofinity N MultiFocus(coopervision.com)；附加度 +2.00 和 +2.50D；屈光度 -10.00 至 6.00。
- Proclear N MultiFocus(coopervision.com)；附加度 +2.00 和 +2.50D；屈光度 -10.00 至 6.00。
- Sauflon Clariti Multifocal(coopervision.com)；附加度最高可达 +3.00；屈光度 +6.00 至 -8.00。
- SpecialEyes(Specialeyesqc.com)；附加度最高达 +4D；视近区和中间区直径可调；屈光度 +25 至 -25D。

该模型表明，远视患者的视觉驱动眼球生长通常不如一般人强，因此治疗可能需要比大多数制造商提供的更高(至少 +3.50D)的附加量。而且，大多中心看近多焦点镜片的商品设计，旨在于通过视远区域能够看远，也可能会阻碍其成功。因此，大多数市面上可买到的镜片可能不能提供足够的光学效果来成功改变年轻远视患者的视觉驱动眼球生长模式。

对于我们建议治疗的非常年轻的远视眼患者来说，至少 +3.50 附加度的特殊设计的光学眼镜可能是最有用的。SpecialEyes 制作了一种视近区和视中区直径(之后达到全程放大率)可以独立调整的中心看近软性多焦点角膜接触镜。在 Specialeyes 透镜的近区直径(near zone diameter, NZD)和中间非球面区(intermediate aspheric zone, IZD)之间，存在一个非球面区域，在 IZD 处以及 IZD 之外实现了全负附加。

病例 23.7 单侧软性多焦点角膜接触镜联合单侧阿托品治疗屈光参差

一名 11 岁的男孩因为父母发现他的左眼在过去的几年中一直外转而被带来检查。在之前的一次检查中,医生说孩子的眼睛外偏会好转。家长们觉得,眼睛转动的时间比例没有减少,而且在一天快结束的时候,眼睛外转的频率更高了。屈光状态如下:

OD:-0.25VA 20/20+

OS:-1.50VA 20/20+

远距离的遮盖试验结果是间歇性的 25^Δ 左外斜视(有 25% 的时间偏位)。近距离遮盖试验结果为 5^Δ 外斜视。计算性 AC/A 为 14:1(PD=60)。

在这个病例中屈光参差明显,全矫可以显著改善远距离融像。由于它也可能导致高度的看近内隐斜,所以研究双焦点眼镜的使用也是适合的。在这个病例中,规定使用 OD 平光和 OS -1.50 中心看远多焦点软性角膜接触镜。此外,为左眼开具了 0.02% 阿托品 QHS 的处方。这个治疗方法为左眼提供了两个眼睛生长的"停止信号"——近视周边离焦(中心看远多焦点角膜接触镜),以减少视觉驱动的眼球生长;以及阿托品,以减少基因编码的眼球生长。本病例的特点是,患者的每只眼睛需要不同的治疗方法,以减少屈光参差,并进行实质性的融像和脱抑制训练,以帮助融像并提高屈光治疗的效果。

近附加镜片的使用对这个患者的治疗也有帮助。鉴于 AC/A 高,可考虑使用镜片来帮忙控制偏斜。

患者采用 OD -0.25,OS -1.25 不等近附加,配合融像、脱抑制训练 1 年。在接下来的一次检查中,他的屈光度为 OD -0.50,OS -1.00。他的眼镜换成了新度数,用同样的不相等近附加;他继续在家中每周两次进行这种矫正融像和脱抑制的训练,持续了 1 年多,之后他需要 OD -0.50,OS -0.75。当他 13 岁时,每只眼使用 0.02% 的阿托品滴眼。每周两次在家中继续戴角膜接触镜,同时进行融像和脱抑制训练。到他 17 岁时,他继续进行小的近视屈光矫正,并可以在所有清醒的时间里保持直视而无抑制。

年龄	屈光处方	其他治疗方法
11	远距离验光结果: OD:-0.25 OS:-1.50 处方: OD:无 OS:-1.50 中心看远多焦点软性角膜接触镜(+2.00Add)	左眼仅使用 0.02% 阿托品 脱抑制和集合训练以促进融像,为期 12 周;维持治疗,每周两次 调整饮食——增加蛋白质,减少碳水化合物。营养元素(如果验血结果有提示后尤其要补充维生素 D)
13	远距离验光结果: OD:-0.50 OS:-1.00 处方: OD:-0.50 中心看远多焦软性角膜接触镜(+2.00Add); OS:-1.50 中心看远多焦软性角膜接触镜(+2.00Add)	0.02% 阿托品 OU 每周 2 次,坚持进行脱抑制训练和集合训练以促进融像。在学习时保持 45cm 的工作距离,并使用适当的照明
14~15	不变	双眼 0.02% 阿托品 QHS 继续进行家庭巩固脱抑制和集合训练,促进融像
16	远验光结果: OD:-0.50 中心看远多焦软性角膜接触镜(+2.00Add); OS:-1.50 中心看远多焦软性角膜接触镜(+2.00Add)	将阿托品减少至 0.01%,持续 6 个月,然后停止。随访 6 个月无近视进展。6 个月后复查,然后每年复查;如果有近视进展,则恢复 0.01% 阿托品 继续进行家庭巩固脱抑制和集合训练,促进融像 这个患者经过治疗后有所好转。根据模型的预测,特别是对于屈光参差较大的近视患者,另一种选择是为 IXT 患者开具融像训练,并考虑使用 OK 镜联合左眼单侧使用 0.02% 的阿托品治疗,随后如果有需要,可以考虑双眼使用。随着屈光参差趋于均衡,可以通过更换角膜接触镜和(或)减少阿托品的使用来减少治疗

远视治疗镜片应该包括一个小的 NZD 和最小的 IZD,通过它患者可以使用视近区进行所有的阅读活动。在设计用于远视治疗的中心看近多焦镜片时,考虑的 NZD 为 1.6~1.8mm,IZD 为 3.0~3.8mm,并有+4.00 近附加。NZD 和 IZD 较小的镜片设计可以提供更积极的治疗效果,精心设计的镜片应该可以最大限度地提高周边远视离焦。在任何情况下,角膜接触镜应使用不会使临床上的近矫正视力显著降低的最低正度数伴近附加度(通常为+4.00)。

视觉训练

因为我们在这个治疗设计中不提倡"过多的正镜矫正",这在临床上可能意味着需要在远视屈光状态和不可接受的巨大内斜视之间做出选择,如果实质性远视未得到纠正。此外,尽管未矫正的远视影响了在校表现的技能发展[271],但许多年轻的远视患者并不愿意配戴眼镜。这些问题都是决定应该保留多少远视不矫正以及适当的干预应该包括哪些内容时的重要考虑因素(病例 23.8)。可以考虑对这些患者进行加强融像和减轻抑制的视觉训练。抑制(第 6 章)和内隐斜(第 11 章)的治疗方法适用于在屈光状态治疗期间维持并最大限度地融像。

病例 23.8 远视治疗

一名 4 岁的女孩被带来进行例行的学前检查。裸眼遮盖试验结果为:远距离 8^Δ 内隐斜,近距离 10^Δ 内隐斜。睫状肌麻痹后的屈光状态如下:

OD:+3.75
OS:+3.75

经矫正,远距离遮盖试验结果为 1^Δ 外隐斜,近遮盖试验结果为 1^Δ 内隐斜。计算性 AC/A 为 6.2:1(PD=54)。

在这个病例中,远视和未矫正的内隐斜非常明显,但令人担忧的是屈光矫正可能不允许患者继续正视化。鉴于 AC/A 略高,可以配戴眼镜来帮助控制偏斜。使用双眼+2.75 可以让她在近距离有良好的融像,同时也给了她一个正视化的机会,因为她在远距离和近距离都会有调节滞后。使用近附加镜片对这个患者的治疗没有帮助。视力矫正是以单视距离形式进行的:

OD:+2.75
OS:+2.75

患者使用双眼+2.75 处方 2 年。在接下来的一次检查中,她的屈光度为+2.75。她的眼镜更换为+2.25;继续进行了两年多的矫正后,她需要+2.00 的远距离矫正。8 岁时,她开始配戴一款中心看近的软性多焦点角膜接触镜,旨在刺激眼球生长。

年龄	屈光处方	其他治疗方法
4	远距离验光结果: OD:+3.75 OS:+3.75 处方: OD:+2.75 OS:+2.75 矫正后的隐斜量:6m 处 1eso,40cm 处 2eso	脱抑制训练以促进融像。鼓励患者花大量时间在 30cm 处涂色调整饮食——减少蛋白质,增加碳水化合物。营养元素(如果验血结果有提示后尤其要补充维生素 D)
5	不变	在学习时保持 30cm 的工作距离,并使用适当的照明
6	远距离验光结果: OD:+2.75 OS:+2.75 处方: OD:+2.25 OS:+2.25 矫正后的隐斜量:6m 处 1eso,40cm 处 2eso	脱抑制训练以促进融像。使用大量时间在 30cm 处涂色和阅读
7	不变	在学习时保持 30cm 的工作距离,并使用适当的照明
8	远距离验光结果: OD:+2.75 OS:+2.75 处方: OD:+2.75;+3.00 中心看近多焦软镜 OS:+2.75;+3.00 中心看近多焦软镜 矫正后的隐斜量:6m 处 1eso,40cm 处 2eso	配戴中心看近多焦点软性角膜接触镜,为眼球生长提供周边视网膜刺激。在学习时保持 40cm 的工作距离,并使用适当的照明。全天候戴角膜接触镜

病例23.8 远视治疗(续)

续表

年龄	屈光处方	其他治疗方法
10	远距离验光结果： OD:+2.00 OS:+2.00 处方： OD:+2.00;+3.00 中心看近多焦软镜 OS:+2.00;+3.00 中心看近多焦软镜	继续戴多焦点软性角膜接触镜。在学习时保持 40cm 的工作距离,并使用适当的照明。如果需要,可以配戴下半部分近附加(+0.75)眼镜,以延长近距离工作(考试和学习)的时间
12	远距离验光结果： OD:+1.50 OS:+1.50 处方： OD:+1.50;+3.00 中心看近多焦软镜 OS:+1.50;+3.00 中心看近多焦软镜	继续戴软性多焦点角膜接触镜。在学习时保持 40cm 的工作距离,并使用适当的照明。如果需要,可以配戴下半部分近附加(+0.75)眼镜,以延长近距离工作(考试和学习)的时间
14	远距离验光结果： OD:+1.00;OS:+1.00 处方： OD:+1.00;+3.00 中心看近多焦软镜 OS:+1.00;+3.00 中心看近多焦软镜	继续戴软性多焦点角膜接触镜。在学习时保持 40cm 的工作距离,并使用适当的照明。如果需要,可以配戴下半部近附加(+0.75)眼镜,以延长近距离工作(考试和学习)的时间
16	远距离验光结果： OD:+0.75 OS:+0.75 处方： OD:无 OS:无 裸眼隐斜量:6m 处 1eso,40cm 处 2eso	停止使用软性多焦点角膜接触镜。在学习时保持 40cm 的工作距离,并使用适当的照明。近距离工作时配戴下半部近附加(+1.00)的眼镜

远视性屈光参差

大于 1.25D 的远视性屈光参差的发展可能代表了导致屈光参差和弱视增加的一个阈值[72,273]。Humphriss[72,274]和 Simpson[72,275]证明,低至 0.75D 的单侧模糊会导致模糊眼的中心抑制。类似于 IXT 中近视性屈光参差的发展方式,如果屈光参差引起的抑制导致模糊驱动的正视化机制的失活,抑制也可能引起不断增加的远视性屈光参差。在远视性屈光参差的情况下,惯用眼将继续正视化过程,而模糊的眼睛会在生长上滞后(可能是因为缺乏基因编码的眼球发育),最终发展为显著的远视性屈光参差。当然,在这些情况下,最终的屈光状态是视觉驱动的眼球生长和基因编码的生长速率之间相互作用的结果,根据相互作用的相对强度,可能会发展为近视或远视[72]。

屈光参差性弱视

临床上,一眼正视和一眼远视的人远视程度较高的眼睛经常会发展为弱视[72,273]。一种建议的儿童弱视治疗方法包括对每只眼睛的屈光状态进行全矫,再结合其他治疗,如遮盖和视觉训练[72,276](见第 17 章)。这种治疗方法通常使弱视眼恢复实质性的视力[72,276,277]。然而,尽管每只眼的

屈光状态的全矫可以提供清晰的视网膜图像,该模型表明正视化将从矫正点继续进行;也就是说,如果右眼矫正为+1.00,而左眼矫正为+4.00(3D 的屈光参差),则在屈光状态全矫后,随后的视觉驱动正视化和屈光参差性弱视的治疗允许屈光状态从 3D 的屈光参差量开始变化[72]。

Sherman[72,278]批判了为屈光参差性弱视的每只眼睛提供全矫的技术,建议改为对弱视眼进行部分矫正,同时制订大量时间进行视觉训练,旨在减少弱视眼的抑制并增加弱视眼的分辨率。如果在视觉训练上花费了足够的时间,该模型表明 Sherman 的治疗方案应使弱视眼在屈光状态中一定程度地正常化,从而变得与另一只眼睛更接近[72,279]。

屈光参差的治疗

发展为屈光参差的儿童可以通过降低屈光参差较严重的眼睛的镜片光度来治疗。如果在视觉训练中花费足够的时间以减少抑制[279],该技术可以允许屈光参差较多的眼睛发展成与另一只眼睛更相近的屈光状态,无论屈光参差是近视性的还是远视性的。为了取得成功,患者应该在屈光参差发展得太严重前进行治疗(病例 23.9)。这种治疗方法的问题是需要大量的视觉训练。许多孩子或家长可能不愿意投入所需的时间和精力来达到预期的结果[72]。

病例 23.9　远视治疗与弱视治疗同时进行的屈光治疗

一名 4 岁的男孩来进行一次例行的学前检查。他未出现任何症状。内眼外眼健康均在正常范围内。睫状肌麻痹后的视力和屈光度如下：

OD：+3.00/−1.00×103　　20/60

OS：+0.25　　　　　　　　20/20

OU：20/20

在 6m 和 40cm 处均有 3^Δ 内隐斜。双眼都是中心注视。Worth 四点试验显示右眼间歇性抑制，40cm 处 Randot 立体视为 140 秒。

根据睫状肌麻痹后屈光不正的结果给右眼开出较低度数：

OD：+2.50/−0.75×103　　20/50^{+2}

OS：+0.25　　　　　　　　20/20

OU：20/20

患者在 2 周后返回重新评估，视力与之前相比没有变化。每天遮盖 2 小时，双眼脱抑制治疗 2 小时。双眼训练包括戴上红/绿眼镜（左眼前为红色镜片）用红色铅笔进行点对点练习册的练习，以增强右眼的视敏度，使用红色/绿色条形阅读单位进行阅读以减少抑制。第 4 周使用镜片翻转拍进行调节训练（从 ±1.25 开始）。在接下来的 8 周里，随着患者视力和双眼状态的改善，阅读图标逐渐变小，并逐渐加强调节翻转拍的光度，如下表所述：

周	管理方案	弱视视力	立体视/s
1	检查	矫正：20/60	140
	处方（弱视眼前戴正镜度略低的眼镜）		
2	进展随访遮盖 2 小时/日	矫正：20/50^{+1}	140
	双眼视觉训练		
4	双眼视觉和调节训练	矫正：20/40	100
6	继续视觉训练	矫正：20/30	60
8	继续视觉训练	矫正：20/25	40
10	继续视觉训练	矫正：20/20	20

该处方形成了远处的焦点滞后（右眼更多），从而给右眼一个刺激使其向减少屈光参差方向发展。这个病例的特点是，患者的每只眼睛需要非常微小的差异才能保持在正视化范围内，结合实质性的融像和脱抑制训练来辅助屈光变化治疗。

患者使用 OD+2.50c−0.75×103，OS+0.25 处方，并联合融像和脱抑制训练 1 年。在第二年的检查中，他的屈光度为 OD+2.00c−0.50×93，OS 平光。更换为中心看近多焦点软性角膜接触镜（+2.50 中心看近，+2.00ADD），在家中每周 2 次继续进行融像和脱抑制治疗训练 1 年多，此时需要 OD+0.50c−0.50×95，OS 平光。他继续右眼戴中心看近角膜接触镜（+0.50 中心看近，+2.00ADD），每周在家进行两次融像和脱抑制训练。他每只眼睛的视力均保持在 20/20。又过了几年，他基本上变为了临床上的正视眼，视觉训练停止了，也没有进行屈光矫正。

年龄	屈光处方	其他治疗方法
4	远距离验光结果： OD：+3.00/−1.00×103 OS：+0.25 处方： OD：+2.50/−0.75×103 OS：+0.25	进行脱抑制和集合训练以增强融像，持续 10 周；之后每周五天继续坚持训练
6	远距离验光结果： OD：+2.00/−0.50×93　20/20 OS：平光　20/20 处方： OD：中心看近多焦软镜 OS：无	每周 5 天进行脱抑制训练和集合维持训练

病例 23.9   远视治疗与弱视治疗同时进行的屈光治疗(续)

续表

年龄	屈光处方	其他治疗方法
7~9	处方: OD:+0.50/-0.50×95 20/20 OS:+0.25 20/20 OD:中心看近多焦软镜 OS:无	每周5天进行脱抑制训练和集合维持训练,为期2年,目前每周坚持治疗
17	远距离验光结果: OD:+0.25/-0.25×88 20/20 OS:平光 20/20 未开具处方	每周两次坚持脱抑制训练和集合训练以促进融像

散光

高达80%的婴儿有散光[72,280],其发病率比儿童或成人高得多。在大多数婴儿中,水平子午线通常具有最高的屈光度[72,281],因此形成逆规散光[72,282]。婴儿散光在出生后的最初18个月内迅速减少,到6岁时,81%的儿童散光低于0.25D[72,283]。虽然散光的患病率在接下来的几十年里缓慢增加,但只有大约3%的成年人散光超过1.00D,为典型的顺规(with-the-rule,W-T-R)散光。在一项对1 200多只眼睛的研究中,Lyle[72,284]发现小于2.00D的散光没有明显的遗传模式。事实上,Hofstetter和Rife[72,285]得出结论,散光主要是由环境决定的。例如,Childress Childress和Conklin[72,262]描述了散光和职业之间的关系,并提出在某些职业或视觉条件下固有的眼球运动(例如,患有眼球震颤的人通常有很高的顺规散光[72,286])会影响成年人散光的程度和轴位[72]。

婴儿期、学龄期和老视时期的逆规性散光

婴儿期逆规散光的高发病率可能是与基因编码的眼球发育相关的一些因素所致。婴儿的小眼球通常具有一个相对较大的λ角度[72,287](瞳孔轴和眼球入射瞳孔处视线之间的夹角[288])。婴儿大λ角是测量离轴散光的一个来源,并且可能导致高估明显的逆规散光发生率[72,289,290]。这种大角度λ是由于婴儿的小眼球的中心凹位置偏心造成的,婴儿的λ角范围在 $2° \sim 7°$ 之间,但在近视成年人较长的眼中,λ角小于 $2°$[72]。

导致逆规散光发生率高的一个重要因素与眼结构有关。由于眼球的垂直直径小于水平直径[72,291],晶状体的平面略微倾斜,使顶部向前倾斜 $2° \sim 3°$[72,291,292]。晶状体倾斜导致了逆规散光。少量的持续性周边远视性视网膜离焦("远视"模糊)会增加巩膜张力(导致轴向伸长)并降低韧带张力(阻碍晶状体生长),从而促进视觉发育[72]。

轴向伸长和晶状体直径的改变最初可能会导致晶状体倾斜增加(和散光增加),直到整体眼球发育使晶状体能够更好地适应眼球前房。这一生长过程可能是婴儿逆规散光高发病率的来源。在最初测量到近视之前,学龄儿童经常观察到逆规散光[72,293],以及眼睛向远视方向改变时,老视的逆规散光增加[72,294]。在这些情况下,观察到逆规散光可

能是眼球大小发生变化的临床信号。根据这一生长假说,Lyle[72,295]发现没有证据表明散光轴会随着时间的推移而旋转,从顺规散光到斜轴再到逆规散光。相反,他发现顺规散光的发生率随着年龄的增长而降低,而逆规散光的发生率逐渐增加[72]。

散光的治疗

本章先前提到的对于远视屈光状态的治疗缺乏研究,对于散光屈光状态的治疗更是如此。目前既没有动物研究,也没有临床研究表明什么是治疗散光的合适方法。然而,很明显,散光治疗中的挑战是影响那些未完全正视化的幼儿的子午线上的眼球生长(将散光降至最低)[177]。

在假设I中,我们假设最终形成的屈光状态是基因编码的眼球发育被视觉驱动的眼球发育修饰后的结果。该模型的关键临床概念是预先基因编码好的眼球发育会受到视觉驱动的眼球发育的影响。儿童时期少量逆规散光的发展可能是眼前段眼球生长发育[177,296]的临床征兆,也可能预示着即将出现眼轴的改变。这些儿童的治疗应该最大限度地减少近视的发展,如病例23.1~病例23.3所述。较大的散光(>1.00D顺规散光)可能会影响正视化[16];儿童要么尽可能地正视化(相当于"平光"的等效球面),要么在成年后发展成高度近视。

已有关于近视治疗方法的研究,以及本章对远视治疗方法的建议,但是还没有对于散光屈光状态治疗的研究。然而,当考虑治疗时,我们建议治疗应该与最接近正视的轴位相联系。例如,考虑两个不同的屈光状态:

- +4.00c-4.25×005——确定最接近正视的子午线转换为正柱镜,结果为-0.25c+4.25×95
- -0.25c-2.75×180——最接近正视的子午线为水平子午线(-0.25)

对于这些患者中的每个人来说,最合乎逻辑的处理是保持接近正视(-0.25D)的屈光力,同时改变最大屈光力方向的屈光力;但根据目前的知识,这是一项说起来容易做起来难的任务。

以下部分考虑了目前缺乏的研究,并提出了一种潜在的针对临床显著散光屈光状态的治疗方案,包括:

1. 屈光矫正设计,使得子午线周边视网膜图像离焦刺

激子午线视觉驱动的眼球生长。这样的屈光矫正镜片目前还不存在，尽管动物研究表明，使用散光镜片的周边视网膜离焦实际上确实会导致散光性的角膜生长[297,298]。这是一个重要的发现；作为临床医生，我们习惯于认为散光是（主要）起源于角膜。结果表明，就像周边视网膜离焦可以用来刺激（远视）或抑制（近视）眼的生长一样，散光眼镜也可以刺激散光性的角膜生长。

不幸的是，散光眼镜诱导的补偿性眼球生长并不能适当地"纠正"诱导的散光[297,298]——这是一个有趣的结果。婴儿的散光发生率远高于儿童或成人[280]，这表明大多数婴儿和幼儿都经历了减少婴儿期散光的散光正视化过程。而且，近视和远视患者的正视化会受到周边视网膜图像离焦的强大影响（见图23.10）。当周边视网膜被球面镜片（可以用来治疗近视和远视）刺激时会发生适当生长，而当受到散光镜片刺激时眼球却会不适当地生长，这一现象的生理基础是什么？

研究散光镜片对正视化的影响是通过让幼猴戴上装有散光镜片的头盔109±15天来进行的[297,298]。如果散光镜片没有定位（或头盔偶尔位置不正确），以至于动物通过准确的镜片中心看东西，正常的眼球运动可能会导致不同的周边视网膜刺激，可能导致对散光镜片的不适当代偿性生长。也许使用适当设计的角膜接触镜可以看到不同的（和更适当的）补偿性眼球生长，在角膜接触镜保持定位居中和对齐的情况下，通过光学上的子午线差异或利用镜片颜色的子午线差异，可以为散光的眼球生长提供一致的刺激（见下文）。

不幸的是，目前还没有开发出可以减少散光的角膜接触镜（动物研究[297,298]表明框架眼镜是不合适的）。基础研究和临床试验均有必要进行，以确定使用特殊设计的角膜接触镜来减少散光的治疗方法是否有效，如果有效的话，最佳的角膜接触镜设计可能是什么。尽管缺乏临床试验结果，但我们建议，考虑到基础研究，对于有顺规散光的患者，可以从小学早期开始治疗，而对于逆规散光的患者，可能需要更早开始治疗。

- 药物治疗（如阿托品和甲基黄嘌呤）不适合治疗影响子午轴向生长的散光。
2. 在需要时使用近附加镜片（以维持远视的看近调节滞后）
3. 积极地持续治疗，以确保患者保持：
- 理想的近阅读距离
- 最小抑制的最佳双眼视觉力，以及
- 准确地调节
- 饮食调整似乎在调整子午线生长方面没有重要作用

这些治疗方法主要是通过改变子午线的视觉体验以影响屈光状态的发展，这些治疗方法都没有在散光治疗的基础或临床研究中进行过研究，因此需要进行前瞻性研究来验证它们的应用。然而，同时，本章提出的模型为临床上有显著散光的患者需谨慎使用联合屈光状态治疗方法提供了理论依据。

散光治疗建议

框架眼镜镜片

不幸的是，目前还没有能够适当影响周边视网膜焦点的矫正散光的框架眼镜。而且，基于动物研究，框架眼镜可能不适合控制散光的屈光状态[297]。

药物治疗

目前还没有研究出某种药物可以作为一种控制子午线上眼球生长的方法。

软性多焦点角膜接触镜

对于散光屈光状态的治疗，配戴软性多焦点角膜接触镜的目标将是通过改变散光屈光状态的方式向周边视网膜提供持续的、适当的部分刺激来刺激眼部的局部生长。这可以通过适当设计的软性多焦点镜片来实现。例如，对于远视性散光，中心看近设计可以提供相对清晰的远视力，而在适当的镜片周围附加负度数可以提供相对的部分周边离焦，从而增加对视觉驱动的眼球生长的刺激并减少散光。

目前尚无可用的部分周边离焦多焦点角膜接触镜。Visioneering Technologies 或 SpecialEyes 可能能够使用可独立调整的视近区和视中区直径（之后达到全程屈光度）制造具有适当外周离焦的软性多焦点角膜接触镜。散光治疗镜片应该包括一个小的 NZD 和最小的 IZD，通过它患者可以使用视近区进行所有的视觉活动。当设计用于散光治疗的子午线多焦点镜片时，考虑 NZD 为 1.6mm，IZD 为 3.0mm，联合 4.00D 的附加度。使用这种 NZD 和 IZD 的镜片设计可以提供积极的治疗，精心设计的子午线镜片可以引起最大的周边离焦。这种设计是否可行，甚至是否可以适当控制散光的屈光状态，都需要通过基础研究和临床研究来评估。

另一种潜在的散光治疗方法可能会将防止猴子近视的单色红光的效果[299]合并到角膜接触镜中。如果角膜接触镜在角膜接触镜的适当位置加入部分单色红色滤光片（例如低级和高级滤光片，以抑制眼球下部和上部生长，并允许鼻侧和颞侧生长），或许可以减少散光。这种单色调色是否可能，红色"波段"的适当分离，以及这样的镜片是否真的可以控制散光的屈光状态，都需要基础和临床研究评估，然后才能适用于人类。

总结和结论

从婴儿期无规律的屈光状态分布到大多数成年人接近正视化的屈光状态分布中发现屈光状态的尖峰呈正态分布。这一过程通常被描述为正视化，这里使用了一个概念模型来描述，该概念模型采用双交叉反馈环的形式，其中每只眼睛的基因编码的眼球发育会被视觉驱动的眼球发育所改变（图23.3）。在该模型中，近视视觉增长（主要）是由相对周边视网膜远视离焦造成的，（其次）通过调节滞后延长相对远视模糊造成的。视觉发育对基因编码的眼球发育进行反馈和修改，从而导致最终的屈光状态。

图23.3中提出的概念模型可以对会影响稳定屈光状态的发展和维持的变化以及可能的屈光不正的治疗方法进行具体的临床预测。表23.3总结了视觉驱动的眼球生长机制导致的屈光状态的预测变化，可以为使异常屈光状态

正常化或维持现有的正视屈光状态的临床护理的修改奠定基础。我们期望,随着临床试验的进行,我们在这里描述的治疗方法会随着时间的推移而不断改进和改变,从而改善所有患者的近视治疗,并允许对孕妇及其未出生的孩子进行更安全的治疗。目前的挑战是通过临床研究和前瞻性随机试验,确定哪种治疗方法可以有效地影响屈光状态,使其以期望的方式改变。

在近视成人的护理中,早期发现和处理退行性眼病是非常必要的(见表 23.4)。然而,毋庸置疑的是,如果可能的话,对成年期近视相关眼部疾病发病率显著升高的理想治疗方法是防止它们的发生。对于我们的患者来说,这可以通过儿童时期的近视治疗来实现,最终结果是眼轴长度更正常,屈光状态更接近正视。不幸的是,许多父母没有意识到他们的近视儿童面临的风险,许多从业人员也没有采用理想的(或者说在许多情况下,没有采取任何一种)规避程序,因此这些类型的治疗通常未被推荐。

病例 23.10　OK 镜治疗近视及散光

一名 10 岁的女孩因未能通过学校筛查而来检查。屈光情况如下:

OD:$-1.25/-2.25\times180$　　　　VA 20/20

OS:$-1.50/-2.25\times180$　　　　VA 20/20

远、近遮盖试验结果均为 5^{Δ} 外隐斜。计算性 AC/A 为 6:1(PD=60)。这个病例中近视和散光很严重,需要矫正才能在学校达到清晰的远视力。咨询后发现她对角膜接触镜很感兴趣,她的母亲也想尽量减少孩子的近视进展。她的平 K 值为 44.75,双眼眼轴长度为 23.75mm(AL/CR = 3.15)。在讨论的基础上,她选择配戴 OK(逆几何非球面)RGP 镜片,并开了 0.02%阿托品无限期使用。她太希望戴角膜接触镜的同时再戴一副框架眼镜,所以推荐了近附加镜片,这有助于她在阅读时达到调节超前的状态。并对她进行了培训以帮助她学会保持正确的阅读距离。

她成功地配戴了 OK 镜,在 14 天内获得了 20/20 的裸眼视力。她白天每只眼的屈光不正都保持在平光状态。每周配戴 2 晚 OK 镜,继续使用 0.02%的阿托品,以维持这种状态。

年龄	屈光处方	其他治疗方法
10	屈光不正 OD:$-1.25/-2.25\times180$ OS:$-1.50/-2.25\times180$ 配戴逆几何非球面接触镜	配戴 OK 镜片 14 天后,裸眼视力为 20/20。继续每晚配戴 双眼 0.02%阿托品治疗 将工作距离维持在 37cm 调整饮食——增加蛋白质,减少碳水化合物。营养元素(如果验血结果有提示后尤其要补充维生素 D)
9~13	每晚戴镜后白天裸眼视力很好 OD:20/20+ OS:20/20+ 继续戴 OK 镜——每年更换新镜片——11 岁时左眼更换一个丢失的镜片。 继续每晚配戴	双眼 0.02%阿托品 注意工作距离。双眼眼轴长度在 10 岁时增加到 23.81,目前仍保持在 23.81 继续目前的治疗直到 15 岁。然后将 0.02%阿托品减至 0.01%阿托品 6 个月,然后停止。如果近视继续进展(眼轴长度增加)则需要恢复使用阿托品

预防性护理

从本章提出的证据可以清楚地看出,目前存在可行的治疗方法,可以用来控制屈光状态。对于近视眼,这些治疗方法会使屈光状态更趋于正视并减少轴向伸长,同时降低终身视力损害的风险;对于远视眼,治疗可以减少调节性内斜视或与学校相关的视力问题的发生概率。

近视

尽管基于该模型的治疗潜力很大,但不可能使所有近视患者都能达到并保持正视状态。例如,许多有可能发展为近视的危险因素(例如,AL/CR>3.0/1,IXT,近距离内斜,高度调节滞后,双亲近视,繁重的近距离任务,近视进展>0.75D/年)的患者很可能将具有压倒所有干预措施的基因编码和视觉驱动的眼球生长的联合作用。此外,患者可能等待初始评估的时间太长,开始治疗的时间太晚,以至于无法达到理想的屈光状态。幸运的是,在目前的治疗方法中,使用药物治疗(小剂量阿托品和/或甲basic黄嘌呤)、减少周边驱动的视觉定向眼球生长的屈光矫正,以及在此描述的视觉训练和饮食调整方式很可能显著降低高度近视的发病率。表 23.7A 总结了近视治疗中这些治疗方法的使用和时机。

表 23.7A　近视顺序性管理注意事项

治疗	无	近视类型（近视量[a]）			成人发病
		正在发生			
每 6 个月进行一次眼轴长度和屈光度的随访。如果近视进展大于 0.25D，请考虑采用更积极的疗法		低风险增长速度<0.5D/年	中风险增长速度0.5D~1.0D/年	高风险增长速度>1.0D/年	
考虑顺序	N	N L M H	L M H	L M H	N L
1. 屈光矫正——无欠矫的最低负镜度数 a. 传统设计负镜度的框架眼镜。如果可能，使用视觉生长抑制设计（外周正镜附加设计），而不是传统的眼镜镜片，以最大限度地减少进展	如果近视父母或兄弟姐妹近视，使用外周附加正镜的框架眼镜和/或 0.02% 阿托品	N——不戴镜或多焦软镜 L——周边正镜附加框架眼镜或多焦软镜，OK 镜 M——OK 镜或多焦软镜。周边正镜附加镜片备用 H——多焦软镜或 OK 镜。周边正镜附加镜片备用	L——周边正镜附加框架眼镜或多焦软镜，OK 镜 M——OK 镜或多焦软镜。周边正镜附加镜片备用 H——多焦软镜或 OK 镜。周边正镜附加镜片备用	L——周边正镜附加框架眼镜或多焦软镜，OK 镜 M——OK 镜或多焦软镜。周边正镜附加镜片备用 H——多焦软镜或 OK 镜。周边正镜附加镜片备用	N——不戴镜或周边正镜附加框架眼镜 L——多焦软镜，周边正镜附加框架眼镜或 OK 镜
视觉定向生长抑制方法 a. 周边正镜附加框架眼镜镜片设计（蔡司 Myolens 或 DIMS 镜片） b. 使用 RGP 的角膜塑型术（OK）（-2.00 至 -5.00） c. 多焦软镜-中心看远设计（2.50add）。考虑在为所有年轻近视患者配戴软性角膜接触镜时使用					
		将屈光矫正与小剂量阿托品和甲基黄嘌呤相结合以获得最佳效果 在可能的情况下，使用周边正镜附加设计眼镜来代替传统的周边负镜度设计的眼镜			
遗传生长抑制方法 a. 甲基黄嘌呤 1）可可碱（200mg，每天 2 次） 2）7-甲基黄嘌呤（可用时更换）	如果患者已经受孕或可能受孕，请中止或不要开始使用遗传生长抑制方法 可可碱（200mg，每天 2 次） 联合小剂量阿托品和甲基黄嘌呤效果最佳 如果出现紧张、恶心、胃部不适或心率加快，请减少用量				
b. 阿托品 1）0.02%（预防性使用） 2）0.05%（首选浓度，大多数患者使用，除非病情进展迅速） 3）1.0%（进展迅速；>1.00/年。仅考虑在夏季降至 0.05%）	0.02%或不用	N——0.05% L——0.05% M——0.05% H——0.05%	N——0.05% L——0.05% M——0.05% H——0.05%	N，L——夏季使用 1.0%；0.05% M，H——1.0%，也许夏季使用 0.05%	N——0.02% L——0.02%

表 23.7A 近视顺序性管理注意事项(续)

治疗	无	近视类型(近视量[a]) 正在发生	成人发病
		在所有病例中,第一周后监测光敏感度;如果需要的话,可以用变色镜片或太阳镜缓解。如果在使用 0.02% 以上的浓度后需要停止使用,首先在 6 个月的间隔内将浓度逐渐降低到 0.01% 阿托品,然后在 6 个月后停止;如果停止使用可可碱,则需在停用阿托品之前 6 个月停用。如果近视再次进展,继续用 0.01% 阿托品治疗 6 个月,然后重新评估	
2. 正镜附加镜片 a. 看近正附加——调节准确度 在使用阿托品后的第一周,评估调节和双眼视觉。经常需要正镜附加镜片治疗	经常使用近附加,以最大限度地提高调节的准确性,如果可能的话,在阅读时保持调节超前状态(而不是调节滞后)。即使使用 0.02% 的阿托品也不会出现调节问题,也可以考虑对成人发病的近视进行近附加治疗。通常使用平顶而不是渐进式双焦点镜片	
3. 视觉训练 a. 集合-调节相互作用 b. 脱抑制 c. 调节准确性的人体工程学	a. 加强集合和调节灵敏度 b. 尽量脱抑制治疗 c. 强调正确的阅读距离,以便在阅读时保持调节超前状态(而不是调节滞后)	
4. 其他治疗 a. 户外活动时间 b. 镜片波长透过率 c. 补充剂 d. 饮食	a. 让孩子每天至少在户外待 40 分钟(可以使近视进展减慢 20% 以上) b. 使用允许紫光透过的镜片(减少近视进展) c. 复合维生素营养元素。补充叶酸,400μg/d。补充维生素 A 以维持血液中维生素 A 水平全年>100nmol/L。Omega-3,1 000mg,每日两次 d. 强调均衡饮食——尽量减少精制糖和碳水化合物的摄入量	

[a] 近视分类(无;低,-0.25~-2.00;中,-2.25~-5.75;高,≥-6.00)。

表 23.7B 远视顺序性管理注意事项

治疗	远视分类[a]		
	低度+0.25 至+0.75D	中度+2.00 至+3.25D	高度[b]>3.50D
使用眼轴长度和屈光度的测量方法进行随访。如果远视没有减少,可以考虑更积极的治疗			
考虑顺序			
1. 屈光矫正-在不影响双眼视觉的情况下采用最小正镜度 a. 标准设计正镜镜片 视觉导向眼球生长刺激 b. 多焦软镜——中心看近设计(3.00 或更大的 add)。考虑在为所有年轻的远视患者配戴软性角膜接触镜时使用	改善双眼视觉: **框架眼镜处方** (正镜全矫) 如果希望降低远视: **多焦软镜** 中心看近(至少+3.00add) 不降低双眼视觉的最低正镜度	如果希望减少远视: **多焦软镜** 中心看近(+4.00add) 不降低双眼视觉的最低正镜度 改善双眼视觉: **框架眼镜处方** (正镜全矫)	减少远视: **多焦软镜** 中心看近(+4.00add) 不影响双眼视觉的最低正镜附加 如果只想改善双眼视觉 **框架眼镜处方** (正镜全矫)
遗传性生长抑制方式	**不宜用于远视治疗**		
2. 正镜附加 a. 看近正镜附加——调节精确度	评估调节能力和双眼视觉功能;正附加镜片的治疗通常表明可以保持双眼视觉。经常用看近正附加,以最大限度地提高调节准确性,减少看近内隐斜。如果可能,在阅读时保持一定的调节滞后。通常使用渐进式而不是平顶式双焦点镜片		
3. 视觉训练 a. 集合-调节相互作用 b. 脱抑制 c. 符合人体工程学的调节精确性	视觉训练是对于那些在屈光状态治疗期间没有给予最大正镜处方的患者的重要治疗方法。用集合和脱抑制训练方法治疗残余看远内隐斜 a. 加强集合和调节灵敏度 b. 训练以尽可能地减少抑制 c. 强调正确的阅读距离,以保持阅读时的调节滞后		

表 23.7B　远视顺序性管理注意事项（续）

治疗	远视分类[a]
4. 其他治疗	
a. 户外/近距离工作时间	a. 尽可能减少孩子们在户外的时间，每天至少阅读 40 分钟
b. 镜片波长透过率	b. 使用阻隔（不透射）紫光的镜片
c. 营养元素	c. 复合维生素营养元素。补充维生素 A，常年维持血液维生素 A 水平>100nmol/L。Omega-3，1 000mg，每日两次
d. 饮食	d. 强调均衡饮食，不必担心精制糖或碳水化合物的摄入

[a] 远视量（无；低，+0.50~+1.75；中，+2.00~+3.25；高，≥+3.50）。婴幼儿采用 95% 置信区间。
[b] 需考虑青少年远视治疗的情况：0~12 月龄远视>95%，2~4 岁远视>+3.50，内斜视发生率是屈光不正较低年龄组的 10 倍以上。每隔 3 个月随访一次，仔细观察双眼视觉情况。

远视

远视性屈光状态的治疗包括改变视觉体验以刺激眼轴生长，但尚未在临床研究中进行研究，前瞻性研究对于验证它们的使用非常重要。目前，由于缺乏临床试验，使得对于治疗方法和治疗对象的决定变得复杂起来。在临床试验之前，我们建议对患有"严重远视"的患者谨慎使用联合屈光状态的治疗方法：幼儿（小于 12 个月）远视大于+5.50D 和稍大儿童（12~48 个月）远视大于+3.50D，其中 20% 或更多会发展为内斜视。远视的治疗总结见表 23.7B。

未来

采用前面描述的屈光状态治疗方法有可能从根本上改变患者的护理。目前存在的技术使得采用临床治疗理念是有临床意义的，即正常情况下开出预防性屈光状态治疗处方，而不是简单地验配能提供清晰远视力的眼镜。这样的选择可以减少患者最终近视（和远视）的屈光状态，并极大地降低他们到老年时期发展为威胁视力的眼部病变的机会。

研究问题

1. 出生时的屈光状态分布是什么？在出生的最初几年里，这种分布是如何变化的？

2. 如果眼轴在 1~8 岁之间增加了大约 6mm，眼睛如何保持正视？

3. 在很大的眼轴长度范围内为何会有类似的屈光不正？

4. 你父母的近视量和你可能患有的近视量之间有什么关系？

5. 一些研究表明，双焦眼镜有助于降低近视进展率，而另一些研究则没有显示出同样的结果。哪些因素可能导致这些不同的结果？你将如何控制它们？

6. 周边视网膜如何影响眼睛生长？

7. 配戴眼镜后屈光不正会如何发展？如果有患者/家长问"眼镜会让我（孩子）的眼睛更糟吗？"你会如何回答？

8. 哪种软性镜片可能有助于降低近视进展的速度？描述镜片的设计和适应证？

9. 哪些药物治疗可以有助于降低近视进展率？

10. 屈光参差患者有没有可能的治疗方法？

（刘丽昆　周子璇　陈力菲　译）

参考文献

1. Cook RC, Glasscock RE. Refractive and ocular findings in the newborn. *Am J Ophthalmol.* 1951;14:1407-1413.
2. Wick B. On the etiology of refractive error—part I. A conceptual model. *J Optom Vis Dev.* 2000;31(1):5-21.
3. Kempf GA, Collins SD, Jarman EL. *Refractive Errors in the Eyes of Children as Determined by Retinoscopic Examination with a Cycloplegic.* Washington, DC: US Government Printing Office; 1928.
4. Choi JA, Han K, Park Y-M, et al. Low serum 25-hydroxyvitamin D is associated with myopia in Korean adolescents. *Invest Ophthalmol Vis Sci.* 2014;55:2041-2047.
5. Schor CM. Analysis of tonic and accommodative vergence disorders of binocular vision. *Am J Optom Physiol Opt.* 1983;60:1-14.
6. Owens DA, Liebowitz HW. Night myopia: cause and a possible basis for amelioration. *Am J Optom Physiol Opt.* 1976;53:709-717.
7. Hoffman FB, Bielschowsky A. Uber die der Willkur entzogenen fusionsbewegungen der Augen. *Pfluegers Arch.* 1900;90:1-40.
8. Schor CM. The influence of rapid vergence adaptation upon fixation disparity. *Vision Res.* 1979;19:757-765.
9. Wick B, Currie D. Dynamic demonstration of proximal vergence and proximal accommodation. *Optom Vis Sci.* 1991;68:146-158.
10. Charman WN, Tucker J. Accommodation and colour. *J Opt Soc Am.* 1978;68:469-471.
11. Johnson CA. Effects of luminance and stimulus on accommodation and visual resolution. *J Opt Soc Am.* 1976;66:138-142.
12. Nadal MC, Knoll HA. The effect of luminance, target configuration and lenses upon the refractive state of the eye. Part 1. *Am J Optom Arch Am Acad Optom.* 1956;33:24-42.
13. Banks MS. Infant refraction and accommodation. In: Sokol S, ed. *Electrophysiology and Psychophysics: Their Use in Ophthalmic Diagnosis.* Boston, MA: Little Brown; 1980:177-180.
14. McKanna JA, Casagrande VA. Atropine affects lid-suture myopia development: experimental studies of chronic atropinization in tree shrews. *Doc Ophthal Proc Ser.* 1981;28:187-192.
15. Crowther DP, Crewther SG, Cleland BG. Is the retina sensitive to the effect of prolonged blur? *Exp Brain Res.* 1985;58:427-434.
16. Thompson CM. *Objective and Psychophysical Studies of Infant Vision Development* [PhD thesis]. Birmingham, England: Aston University; 1987.
17. Sorsby A, Benjamin B, Sheridan M, et al. *Emmetropia and Its Aberrations.* London, England: Her Majesty's Stationery Office; 1957.
18. Duke-Elder WS. *Textbook of Ophthalmolgy.* Vol 4. St. Louis, MO: CV Mosby; 1949.

19. York MA, Mandell RB. A new calibration system for photo-keratoscopy. II. Corneal contour measurements. *Am J Optom Arch Am Acad Optom*. 1969;46:818-825.

20. Hofstetter HW. Emmetropization: biological process or mathematical artifact? *Am J Optom Arch Am Acad Optom*. 1969;46:447-450.

21. Straub M. Over de Aetiologie der Brekingsafwijkingen van het Oog en den Oorsprung der Emmetropie. *Ned Tijdschr Geneeskd*. 1909;7-9:445-460, 553-556, 639-664.

22. Hirsch MJ, Weymouth FW. Changes in optical elements: hypothesis for the genesis of refractive anomalies. In: Grosvenor T, Flom MC, eds. *Refractive Anomalies: Research and Clinical Applications*. Boston, MA: Butterworth-Heinemann; 1991:39-56.

23. Ni J, Smith EL. Effects of chronic defocus on the kitten's refractive status. *Vision Res*. 1989;29:929-938.

24. Van Alphen G. On emmetropia and ametropia. *Ophthalmologica*. 1961;142(suppl):1-92.

25. McBrian NA, Adams DW. A longitudinal investigation of adult-onset and adult progression of myopia in an occupational group. *Invest Ophthalmol Vis Sci*. 1997;38:321-333.

26. Jiang BC. Oculomotor fluctuations and late-onset myopia. *Invest Ophthalmol Vis Sci*. 1998;39(suppl):2105.

27. Zadnik K, Mutti DO, Friedman NE, et al. Ocular predictors of the onset of juvenile myopia. *Invest Ophthalmol Vis Sci*. 1999;40:1936-1943.

28. Stenstrom S. Investigation of the variation and the correlation of the optical elements of human eyes. Part I. Woolf D, trans. *Am J Optom Arch Am Acad Optom*. 1947;24:218-232.

29. Stenstrom S. Investigation of the variation and the correlation of the optical elements of human eyes. Part II. Investigations. Woolf D, trans. *Am J Optom Arch Am Acad Optom*. 1947;24:286-298.

30. Stenstrom S. Investigation of the variation and the correlation of the optical elements of human eyes. Part III. Analysis of material. Woolf D, trans. *Am J Optom Arch Am Acad Optom*. 1947;24:340-350.

31. Stenstrom S. Investigation of the variation and the correlation of the optical elements of human eyes. Part IV. The co-variation of the optical elements. Woolf D, trans. *Am J Optom Arch Am Acad Optom*. 1947;24:388-397.

32. Stenstrom S. Investigation of the variation and the correlation of the optical elements of human eyes. Part V. The variation of the optical elements related to the refractive error. Between depth of the anterior chamber and refractive error. Woolf D, trans. *Am J Optom Arch Am Acad Optom*. 1947;24:388-397.

33. Stenstrom S. Investigation of the variation and the correlation of the optical elements of human eyes. Part VI. Summary. Woolf D, trans. *Am J Optom Arch Am Acad Optom*. 1947;24:496-504.

34. Carrol JP. Component and correlation ametropia. *Am J Optom Arch Am Acad Optom*. 1982;59:28-33.

35. Green PR, McMahon TA. Scleral creep vs temperature and pressure in vitro. *Exp Eye Res*. 1979;29:527-537.

36. Larsen JS. The sagittal growth of the eye. I. Ultrasonic measurement of the depth of the anterior chamber from birth to puberty. *Acta Ophthalmol*. 1971;49:239-261.

37. Goss DA, Cox VD, Hernn-Lawson GA, et al. Refractive error, axial length, and height as a function of age in young myopes. *Optom Vis Sci*. 1990;67(5):332-338.

38. Liang C-L, Yen E, Su J-Y, et al. Impact of family history of high myopia on level and onset of myopia. *Invest Ophthalmol Vis Sci*. 2004;45:3446-3452.

39. Hirsch MJ. The refraction of children. In: Hirsch MJ, Wick RE, eds. *Vision of Children*. Philadelphia, PA: Chilton; 1963:145-172.

40. Wu MM, Edwards MH. The effect of having myopic parents: an analysis of myopia in three generations. *Optom Vis Sci*. 1999;76:387-392.

41. Goss DA, Jackson TW. Clinical findings before the onset of

42. Grosvenor T. High axial length/corneal radius ratio as a risk factor in development of myopia. *Am J Optom Physiol Opt*. 1988;65:689-696.

43. Grosvenor T, Scott R. Three-year changes in refraction and its components in youth-onset and early adult-onset myopia. *Optom Vis Sci*. 1993;70:677-683.

44. Larsen JS. The sagittal growth of the eye. II. Ultrasonic measurement of the axial diameter of the lens and the anterior segment from birth to puberty. *Acta Ophthalmol*. 1971;49:427-440.

45. Larsen JS. The sagittal growth of the eye. III. Ultrasonic measurement of the posterior segment (axial length of the vitreous) from birth to puberty. *Acta Ophthalmol*. 1971;49:441-453.

46. Grosvenor T, Goss DA. Role of the cornea in emmetropia and myopia. *Optom Vis Sci*. 1998;75:132-145.

47. Hirsch MJ. Visual anomalies among children of grammar school age. *J Am Optom Assoc*. 1952;23:663-671.

48. Zadnik K, Satariano WA, Mutti DO, et al. The effect of parental history of myopia on children's eye size. *JAMA*. 1994;271:1323-1327.

49. Kurtz D, Hyman L, Gwiazda JE, et al. Role of parental myopia in the progression of myopia and its interaction with treatment in COMET children. *Invest Ophthalmol Vis Sci*. 2007;48:562-570.

50. Young FA, Leary GA. The inheritance of ocular components. *Am J Optom Arch Am Acad Optom*. 1972;49:546-555.

51. Wallman J. Retinal factors in myopia and emmetropization: clues for research on chicks. In: Grosvenor T, Flom MC, eds. *Refractive Anomalies: Research and Clinical Applications*. Boston, MA: Butterworth-Heinemann; 1991:268-286.

52. McKanna JA, Casagrande VA. Zonular dysplasia in lid-suture myopia. In: Yamaji R, ed. *The Second International Conference on Myopia: Proceedings*. Tokyo, Japan: Kannehara Shuppan; 1987:21-26.

53. Mutti DO, Zadnik K, Fusaro RE, et al. Optical and structural development of the crystalline lens in childhood. *Invest Ophthalmol Vis Sci*. 1998;39:120-133.

54. Hung L-F, Crawford ML, Smith EL. Spectacle lenses alter growth and the refractive status of young monkeys. *Nature Med*. 1995;1:761-765.

55. Smith EL, Hung L-F, Harwerth RS. Effects of optically induced blur on the refractive status of young monkeys. *Vision Res*. 1994;34:293-301.

56. Wilson JR, Fernandes A, Chandler CV, et al. Abnormal development of the axial length of aphakic monkey eyes. *Invest Ophthalmol Vis Sci*. 1987;28:2096-2099.

57. Raviola E, Wiesel TA. An animal model of myopia. *N Engl J Med*. 1985;312:1609-1615.

58. Goss DA. *The Effect of Overcorrection of Myopia on its Rate of Increase in Youth* [PhD thesis]. Bloomington, IN: Indiana University; 1980.

59. Zadnik K. Myopia development in childhood. *Optom Vis Sci*. 1997;74:603-608.

60. Sorsby A, Benjamin B, Sheridan M. *Refraction and Its Components During the Growth of the Eye from the Age of Three*. London, England: Her Majesty's Stationery Office; 1961.

61. Sorsby A, Sheridan M, Leary GA. *Refraction and Its Components in Twins*. London, England: Her Majesty's Stationery Office; 1962.

62. Goss DA. Linearity of refractive change with age in childhood myopia progression. *Am J Optom Physiol Opt*. 1987;64:775-780.

63. Kent PR. Acquired myopia of maturity. *Am J Optom Arch Am Acad Optom*. 1963;40:247-256.

64. Goss DA, Cox VD. Trends in the change of clinical refractive error in myopes. *J Am Optom Assoc*. 1985;56:608-613.

65. Zadnik K, Mutti D. Incidence and distribution of refractive

anomalies. In: Benjamin WJ, ed. *Borish's Clinical Refraction*. Philadelphia, PA: WB Saunders; 1998:33.

66. Smith EL. Spectacle lenses and emmetropization: the role of optical defocus in regulating ocular development. *Optom Vis Sci*. 1998;75:388-398.

67. Medina A. A model for emmetropization: predicting the progression of ametropia. *Ophthalmologica*. 1987;194:133-139.

68. Medina A. A model for emmetropization: the effect of corrective lenses. *Acta Ophthalmol*. 1987;65:565-571.

69. Ong E, Grice K, Held R, et al. Effects of spectacle intervention on the progression of myopia in children. *Optom Vis Sci*. 1999;76:363-369.

70. Chung K, Mohidin N, O'Leary DJ. Undercorrection of myopia enhances rather than inhibits myopia progression. *Vision Res*. 2002;42(22):2555-2259.

71. Goss DA, Winkler RL. Progression of myopia in youth. *Am J Optom Physiol Opt*. 1983;60:651-658.

72. Wick B. On the etiology of refractive error—part II. Prediction and research implications of a conceptual model. *J Optom Vis Dev*. 2000;31(2):48-63.

73. Hubel DH, Wiesel TN. Receptive fields and functional architecture of monkey striate cortex. *J Physiol*. 1968;195:215-243.

74. Luedde WH. Monocular cycloplegia for the control of myopia. *Am J Ophthalmol*. 1932;15:603-609.

75. Abraham SV. Control of myopia with tropicamide. *J Pediatr Ophthalmol*. 1964;1:39-48.

76. Yen MY, Liu JH, Kao SC, et al. Comparison of the effect of atropine and cyclopentolate on myopia. *Ann Ophthalmol*. 1989;21:180-182, 187.

77. Trier K, Ribel-Madsen SM, Cui D, et al. Systemic 7-methylxanthine in retarding axial eye growth and myopia progression: a 36-month pilot study. *J Ocul Biol Dis Inform*. 2008;1:85-93.

78. Bedrossian RH. The effect of atropine on myopia. *Ann Ophthalmol*. 1971;3:891-897.

79. Bedrossian RH. The effect of atropine on myopia. *Ophthalmology*. 1979;86:713-717.

80. Brodstein RS, Brodstein DE, Olson RJ, et al. The treatment of myopia with atropine and bifocals. A long-term prospective study. *Ophthalmology*. 1984;91:1373-1379.

81. Shih YF, Hsiao CK, Chen CJ, et al. An intervention trial on efficacy of atropine and multi-focal glasses in controlling myopic progression. *Acta Ophthalmol Scand*. 2001;79(3):233-236.

82. Chou AC, Shih YF, Ho TC, et al. The effectiveness of 0.5% atropine in controlling high myopia in children. *J Ocul Pharmacol Ther*. 1997;13(1):61-67.

83. Chiang MF, Kouzis A, Pointer RW, et al. Treatment of childhood myopia with atropine eyedrops and bifocal spectacles. *Binocul Vis Strabismus Q*. 2001;16(3):209-215.

84. Chua WH, Balakrishnan V, Chan YH, et al. Atropine for the treatment of childhood myopia. *Ophthalmology*. 2006;113(12):2285-2291.

85. Yam JC, Jiang Y, Tang ST, et al. Low-concentration atropine for myopia progression (LAMP) study: a randomized, double-blinded, placebo-controlled trial of 0.05%, 0.025%, and 0.01% atropine eye drops in myopia control. *Ophthalmology*. 2019;126:113-124.

86. Chia A, Lu QS, Tan D. Five-year clinical trial on atropine for the treatment of myopia 2: myopia control with atropine 0.01% eyedrops. *Ophthalmology*. 2016;123(2):391-399.

87. Gong Q, Janowski M, Luo M, et al. Efficacy and adverse effects of atropine in childhood myopia: a meta-analysis. *JAMA Ophthalmol*. 2017;135(6):624-630.

88. Lu P, Chen J. Retarding progression of myopia with seasonal modification of topical atropine. *J Ophthalmic Vis Res*. 2010;5:75-81.

89. Pediatric Eye Disease Investigator Group. A randomized trial of atropine vs. patching for treatment of moderate amblyopia in children. *Arch Ophthalmol*. 2002;120:268-278.

90. Pediatric Eye Disease Investigator Group. A randomized trial of atropine regimens for treatment of moderate amblyopia in children. *Ophthalmology*. 2004;(111):2076-2085.

91. Pediatric Eye Disease Investigator Group. Randomized trial of treatment of amblyopia in children aged 7 to 17 years. *Arch Ophthalmol*. 2005;123:437-447.

92. Seet B, Wong TY, Tan DT, et al. Myopia in Singapore: taking a public health approach. *Br J Ophthalmol*. 2001;85(5):521-526.

93. Luu CD, Lau AM, Koh AH, et al. Multifocal electroretinogram in children on atropine treatment for myopia. *Br J Ophthalmol*. 2005;89(2):151-153.

94. Kennedy RH, Dyer JA, Kennedy MA, et al. Reducing the progression of myopia with atropine: a long term cohort study of Olmsted County students. *Binocul Vis Strabismus Q*. 2000;15:281-304.

95. Lee JJ, Fang PC, Yang IH, et al. Prevention of myopia progression with 0.05% atropine solution. *J Ocul Pharmacol Ther*. 2006;22(1):41-46.

96. Shih YF, Chen CH, Chou AC, et al. Effects of different concentrations of atropine on controlling myopia in myopic children. *J Ocul Pharmacol Ther*. 1999;15(1):85-90.

97. Fang PC, Chung MY, Yu HJ, et al. Prevention of myopia onset with 0.025% atropine in premyopic children. *J Ocul Pharmacol Ther*. 2010;26(4):341-345.

98. Cooper J, Eisenberg N, Schulman E, et al. Maximum atropine dose without clinical signs or symptoms. *Optom Vis Sci*. 2013;90:1467-1472.

99. Loughman J, Flitcroft DI. The acceptability and visual impact of 0.01% atropine in a Caucasian population. *Br J Ophthalmol*. 2016;100:1525-1529.

100. Chia A, Chua WH, Wen L, et al. Atropine for the treatment of childhood myopia: changes after stopping atropine 0.01%, 0.1% and 0.5%. *Am J Ophthalmol*. 2014;157(2):451.e1-457.e1.

101. Monteiro JP, Alves MG, Oliveira PF, et al. Structure-bioactivity relationships of methylxanthines: trying to make sense of all the promises and the drawbacks. *Molecules*. 2016;21(8):974.

102. Salihović M, Huseinović S, Špirtović-Halilović S, et al. DFT study and biological activity of some methylxanthines. *Bull Chem Technol Bosnia Herzeg*. 2014;42:31-36.

103. Franco R, Onatibia-Astilia A, Martinex-Pinilla E. Health benefits of methylxanthines in cacao and chocolate. *Nutrients*. 2013;5:4159-4173.

104. *Gans JH, Korson R, Cater MR, et al. Effects of short-term and long-term theobromine administration to male dogs. Toxicol Appl Pharmacol. 1980;53(3):481-496.*

105. Cornish HH, Christman AA. A study of the metabolism of theobromine, theophylline, and caffeine in man. *J Biol Chem*. 1957;228:315-323.

106. Rodopoulos N, Höjvall L, Norman A. Elimination of theobromine metabolites in healthy adults. *Scan J Clin Lab Invest*. 1996;56(4):373-383.

107. Trier K, Olsen EB, Kobayashi T, et al. Biochemical and ultrastructural changes in rabbit sclera after treatment with 7-methylxanthine, theobromine, acetazolamide, or L-ornithine. *Br J Ophthalmol*. 1999;83:1370-1375.

108. McBrien NA, Gentile A. Role of the sclera in the development and pathological complications of myopia. *Prog Retin Eye Res*. 2003;22:307-338.

109. Cui D, Trier K, Zeng J, et al. Effects of 7-methylxanthine on the sclera in form deprivation myopia in guinea pigs. *Acta Ophthalmol*. 2011;89:328-334.

110. McBrien NA, Lawlor P, Gentile A. Scleral remodeling during the development of and recovery from axial myopia in the tree shrew. *Invest Ophthalmol Vis Sci*. 2000;41:3713-3719.

111. Hung L-F, Arumugam B, Ostrin L, et al. The adenosine receptor antagonist, 7-methylxanthine, alters emmetropizing responses in infant macaques. *Invest Ophthalmol Vis Sci*. 2018;59:472-486.

112. Tarka SM Jr. The toxicology of cocoa and methylxanthines:

a review of the literature. *Crit Rev Toxicol.* 1982;9:275-312.

113. Tarka SM Jr, Morrissey RP, Apgar JL. Chronic toxicity/carcinogenicity studies of the cocoa powder in rats. *Food Chem Toxicol.* 1991;29:7-19.

114. International Agency for Research on Cancer Monographs on the Evaluation of Carcinogenic Risks to Humans. *Coffee, Tea, Mate, Methylxanthines and Methylglyoxal.* Geneva, Switzerland: WHO; 1991;51:357.

115. Gardiner PA. Observations on the food habits of myopic children. *Br Med J.* 1956;699-700.

116. Campbell TC, Chen J, Parpia B. Diet, lifestyle, and the etiology of coronary artery disease: the Cornell China Study. *Am J Cardiol.* 1998;82(10):18-21.

117. Hu FB, Stampfer MJ, Manson JA, et al. Dietary protein and risk of ischemic heart disease in women. *Am J Clin Nutr.* 1999;70:221-227.

118. Bardiger M, Stock AL. The effects of sucrose-containing diets low in protein on ocular refraction in the rat. *Proc Nutr Soc.* 1972;31(1):4A-5A.

119. Lane BC. Myopia prevention and reversal: new data confirms the interaction of accommodative stress and deficit-inducing nutrition. *J Int Acad Prev Med.* 1982;11:17-30.

120. Gardiner PA. Dietary treatment of myopia in children. *Lancet.* 1958:1152-1155.

121. Shiue C, Ko LS. Study on serum copper and zinc levels in high myopia. *Acta Ophthalmologica.* 1988;185(suppl):141-142.

122. Campbell TC, Junshi C, Brun T, et al. China: from diseases of poverty to diseases of affluence. Policy implications of the epidemiological transition. *Ecol Food Nutr.* 1992;27(2):133-144.

123. Lane BC. Folate, ascorbate, calcium, chromium and vanadium in myopia prevention and reversal. *Metabol Pediatr Syst Ophthalmol.* 1982;6(2):149-150.

124. Knapp AA. Blindness: forty years of original research. *J Int Acad Prev Med.* 1977;4:50-73.

125. Cho E, Hung S, Willett WC, et al. Prospective study of dietary fat and the risk of age-related macular degeneration. *Am J Clin Nutr.* 2001;73(2):209-218.

126. Logan NS, Gilmartin B, Wildsoet CF, et al. Posterior retinal contour in adult human anisomyopia. *Invest Ophthalmol Vis Sci.* 2004;45:2152-2162.

127. Atchison DA, Jones CE, Schmid KL, et al. Eye shape in emmetropia and myopia. *Invest Ophthalmol Vis Sci.* 2004;45:3380-3386.

128. Ferree CE, Rand G, Hardy C. Refractive asymmetry in the temporal and nasal halves of the visual field. *Am J Ophthalmol.* 1932;15:513-522.

129. Seidemann A, Schaeffel F, Guirao A, et al. Peripheral refractive errors in myopic, emmetropic, and hyperopic young subjects. *J Opt Soc Am A Opt Image Sci Vis.* 2002;19:2363-2373.

130. Mutti DO, Hayes JR, Mitchell GL, et al. Refractive error, axial length, and relative peripheral refractive error before and after the onset of myopia. *Invest Ophthalmol Vis Sci.* 2007;48:2510-2519.

131. Smith EL III, Hung LF, Huang J. Relative peripheral hyperopic defocus alters central refractive development in infant monkeys. *Vision Res.* 2009;49:2386-2392.

132. Tabernero J, Vazquez D, Seidemann A, et al. Effects of myopic spectacle correction and radial refractive gradient spectacles on peripheral refraction. *Vision Res.* 2009;49:2176-2186.

133. Lin Z, Martinez A, Chen X, et al. Peripheral defocus with single-vision spectacle lenses in myopic children. *Optom Vis Sci.* 2010;87:4-9.

134. Sankaridurg P, Donovan L, Varnas S, et al. Spectacle lenses designed to reduce progression of myopia: 12-month results. *Optom Vis Sci.* 2010;87:631-641.

135. Lam CS, Tang WC, Lee RP, et al. Myopic control with multi-segment of myopic defocus (MSMD) spectacle lens: a randomized clinical trial. 16th International Myopia Conference; 2017; Birmingham, England.

136. Walline JJ, Jones LA, Sinnott L, et al. A randomized trial of the effect of soft contact lenses on myopia progression in children. *Invest Ophthalmol Vis Sci.* 2008;49:4702-4706.

137. Walline JJ, Jones LA, Mutti DO, et al. A randomized trial of the effects of rigid contact lenses on myopia progression. *Arch Ophthalmol.* 2004;122:1760-1766.

138. Zhong X, Chen X, Xie RZ, et al. Differences between overnight and longterm wear of orthokeratology contact lenses in corneal contour, thickness, and cell density. *Cornea.* 2009;28:271-279.

139. Yeh TN, Green HM, Zhou Y, et al. Short-term effects of overnight orthokeratology on corneal epithelial permeability and biomechanical properties. *Invest Ophthalmol Vis Sci.* 2013;54:3902-3911.

140. Hiraoka T, Kakita T, Okamoto F, et al. Long-term effect of overnight orthokeratology on axial length elongation in childhood myopia: a 5 year follow-up study. *Invest Ophthalmol Vis Sci.* 2012;53:3913-3919.

141. Wang B, Naidu RK, Qu X. Factors related to axial length elongation and myopia progression in orthokeratology practice. *PLoS One.* 2017;12:e0175913.

142. Fu AC, Chen XL, Lv Y, et al. Higher spherical equivalent refractive errors is associated with slower axial elongation wearing orthokeratology. *Cont Lens Anterior Eye.* 2016;39:62-66.

143. Cho P, Cheung SW, Edwards M. The longitudinal orthokeratology research in children (LORIC) in Hong Kong: a pilot study on refractive changes and myopic control. *Curr Eye Res.* 2005;30:71-80.

144. Rah MJ, Jackson JM, Jones LA, et al. Overnight orthokeratology: preliminary results of the lenses and overnight orthokeratology (LOOK) study. *Optom Vis Sci.* 2002;79:598-605.

145. Reim T, Lund M, Wu R. Orthokeratology and adolescent myopia control. *Cont Lens Spectrum.* 2003;18:40-42.

146. Swarbrick HA, Alharbi A, Watt K, et al. Myopia control during orthokeratology lens wear in children using a novel study design. *Ophthalmology.* 2015;122:620-630.

147. Walline JJ, Jones LA, Sinnott LT. Corneal reshaping and myopia progression. *Br J Ophthalmol.* 2009;93:1181-1185.

148. Kakita T, Hiraoka T, Oshika T. Influence of overnight orthokeratology on axial elongation in childhood myopia. *Invest Ophthalmol Vis Sci.* 2011;52:2170-2174.

149. Kinoshita N, Konno Y, Hamada N, et al. Suppressive effect of combined treatment of orthokeratology and 0.01% atropine instillation on axial length elongation in childhood myopia. *Invest Ophthalmol Vis Sci.* 2017;58:2386.

150. Anstice NS, Phillips JR. Effect of dual-focus soft contact lens wear on axial myopia progression in children. *Ophthalmology.* 2011;118:1152-1161.

151. Sankaridurg P, Holden B, Smith E III, et al. Decrease in rate of myopia progression with a contact lens designed to reduce relative peripheral hyperopia: one-year results. *Invest Ophthalmol Vis Sci.* 2011;52:9362-9367.

152. Woods J, Guthrie S, Keir N, et al. The effect of a Unique lens designed for myopia progression control (MPC) on the level of induced myopia in chicks. *Invest Ophthalmol Vis Sci.* 2011;52:6651.

153. Aller TA, Liu M, Wildsoet CF. Myopia control with bifocal contact lenses: a randomized clinical trial. *Optom Vis Sci.* 2016;93:344-352.

154. Paune J, Morales H, Armengol J, et al. Myopia control with a novel peripheral gradient soft lens and orthokeratology: a 2-year clinical trial. *Biomed Res Int.* 2015;2015:507-572.

155. Li SM, Kang MT, Wu SS, et al. Studies using concentric ring bifocal and peripheral add multifocal contact lenses to slow myopia progression in school-aged children: a meta-analysis. *Ophthalmic Physiol Opt.* 2017;37:51-59.

156. Turnbull PR, Munro OJ, Phillips JR. Contact lens methods for clinical myopia control. *Optom Vis Sci.* 2016;93:1120-1126.

157. Cooper J, O'Connor B, Watanabe R, et al. Case series analysis

of myopic progression control with a unique extended depth of focus multifocal contact lens. *Eye Cont Lens*. 2018;44:e16-e24.

158. Walline JJ, Greiner KL, McVey ME, et al. Multifocal contact lens myopia control. *Optom Vis Sci*. 2013;90:1207-1214.

159. Stapleton F, Keay L, Edwards K, et al. The incidence of contact lens related microbial keratitis in Australia. *Ophthalmology*. 2008;115:1655-1662.

160. Bullimore MA, Sinnott LT, Jones-Jordan LA. The risk of microbial keratitis with overnight corneal reshaping lenses. *Optom Vis Sci*. 2013;90:937-944.

161. Liu YM, Xie P. The safety of orthokeratology—a systematic review. *Eye Cont Lens*. 2016;42:35-42.

162. Johnson KL, Carney LG, Mountford JA, et al. Visual performance after overnight orthokeratology. *Cont Lens Anterior Eye*. 2007;30:29-36.

163. Cho P, Cheung SW. Discontinuation of orthokeratology on eyeball elongation (DOEE). *Cont Lens Anterior Eye*. 2017;40:82-87.

164. Guyton DL, Greene PR, Scholz RT. Dark-rearing interference with emmetropization in the rhesus monkey. *Invest Ophthalmol Vis Sci*. 1989;30:761-764.

165. Smith EL III, Hung LF. Form-deprivation myopia in monkeys is a graded phenomenon. *Vision Res*. 2000;40:371-381.

166. Wildsoet CF, Schmid KL. Optical correction of form deprivation myopia inhibits refractive recovery in chick eyes with intact or sectioned optic nerves. *Vision Res*. 2000;40:3273-3282.

167. Wallman J, Adams JI. Developmental aspects of experimental myopia in chicks: susceptibility, recovery and relation to emmetropization. *Vision Res*. 1987;27:1139-1163.

168. Smith EL III, Hung LF. The role of optical defocus in regulating refractive development in infant monkeys. *Vision Res*. 1999;39:1415-1435.

169. Troilo D, Gottlieb MD, Wallman J. Visual deprivation causes myopia in chicks with optic nerve section. *Curr Eye Res*. 198;76:993-999.

170. Smith EL III, Hung LF, Huang J, et al. Effects of optical defocus on refractive development in monkeys: evidence for local, regionally selective mechanisms. *Invest Ophthalmol Vis Sci*. 2010;51:3864-3873.

171. Smith EL III, Ramamirtham R, Qiao-Grider Y, et al. Effects of foveal ablation on emmetropization and form-deprivation myopia. *Invest Ophthalmol Vis Sci*. 2007;48:3914-3922.

172. Smith EL III, Kee CS, Ramamirtham R, et al. Peripheral vision can influence eye growth and refractive development in infant monkeys. *Invest Ophthalmol Vis Sci*. 2005;46:3965-3972.

173. Ferree CE, Rand G. Interpretation of refractive conditions in the peripheral field of vision: a further study. *Arch Ophthalmol*. 1933;9:925-938.

174. Scheiman M, Wick B. *Management of Heterophoric, Accommodative, and Eye Movement Disorders of Binocular Vision*. Philadelphia, PA: JB Lippincott; 1993.

175. Goss DA, Rainey BB. Relationship of accommodative response and nearpoint phoria in a sample of myopic children. *Optom Vis Sci*. 1999;76:292-294.

176. Jiang BC. Parameters of accommodative and vergence systems and the development of late-onset myopia. *Invest Ophthalmol Vis Sci*. 1995;36:1737-1742.

177. Wick B. On the etiology of refractive error—part III. Clinical treatments. *J Optom Vis Dev*. 2000;31(3):93.

178. Flom MC. Issues in the clinical management of binocular anomalies. In: Rosenbloom AA, Morgan MW, eds. *Principles and Practice of Pediatric Optometry*. Philadelphia, PA: JB Lippincott; 1990:219-224.

179. Bedell HE. Spatial acuity. In: Norton T, Bailey J, Corliss D, eds. *Psychophysical Measurement of Visual Function*. Boston, MA: Butterworth-Heinemann; 1998.

180. Gwiazda J, Thorn F, Bauer J, et al. Myopic children show insufficient accommodative response to blur. *Invest Ophthalmol Vis Sci*. 1993;34:690-694.

181. Rosenfield M, Abraham-Cohen JA. Blur sensitivity in myopes. *Optom Vis Sci*. 1999;76:303-307.

182. Saw S-M, Nieto FJ, Katz J, et al. Distance, lighting and parental beliefs: understanding near work in epidemiologic studies of myopia. *Optom Vis Sci*. 1999;76:355-362.

183. Saw S-M, Chia S-E, Chew S-J. Relation between work and myopia in Singapore women. *Optom Vis Sci*. 1999;76:393-396.

184. Rose KA, Morgan IG, Ip J, et al. Outdoor activity reduces the prevalence of myopia in children. *Ophthalmology*. 2008;115:1279-1285.

185. Dirani M, Tong L, Gazzard G, et al. Outdoor activity and myopia in Singapore teenage children. *Br J Ophthalmol*. 2009;93:997-1000.

186. Guggenheim JA, Northstone K, McMahon G, et al. Time outdoors and physical activity as predictors of incident myopia in childhood: a prospective cohort study. *Invest Ophthalmol Vis Sci*. 2012;53:2856-2865.

187. He M, Xiang F, Zeng Y, et al. Effect of time spent outdoors at school on the development of myopia among children in China: a randomized clinical trial. *JAMA*. 2015;314:1142-1148.

188. Wu PC, Tsai CL, Wu HL, et al. Outdoor activity during class recess reduces myopia onset and progression in school children. *Ophthalmology*. 2013;120:1080-1085.

189. Feldkaemper M, Schaeffel F. An updated view on the role of dopamine in myopia. *Exp Eye Res*. 2013;114:106-119.

190. Zhou X, Pardue MT, Iuvone PM, et al. Dopamine signaling and myopia development: what are the key challenges. *Prog Retin Eye Res*. 2017;61:60-71.

191. Torii H, Kurihara T, Seko Y, et al. Violet light exposure can be a preventive strategy against myopia progression. *EBioMedicine*. 2017;15:210-219.

192. Hua WJ, Jin JX, Wu XY, et al. Elevated light levels in schools have a protective effect on myopia. *Ophthalmic Physiol Opt*. 2015;35:252-262.

193. Rose KA, French AN, Morgan IG. Environmental factors and myopia: paradoxes and prospects for prevention. *Asia Pac J Ophthalmol (Phila)*. 2016;5:403-410.

194. Willem J, Tideman L, Roelof Polling J, et al. Low serum vitamin D is associated with axial length and risk of myopia in young children. *Eur J Epidemiol*. 2016:31;491-499.

195. Mutti DO, Marks AR. Blood levels of vitamin D in teens and young adults with myopia. *Optom Vis Sci*. 2011;88:377-382.

196. Ngo C, Saw SM, Dharani R, et al. Does sunlight (bright lights) explain the protective effects of outdoor activity against myopia? *Ophthalmic Physiol Opt*. 2013;33:368-372.

197. Jones LA, Sinnott LT, Mutti DO, et al. Parental history of myopia, sports and outdoor activities, and future myopia. *Invest Ophthalmol Vis Sci*. 2007;48:3524-3532.

198. Bates WH. *Perfect Sight Without Glasses*. New York, NY: Central Fixation Publishing Co; 1920.

199. Corbett MD. *How to Improve Your Sight*. London, England: Faber and Faber; 1954.

200. Huxley A. *The Art of Seeing*. New York, NY: Harper and Row; 1942.

201. Gallaway M, Pearl S, Winklestein A, et al. Biofeedback training of visual acuity and of myopia. *Am J Optom Physiol Opt*. 1987;64:62-71.

202. Koslowe KC, Spierer A, Rosner M, et al. Evaluation of accommotrac biofeedback training for myopia control. *Optom Vis Sci*. 1991;68:338-343.

203. Balliet R, Clay A, Blood K. The training of visual acuity in myopia. *J Am Optom Assoc*. 1982;53:719-724.

204. Abdel Rahman Mohamed SA. Vision therapy-based program for myopia control in adolescents. *Middle-East J Sci Res*. 2013;13(3):390-396.

205. Marg E. Flashes of clear vision and negative accommodation with reference to the Bates Method of visual training. *Am J*

Optom Arch Am Acad Optom. 1952;29(4):167-184.

206. Roy FH. Chinese eye exercises. *J Pediatr Ophthalmol Strabismus.* 1980;17(3):198-202.

207. Kang M-T, Li S-M, Peng X, et al. Chinese eye exercises and myopia development in school age children: a nested Case-control study. 2016. Available from: www.nature.com/scientificreports

208. Mutti DO, Mitchell GL, Hayes JR, et al. Accommodative lag before and after the onset of myopia. *Invest Ophthalmol Vis Sci.* 2006;47(3):837-846.

209. Nakatsuka C, Hasebe S, Nonaka F, et al. Accommodative lag under habitual seeing conditions: comparison between myopic and emmetropic children. *Jpn J Ophthalmol.* 2005;49(3):189-194.

210. Gwiazda J, Bauer J, Thorn F, et al. A dynamic relationship between myopia and blur-driven accommodation in school-aged children. *Vision Res.* 1995;35(9):1299-1304.

211. Allen PM, O'Leary DJ. Accommodation functions: co-dependency and relationship to refractive error. *Vision Res.* 2006;46(4):491-505.

212. Koomson NY, Amedo AO, Opoku-Baah C, et al. Relationship between reduced accommodative lag and myopia progression. *Optom Vis Sci.* 2016;93(7):683-691.

213. Weizhong L, Zhikuan Y, Wen L, et al. A longitudinal study on the relationship between myopia development and near accommodation lag in myopic children. *Ophthal Physiol Opt.* 2008;28(1):57-61.

214. Chung KM, Chong E. Near esophoria is associated with high myopia. *Clin Exp Optom.* 2000;83(2):71-75.

215. Wajuihian SO. Prevalence of heterophoria and its association with near fusional vergence ranges and refractive errors. *African Vision Eye Health.* 2018;77(1):a420.

216. Berntsen DA, Sinnott LT, Mutti DO, et al. A randomized trial using progressive addition lenses to evaluate theories of myopia progression in children with a high lag of accommodation. *Invest Ophthalmol Vis Sci.* 2012;53(2):640-649.

217. Gwiazda J, Thorn F, Held R, et al. Myopic children with esophoria underaccommodate at near. *Invest Ophthalmol Vis Sci.* 1996;37:s68.

218. Abbott ML, Schmid KL, Strang NC. Differences in the accommodation stimulus response curves of adults myopes and emmetropes. *Ophthalmic Physiol Opt.* 1998;18:13-20.

219. Ma MM, Scheiman M, Su C, et al. Effect of vision therapy on accommodation in myopic Chinese children. *J Ophthalmol.* 2016;2016:9.

220. Noha S, Ekdawi K, Nusz, N, et al. The development of myopia among children with intermittent exotropia. *Am J Ophthalmol.* 2010;149(3):503-507.

221. Coffey B, Wick B, Cotter S, et al. Treatment options in intermittent exotropia: a critical appraisal. *Optom Vis Sci.* 1992;69:386-404.

222. Schor C. Influence of accommodative and vergence adaptation on binocular motor disorders. *Am J Optom Physiol Opt.* 1988;65(6):464-475.

223. Vasudevan B, Ciuffreda KJ, Ludlam DP. Accommodative training to reduce nearwork-induced transient myopia. *Optom Vis Sci.* 2009;86(11):1287-1294.

224. Smith EL III. Optical treatment strategies for myopia. *Optom Vis Sci.* 2011;9:1029-1044.

225. Goss DA, Uyesugi EF. Effectiveness of bifocal control of childhood myopia as a function of near point phoria and binocular cross-cylinder. *J Optom Vis Dev.* 1995;26:12-17.

226. O'Neal MR, Connon TR. Refractive error change at the United States Air Force Academy—class of 1985. *Am J Optom Physiol Opt.* 1987;64:344-354.

227. Birnbaum M. *Optometric Management of Nearpoint Vision Disorders.* Stoneham, MA: Butterworth-Heinemann; 1993.

228. Gwiazda J, Hyman L, Hussein M, et al. A randomized clinical trial of progressive addition lenses versus single vision lenses on the progression of myopia in children. *Invest Ophthalmol Vis Sci.* 2003;44:1492-1500.

229. Tideman JW, Snabel MC, Tedia MS, et al. Association of axial length with risk of uncorrectable visual impairment for Europeans with myopia. *JAMA Ophthalmol.* 2016;134(12):1355-1363.

230. Flitcroft DI. The complex interactions of retinal, optical and environmental factors in myopia aetiology. *Prog Retin Eye Res.* 2012;31(6):622-660.

231. Hirsch MJ. Predictability of refraction at age 14 on the basis of testing at age 6—interim report from the Ojai Longitudinal Study of Refraction. *Am J Optom Arch Am Acad Optom.* 1964;41:567-573.

232. Schulle KL, Sinnott LT, Berntsen DA, et al. Visual acuity and over-refraction in myopic children fitted with soft multifocal contact lenses. *Optom Vis Sci.* 2018;95(4):292-298.

233. Randall SS. Regulating off-label drug use—rethinking the role of the FDA. *N Engl J Med.* 2008;358(14):1427-1429.

234. Keller JT. Pre-teens and RGP lenses. *Cont Lens Spectrum.* 1997;12(suppl):7s-12s.

235. Katz J, Schein OD, Levy B, et al. A randomized trial of rigid gas permeable contact lenses to reduce progression of children's myopia. *Am J Ophthalmol.* 2003;136:82-90.

236. Cooper J, Weibel K, Borukhov G. Use of atropine to slow the progression of myopia: a literature review and guidelines for clinical use. *Vis Dev Rehabil.* 2018;4(1):12-28.

237. Adams AJ. Axial length elongation, not corneal curvature, as a basis of adult onset myopia. *Am J Optom Physiol Opt.* 1987;64:150-152.

238. Yin GC, Gentle A, McBrien NA. Muscarinic antagonist control of myopia: a molecular search for the M1 receptor in chick. *Mol Vision.* 2004;10:787-793.

239. Siatkowski RM, Cotter S, Miller JM, et al. Safety and efficacy of 2% pirenzepine ophthalmic gel in children with myopia: a 1-year, multicenter, double-masked, placebo-controlled parallel study. *Arch Ophthalmol.* 2004;122:1667-1674.

240. Verriotto JD, Gonzalez A, Aguilar MC, et al. New methods for quantification of visual photosensitivity threshold and symptoms. *Transl Vis Sci Technol.* 2017;6(4):18.

241. Goss DA, Grosvenor T. Rates of childhood myopia progression with bifocals as a function of nearpoint phoria: consistency of three studies. *Optom Vis Sci.* 1990;67:637-640.

242. Grosvenor T, Perrigin DM, Perrigin J, et al. Houston Myopia Control Study: a randomized clinical trial. Part II. Final report of the patient care team. *Am J Optom Physiol Opt.* 1987;64:482-498.

243. Fulk GW, Cyert LA, Parker DE. A randomized trial of the effect of single vision vs. bifocal lenses on myopia progression in children with esophoria. *Optom Vis Sci.* 2000;77:395-401.

244. Raphaelson J. *A Preventive and Remedy for School-Myopia.* Cincinnati, OH: Research Foundation for Prevention of Myopia; 1958:84.

245. Cheng D, Schmid KL, Woo GC, et al. Randomized trial of effect of bifocal and prismatic bifocal spectacles on myopic progression: two-year results. *Arch Ophthalmol.* 2010;128:12-19.

246. Edwards MH, Li RW, Lam CS, et al. The Hong Kong progressive lens myopia control study: study design and main findings. *Invest Ophthalmol Vis Sci.* 2002;43:2582-2588.

247. Delgado-Lista J, Perez-Martinez P, Lopez-Miranda J, et al. Long chain omega-3 fatty acids and cardiovascular disease: a systematic review. *Br J Nutr.* 2012;107 suppl 2:S201-S213.

248. Merle BM, Benlian P, Puche N, et al; Nutritional AMD Treatment 2 Study Group. Circulating omega-3 Fatty acids and neovascular age-related macular degeneration. *Invest Ophthalmol Vis Sci.* 2014;55(3):2010-2019.

249. Bays HB. Safety considerations with omega-3 fatty acid therapy. *Am J Cardiol.* 2007;99(6A):35C-43C.

250. Schecter A, Cramer P, Boggess K, et al. Levels of dioxins,

dibenzofurans, PCB and DDE congeners in pooled food samples collected in 1995 at supermarkets across the United States. *Chemosphere*. 1997;34:1437-1447.

251. Kuse Y, Ogawa K, Tsuruma K, et al. Damage of photoreceptor-derived cells in culture induced by light emitting diode-derived blue light. *Sci Rep*. 2014;4:5223.

252. Santodomingo-Rubido J, Mallen EA, Gilmartin B, et al. A new non-contact optical device for ocular biometry. *Br J Ophthalmol*. 2002;86(4):458-462.

253. Chan B, Cho P, Cheung SW. Repeatability and agreement of two A-scan ultrasonic biometers and IOLMaster in non-orthokeratology subjects and post-orthokeratology children. *Clin Exp Optom*. 2006;89(3):160-168.

254. Manny RE, Fern KD, Zervas HJ, et al. 1% Cyclopentolate hydrochloride: another look at the time course of cycloplegia using an objective measure of the accommodative response. *Optom Vis Sci*. 1993;70(8):651-665.

255. Kennedy RH. Progression of myopia. *Trans Am Ophthalmol Soc*. 1995;93:755-800.

256. Bedrossian RH. The treatment of myopia with atropine and bifocals: a long-term prospective study. *Ophthalmology*. 1985;92(5):716.

257. Cheung SW, Cho P, Fan D. Asymmetrical increase in axial length in the two eyes of a monocular orthokeratology patient. *Optom Vis Sci*. 2004;81(9):653-656.

258. Atchison DA, Charman WN, Woods RL. Subjective depth perception of focus of the eye. *Optom Vis Sci*. 1997;74:511-520.

259. Curtin BJ. *The Myopias: Basic Science and Clinical Management*. Philadelphia, PA: Harper & Row; 1985.

260. Laird IK. Anisometropia. In: Grosvenor T, Flom MC, eds. *Refractive Anomalies: Research and Clinical Applications*. Boston, MA: Butterworth-Heinemann; 1991:174-198.

261. Hirsch MJ. Anisometropia; a preliminary report of the Ojai longitudinal study. *Am J Optom Arch Am Acad Optom*. 1967;44:581-585.

262. Childress ME, Childress CW, Conklin RM. Possible effects of visual demand on refractive error. *J Am Optom Assoc*. 1970;41:348-353.

263. Martinez JB. The naso-pupillary distance in anisometropia. *Arch Soc Oftal*. 1977;37:923-934.

264. Grosvenor T. The neglected hyperope. *Am J Optom Arch Am Acad Optom*. 1971;48:376-382.

265. Rosner J. The still neglected hyperope. *Optom Vis Sci*. 2004;81(4):223-224.

266. Qiao-Grider Y, Hung L-F, Kee C-S, et al. Nature of the refractive errors in rhesus monkeys (*Macaca mulatta*) with experimentally induced ametropias. *Vision Res*. 2010;50:1867-1881.

267. Tigges M, Tigges J, Fernandes A, et al. Postnatal axial eye elongation in normal and visually deprived rhesus monkeys. *Invest Ophthalmol Vis Sci*. 1990;31:1035-1046.

268. Cordain L, Eaton SB, Brand Miller J, et al. An evolutionary analysis of the aetiology and pathogenesis of juvenile-onset myopia. *Acta Ophthalmologica*. 2002;80:125-135.

269. Babinsky E, Candy TR. Why do only some hyperopes become esotropic? *Invest Ophthalmol Vis Sci*. 2013;54(7):4941-4955.

270. Rosner J. Comparison of visual characteristics in children with and without learning difficulties. *Am J Optom Physiol Opt*. 1987;64:531-533.

271. Rosner J, Rosner J. The relationship between moderate hyperopia and academic achievement: how much plus is enough? *J Am Optom Assoc*. 1997;68:648-650.

272. Aller TA. Manipulation of retinal defocus to stimulate axial elongation in hyperopia. *Optom Vis Sci*. 2010;88:395-403.

273. Jampolsky A, Flom BC, Weymouth FW, et al. Unequal corrected visual acuity as related to anisometropia. *Arch Ophthalmol*. 1955;54:893-905.

274. Humphriss D. The physiological septum. An investigation into its function. *Am J Optom Physiol Opt*. 1982;59:639-641.

275. Simpson T. The suppression effect of simulated anisometropia. *Ophthalmic Physiol Opt*. 1991;11:350-358.

276. Wick B, Wingard M, Cotter S, et al. Anisometropia amblyopia: is the patient ever too old to treat? *Optom Vis Sci*. 1992;69:866-878.

277. Wick B. Anisometropic amblyopia: a case report. *Am J Optom Arch Am Acad Optom*. 1972;49:183-195.

278. Sherman A. Treatment of amblyopia without full refractive correction or occlusion. *J Behav Optom*. 1995;6:15-17.

279. Sherman A. Alternative treatment for anisometropic amblyopic patients: a case report. *J Optom Vis Dev*. 1993;24:25-28.

280. Mohindra I, Held R, Gwiazda J, et al. Astigmatism in infants. *Science*. 1978;202:329-331.

281. Abrahamson M, Fabian G, Sjorstrand J. Changes in astigmatism between the ages of 1 and 4 years: a longitudinal study. *Br J Ophthalmol*. 1988;72:145-149.

282. Cline D, Hofstetter HW, Griffin JR. *Dictionary of Visual Science*. 4th ed. Radnor, PA: Chilton; 1989:53.

283. Atkinson J, Braddock O, French J. Infant astigmatism: its disappearance with age. *Vision Res*. 1980;20:891-893.

284. Lyle WM. *The Inheritance of Corneal Astigmatism* [PhD thesis]. Bloomington, IN: Indiana University; 1965.

285. Hofstetter HW, Rife DC. Miscellaneous optometric data on twins. *Am J Optom Arch Am Acad Optom*. 1953;30:139-150.

286. Dickinson CM, Abadi RV. Corneal topography of humans with congenital nystagmus. *Ophthal Physiol Opt*. 1984;4:3-13.

287. London R, Wick BC. Changes in angle lambda during growth: theory and clinical applications. *Am J Optom Physiol Opt*. 1982;59:568-572.

288. Cline D, Hofstetter HW, Griffin JR. *Dictionary of Visual Science*. 4th ed. Radnor, PA: Chilton; 1989:33.

289. Banks MS. Infant refraction and accommodation. *Int Ophthalmol Clin*. 1980;1:205-235.

290. Le Grand Y. Form and space vision, rev. ed. Millodot M, Heath GG, trans. Bloomington, IN: Indiana University; 1967:108, 128.

291. Duke-Elder WS. *Textbook of Ophthalmology*. Vol 1. London, England: Kimpton; 1932:33.

292. Tscherning M. *Optique Physiologique*. 2nd ed. Weiland C, trans. Philadelphia, PA: Keystone Publishing; 1904:37, 66, 120-136.

293. Hirsch MJ. Changes in astigmatism during the first eight years of school—an interim report from the Ojai longitudinal study. *Am J Optom Arch Am Acad Optom*. 1963;40:127-132.

294. Hirsch MJ. Changes in astigmatism after the age of forty. *Am J Optom Arch Am Acad Optom*. 1959;36:395-405.

295. Lyle WM. Changes in corneal astigmatism with age. *Am J Optom Arch Am Acad Optom*. 1971;48:467-478.

296. Pryor RE, Thomas SH. Longitudinal stability of refractive error in an adult patient population. *Optom Vis Sci*. 1995;72(suppl):97.

297. Kee C-S, Hung L-F, Qiao Y, et al. Astigmatism in infant monkeys reared with cylindrical lenses. *Vision Res*. 2003;43:2721-2739.

298. Kee C-S, Hung L-F, Qiao-Grider Y, et al. Astigmatism in monkeys with experimentally induced myopia or hyperopia. *Optom Vis Sci*. 2005;82(4):248-260.

299. Smith EL III, Hung L-F, Arumugam B, et al. Effects of long-wavelength lighting on refractive development in infant rhesus monkeys. *Invest Ophthalmol Vis Sci*. 2015;56:6490-6500.

第 24 章

屈光手术相关的双眼视觉问题

据估计,在美国已经有超过 1 100 万患者进行了准分子激光原位角膜磨镶术,其中,2007 年为 140 万,达到最高值[1]。视光师在患者的术前咨询、术中管理及术后护理中有着非常重要的作用。2004 年有关屈光手术的调查显示,已有 55.5% 的外科医生与其他眼科医师或视光师共同合作进行患者术前、术后的护理[2]。

尽管技术在提升,外科医生的经验也日渐丰富,但是并发症仍会发生。2004 年的一项关于屈光手术的调查结果表明,最常见的并发症是干眼、眩光、弥漫性层间角膜炎和上皮植入[2]。其他学者也提到了感染、瘢痕、白内障和角膜失代偿等相关并发症[3]。在对 101 位屈光术后不满意的患者进行相关并发症的问卷调查中,Jabbur、Sakatani 和 O'Brien 发现[4],患者最常见的主诉为视远模糊(59%)、眩光和夜视障碍(43.5%)以及干眼(29.8%)。尽管这些最常见的并发症中并不包含显斜视、双眼视觉异常以及复视,但文献综述表明,屈光术后确实会出现这些问题[4-23]。根据我们的经验,眼科医生对普通人群双眼视觉障碍的检测不足,我们怀疑这些问题的真实患病率可能高于文献中所指出的。因此,除了给出建议和共同管理屈光手术患者,视光师还必须准备好应对屈光手术后出现的双眼视觉并发症。

本章回顾了有关屈光手术中双眼视觉相关并发症的文献,推荐了术前减少并发症的方法,并且提出了针对并发症所采取的治疗方案。

屈光手术的相关回顾

准分子激光原位角膜磨镶术

准分子激光原位角膜磨镶术(laser in situ keratomileusis,LASIK)是指一种在部分层状角膜瓣下进行准分子激光切削的层状激光屈光手术。通过使用准分子激光、显微角膜板层刀或飞秒激光,对角膜形态进行永久地改变。显微角膜板层刀或飞秒激光是在角膜上作一个带蒂的角膜瓣。显微角膜板层刀采用摆动刀片在角膜固定后对其进行切瓣。即使预设厚度相同,显微角膜板层刀切割深度也有很大差异。而飞秒激光对角膜厚度的切削比以往的方法更准确,并且对角膜曲率的依赖性更小。与表面切削术相比,LASIK 早期提升裸眼视力更快,术后不适更少,并且稳定性和可预测性更高。然而,LASIK 也存在与角膜瓣相关的并发症,如褶皱、折叠和弥漫性板层角膜炎[24,25]。

表面切削术

表面切削术是使用准分子激光对角膜的最前部进行切削。这类手术不需要在角膜基质层进行部分厚度的切削,从而尽可能地保持角膜的解剖结构以维持角膜的生物力学强度[25]。然而,切削角膜基质前部会产生伤口愈合反应,可能会导致比 LASIK 更严重的角膜基质雾状浑浊及瘢痕。表面切削术术后的恢复与 LASIK 相比更慢,也更疼痛。表面切削术包括准分子激光角膜表面切削术、乙醇法-准分子激光上皮瓣下角膜磨镶术和机械法准分子激光上皮瓣下角膜磨镶术。这些方法在术中处理上皮层的方式有所不同。

准分子激光角膜表面切削术

准分子激光角膜表面切削术(photorefractive keratectomy,PRK)是第二受欢迎的激光视力矫正手术。类似于 LASIK,PRK 也是使用准分子激光切削角膜。但 PRK 并不需要制作角膜瓣,而是通过手术去除角膜上皮,再对角膜表面进行准分子激光切削。角膜上皮可以通过几种方式去除:准分子激光破坏、外科手术刀片行机械清创、毛刷打磨或使用乙醇来使上皮细胞松解。上皮细胞被去除后,会出现大量的上皮缺损,这就需要通过周边上皮细胞的迁移和分裂来愈合。虽然 PRK 术后愈合时间较长,但它的术后视觉效果与 LASIK 不相上下。相较 LASIK 而言,PRK 通常是角膜过薄患者的首选方案。

乙醇法-准分子激光上皮瓣下角膜磨镶术

乙醇法-准分子激光上皮瓣下角膜磨镶术(laser epithelial keratomileusis,LASEK)是另一种表面切削术,相较 LASIK,它更适合角膜过薄的患者。LASEK 与 PRK 的相似之处在于,外科医生第一步均没有制作 LASIK 样角膜瓣。在对角膜进行准分子激光切削后,LASEK 医生并非完全去除角膜外层上皮,而是将上皮瓣复原。LASEK 术后结果类似于 LASIK,但(与 PRK 相似)它会出现更多的术后不适,且需要更长的愈合时间。因此,术后可以使用绷带镜来保护上皮不受眨眼和眼球运动的影响。

机械法-准分子激光上皮瓣下角膜磨镶术

机械法-准分子激光上皮瓣下角膜磨镶术(epipolis laser in situ keratomileusis,epi-LASIK)是另一种适用于角膜过薄患者的表面切削术。Epi-LASIK 和 LASEK 手术方法非常相似,epi-LASIK 采用手持的分离设备将角膜上皮层分离从而将角膜上皮制瓣,它取代了 LASEK 使用稀释的乙醇溶液作用于眼表来松解上皮瓣的方法。在用准分子激光切削后,将上皮瓣复原,并用绷带镜固定。Epi-LASIK 术后患者通常会经历一些不适,但据报道,比 PRK 和 LASEK 术后患者要稍好些。

有晶状体眼人工晶状体植入

有晶状体眼人工晶状体(phakic intraocular lens,IOL)植入术通常适用于高度屈光不正而无法通过 LASIK 手术矫正的患者,或由于角膜太薄而无法进行 LASIK、PRK 或 Epi-LASIK 手术的患者。有晶状体眼人工晶状体植入术,是将一个薄的特殊材料镜片植入眼睛虹膜的前方或者瞳孔的后方。现如今,部分屈光手术医生认为有晶状体眼人工晶状体植入术更适合于高度近视和远视患者。这类手术的优点包括:如果出现异常或需要改变人工晶状体的度数,可以移除植入的人工晶状体,并不需要使角膜变薄。由于该类手术近年来才出现,并没有长期的研究可用于评估术后并发症的可能性,如白内障的形成和内皮细胞的损失等。尽管如此,有晶状体眼人工晶状体植入术对许多不适合 LASIK 手术的患者目前来说是安全有效的。

2004 年屈光手术调查显示,尽管波前引导切削术越来越受欢迎[2],但 LASIK 仍是目前首选的屈光手术方案。表面切削技术如 PRK、LASEK 和 Epi-LASIK,也颇受欢迎,当然也包括有晶状体眼人工晶状体植入术。2004 年的一项调查报告显示,71% 以上的屈光手术医师采用 PRK,40.8%

使用 LASIK,17.4% 使用有晶状体眼人工晶状体植入术[2]。

近视、远视和散光眼屈光手术后的双眼视觉并发症

据报道,屈光手术后可能会出现各种双眼视觉问题,包括诱导性屈光参差相关的双眼不等像[5,8]、失代偿性内偏斜视[5,7,9,10,26]、失代偿性外偏斜视[5,13,14,16,17]和失代偿性第四神经功能减弱[5,6,16]。Kushner 和 Kowal 对 2 个诊所的斜视患者进行了一项回顾性研究[5],发现 28 例双眼屈光手术后的患者出现了慢性单眼视或复视。研究目的是确定这类患者出现复视的致病机制,共发现了 5 种不同原因,包括与屈光手术相关的并发症(即切削区过小、矫正过度)、既往棱镜配戴史、物像不等史、单眼视史和调节/集合问题。

屈光手术并发症

在 LASIK 手术中制作层间角膜瓣会增加术后并发症的风险,如不规则角膜瓣或角膜瓣脱落。还可能出现其他并发症,如瘢痕、切削区过小及治疗区偏心。在 Kushner 和 Kowal 病例[5]里阐述的关于造成复视的原因就包含这些问题。其中有两个病例是由于瘢痕和切削区过小而导致患者出现单眼重影。其他手术并发症也与屈光状态不良有关。例如,手术引起的屈光参差导致双眼物象不等,或者单侧视网膜模糊像可引起复视(病例 24.1),或残余远视引起的调节性内斜视可导致失代偿性内斜视(病例 24.2)。

病例 24.1　手术导致屈光参差引起双眼不等像

病史

　　Chris,26 岁,会计师,主诉自做完 LASIK 近视手术后出现眼睛疲劳,视物模糊,且阅读 20 分钟后会出现复视。症状已持续数月,后转诊至视光诊室进行评估。患者表示,过去曾有人说他的一只眼睛时而外斜,但在他以前去看眼科医生时,除了戴眼镜外,并未进行其他治疗。患者无既往病史,无任何药物服用史。

检查结果

原处方(LASIK 术前):	-3.50
	-4.50
瞳距:	65mm
VA(远用视力,未矫正):	OD:20/20
	OS:20/25
VA(近用视力,未矫正):	OD:20/20
	OS:20/25
集合近点	
调节视标:	8cm
笔灯:	8cm
遮盖试验(远距离):	15 外隐斜
遮盖试验(近距离):	12 外隐斜
主觉验光:	OD:PL -0.25×180,20/20
	OS:+1.00/-0.75×50,20/20
睫状肌麻痹:	OD:+0.25/-0.25×180,20/20
	OS:+1.00/-1.00×47,20/20
远水平隐斜:	15^Δ 间歇性外斜视
负融像范围(远距离):	X/12/-2
正融像范围(远距离):	6/10/6

病例 24.1　手术导致屈光参差引起双眼不等像(续)

近水平隐斜:	13 外隐斜
−1.00D 近隐斜:	9 外隐斜
梯度法 AC/A:	4:1
计算法 AC/A:	4.8:1
负融像范围(近距离):	4/8/−3
正融像范围(近距离):	6/9/2
聚散灵敏度:	3cpm;BO 和 BI 困难
负相对调节(NRA):	+1.50
正相对调节(PRA):	−1.25
调节幅度(移近法):	OD:11D;OS:11D
单眼调节灵敏度(MAF):	OD:11cpm;OS:11cpm
双眼调节灵敏度(BAF):	2cpm
动态检影:	+0.25

瞳孔正常,内外眼均无器质性病变,共同性偏斜,色觉无异常。

诊断

调节测试结果的数据分析显示调节幅度、调节灵敏度、调节反应均正常。NRA 和 PRA 相对较低;考虑到患者的调节功能正常,该数据结果显示患者的融像性集合存在异常。对融像功能的直接和间接测量显示正融像性集合(PFV)和负融像性集合(NFV)均降低。相对较低的 PRA、NRA、BAF 测试的减少都提示患者存在集合功能异常。通过以上数据,包括远距离、近距离均存在显著外隐斜,可以得出结论,Chris 出现这些症状很可能是由于术前就存在集合功能障碍,而由于术后左眼视物模糊导致集合功能障碍更为严重。

治疗

Chris 左眼验配了环曲面接触镜,并联合家庭视觉训练,训练参考第 10 章中介绍的诊疗顺序(表 10.7)。为了达到良好的治疗效果,患者共需要进行 8 周的家庭视觉训练,两次训练室视觉训练。

结果

在训练结束时,Chris 表示,戴上角膜接触镜后,他又能自由阅读,且没有任何不适。目前患者正在考虑是否加强左眼训练。

病例 24.2　残余远视导致失代偿性的内斜视

病史及主要临床表现

患者,28 岁,女性,主诉自 4 个月前的远视 LASIK 手术后出现眼睛疲劳,视物模糊,阅读超过 10 分钟后无法集中。屈光手术前双眼均为+3.75D,患者自幼儿时期开始戴镜,感觉有时"眼睛出现内偏斜"。目前(LASIK 术后)双眼均为+1.00D,裸眼远距为 6$^\Delta$ 内隐斜;裸眼近距为 10$^\Delta$ 内隐斜(瞳距=58mm)。计算法 AC/A 是 7.4:1。通过主觉验光后进行的近距测试结果如下:

负相对调节(NRA):	+2.50
正相对调节(PRA):	−1.00
近水平隐斜:	4 内隐斜
负融像范围(近距离):	4/10/4
正融像范围(近距离):	16/26/16
聚散灵敏度:	0cpm BI 时出现复视
动态检影:	OD 和 OS 均为+1.25
双眼调节灵敏度(BAF):	0cpm,−2.00 出现复视
单眼调节灵敏度(MAF):	12cpm

诊断

近距检查的数据分析表明,所有的直接和间接测试均显示负融像性集合偏低。AC/A 偏高,远、近均存在明显的内隐斜,通过这些数据可以得出结论:出现上述症状最可能的原因是患者术前即存在集合问题(内隐斜或调节性内斜视),而由于 LASIK 术后未被矫正的远视需要的剩余调节,导致症状加重。

治疗

在该病例中给予患者正附加镜片,通过消除剩余的内隐斜,平衡 NRA/PRA 之间的关系,使动态检影和负融像范围趋于正常。由于 AC/A 较高,在本病例中屈光不正的矫正很重要,下加处方给予+1.00D 将使近距内隐斜减少到 2$^\Delta$ 左右。近距检查分析时建议适当增加+0.75 至+1.00D 的下加光。

结果

在足矫基础上给予视近时+0.75D 下加光,患者即可以舒适地阅读和工作。该患者目前正在考虑是否需要再进行一次 LASIK 手术矫正远视。到目前为止,对于配戴工作镜而非全天配戴,患者还是比较满意的。

棱镜配戴史

对于术前被棱镜所矫正的双眼视觉问题,在术后可能会变得更明显。与棱镜有关的双眼视觉问题包括:垂直偏斜、散开不足和集合不足。在 Kushner 和 Kowal 的样本病例中[5]有 3 个患者同样经历了屈光手术后复视,原因均为术后不再使用棱镜。有人可能会问外科医生怎么会允许这种情况发生。在某些病例中发现,患者或医生可能并不清楚眼镜中有棱镜处方(病例 24.3),外科医生可能认为,在取消棱镜处方后患者仍能正常工作。

病例 24.3　棱镜配戴史

病史

K. P. ,36 岁,女,双眼 LASIK 术后,视力很好,但患者主诉只要看书就会出现间歇式重影。之后,LASIK 中心建议患者进行双眼视觉检查。

在屈光手术 10 周后复查时,患者仍然抱怨存在间歇性垂直复视的情况。我们未能得到以前的病历记录。不过,患者带来了以往的 3 副眼镜。这 3 副眼镜的右眼都有 3^ΔBD 的棱镜(用于双眼分视)。患者主诉之前的医生给予她一副特殊眼镜帮助她更好地视物,但她并不清楚该眼镜中含棱镜处方。她还表示,在接受屈光手术前并未讨论过这一问题,手术医生也没有讨论过这一问题。术前的眼镜处方是:OD −3.50D,1.5^ΔBD 和 OS −3.75D,1.5^ΔBU。

主要临床表现

视力(未矫正的):	OD:20/20− OS:20/20
集合近点:	7.5cm 破裂,10cm 恢复
遮盖试验(远,裸眼):	2^Δ 右上隐斜
遮盖试验(近,裸眼):	4^Δ 右上隐斜
各注视方向马氏杆试验:	向左注视时右上隐斜增加至 8^Δ,向右注视减少至 2^Δ,向左偏头时右上隐斜增加
主观验光:	OD:−0.25,20/20 OS:+0.25,20/20
远距离水平隐斜:	正位
远距离垂直隐斜:	2^Δ 右上隐斜
相联性隐斜:	1^Δ 右上隐斜
近距离水平隐斜:	4^Δ 外隐斜
近距离垂直隐斜:	5^Δ 右上隐斜
相联性隐斜:	3.5^Δ 右上隐斜
−1.00D 近隐斜:	正位
负融像范围(近距离):	X/8/6
正融像范围(近距离):	X/10/6
聚散灵敏度:	0cpm;12^ΔBO 或 3^ΔBI 不能融合

诊断

遮盖试验显示近距离存在更明显的非共同性右上隐斜。共同性测试提示右上斜肌麻痹,阶梯性聚散和聚散灵敏度都降低,也表明患者存在垂直偏斜。以上数据结果支持诊断为失代偿的右上斜肌麻痹。这一问题在屈光手术前就存在,且是重大的手术禁忌证。忽视双眼视觉问题是屈光手术后出现并发症的潜在风险因素,这个病例就是一个证明。

处理

给予患者右眼 2^ΔBD,左眼 1.5^ΔBU 的处方,使其在阅读和使用电脑时配戴。

结果

K. P. 主诉在使用棱镜矫正后,症状立即消失,她可以在没有复视的情况下阅读很长时间。

屈光参差和物像不等

在屈光手术后,有多种情况都可以诱发屈光参差和物像不等。由于手术医生的失误,近视患者术后可能会出现屈光参差和物像不等。病人可能因为对第一只眼睛的结果不满意,决定不做第二只眼睛的手术(病例 24.4)。屈光参差也有可能是手术医生故意为之的,目的是造成单眼视。此外,发生双眼物像不等的机制也可能是由于在某种情况下患者适应了屈光参差(轴性)的状态,且戴镜也不存在双眼视觉问题。但是,在屈光消除屈光参差后,两眼的眼轴长度存在明显差异,而并无屈光不正,从而引发了双眼物像不等;视网膜成像大小也会有所不同,可能会导致双眼视觉异常。

病例 24.4　手术引起的屈光参差

病史及主要临床表现

患者,38 岁,女性,主诉自四个月前左眼进行 PRK 近视手术后出现眼睛疲劳,无法集中注意力阅读。PRK 术后的疼痛让患者决定不再对右眼进行手术。双眼术前屈光度均为-5.25D;患者自述高中毕业后度数未曾改变过。目前(PRK 后)屈光度是 OD -5.25D 和 OS+0.50/-0.50×007,两眼矫正视力均为 20/20。裸眼的远近隐斜均为 2^Δexo(瞳距=61mm)。计算性 AC/A 是 6.1:1。

诊断

所有对于融像性集合和调节功能的直接及间接检查结果均显示正常,AC/A 也正常,根据以上数据,引发这些症状最可能的原因是单眼 PRK 术后造成的较大屈光参差。

治疗

患者右眼配戴硅水凝胶软镜,可适当减少上述症状,必要时可使用人工泪液。

结果

配戴角膜接触镜后,患者仍存在轻微症状,部分与干眼有关,部分则是由于术后视网膜成像大小差异造成。人工泪液可以缓解干眼症状,患者目前正在考虑是否需要接受进一步的屈光手术。

单眼视

屈光手术医生对不愿意戴近用眼镜的老花眼患者,会使其用一只眼看远、另一只眼看近的矫正方式进行矫正。这种单眼视的矫正方式,类似于老视患者配戴角膜接触镜矫正,可以不戴眼镜进行近距离阅读。对于单眼视角膜接触镜的验配成功率约为 70%[27],已报道的单眼视屈光手术也取得了类似的结果(从 73%~97%)[18,28]。但是,如果患者之前就存在双眼视觉功能障碍,单眼视矫正方式引起的单眼模糊像可能会导致失代偿(病例 24.5),类似于病例 24.1 讨论的复视问题,由于单眼视网膜模糊成像,导致失代偿后的外偏斜。

病例 24.5　已存在的双眼视觉异常未被发现而导致的失代偿的显斜视问题

病史及主要临床表现

患者,48 岁,女性,办公室经理,在 LASIK 手术之前曾进行咨询,表示一直在考虑 LASIK 手术,想咨询她自己是否可以采取单眼视的方法。患者表示,过去曾有人说她的一只眼睛时而会外斜,但在她以前去看眼科医生时,除了戴眼镜外,并未进行其他治疗。患者有高血压,药物控制,无其他病史。

双眼屈光不正均为-1.50D,远矫正视力 20/20,看近时附加为+1.75D。6m 处 15^Δ 间歇性外斜。患者自述只有在非常疲劳时会感觉眼睛外斜,一个月大约只有一两次,即眼睛正位的时间占比超过 99%。集合和调节的检查结果显示,集合的幅度、灵敏度和反应均正常,老视引起调节下降。

诊断

给患者主导眼右眼配戴-1.50D 角膜接触镜,左眼不戴镜,测试发现,在办公室里出现间歇性外斜视的时间约占25%。短暂的单眼视实验即可造成眼位较大的变化,因此,并不建议对该患者进行单眼视 LASIK 手术。

治疗

随后患者接受了双眼 LASIK 手术,矫正看远视力,但看近时会配戴框架眼镜。

结果

LASIK 手术很成功,且患者戴阅读镜不出现重影,眼位偏斜时间也没有增长。

LASIK 术前单眼视试验

由于单眼视网膜成像模糊可能会导致现有的隐斜功能失代偿,因此,对于考虑行 LASIK 单眼视手术且存在双眼视觉异常(例如间歇性外斜视、垂直隐斜视)的患者来说,术前进行详细的评估是非常重要的。评估的目的是确定单眼视 LASIK 手术是否可行。Westin、Wick 和 Harrist[27] 对美国视光协会的接触镜专科医生进行了调查问卷,发现大部分的接触镜专科医生认为,要确定单眼角膜接触镜的矫正方式是否会成功可能需要长达四周的时间。

基于 Westin、Wick 和 Harrist 的发现[27],我们一般建议存在双眼视觉功能异常,并且考虑接受单眼视 LASIK 手术的患者,需要进行为期 2~4 周的单眼视角膜接触镜矫正试验。如果任何与双眼视觉异常相关的症状在此试验中显露,患者有知情权,并决定是否继续进行单眼视 LASIK 手术或选择其他屈光手术,或者不再考虑屈光手术。

据 Kushner 和 Kowal 报道[5],术前存在可控的间歇性外斜视和/或上斜肌麻痹的患者在屈光手术后会发生复视。单侧斜视多年的患者可能会出现注视转换性复视[29]。例如,某患者无论看远看近均用右眼注视。如果屈光手术造成单眼视,当病人被迫使用非主导眼注视时可能会出现复视(病例 24.6)。

病例 24.6 手术引入单眼视后导致的复视

病史及主要临床表现

患者,51 岁,女性,主诉自 3 个月前行单眼 LASIK 近视手术后,便一直存在间歇性复视,视物模糊,严重干眼。裸眼远视力 OD 20/30,OS 20/50−;裸眼近视力 OD 20/100 和 OS 20/40。LASIK 术前屈光度是 OD −3.25D 和 OS −4.50D。LASIK 术后屈光度是 OD+1.25D/−1.25×35(20/20−)和 OS −1.25(20/20)。裸眼远距离隐斜在第一眼位时为 $6^\triangle$ 间歇性内斜,由于左眼出现 Duane 综合征,左眼在向左注视时注视受限。患者在看远时用右眼注视为单一视,看近时用左眼注视会出现双眼复视。

诊断

经检查发现,患者的融像性集合、调节功能以及立体视功能均降低。这些检查结果表明,很可能是由于单眼 LASIK 诱导的屈光参差,导致患者的原注视习惯发生改变,右眼视远,左眼视近,交替注视,以至于出现复视及上述症状。

治疗

在视近时给予患者眼镜矫正,使其阅读时无需转换注视眼。视近处方中,在左眼前给予 $3^\triangle$BO 棱镜,并使用人工泪液,使症状得到了缓解。

结果

给予眼镜矫正后,复视症状得到缓解,但患者还存在中度干眼症状。通过人工泪液可以缓解干眼,患者目前也在考虑是否接受泪小点闭塞术的治疗。

非共同性斜视可能会导致类似的问题。这种情况下,在术前偏斜可能是可控的;然而,屈光术后可能会造成单眼视,当患者用肌肉受累的眼睛注视时,斜视角(第二斜视角)将更大,患者可能无法再控制双眼视觉问题。

调节和集合问题

在已有双眼视觉障碍的患者中,屈光不正发生改变时可能会出现一些问题。

- 近视过矫且伴有外偏斜。此类患者使用调节性集合来帮助控制外偏斜。如果屈光手术消除近视,患者将无法再使用调节性集合去代偿融像性集合,可能会出现症状。
- 远视继发的调节性内斜视。在戴镜矫正远视时,内斜量会减少或消除,从而可以最大限度地减少负融像性集合的使用。LASIK 术后远视必须完全消除,否则患者将不得不依赖负融像性集合来控制内斜。
- 近视伴有集合过度患者阅读时不戴眼镜或使用双光镜。此类患者在没有近视矫正或配戴双光眼镜的情况下能够舒适阅读,主要是因为它最大限度地减少了近距离用眼时的内隐斜,让患者通过放松调节性集合来弥补负融像性集合的不足。屈光手术矫正近视后,患者视近时无法再放松调节,舒适阅读。
- 调节痉挛的患者似乎比实际上存在更多的近视。此类患者由于调节过度常导致视远模糊。除非患者在术前得到适当的治疗,否则,屈光术后,患者可能会明显过矫(病例 24.7)。

病例 24.7 调节痉挛

病史

Sam,26 岁,股票经纪人,由于准分子中心发现他在睫状肌麻痹前后的屈光不正结果有明显差异,故对其进行 LASIK 术前评估。患者主诉在一天 14 小时工作后出现视远模糊,眼睛疲劳;早上开车上班时的视力明显优于晚上回家时。患者大约 4 年前毕业,开始了现在的工作,且近年来他的视觉问题呈发展趋势。最近曾接受全科医生的检查,所有结果均显示正常,无任何用药史。

检查结果

VA(远用视力,裸眼):	OD:20/40−2
	OS:20/40−2
VA(近用视力,裸眼):	OD:20/20
	OS:20/20
集合近点	
调节目标:	5cm
笔灯:	5cm

病例 24.7　调节痉挛（续）

遮盖试验（远距离）：	正位
遮盖试验（近距离）：	2~4 内隐斜
主觉验光：	OD：-1.00,20/20
	OS：-1.00/-0.25×90,20/20
睫状肌麻痹主觉验光：	OS：PL/0.25×90,20/20
	OS：+0.25/-0.25×90,20/20
远隐斜：	正位
BI（远距离）：	X/6/3
BO（远距离）：	10/20/9
近隐斜：	2 内隐斜
-1.00D 近隐斜：	5 内隐斜
梯度法 AC/A：	3:1
计算法 AC/A：	6.8:1
负融像范围（近距离）：	4/16/12
正融像范围（近距离）：	18/25/16
聚散灵敏度：	12cpm
负相对调节（NRA）：	+1.25
相对调节（PRA）：	-2.50
调节幅度（移近法）：	OD：10D；OS：10D
单眼调节灵敏度（MAF）：	OD：2cpm；正片通过困难
	OS：2cpm；正片通过困难
双眼调节灵敏度（BAF）：	0cpm；正片不清楚
动态检影：	右眼/左眼-0.25

瞳孔正常，内外眼均无器质性病变，共同性偏斜，色觉无异常。

诊断

由于隐斜为内隐斜，应从 NFV 相关数据开始分析。由上述检查结果可知，直接或间接检查结果均显示负融像性集合足够。平滑性聚散结果正常，PRA 和 BAF 检查结果也显示如此。根据第 2 章所提出的分析思路，下一步即为调节数据组的分析。上述所有的调节测试均显示患者调节放松困难。睫状肌麻痹后的屈光检查显示远用近视度数明显减小，同样 NRA 和 MAF 结果均降低，动态检影显示调节超前。基于以上分析，患者被诊断为调节过度。

治疗

建议推迟 LASIK 手术，并进行为期 3 个月的家庭视觉训练计划。

结果

训练结束后对患者进行了重新评估，结果显示：患者症状消失，调节和集合功能正常。主观验光结果为：OD，PL（20/20）；OS，+0.25D（20/20）。LASIK 手术也随之取消。

视光师的角色

视光师在屈光手术前后对患者的联合管理方面可以发挥重要的作用，以确定哪些患者在屈光手术后会出现双眼视觉问题的风险，并对术后的并发症进行诊断和治疗。

鉴别存在与屈光手术相关的双眼视觉异常并发症风险的患者

屈光手术前的诊断评估

第 1 章中描述的普通双眼视觉评估测试，提供了鉴别屈光手术后存在双眼视觉异常风险患者所需的信息（表24.1）。应该特别注意的是，使用框架眼镜或角膜接触镜矫正屈光不正似乎有助于患者控制现有的双眼视觉异常情况（例如调节性内斜视、外偏斜近视过矫）。

表 24.1　鉴别屈光手术后存在双眼视觉异常风险患者的建议检测项目

普通测试项目	
双眼视觉评估	
眼位，共同性和 AC/A 的测量	在远距离，近距离及阅读距离对所有诊断眼位进行遮盖试验
正融像性集合（PFV）和负融像性集合（NFV）的评估	
直接测量	阶梯性聚散功能测试 聚散灵敏度测试
间接测量	负相对调节（NRA） 正相对调节（PRA） 双眼调节灵敏度（BAF） 动态检影
集合幅度	集合近点

表 24.1	鉴别屈光手术后存在双眼视觉异常风险患者的建议检测项目(续)
普通测试项目	
知觉性融像状态	Worth 四点测试 立体视测试
调节功能评估	
直接测量	单眼调节幅度 单眼调节灵敏度(MAF)测试
间接测量	双眼调节灵敏度(BAF)测试 NRA/PRA 动态检影
其他重要测试	
注视视差测试	
双马氏杆测试	
诊断性遮盖	

AC/A,调节与调节性集合的比值。

Kushner、Kowal[5] 研发了一种风险分级方法,以帮助识别屈光手术后有双眼视觉并发症风险的患者。该方法包括以下 3 组:无风险组、中度风险组和高风险组(表 24.2)。

表 24.2	风险分级
无风险组	
近视	
无斜视史	
无弱视史	
无复视史	
眼镜无棱镜	
无视觉训练史	
评估表明无明显双眼视觉功能异常	
目前的眼镜处方,睫状肌麻痹前后验光均在 1.00D 以内	
中度风险组	
习惯性近视过矫	
隐性远视	
斜视史	
弱视史	
复视史	
眼镜无棱镜	
无视觉训练史	
评估表明无明显双眼视觉功能异常	
目前的眼镜处方,睫状肌麻痹前后验光结果均在 1.00~2.00D 之间	
高风险组	
斜视	
弱视	
复视史	
棱镜眼镜	
视觉训练史	
评估表明存在明显的双眼视觉功能异常	

Modified from Kushner BJ, Kowal L. Diplopia after refractive surgery:occurrence and prevention. *Arch Ophthalmol*. 2003;121:315-321; and Kowalski PM, Wang Y, Owens RE, et al. Adaptability of myopic children to progressive addition lenses with a modified fitting protocol in the Correction of Myopia Evaluation Trial(COMET). *Optom Vis Sci*. 2005;82:328-337.

屈光术后双眼视觉异常——无风险组

病史

本组患者为近视;无斜视、弱视或复视病史;无棱镜眼镜史;且无调节或集合视觉训练史。

评估

双眼视觉及调节功能评估显示无任何问题。

当前框架眼镜矫正

目前的框架眼镜处方和散瞳前后验光结果都在 1.00D 内。

屈光术后双眼视觉异常——中等风险组

病史

如有斜视、弱视、复视、棱镜眼镜或视觉训练史,即使双眼视觉异常得到控制,患者在屈光手术后也会有中度风险发生双眼视觉功能异常。平时通过使用透镜和棱镜控制双眼视觉异常的患者,由于在屈光术后消除了透镜或棱镜,更是如此。例如,部分调节性内斜视可以用正透镜和棱镜控制(病例 24.2),间歇性外斜视可以通过屈光矫正控制(病例 24.1)。

评估

双眼视觉和调节功能的评估表明患者存在本文中已讨论过的任何非显斜视性双眼视觉功能异常或调节异常,或存在斜视问题。所发现的问题似乎已得到控制,且目前可能不会引起任何症状。

当前框架眼镜矫正

当前的眼镜处方与睫状肌麻痹前后的验光结果相差 1.00~2.00D,为中度风险(病例 24.7)。

屈光术后双眼视觉异常——高风险组

病史

如有斜视病史(病例 24.6)、弱视、复视、棱镜眼镜(病例 24.3),或视觉训练史,若屈光术前双眼视觉功能异常已引起症状,那么患者在屈光手术后会有高度风险发生双眼视觉异常并发症。使用眼镜或棱镜矫正双眼视觉异常的患者尤其如此。

评价

双眼视觉和调节功能的评估表明患者存在本文中已讨论过的任何非显斜视性双眼视觉功能异常或调节异常,或存在斜视问题。所发现的问题正在引起当前的症状。

当前框架眼镜矫正

当前眼镜处方和睫状肌麻痹前后的验光结果相差 2.00D 或更多,为高度风险。

视光师在联合管理屈光手术患者的过程中,最有价值的作用是通过鉴别患者的潜在风险,并在咨询服务时反对此类患者行屈光手术,以此帮助患者规避术后的双眼视觉并发症。

屈光手术后双眼视觉并发症的诊断评估

表 24.1 所列的普通双眼视觉评估的测试提供了评估屈光手术后双眼视觉功能异常患者所需的信息。

关于屈光手术后双眼视觉并发症的诊疗思路

前几章讨论的双眼视觉异常的顺序治疗的概念也适用于屈光手术后双眼视觉并发症的相关问题（表 24.3）。在第 9～14 章提及的任何非显斜视性双眼视觉异常和调节异常问题都有可能在屈光手术后发生，诊疗思路也与上述章节中所回顾的几乎相同。以下讨论描述了屈光手术后人群的一些其他考虑。

拒绝屈光不正的光学矫正，附加透镜和棱镜

在之前所推荐的顺序治疗方法中，有 3 种主要治疗方案需要使用眼镜。然而，在对屈光术后的患者进行治疗时，我们所面对的是一个特殊的群体，他们决定不再配戴角膜接触镜或框架，而选择进行屈光手术。这类患者在屈光手术这一决定上，投入了大量的时间和精力，且多数人也同样投入了巨大的经济投资。根据以往的经验，此类患者可能会对再次配戴框架或角膜接触镜的治疗建议产生抵触。如视觉训练和手术一类的其他方案，虽然更费时更复杂，却似乎更适合此类患者。然而，光学矫正屈光不正，附加镜片及棱镜可能是解决患者问题所必要的。在这种情况下，视光师可以提供最合适的治疗方案，并让患者最终选择准备好后继续接受治疗。

表 24.3	非显斜视性双眼视觉功能异常和调节问题的顺序诊疗思路
屈光不正的光学矫正	
下加光度	
水平棱镜	
垂直棱镜	
针对复视的遮盖疗法	
视觉训练	
手术	

光学矫正屈光不正

LASIK 术后存在明显的屈光参差，或存在内隐斜伴残余远视时，光学矫正屈光不正还是很有必要的。若屈光手术后患者觉得单眼视觉不舒适，也可能需要框架或角膜接触镜进行矫正。

附加透镜

由高 AC/A 引起的调节性内斜视患者，在屈光手术后视近出现内斜视，则可能需要附加透镜。

棱镜

棱镜是由于神经肌肉失代偿导致的垂直眼位或远距离内斜视的首选治疗方法（散开不足或基本型内隐斜）。棱镜处方可以在特定环境下使用，比如散开不足的患者开车时、或第四对脑神经麻痹失代偿的患者进行阅读时使用。

遮盖

如果使用镜片、附加透镜或棱镜无法消除复视，则可以使用遮盖。通常最好是恢复双眼视觉、融像和立体视觉，而不是简单地遮挡一只眼睛。但也可能会出现融像不舒服，给患者留下顽固性复视的情况。在这种情况下，遮盖成为一种重要的治疗选择。作为一个长期的选择方案，我们希望可以找到一种最不影响美观的方法（病例 24.8）。在第14 章节讨论了各种多样的遮盖选择。

病例 24.8　角膜接触镜遮盖治疗顽固性复视

病史及主要临床表现

23 岁，伊朗女士，主诉自 4 年前在俄罗斯行双眼PRK 近视手术后出现持续单眼复视，阅读时无法集中。PRK 术前屈光度为 OD −4.25/−2.75×161，OS −4.25D。

患者主诉右眼变化较明显，希望通过手术能减缓这些变化。目前（PRK 后）屈光度是 OD −7.25/−7.75×13（20/100−），OS+0.50/−0.50×007（20/20）。角膜曲率读数是 OD 54.5×10，59.75×90（不规则），OS 39.25×180，39.50×90。角膜地形图显示右眼有明显的下方陡峭趋势。裸眼远近距离的隐斜均为 2^Δ 外隐斜（瞳距＝61mm），计算法测得 AC/A 为 6.1∶1。

诊断

所有直接及间接检查均显示融像性集合和调节功能正常。由于 AC/A 也正常，这些检测结果表明，单眼复视最可能的原因是不规则的角膜和较大的屈光参差。这可能是因为圆锥角膜 PRK 术后导致的角膜过薄，造成角膜进一步变陡。

治疗

右眼通过角膜接触镜矫正并不成功，且患者不愿做进一步的角膜手术，例如角膜移植。最终给予了患者软镜遮盖的处方，软镜中央 8mm 区域为黑色不透明区域。

视觉治疗

前面章节中描述的所有概念都适用于屈光手术后双眼视觉的并发症。术后不愿再次戴眼镜的患者很可能会有动力去坚持视觉训练的后续治疗（病例 24.9）。

病例 24.9　视觉训练治疗屈光手术后的集合不足

病史

E. W. ,28 岁,男士,由于不想配戴框架眼镜而希望进行屈光手术。过去曾尝试过几次配戴角膜接触镜,但没能戴上。在双眼 LASIK 术后 1 个月,患者主诉在阅读和使用计算机工作时开始出现眼睛疲劳、头痛、视物模糊、复视等症状。LASIK 中心的医生对其进行了笔尖推近练习,但患者仍不舒服。

在屈光手术 6 个月后,我们对其进行了检查,患者主诉仍然存在同样的症状。我们获取了患者以前的病例记录,手术前眼镜的处方是 OD -6.50,OS -5.75。病例记录中关于双眼视觉的信息有限,虽然遮盖测试显示看远正位,看近有 10^Δ 外隐斜,但集合近点和融像范围均没有记录。

显著的临床表现

裸眼视力:	OD:20/20
	OS:20/20
集合近点:	25cm 破裂,35cm 恢复
遮盖试验(远,裸眼):	正位
遮盖试验(近,裸眼):	$10\sim12^\Delta$,近侧间歇性交替外斜视(约有 1% 的时间处于偏斜位)
主观验光:	OD:+0.25/-0.25×180,20/20
	OS:+0.25,20/20
近距离水平隐斜:	15^Δ 外隐斜
-1.00D 近隐斜(梯度法):	12^Δ 外隐斜
梯度法 AC/A:	3:1
负融像范围(近距离):	X/14/12
正融像范围(近距离):	X/8/-2
聚散灵敏度:	0cpm;12ΔBO 不能融像
NRA:	+1.50
PRA:	-2.50
调节幅度(移近法):	OD:7D;OS:7D
单眼调节灵敏度(MAF):	OD:8cpm;OS:8cpm
双眼调节灵敏度(BAF):	6cpm
立体视:	Wirt 圆环 20 秒,随机点立体视 250 秒

瞳孔正常,内外眼均无器质性病变,共同性偏斜,色觉无异常。

诊断

遮盖测试显示看远时正位,看近时存在间歇性外斜视。部分直接检查(阶梯性聚散和聚散灵敏度)和部分间接检查(NRA)结果显示正融像范围(PFV)偏低。这些数据结果印证了集合不足的诊断。基于以前病例记录中的"明显的看近外隐斜,看近正位"结果,考虑在屈光手术前患者也存在集合不足,只是症状还未表现。

治疗

我们建议按照第 9 章介绍的集合不足的顺序治疗,进行训练室视觉训练项目,并且配合电脑软件家庭治疗系统(Home Therapy System,HTS)辅助家庭训练。

结果

E. W. 患者共需要 10 次训练室训练来完成训练项目。在重新评估后,患者主诉症状全部消除,现在阅读很长时间也没有头痛或眼痛。

总结

由于屈光手术的日益普及,视光师在手术前后对患者的联合管理方面可以发挥重要的作用。视光师的主要责任应该是,识别屈光手术后可能出现双眼视觉问题风险的患者,从而防止出现并发症。然而,在某些情况下,我们只能在双眼视觉并发症出现后看到患者。这种情况下,我们的角色是确定问题的本质,并使用本书中建议的顺序治疗计划来解决症状。

（穆佳琪　闫怡静　译）

参考文献

1. Corcoran KJ. Macroeconomic landscape of refractive surgery in the United States. *Curr Opin Ophthalmol.* 2015;26:249-254.
2. Sandoval HP, de Castro LE, Vroman DT, Solomon KD. Refractive surgery survey 2004. *J Cataract Refract Surg.* 2005;31:221-233.
3. Melki SA, Azar DT. Lasik complications: etiology, management, and prevention. *Surv Ophthalmol.* 2001;46:95-116.
4. Jabbur NS, Sakatani K, O'Brien TP. Survey of complications and recommendations for management in dissatisfied patients seeking a consultation after refractive surgery. *J Cataract Refract Surg.* 2004;30:1867-1874.

5. Kushner BJ, Kowal L. Diplopia after refractive surgery: occurrence and prevention. *Arch Ophthalmol*. 2003;121:315-321.

6. Costa PG, Debert I, Passos LB, Polati M. Persistent diplopia and strabismus after cataract surgery under local anesthesia. *Binocul Vis Strabismus Q*. 2006;21:155-158.

7. Marmer RH. Ocular deviation induced by radial keratotomy. *Ann Ophthalmol*. 1987;19:451-452.

8. Duling K, Wick B. Binocular vision complications after radial keratotomy. *Am J Optom Physiol Opt*. 1988;65:215-223.

9. Furr BA, Archer SM, Del Monte MA. Strabismus misadventures in refractive surgery. *Am Orthopt J*. 2001;51:11-15.

10. Godts D, Tassignon MJ, Gobin L. Binocular vision impairment after refractive surgery. *J Cataract Refract Surg*. 2004;30:101-109.

11. Godts D, Trau R, Tassignon MJ. Effect of refractive surgery on binocular vision and ocular alignment in patients with manifest or intermittent strabismus. *Br J Ophthalmol*. 2006;90:1410-1413.

12. Gunton KB, Nelson LB, Tabas JG. Nonaccommodative esotropia after cataract extraction in a patient with previous accommodative esotropia. *J Cataract Refract Surg*. 2002;28:566-568.

13. Holland D, Amm M, de Decker W. Persisting diplopia after bilateral laser in situ keratomileusis. *J Cataract Refract Surg*. 2000;26:1555-1557.

14. Mandava N, Donnenfeld ED, Owens PL, et al. Ocular deviation following excimer laser photorefractive keratectomy. *J Cataract Refract Surg*. 1996;22:504-505.

15. Nemet P, Levenger S, Nemet A. Refractive surgery for refractive errors which cause strabismus. a report of 8 cases. *Binocul Vis Strabismus Q*. 2002;17:187-190; discussion 91.

16. Schuler E, Silverberg M, Beade P, Moadel K. Decompensated strabismus after laser in situ keratomileusis. *J Cataract Refract Surg*. 1999;25:1552-1553.

17. Snir M, Kremer I, Weinberger D, et al. Decompensation of exodeviation after corneal refractive surgery for moderate to high myopia. *Ophthalmic Surg Lasers Imaging*. 2003;34:363-370.

18. Beauchamp GR, Bane MC, Stager DR, et al. A value analysis model applied to the management of amblyopia. *Trans Am Ophthalmol Soc*. 1999;97:349-367.

19. Yanguela J, Gomez-Arnau JI, Martin-Rodrigo JC, et al. Diplopia after cataract surgery: comparative results after topical or regional injection anesthesia. *Ophthalmology*. 2004;111:686-692.

20. Yildirim R, Oral Y, Uzun A. Exodeviation following monocular myopic regression after laser in situ keratomileusis. *J Cataract Refract Surg*. 2003;29:1031-1033.

21. Kushner BJ. Diplopia associated with refractive surgery. *Am Orthopt J*. 2012;62:34-37.

22. Chung SA, Kim WK, Moon JW, et al. Impact of laser refractive surgery on ocular alignment in myopic patients. *Eye (Lond)*. 2014;28:1321-1327.

23. Han J, Hong S, Lee S, et al. Changes in fusional vergence amplitudes after laser refractive surgery for moderate myopia. *J Cataract Refract Surg*. 2014;40:1670-1675.

24. Glazer LC, Azar DT. Laser in situ keratomileusis. In: Azar DT, Koch D, eds. *Lasik: Fundamentals, Surgical Techniques, and Complications*. New York, NY: Marcel Dekker; 2003.

25. Sakimoto T, Rosenblatt MI, Azar DT. Laser eye surgery for refractive errors. *Lancet*. 2006;367:1432-1447.

26. Finlay AL. Binocular vision and refractive surgery. *Cont Lens Anterior Eye*. 2007;30:76-83.

27. Westin E, Wick B, Harrist RB. Factors influencing success of monovision contact lens fitting: survey of contact lens diplomates. *Optometry*. 2000;71:757-763.

28. Reilly CD, Lee WB, Alvarenga L, et al. Surgical monovision and monovision reversal in Lasik. *Cornea*. 2006;25:136-138.

29. Kushner BJ. Fixation switch diplopia. *Arch Ophthalmol*. 1995;113:896-899.

第五部分

视觉训练及视光实践

第 25 章

视觉训练中患者与诊所的管理

本章中，我们强调了针对所有调节、眼球运动和双眼视觉异常的训练中，训练项目顺序选择的重要性。一旦确诊并选择了具体方案后，我们要做的另一个重要方面是与患者进行沟通并实施治疗。无论是简单的诊断和治疗，如调节不足需要阅读镜，还是更复杂的，如间歇性内斜视需要棱镜和双光镜，或是集合不足需要视觉训练，都是可行的。本章回顾了针对各种诊断和治疗方案进行成功沟通所必需的信息和技巧，以及与视觉训练相关的实践管理问题。

针对调节、眼球运动、双眼视觉异常患者，成功的沟通与实施治疗依赖许多因素，临床医生需要：

- 沟通疾病的特点和程度；
- 与患者或患者的父母沟通推荐治疗方案的性质；
- 与其他专业人员进行口头交流，并记录诊断和推荐治疗方案；
- 处理视觉训练的实践管理问题。

病情介绍

临床医生对诊断和治疗想法的表达能力，对于任何治疗计划的成功都是至关重要的。所有关于调节、眼球运动和双眼视觉异常的病例，都需要比常规的视觉保健花费更多的时间和精力。

大多数人对这些视觉问题知之甚少，也没有任何经验。因此，有必要教育患者或父母来了解这些问题的特点。最好与父母双方共同进行交流。如果不能实现，也应鼓励无法参加的家长，在收到报告后可以电话来询问任何相关的问题。

考虑到使用智能手机记录并发送电子版病情报告的方便性，即使父母双方都不能参加病情报告会，他们也会收到完整的病情报告记录。家长也可以与其他专家和校内人员分享这段记录。

我们已将病情介绍分成若干阶段（表 25.1）。每一个阶段都有一个特定的目标。

表 25.1　病情介绍顺序

1. 回顾症状及就诊原因
2. 解释视觉问题以及视觉异常与患者主诉的联系
3. 说明治疗和预后改善
4. 说明所需时间和费用
5. 开放式问题

需要进行视觉训练的儿童示例

以下是如何向一位 10 岁（五年级）具有集合不足症状的孩子的父母介绍病情的例子。

第 1 阶段：回顾症状及就诊原因

在说明情况时尽量以回顾患者就诊的原因作为开始，这可以帮助你将患者的视觉症状和诊断依据之间建立一种关系。

首先，我将回顾一下 Jimmy 主诉的各种问题。如你所说，Jimmy 主诉阅读 5~10 分钟后出现眼睛疲劳，视力模糊且文字在页面移动。在疲劳或者晚上看书时，偶尔会出现复视。尽管去年就曾抱怨过这些问题，但最近 Jimmy 明显感觉情况越来越糟。你也提到过他今年的课业负担加重了许多。

在 Jimmy 去年抱怨时，你曾带他去看了另一位眼科医生，医生说并未发现问题，并给 Jimmy 配了一副低度数的阅读眼镜，但 Jimmy 觉得戴上后更不舒服了。这是你带 Jimmy 来找我的原因吗？

你应该让父母有机会去补充其他额外的信息或者去确认上述提及问题的关键因素。

第 2 阶段：解释视力问题的本质

由于 Jimmy 的视觉问题并不寻常，因此我需要花更多的时间来回顾之前的检查结果。大多数人都知道近视或远视一类的视觉问题，会影响我们看清物体。针对此类问题，我们通常通过配镜解决。但 Jimmy 不同，他看得很清楚。事实上，他的双眼视力均为 20/20，眼部状态健康，既不是近视，也不是远视。

然而，我想强调的是，良好的视觉状态并不仅仅是能够看到 20/20。即使双眼视力均良好，也可能会存在严重的视觉问题。例如，即使某患者视力 20/20，但也可能存在聚焦困难，双眼协调与追随功能异常问题，存在此类问题的患者通常会看得很清楚，但在阅读时会主诉存在视物不舒服、眼睛疲劳、头痛、复视等类似的症状。

就 Jimmy 而言，他存在双眼协调的问题。我敢确定你见到的有严重双眼协调异常的孩子一般都会伴随眼睛内斜或外斜。Jimmy 的情况并没有像那么严重。但是当他在阅读或者做一些近距离的工作时，他的眼睛有很大向外偏移的趋势，然而他并不能代偿。

对于集合不足的患者，我们通常会在此时向父母演示集合近点（NPC）的后退。

如果 Jimmy 的眼睛外转,他将会出现复视。因此,每次阅读时,他必须使用过度的肌肉力量来阻止他的眼位向外偏移。这样不断过度地使用肌肉力量,就会导致 Jimmy 所描述的那些症状出现。双眼协调异常的患者会抱怨各种各样的问题,包括眼睛疲劳、头痛、视力模糊、复视、困倦、阅读时注意力难以集中,随着时间推移,会出现理解能力下降,眼周有牵拉感及感觉字迹移动等症状。

关于 Jimmy 的视觉问题,您有其他的问题吗?

你可以在此时停下来,让父母或患者有机会提出问题,理解这些问题的性质,以及如何引起的这些症状。在听了你的陈述后,最好让家长总结一下他们的感受。

第 3 阶段:解释提出的治疗方案

我一直在强调,Jimmy 的视觉问题与通过配镜即可解决的普通视觉问题并不相同。他不存在近视或远视,因此仅使用眼镜进行标准光学治疗并不能成功。相反,我们推荐使用"视觉训练"的方法来解决 Jimmy 的问题。

视觉训练是一种治疗方法,涉及一系列的训练室就诊。在就诊过程中,通过使用各种仪器和方法教会 Jimmy 如何克服双眼协调异常的问题。你一定听说过孩子们可以接受演讲、阅读或数学能力方面的训练或者辅导,而一个好的训练师或辅导员,是可以帮助孩子提高这些技能的。

视觉训练也被证明在改善双眼协调、聚焦和追随功能上非常有效,一般成功率可达 90%。成功的关键是积极、按时地参加训练疗程并配合推荐的家庭训练方案。如 Jimmy 一类的视觉问题一般需要 3 个月的视觉训练,每周两次,每次训练持续 45 分钟。在您今天离开之前,我会给您一份关于视觉训练的资料。

在训练室视觉训练结束后,我们要求所有的患者在家里独立完成几个疗程。例如,在完成视觉训练后的前 3 个月,要求患者每周训练 3 次,每次 5 分钟。之后对患者进行重新评估,如果结果良好,接下来的 6 个月里,每周训练 5 分钟。6 个月后再次评估,如若患者仍然觉得舒适,且视力检查结果正常,之后每个月定期复查即可。

您对我的建议有什么问题吗?

你可以在此处停下来,让父母尝试消除他们对视觉训练的疑虑。如果你不确定父母是否理解,可以请他们总结一下治疗计划。

第 4 阶段:讨论时间和费用

如果患者接受了视觉训练的建议,对于视光师来说,商议训练所需的时间和费用是非常重要的。

我建议的训练方法对您来说需要花费一定的时间和费用。为了成功地治疗 Jimmy 的双眼协调问题,我们需要和他共同努力 3~4 个月。一般来说,每周会给 Jimmy 进行两次训练,每次持续 45 分钟。视觉训练的就诊安排在周一至周四的下午或傍晚。

第 5 阶段:开放式问题及讨论

最后这一阶段是为了让父母有更多的机会向你提问关于案例陈述中涉及的问题。你也可以借此机会总结演示文稿,并确定父母是否希望你向学校或其他专业人员发送报告。这是一个很好的公关机会,你应该试着在每次评估后尽可能多地与他人交流。

此时,我们告诉家长将会发送一份报告给他们,内容包含检查总结、诊断结果和治疗建议。如果建议进行视觉训练,我们还会给保险公司发送一封预先确定的保单信。

不需要进行视觉训练的样本示例

对于所有的调节、眼球运动和双眼视觉异常问题,无论诊断和治疗如何,我们都遵循表 25.1 所述来进行病例陈述。如果推荐使用双光镜或棱镜,那么将需要额外的时间来说明建议治疗和预后改善。大多数人没有使用棱镜的经验,而双光眼镜又几乎普遍用于解决中老年人的视力问题。因此,让患者或父母了解这些治疗方案的使用是很有必要的。

在不需要进行视觉训练时,病例的介绍会明显缩短且简化。然而,即使所需要的治疗方案仅仅是用于阅读的单光眼镜处方,病例概述也应包含以上五步的每个阶段。

使用棱镜治疗的示例说明

第 1 和第 2 阶段,与先前的样本演示相似,回顾就诊的症状和原因,并解释病情。

第 3 阶段:治疗建议和预后改善

比利的视觉问题与传统上通过配镜即可解决的普通视觉问题并不相同。他不存在近视或远视,因此仅使用眼镜进行标准光学治疗并不能成功。相反,我建议可以使用棱镜这一特殊透镜来解决比利的视觉问题。

棱镜常用于特殊类型的双眼协调异常的人群。正如前文所述,比利的眼睛有强烈向内偏移的倾向。为了控制这种趋势,他不得不使用过多的肌肉力量。而棱镜是一种特殊类型的透镜,它可以减少人们为了控制双眼协调而付出的力量。这款眼镜看上去和普通的眼镜相差无几,但如果仔细看,会发现它的边缘会比其他地方更厚。重要的是,尽管棱镜会给予一定的帮助,但潜在的问题仍然存在。棱镜并不能矫正双眼协调问题,只是在某种程度上,可以让比利在双眼协调异常的情况下用眼更加舒适。

使用双光眼镜治疗的示例说明

第 1 和第 2 阶段,与先前的样本演示相似,回顾就诊的症状和原因,并解释病情。

第 3 阶段:治疗建议和预后的改善

保罗的视觉问题与传统上通过配镜即可解决的普通视觉问题并不相同。他不存在近视或远视,因此仅使用眼镜进行标准光学治疗并不能成功。相反,我们推荐使用双光眼镜这一特殊镜片来治疗保罗的视觉问题。

对于眼睛聚焦困难或双眼协调困难的人群,通常给予双光眼镜处方。双光眼镜通常用于看近与看远屈光度不同的情况。由于双光眼镜可以帮助患者减少聚焦所要付出的力量,因此可用于双眼聚焦问题。对于一些双眼协调的问题,双光眼镜也可以发挥一些作用。例如,在保罗一例中,他的眼睛有向内偏移的倾向,但他的代偿能力不足。因此,他必须使用肌肉力量来控制双眼协调的问题,而双光眼镜可以减少他所需使用的肌肉力量。重要的是,尽管配戴双光眼镜对保罗有所帮助,但潜在的问题仍然存在。双光眼镜并不能矫正双眼协调问题,只是在某种程度上,可以帮助保罗在双眼协调异常的情况下用眼更加舒适。

与其他专业人士沟通时交流你的发现

与其他专业人士的交流也很重要,原因有二。首先,交流有助于提高你在社区中的声誉。通过发送报告可以让其他专业人士知道你的做法独特且有效。他们将发现,你的报告提供了全方位的视觉保健,包括在适当时使用视觉训练。附录1包含了给心理学家、学校人员、医生和父母的几份病例报告。

由于部分关于视觉训练的误解仍然存在,因此,沟通这一过程也至关重要。尽管针对本篇文章中所描述的问题,已有广泛的科学证据支持视觉训练的疗效,但部分专业人士仍对此持反对态度。当需要对健康问题做出决策时,父母也往往依赖于这些专业人士的判断。

因此,在你向患者或父母陈述时,使用讲义、报告和文章副本提供尽可能多的教育信息,以便去解释他们所听到的一些负面的建议。附录2包含了相关教育资料。

通过书面交流

由于大多数人对调节、眼球运动和双眼视觉异常等问题或视觉训练知之甚少,因此,根据病例报告来出具书面报告是非常重要的。每次评估后,我们都会编写一份报告,总结症状、诊断和建议治疗方案。从公共关系的角度来看,如果患者为儿童,那么将这份报告的副本发送给与儿童相关的其他专业人士也是很有帮助的。我们经常向老师、阅读专家、学校心理学家和儿科医生发送报告。如果你在一个小到中等规模的社区里工作,经过一段时间后,这些专业人士很快就会明白训练的独特之处,他们在遇到类似问题的孩子时可能会转诊给你。附录1包括这类函件的范本。

视觉训练的实践管理

在本篇文章中,作为调节、眼球运动和双眼视觉异常等问题的可选治疗方案之一,我们尝试为视觉训练的重要性建立临床基础。视觉训练针对存在相关问题的患者是非常必要的。至少有10%~15%的患者问题不能通过单独给予眼镜、下加光或棱镜来治疗,所以视觉训练是必需的。同时,视觉训练已被证明是一种有效的治疗方法。研究显示,对于调节、眼球运动和双眼视觉异常等问题,视觉训练的成功率在85%~95%之间(见第3和9~13章)。

从实践管理的角度来看,重要的是要认识到,将视觉训练作为一种服务,在社区中通常是比较独特的。在很多正在寻求使门店与众不同的商机和发现新的收入来源的实践中,视觉训练就是这样一项很好的可提供的服务。

然而,与我们在实践中提供的其他视光服务一样,视觉训练必须以低成本高收益的方式进行。每个从业人员必须对某一特定服务所必需的收入数额做出个人决定,以使其在财务上可行。如果视觉训练或其他服务没有达到这一标准,那么无论需要多少疗程或疗效多好,都无法提供这样的服务。

视觉训练不仅必要有效,如果管理得当,也可以是一种经济上可行的服务。我们相信,许多视光师在他们的工作中没有选择视觉训练,是因为他们误以为视觉训练无法以经济可行的方式进行。我们的目标是在初级眼保健工作中提供一种经济可行的视觉训练模式。

在初级眼保健实践中建立视觉训练模型

在实践中建立一种经济可行的视觉训练服务需要对几个关键问题做出决定,包括以下几项:谁负责做训练,是进行家庭训练还是训练室训练,训练师与患者的比例,训练所需的时间和费用,训练师的工资,以及第三方索赔管理。

谁应该执行视觉训练?

最基本的决定是,视觉训练是否应该由视光师来执行,还是应该允许技术人员或视觉训练师进行训练。这一决定对视觉训练在实践中的经济可行性影响最大。我们倾向于由训练师来进行视觉训练,而不是视光师。

视觉训练的实际操作需要了解怎样去训练以及如何诠释患者的行为和反应这一类的专业知识。由于训练的项目数量较少,且相同训练过程重复。因此,我们认为训练师可以有效地执行视觉训练。而视光师应决定使用哪些训练项目、训练顺序以及如何克服妨碍进程的干扰项。在视觉训练中,视光师主要是为每个患者制定最初的训练计划,监督训练的实施,制定下次就诊的训练计划。另外,对于一些特殊患者,视光师还需寻找问题,帮助训练师解决干扰训练进程的障碍。

使用训练师对于视觉训练服务的财务可行性很重要。尽管视觉训练在不同地区费用不等,但通常与各地区综合检查的费用接近。然而,视觉训练通常每次需要45~60分钟时间,而大多数视光师可在更短的时间内完成一次常规的综合检查。此外,其他附加检查、框架眼镜或角膜接触镜的收入通常均与全面的视力检查有关。而视觉训练是没有这些额外收入的。因此,根据一般视觉训练费用的收取,视光师如果亲自进行视觉训练,那么每个小时的收入很难达到他们的预期值。当然,如果视觉训练的费用设定在更高的水平,经济收益就会改变。但是,将费用提高到视光师训练的经济可行的水平,对于患者来说可能费用太高了。同时,这也会影响到与该地区其他机构之间的竞争力。

虽然尚无研究支持这一说法,但我们认为,许多视光师在他们的工作中尝试提供过视觉训练,但由于没有助手辅助而失败了;因此,为患者提供视觉训练服务在经济上越发不可行。

视觉训练应该对每个患者单独进行还是多个患者同时进行?

视觉训练的患者通常每次训练时需要接受4~5个训

练项目,这意味着他们在每个项目上要花费 10~15 分钟。通常在来训练之前患者就已经对训练项目有所了解。因此,大多数积极配合的患者并不需要训练师陪伴他们整整 45 分钟,训练师很有可能一次可以训练多位患者。我们建议患者与训练师的比例为 2∶1。与训练师一对一单独训练的方式相比,这种方式的训练被称为多人或成组视觉训练。

多人或成组视觉训练需要经验丰富的训练师,精心安排的训练计划,恰当地选择患者及其足够的设备。计算机视觉训练技术的发展,可以帮助训练师更有效的管理多名患者,意义重大。

家庭训练 vs. 训练室训练

视觉训练目前有三种基本形式。在一些诊所,视光师或训练师在训练室里解释要进行的视觉训练步骤,然后患者将必要的设备带回家,并在家里进行训练,这被称为家庭视觉训练。还有部分诊所并不希望患者在家做任何训练,所有的步骤都在训练室里讲解并进行,这种模式被称为训练室视觉训练。最后,还有一些实践运用了训练室结合家庭训练的模式。

主张家庭视觉训练的人强调,为了使视觉状态发生变化,必须尽可能多地进行视觉治疗。他们认为,训练室训练仅为患者提供每周 1.5~2 小时的视觉训练。如果患者每天在家进行 30 分钟的训练,训练时间就会翻倍。为了评估训练进度,并解决患者使用某一设备时可能出现的任何疑问或困难,在进行家庭视觉训练时,每两周安排一次训练室复查。尽管较早提出的观点认为训练师应该花最多的时间和患者在一起,但也可由助手或视光师进行复查。

训练室视觉训练的支持者则指出了家庭训练的几个缺点。当患者为孩子时,家庭治疗的成功取决于父母学习实施训练过程、监测进展、激励和克服障碍的能力。根据我们的经验,通常很难让孩子在家独立完成训练。此外,许多父母不能或不愿与孩子在家训练,久而久之,视觉训练成为父母和孩子之间的另一个隔阂。相反,家庭训练更有可能在成人患者中取得成功。但即使是成人患者也经常需要帮助来解决诸如动力以及克服干扰训练进程的障碍等问题。在家庭训练中,患者依从性也可能较差,从而导致更高的退出率。

视觉训练的重要创新之一是设计了用于家庭视觉训练的计算机软件。现在可提供的程序包括对调节、融像性集合、扫视、追随和各种视觉感知能力训练的技术。与传统的家庭视觉训练相比,这些计算机程序提供了许多重要的优势。

传统的非计算机技术训练方式用于家庭训练有以下缺点:

- 传统技术需要经验丰富的医生或技术人员来解释患者的反应,并利用这些反应改变刺激条件,以改善双眼视觉或调节反应。
- 部分年幼的儿童或年老的患者,由于各种原因导致他们无法做出准确的反应,对此传统技术难以进行,且不可靠。甚至对于强烈希望取悦父母的孩子,即使他/她没有达到预期的目标,也可能会做出正确的反应来"欺骗"父母。

- 训练的反馈应该是准确的、即时的、一致的、公正的。在传统的训练技术中,反馈必须由家长提供,而家长通常对视力并没有足够的了解。因此,反馈并不总是如预期所想的一致和及时。

计算机化的家庭视觉训练的优点是它克服了以上列出的每一个问题。此外,与传统训练相比,儿童和成人似乎都喜欢并期待使用计算机技术的训练方式。

训练室视觉训练的支持者强调了由专业人士持续监督训练的重要性。在这种模式下,患者每周安排两次训练并在训练师的指导下每次持续 45 分钟,而在家里只做少量的训练甚至不做。反对这种方法的观点认为,训练需要一定的时间才能治疗成功,而将治疗限制为只在训练室训练,会延长视觉训练的进程。

因此,我们提出了一个合理的折中方案,即为将两种治疗方法结合起来。患者有必要每周至少进行一次训练室训练。通过训练室训练能够激励患者,直接观察到改善情况,并克服训练中的障碍,也能提供充足的时间来教患者和家长如何在家里做针对性的训练。除了训练室训练,还可让患者每周做 5 次家庭视觉训练,每次 15 分钟。我们认为,对于调节、眼球运动和双眼视觉异常的患者,这种方法最为快速且有效。最近完成的随机临床试验为这种方法提供了支持依据,并证明了这种结合疗法对于集合不足[1-9]最为有效,同时也适用于调节问题[2,8]的训练。虽然还没有临床数据显示此种模式对其他异常诊断类型有效,但是类似的结果很可能会被发现。

视觉训练计划

基于以上所推荐的训练室-家庭结合的训练模式,我们做出了以下计划表。在典型的初级保健工作中,需要留出两个下午来满足患者的训练需求。因此,我们建议每周留出两个下午进行训练。例如,周二和周四可以确定为视觉训练日,训练时间为下午 3:30—6:30。范例如下表:

周二	周四
3:30 — 4:15	3:30 — 4:15
4:15 — 5:00	4:15 — 5:00
5:00 — 5:45	5:00 — 5:45
5:45 — 6:30	5:45 — 6:30

因此,每周会有 8 期的训练室视觉训练,每期 4 名患者,每周共有 32 名患者进行训练室视觉训练。视光师需要雇用并培训两名视觉训练师管理视觉训练。两名训练师在同一房间里共同工作,每周 6 小时。

这些视觉训练的数量设置是否能够满足典型工作实践的需求呢?与调节、眼球运动和双眼视觉异常相关的流行信息表明,在典型的实践工作中,10%~15% 的患者需要视觉训练。平均来说,在每年 2 000 次,或每周 40 次的检查中,我们估计每周有 4~6 名,或每年 200~300 名患者被确定为需要进行视觉训练。而根据我们的经验,在这些需要进行视觉训练的患者中,只有 75% 的患者愿意接受训练。因此,预计平均每年将有 150~225 名患者愿意接受视觉训练。

根据上述时间表显示，每周可进行 32 次训练室训练，每年可进行 1 600 次(50 周)。一些成年患者和配合意识好的大龄儿童可以在 12~14 次就诊中成功完成视觉训练，而另一些患者则需要多达 20~24 次训练。如果将 16 次训练室训练作为一个平均值，那么我们的计划表每年可容纳大约 100 名(1 600/16)患者。因此，在上述平均情况下，每年进行 2 000 次的检查时，该计划表可以满足 5% 的患者需求。当然如果需要更多的训练室训练，也可以根据需求增加额外的时间。

因此，可以合理地假设，如果保守估计 5% 的视觉训练转诊率，那么在平均实践工作中 32 个训练时间段将很容易满员。

训练室空间

每期训练室训练有 4 名患者、2 名训练师，因此建议训练室面积至少为 14.0~16.7m²。3.7m×4.6m 的房间即可轻松地容纳柜台、椅子和 6 个人。我们建议在房间的两三面墙上安装薄板桌面，桌面宽度在 45.7~50.8cm，高度约为 71.1cm。此外，还应有计算机区域，可使用层压板台面或现成的电脑桌。如果使用台面，深度应在 91.4cm 左右。同时，还可在台面上放置隔板，以便储存和管理设备。

尽管部分视光师最初可能不愿意把这么多的空间用于视觉训练，但从以下的费用收入分析中可以清楚地看出，视觉训练在每平方米的净收入可能比视光师所提供的其他任何服务要高。

费用

训练室视觉训练的费用在不同国家和区域有所不同。大城市的收费往往高于农村地区。一般原则为，训练室视觉训练的费用往往与该地区综合视觉检查的费用大致相等。当然，视光师用来确定其他服务费用的原则也应该适用于视觉训练的费用。这些原则[10]通常包括以下内容：

- 社区内的习惯性收费
- 货币的当前价值
- 训练所需的时间

收入及支出

显然，如果全年每周的 32 个视觉训练时间段都安排满员(每年 1 600 次训练)，那么视觉训练的潜在收益是巨大的。除了视觉训练带来的直接收益外，如果患者在初次就诊时被发现存在调节、眼球运动或双眼视觉异常等问题，那么大多数的视光师会让患者进行二次复诊。这种检查通常被称为视觉训练评估，患者需要为这次就诊支付费用。一般来说，这次就诊的费用是常规的综合视力检查的两倍。以上述计划表为例，视觉训练的预期收益如表 25.2 所示。

费用包括训练师的工资、设备更换的成本以及与视觉训练活动有关的秘书费用。视觉训练师的工资一般与视光师的工资相当。此外，我们还建议每周支付每位训练师额外 1 小时的文书工作和准备时间费用。如果一个诊所有两名训练师，且每周进行 6 小时的视觉训练，那么每年的费用将是 700(每周 14 小时，共 50 周)乘以每小时费用。

表 25.2　与视觉训练有关的收入和费用	
收入	
(假设训练费用为 100 美元/次，视觉训练评估费用为 150 美元)	
1 600 次训练	16 万美元
100 次视觉训练评估	1.5 万美元
视觉训练总收入	17.5 万美元
费用	
(假设训练师的工资为 20 美元/小时，秘书工资为 12 美元/小时)	
700 小时(2 名训练师，14 小时/周，50 周)	1.4 万美元
300 小时(秘书)	3 600 美元
设备(更新)	500 美元
总费用	18 100 美元
视觉训练总收入	17.5 万美元
总花费	18 100 美元
视觉训练净收入	15.69 万美元

另一项支出为秘书的工作报酬。在诊所提供视觉训练时，需要额外的辅助人员来处理与训练相关的日程安排、簿记、账单、保险索赔以及通信工作。根据我们的经验，每 1 小时的视觉训练平均需要 1 小时的辅助工作。在上述计划表中，每周支付大约 6 个小时，或每年支付 300 个小时的秘书费用。

在本章后面，我们还提供了推荐的视觉训练设备列表。其中部分设备需要每年更换，预估设备更换费用平均每年约 500 美元。

在我们所描述的典型视光工作中，视觉训练服务的净收入(见表 25.2)约占总收入的 90%。这一净收入与验光工作中的平均净收入相比也很可观，后者接近总收入的 25%。

谁来支付视觉训练费用?

视光师可提供的各种服务中，视觉训练可能是患者需要承担的最大的经济支出。若患者进行 24 次视觉训练，每次 100 美元，将花费约 2 400 美元。尽管一些健康保险计划为视觉训练提供了便利，但在过去的 10 年里发生了重大变化，许多保险公司不再承保视觉训练。继续进行视觉训练承保的机构也减少了可就诊次数或实际报销，甚至两者都减少。此外，根据我们的个人经验，视光师从保险公司报销所需要的时间也有所增加。

视觉训练的保险范围已经成为一个严重的问题，许多提供视觉训练服务的眼科机构已停止参与许多(并非全部)保险计划。尽管如此，也仍然有必要去了解与视觉训练相关的保险范围，以便帮助患者尽可能地报销。

设备

基本设备

以下是在工作中开展视觉训练所需基本设备的推荐清单。

- 翻转拍[a]
  +0.50/−0.50(2)
  +1.00/−1.00(2)
  +1.50/−1.50(2)
  +2.00/−2.00(2)
- 试镜架[a](1)
- 未加工的毛坯镜片,从+2.50D 到−6.00D(各 2 个),0.25D 一档
- 红/绿分视阅读单位[a](4)
- 红绿可变矢量图[a],BC 515,BC 520(各 3 个),600-红绿矢量图套装(3 个)
- 固定矢量图(50-红绿矢量图套装)[a]
- Quoit 偏振矢量图[a]
- 布鲁士照明灯架[a]
- 裂隙尺[a](2)
- 集合卡[a](24)
- Brock 线[a](24)
- 棱镜块[a](2^Δ-16^Δ,2^Δ 一档)
- 偏心圆[a]或自由空间融合卡[a]　不透明(24)
- 偏心圆[a]或自由空间融合卡[a]　透明(24)
- Brewster 型立体镜(B-O 立体镜[a])
- Wheatstone 型立体镜(Bernell 可变棱镜立体镜[a])
- 远近字母表[a]
- 调节阅读卡片[a]

计算机软件

使用计算机软件的好处是巨大的。它极大地增强了视光师处理多种视觉训练的能力。目前有两个系统可用。

- Computer Orthoptics[b]是一种可以矫正调节、双眼视觉、眼球运动和知觉障碍的软件。随机点立体视觉程序可以进行快相和慢相的集合训练,效果令人满意。

- Computer Aided Vision Therapy[a](CAVT)是一种用于治疗眼球运动、双眼视觉和知觉障碍的软件系统。

（穆佳琪　李瑞 译）

设备来源

(a). Bernell Corporation: 4016 North Home Street, Mishawaka, IN 46545; 800-348-2225.

(b). Computer Orthoptics: 6788 Kings Ranch Rd, Ste 4, Gold Canyon, AZ 85218; 800-346-4925; www.visiontherapysolutions.net.

参考文献

1. Convergence Insufficiency Treatment Trial Investigator Group. A randomized clinical trial of treatments for symptomatic convergence insufficiency in children. *Arch Ophthalmol*. 2008;126:1336-1349.
2. Convergence Insufficiency Treatment Trial Study Group. Long-term effectiveness of treatments for symptomatic convergence insufficiency in children. *Optom Vis Sci*. 2009;86:1096-1103.
3. Scheiman M, Cotter S, Rouse M, et al. Randomised clinical trial of the effectiveness of base-in prism reading glasses versus placebo reading glasses for symptomatic convergence insufficiency in children. *Br J Ophthalmol*. 2005;89:1318-1323.
4. Scheiman M, Mitchell GL, Cotter S, et al. A randomized clinical trial of vision therapy/orthoptics versus pencil push-ups for the treatment of convergence insufficiency in young adults. *Optom Vis Sci*. 2005;82:583-595.
5. Scheiman MM, Hertle RW, Beck RW, et al. Randomized trial of treatment of amblyopia in children aged 7 to 17 years. *Arch Ophthalmol*. 2005;123:437-447.
6. Scheiman M, Rouse M, Kulp MT, et al. Treatment of convergence insufficiency in childhood: a current perspective. *Optom Vis Sci*. 2009;86:420-428.
7. Scheiman M, Gwiazda J, Li T. Non-surgical interventions for convergence insufficiency. *Cochrane Database Syst Rev*. 2011:CD006768.
8. Scheiman M, Cotter S, Kulp MT, et al. Treatment of accommodative dysfunction in children: results from a randomized clinical trial. *Optom Vis Sci*. 2011;88:1343-1352.
9. Scheiman MM, Hoover DL, Lazar EL, et al. Home-based therapy for symptomatic convergence insufficiency in children: a randomized clinical trial. *Optom Vis Sci*. 2016;93.
10. Elmstrom G. *Advanced Management for Optometrists*. Chicago, IL: Professional Press; 1974.

附录

附录 1 信件样本

给父母和专业人士关于评估和治疗建议的信件

> 回复:John Smith
> 出生日期:1999 年 1 月 1 日
> 年级:七年级
> 亲爱的 Smith 夫妇:
>
> 最近,我给 John 做了检查,这封信是我的发现和建议的总结。报告的第一部分只总结了检测中最重要的方面以及我的建议。接下来是对所有检查和具体测试结果更为详细的描述。
>
> John 是一个 9 岁的男孩,他被转诊到我的诊室,因为他一直在抱怨眼睛疲劳,视(物)模糊,阅读片刻后眼睛流泪。自从他上七年级以来,这些问题困扰了他近两三个月,而他以前也从未做过眼睛相关的检查。
>
> 我对 John 的检查显示,他有轻微的远视,眼睛也很健康。但他在眼球追踪、聚焦和眼协调方面有很大的问题。不正常的眼球运动可能会导致他在阅读时漏看,抄黑板困难,串行漏字尤其是相对小的字。聚焦困难的症状包括阅读时视物模糊,阅读后无法看清远处的物体,阅读时感到疲劳或头痛。当两只眼睛不能协调工作时,可能会造成复视,阅读时经常看错,头痛或眼睛疲劳,不能长时间维持视觉任务。
>
> 因此,我推荐一种视觉治疗方案,目的在于矫正双眼协调和眼球运动的异常、聚焦困难等。这一过程预计持续 3 个月,每周两次。
>
> 如果您有任何问题或需要其他信息,请随时与我联系。
>
> 真诚地

John 的具体视觉效率测试结果

视力

视力为:

远视力:右眼,20/20;左眼 20/20
近视力:右眼,20/20;左眼 20/20

眼球追随运动

眼球追随运动能力低于获得良好学习成绩的水平。

发展性眼运动测验(DEM)

错误:20%

时间:10%

调节或聚焦能力

他无法在阅读距离保持良好的聚焦能力。他的聚焦系统灵敏度不良。

双眼视觉或双眼协调

John 的眼睛有向外斜的倾向,且其代偿能力不足。

视觉效率测试说明

对于出现与阅读相关视疲劳及不适症状的人群,我们不仅要检查患者的眼部健康以及是否需要配镜,还必须评估患者的眼球运动、聚焦和双眼协调等功能。这一过程被称为视觉效率检查,如下所述:

视力

Snellen 分数(20/20、20/30 等)是视力的度量单位。它们与在指定距离内识别特定大小字母的能力有关。对于视觉输入是否被获取,需要付出多少努力才能看清楚或才能获得双眼单视,以及双眼同时使用时是否比单独使用时效率更低,视力检查无法给出以上任何信息。

眼球追随运动

眼球追随运动是一种追随移动目标或从一个目标切换到另一个目标的能力。这种技能使得视线很容易地沿着书中的印刷线移动,快速而准确地找到下一行,并且视线无论在书桌和黑板之间移动,或者从一个距离移动到另一个距离,都能快速准确地找到相应的位置。

追随能力的评估采用 DEM 测试,该测试模拟在书本页面上阅读。不适当的眼动可能会导致阅读串行,誊抄黑板上的字时出现困难以及在阅读时跳读或忽略字符。

调节

另一个对学习、工作和阅读很重要的是聚焦能力。这一功能使得眼睛快速而准确地从一个距离切换到另一个距离(例如从桌子到黑板),并具有瞬间的清晰度。它还使得个人在正常阅读距离内保持清晰的聚焦。

聚焦异常的症状包括阅读时模糊,阅读后无法看清远处的物体,阅读时感到疲劳或头痛。

双眼视觉

为了使一个人有舒适的视觉,两只眼睛必须非常精确和协调地工作。如果不能协调工作,其结果可能是复视,阅读时经常串行,头痛或眼疲劳,以及无法长时间维持视觉任务。

可能会出现几种不同类型的眼部协调问题。一种常见情况是,一只眼睛实际上可能间歇性地或持续性向内或向外转动。观察者很容易注意到这种类型的问题。当眼睛有向外、向内、向上或向下转的倾向,而代偿这种倾向的能力不足时,就会出现常见的眼部协调问题。

预先确定信

回复:John Smith

致有关人士:
上述患者最近在我的诊室接受了检查。诊断检查发现下列医学诊断及其相应的 ICD-9-CM 编码:
378.23 间歇性外斜视
378.83 集合不足
诊断日期:2008 年 1 月 1 日做出的。
注:从医学角度来说,上述问题是有必要进行治疗的,治疗方法为视轴矫正治疗(CPT 代码 92065)。这种治疗是针对神经肌肉异常的,是为了纠正上述情况或作为手术替代,与常规的眼部护理、屈光不正或眼镜没有任何关系。

具体治疗方案:双眼视觉功能异常

使用以下方法治疗双眼视觉功能异常。

集合不足的治疗方案通常需要 24~30 次的就诊次数,并分为以下几个阶段。
第 1 阶段:获得正常的正融像范围、集合近点和调节幅度
第 2 阶段:获得正常的聚散灵敏度,包括正融像和负融像系统
第 3 阶段:在持续眼球运动的同时获得正常聚散灵敏度和集合幅度
每个阶段通常需要 8~10 次看诊,总共需要 24~30 次。
每个疗程(CPT # 92065)的费用是_____美元。
谢谢您考虑以上信息。如果您有任何其他问题,请联系我。

具体治疗方案:调节异常

用下列方法治疗调节异常。

调节过度治疗方案通常需要 24~30 次看诊,并分为几个阶段。
第 1 阶段:恢复正常调节幅度以及刺激和放松调节的能力
第 2 阶段:设计规范化的(重建正常的)调节动力学,包括调节反应的速度和潜伏期
第 3 阶段:恢复正常的调节灵敏度和聚散灵敏度
每个阶段一般需要 8~10 次看诊,因此总共需要 24~30 次。
每个疗程(CPT #92065)的费用为_____美元。
谢谢您考虑以上信息。如果您有任何其他问题,请联系我。

（吴迪 孙铁晶 译）

附录2　家庭视觉训练流程：患者教育

红色镜片和笔灯消除抑制

该训练的目的是帮助打破抑制并增强感觉和运动融合,以便您同时使用两只眼睛看物体。该训练将帮助您同时使用双眼,从而获得双眼视觉功能。当您可以快速、轻松地进行训练项目时,您就会知道自己在没有抑制的基础上正确地完成训练。

每天训练_____分钟,并尽可能增加每个项目中的训练次数。刚开始时,您可能会感到不适(例如头痛、眼睛疲劳等),因此必须将时间限制为几分钟。随着能力的提高,不适感将消失,时间可以增加。请记住,每天15分钟比每周一次2小时更好。尝试建立一个常规习惯,以便您始终每天在_____点钟进行训练。

所需材料:红/绿眼镜,棱镜,亮灯或蜡烛,以及手表或闹钟。

步骤1:在暗室里,坐在距离明亮的小灯或蜡烛_____cm处,戴上红/绿眼镜,红色镜片和底向下的棱镜同时放在_____眼前。直视光源。您应该看到两个灯,一个红色和一个绿色,红色在上、绿色在下。如果看不到两个灯,请眨眼几次和/或移近该光源。保持继续,直到您始终能看到两盏灯,并且_____分钟不消失。

步骤2:远离或靠近灯光,直到其中一盏灯光消失或您已经穿过了整个房间。集中精力始终保持两盏灯均可见。如果这样做有困难,请稍微靠近一点,眨眼。

步骤3:使用与步骤1和步骤2相同的设置,在暗室中,从至少3m远的地方观察灯光。然后,打开灯光或窗帘逐渐增加房间的亮度。集中精力保持两盏灯均可见。从昏暗的照明到正常的日光照明逐步进行。在这些新条件下重复步骤1和步骤2。

步骤4:如果在正常照明下,您始终可以同时看到两个灯,则将光源放_____cm的地方,并戴上红色/绿色的眼镜,红色的镜片放在_____眼前,棱镜放在_____眼前。现在,慢慢地旋转棱镜,使基底为_____。这样做时,红色和绿色的灯会相互靠近。集中精力使两盏灯在靠近时保持同时可见;如果一个消失,请反向旋转棱镜,直到再次看到它们为止。继续移动棱镜,直到看到灯光变成一个并出现黄色,黄红色或绿色和红色之间变化的颜色为止。

这称为融合反应,努力达到融合是非常重要的。训练目标是保持图像融合1分钟而不被抑制。

时间和记录:每天执行此项目_____分钟,并记录所涉及的时间、距离、照明和其中出现的任何问题或观察

结果。

电视训练

这项训练的目的是注视远处时使双眼同时注视。当您通过训练设备的两个部分清楚地看到电视时,这代表您的双眼正在同时使用。请记住,您的任务是同时通过设备的两部分观看整个电视图像。

每天进行_____分钟的训练,并尽可能增加每个项目中的训练次数。刚开始时,您可能会感到不适(例如头痛,眼睛疲劳等),因此必须将时间限制在几分钟内。随着能力的提高,不适感会消失,时间可以增加。请记住,每天15分钟比每周一次2小时更好。尝试建立一个常规习惯,以便您始终在每天_____点钟进行训练。

步骤1:将训练设备用吸盘固定在电视机上;将设备垂直放置,红色部分在顶部。设备垂直放置是非常重要的。否则,训练可能无效。戴上随附的专用眼镜,并在右眼前方戴上红色镜片。打开电视机,离电视机_____cm,然后观看电视。您应该同时通过设备的两个部分观看电视图像。如果设备的一部分的图像是黑色的(无法看透),则此眼无法接受到任何视觉信息(抑制)。其结果就像是闭上一只眼睛的状态。如果一开始设备的某一部分的图像是黑色的,然后另一部分变为黑色,则与交替闭眼状态相同。视觉信息仍然被接收,但仅为一只眼有效。您在该训练中的目标是可以同时获得两只眼睛的视觉信息。

如果发现只使用一只眼睛(抑制),则为了可以同时使用两只眼睛,可采用:(a)快速眨眼,寻找眨眼之间另一只眼睛的图像;(b)遮住一只眼睛,然后迅速打开遮盖;(c)调低或关闭房间的灯光;或(d)结合以上任何一项或全部进行。

问问自己这些问题,并确保告诉医生您的答案:

1. 电视训练设备的一部分会变黑吗? 如果会出现,时间和频率如何?

2. 训练设备变黑的部分是否从顶部跳到底部?

3. 如果通过设备的两个部分都可以看到图像,那么电视上的图像是清晰的还是模糊的?

4. 随着训练次数增加,训练是否有变得更简单?

步骤2:在大约_____cm的不同距离处重复步骤1。尝试始终保持正确的反馈——同时通过设备两部分清晰且容易地看到图像。

步骤3:随着步骤2的难度下降,您可以移动(更近)(更远)并继续尝试维持正确的反馈。

步骤4:使用提供的特殊镜片或棱镜重复步骤1。这些

方法都可以增加训练难度。在使用镜片或棱镜时，请始终尝试保持正确的反馈——同时通过设备两部分清晰且容易地看到图像。

偏心圆：散开功能

此训练的目的是提高双眼注视和聚焦的能力，从而在更长的时间内获得更有效的视觉。该训练将帮助您同时使用双眼，以便以后获得良好的双眼视觉功能。当您可以快速、轻松地进行训练项目时，您就会知道自己在没有抑制的基础上正确地完成了训练。

每天进行训练_____分钟，并尽可能增加每个项目中的训练次数。刚开始时，您可能会感到不适（例如头痛，眼睛疲劳等），因此必须将时间限制为几分钟。随着能力的提高，不适感将消失，时间可以增加。请记住，每天 15 分钟比每周一次 2 小时更好。尝试建立一个常规习惯，以便您始终每天在_____点钟进行训练。

所需材料：一套偏心圆卡（透明塑料），铅笔，尺子，带秒针时钟，正/负翻转拍

设置：将两张卡片放在您的阅读距离处，卡片并排且相接触放置，两张卡片的"A's"标志同时在底部。注意圆圈在垂直方向上没有位置错开。通过卡片中间看远处的某个物体，集中注意力保持该物体清晰，同时会感觉到卡片上的圆圈变得模糊。将注意力集中在远处物体，用余光会发现有四组圆圈。然后慢慢将卡片互相移近，直到两个中央一组圆叠加或融合成一组，这样您就可以看到 3 组圆。一旦您能做到这一点（不要气馁——这很不容易的！），您将注意到中心环组中较小的内环突出，比大的外环更靠近您，圆圈看起来有深度感，像一个喇叭的感觉。

如果圆圈看起来模糊不清，不要担心，集中精力保持它们的融合并注意深度效果的出现。如果您能做到这一点，试图使融合的圆圈变得清晰；如果您在尝试变清晰时轻轻地左右来回移动卡片，您很快就能做到这一点。目的是保持圆圈始终融合、清晰、有深度效果。

步骤 1：一旦您可以使圆圈保持清晰并保持深度效果，请握住卡片保持一定距离，然后慢慢将它们靠近您，保持其清晰。您会注意到圆圈之间的宽度趋于减小，"喇叭"变短了。将卡片与自己尽可能地靠近，保持融像。然后，将卡移远再重复靠近。旨在移动平稳，保持融合，清晰且有深度效果，并尝试扩大范围，将卡片尽可能移近。重复_____次训练，记录可以达到的最近距离。

步骤 2：在阅读距离处双手握住卡片，像以前一样将圆圈融合。慢慢分开双手，分开卡片。继续将卡片分开，保持圆圈尽可能融合。达到极限后，将卡片移回，然后将它们再次分开，重复_____次训练。记录达到的最远距离。

步骤 3：在阅读距离处双手握住卡片，像以前一样将圆圈融合。然后眺望房内的一个物体，并将物体看清晰。当物体清晰再看回圆圈，重新建立融合。继续以这种方式训练，从房间里的物体到卡片之间来回看，圆圈融合并清晰后切换回去。随着这种训练变得越来越容易，移动使卡片左右分开越来越远。重复进行_____跳跃的训练，记录下

持卡及其分离的距离。

步骤 4：当通过正/负翻转拍的一侧看时，在阅读距离处握住卡片并保持圆圈融像。此后，快速翻转翻转拍，通过另一面的镜片看并重新融像，确保圆圈清晰并有立体感。重复这种交替，尝试重新融合并尽可能快且平稳地使圆圈清晰。记录执行 20 个周期（翻转 40 次）所需的时间；每天做_____组并记录每天一组 20 个周期的最佳时间。

时间和记录：记录所花费的时间，以及用最大的努力来完成目标时遇到的任何问题或疑问。

偏心圆：集合功能

此训练的目的是提高双眼注视和聚焦的能力，从而在更长的时间内获得更有效的视觉。训练将帮助您同时使用双眼，以便以后获得良好的双眼视觉功能。当您可以快速、轻松地进行训练项目时，您就会知道自己在没有抑制的基础上正确地完成了训练。

每天进行训练_____分钟，并尽可能增加每个项目中的训练次数。刚开始时，您可能会感到不适（例如头痛，眼睛疲劳等），因此必须将时间限制为几分钟。随着能力的提高，不适感将消失，时间可以增加。请记住，每天 15 分钟比每周一次 2 小时更好。尝试建立一个常规习惯，以便您始终每天在_____点钟进行训练。

所需材料：一套偏心圆卡（纸），铅笔，尺子，带秒针时钟，正/负翻转拍

设置：将两张卡片放在您的阅读距离处，卡片并排且相接触放置，两张卡片的"B's"标志同时在底部。注意圆圈在垂直方向上没有位置错开。手持一支铅笔，使其笔尖在两张圆圈中线位置。缓慢将笔尖向眼睛移动，始终保持笔尖清晰。同时注意铅笔的背景中有圆圈存在。在某一个特定位置，您会注意到圆圈出现重影状态。

当您继续移近铅笔时，两个内圈会靠近并融合为一个，此时您会看到 3 个圆。为此，必须继续专注于保持铅笔清晰，同时意识到背景中的圆圈。当中间的圆圈融合，慢慢地移开铅笔，专注于保持中心图像融合。如果完成困难，则再次借助铅笔，直到您可以轻松地把圆圈融合。这并不是一个简单的训练任务。如果有困难不要感到沮丧；它可能需要一定的时间去完成。圆圈在刚开始时可能会显得模糊。一旦您可以保持圆圈被融合，您会注意到一整套圆圈是有立体感的，中间的小圆会比外圈的大圆显得离您更远一些；看起来有些像一个桶。

如果圆圈变模糊，继续集中于圆圈并同时反复地轻轻左右移动画片，尽可能地使圆圈变清晰；圆圈会变清晰并且您可以看清画片上的印刷字体。始终保持圆圈融合，清晰且有深度觉。

步骤 1：一旦可以使圆圈保持清晰并保持深度效果，握住卡片保持一臂距离，然后慢慢将它们拉近自己，保持清晰。您会注意到圆圈之间的宽度趋于减小，"桶"变矮了。尽量将卡片靠近，保持融合。然后，将卡移远并再次移近。平稳地将它们移近和移远，保持融合，清晰且有深度效果，并尝试扩大范围，使卡片尽可能接近。重复_____次训

练,记录可以达到的最近距离。

步骤2：在阅读距离处双手握住卡片,然后像以前一样使圆圈融合。慢慢分开双手,分开卡片。继续将卡片分开,尽可能保持圆圈清晰和融合。达到极限后,将卡片移回,然后再次将它们分开,重复_____次训练。记录能够达到的最远距离。

步骤3：在阅读距离处拿着卡片,像以前一样使圆圈融合。然后眺望房内的一个物体,确保它是清晰的。当物体清晰时看回圆圈,重新保持融合。继续以这种方式训练,从房间里的物体到卡片之间来回看,圆圈融合并清晰后切换回去。随着这种训练变得越来越容易,移动使卡片左右分开越来越远。重复进行_____跳跃的训练,记录下持卡及其分离的距离。记录10次跳跃的时间,休息,重复_____组。

步骤4：当通过正/负翻转拍的一侧看时,在阅读距离处握住卡片并保持圆圈融像。此后,快速翻转翻转拍,通过另一面的镜片看并重新融像,确保圆圈清晰并有深度觉。重复这些交替,尝试重新融合并尽可能快且平稳地使圆圈清晰。记录执行20个周期(翻转40次)所需的时间,记录每天一组20个周期的最佳时间。每天做_____组。

时间和记录：记录所花费的时间,以及用最大的努力来完成目标时遇到的任何问题或疑问。

3～4.5m 处的偏心圆

此训练的目的是提高双眼注视和聚焦的能力,从而在更长的时间内获得更有效的视觉。训练将帮助您同时使用双眼,以便以后获得良好的双眼视觉功能。当您可以快速、轻松地进行训练项目时,您就会知道自己在没有抑制的基础上正确地完成了训练。

每天进行训练_____分钟,并尽可能增加每个项目中的训练次数。刚开始时,您可能会感到不适(例如头痛,眼睛疲劳等),因此必须将时间限制为几分钟。随着能力的提高,不适感将消失,时间可以增加。请记住,每天15分钟比每周一次2小时更好。尝试建立一个常规习惯,以便您始终每天在_____点钟进行训练。

所需材料：一套放大的偏心圆卡(纸),长的指引棒,带秒针时钟,正/负翻转拍

设置：将偏心圆卡并排放置在墙上,使"B's"一起在底部。确保圆没有垂直移位。拿着长的指引棒,使其在两组圆圈中线位置。慢慢将指引棒移向眼睛,使尖端清晰。注意指引棒后面的背景中的圆圈。在某一个特定位置,您会注意到圆圈出现重影状态。

当继续将指引棒拉近时,两个内部圆圈将彼此接近并融合成一个,这样您将看到3个圈。为此,必须继续专注于保持指引棒清晰,同时意识到背景中的圆圈。当中间的圆圈融合,慢慢地移开指引棒,专注于保持中心图像融合。如果有困难,重新拿着指引棒,直到可以使圆圈更容易融合为止。这并不是一个简单的训练任务。如果有困难不要感到沮丧;它可能需要一定的时间去完成。圆圈在刚开始时可能会显得模糊。一旦您可以保持圆圈被融合,您会注意到

一整套圆圈是有立体感的,中间的小圆会比外圈的大圆显得离您更远一些;看起来有些像一个桶。

如果圆圈看起来模糊,继续专注看并轻轻地来回摆动头部,尽可能地使圆圈变清晰;圆圈会变清晰并且您可以看清画片上的印刷字体。始终保持圆圈融合,清晰且有深度感觉。

步骤1：一旦可以使圆圈保持清晰并保持深度效果,走近并保持清晰。您会注意到圆环之间的距离似乎减小了,"桶"变矮了。尽可能靠近卡,保持融合。然后走近和走远,保持融合清晰和深度效果并尝试扩大范围,尽可能靠近。重复_____次训练,记录能够达到的最近距离。

步骤2：请别人帮忙慢慢将卡片分开。继续将卡分开,尽可能保持圆圈清晰和融合。达到极限后,将卡片移回,然后再次将它们分开,重复_____次训练。记录能够达到的最远距离。

步骤3：像以前一样使圆圈融合。看向手中所持的目标物,确保它是清晰的。当目标物清晰时再看回圆圈,重新保持融合。继续以这种方式训练,从手中的物体到卡片之间来回看,圆圈融合并清晰后切换回去。随着这种训练变得越来越容易,移动使卡片分开越来越远。重复进行_____跳跃的训练,记录下持卡及其分离的距离。记录10次跳跃的时间,休息,重复_____组。

步骤4：当通过正/负翻转拍的负片看时,保持圆圈融像。现在,快速拿开翻转拍,不通过镜片看,重新融像,确保圆圈清晰且有深度效果。重复这些交替,尝试重新融合并尽可能快且平稳地使圆圈清晰。记录执行20个周期(翻转40次)所需的时间,记录每天一组20个周期的最佳时间。每天做_____组。

时间和记录：记录所花费的时间,以及用最大的努力来完成目标时遇到的任何问题或疑问。

立体图画片

这种训练的目的是提高眼睛在视物时保持正位的平滑度和范围。这种能力将极大地帮助您执行高要求的视觉任务。当您可以快速、轻松地进行训练项目时,您就会知道自己在没有抑制的基础上正确地完成了训练。

每天进行训练_____分钟,并尽可能增加每个项目中的训练次数。刚开始时,您可能会感到不适(例如头痛、眼睛疲劳等),因此必须将时间限制为几分钟。随着能力的提高,不适感将消失,时间可以增加。请记住,每天15分钟比每周一次2小时更好。尝试建立一个常规习惯,以便您始终每天在_____点钟进行训练。

所需材料：立体图画片(Berell BC500 和/或 BC600 序列)、红绿眼镜、画片支撑板和/或单层或两层布鲁氏架

步骤1：将红绿眼镜戴在常规或训练眼镜上。将选定的一组立体图画片插入支撑板中,放置在单层或双层布鲁氏架上。确保有良好的照明,并且在立体图正后方有单一的背景。

训练者位置在立体图前面_____的距离,并从_____序列开始。交替睁开一只眼睛并闭上另一只眼

睛。您会注意到画片上的某些物体只能由右眼看到,而其他只能通过左眼看到。这些都是抑制线索。正确的反馈是图画上的所有物体都是单一且清晰的,并且所有抑制线索都可以同时看到。当具有正确的融合反馈时,说明您在同时使用两只眼睛。如果有必要,可通过移动单张立体图,以达到此反应。

慢慢将更靠近您的前面的单张画片移动到右/左,使图画保持单一和清晰(双眼视觉),并确保所有的抑制线索都存在。继续沿相同方向移动前面的画片,直到图像变成两个。这种情况下,将前面的画片移回右/左,直到再次获得单一清晰的图像为止,并确保所有的抑制线索都存在。重复此过程,尝试将表面的画片移至右/左更远,直到图像变成两个。记录达到的最大值,这是您应该努力去超越的"记录"。

目标:能够移动画片到_____不会变为两个或变得模糊。

步骤2:重复上述步骤,但这次将前面的画片按照相反的方向左/右移动。再次记录达到的最大值。

步骤3:一旦能够达到设定的目标,就将立体图画片置于左/右的最大值。看立体图图画保持其清晰且单一。眺望房内的一个小目标(例如印刷的字母)。然后看回立体图,如果立体图变成两个或检查抑制线索不存在,稍微减小两张图片的间隔,然后在此新设置下重试。重复训练直到在立体图画片置于左/右的最大值时还能够在画片和小目标之间来回看且能保持单一并清晰。

步骤4:重复步骤3,但这次是将立体图画片沿相反的方向(右/左)移动。再次记录达到的最大值。

步骤5:一旦可以轻松完成步骤3和步骤4,就可以将立体图画片放置在_____。确保图像清晰且单一并检查存在所有的抑制线索。同时前后面翻转两张立体图画片,再次使其变单一像。如果您无法获得单一像,稍微减小间隔并重试。

目标:在不同距离,两张立体图_____距离间隔条件下,能够在翻转立体图画片后立刻融像。

更多的训练

1. 准备两套立体图画片,设置的方向相反(右/左),一组放置在布鲁氏架的上层,一组放置在下层。两组立体图来回训练,快速融像,且保持每次无抑制。

2. 在看立体图画片时,合并跳跃性棱镜。

3. 在看立体图画片时,合并正负翻转拍。

4. 在看立体图画片时,合并 BOP(底向外 & 正镜)/BIM(底向内 & 负镜)翻转拍。

5. 改变训练距离。

6. 在不同的注视位置重复。

聚散球

这项训练的目的是在观察位于不同的距离的物体时更好地协调双眼。在每次训练时,您会知道何时在正确使用双眼,即当您注视一个小目标时,可以将其看成一个,同时将该目标前后的小目标看成两个。记住,您的任务是把正在看的目标看成一个,把不在看的目标看成两个。

每天进行训练_____分钟,并尽可能增加每个项目中的训练次数。刚开始时,您可能会感到不适(例如头痛,眼睛疲劳等),因此必须将时间限制为几分钟。随着能力的提高,不适感将消失,时间可以增加。请记住,每天15分钟比每周一次2小时更好。尝试建立一个常规习惯,以便您始终每天在_____点钟进行训练。

步骤1:将绳子的一端连接到一个物体上(例如门把手),拿着绳子的另一端靠近您的鼻子,放在双眼中间。将小球放在距离您眼睛10cm的绳子上。看着小球并尝试使双眼内转(集合)。小球被看成一个,而绳子将被看成两根。闭上眼睛然后睁开眼睛看小球,重复5次。

如果仅看到一个小球和绳子,则(a)将小球稍微向中线的左右移动或(b)将绳子上的小球向您移近或移远,直至达到正确的反馈。

正确的反馈:注视小球,您将看到一个小球和两根绳子。闭上右眼,看到一个小球和右边的绳子。闭上左眼,看到一个小球和左边的绳子。

在此训练过程中,如果仅看到一颗小球和一根绳子(尽管双眼都睁开),则表示接收不到来自其中一只眼睛的视觉信息(抑制),和闭上一只眼睛的效果相同。您的目标之一是要意识到视觉信息来自双眼。此外,如果您看到小球和绳子都是两个,那么您正在接收视觉信息,但是眼睛没有正确对准小球。第二个目标是通过反复尝试集合运动来正确地使眼球移动。

如果您发现只使用了一只眼睛(存在抑制),那么,为了使两只眼睛协同工作,可尝试:

1. 快速眨眼。

2. 水平或垂直晃动绳子。

3. 挡住一只眼睛,然后迅速移开遮挡板。

4. 联合执行上述任一或所有操作。

每次训练时询问自己以下问题,在医生评估训练进展时,确保告诉他您的答案。

1. 当我盯着小球时,我能感觉到两只眼睛在动吗?

2. 我能一直正确地看到绳子和小球吗?

3. 我是否有一瞬间会出现一条绳子或两条绳子,出现一个球或两个球? 如果有,出现在何时何位置?

4. 我是否有看见两颗珠子的同时看到两根绳子? 何时何位置?

5. 随着我训练次数增加,训练是否有变得更简单?

步骤2:在距离自己25cm处,于绳子上再放一个小球。交替注视前后两个小球_____次,努力去看到正确的反馈,即,注视小球为一个,非注视小球为2个。

正确反馈:盯着一个小球,您会看到,您所注视的小球为一个,另一个非注视小球为2个。绳子穿过另一个小球,在注视小球处形成"X"形。

步骤3:在距离自己40cm处,于绳子上再放一个小球(3个小球相对位置为10cm、25cm和40cm)。练习交替注视3个小球,加快速度,并确保仍能获得正确的反馈。

正确反馈:盯着一个小球,您会看到,您所注视的小球为一个,其他非注视小球均为 2 个。绳子穿过另两个小球,在注视小球处形成"X"形。

步骤 4:在房间里选择一个小物体(如电灯开关),并保持绳子与它成一直线。交替注视远处的物体与绳子上的一个小球(小球的位置可以改变),获得正确的反馈。重复此过程,选择房间中不同距离的其他小物件。尝试快速正确地进行训练。

步骤 5:从细绳上取下所有小球。练习沿着绳子注视,从远到近,尽可能慢,并确保能获得正确的反应。我们可以通过想象来帮助练习,想象细绳上有一只"小虫",您正在跟着它沿细绳前进。基于这个原因,此练习也常被称为"细绳上的小虫"。

正确反馈:盯着绳子,您会看到细绳在注视点处交叉,形成"X"形。

救生圈卡:集合功能

该训练的目的是,在您看近处物体或者从远处看向近时,帮助提高眼睛的协调和集合能力。如果您能把红色和绿色的圆圈融合成一个褐色的圆圈,那么,您的训练方法是正确的。

每天进行训练_____分钟,并尽可能增加每个项目中的训练次数。刚开始时,您可能会感到不适(例如头痛,眼睛疲劳等),因此必须将时间限制为几分钟。随着能力的提高,不适感将消失,时间可以增加。请记住,每天 15 分钟比每周一次 2 小时更好。尝试建立一个常规习惯,以便您始终每天在_____点钟进行训练。

步骤 1:将"救生圈"卡置于眼前 40cm 处,取一支铅笔放在最底部圆环的中间,盯着笔尖,用余光观察两边的圆。缓慢地将铅笔移向您的鼻子(总是盯着笔尖,并保持它居中),直到您看到四个圆圈(或两个以上)。继续移动铅笔,观察彼此靠近的最内环,直至重叠(叠加)。此时,在铅笔下面会看到有 3 个圆圈——一个红色,一个绿色,一个在中间。然后停止移动铅笔,集中注意力,让两种颜色都出现在中间的圆圈里。如果它变成绿色,说明您的左眼非正常注视;如果它变成红色,则是右眼。集中注意力,使两种颜色同时出现,呈现出偏绿棕或红棕的一种混合颜色。

如果您发现只使用了一只眼睛(存在抑制),那么为了使两只眼睛协同工作,可尝试:

1. 快速眨眼。

2. 挡住一只眼睛,然后迅速移开遮挡板。

接着,尝试去看清字母。当您继续保持中间圆圈的两种颜色呈现混合色时,集中精力,保持字母清晰。当步骤 1 正确完成时,您在铅笔下面可以看到 3 个圆圈——一个红色,一个绿色,一个在中间。中间的圆圈应该是清晰的,并呈褐色。

步骤 2:重复步骤 1,并使用分离更广泛的圆圈进行训练。持续练习,直至可以完成所有的四组循环。注意圆圈中的字母——它们应持续保持清楚可见。如果发生字母丢失(抑制),快速眨眼,并寻找丢失的字母。

步骤 3:取下铅笔,重复步骤 1 和 2。当您能融合所有

的四组圆圈时(总能保持正确的反应),开始缓慢地把您的头从一边转到另一边,同时保持中间圆圈清晰和单一,并且两种颜色都存在。通过缓慢转动、顺时针移动和上下移动头部来练习。

注意提升训练难度的关键线索:

1. 当您能看到中心融合的圆圈时;

2. 当您不用铅笔就能完成这个过程时;

3. 当中心的融合圆是红色圆圈和绿色圆圈的"混合物"并呈现闪亮或有光泽的棕色时;

4. 当卡片上所有的字母都清晰可见时;

5. 当您可以轻松执行该训练流程时。

步骤 4:观察一个带有细节的远处目标物(距离超过 3m),并保持清楚。然后,盯着近处的训练卡,使最底部的圆圈融合,保持清晰而单一。重复此过程,直至您可以很容易地从远处物体看向卡片,并且能轻易地融合并看清分离最大的圆圈(第一行)。此训练过程无需铅笔辅助。切记,看清远处的物体,再看向卡片并融合红绿圆圈。若能轻松做到这一点,每次训练时,可将卡片移近一些。正常的融合距离应在 10~25cm,且在从远看近时保持正确反应。每次融合圆圈时,中间褐色的圆圈都应是清晰的;看远处时,也应是清楚的。训练过程不要从一个目标物移开视线,直到可以保持注视处始终清晰。

3~5m 的一级或二级视力卡

此训练的目的是提高双眼注视和聚焦的能力,从而在更长的时间内获得更有效的视觉。训练将帮助您同时使用双眼,以便以后获得良好的双眼视觉功能。当您可以快速、轻松地进行训练项目时,您就会知道自己在没有抑制的基础上正确地完成了训练。

每天进行训练_____分钟,并尽可能增加每个项目中的训练次数。刚开始时,您可能会感到不适(例如头痛,眼睛疲劳等),因此必须将时间限制为几分钟。随着能力的提高,不适感将消失,时间可以增加。请记住,每天 15 分钟比每周一次 2 小时更好。尝试建立一个常规习惯,以便您始终每天在_____点钟进行训练。

所需材料:一组放大的一级(非融合性)或二级视力卡(带有抑制线索的可融合卡)、长的指引棒、带秒针时钟,正/负翻转拍

设置:将二级卡片紧挨着,并排置于墙上,确保没有垂直移位。将长的指引棒放在两个卡片之间,缓慢移向您的眼睛,保持棒尖清晰。移动过程中,用余光注意指引棒后方背景中的卡片。某一时刻,您将发现卡片目标均变成两个。

继续拉近指引棒,卡片目标会互相靠近并融合成一个,这样便能看到 3 组。要做到这一点,必须继续集中精力保持指引棒清晰,同时留意背景后的卡片目标。在融合中间目标后,缓慢拿走指引棒,集中精力保持中心图像融合,检查抑制线索是否存在。如果觉得困难,重新配合使用指引棒,直至可以很容易地融合卡片目标。这并不是一个简单的训练任务。如果有困难不要感到沮丧;它可能需要一定的时间去完成。刚开始目标可能看起来模糊,或者存在

抑制。

如果卡片模糊不清，继续集中精力看清它们；始终保持圆圈融合并能清晰阅读。

步骤 1：在保持目标融合和卡片清晰的情况下，试着增加自己的活动范围，并尽可能地靠近卡片。重复训练_____次，记录您能达到的最近距离。

步骤 2：请别人帮忙慢慢将卡片分开，在此过程中持续保持卡片目标清晰和融合。在您达到极限时，将卡片移回，然后再次分开，重复训练_____次。记录卡片能分离的最远距离。

步骤 3：像前面一样融合卡片目标，之后盯着手中的物体，确保它清晰可见，此时，再抬头看卡片并重新融合。从手中物体到卡片目标来回交替注视，以这种方式继续训练，只有当卡片融合且清楚后才可切换。随着训练越来越容易，可将卡片移远来增加难度。重复训练_____周期，记录：与卡片的间距，卡片的分离距离，及 10 个周期的训练时长。重复_____组训练。

步骤 4：用翻转拍负镜训练，使卡片融合。然后，快速移去翻转拍，不通过透镜，重新融合，确保卡片清晰并有深度觉。重复以上步骤，尽可能快速平稳地融合和看清卡片目标。留意每做 20 个周期（40 次翻转）所耗费的时间，并且每天记录一组（20 周期）的最佳时间。每天做_____组训练。

步骤 5：改为一级（非融合性）卡片，重复步骤 1～步骤 4。

时间和记录：记录训练时长和您遇到的任何问题，以及您在训练过程中所付出的最大努力。

字母表：扫视训练

该训练的目的是帮助您提高眼睛调节的能力，当眼睛去看各种不同距离的物体时，都能很快看清楚。该训练可以帮助您同时使用双眼，以此获得良好的双眼视觉功能。如果您能快速正确地进行此训练，那么，您的训练方法即是正确的。

每天进行训练_____分钟，并尽可能增加每个项目中的训练次数。刚开始时，您可能会感到不适（例如头痛，眼睛疲劳等），因此必须将时间限制为几分钟。随着能力的提高，不适感将消失，时间可以增加。请记住，每天 15 分钟比每周一次 2 小时更好。尝试建立一个常规习惯，以便您始终每天在_____点钟进行训练。

所需材料：用于远距离的大字母表、用于近距离的小字母表和眼罩。

步骤 1：将字母表放置在 1.5~3m 远的地方，用眼罩遮住_____眼。读出第 1 列第一个字母，然后读出第 10 列第一个字母，第 1 列第二个字母和第 10 列第二个字母，第 1 列第三个字母和第 10 列第三个字母，依此类推，直至读出了第 1 列和第 10 列的所有字母。在您读出这些字母时，请其他人帮忙写下答案，训练结束后，自己检查错误。检查错误本身也是另一种扫视训练，因为它需要从远到近再次扫视。双眼交替，重复上述步骤。

步骤 2：如若能在 15 秒内完成步骤 1，且无任何错误，可以采用几种方法来增加难度，继续读出其他行的字母。具体来说，在完成第 1 列和第 10 列后，读出第 2 列和第 9 列、第 3 列和第 8 列、第 4 列和第 7 列以及第 5 列和第 6 列。由于这些字母被包围在内部，越往内越难读出。

步骤 3：从一行的顶部到另一行的底部，做一个倾斜的迅速扫视，取代了以往从左到右和从右到左的迅速扫视，可以增加训练难度。例如，读出第 1 行的第一个字母，然后读出第 10 行的最后一个字母，读出第一行的第二个字母，读出第 10 行的倒数第二个字母。按这种模式读完整个表格。

步骤 4：许多其他增加难度的变化都是可行的，包括加入节拍器的节拍和做训练的同时在平衡板上保持平衡。

步骤 5：重复前面的步骤，从远距字母表到近距字母表。

Ann Arbor 字母追踪

该训练的目的是提高眼球运动的准确性，帮助眼睛找到确定目标物体。同时也能帮助眼睛在物体之间精准移动，以并且获得良好的视觉。如果您能快速正确地进行训练，那么您的训练方法即是正确的。

每天进行训练_____分钟，并尽可能增加每个项目中的训练次数。刚开始时，您可能会感到不适（例如头痛，眼睛疲劳等），因此必须将时间限制为几分钟。随着能力的提高，不适感将消失，时间可以增加。请记住，每天 15 分钟比每周一次 2 小时更好。尝试建立一个常规习惯，以便您始终每天在_____点钟进行训练。

所需材料：Ann Arbor 字母追踪训练册，21.6cm × 27.9cm。塑料片、回形针、可在透明胶片上书写的笔（可洗型）、眼罩和秒表。

步骤 1：为了使训练册可以重复利用，在使用时，用塑料片盖住正在使用的页面，并用回形针固定。训练册的每一页都有两段或以上随机字母的段落。挡住_____眼。从右上角开始，从左向右扫视，找到第一个字母"a"；并将其划掉。找出第一个"b"，划掉，继续扫视整段，按字母顺序依次查找。该训练的目的是尽快完成训练，并记录时长，评估准确性。例如，如果您正在扫描第一个字母"d"，无意中漏掉了它，并在段落的后面找到了"d"，那么您便无法在段落中找出整个字母顺序。

在您找到目标字母并做标记后，将笔移开，练习用眼睛扫视，寻找下一个目标。被遮盖眼一样，重复此过程。

步骤 2：共有 5 种不同尺寸字母的训练册，可以用来调整训练难度。

终点：两眼表现基本相同，且能在 1 分钟左右成功完成该项训练。

视觉追随

该训练的目的是提高眼球运动的准确性，帮助眼睛尽可能准确地确定目标物位置，同时也能帮助眼睛在物体之间精准移动，并获得良好的视觉。如果您能快速正确地进行训练,那么您的训练方法即是正确的。

　　每天进行训练_____分钟,并尽可能增加每个项目中的训练次数。刚开始时,您可能会感到不适(例如头痛,眼睛疲劳等),因此必须将时间限制为几分钟。随着能力的提高,不适感将消失,时间可以增加。请记住,每天 15 分钟比每周一次 2 小时更好。尝试建立一个常规习惯,以便您始终每天在_____点钟进行训练。

　　所需材料:Percon 视觉追踪训练册,21.6cm×27.9cm。塑料片、回形针、可在透明胶片上书写的笔(可洗型)和眼罩。

　　步骤 1:训练册上的追踪任务,从开始往后,难度逐渐增加。一般常用两种方法来进行训练。最简单的一种是,遮住_____眼,找到字母"A",将笔置于其下,沿着训练册上的轨迹直至末端。该训练的目标是确定以"A"开头的轨道数目。继续练习,直至找到每列答案。

　　步骤 2:准确度和速度均提升之后,即可增加训练难度。同样的训练,撤掉铅笔,不需要其他辅助仅通过眼球运动来完成。

镜片切换法(单眼)

　　该训练的目的是提高眼睛调节的能力,通过双眼视物,获得更清晰的视觉效果。如果您能快速正确地进行训练,那么,您的训练方法即是正确的。

　　每天进行训练_____分钟,并尽可能增加每个项目中的训练次数。刚开始时,您可能会感到不适(例如头痛、眼睛疲劳等),因此必须将时间限制为几分钟。随着能力的提高,不适感将消失,时间可以增加。请记住,每天 15 分钟比每周一次 2 小时更好。尝试建立一个常规习惯,以便您始终每天在_____点钟进行训练。

　　所需材料:不同尺寸,适合各个年龄的阅读材料(从 20/80 到 20/30),未切割的毛坯镜片(从 -6.00D 到 +2.50D,以 0.25D 为增量),眼罩。

　　步骤 1:将读物置于眼前 40cm 处,闭上_____眼,根据诊断测试结果选择合适的正/负透镜,在未遮盖眼前交替使用,注意将阅读材料看清晰再翻转。训练的初始阶段不限制时间,因此有充足的时间来清晰阅读。对遮盖眼,同样重复以上步骤。若两眼均可独立完成该项训练,下一步即为提升训练速度。

　　步骤 2:这一步,要求尽快恢复清晰视物。从最低屈光度开始,通过+0.50D 和-0.50D 透镜交替阅读(始终保持阅读物清晰),每分钟 20 周期即可。若能做到以上,增加透镜屈光度,直至可以完成+2.00D 和-4.00D 透镜每分钟 20 周期。

(吴迪　孙铁晶　译)

索引

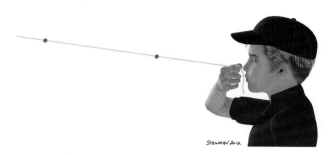

■ **图** 5.5　聚散球

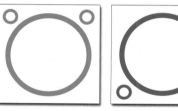

BC/510-PF　周边融合

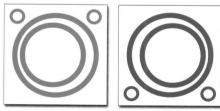

BC/515-PF S　周边融合和立体视

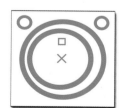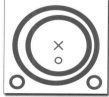

BC/520-PF S　周边融合、中心融合和立体视

■ **图** 6.7　圆圈可变红绿矢量图

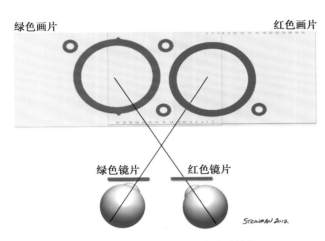

绿色画片   红色画片

绿色镜片   红色镜片

■ 图 6.9   中心可变红绿矢量图

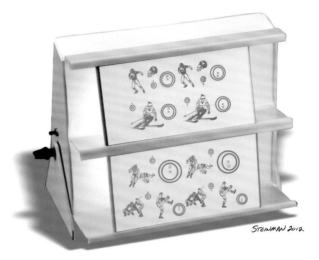

■ 图 6.10   固定红绿矢量图

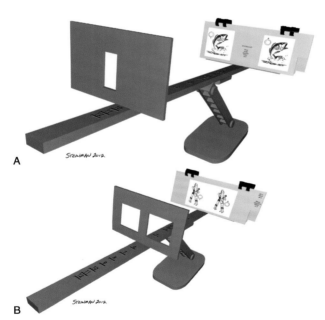

A

B

■ 图 6.12   A：裂隙尺单孔用于集合训练。B：裂隙尺双孔用于散开训练

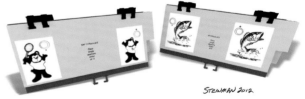

■ 图 6.13   裂隙尺运动/活动卡供成年人使用，Bernell-N-Stein 熊卡片供儿童使用

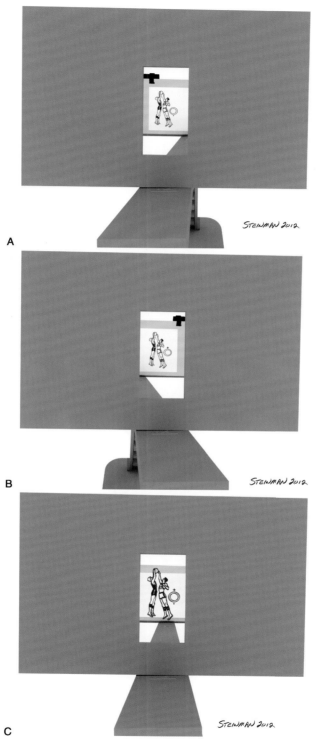

■ 图 6.15　A：右眼看到的裂隙尺卡片。B：左眼看到的裂隙尺卡片。C：双眼看到的裂隙尺卡片

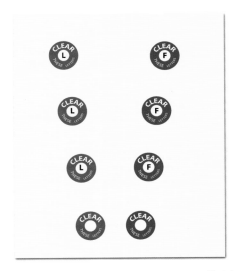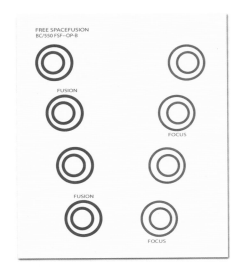

■ **图 6.20**　救生圈卡和自由空间融合卡 B

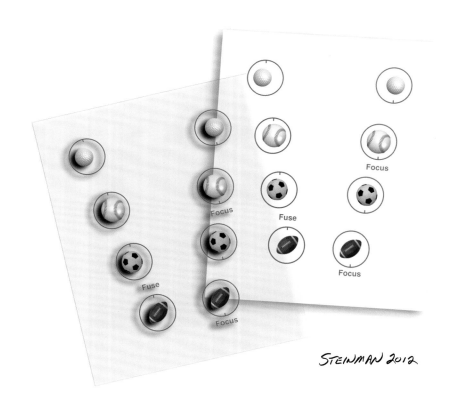

■ **图 6.21**　新救生圈卡

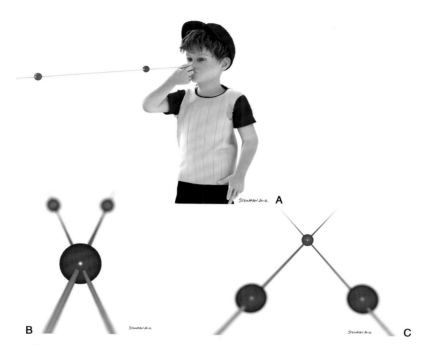

■ 图 6.31　A：患者用聚散球训练。B：患者用聚散球看近处时的感知。
C：看远时的感知

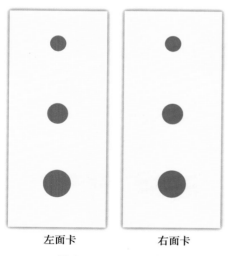

左面卡　　　　右面卡

■ 图 6.34　Albee 3 点卡片

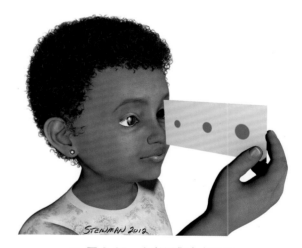

■ 图 6.35　患者用集合卡训练

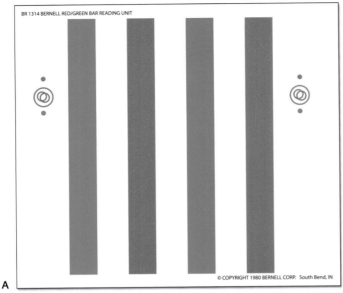

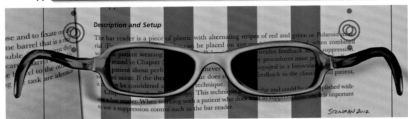

■ 图 6.36　A:红绿阅读单位（交替条为绿色和红色）。B:通过绿色镜片,患者看不透红色条纹,而通过红色条纹,患者看不透绿色条纹

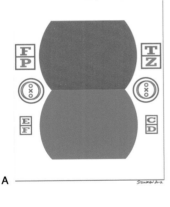

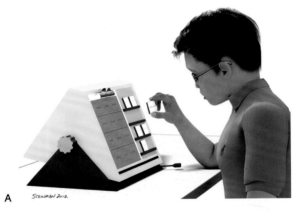

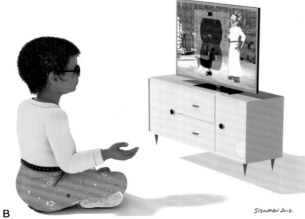

■ 图 6.37　A:电视训练滤光片。B:电视训练滤光片安装在电视上

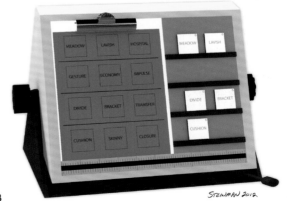

■ 图 7.1　A:红红实体镜训练过程(红色滤光片在左手边)。B:带有黑色字母的红色滤光片和白色卡片的特写图像

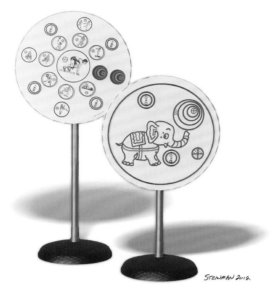

■ **图 8.5**　自动旋转器

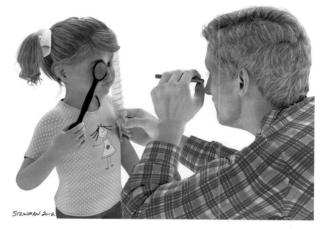

■ **图 14.1**　垂直眼位的评估可以使用单一红色垂直马氏杆和笔灯。嘱患者一眼注视笔灯,另一眼注视水平红线。将基底向下的棱镜放在一眼前,从小度数开始逐渐增加棱镜度,直到患者看到灯与线重合为止

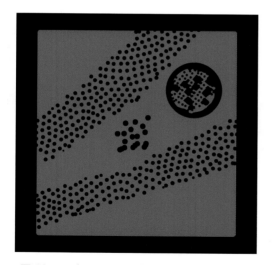

■ **图 18.7**　由 Mallett 设计的目标在红色背景上有许多小而细致的目标。使用同视机,目标在 3~4Hz闪烁 15~20 分钟。患者的任务是在闪光期间计数目标数量

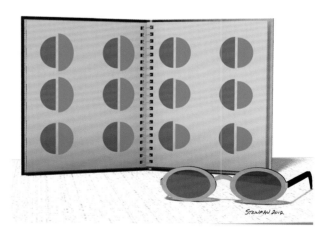

■ **图 19.2**　新不等像测验包括一本有许多对红色/绿色半圆的册子。当用红/绿眼镜观看时,右眼看到一个半圆,左眼看到另一个。患者的任务是确定哪一对目标包含两边垂直直径相同的半圆,提供确定处方的放大率的估计值

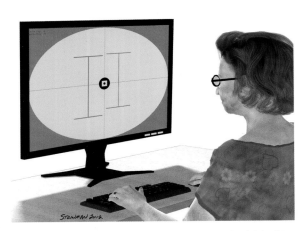

■ 图 19.3　不等像检测器是一个有红/绿半圆(版本 1)或红/绿条带(版本 2)的计算机程序。当用红/绿眼镜观看时,右眼看到一个半圆(条),左眼看到另一个。患者使用键盘或鼠标使目标每侧具有相同的尺寸。这项任务在 3 条子午线(垂直、水平和斜向)中的每一个完成两次,每一组测量的平均值就是该方向的不等像量。然后,计算机程序计算出总体的放大率来确定处方

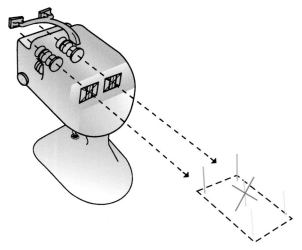

■ 图 19.4　空间等像计的视标是红色交叉线后有两条亮白色(或淡黄色)的垂直线,红色交叉线前有两条暗绿色的垂直线。在使用等像计测量不等像时,患者的任务是报告控制杆改变相对放大率时线条的相对位置,当患者报告各对视标位置相等时即完成该测量

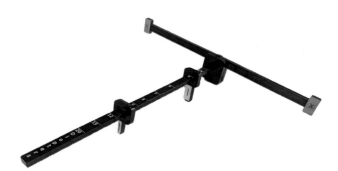

■ 图 21.1　眼动评估测试装置,用于扫视性眼动测试(从绿色背景的 X 看向红色背景的 X)或聚散灵敏度(从远垂直线看向近垂直线)